기본 간호 기술

기본 간호 기술

기본 간호 기술

아소 요코·이노우에 도모코·우지이에 사치코 지음

김규순 감수 | 이민자 옮김

한호

일러두기

이 책에 언급된 치료법과 간호에 관한 내용들은 출판된 시점에서 최신 정보를 바탕으로 정확성을 가질 수 있도록 저자, 편집자, 발행인이 최선의 노력을 기울였습니다. 그러나 의학과 의료 분야는 나날이 발전하기 때문에 수록된 내용이 모든 면에서 정확하고 완벽하다고 단언하기는 어렵습니다. 따라서 이 책을 실제 간호에 활용하고자 하는 독자는 최신 데이터에 해당하는지, 수록된 내용이 정확한지 확인하는 데 세심한 주의를 기울일 것을 부탁드립니다.

이 책에서 언급한 치료법과 약품이 의학 연구와 의료 발전에 따라 발행 후 새로 업데이트되었을 경우, 여기에 제시한 치료법과 의약품으로 인한 뜻하지 않은 사고에 대해 저자, 편집자, 출판사는 책임을 지지 않습니다.

*감수자 주: 이 책의 원서 제목은 〈기초 간호 기술〉입니다. 우리나라에서 사용하는 기초 간호학의 개념은 해부학, 생리학, 약리학, 미생물학, 병태생리학 등의 기초간호 자연과학 분야를 이릅니다. 반면 이 책의 내용은 기본 간호 이론과 실기에 해당되는 내용으로, 기초 간호라는 용어 대신 기본 간호 기술로 통일하였습니다.

추천사

학습만이 조직과 조직 구성원 모두를 발전시킬 수 있는 길이다. 의료기관에서의 간호 조직도 마찬가지이다. 모든 상황에 효과적으로 대처할 수 있는 의료기관만이 제 역할을 다할 수 있다는 건 두말할 나위가 없다. 이 책에는 체계화된 간호 프로세스와 각 상황에 대한 임기응변 그리고 이 모든 문제를 푸는 데 도움을 줄 기구들을 사용하는 방법이 총망라되어 있다. 이 책이 발전하는 간호 조직으로 나아가는 첫 발걸음이 되기를 바란다.

— 최심영(병원간호사회 제2부회장, 이화여대부속목동병원 간호부원장)

간호사는 24시간 환자의 곁에서 상주하며 환자의 상태 변화에 따른 적절한 중재와 전인간호를 수행하는 역할을 한다. 따라서 간호사는 다양한 요구를 가지고 있는 고객과의 지속적인 의사소통을 통하여 다양한 정보를 획득하고 상태를 정확하게 평가하여 안위를 증진시킬 수 있도록 지원하는 역할을 해야 한다. 공통적인 간호 기술과 더불어 환자의 일상까지 섬세하게 배려할 수 있도록 간호 기술을 정리한 이 책은 그야말로 모든 간호사들이 반드시 필독해야 하는 지침서라고 할 수 있다.

— 박옥자(의료법인 길의료재단 길병원 적정진료관리본부 CS/QI실 팀장)

이 책은 임상 현장에서 뛰고 있는 간호사들에게는 물론 예비 간호사인 학생들에게도 필요한 기본 간호 기술의 지침이 되는 책이다. 간호의 대상자에게 무엇이 필요한지를 정확하게 파악하여 한눈에 보여주고 있으며, 기본 간호 기술의 본보기가 될 만한 많은 지식과 자료를 제시하고 있다.

— 유재연(순천향대학교 서울병원 간호부장)

간호사의 간호 기술 향상 없이는 더 이상 의료 서비스의 질 향상을 기대할 수 없다. 이 책은 간호사 교육에 골머리를 앓고 있는 모든 간호사 리더들의 고민을 단번에 해결해준다. 기본 간호 기술의 매뉴얼화를 통해, 체계적인 간호 행위를 가능하게 도와줄 것이다.

— 박민애(나사렛국제병원 간호과장)

이 책은 기본 간호 기술을 체계적으로 정리하여 간호사들이 현장에서 적용할 수 있는 지식들을 담아냈다. 예비 간호사에서부터 임상 현장 간호사에 이르기까지, 환자와 대면하며 직접적인 간호 행위를 구현하는 간호사들에게 필요한 책이라 생각한다.

— 강지숙(원광대학교 간호학과 교수)

서문

　2005년에 6판을 개정한 후 대폭적인 개정을 하여 7판을 출판하게 되었다. 지난 6년간 일본의 의료 체제는 환자 입원 일수 단축화, 간호 체제의 개정, 장기 이식법의 개정, 감염이나 재해에 대한 의료 안전 대책의 강화, 의료 윤리의 강화 등 변혁을 이루고 있다. 전국 일반 병상의 평균 입원 일수는 2005년에는 19.8일이었던 것이, 2010년 4월 현재 18.0일로 줄었다. 환자들이 급성기에는 병원에서 치료를 받고, 급성기가 지나면 집에서 요양하는 방향으로 변하고 있다는 것을 이 수치가 보여준다. 자연히 병원에서의 간호는 급성기 간호가 중심이 되었다. 장기 이식 등을 포함한 의료는 고도화하였고 이에 따른 의료 사고의 증가와 항생제 과다 사용으로 감염성 질환의 내성균이 자주 발생하여, 이에 대한 방지를 포함한 진료가 중심이 되고 있다.

　따라서 본 개정판에서는 진료의 지원에 관한 항목을 재검토하였다. 그 과정 중 임상 현장에서 사용 빈도가 낮고, 기본 간호 기술의 범주에 맞지 않는 항목은 삭제했다. 한편 일상생활의 지원에 관한 내용에서는 요양 병상이나 재택 요양의 간호에 대해 간병인이 일상생활을 도울 수 있도록 준실험 수준의 연구를 증거로 수집하여 게재했다.

　요즘 학생들의 성향은 대인관계가 서툴거나 옳고 그름을 가려 결론을 내리려는 경향이 강하다. 생각하는 습관이 들지 않거나 이과 등 자연과학적 지식이 충분하지 않은 경향도 보인다. 이러한 학생들에 대해 간호 교육의 첫 단계로 학습하는 '기본 간호 기술'을 어떻게 구성하면 쉽게 이해할 수 있을지 거듭 검토하였다. 어떤 내용으로 구성하면 학생들의 지향점을 높이고, 간호관을 기를 수 있으며, 흥미를 갖고 간호 지원을 할 수 있을지, 학생들의 성장 발달에 부응하며, 증거를 이해하고, 기본 간호 기술에 이어 성인 간호학·노인 간호학, 소아 간호 등 간호 교육의 기초를 다질 수 있을지 등을 검토하여 반영하려고 고심했다.

이 책은 '간호 행위에 공통되는 기술' '일상생활에 대한 기술' '진료 기술' '기본 간호 기술을 종합한 간호 행위'의 4PART로 구성되어 있다. 각 PART마다 지원 항목을 배치하고, 각각의 지원 항목은 간호의 의의·기초 지식·지원의 형식으로 설명하였다. 또한 각 지원 항목에 대한 유의점과 증거가 되는 것을 본문의 옆에 별도로 표기하여 알기 쉽게 하였다. 또한 이번 7판에도 계속해서 '간호에 종사하는 사람(조산사·간호사·조무사)'을 '간호사'라고 하고 간호 대상자를 모두 '환자'라고 하였다.

이번 7판부터는 아소 요코를 필두로 하여, 이노우에 도모코, 우지이에 사치코가 공동 저자가 되어 개정·편집을 했다. 이번 개정의 자세한 내용은 7판의 편찬 과정에 기재되어 있는데, 현재의 의료 상황이나 학생들의 성향을 고려했지만 아직 충분하다고는 할 수 없다. 앞으로도 기본 간호 기술의 발전을 추구하고 증거에 대한 정보 수집을 함과 동시에 스스로 연마하여 다음 개정에 대비하고자 한다. 독자들이 기탄없이 의견과 조언을 주신다면 무척 고맙게 받아들일 것이다.

마지막으로, 이후 계속적으로 이 책을 이어가는 데 책임감을 느끼는 동시에 30년의 긴 세월에 걸쳐 책을 키워올 수 있었던 은사 우지이에 사치코 박사에게 경의를 표하며, 지도·편달을 해주신 데 대해 진심으로 감사드린다.

저자 아소 요코

이 책에 도움 주신 분들

안도 마사요(오사카 대학 의학부 부속병원 간호부)

우에소노 노리코(오사카 대학 의학부 부속병원 간호부)

아즈마무라 마사요(사이토토모히로카이 병원 간호부)

이베 아키(오사카 대학 대학원 의학계 연구과 보건학 전공)

야마구치 노조미(시립 도요나카 병원 간호부)

호소야 나오미(오사카 대학 의학부 부속병원 간호부)

미나미 노부코(시립 이타미병원 간호부)

하야시 하루코·아오야마 히후미(요도가와 기독교병원 간호부)

후쿠오카 후미코·나카오 유키코·니시노 치에코(오사카 대학 의학부 부속병원 간호부)

사이토 레이코·이노우에 도모코·나카노 다카코(오사카 대학교 의료기술 단기 대학부)

기시다 사다코·고자쿠라 에미코(오사카병원 간호부)

미요시 사치코(간사이로사이 간호 전문학교)

오모리 야스코(간사이로사이 병원 간호부)

아키에 세츠코(시립 토요병원 간호부)

닛타 기에(오사카 부립 간호대학)

다카다 기요코(오사카 대학 의학부 보건학과)

오이시 히로코(재단법인 스미토모 병원 간호부)

야노 유미코(오사카 대학교 대학원 의학계 연구과 보건학 전공)

하야마 유카(오사카 부립 간호대학 박사 전기과정)

사진 제공

파라마운트 베드 주식회사

테이진 파마 주식회사

스미토모 베이클라이트 주식회사

TOTO 주식회사

서문에 대하여

〈기본 간호 기술〉(원제: 기초 간호 기술) 7판은 초판에서부터 33년, 발간(1982년 1월)으로부터 29년에 걸쳐 우지이에 사치코에서 아소 요코로 기획과 구성을 완전히 연계한 책이다. 지난 30년 동안 이 책을 이용해주신 독자분들이나 자료와 사진 촬영 등에 협력한 분들, 의학서원의 관계자분들에게 다시 한 번 감사의 뜻을 전한다.

이 책의 탄생과 연계하게 된 경위를 원저자로서 설명하고자 한다. 우선 이 책의 탄생은 1978년 초에 간호 도서 편집부장 다케다 기요시로부터 〈계통 간호학 강좌〉의 1권으로 간호 기술 지침서를 의뢰받은 것에서 시작되었다.

당시의 간호 교육의 수업 내용은 1967년 교육 과정 개정에 의한 것으로, 교과서는 〈계통 간호학 강좌〉와 〈최신 간호학 전서 2〉였다. 그리고 간호 기술은 간호 총론으로 1과목이었는데 일부의 항목을 제외하고는 당시의 의료기관에서 하는 간호 행위 총론의 기초적인 내용이었다.

그 당시 나는 학과목 '간호 기술'의 내용과 타사를 포함한 교과서 저자와의 인간관계, 지금까지의 타사 저작권, 편집자와의 관계 등 제반 사정을 생각하여 사퇴했다. 그러나 그 이후에도 다케다 씨의 열의 넘치는 제의를 받아 교과 과정의 학과목 '간호 기술'의 내용은 포함되지만, 강좌의 교과서가 아니라 단행본으로 우지이에 사치코가 간호 기술에 대한 생각을 집필하고 전반적으로 협력해주었다.

간호 기술에 대한 나의 기초는 간호과 학생으로서 기초 교육을 받은 선생님들로부터 배운 것이며, 일상생활 속의 건강 문제와 간호사를 직업으로 한 경험들이다. 그리고 간호 교육에 참여한 후 교육 및 연구, 간호·의료 관계자와의 협동, 다른 분야의 연구자와 직종에 종사하는 분들과의 교류를 통해서 간호의 전문성이나 논리성, 용어의 명칭 등에 대해 생각하는 계기가 되었다.

따라서 이 책의 제목도 내용을 고려하여 '간호 기술'이 아니라 간호직(조산사·간호사·조무사)이 실시하는 간호 기술의 공통적인 초석을 나타내는 말로서 '기본 간호 기술'이라고 하고, 내용의 기획과 구성에 노력을 기울였다.

앞서 '완전한 연계'라고 했는데, 이것은 3판 개정(1989년) 시에 다케다 씨와 당시의 간호출판부장으로부터 '미국에는 간호에 대한 생각과 실천 방법을 발전·계승한 책이 있지만, 일본에는 이 같은 책이 없으니 노력하기 바란다'는 이야기를 염두에 둔 것이다. 이는 하머(Bartha Harmer)의 〈Textbook of the principles and practice of nursing〉을 두고 한 말로서, 1939년에 헨더슨(Virginia Henderson)이 공동저자가 되어 개정판을 냈다. 그러나 나는 건강 상태와 능력의 한계를 느껴 4판에서는 아소와 공동 저자가 되어, 6판 개정판 편찬을 연계하고, 이노우에 도모코가 집필에 참가했다. 그리고 이번 7판 개정에서 기획·구성 등을 총체적으로 연계했다.

아소 요코는 내가 간호교관이 된 후 첫 번째 학생(오사카 대학교 전문의료기술 단기대학부 1회 졸업생)이며, 졸업 후에도 보건사로서 활동하는 한편, 지역 간호와 간호 기술 연구에 참여하고, 기본 간호 기술의 VTR 작성에 도움을 받고 있었다. 또한 기본 간호학의 교관으로서 다른 학교에서도 교원으로 활동하며 기본 간호 기술과 임상 실습 교육의 중심 역할을 하였다. 이후 다시 오사카 대학으로 돌아와 전문대에서 대학으로 옮겨, 대학원 교육을 위해 활약하고 있다. 이 책을 다음 단계로 개혁하고 만든 사람으로서 깊은 신뢰를 보낸다.

기본 간호 기술은 사회의 동향이나 과학의 발전, 의료 기술의 급속한 진보와 변화, 사람들의 생활 변화 속에서 넓은 시야를 갖고 바라봐야 한다. 필자들은 이러한 시각으로 검토하여 남길 것은 남기고, 개선과 창조를 거듭하면서 실천으로 연결시키고자 하였다.

전문직으로서 간호 기술은 '인간에 대한 사랑을 바탕으로 과학적인 사고와 숙련된 기술로 하는 행위이며, 이 행위는 항상 창의력을 발휘해야 하는 것이다'라는 생각을 늘 갖고 있다.

책의 초판이 나온 지 30여 년, 계속해서 제반의 모든 일에 걸쳐 절대적인 협력과 도움을 주었으며, 7판의 편집을 맡은 나카무라 다오에게도 깊은 감사를 드린다.

저자 우지이에 사치코

기본 간호 기술에 대한 생각

간호 기술에 관한 사고에는 여러 가지 설이 있다. 필자의 간호 기술에 관한 생각은 넓은 의미로는 '간호의 대상이 되는 사람에게 하는 간호 방법과 수단'이다. 그리고 현재 간호직에 있는 사람이 하는 간호 행위를 과학적인 것으로 인식하려는 입장에서 '간호 기술은 인간의 사랑을 바탕으로 과학적인 생각과 숙련된 기술로 수행하는 행위이고, 그 행위는 항상 창의력을 발휘하는 것'이기를 원한다.

다시 말해서, 간호 기술은 스킬(skill)과 테크닉(technique)으로 나타내는 것이 적당한 부분도 있지만, 전체적으로는 마음을 표현한 전문적인 예술(art)로서의 기술이 되기를 원한다.

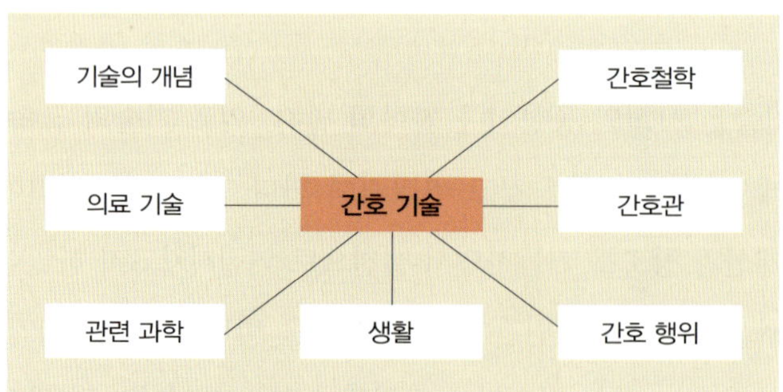

그림 1 간호 기술에 영향을 주는 요인

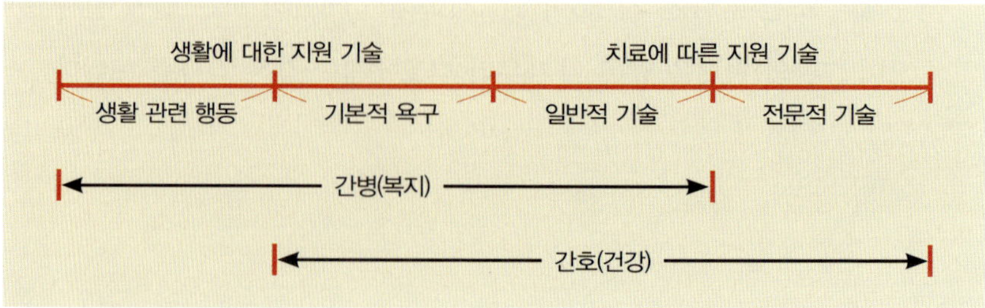

그림 2 간호와 간병의 연관

응용 간호 기술 (일본 사용 개념)	전문 간호 기술
	개별화·응용 간호 기술
기본 간호 기술	각 간호학의 기본 간호 기술 (소아·모성·성인·노인 등)
	각 간호학에 공통되는 대증 간호 기술
	실제 간호에 공통되는 기본 간호 기술
	기본 간호 기술
개인의 일상생활 행동 일반적인 지식과 능력 인간성·간호관	

표 1 간호 기술의 구조

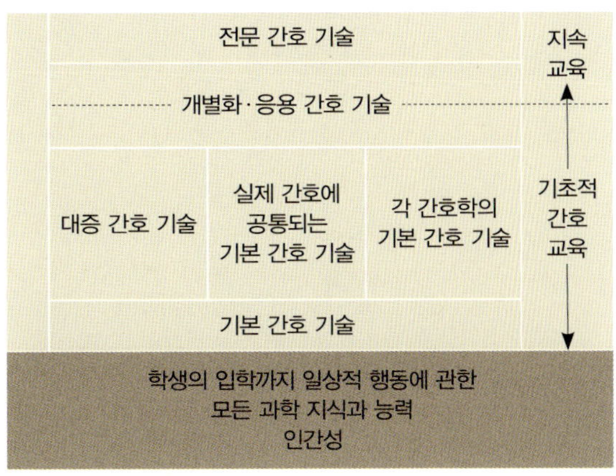

표 2 간호 기술의 교육

이러한 간호 기술에 영향을 주는 요인을 〈그림 1〉에 나타내었다. 또한 간호 행위와 유사한 부분이 많은 간병 행위에 대해서는 현재 〈그림 2〉와 같이 생각한다.

다음으로, 기본 간호 기술이라는 용어에 대해 설명하겠다. 이는 의학에서 말하는 기본 ⇔ 임상이 아니라 응용에 대한 용어로서, 간호 기술의 기초가 되는 것을 뜻하며 간호 기술의 구조나 교육에서의 입지를 〈표 1, 2〉에 나타내었다.

간호 기술을 실시하는 대상은 건강에 문제가 있고, 그것이 예측 가능한 사람이다. 간호사는 대상이 되는 사람이 건강의 회복이나 상태 유지를 위해 요구하는 것 등을 정보와 함께 종합적으로 분석하고, 필요한 기술을 판단하여 상대에게 설명하고 동의를 얻어 실시(실천)한다. 따라서 간호 기술은 사람을 대상으로 하기 때문에 앞서 언급했듯이 마음을 전문적인 기술로 표현하는 예술을 기본으로 해야 한다.

이 책에서는 숙련된 기술과 장비 조작을 포함한 테크닉으로서의 기술을 추가하여 표현하고자 한다. 다시 말해, 간호 기술은 감각기로 얻은 정보를 분석하여 실시방법을 머리로 생각하고 그것을 전달하기 위해 온몸으로 대상자에게 표현하는 것이다. 이를 위해 간호사 모두는 상대를 배려하는 마음을 근저에 가지고 숙련된 기술을 습득하여야 한다.

저자 우지이에 사치코

CONTENTS

PART 1
간호 행위에 공통되는 기술

1장 커뮤니케이션 (이지우에 사치코)

2장 정보 수집과 관찰, 기록, 보고 (이노우에 도모코)

PART 3

진료 기술

1장 의료에 관한 공통 기초 기술 (아소 요코 / 이지우에 사치코)

PART 4
기본 간호 기술을 종합한 간호 행위

1장 간호 과정(너싱 프로세스) (아소 요코)

간호 행위에 공통되는 기술

1장 커뮤니케이션

1 커뮤니케이션에 관한 간호의 의의

간호란 사람들의 건강 문제를 지원하는 것이기 때문에 적절한 간호가 이루어지기 위해서는 간호사와 환자 간의 커뮤니케이션과 신뢰 관계가 중요하다. 의사소통을 분명히 하고 신뢰관계를 잘 맺기 위해서는 우선 커뮤니케이션이 잘되어야 한다. 간호사와 환자 사이에서 이루어지는 커뮤니케이션의 질은 간호를 위한 적절한 판단과 실무가 얼마나 적합한지에 달려 있다.

커뮤니케이션에 대한 연구는 1940년대 후반부터 사회학과 심리학뿐 아니라 여러 학문 분야에서 이루어져 왔다. 그중 특히 정보과학 분야에서는 더욱 급속하게 연구가 진행되어왔다. 더불어 의료 분야에서도 커뮤니케이션의 필요성과 중요성이 인식되면서 다각적으로 연구가 진행되고 있다.

'커뮤니케이션'이라는 용어는 각 분야에서 조금씩 다르게 정의하지만, 공통된 부분은 '기호를 매개로 하여 일정한 의미를 지닌 내용을 보내는 사람이 받는 사람에게 전달하는 과정이다'라는 것이다. 이러한 의미의 커뮤니케이션은 사람뿐 아니라 동물이나 곤충에서도 볼 수 있다. 예를 들면 먹이를 찾으러 가는 꿀벌은 다른 꿀벌이 둥지 위에서 나는 모습에 따라 먹이가 있는 방향과 양을 알 수 있다고 한다. 그런데 사람들 사이에서의 커뮤니케이션은 '휴먼 커뮤니케이션'이라고 해서 말로써 소통하지만 말의 의미뿐 아니라 목소리의 높낮이나 얼굴 표정, 그 밖의 정서적 표현이나 공감이 커뮤니케이션에 영향을 준다고 한다.

간호사는 환자의 니즈(욕구)를 파악하고 그것을 분석, 판단하여 환자가 무엇을 원하는지 알고 간호해야 하는데, 이때 간호사와 환자의 의사소통은 매우 중요하다. 환자의 니즈는 말뿐 아니라 표정이나 태도, 그 밖에 것들로도 표현되며, 표현된 것에는 각각의 의미와 배경이 있다.

이때 배경에는 그 사람이 살아온 사회(지리, 사회, 문화, 기타)와 가족 상황 또는 개인의 성격이나 경험, 질병에 대한 태도 등 여러 가지 요인이 포함되어 있다. 그런데 말이나 표정, 태도 등에 대해서도 반드시 생각하고 있는 것을 그대로 표현했다고는 볼 수는 없다. 또한 간호사가 적절한 간호를 하기 위해서는 환

스텝 업 커뮤니케이션은 사회 전반적으로 다양하게 사용되고 있다. 〈고우지엔〉(제6판, 일본어 사전)을 보면 커뮤니케이션은 "사회생활을 하는 사람들 사이에 지각, 감정, 사고의 전달, 말, 글자 이외에 시각에 작용하는 각종의 것들을 포함한다"고 되어 있다. 이때 전달은 일방적인 것이 아니라 상호작용을 하며, 그 좋고 나쁨(또는 맞는지 안 맞는지)은 개인 사이, 또는 사회 일반적인 이해와 신뢰의 결과로 나타난다.

자뿐 아니라 의사나 가족 등 환자와 관련된 여러 사람들과의 커뮤니케이션이 매우 중요하다. 특히 사람마다 사고방식이 달라 상대의 판단과 행동에 영향을 주고, 오해의 소지가 있어 때때로 간호사 생활이 원만하지 않게 될 수도 있다.

적절한 커뮤니케이션은 간호를 위해 빼놓을 수 없는 요소이므로 커뮤니케이션에 관한 기초지식과 과학적 연구 결과를 활용, 현장에서의 경험을 알아보고자 한다.

2 커뮤니케이션에 관한 기초지식

A : 커뮤니케이션의 요소와 방법

1. 커뮤니케이션의 요소와 과정

앞에서 커뮤니케이션은 일정한 의미의 내용을 사람이 사람에게 전하는 과정이라고 설명했는데, 본질을 이루는 요소는 ① 전하는 사람(sender, 발신자) ② 받는 사람(receiver, 수신자) ③ 의미 내용 ④ 기호이다. 따라서 전하는 사람과 받는 사람의 커뮤니케이션이 성립하려면 우선 전달하려는 의미 내용을 나타내는 기호를 공유하는 과정이 필요하다. 기호는 크게 상징(symbol)과 신호(signal)로 구분할 수 있다(그림 1-A-1).

symbol(상징)은 언어적 커뮤니케이션(verbal communication)으로 설명하는 경우가 많다. 사람들이 커뮤니케이션 방법으로 가장 많이 사용하는 말은 가장 발달된 상징으로서, 거의 모든 의사 전달을 할 수 있다. 언어, 즉 말은 직접 말하는 것 외에 그것을 의미하는 문자나 정보 기호 또는 사진, 그림, 지도, 도형

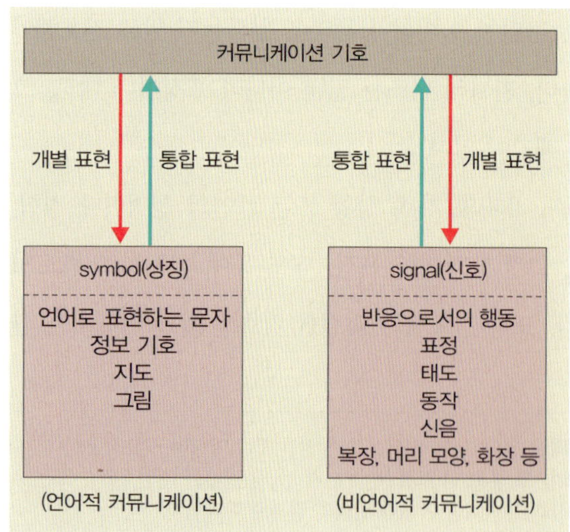

그림 1-A-1 커뮤니케이션 기호

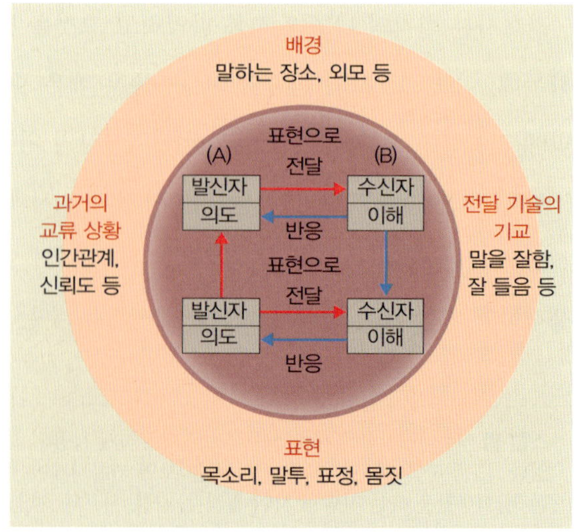

그림 1-A-2 커뮤니케이션의 구성-과정과 영향을 주는 요소

등을 포함한다.

signal(신호)는 비언어적인 커뮤니케이션(nonverbal communication)으로서 일반적으로 표정, 태도, 신음 등이 이에 해당한다. 커뮤니케이션을 할 때는 상징과 신호를 각각 표현하는 경우도 있지만, 대체로 함께 표현한다. 예를 들면 말할 때의 목소리에는 높낮이와 크고 작음, 부드러움이 있으며 얼굴 표정이나 손짓, 몸짓으로 상대에게 전달하는 방법도 다르다. 휴대폰이나 메일, 문자에 이모티콘의 표정을 넣어도 표현은 달라진다.

커뮤니케이션 과정은 전하는 사람(=발신자)과 받는 사람(=수신자) 사이에 〈그림 1-A-2〉와 같은 관계가 형성된다. 소통이 이루어지기 위해서 우선 전하는 사람(A)은 자신이 의도한 것을 받는 사람(B)이 알 수 있게 언어나 동작 등으로 표현하여 전달한다. 이에 대해 받는 사람(B)은 A가 의도한 것에 대해 자신이 이해한 내용으로 대답하거나 맞장구를 치며 반응한다. 그 반응을 보면서 A는 표현을 조절하여 의도한 의미의 내용을 전달한다. 발신자와 수신자의 관계는 일방적인 것이 아니라 B가 전하는 사람이 되기도 하고, 발신자와 수신자의 입장이 바뀌기도 하면서 커뮤니케이션의 효과가 나타난다.

커뮤니케이션의 효과에 커다란 영향을 끼치는 요소는 아래와 같다.

(1) 두 사람의 배경: 갖고 있는 지식, 가족력과 생활습관, 사회적 입장 등과 커뮤니케이션할 때의 연령, 체격, 복장, 화장, 냄새, 장소(환경) 등

(2) 표현 방법: 목소리의 높낮이, 크고 작음, 부드러움, 말투, 표정, 동작 등

(3) 과거의 교류 상황: 인간관계와 신뢰도

(4) 전달 기술: 말하는 법, 듣는 법, 화제의 순서·배열 등

이는 이성적인 것뿐 아니라 감성적인 것과 감정에 호소하는 등 총체적인 커뮤니케이션 효과에도 영향을 준다고 할 수 있다. 따라서 커뮤니케이션의 효과는 전달하는 사람의 의도를 전달받는 사람이 일치되게 받아들인 경우 잘된 소통이라고 할 수 있다 하지만 언제나 일치한다고 할 수는 없다. 그것은 전달자에게 문제가 있는 경우도 있고, 수신자의 성격이나 신념 등에 좌우되기도 한다. 이러한 효과는 영구적인 것에서 일시적인 것까지 다양하다.

2. 커뮤니케이션의 방법과 기능

커뮤니케이션은 개인을 상대로 하는 퍼스널 커뮤니케이션(personal communication)과 다수를 상대로 하는 매스 커뮤니케이션(mass communication)으로 구별할 수 있다. 전자는 전달하려고 하는 자와 전달받는 자 사이에 인간적인 접촉이 있는 경우이고, 후자는 많은 경우 일방통행이 된다. 또한 퍼스널 커뮤니케이션을 어느 정두 포함한 수집단 커뮤니케이션이 있는데, 이것은 퍼스널 커뮤니케이션과 본질적으로 같

은 경향을 띤다. 간호 분야 중 보건소 보건사가 담당하는 지역 보건 분야에서는 매스 커뮤니게이션을 활용하기도 하지만, 간호사나 조산사가 활용하는 것은 거의 퍼스널 커뮤니케이션이다. 전달자가 시도하는 커뮤니케이션의 기능에는 아래의 2가지 형식이 있다.

(1) 자기완성적인 커뮤니케이션(표출적 커뮤니케이션, consummately communication): 대상은 주로 개인이며 전달자가 자신이 생각한 것을 표출한 결과, 상대도 그 의미를 공감했다고 믿어 커뮤니케이션 목적에 이르렀다고 생각하는 것이다.

(2) 구체적인 커뮤니케이션(지시적 커뮤니케이션, instrumental communication): 집단 구성원 간에 이루어지는 커뮤니케이션 방법으로 내용을 정확하게 전달하고, 상대에게 심적 내용을 공유하도록 공감을 일으켜 전달자가 기대하는 행동을 수신자가 하게 하는 것이 목적이다. 이러한 커뮤니케이션에서는 방해 요인이 되기 쉬운 것들이 무엇인지 고려해야 한다.

① 시각, 청각, 발음 장애, 의식 장애 등 전달이 제한되는 기질적인 요인

② 관심이나 사고방식의 차이에 따른 감정 등 심리적 배경과 관련된 요인

③ 직업, 지위, 연령이나 소속 집단의 차이, 지역에 따른 언어와 풍습의 차이, 가정환경에 따른 습관 등 사회적 가족적 배경과 관련된 요인

④ 갖고 있는 지식이나 이해력, 과거 경험의 차이와 관련된 요인

B : 커뮤니케이션의 흐름

간호에서 커뮤니케이션의 상대는 앞서 말한 것과 같이 환자를 비롯해 보건, 의료, 복지 등 간호와 관련된 모든 사람들로서 같은 직장의 간호사도 포함된다. 또한 많은 경우 퍼스널 커뮤니케이션 또는 소집단 커뮤니케이션도 이루어진다. 따라서 간호사가 직접 하는 커뮤니케이션은 전달자와 수신자, 즉 사람끼리의 접촉으로 〈그림 1-A-3〉과 같은 형식을 생각할 수 있다.

〈그림 1-A-3〉의 (1)은 일대일 퍼스널 커뮤니케이션이 연속적으로 이루어지는 것으로, 대상이 복수인 경우도 나타낸다. 또한 간호의 대상은 환자뿐 아니라 다른 간호사나 의사, 그 밖의 의료 관계자 등을 포함한다. 어떤 형태든 커뮤니케이션의 목적을 이루기 위한 흐름으로서 일방적이기도 하고 상호작용하는 경우도 있다.

직면한 상황에 따라 어떤 형식을 취할 것인지 적절히 생각하고, 일방적인 소통이 아니라 상호작용을 했을 때 커뮤니케이션 목표에 대한 만족도가 더욱 높아질 것이다.

C : 커뮤니케이션의 필요조건

간호사가 환자나 의사, 그 밖의 사람들과 적절한 커뮤니케이션을 하기 위해 필요한 조건을 살펴보면 아래와 같다.

(1) 커뮤니케이션 과정을 이해하고 활용한다: 적절한 커뮤니케이션을 위해서는 우선 〈그림 1-A-2〉에서 보듯 발신자와 수신자의 관계, 그에 따른 커뮤니케이션 과정을 이해하고 활용하는 것이 중요하다. 예를 들면 간호사 A가 환자의 상태를 관찰한 것을 의사나 간호부장, 또는 다른 간호사에게 정확하게 전달하는 경우를 보자.

간호사 A(발신자)가 관찰사항을 정확한 순서로 보고하면 수신자인 의사나 다른 간호사는 이해하기 쉽다. 또한 보고하는 중간이나 끝나고 나서 수신자가 맞장구를 치거나 질문을 하는 등의 반응을 보이고, 간호사 A도 수신자의 반응을 보면서 표현을 달리하는 등 관찰한 내용을 보다 정확하게 수신자에게 전달할 수 있다. 이러한 이해를 전제로, 간호사 A가 사람들 사이에서 환자에 관한 기본 사항을 공통적으로 인식하고 있으면 효과가 달라진다. 이러한 경로로 커뮤니케이션이 이루어지며, 간호사 A와 수신자에게 어떤 영향을 줄지 기대가 된다.

효과적인 커뮤니케이션을 위한 전제는 우선 목표가 같은 방향인가 하는 것이 중요하며 어떤 커뮤니케이션 과정을 거쳐 어떤 효과를 얻을지 확인하고 관찰하는 것도 간호사가 가져야 할 간호 기술의 하나이다.

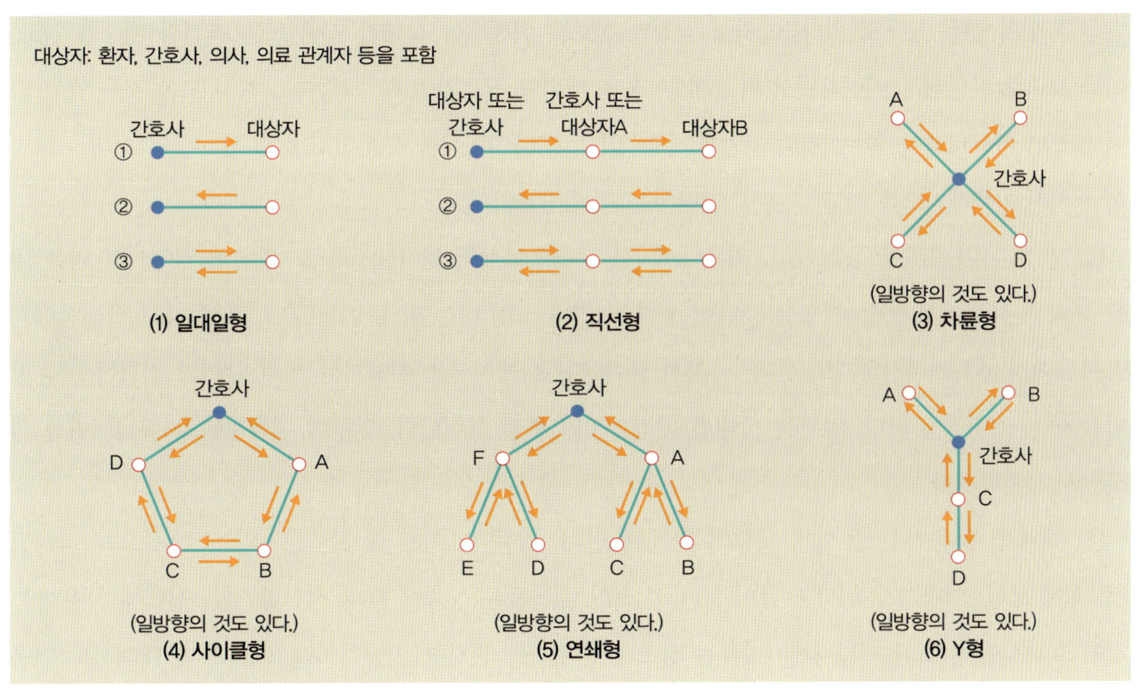

그림 1-A-3 커뮤니케이션의 형태

(2) 관계자와 좋은 인간관계를 맺는다: 인간관계에 대해서 호리가와는 "인간이란 사람과 사람 사이, 즉 사회적 인간관계를 예상하며, 인간인 이상 이미 인간관계를 예상한다"라는 재미있는 이야기를 하였다. 또한 호리가와는 "인간관계는 사람과 사람 사이의 상호작용으로서 사람 간의 상호 행위이다"라고도 했다.

간호사나 그 밖에 관련된 사람들과 인간관계가 좋은 경우 그 간호사의 언행에 대해 상대가 쉽게 받아들이고 의견을 이야기하기도 한다. 간호사 또한 상대를 받아들이는 데 따라 원활한 커뮤니케이션이 가능해진다.

인간관계가 좋을 때는 직장 전체의 분위기가 밝아지고, 적극적이고 주체적으로 간호 행위를 한다는 것이 여러 조사를 통해 밝혀지고 있다. 물론 그 바탕에는 상대에 대한 인간애와 인권을 존중하는 마음이 있어야 한다.

(3) 상대가 가진 모든 조건과 배경을 이해한다: 간호사는 발신자가 되기도 하고 수신자가 되기도 한다. 그런데 적절한 커뮤니케이션을 하기 위해서는 상대가 지닌 신체적, 정신적, 사회적 습관 같은 과거와 현재 상황을 이해할 필요가 있다. 단, 프라이버시에 해당하는 정보의 수집은 생명에 관한 문제가 아닌 한 신중해야 한다.

예를 들어 환자와 커뮤니케이션을 적절히 하려면 병의 상태와 가족 문제, 직업 문제, 교우관계 등을 아는 것이 중요한 경우가 많다. 이러한 정보가 불충분한 까닭에 의사소통에 방해가 되거나 정확한 환자의 반응을 얻기 힘든 경우도 있다. 따라서 적절한 간호를 위해서는 상대가 지닌 모든 조건과 배경을 알고, 이를 토대로 판단하고 배려하면서 커뮤니케이션을 계획할 필요가 있다. 그렇다고 해서 모든 것을 알고 있지 않으면 커뮤니케이션이 어렵다고 말할 수는 없다. 프라이버시를 충분히 고려해 상대방의 상태를 보면서 서서히 이해해가도록 하고 그 후에 판단하는 것이 중요하다.

(4) 말투는 마음씨를 표현한다: 커뮤니케이션 수단으로서의 언어는 고도로 발달한 상징이자 많은 내용을 다른 사람에게 전할 수 있는 수단이 된다. 그러나 소리 나는 말(음성언어)은 말투에 따라 상대방에게 받아들여지거나 거부당하기도 한다. 따라서 좋은 커뮤니케이션을 위해서는 우선 단어의 적절한 사용방법을 아는 것이 중요하다. 말투는 상대를 배려한 마음씨를 표현한다. 말투에 대해서는 '커뮤니케이션 실무'에서 설명하겠다.

(5) 매체를 활용하는 동시에 표현의 한계를 안다: 커뮤니케이션 매체는 문자와 도표 등으로 작성된 것, 실제 모형, 영화·TV·인터넷 등이 있다. 이러한 매체들은 상대에 따라 적합한 것을 선택해 사용하는 것이 효과적이다. 또한 커뮤니케이션하는 장소의 분위기를 결정하는 공간이나 가구 등에 대해서도 연구하고 필요하다면 장소를 바꿔볼 필요도 있다.

매체는 그 자체로 의도하는 모든 내용을 나타내는 것이 아니기 때문에 보조수단으로 사용한다. 특히 전화, 메일 등에서는 발신자의 표정이나 태도는 전달이 안 되고 언어가 중간에 끊기기도 하고, 상대의 반응도 파악하기 어려워 오해를 부르기 쉽다.

3 커뮤니케이션 실무

이제 간호사가 효과적으로 커뮤니케이션을 실시하기 위한 기본적인 공통사항으로서 말하는 법, 즉 말투와 내용, 듣는 법과 대응에 대해 설명하겠다. 또한 구체적인 실습방법으로서 롤플레잉에 대해 설명해보겠다. 말투와 상대의 말을 듣는 법, 응대하는 방법 등은 사람마다 가진 문화적 배경과 일상생활에서의 회화 등 관습의 영향이 크다.

의료·복지 시설에서는 병실이나 이용자의 방에 너스콜 인터폰을 설치해둔다. 따라서 이것이 환자와 간호사 사이의 커뮤니케이션 수단 중 하나가 되기 때문에 커뮤니케이션 실무로서 말투, 듣는 법과 대응 항목에 추가했다.

A : 말투(말하는 방법, 언어)

1. 말하는 법

(1) 주어와 서술어를 명확하게 한다: 간호사가 환자나 가족 등에게 하는 설명과 지도 내용은 물론, 의사나 다른 간호사에게 하는 보고, 연락 사항 등은 상대가 정확하게 이해할 수 있는 말로 표현하지 않으면 안 된다. 먼저 말은 주어와 서술어를 명확하게 사용해야 한다. 예를 들면 '간호사 A가(주어) 목욕할 때 B에게 도움을 받았습니다(서술어)'와 같이 말하는 것이다.

(2) 말은 순서에 맞게 체계적으로 한다: 상대를 잘 이해시키려면 주어와 서술어를 명확하게 하고 말의 순서가 체계적이어야 한다. 그러기 위해서는 자신이 하는 말의 목적과 생각을 미리 정리해둔다. 때로는 너무 많은 것을 알고 있어 생각이 꽉 차 애매한 표현이 되기도 한다. 상대가 이해하기 쉬운 순서로 4W 1H(who, when, where, what, how)를 활용해 누가, 언제 어디서, 무엇을 어떻게 하였나의 내용으로 표현하는 것도 하나의 방법이다.

(3) 악센트와 어조, 태도에 주의한다: 글로 쓰면 같은 표현이라도, 어조와 태도에 따라 상대를 칭찬하는 내용도 되고 비하하거나 경멸, 비방, 공격 등 극단적으로 받아들여지는 경우도 있다. 태도와 표정은 나타내는 내용과도 관련이 있기 때문에 항상 따뜻하고 밝은 표정과 태도로 대한다. 또한 환자는 간호사의 표정과 동작 하나하나를 보고 간호사의 인품과 기술, 자신이 질병 상태 등을 판단한다는 것도 잊어서

는 안 된다.

(4) 상대가 알 수 있게 발음한다: 말은 처음부터 끝까지 명료하게 발음해야 한다. 특히 말끝을 흐리며 작은 소리로 말하면 알아듣기 어렵다는 점에 주의한다.

(5) 상대가 알아듣기 쉬운 목소리 크기와 톤을 정한다: 나이와 개인차에 따라 듣기 쉬운 목소리의 크기와 톤이 있다(p38 (4) 참조). 고령자는 너무 큰소리로 말하면 소리로는 들려도 내용을 이해하기가 어렵다. 따라서 상대에게 알아듣기 쉬운 목소리로 조절하도록 한다. 또한 아이의 경우는 낮은 목소리보다 높은 목소리가 유쾌하게 들린다. 실내인가 실외인가, 장소의 넓이 등을 고려하여 목소리의 크기를 조절하는 것도 중요하다. 간호사는 상대와 장소에 걸맞게 변하는 연기자가 되어야 한다.

2. 말의 내용

(1) 이야기의 목적을 명확하게 전달할 수 있는 단어를 고른다: 설명이나 대화를 할 때 내용과 목적을 상대방이 잘 이해할 수 있도록 전한다. 간호와 치료에 대한 설명을 목적으로 하는 경우도 있고, 환자와 가족을 위로하거나 진정시키는 것을 목적으로 하는 경우도 있다. 각각의 목적에 따라 어떤 단어가 적절한지 선택한다. 이를 위해 간호사는 풍부한 단어를 구사할 수 있고, 어떤 단어를 어떤 시기에 사용할지 잘 이해하고 있어야 한다. 또한 목적에 따라서는 유머러스한 단어를 선택하기도 한다.

(2) 상대가 알 수 있는 단어와 내용을 정확하게 고른다: 전문용어는 알기 쉽게 설명하고 가능한 한 표준어를 쓴다. 알기 어려운 방언을 사용하면 상대가 거기에 정신이 팔려 진의가 전해지지 않는 경우도 있다. 반면, 상대에 따라 사투리를 쓰는 편이 이해하기 쉬울 때도 있고 친근감이 생기기도 하므로, 이 점을 염두에 두고 단어의 의미를 충분히 안 상태에서 사용한다.

상대가 아는 말이나 내용을 선택할 때 유의할 것은 경험과 소속한 사회 환경 등에 따라 같은 단어라도 이해의 정도와 받아들이는 내용이 달라 오해를 부를 소지가 많다는 것이다. 그리고 대화하는 사람의 나이와 환경의 차이에 따라 의미를 다르게 받아들이기도 한다. 그러므로 상대가 아는 단어와 내용에 유의하고 재확인하는 것도 중요하다.

(3) 존댓말을 바르게 사용한다: 존댓말에는 존경어(높임말), 겸양어, 정중한 말의 3가지 종류가 있다. 어떤 단어를 사용하든지 무턱대고 높임말을 써야 하는 것이 아닌 경우도 있다. 존댓말을 올바르게 사용하는 것은 상대를 존중하는 표현인 동시에 자신의 품위를 높이는 일이기도 하다. 특히, 환자는 다양한 배경을 가진 사람들이며, 간호사와 의료 관계자에게 도움을 청하는 사람들이라는 점을 잊지 않도록 한다. 따라서 존경과 위로의 마음을 나타내는 단어를 적절히 사용할 것을 권한다.

최근 의료기관에서는 '환자님' 'ㅇㅇㅇ님'같이 '님'자를 붙여 부르는 경우가 많아지고 있다. '님'은 '씨'보다 더 높은 존경의 마음을 나타내고 정중히 말하는 기분을 나타내는 단어로서 환자의 인권과 존엄을 지키기 위한 호칭으로 사용되고 있다. 그러나 이와는 다르게 건성으로 대하는 말투와 평상시에 쓰는 말투를 사용하는 경우도 많다. 간호사와 환자의 사이에 '씨' '님'이라는 호칭을 언제 어떻게 사용하는 것이 적절한지는 하나의 과제이다. 간호사가 환자를 어떠한 생각으로 대하고 있는가 하는 것이 이와 같은 호칭으로 나타나게 된다. 친근감, 존경심, 상대의 입장에 대한 고려 등이 간호사가 구사하는 다양한 말의 내용과 표현을 결정한다.

B : 이야기 듣는 법과 대응

커뮤니케이션은 전달자와 수신자의 역할을 바꾸어가며 주고받는 가운데 서로 관계를 맺으면서 깊어진다. 간호사는 환자를 비롯해 그와 관련 있는 사람들에게 자신이 의도한 것을 전하는 동시에 상대의 말을 듣고 그에 대응(응답)한다. 이때에 유의할 것은 아래와 같다.

1. 듣는 법

(1) **이야기는 끝까지 듣는다**: 상대가 느린 말투이거나 간호사가 바쁠 때는 이야기를 끝까지 듣지 않고 판단해버리기 쉽다. 내용을 정확히 이해하기 위해서, 또한 상대를 존중하는 의미에서 이야기는 끝까지 듣는다.

(2) **말을 재촉하지 않는다**: 상대의 말투가 느리다든지 언어 장애가 있는 경우 '그래서요?'처럼 재촉하는 말을 사용한다든가 건성으로 듣는 태도를 취하면 당황하여 의도한 것을 말할 수 없게 된다. 침대 옆 의자에 앉는다거나 하여 느긋한 태도로 이야기를 듣는다. 도중에 시간이 부족해진 경우에는 다음에 다시 듣겠다는 약속을 하고 반드시 지킨다.

(3) **잘 듣는 사람이 되도록 노력한다**: 밝은 표정과 태도를 유지하며 상대의 표정과 태도에도 주의하면서 이야기를 듣는다. 이야기 도중에 맞장구를 치거나 다음 이야기를 재촉하기도 한다.

(4) **공감을 하며 듣는다**: 환자와 가족의 이야기를 간호사가 공감하며 들어주면 관심을 가져준다는 데 대한 만족감과 더불어 간호사에 대한 신뢰감이 생긴다. 또한 간호사가 공감을 하며 돕고자 하는 마음이 환자와 가족에게 전해진다. 환자와 가족이 간호사에게 호소하는 말을 천천히 재확인하면서 따뜻하게 들어주는 태도를 취하는 것은 신뢰를 높이는 데 효과가 높다. 예를 들어 환자가 "입원한 지 일주일이나 되어 집안일이 걱정이에요"라고 호소하는 경우 간호사가 "그렇습니까?"라고 하는 대신 "입원한 지 일주일이 되어 집이 걱정되시는군요"라고 말하는 것이 더 좋다.

2. 대응

(1) 항상 함께 생각하는 태도를 갖는다: 의사와 간호사 등 의료 관계자는 진료, 간호 방법에 대한 정보를 언제나 환자와 가족에게 제공하고, 환자의 의지를 존중하며 상담해 결론을 내리거나 환자 스스로 결정하게 한다. 환자가 자신의 의지를 전달할 수 있는 경우에는 우선적으로 존중한다. 간호사의 역할은 환자의 결정을 위해 필요한 정보를 제공하거나 함께 생각하고 조언하는 것이다. 그러나 환자가 의사결정을 할 수 없을 때는 의사·간호사와 환자의 가족이 결론을 내리고 행동에 옮기는 경우도 있다.

(2) 상대가 하는 이야기에 바로 결론을 내리거나 가치판단을 하는 말을 하지 않는다: 상대의 말에 대해 바로 옳고 그름을 표현하는 말, 특히 비난이나 도발적인 말을 하면 상대는 그 다음 말을 하지 않게 되고, 인간관계를 해치는 원인이 된다. 또한 말의 내용에 다른 사람의 일이 포함된 경우에는 종합적인 판단이 필요하다.

C : 커뮤니케이션 실습으로서 롤플레잉

롤플레잉(role playing)은 '역할 연기'라고도 하며 일반적으로 신입사원의 면접 교육이나 영업 관련 교육에 사용된다. 간호에서 롤플레잉은 현장에서 일어나는 상황을 예측하여 이에 대처하는 훈련을 하거나 현장에서 일어난 상황을 분석하기 위해 역할을 맡은 사람이 상황을 연기하고 관객(관찰자)이 관찰하고 토론하면서 실습하기 위한 것이다. 여기에서는 학생이나 초보 간호사의 커뮤니케이션 실습 방법으로 사용하는 롤플레잉에 대해 설명하겠다.

1. 장면 설정과 역할

(1) 참가자 수만큼의 의자를 준비하고 미리 상황을 가정해 설정한다. 연기자와 관객의 위치는 〈그림 1-A-4〉와 같이 한다.

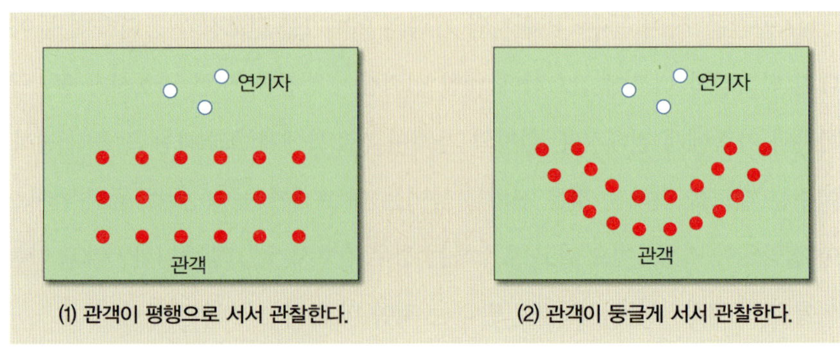

그림 1-A-4 롤플레잉 장면 설정(예)

(2) 연기자·관객·연출자 또는 사회자, 필요에 따라 조언자를 정하고 역할을 명확하게 한다.

(3) 연기자는 롤플레잉의 목적에 따라 선택한다. 환자와 간호사 2명인 경우도 있고 환자, 간호사, 의사이거나 환자, 간호사, 영양사 등인 경우도 있다. 롤플레잉은 일종의 촌극으로서 현실 속 하나의 장면을 정해 연기하므로 연기자는 2~3명, 많게는 5~6명이 적당하다. 1회 소요 시간은 가능한 한 짧게 정한다.

(4) 관객은 관찰자가 된다. 따라서 연기자와 관객의 일부분 또는 전부를 바꾸어 같은 장면을 2회 이상 반복해 연기하는 것도 좋다.

(5) 연출자는 주로 장면을 연출하지만 추가 조건을 설정하고 연기자가 하는 연기를 완성시키는 역할을 하는 경우가 많다. 또한 검토 단계에서는 사회자의 역할을 하기도 한다.

(6) 조언자는 연기하는 장면을 검토하며, 참가자가 의견을 발표하고 나서 조언을 위해 초대되는 경우가 많다.

2. 실시방법

(1) 실시방법 설명: 장면이 설정되어 역할이 정해지면 연출자는 연기자의 역할을 간단히 설명한다. 또한 롤플레잉의 목적에 따라 관찰사항을 관객에게 설명하기도 한다. 연출에 대해서는 훈련 내용, 분석 사항, 가장 효과적인 방법 등을 연구하고 문제점을 설명한다. 이것은 연출자가 정해도 좋고 멤버의 일부 또는 모두가 함께 검토하고 결정하는 경우도 있다.

(2) 연기 실시: 연기자는 각각의 역할을 연기한다. 1회뿐 아니라 연기자를 바꿔 같은 역할을 하도록 하기도 한다. 관객은 관찰한 내용은 물론 감상도 곁들여 메모한다. 그 다음에 이루어지는 토의방법에 대해 적은 용지를 주는 경우도 있다.

(3) 연기 후 정리와 검토: 연기를 한 후 연기자, 관객, 연출자의 관찰사항과 감상을 정리하고 이를 기초로 검토한다. 관찰사항과 감상을 정리하는 방법은 기록된 용지를 정리하여 전원에게 배포하는 방법과 그룹 토의하기 전에 각자 발표하는 방법이 있다. 어느 쪽이든 자료와 발언의 내용을 기초로 하여 참가자들이 토론한다.

토론은 가능하면 그룹당 10명 이내로 하고 참가자가 많을 때는 그룹을 늘린다.

(4) 평가: 연기한 내용과 연기에 대해 전문가와 지도자의 조언을 듣고, 목적의 달성 정도를 평가해 다음번에 참고한다.

D : 기기를 사용한 커뮤니케이션

1. 기기에 의한 커뮤니케이션과 종류

말로 하는 커뮤니케이션은 상대와 직접 만나서 하거나 기록으로 전하는 것 외에 기기를 사용해 이루어지는 경우도 있다. 간호 현장에서는 너스콜 인터폰 등이 이용되는 경우가 많다.

병원에서는 통신 시설을 도입하여 각 업무 분야의 능률을 높이고 있다. 주요 통신 시설은 다음과 같다.

(1) **상호 전달 시설:** 인터폰(너스콜 인터폰, 일반업무용 인터폰, 야간수속용 인터폰, 수술실용 인터폰 등), 전화, 휴대폰

(2) **일방향 전달 시설:** 방송(시설 전역 방송, 일부 구역 방송), 호출, 표시(병원 내 행선 표시, 외래 진료대기실 표시, 환자구호 구분 표시 등), 라디오, TV 공청 시설

(3) **일방향 수신 시설:** 감시(모니터) 시설, 너스콜 시설 중 벨, 호출기

이러한 기기는 의료 시설용으로 개발된 것도 있지만 기업이나 가정용으로 널리 개발되어 활용하는 통신 시설도 있다. 컴퓨터의 발달과 정보기기의 급속한 변화, 특히 다양한 휴대폰 종류와 보급 상황 등 커뮤니케이션에 영향을 주는 기기를 간호 현장에 적절히 활용하는 것이 요구된다.

이와 같은 기기를 사용할 경우에는 각각의 성능과 특성을 알고 간호 현장에서의 사용방법을 고려하여 도입, 사용하는 것이 중요하다. 또한 지나치게 기기에만 의존하지 않도록 주의한다.

2. 너스콜 인터폰과 종류

너스콜 인터폰은 병동에서 간호사와 환자의 연락을 위해 사용하는 인터폰이다. 간호 현장에서 인터폰은 입원 환자만을 대상으로 하는 것이 아니라, 외래 또는 재택 환자에게도 다양한 기종의 인터폰이 사용되고 있다.

너스콜 인터폰의 통화 방식을 크게 구분하면 침대 단위 방식(1침대 1채널 방식)과 병실 단위 방식(1병실 1채널 방식)의 두 종류가 있다. 현재는 거의 1침대 1채널 방식을 사용하기 때문에 병실 단위 방식의 설명은 생략한다.

인터폰은 모체기와 자체기로 구성되어 있다.

(1) **모체기:** 간호사 구역에 있는 모체 시설은 기존의 벽걸이형 보드 타입과 테이블에 부착하기 위한 겸용으로 발전해, 최근에는 컴퓨터 방식으로 바뀌고 있다(그림 1-A-5). 통화의 기능에는 3종류가 있다. 특별한 조작을 하지 않고도 통화가 되는 동시 통화식, 모체기의 음성에 의해 송신과 수신이 자동적으로 바뀌는 자동교환 통화식, 모체기의 버튼 조작으로 송신과 수신을 바꾸는 상호 통화식이다. 최근에는 자동교환 통화식이 줄어들고, 동시 통화식으로 바뀌는 추세이다.

(2) **자체기**: 병실 쪽의 자체기는 스피커·마이크·호출 스위치로 구성되어 있다. 침대 단위 방식에서 자체기는 침대 머리 부분의 위쪽 옆면 벽에 붙여 호출 버튼을 누르도록 되어 있는 것과 호출잡이 스위치, 스피커, 마이크가 한 세트로 되어 손에 들거나 침대 난간에 걸 수 있는 것이 있다(그림 1-A-6-⑴, ⑵). 호출잡이 스위치는 전자기기의 발달에 따라, 신체 기능이 저하된 사람과 장애인도 사용할 수 있도록 개선한 멀티콜도 사용되고 있다. 멀티콜은 입김을 소리 내어 불거나 센서에 손을 대어 호출이 가능하도록 한 기기(그림 1-A-6-⑶)이다. 터치식(손&발 콜 등)과 입김을 부는 호기식(그림 1-A-6-⑶) 등 환자가 가능한 기

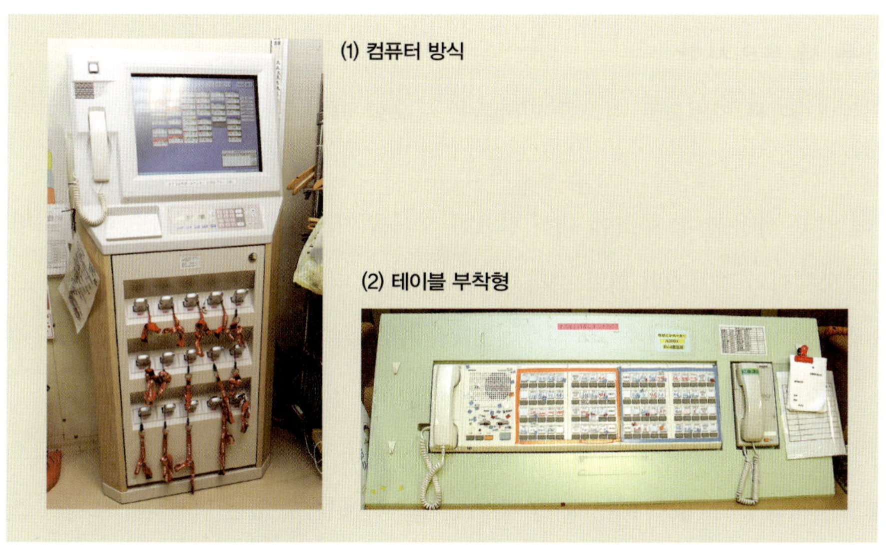

그림 1-A-5 너스콜 인터폰 모체기의 예

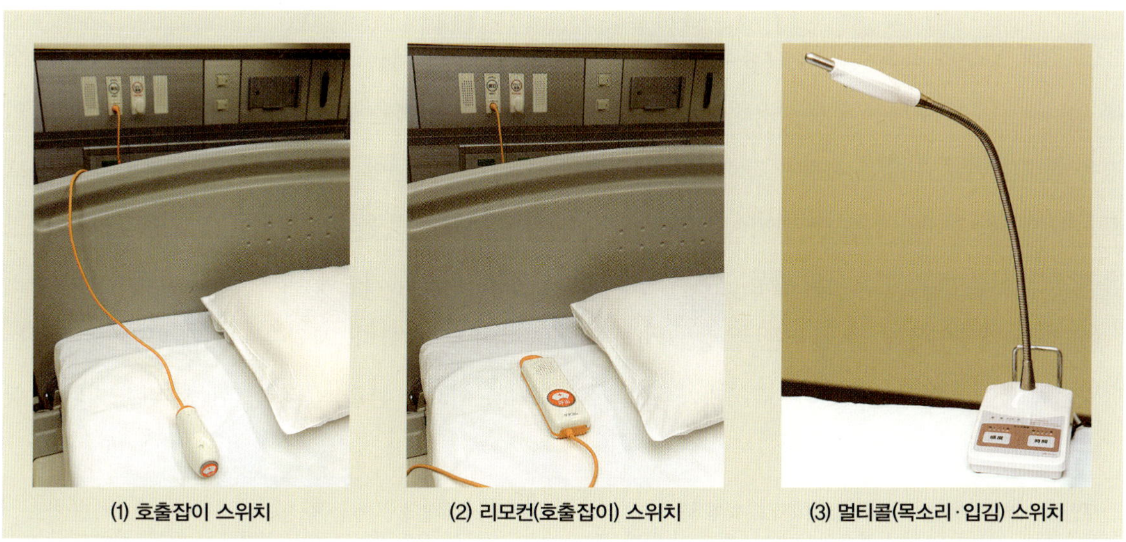

그림 1-A-6 호출 스위치의 종류

능을 이용할 수 있도록 스위치 기구로 되어 있다. 욕실 등에서 사용하는 것으로 손으로 고리를 당기는 방식도 사용한다.

호출 스위치를 누르면 모체기에 소리와 빛으로 신호가 전달되어 각 병실 입구와 벽에 달린 자체기의 표시 램프가 켜진다. 또한 간호사의 포켓 벨이 울리는 기능이 있는 것도 있다.

(3) 기타: 너스콜 인터폰은 모체기와 자체기로 구성되어 있지만, 그 밖에 리모컨 핸드 스위치의 버튼에 천장등과 조명등이 함께 조합된 자체기도 있다. 이러한 기종은 침대를 떠날 수 없는 환자 스스로 환경 조절을 가능하게 하기 때문에 이 부분의 니즈를 만족시킬 수 있다.

3. 너스콜 인터폰 사용 시 유의사항

환자와 간호사 간의 커뮤니케이션 방법으로 너스콜 인터폰을 사용할 때의 유의사항을 살펴보면 다음과 같다.

(1) 기계의 성능에 대해 알고 사용한다: 구조에 대해 자세한 지식을 가지면 좋지만 적어도 다음 사항에 대해서는 알아둔다. ① 모체기와 자체기의 연락 순서 ② 자체기의 스피커·마이크·스위치 위치 ③ 모체기에서 소리가 자체기에 전해지는 음량·음역 수준(즉 간호사의 목소리가 환자에게 어떤 음으로 들리는지) ④ 자체기에서 모체기로 음성이 들리는 방법 ⑤ 해당 기종의 사용방법을 알고 테스트한 후 사용한다.

(2) 환자의 상태에 맞는 자체기를 선정하고 사용하기 쉬운 위치에 둔다: 스위치 버튼의 경우 손으로 누르는 것이 가능하지 않으면 사용할 수 없기 때문에, 장애가 있어도 사용할 수 있는 터치식과 호기식 스위치를 고르는 등 환자의 상태에 따라 사용할 수 있는 자체기를 고른다. 호출 스위치를 놓는 위치는 환자가 사용하기 쉬운 곳으로 정한다(포인트 참조).

(3) 간호 업무에 효율적으로 활용하기 위해 연구한다: 단지 너스콜 인터폰을 효율적으로 사용하는 것뿐 아니라 간호를 위해 어떻게 사용하는 것이 적절한지 생각한다. 예를 들면 침대 단위 방식에서 큰 방의 경우 침대를 떠날 수 없는 환자가 간호사 호출에 응하고 변기 사용 등에 대답할 때는 대부분 민망해 하므로, 가능한 한 환자가 있는 곳 가까이에 가서 알리도록 한다. 작업 능률과 인체역학, 외부인에 대한 비밀 유지 등도 신경 쓰고, 간호사의 활동 근거지 등 모체기를 두는 위치와 기종에 대해서도 생각해야 한다.

(4) 환자 개개인에게 잘 들리는 음량(크기)과 음역(높이)으로 말한다: 사람은 나이에 따라 잘 들리는 음량과 음역이 있다. 20세까지는 감도가 좋지만 차츰 고막과 이소골 관절, 근육 등 전음계의 경화와 달팽

포인트 •자체기는 침대 단위 방식에서도 벽에 붙어 있는 것보다 이동 가능한 소형이 사용하기 쉽다. 병실 단위 방식의 경우 환자에게 호출 벨을 중심으로 사용하고 호출하면 간호사가 온다는 것을 알리고, 바로 환자에게 가도록 한다.(2)

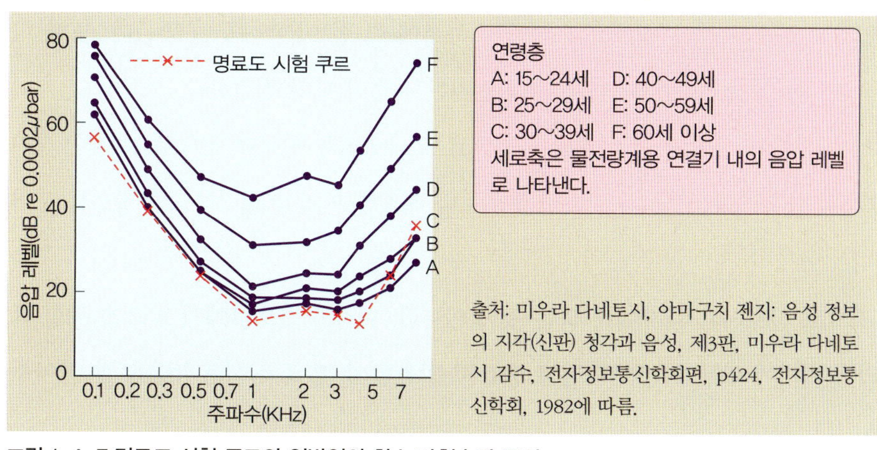

그림 1-A-7 명료도 시험 쿠르와 일반인의 최소 가청수치 곡선

이관의 세포 손실 등으로 고음을 알아듣기가 어려워진다. 이러한 변화에는 개인차가 있지만 40대부터 50대에 현저한 변화가 있다(그림 1-A-7). 나이가 들어감에 따라 이러한 경향이 크고, 작은 소리를 듣기 어려워진다. 또한 크고 높은 소리는 들리지만 내용을 잘 알아들을 수 없다. 간호사들은 20~30대가 많아 톤이 높고 소리가 작은 사람도 많다. 따라서 환자의 연령과 개인차를 고려하여 간호사 호출 기계를 통한 음성을 알고 배려해야 한다.

(5) 음성으로 자신의 표정을 알리는 연구를 한다: 너스콜 인터폰은 음성으로 말을 전달하는 것이다. 따라서 말을 하는 목소리의 톤과 크기, 속도, 말투 등에 따라 환자는 간호사의 상태를 느낀다. 얼굴 표정과 태도로 나타낼 수 없는 목소리에 의한 표현을 한다. 간호사는 항상 자신이 하는 말의 의미와 내용뿐 아니라 음성에서 나타나는 표현에도 주의하고 편안함과 신뢰감을 주도록 노력해야 한다.

(6) 너스콜 인터폰의 마이크에 대고 갑자기 큰소리로 말하지 않는다: 간호사 호출은 원래 환자가 간호사에게 볼일이 있을 때 부르는 것이다. 따라서 간호사의 용건은 가능한 한 환자에게 가서 직접 이야기한다. 단, 할 수 없이 마이크를 사용하거나 환자의 정기검사 등을 알릴 때에는 작은 소리로 맞추고 이야기한다. 아침에 하는 체온검사 등을 오르골 음악으로 환자에게 알리는 경우, 처음에는 음악을 울리게 설정하고 점차 음을 작게 하고 말하는 소리를 설정한다. 이렇게 해야 환자가 놀라지 않고 마음의 준비를 할 수 있다.

(7) 사용 중이나 사용 후 보수와 관리에 신경 쓴다: 기계의 고장이나 성능 저하는 없는지 항상 주의하고 정기적으로 점검한다. 또한 기기를 청결하게 유지하기 위해 손 소독에 쓰는 소독약에 묻혀 걸레로 닦은 후 깨끗한 마른 수건으로 닦는다. 자체기는 정기적으로 소독하고 사용한 환자가 퇴원한 후에는 점검과 소독을 하여 청결을 유지한다. 모체기에 수화기가 있는 경우 많은 사람이 수화기를 잡고 말하기 때

문에 땀이나 침이 묻어 있기도 하므로 사용 상태를 고려하여 하루에 한 번 이상 깨끗이 닦는다. 또한 화장실이나 목욕탕에 있는 너스콜도 기능상 문제가 없는지 더럽지는 않은지 항상 점검한다.

너스콜 인터폰을 비롯해 통신약전 설비의 연구 개발은 앞으로도 급속하게 진보할 것으로 보인다. 그러므로 환자의 입장과 간호사의 활동이라는 두 가지 측면에서 보다 적절한 기기를 선택하도록 정보를 모아 관계자에게 제공해야 한다.

너스콜 인터폰은 기본적으로 간호사가 환자에게 하는 것이 아니라, 환자가 간호사에게 연락을 취할 목적으로 쓰는 것이다. 따라서 기기에 너무 의존하지 말고 충분히 활용할 수 있도록 사용방법을 잘 알아두어야 한다.

2장 정보 수집과 관찰, 기록, 보고

1 정보 수집과 관찰, 기록, 보고에 관한 간호의 의의

간호 행위에 근거한다

간호 과정(nursing process)의 첫걸음은 대상이 어떠한 상태인지 상황을 파악하는 것이다. 있는 그대로의 현상에 대해 분석적인 관심을 갖고 관찰하는 것과 진료 기록, 다른 기관의 보고 등 정보를 수집하는 것이 중요하다. 일상생활 속에서 하는 행동 중에 정보를 수집하지 않고 무작정 행동에 옮기는 일은 거의 없다. 필요한 정보를 모아 현재 놓인 상황을 파악하는 것이 보통이고, 이는 과학의 어떤 분야에서든 공통되는 의사 결정 과정이다.

간호 과정은 생활 행동 패턴으로서 plan-do-see(계획-실천-평가)를, '정보 수집 → 분석 → 판단 → 계획 수립 → 실천 → 결과 분석·평가 → 필요에 따라 수정'이라는 간호의 일련 과정으로 바꾼 것이다(그림 1-B-1). 간호를 더욱 잘하기 위해서는 우선 간호 행위의 바탕이 되는 정보를 체계적으로 수집해야 한다. 정보 수집과 관찰은 간호 과정의 첫 단계로서, 이때 기록과 보고는 실시한 행위를 관계자에게 알리고 다음 간호 행위를 하기 위한 자료, 즉 정보원이 된다.

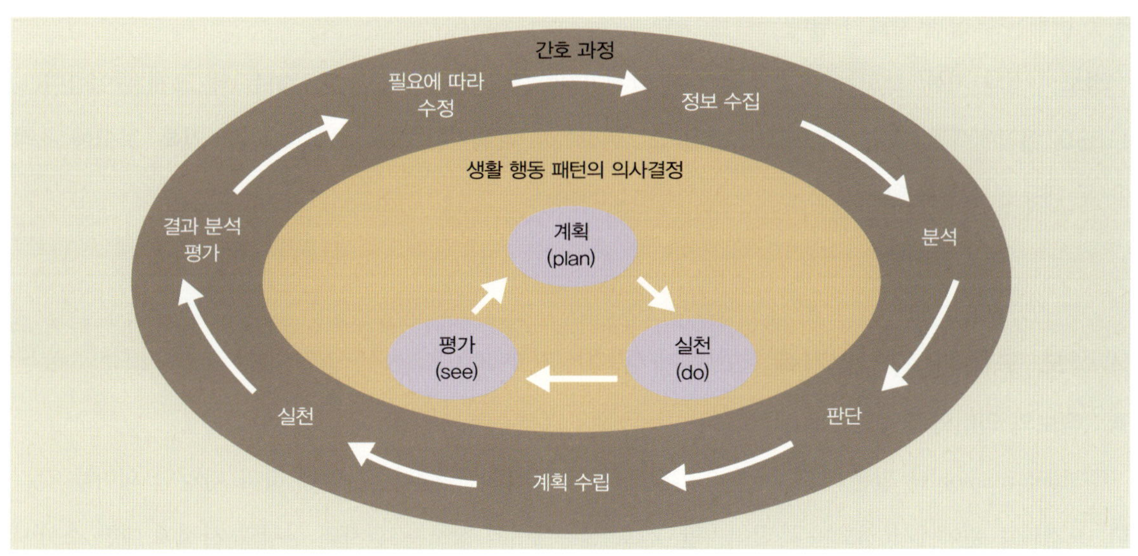

그림 1-B-1 간호 과정과 생활 행동 패턴의 의사결정

의의	활용
간호 행위에 근거한다.	• 간호의 필요성, 내용, 방법의 판단 자료가 된다.
	• 다음 간호 행위의 자료가 된다.
보건의료의 질을 높인다.	• 보건의료 관계자 간의 정보 교환 자료가 된다.
	• 보건의료 관계자의 교육과 연구 자료가 된다.
보건의료 서비스에 관련 자료가 된다.	• 보건의료 기관의 관리·경영상 중요한 자료가 된다.
	• 의료보험과 간병보험의 적용을 받기 위한 자료가 된다.
	• 소송과 관련된 사건에서 사실을 밝히는 자료가 된다.

표 1-B-1 간호 실무에 관한 정보·기록의 의의와 활용

보건의료의 질을 높인다

정보 수집은 간호 과정을 전개하는 데 빼놓을 수 없는 행동으로 수집된 정보를 바르게 기록, 보고해야 대상자나 보건의료 관계자 간에 정보 교환이 원활히 이루어지고 팀 의료의 질을 향상시킬 수 있다. 이러한 모든 정보의 축적은 보건의료 교육이나 연구를 위한 자료가 되어 보건의료의 수준 향상으로 이어진다.

보건의료 서비스의 자료가 된다

간호 실무를 나타내는 정보와 기록은 보건의료 기관의 관리·운영상 중요한 자료가 되고, 의료보험이나 개호보험의 적용을 받기 위한 자료가 된다. 또한 제출된 자료는 의료보험이나 개호보험의 시장을 소개하고 보건의료 행정의 자료로 활용된다. 업무를 통해 얻어진 정보와 관찰·기록은 소송 중인 사건에서도 사실을 밝히는 유용한 자료가 된다.

정보 수집과 기록, 보고는 간호 과정의 한 단계이지만 보건의료의 질을 보장하는 데 크게 관여한다(표 1-B-1). 여기에서는 대인 서비스로서 보건의료 현장에서 다뤄지는 정보 수집과 관찰, 기록, 보고에 초점을 둔 내용을 설명하겠다.

2 정보 수집과 관찰, 기록, 보고에 관한 기초지식

A : 정보의 의미와 정보원

정보(information)란 말은 현재 아주 일반적으로 사용하며 사용하는 문맥에 따라 다양한 의미를 갖는다. 보건의료 분야에서 정보는 복잡하지만, 간호 실무에서의 정보는 '환자의 상황과 사정에 대한 소식'이다. 또한, 수신자인 사람을 주체로 파악한 인지과학의 입장에서는 '메시지 수신자의 지식에 변화를 주는

것'으로 볼 수 있다.

간호사는 필요에 따라 오감을 통한 관찰을 기초로 한 의료 면담과 신체검사를 하고, 대상자가 기재한 건강 관련 정보, 과거의 진료 기록, 현재의 진료와 간호에 관한 기록 및 보고에서 필요한 정보를 체계적으로 수집한다(그림 1-B-2).

B : 진료 정보와 개인 정보의 보호

정확한 간호라는 목적을 이루기 위해서는 환자의 상황과 상태, 치료 등에 대한 정보를 수집하고 필요한 사항에 대해 기록하며, 상태의 변화에 따라 가장 최근의 정확한 내용을 기록한다. 이것은 진료 정보와 진료 기록인 동시에 환자의 개인 정보도 되기 때문에 적절하고 안전하게 취급할 필요가 있다.

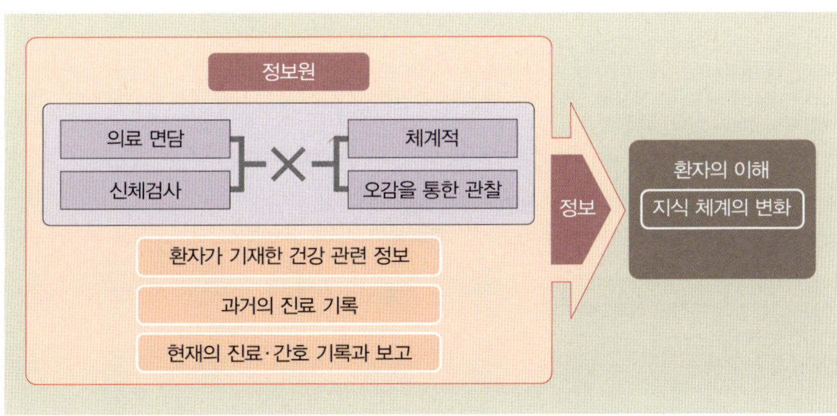

그림 1-B-2 간호 실무에서 정보원과 정보가 주는 영향

스텝 업 1 '정보'라는 단어는 원래 적과 전장에 관한 정황 정보 같은 군사 관련 전문 용어로 쓰였다. 그러나 20세기 중반 발표된 정보 이론에 의해 원자와 전자에 관한 물리적 법칙(양자역학)과 정보를 전하는 기술이 연결된 이후 정보화 시대와 정보과학이라 표현하게 되었다. 현재는 책, 잡지, 신문, 인터넷 등 정보 매체를 가리키기도 하고, 그 매체를 통해 수집한 내용을 의미하기도 한다. 사전 〈고우지엔〉에는 "① 있는 사항에 대한 알림 ② 판단을 내리거나 행동을 일으키기 위해 필요한 각종 매체를 통한 지식"이라고 되어 있다.

스텝 업 2 의정발 제0912001(2003년 9월 12일) 진료 정보의 제공 등에 관한 지침에는 진료 정보와 진료 기록이 다음과 같이 정의되어 있다.

'진료 정보'는 진료 과정에서 환자의 신체 상황, 병상, 치료 등에 대해 의료 종사자가 알고 있는 정보를 말한다.

'진료 기록'은 진료 기록, 처방전, 수술 기록, 간호 기록, 검사 소견 기록, X선 사진, 소개장, 퇴원한 환자에 관한 입원 기간 중의 진료 경과의 요약과 기타 진료 과정에서 환자의 신체 상황, 병상, 치료 등에 대해 작성, 기록 또는 보존하고 있는 서류, 사진 등의 기록을 말한다.

스텝 업 3 간호직에 대한 필수 의무의 규정은 형법제정 시(1907년) 모두 산파 규칙(1901년)이 정해졌기 때문에 조산사는 형법에, 보건사와 간호사는 보건사조산사간호사법에 다음과 같이 명시되어 있다.

[형법134조] 의사, 약제사, 의약품 판매업자, 조산사, 변호사, 변호인, 공증인 또는 이러한 직업에 있는 사람이 정당한 이유가 없는데 업무상 취급한 것에 대해서 알게 된 사람의 비밀을 누설했을 때는 6개월 이하의 징역 또는 10만 엔 이하의 벌금에 처한다.

[보건사조산사간호사법 제42조의 2] 보건사, 간호사, 또는 간호조무사는 정당한 이유 없이 업무상 알게 된 사람의 비밀을 누설해서는 안 된다. 보건사, 간호사 또는 간호조무사를 그만두고 난 후에도 마찬가지다.

기록의 종류	법령문
진료록	[의사법 제24조/ 치과의사법 제23조] 의사는 진료를 했을 때 지체 없이 진료에 관한 사항을 진료록에 기재하여야 한다. 2 전항의 진료록에 있어서 병원 또는 진료소에 근무하는 의사가 한 진료에 관한 것은 그 병원 또는 진료소의 관리자가, 기타 진료에 관한 것은 그 의사가 5년간 기록을 보존해야 한다.
진료에 관한 모든 기록	[의료법 제21조] 병원은 보건복지부령이 정한 데 따라 다음과 같은 인원 및 시설을 갖추고 기록을 준비해두어야 한다.(중략) 9 진료에 관한 모든 기록 [의료법시행규칙 제20조] 10 진료에 관한 모든 기록은 과거 2년간의 병원 일지, 각과 진료 일지, 처방전, 수술 기록, 간호 기록, 검사 소견 기록, 방사선 사진, 입원 환자와 외래 환자의 수를 밝히는 장부와 함께 입원진료 계획서가 된다.
조산록	[보건사조산사간호사법 제42조] 조산사가 분만을 도울 때에는 조산에 관한 사항을 지체 없이 조산록에 기재하여야 한다. 2 전항의 조산록이며 병원, 진료소 또는 조산소에 근무하는 조산사가 하는 조산에 관한 것은 그 병원, 진료소 또는 조산소의 관리자가, 기타 조산에 관한 것은 그 조산사가 5년간 기록을 보존해야 한다.
조사록	[진료방사선기사법 제28조] 진료방사선 기사는 방사선을 인체에 조사했을 때 지체 없이 보건복지부령이 정한 사항을 기재한 조사록을 작성하고, 그 조사를 지시한 의사 또는 치과의사의 서명을 받아야 한다.

방문간호 계획서
방문간호 보고서
	[지정방문간호 사업의 인원 및 운영에 관한 기준 제17조]
	간호사 등(간호조무사는 제외. 이하 이 조항은 동일)은 이용자의 희망, 주치의의 지시 및 심신의 상황 등을 고려해서 요양상의 목표, 그 목표를 달성하기 위한 구체적인 지정 방문간호의 내용 등을 기재한 방문간호 계획서를 작성하여야 한다.(중략)
	3 간호사 등은 방문일, 제공한 간호 내용 등을 기재한 방문간호 보고서를 작성해야 한다.
	
	[지정주택 서비스 등의 사업 인원, 시설 및 운영에 관한 기준 제73조의 2]
	지정방문간호 사업자는 종업원, 시설, 비품 및 회계에 관한 모든 기록을 갖추어야 한다.
	2 지정방문간호 사업자는 이용자에 대해 지정방문간호의 제공에 관한 다음의 각 란에 기입한 기록을 정비하고 그날로부터 2년간 보존해야 한다.
	  1 제69조 제2항에 규정된 주치의에 따른 지시 문서
	  2 방문간호 계획서
	  3 방문간호 보고서

표 1-B-2 의료기관 등의 작성·보존의 의무가 있는 기록

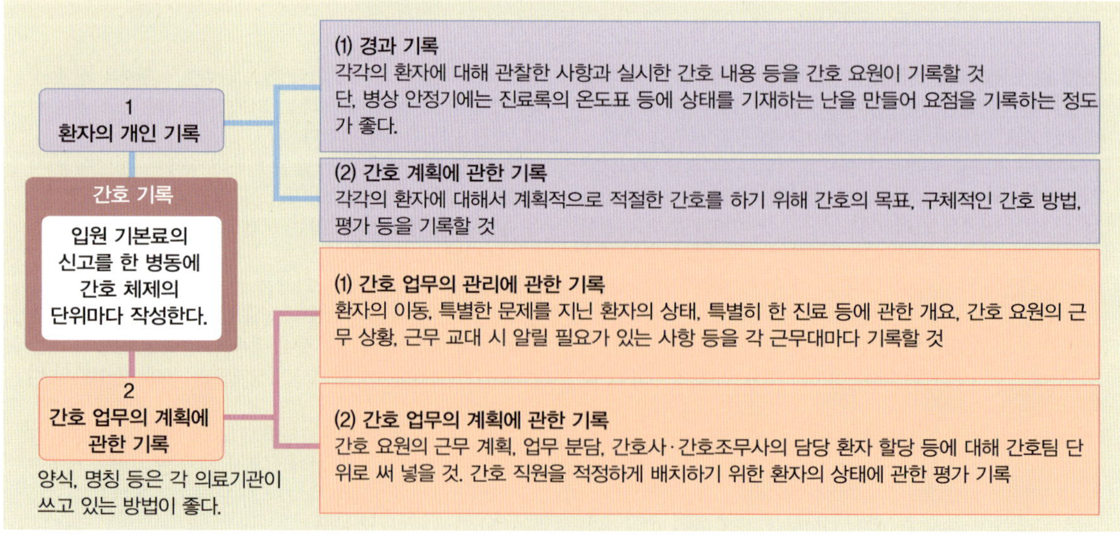

그림 1-B-3 입원 기본료에 따른 간호 기록

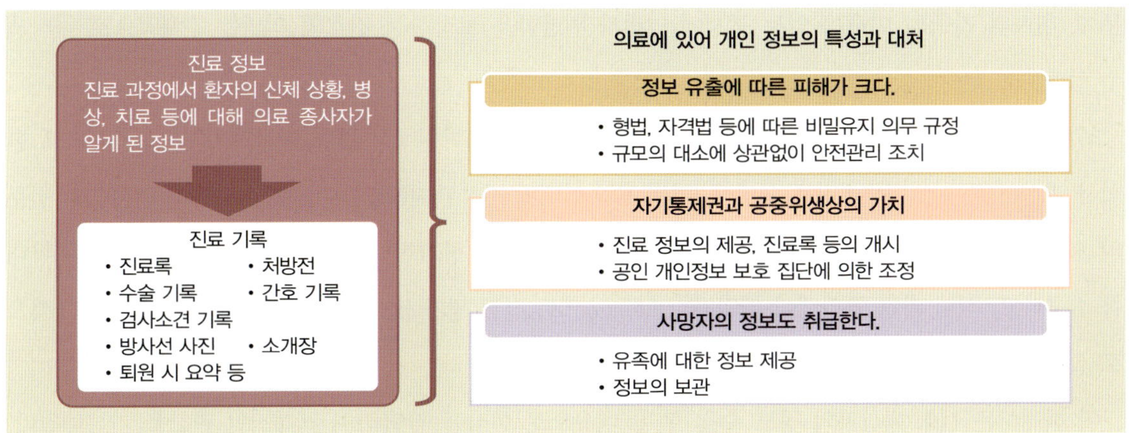

그림 1-B-4 진료 정보·진료 기록과 개인 정보의 보호

진료록을 비롯한 진료 기록은 관련 법령에 따라 작성과 보존이 의무 사항이며 진료록·조산록에 대해서는 5년간, 기타 기록에 대해서는 2년간의 보존이 요구된다(표 1-B-2). 더욱이 간호에 관한 기록은 진료보수의 산정 요건 속에서 '입원 기본료에 따른 간호 기록(그림 1-B-3)'으로 규정되어 있고, 보험 진료를 하는 병원과 진료소에서는 표시된 규정에 따라 각자의 의료 상황에 적합한 양식을 연구하고 있다.

의료기관 등에 있는 개인 정보의 취급에 대해서, (1) 다른 분야에 비해 정보 유출로 환자가 느끼는 고통이 크고 (2) 진료 정보는 개인 정보의 자기통제 권한의 관점에서 환자에게 귀속되는 동시에 공중보건의 의의와 가치도 있다. (3) 법이 규정하는 것은 생존하는 개인에 관한 개인 정보지만 의료에 있어서는 죽은 자의 정보도 보존되고 있다는 점에서 특별한 배려가 요구된다(그림 1-B-4).

특히 개인 정보의 유출에 대한 안전 관리에 대해서는, 보건의료 기관 등의 유자격자는 업무상 알게 된 사람의 비밀을 퇴직 후까지 포함해 누설해서는 안 된다고 하는 '비밀유지 의무'에 관한 규정이 형법과 각 자격법으로 정해져 있다. 기타 직원 및 관련 위탁업체의 직원에 대해서도 관리자가 적절한 교육 연수 등의 조치를 취하도록 규정하고 있다.[1]

C : 정보 수집과 물리적 평가

물리적 평가는 신체에 대한 평가(정보 수집과 판단)에서 건강 평가(health assessment) 중 하나이며, 의료면담(history taking)과 신체검사(physical examination)로, 원래 의사가 해온 진찰법이기도 하다. 의료자의 오감이 중시되는 기술을 간호 실무에 반영하여 간호 행위의 근거와 효과에 대한 설명을 쉽게 해주기 때

---

1) '의료·간호관계 사업자의 개인 정보의 적절한 취급을 위한 가이드라인'(2004년 12월 24일 보건복지부)에 표시되어 있다.

문에, 환자와 가족의 이해를 얻는 동시에 안전과 편안함을 보장하는 간호의 의의를 구체적으로 나타낼 수 있다.

신체 평가에 대한 교육은 1970년대부터 미국 간호 관련 대학원에서 간호 전문가 양성을 목적으로 한 석사 과정의 하나로 이루어지게 되었다. 이는 1960년대에 시작된 미국의 사회보장 정책과 의사들의 전문의 지향에 따른 일반의 감소를 배경으로 간호대학, 대학원이 증가한 가운데 간호의 전문성과 업무 확대를 요구하고, 석사 과정 졸업생이 개업(practitioner)으로 신체 평가 및 건강 평가를 위한 진단을 적극적으로 실시하게 되었기 때문이다.

이 책에서는 간호 대상자의 정보 수집·관찰 내용으로 현상을 감안하여 체계적인 관찰을 기록해왔다. 신체 평가의 실시방법은 머리에서 발까지 차츰 체계적으로 평가하는 방법과 문제가 있는 부분을 알고 있는 경우 그 부분을 특정하여 평가하는 방법이 있다.

물리적 평가를 위해서는 인체의 성장·발달을 근거로 한 형태 기능, 질환과 증상에 대한 지식을 가지고 다양한 신체 소견에서 정상과 정상에서의 일탈을 판단하는 능력을 갖고 있어야 한다. 기초적으로 연령이나 경력, 다양한 감정을 가진 사람을 면접하고 공감하며 이야기를 들을 수 있는 능력과 수집한 정보를 정리·분석하고 통합하여 추론할 수 있는 능력이 있어야 한다(표 1-B-3).

여기에서는 아직 간호의 각 전문 영역에 들어가지 않은 기본 간호 기술의 단계로, 오감을 이용한 진단법인 시진·문진·촉진·청진·타진과 신체 평가의 관계를 나타내고(그림 1-B-5), 기본 간호 기술의 실제는 '3장 바이털 사인' '4장 신체 각 부위의 측정'에서 설명하겠다. 기타 신체검사의 구체적인 방법은 간호학이나 물리적 평가를 상세히 다룬 책을 참고하기 바란다.

요인	구체적인 예	
사회적·심리적 지식	• 사회의 동향과 경제 상황	• 의료에 대한 기대와 불안
의학적 지식	• 형태 기능과 성장 발달	• 질병·증상·치료법
가정학적 지식	• 가사 관리	• 조리 방법
간호의 원칙이 되는 지식과 기술	• 인간·건강·환경의 개념	• 대상자에 대한 이해와 관심
애정 어린 태도	• 대상자에 대한 애정 어린 관심	• 이해와 공감을 토대로 협동적 지원
연구하는 태도	• 예측하지 못한 증상의 변화를 빠뜨리지 않는다.	• 의문을 해소하고 상태에 대해 설명하는 태도를 소홀히 하지 않는다.
경험	• 간호 경험의 축적	• 전문 직업인으로서의 노력
신뢰 관계	• 대상자의 인권을 지키는 이성과 감성	• 업무와 간호 행위를 확실히 실시하는 능력
정보의 조직화와 운용	• 시설 내·시설 간의 안전, 확실한 정보 전달	• 정보 관리 시스템의 적절한 이용

표 1-B-3 정보의 수집·관찰을 성립시키는 요인

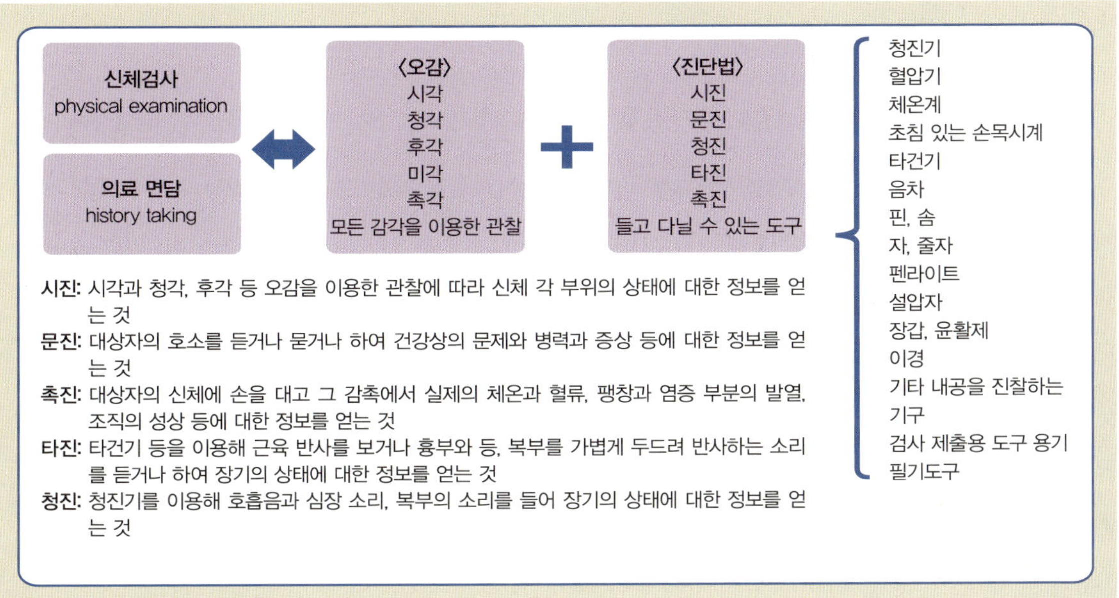

그림 1-B-5 물리적 평가의 개요

D : 정보 수집의 내용

과거의 진료 정보와 진료 기록을 활용할 수 있는 경우에는 그 정보를 참고로 모든 감각을 이용한 관찰과 도구를 사용한 평가에 따라 필요한 정보를 우선순위로 고려하면서 의도적·체계적으로 수집하고 총합적 또는 중점적으로 파악한다(표 1-B-4).

이러한 정보는 모든 개인의 프라이버시와도 관련된 개인 정보이다. 따라서 수집한 정보는 정보가 필요한 이유를 대상자가 이해할 수 있는 말로 설명할 수 있어야 하고, 수집한 정보는 분석 결과를 포함해 이제부터 의료·간호에 어떻게 활용해갈 것인지 설명할 수 있어야 한다.

E : 기록의 양식

간호 기록 양식은 보건의료 기관의 특성에 기초해 연구되어 컴퓨터의 보급, 정보 시스템의 정비에 따라 현재는 종이에 기록하는 것이 아니라 전자화하여 저장하는 전자 건강기록의 도입이 진행되고 있다(그림 1-B-6).

전자 건강기록의 도입에 따라 정보 공유, 양방향 이용, 정보의 일원화가 확립되어 의료의 질이 보장되고 진료 정보 이용 촉진, 보건의료 기관의 업무 효율화 등이 기대된다. 그러나 기록을 전자화하려면 사용하는 의료·간호 용어의 표준화가 필요하며 간호 과정 지원 시스템 구축, 간호 기록 감사 시스템 구축, 이용자 윤리 교육, 기록의 위조나 삭제 방지를 위한 안전 대책 등의 과제를 해결해야 한다.

종합적 파악		
배경	기초 정보	이름, 나이, 성별, 연락처
	개인력	성장·발육, 학력, 직장력, 기타 활동 상황 등을 포함한 생활력
	가족 상황	가족 구성(동거 가족·별거 가족 등 친족 관계와 거주지), 직업, 건강 상태, 인간관계, 가족 가운데 중심이 되는 사람, 가족력
신체적 측면	기왕력	소아기의 병력(홍역·풍진·유행성이하선염·백일해·수두 등 감염증, 천식이나 알레르기 등 만성 질환), 과거의 질환명/진단명, 증상, 발병 시기, 입원력, 수술 날짜와 수술 종류, 현재에도 진행 중인 질환, 체질, 기타 건강상의 문제
	현 병력	진찰을 받게 된 증상과 상태, 관련 증상과 요인, 시간적 경과
	전신·체계적 관찰	전신: 신장, 체중, 체중 변화, 권태감, 피로감, 부종, 체온, 발열, 오한 등
		피부: 발진, 소양증, 건선, 색, 변색, 두발, 손톱의 변화
		두부: 모양, 모발, 두피, 안색, 두통, 머리의 무거움, 어지러움, 현기증, 의식, 눈, 귀, 코, 구강, 인두 등
		경부: 모양, 피부, 소리 등
		체간배부: 모양, 피부, 척추 등
		체간흉부: 모양, 피부, 호흡기계, 순환기계 등
		체간복부: 모양, 피부, 소화기계 등
		상지: 모양, 피부, 근육, 골격계, 운동 기능 등
		하지: 모양, 피부, 근육, 골격계, 운동 기능 등
생활습관 및 생활 행동 (과거와 현재)	생활 환경	병실의 정리정돈과 청소 상태, 인테리어, 병실온도, 병상과 청결 상태
	생활 동작	체위, 기상, 보행, 사지의 움직임
	의류	착복의 자립 정도, 의류 교환 상황
	식사	양, 식욕, 기호, 시각, 소요 시간, 자립 정도
	배설	사용 기구, 자립 정도
	신체 청결	방법, 횟수, 자립 정도
	수면	취침 시간, 수면 시간, 숙면
	취미	종류, 관심, 참가 상황, 레크레이션 내용
사회경제적 측면	직업 관계	직종, 직장에서의 역할, 인간관계 등
	가정 관계	주택 환경, 주택 주변의 환경, 인간관계 등
	교우 관계	친구·동아리 등과 인간관계 등
	경제 상황	수입, 지출, 의료보험, 연금 등
정신적 측면	인지	현재·과거의 지식과 이해력
	정서	성격, 기분의 변화
	가치관	본인과 가족의 질환에 대한 생각, 종교 등
중점적 파악		
증상의 특징	주된 증상	상태, 증상, 고통에 대해 대상자 자신이 호소하는 표현
	부위	부분적/ 전신적, 한계적/ 비한계적, 표재/ 심부, 방산성의 유무
	성질	느끼는 법, 감각
	정도	고통의 정도, 생활 행동에 끼치는 영향의 유무와 정도
	시기	발병 시기, 지속 시간, 발생 빈도
	관련 요인	발병 시간, 발병 전후의 행동, 감정, 환경 등
	영향 요인	증상의 경감과 증강에 영향을 주는 요인
	관련 증상	주된 상태, 증상, 고통과 함께 발생하는 증상
전신의 관찰	생활 환경	거실, 병실의 정리, 청소 상태, 실온, 습도, 기류의 유무, 주변의 물건, 도구, 가구의 상태
	외관	복장, 몸가짐, 위생 상태, 기호에 맞는 체위, 사지의 움직임, 자세 변화, 보행 상태, 착의, 의류 교환의 상태
	의식 상태	표정, 청명도, 시선의 움직임, 응답의 속도, 내용
	냄새	체취, 구취, 증상과 관련한 악취, 배설물·분비물과 관련한 냄새
	고통 상태	호흡곤란, 고통·동통을 나타내는 표정, 체위, 불안·우울의 징후

표 1-B-4 정보 수집의 내용

간호 기록은 간호 과정, 즉 간호 행위의 과정을 문자로 나타낸 것이다. 따라서 기초 정보, 간호 계획, 경과 기록 및 평가를 포함하여 요약·구성된다. 간호 계획 양식은 기초 정보의 분석과 판단에 의해 추출된 과제를 어떻게 파악하고 표현하느냐에 따라 달라지며 여러 가지 양식이 고안되고 있다. 그중에서도 한정된 입원 기간을 두고 응급 의료를 진행하는 병원에서는 시간의 흐름에 따라 계획과 경과를 나타내는 입원 계획표 양식을 많이 사용하고 있다.

어떤 양식을 사용하든 경과 기록은 간호 행위의 근거와 이에 대한 반응과 영향이 객관적으로 나타나고 효과를 평가할 수 있어야 한다. 따라서 서술적인 경과 기록이라도 대상자가 직접 제공하는 정보(S: subjective), 보건의료 전문가가 수집한 객관적 정보(O: objective), 입수된 S와 O의 정보에서 무엇을 어떻게 판단하는가에 따라 기재(A: assessment)하고, 이에 대한 계획(P: plan)을 간결하게 논리적으로 적어야 한다.

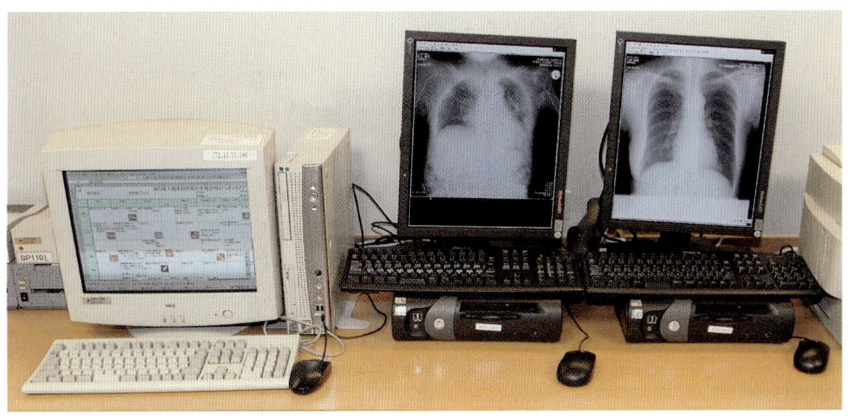

그림 1-B-6 전자 진료 기록 카드 단말기의 예

구성 요소	기록 방식		
기초 정보(개인 정보)	(그림 1-B-7 참조)		
간호 계획	문제 리스트와 초기 계획(POS)	진단 리스트와 초기 계획(간호 진단 시스템)	
경과 기록	서술적 기록 S(subjective) O(objective) A(assessment) P(plan)	경시적 기록 (그림 1-B-8 참조)	크리티컬 패스법 critical path(CPM) (그림 1-B-9 참조)
요약	-		

표 1-B-5 간호 기록의 구성 요소와 기록 방식

스텝 업 패스법(CPM: critical path method)은 국방과 우주 개발에 쓰이는 공정과 계획을 조합한 합리적인 계획 방법을 의료에 응용한 것이다.

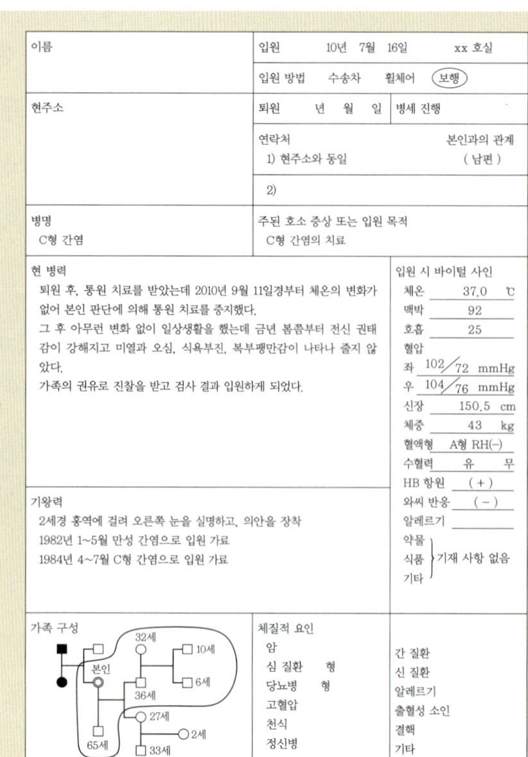

이름	입원	10년 7월 16일	xx 호실
	입원 방법	수송차 휠체어 (보행)	
현주소	퇴원 년 월 일	병세 진행	
	연락처		본인과의 관계
	1) 현주소와 동일		(남편)
	2)		

병명: C형 간염
주된 호소 증상 또는 입원 목적: C형 간염의 치료

현 병력
퇴원 후, 통원 치료를 받았는데 2010년 9월 11일경부터 체온의 변화가 없어 본인 판단에 의해 통원 치료를 중지했다.
그 후 아무런 변화 없이 일상생활을 했는데 금년 봄쯤부터 전신 권태감이 강해지고 미열과 오심, 식욕부진, 복부팽만감이 나타나 줄지 않았다.
가족의 권유로 진찰을 받고 검사 결과 입원하게 되었다.

입원 시 바이털 사인
체온 37.0 ℃
맥박 92
호흡 25
혈압 좌 102/72 mmHg 우 104/76 mmHg
신장 150.5 cm
체중 43 kg
혈액형 A형 RH(-)
수혈력 유·무
HB 항원 (+)
와씨 반응 (-)
알레르기
약물
식품 } 기재 사항 없음
기타

기왕력
2세경 홍역에 걸려 오른쪽 눈을 실명하고, 의안을 장착
1982년 1~5월 만성 간염으로 입원 가료
1984년 4~7월 C형 간염으로 입원 가료

가족 구성 (32세, 10세, 6세, 36세, 본인, 27세, 2세, 65세, 33세)

체질적 요인: 암 / 심 질환 형 / 당뇨병 형 / 고혈압 / 천식 / 정신병
간 질환 / 신 질환 / 알레르기 / 출혈성 소인 / 결핵 / 기타

생활습관

하루를 보내는 법	식사	배설
0 / 6 / 6:30 기상 / 7:00 세안 / 8:00 아침 / 12:00 점심 / 18 / 19:00 저녁 / 취침 / 24	식종 (쌀밥)·죽·기타 / 시간 (규칙적)·불규칙 / 식욕 유·(무) / 편식 유·(무) / 좋아하는 것 생선 / 싫어하는 것 향미 야채 / 맛 (단맛)·신맛 / 가정에서 주로 조리하는 사람 아내 / 식사 도움 필요·불필요 / 기호 알코올, 담배, 기타	배설 방법 서양식·(일본식)·바닥 위·휴대용 / 배뇨 횟수 4~5 회/일 / 야간 배뇨 0 회 / 배뇨 장애 유·(무) / 배변 횟수 1~2 회/일 / 성상 설사·묽은·(보통)·된 / 변비 유·(무) / 대책

수면: 수면 시간 평균 7~8 시간 / 규칙적·(불규칙) / 잠 양호·(불량) / 코골이 (유)·무 / 불면 (유)·무 / 대책 족욕

월경: 순(30일형)·불순 / 최종 월경 50세경

청결: 입욕 0회/주 도움(필요·불필요) / 샤워 0 회/주 도움(필요·불필요) / 물수건 1회/주 도움((필요)·불필요) / 머리 감음 7회/주 도움((필요)·불필요) / 세면 1~2회/일

기능 장애
의식 장애 / 운동 장애 / 지각 장애 / 언어 장애 } 없음
시력 장애 좌(0.8) 우(의안)
청력 장애 오른쪽이 잘 안 들리지만 일상생활에 지장은 없음.
장전 도구 안경(유)·무) 콘택트(유·(무)) 보청기(유·무) 의치(유)·무) 보조기구(유·무)

주거 환경
환경 : 공업지대·상점가·(주택지)·농촌·산촌·어촌·기타
주거 : 단독 ○층 기타( )층 엘리베이터(유)·무)

개인적 배경·사회적 상황
직력 : 5년 전까지 세탁소를 운영했지만 현재는 무직
성격 : (가족의 말) 명랑하지만 눈물이 많다.
취미 : 특별히 없다.
종교 :
병에 대한 인식
의사로부터 병에 대해 어떻게 들었나? 간에 염증이 생겨 염증을 없애는 치료이다.
어떻게 받아들이고 있나? 간이 나쁘다.
입원에 따른 곤란한 점 바닥 배설을 간호사에게 의뢰한 것
주로 신세를 지는 사람 남편과 동서
기타

참고 / 기록자

그림 1-B-7 기초정보 기록의 예

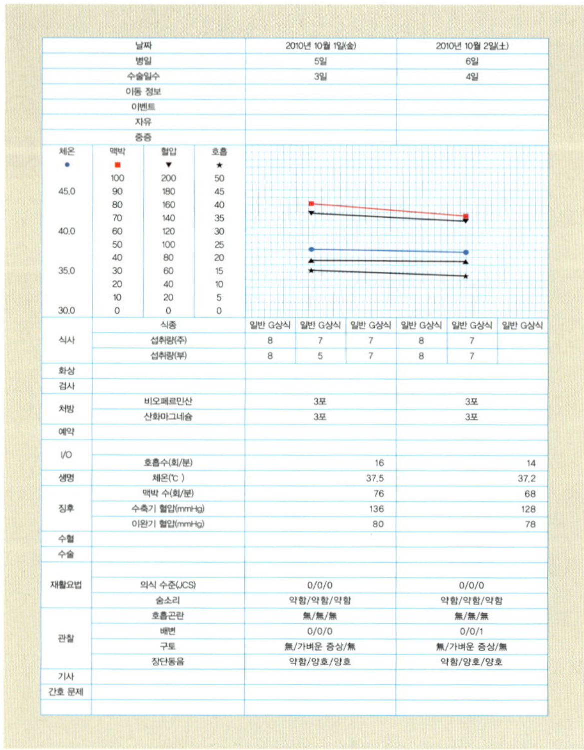

		2010년 10월 1일(金)	2010년 10월 2일(土)
날짜			
병일		5일	6일
수술일수		3일	4일
이동 정보			
이벤트			
자유			
중증			

체온 ● / 맥박 ■ / 혈압 ▼ / 호흡 ★

식사	식종	일반 G상식	일반 G상식	일반 G상식	일반 G상식	일반 G상식	일반 G상식
	섭취량(주)	8	7	7	8	7	
	섭취량(부)	8	5	7	8	7	

		10월 1일	10월 2일
화상			
검사			
처방	비오페르민산	3포	3포
	산화마그네슘	3포	3포
예약			
I/O			
생명 징후	호흡수(회/분)	16	14
	체온(℃)	37.5	37.2
	맥박 수(회/분)	76	68
	수축기 혈압(mmHg)	136	128
	이완기 혈압(mmHg)	80	78
수혈			
수술			
재활요법	의식 수준(JCS)	0/0/0	0/0/0
	숨소리	약함/약함/약함	약함/약함/약함
관찰	호흡곤란	無/無/無	無/無/無
	배변	0/0/0	0/0/1
	구토	無/가벼운 증상/無	無/가벼운 증상/無
	장단동음	약함/양호/양호	약함/양호/양호
기사			
간호 문제			

그림 1-B-8 경시적 경과 기록의 예

날짜		2010년 12월 7일(火)	2010년 12월 8일(水)	2010년 12월 9일(木)
병동		남 10호 병동	남 10호 병동	남 10호 병동
적용 패스		대장 폴립, 조기 대장암에 대한 내시경 진료 기록 카드		
이벤트	입원 기본			
	수술			
	수혈			
	투석			
	예약			
밸런스				
아웃캠				
관찰기사	기사			
	문진			
문서 요약				
치료	처방		글리세린 관장	
	주사		항생물질 점적 정맥주사	
	범용			
	재활 요법			
검사	검체 검사	혈액		혈액
	병리		소화관	
	화상·생리	심전도 복부　측면　부위		복부　측면　부위
영양	아침	일반식	결식(수술)	일반죽
	점심	일반식	결식(수술)	일반죽
	저녁	일반식	결식(수술)	일반죽
영양 지도				
간호 상태	안정도	제한 없음	병동 내 자유	병동 내 자유
	관찰의 정도	상시 관찰을 필요로 함		
	이동	보행	휠체어	보행
	청결(방법)	입욕		

그림 1-B-9 진료 기록 카드의 예

F : 보고의 목적과 종류

보건의료 현장에서의 보고는 내용의 오인과 누락을 방지하고 안전하게 정보를 전달하기 위해 긴급을 요하는 경우를 제외하고는 원칙적으로 기록에 따라 이루어진다. 목적은 ① 업무를 효과적으로 수행하기 위한 상담이나 조정 ② 업무의 실시 상황을 전달하고 예정대로 업무가 이루어지고 있는지 확인 ③ 의뢰나 지시 전달 ④ 원활한 근무 교대에 의한 간호의 계속성 도모 ⑤ 관리와 운영 지원 등을 들 수 있다.

보고를 할 때는 내용이 제대로 전달될 수 있도록 기록, 메모를 활용하면서 상대가 이해할 수 있는 용어를 사용해 체계적·논리적으로 현장에 적합한 속도, 어조, 목소리 크기로 간결하게 말해야 한다.

3 정보 수집과 관찰, 기록, 보고의 실제

대상자와 면담 이야기를 듣고 오감과 도구를 이용하여 정보를 수집하는 경우에는 반드시 그 목표를 전하고, 얻은 정보는 가능한 범위에서 설명하는 것으로 대상자와 공유하고, 정보를 앞으로의 간호에 어떻게 활용해나갈 것인지 설명할 수 있어야 한다.

또한 수집된 정보는 가능한 한 그 자리에서 기록하고 대상자와 함께 기록한 내용을 확인하는 것이 바람직하다.

A : 정보 수집·관찰

■ 유의사항

(1) 인권을 지킨다.

필요한 정보는 타인에게 알리고 싶지 않은 내용도 많기 때문에 대상자의 프라이버시가 침해되지 않도록 비밀을 지키는 것은 전문직으로서 당연한 의무이다(비밀 준수의 의무). 적절한 간호를 제공하는 목적이 아니면 보건의료 기관의 직원이어도 정보를 전달해서는 안 된다. 간호에 활용하지 않는 정보는 본인이나 가족 등으로부터 알아내거나 조사해서는 안 된다. 간호에 도움이 되지 않는 정보의 수집은 대상자의 인권을 침해하는 일로 이어진다.

(2) 이성과 감성을 종합적으로 활용한다.

간호의 대상은 이성과 감성을 겸비한 생활인이다. 따라서 논리적으로 추구할 뿐만 아니라 이성과 감성을 종합적으로 활용하여 인간적으로 관찰하고 정보 수집이 필요하다.

(3) 고정관념을 고집하지 않는다.

경험과 지식이 늘어감에 따라 증상이나 관찰·수집한 정보에서 개념이 형성된다. 그러나 질병 특유의 증상이 보이지 않는 경우도 있으므로 항상 사실을 있는 그대로 받아들이는 습관을 익혀 고정관념을 고집하지 않도록 유의해야 한다.

(4) 지속적으로 관찰하고 정보를 축적·갱신한다.

모든 사실과 현상은 변하지 않는 것처럼 보이는 경우에도 시시각각 변화하고 있다. 변화를 정확히 파악해 현재 상태에 대한 최신 정보에 따라 판단하여야만 적절한 간호를 제공할 수 있다.

(5) 환자의 질병과 생활에 관한 사항을 종합적으로 파악한다.

간호는 건강의 관점에서 환자에게 필요한 생활 지원을 하고 건강을 회복하는 데 필요한 의료가 원활히 이루어지도록 지원하는 것이다. 질병이나 병상뿐만 아니라 생활면에 대해서도 항상 관찰하고 정보를 수집하며 종합적으로 환자를 이해하는 자세가 필요하다.

■ 실시방법

(1) 필요한 도구를 제대로 준비한다.

정보 수집과 관찰의 목적에 따라 사용하는 도구는 다르지만, 가장 중요한 도구는 간호사 자신의 오감과 손이며 청진기도 사용한다(그림 1-B-10). 감염 예방의 관점에서 손이나 도구는 항상 청결을 유지해야 하며, 환자의 신체에 직접 닿는 부분은 차갑거나 하여 불쾌감을 주지 않도록 하는 등의 배려가 필요하다. 또한 환자가 안정감을 갖고 기분 좋게 이야기하고 싶은 생각이 들게 하는 헤어스타일이나 몸가짐은 신뢰 관계를 쌓는 데 매우 중요하다.

(2) 모든 감각 기능을 최고조로 활용한다.

모든 감각을 갈고 닦아 정보 수집·관찰에 임하고, 후각 반응 등 시간의 경과와 함께 감도가 떨어지는 감각에 대해서는 처음 관찰하는 것과 같이 주의를 기울인다.

(3) 분위기를 부드럽게 만들기 위해 인사를 하고 환자의 반응에 주의를 기울인다.

특히 건강에 어떤 문제가 있거나 걱정되는 증상이 있어 의료기관에 진찰을 받으러 오거나 입원한 환자라면 커다란 불안과 공포를 느끼게 된다. 이때 기분을 부드럽게 하기 위해 첫인사는 매우 중요하다. 또한 질환과 치료 등에 대해 불안과 갈등이 있어도, 명확하게 호소하는 경우는 적고 환자 자신도 그 기분을 의식하지 못하는 경우가 있다. 처음 보인 표정과 모습은 잠재적인 문제에 대한 정보를 나타내는 경우도 적지 않다.

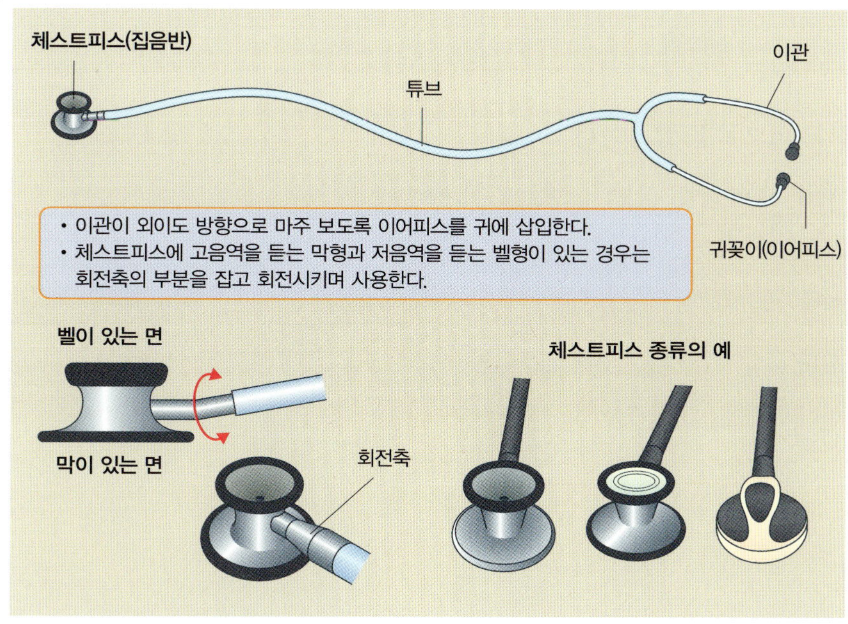

그림 1-B-10 청진기의 구조와 명칭

(4) 불편과 고통을 주지 않는 상태에서 정보를 수집·관찰한다.

청진, 타진, 촉진에 대해서는 최대한 가볍게 터치한다. 특히 관찰 부위에 통증이 있는 경우 환부를 압박하는 촉진은 마지막으로 관찰한다.

(5) 수집·관찰한 정보와 판단을 전달한다.

환자의 협력을 얻어 수집한 정보와 관찰사항에 대해 이해할 수 있는 용어를 사용해 설명하고 간호사가 할 수 있는 범위에서 판단을 보충한다.

B : 기록

■ 유의사항

(1) 기록해야 할 정보를 수집 또는 관찰한 직후 또는 간호를 한 직후에 기록한다.

(2) 중요한 사실은 반드시 기록한다.

(3) 기록한 사실 속에서 대응이나 조치가 필요한 것은 반드시 대처한다.

(4) 사실을 객관적으로 쓰고 자신이 판단한 것을 사실인 것처럼 쓰지 않는다.

(5) 필요에 따라 환자의 말과 행동을 그대로 기록한다.

(6) 정해진 양식을 지키고, 읽기 쉬운 글씨로 기록한다.

(7) 글자를 바꿀 때는 틀린 글자 위에 이중선을 긋고 다시 쓴다.

(8) 약어는 각 시설에서 정한 것 이외에는 사용하지 않는다.

■ 실시방법

(1) 기록을 하기 전에 지금까지의 기록을 잘 읽는다.

(2) 지울 수 없는 잉크, 볼펜을 사용한다.

(3) 행과 여백을 남기지 않고 쓴다.

(4) 날짜와 시각을 기록한다.

(5) 사실을 정확하게 기록한다.

(6) 정해진 형식으로 서명한다.

3장 바이털 사인 vital signs

1 바이털 사인에 관한 간호의 의의

생명 유지의 징후를 안다

간호는 사람의 모든 건강 수준에 작용하여 그 수준이 높아지도록 도움을 주는 것이다. 그러기 위해서 간호사에게는 사람의 생명 활동을 관찰하고 판단하는 능력이 요구된다. 사람의 생명유지 현상을 나타내는 것을 '활력 징후(vital signs)'라 한다. 의식(뇌파), 호흡, 심장박동(혈압), 체온 유지는 장소와 시간에 관계 없이 관찰하거나 측정할 수 있기 때문에 일반적으로 이들을 관찰한다(그림 1-C-1).

장면과 상황에 따른 바이털 사인의 관찰

실제 관찰 순서는 대상이나 장면, 측정 도구의 유무에 따라 응급 상태의 변화에 대해 ① 이름을 불러 의식 수준을 보면서 호흡 상태를 관찰하고 ② 맥박을 관찰하여 체온 상태와 순환 상황을 관찰하고 ③ 혈압을 측정한다. 그러나 의식 상태가 안정되어 있다고 판단된 경우에는 ① 인사와 자기소개를 하면서 말을 걸어 관찰과 측정에 양해를 얻어 전체 모습을 관찰하고 ② 맥박, 체온, 혈압은 시간적으로도 낭비가 없도록 순서대로 관찰·측정해나간다(그림 1-C-2).

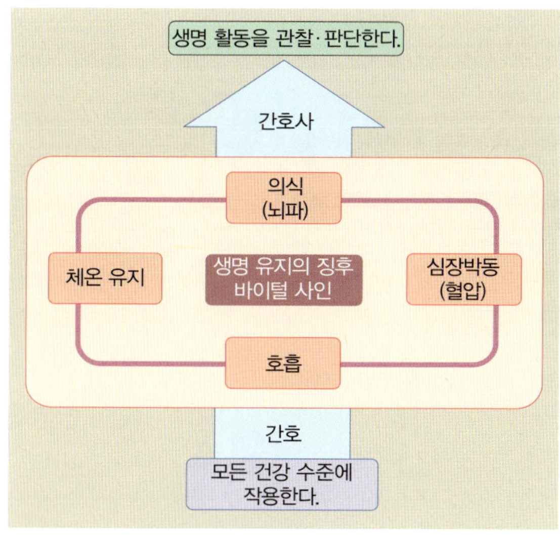

그림 1-C-1 생명 유지의 징후 파악

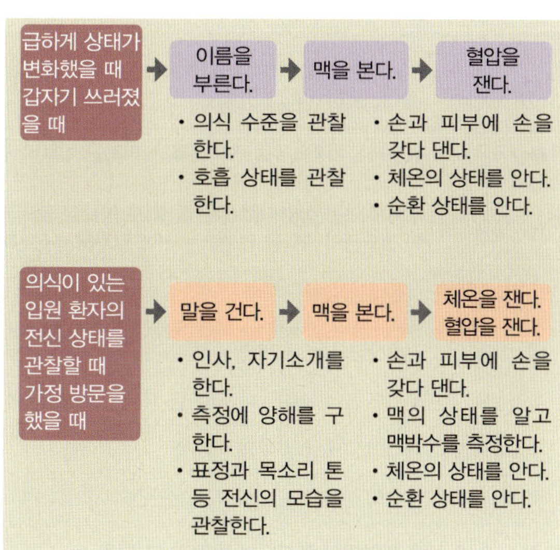

그림 1-C-2 장면·상황에 따른 바이털 사인 관찰

바이털 사인과 정보 수집

전신 상태와 신체 신호의 관찰은 정보 수집과 평가라는 간호 과정의 첫 단계일 뿐만 아니라 실시·평가 단계에서도 계획의 타당성을 판단하기 위해 반드시 실시한다. 신체 신호의 관찰은 단순히 체온, 맥박, 혈압, 호흡을 측정하는 것이 아니라 오감을 이용해 관찰하고 조직 관찰에서 얻은 정보와 아울러 판단하는 능력이 요구된다.

2 바이털 사인에 관한 기초지식

A : 맥박

맥박(arterial pulse)은 엄지손가락 안쪽을 손목에 대어 신체 표면 가까이에 있는 동맥에서 느껴지는 박동을 말한다. 심장은 '자극 전도계'라고 하는 특수한 심근세포의 전기적인 흥분에 의해 심실 심근이 주기적으로 수축을 반복하여 혈액을 전신에 보낸다. 맥박은 심장에서 주기적인 혈액 방출로 발생하는 동맥내압의 변화를 신체 표면에서 만져 박동을 느끼는 것을 말한다.

1. 맥박 촉지 부위

맥박은 동맥이 신체 표면 가까이 흐르는 두부(안면), 경부, 상지, 하지에서 촉지할 수 있다(그림 1-C-3). 맥박의 관찰은 요골동맥의 박동을 손목(요측손목굴근건의 요측)에서 촉지한다. 요골동맥의 촉지가 어려운 경우에는 상완동맥의 박동 상태를 관찰한다.

동맥명	촉지 부위	
잔측두동맥	외이도의 앞, 협골궁의 상부	
총경동맥	경동맥삼각(흉쇄유돌근의 전록, 탄이복근의 후복, 견갑설골근의 상복에 둘러싸인 부위)	
상완동맥	주와의 약간 상부 내측(상완을 90도 밖으로 돌려 전완을 돌려 외부로 하면 쇄골의 중점과 팔오금의 중앙을 연결하는 선에 일치해서 전신에 걸쳐 촉지할 수 있다.)	
요골동맥	손목의 안쪽	
대퇴동맥	전상장골극과 치골결합을 연결하는 선의 중점에서 약 2~3cm 아래쪽	
좌골동맥	좌골부 중앙(외측은 대퇴이두근, 내측은 반건양근과 반막양근 3근의 건에 둘러싸인 부위)	
후경골동맥	내과의 약 2cm 후부의 아래쪽	
족배동맥	족배의 장모지신근건과 장지신근건의 사이	

그림 1-C-3 신체 표면에서 촉지되는 동맥과 그 부위

총경동맥의 박동은 의식이 없고 요골동맥 등에서는 확인할 수 없는 경우에 관찰한다. 족배동맥, 후경골동맥의 박동은 하지의 혈류 상태를 확인하기 위해 관찰한다.

2. 맥파

심실 심근의 수축은 심실 내 유두근육의 수축에 의한 심방실 밸브가 폐쇄된 후 심실 벽이 수축하여 심근 등의 용납수축이 일어난다. 심실내압이 동맥 압력보다 커지면 대동맥과 폐동맥 밸브가 열리고 혈액은 대동맥과 폐동맥으로 유입된다. 대동맥 입구에서 상행 대동맥으로 압입된 혈액은 동맥벽을 팽창시키는데, 이것이 말초에 전달된 것이 맥파(plus wave)이고, 맥파에 따라 맥박으로 촉지된다.

맥파 전달 속도(pulse wave velocity)는 4~8m/초이고 혈관의 내경과 신장성이 작을수록 더욱 점차 빨라진다. 상행 대동맥에 가까운 경동맥과 말초의 족배동맥을 동시에 대면 경동맥에서 박동을 촉지한 후 족배동맥에서의 박동을 촉지할 수 있다(그림 1-C-4).

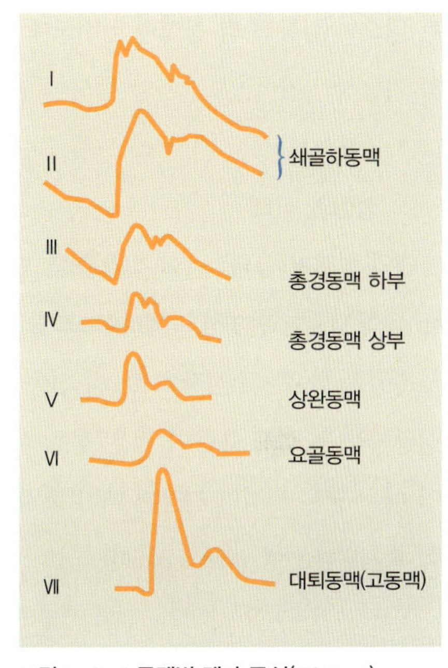

그림 1-C-4 동맥별 맥파 곡선(Wiggers)

3. 수·리듬·성질과 상태

a : 수

맥박은 심장의 박동을 반영하고 심장 자극 전도계의 흥분에 의해 수축·이완 주기가 결정된다. 흥분은 동방결절이 심방의 심근을 자극하는 것으로 시작되고 안정 시에는 분당 60~80회, 규칙적인 자극을 일으킨다. 이 주기적인 흥분은 심장 자율신경 지배를 받아, 교감신경의 긴장은 심장박동수를 증가시키는 방향으로, 부교감신경인 미주신경의 긴장은 심장박동수를 감소시키는 방향으로 작용한다.

또한 신진대사와 운동에 따라 각 장기의 산소 소비량의 상승은 심박출량을 증가시키는 원인이 되고 그 대가 기전으로 심장박동이 증가한다. 심박수는 구체적으로는 연령, 성별, 운동(노동), 질병, 발열, 정신 상태, 기타 조건에 따라 다르지만 심장 기능이 정상이라면 맥박수는 심장박동에 일치하고 규칙적으로 촉지된다.

맥박수는 자율신경의 지배를 받아 신진대사와 운동에 따라 변하지만 1분당 횟수가 60 이하의 경우를 서맥(bradycardia), 100 이상의 경우를 빈맥(tachycardia)이라 한다. 서맥과 빈맥은 생리적인 영향에 의한 것인지 병적인 요인에 의한 것인지 구별해야 하고, 심전도에 의해 판단할 수 있다(그림 1-C-5).

b : 리듬

맥박은 거의 같은 간격으로 규칙적으로 촉지될 경우 정상(regular)이라 한다. 반면에 무언가의 원인으로 촉지되는 간격이 고르지 못한 것을 부정맥(arrhythmia)이라고 한다. 부정맥은 리듬의 혼란이 규칙성을 가지고 주기적으로 나타나는 것과 전혀 규칙성이 없는 부정맥으로 구별된다. 부정맥 발생 메커니즘의 종류는 많으며 심장 소리 청진과 심전도에 의해 치료의 필요성, 긴급성이 결정된다. 크게 나누면 기질적인 것과 기능적인 것이 있고, 자각 증상이 있을 때와 없을 때로 나눈다.

c : 성질과 상태

맥의 성질과 상태는 1회 심박출량, 혈관내경, 혈관벽의 탄성 등의 영향을 받아 심장판막의 협착이나 역류 등의 병태를 반영하고 맥파의 크기, 상승과 소비의 속도에 따라 촉지되는 크기와 단단함에 변화를 준다.

운동을 한 후 등 심장에서 1회 전송 혈액량이 많아진 경우 맥박은 크게 촉지되고(대맥, pulsus magnus), 심장쇠약 등 혈액 유량이 적은 경우 작은 박동이 촉지된다(소맥, pulsus parvus). 또는 고혈압과 동맥경화일 때는 굳은 느낌의 긴장된 맥이 촉지되고(경맥, pulsus durus) 반대로 저혈압일 때는 부드러운 느낌의 맥이 촉지된다(연맥, pulsus mollis).

4. 심장박동

심박수(heart rate)는 심장 기능이 정상이면 맥박수와 일치한다. 그러나 부정맥이나 순환기계 질환이 있는 경우에는 심박출량이 줄어들 수 있으며 이러한 경우 맥박은 미약하거나 전혀 촉지되지 않을 수 있다.

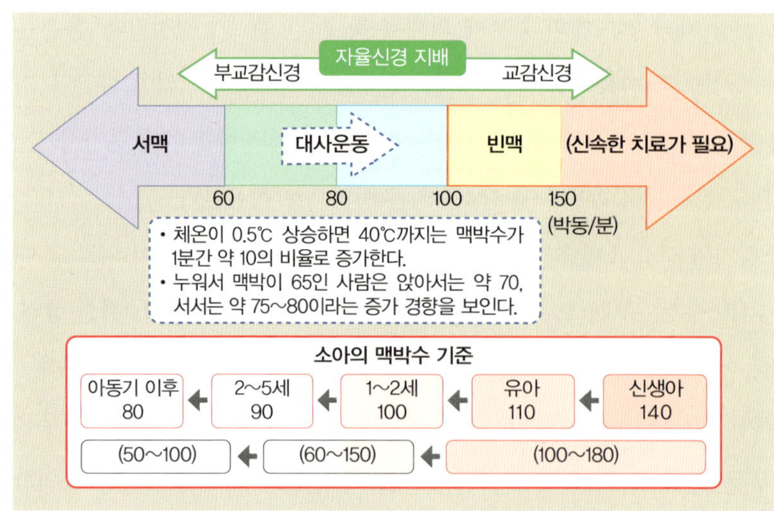

그림 1-C-5 맥박수의 구분과 변동 요인

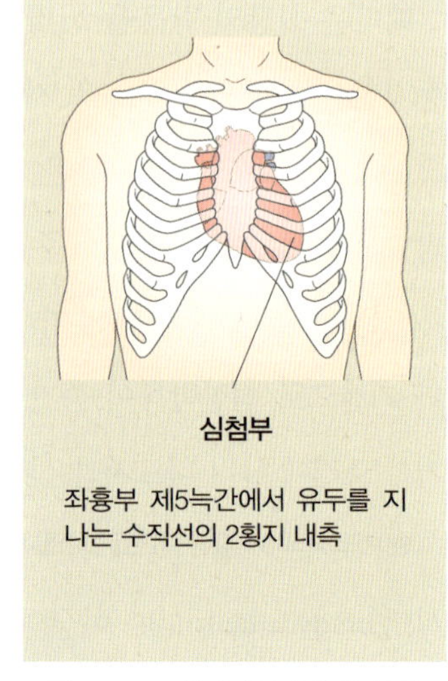

그림 1-C-6 심장박동의 청취 부위

또한 유아는 박동이 빠르고 촉지가 어려운 경우도 많다.

동맥경화를 앓고 있는 환자의 경우에는 맥박수와 동시에 심장박동수도 측정하고 그것에 차이가 있는 경우 기외수축과 심방세동의 존재를 고려한다.

심장박동은 심첨부의 박동을 청진하여 측정한다. 심첨박동(apex beat)은 좌심방실 밸브(이첨판)가 내는 소리(heart sound)가 청진될 수 있는 영역이다. 우심방실 밸브(삼첨판)와 대동맥 밸브, 폐동맥 밸브의 심장소리보다 잘 들리기 때문에 일반적으로 심장박동수를 측정하는 부위이다.

심첨부는 반듯이 누워서는 좌흉부 제5늑간에서 유두를 지나는 수직선의 두 번째 손가락 안쪽을 기준으로 한다(그림 1-C-6). 이 부위에 손바닥을 대면 박동을 촉지할 수 있지만 제5늑골과 제6늑골 사이에 심첨부의 박동이 느껴지지 않을 수도 있다. 여성과 아동은 제4늑간, 노인은 제6늑간에서 촉지할 수 있다. 또한 옆으로 누운 자세에서는 심장의 무게 때문에 약간 아래쪽에 위치한다.

B : 체온

체온(body temperature)은 신체의 온도를 말하는데, 항온동물인 사람의 몸 안에서는 체온조절 기능이 작동하여 거의 일정하게 조절된다. 어떠한 원인으로 체온이 일정한 범위보다 상승 또는 하강하는 경우에는 적절한 조치를 필요로 한다. 그리고 체온과 맥박수의 변화가 관련성이 있는지 여부는 병태를 예측하는 데 중요한 정보가 된다. 또한 요양 중의 체온 변화와 추이는 치료의 영향과 효과, 예후를 판단하는 데 중요한 관찰사항이다.

1. 핵심온도와 외층온도

일반적으로 신체 내부의 온도는 높고 피부 등 신체 표면의 온도는 낮다. 하지만 기후와 복장 등 환경 조건, 피하지방, 근육과 순환혈액량 등 신체 조직의 구성 비율에 따라 변화한다. 환경 온도가 변해도 일정한 온도를 유지하는 부위를 핵심부(core)라 하며 그 온도를 '핵심온도(core temperature)라 한다. 또한 환경의 온도 변화에 따라 온도가 변하는 부분을 외층부(shell)라 하며 그 온도를 '외층 온도(shell temperature)'라 부른다.

핵심부의 온도는 약 37℃에서 부위나 신체의 상태에 따라 변하지만, 좁은 범위 내에서 일정하게 유지된다. 핵심온도는 대표적으로 대동맥 혈액의 온도를 생각할 수 있는데, 대동맥혈의 온도 측정은 심장혈관계의 극히 한정된 수술을 제외하고는 할 수 없다. 따라서 비관혈적으로 신체 내부의 온도를 알기 위하여 겨드랑이, 구강, 항문, 귀 등의 온도를 측정하여 그 측정값을 신체 내부의 온도로 파악하고 있다. 그러나 측정 부위에 따라 온도가 다르기 때문에 겨드랑이(액와) 온도, 구강온도, 항문 온도, 귀 온도 등 측정하

부위의 이름을 붙여 보여줄 필요가 있다(그림 1-C-7).

2. 열출납: 열의 생산과 손실(방출)

핵심온도가 일정한 좁은 범위 내에서 유지되기 위해서는 신체에서 생산된 열과 신체에 흡수된 열과 동일한 양의 열이 신체에서 방출되어야 한다(그림 1-C-8).

체열의 생산은 ① 기초대사 ② 운동대사 ③ 갑상선호르몬의 신진대사 촉진 ④ 체온 상승에 의한 화학반응 등에 의해 일어나고 하루의 열 생산량은 장기에 따라 다르다. 즉 골격근과 간장에서의 열 생산량이 많고 전체 열 생산량의 약 80%를 차지한다. 안정기에 간장의 온도는 대동맥보다 0.4~0.8℃나 높고 체내

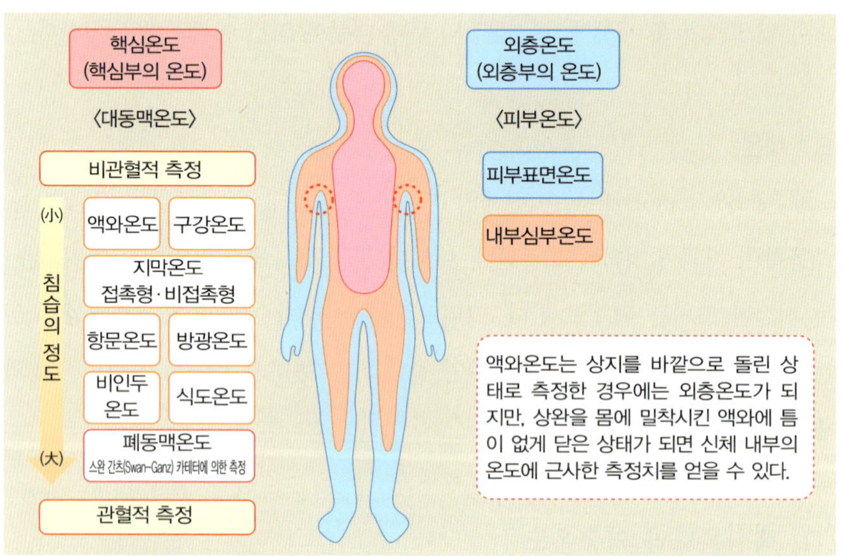

그림 1-C-7 핵심온도와 외층온도

열 생산		열 방출	
골격근	1570kcal(58.2%)	방사	1181kcal(43.7%)
호흡근	240kcal(8.9%)	전도·대류	833kcal(30.8%)
간장	600kcal(22.2%)	발열	558kcal(20.7%)
심장	110kcal(4.1%)	음식을 따뜻하게 한다.	42kcal(1.6%)
신장	120kcal(4.4%)	숨을 따뜻하게 한다.	35kcal(1.3%)
기타	60kcal(2.2%)	기타	51kcal(1.9%)
		운동(일)	$(1kcal=4.2×10^{10}erg)$
합계	2700kcal(100.0%)	합계	2700kcal(100.0%)

그림 1-C-8 하루 열 생산량과 열 방출량의 균형

온도로는 최고지만 운동은 골격근이 최대가 된다. 또한 체열의 방출은 ① 방사 ② 전도 ③ 발열 ④ 대류 등으로 진행된다.

3. 개인차

비슷한 연령의 사람이라도 체온에는 개인차가 있다. 자율신경계와 내분비계 기능의 차이에 따른 것으로 생각된다.

4. 생리적 변화

정상 체온은 평상시의 체온으로 일반적으로 '보통 체온' 또는 '평온'이라 하지만 평균온도는 36℃대와 37℃대의 사람이 있다. 즉 평상시의 체온도 시간대, 나이, 배란주기, 행동 등 개인의 상태에 따라 값이 변한다(표1-C-1).

5. 체온조절의 이상(체온 변화)

체온조절의 이상(체온 변화)은 상승에 의한 이상(고체온)과 하강에 의한 이상(저체온)이 있다. 고체온은 체내의 온도가 정상 범위를 넘어 높아진 상태를 말하지만, 일반적으로는 체온조절의 기준치가 고온 쪽에

요인	구체적인 상황과 내용
시간대	• 동일인이라도 신체의 생활 리듬에 따라 하루에도 체온 차이가 생긴다. 이것을 '체온의 일차'라고 한다. • 건강한 사람은 일반적으로 오전 2~6시경이 낮고, 오후 3~8시경이 높다. • 일차는 1℃ 미만이고 1℃ 또는 그 이상의 일차가 있을 때는 병적이라고 생각할 수 있다.
연령	• 신생아기의 체온은 37℃ 이상이지만, 체온조절 기능은 불안정해서 외부와의 적응 정도가 영향을 주어 변화하기 쉽다. • 생후 100일경부터 37℃ 이하가 되고 120일을 넘으면 안정되어 2년을 경과하면 일차가 나타난다. • 10세 정도 되면 체온조절 기능이 성인과 같아지고 이 시기부터 갑자기 발열하는 현상은 없어진다. • 고령자의 액와온도가 낮다고 하는 것은 피하조직의 순환이 나빠졌다거나 피부의 경화, 액와 근육의 수축 등에 의해 액와온도가 일정하게 되는 데 시간이 걸리거나 피부에 검온기 센서 부분의 밀착 상태가 좋지 않았기 때문이다. • 청년은 5분간의 측정으로 정상체온이 얻어지지만 고령자는 15~20분간 측정해야 최상치가 얻어지기도 한다.
배란주기	• 건강하고 임신 가능한 여성은 황체호르몬의 작용으로 기초체온에 변화가 있다. • 월경이 시작되고 나서 배란 전까지는 저온이고, 배란 후부터 월경이 시작되기까지는 고온이 되는데 그 차이는 평균 0.33℃이다. • 기초체온은 체온을 변화시키는 요인을 제거한 상태에서 측정한 체온으로 일반적으로는 아침에 눈뜬 직후에 침상 속에서 측정한다.
행동	• 동일인이고 같은 시간대라도 골격근의 움직임이 많은 운동이나 작업을 한 경우는 열의 방출이 급격히 많아지고 방출이 그에 따르지 않기 때문에 체온이 상승한다. • 목욕 후에는 피부의 말초혈관이 확장하여 혈액의 흐름이 빨라지고 피부에서 방출이 증가하기 때문에 체온이 하강 경향을 띤다. • 식사나 정신적 흥분은 체온을 상승시키고, 수면과 허기는 체온을 떨어뜨린다.

표 1-C-1 체온의 생리적 변화 요인

설정된 결과인 발열과 열 생산량이 열 방출량을 상회한 상태를 말한다. 협의의 고체온(우울증 열)과는 구별하여 사용된다.

또한 뇌혈관 장애 등으로 체온조절 중추가 손상된 경우 일어나는 체온의 상승은 고체온(증)이고, 습관적인 중추성 발열(central fever)이라 한다(그림 1-C-9).

a : 발열과 열형

발열(fever)은 시상하부에 있는 체온조절 중추가 체온조절의 기준치를 높게 설정한 경우에 일어난다. 그 기전은 세균의 독소, 바이러스, 종양, 염증 조직 등의 외인성 발열물질이 대식세포 등 면역담당 세포에 작용하는 것으로 내인성 발열물질이 생산된다. 내인성 발열물질은 중개자인 프로스타글라딘 E2의 생산을 촉진하고 체온조절 중추를 평상시보다 높게 설정한다. 그 결과 체내의 온도가 상승한다.

평상시 체온보다 체온이 1℃ 이상 높아진 경우를 '발열'이라 하고 일반적으로 겨드랑이 온도가 37℃를 초과하는 경우를 말하는데 발열 시의 체온이 41.0℃ 이상인 경우는 거의 없다.

발열의 경과는 질병에 의해 특유의 형태가 나타나는 것을 '열형'이라 하고 진단에 도움이 된다. 열형은 계류열, 이장열, 간헐열이 중요하다(그림 1-C-10). 또한 발열 상태가 평상체온으로 돌아오는 것을 '해열'이라 하고 분리와 환산으로 나눈다(그림 1-C-11).

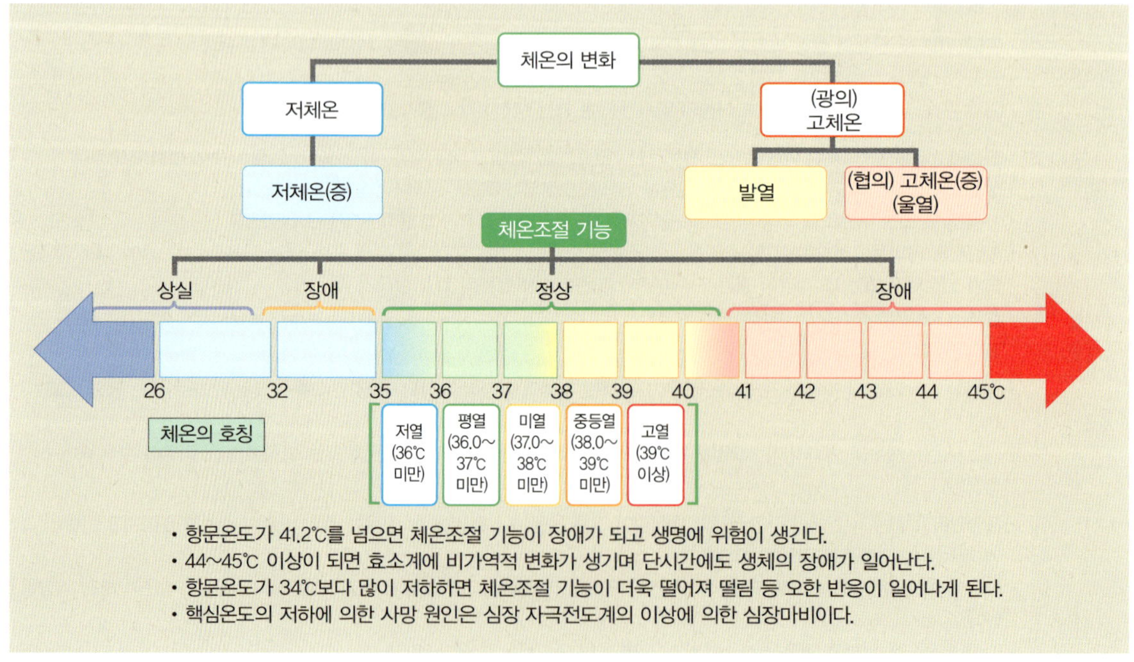

그림 1-C-9 체온조절 기능과 이상

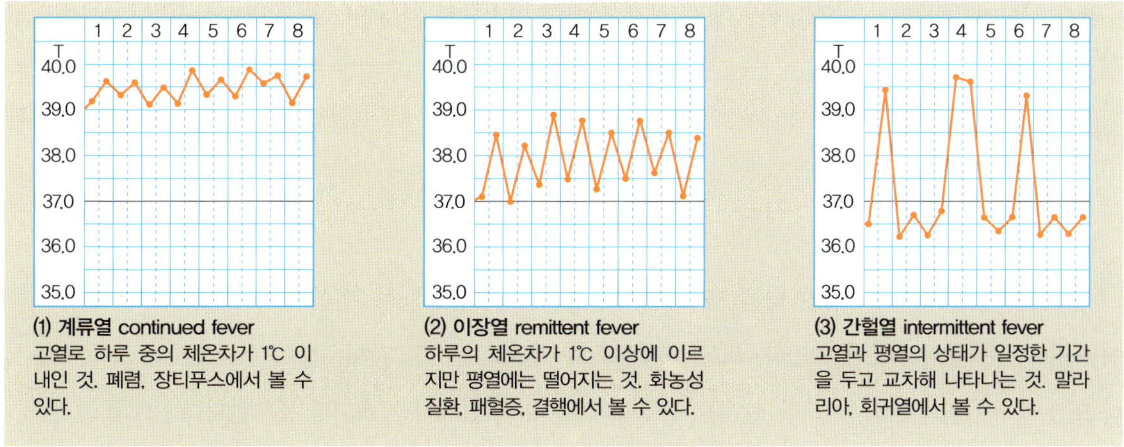

(1) 계류열 continued fever
고열로 하루 중의 체온차가 1℃ 이내인 것. 폐렴, 장티푸스에서 볼 수 있다.

(2) 이장열 remittent fever
하루의 체온차가 1℃ 이상에 이르지만 평열에는 떨어지는 것. 화농성 질환, 패혈증, 결핵에서 볼 수 있다.

(3) 간헐열 intermittent fever
고열과 평열의 상태가 일정한 기간을 두고 교차해 나타나는 것. 말라리아, 회귀열에서 볼 수 있다.

그림 1-C-10 특징적인 열형

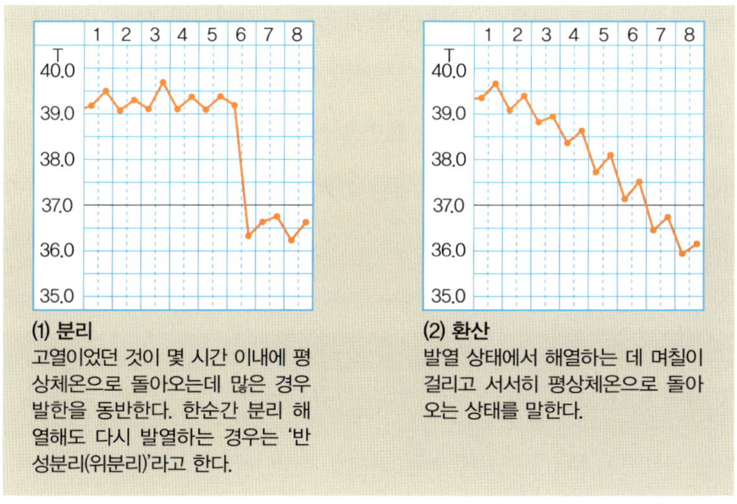

(1) 분리
고열이었던 것이 몇 시간 이내에 평상체온으로 돌아오는데 많은 경우 발한을 동반한다. 한순간 분리 해열해도 다시 발열하는 경우는 '반성분리(위분리)'라고 한다.

(2) 환산
발열 상태에서 해열하는 데 며칠이 걸리고 서서히 평상체온으로 돌아오는 상태를 말한다.

그림 1-C-11 해열의 유형

b : 고체온(울열)

울열(heat stagnation)은 더위(고온다습하고 복사열이 있으며 바람이 없는 환경) 때문에 체열의 방출에 문제가 생기는 것 또는 격렬한 운동이나 활동을 통해 방출 한계 이상으로 체열이 생산되어 체내에 열이 쌓여 체온이 상승한 상태를 말한다.

고체온은 악성 종양 등의 치료를 목적으로, 의도적으로 유발하는 경우와 마취와 관련된 약물 때문에 발생하는 근 장애(골격근에 일어나는 대사가 이상하게 항진한 상태)로 인한 악성 고체온 등이 있다. 그러나 일반적으로는 고온다습해서 복사열이 있고 바람이 없는 환경에서 일어나는 열사병이 대표적인 고체온증이다.

열사병은 여름의 뜨거운 환경에서 생긴 건강 장애의 총칭으로 열 쇠약, 열 경련, 열 허탈, 일사병으로 구분한다(표 1-C-2). 열사병(heat stroke)은 체내온도의 상승으로 중추신경 기능에 장애가 일어난 심각한 상태로서 사망률이 높다.

c : 저체온

저체온은 평상체온보다 약간 낮은 35℃ 전후의 상태를 말하며 노쇠, 전신쇠약, 영양실조, 갑상선 기능 저하(점액수종) 등의 경우에 보인다. 또한 환경온도의 저하로 신체의 저체온증이 현저해지면 모든 기능저하 또는 장애가 일어난다. 이러한 상태를 '동호'라 하는데 이 상태가 계속되면 동사한다(포인트 참조).

질병이나 이상으로 일어나는 저체온증 외에도 뇌외과, 심장외과 수술 시 인공적으로 저체온을 유발해 치료할 수도 있다(저체온법, hypothermia). 저체온법은 체온을 낮추는 방법으로 신진대사와 산소 소비량을 감소시켜 장기의 저산소 상태와 혈류 차단으로 시간을 연장시키는 것이다. 저체온법은 전신마취 약이나 자율신경 차단제를 사용하여 냉각에 대한 신체의 반응을 막아 몸 표면을 냉각하거나 배 속의 냉각과 체외순환을 통해 혈액을 냉각하는 방법을 사용한다. 저체온의 정도에는 가벼운 저체온증(32℃ 이상), 중저체온(32~26℃), 고저체온(26~29℃), 초저체온(20℃ 이하)이 있다.

구분	상태
열 쇠약·열 피로 heat exhaustion	탈수에 의한 순환장애. 혈압 저하와 탈수에 의해 뇌 혈류량이 저하하면 피로감, 두통, 오심, 구토, 현기증, 실신이 일어난다.
열 경련 heat cramp	대량의 발한에 대해 수분만을 보급한 결과, 혈액 중의 나트륨 농도가 저하한 경우에 하지, 복근, 손 등의 근육에 동통을 동반한 경련이 일어난다.
열 허탈 heat collapse	뇌의 허혈 상태. 급격한 체온 상승에 대한 방열을 목적으로 한 피부 혈관의 확장과 피부 혈류의 급격한 증가에 대한 대상적인 심기능 항진이 충분하지 않은 경우에 생긴다. 실신을 동반한다.
열사병 heat stroke	중추신경 기능이 장애가 된 가장 심각한 상태. 뇌내 온도의 상승에 의해 체온중추에 문제가 생겨 발한이 정지하고 체온이 급격하게 상승해 세포 장애 등에서 혼수, 경련, 쇼크 용혈, 횡문근 융해, 신부전, 여러 장기부전 등의 치명적인 병태가 발생한다. 사망률도 높다.

표 1-C-2 열중증의 구분

포인트 • 동호가 신체의 일부에 나타난 상태를 '동상'이라고 한다.

스텝 업 1 서미스터는 온도 변화에 의해 저항이 변하는 재료를 말하고 전도체도 그 성질을 갖고 있지만, 보통은 반도체가 온도에 따라 저항성이 변하는 특성을 이용한 반도체 온도센서를 '서미스터(Thermistor)'라 부른다.
스텝 업 2 수은 체온계의 수은은 메틸수은 등 금속으로 개당 약 1g이 쓰인다. 유독한 유기수은과는 달리 만약의 경우 먹어도 대부분 소화관을 통해 배설되지만(장에서의 흡수율은 5% 이하) 의료기관을 찾아가 진찰하고 상담해야 한다. 공기 중에 날아다니는 수은을 방치하면 실온에 수은증기가 발생하고 흡입하면 두통이나 현기증, 손발 떨림 등의 증상이 나타난다(폐에서의 흡수율은 80% 정도). 수은이 날아다니거나 흘러넘친 경우에는 창을 열어 환기시키고 수은이 직접 손에 닿지 않게 스포이트 등으로 남김없이 빨아들여 밀폐 용기에 넣은 뒤 폐기물로 각 지자체의 지시에 따라 처리한다.

6. 측정 기구

신체 신호의 관찰을 위해 신체 내부의 온도(핵심온도)를 측정하는 임상체온(clinical thermometry)에서는 측온부의 온도를 전기량으로 변환하는 감온소자(일반적으로 서미스터)를 이용해 마이크로컴퓨터가 내장된 전자체온계를 사용하는 경우가 많다.

이외에도 수술이나 치료 또는 실험이나 연구에 이용되는 측정 도구로는 수은 온도계, 열전대, 서미스터, 적외선 측정기 등이 있다.

a : 전자체온계

전자체온계(clinical electrical thermometers with maximum device)[2]는 열전도 원리에 근거하여 감온소자로 검출한 내부 전원이 사람의 체온을 디지털로 표시하며 최고온도 유지 기능이 있다. 종류는 측정 방식에 따라 실측식과 예측식으로 나누며 사용 목적에 따라서는 일반용과 부인용으로 분류한다(그림 1-C-12, 13).

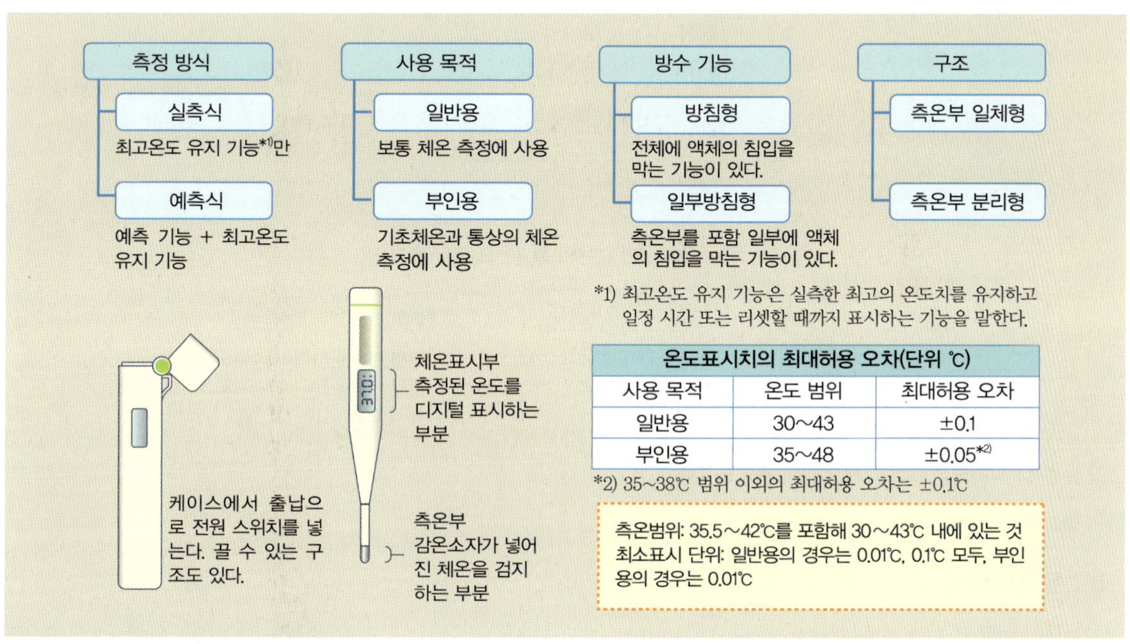

온도표시치의 최대허용 오차(단위 ℃)		
사용 목적	온도 범위	최대허용 오차
일반용	30~43	±0.1
부인용	35~48	±0.05[2)

그림 1-C-12 전자체온계의 종류와 예

2) 여기서는 일본공업규격(JIS) T1140: 2005에 정의된 용어를 사용했다. 전자체온계는 JIS에 준거하는 동시에 계량법의 규정에 기초한 특정 계량기 검정 검사 규칙에 정해진 기준에도 적합해야 한다. 또한 전자체온계는 계량법상 저항체온계로 정의되어 있다.

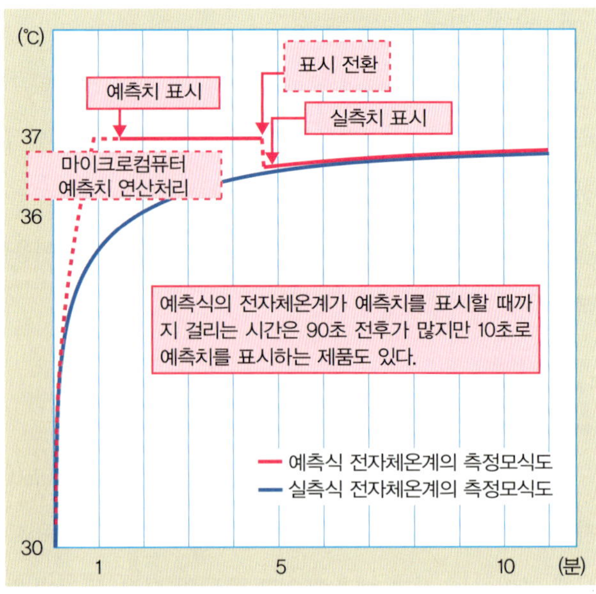

그림 1-C-13 전자체온계의 측정방법

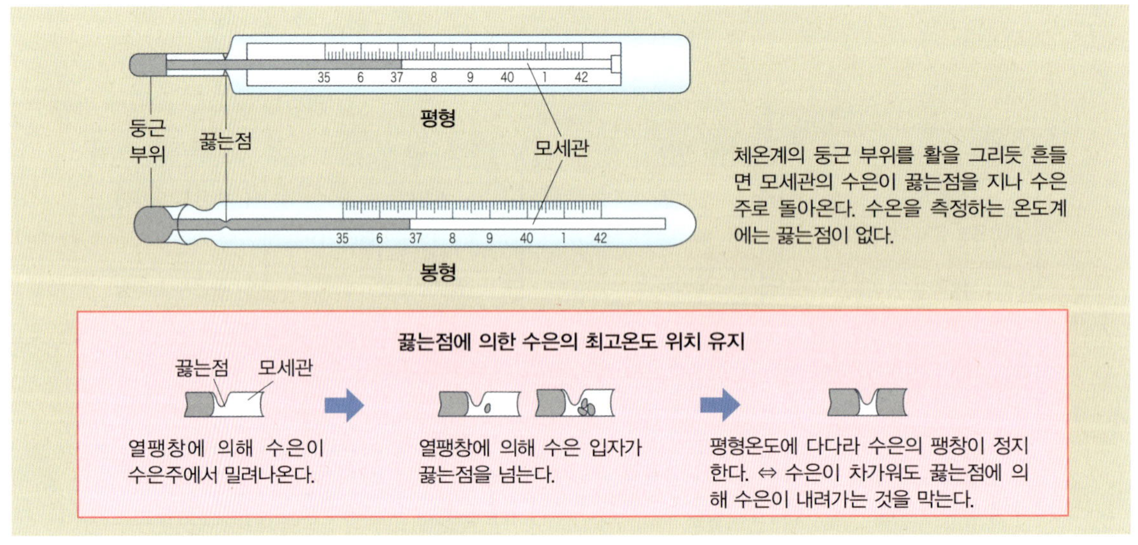

그림 1-C-14 유리체온계(수은 체온계)의 종류와 구조

b : 유리체온계

유리체온계(clinical thermometers mercury−in−glass, with maximum device)[3]는 유리관 속에 수은을 주입, 밀폐하여 측정부의 입구에 수은조를 만들어 수은이 상승 또는 하강하는 모세관과 모세관 일부를 가

---

3) 여기서는 일본공업규격(JIS) T4206: 2005에 정의된 용어를 사용했다. 유리체온계는 JIS에 준거하는 동시에 계량법의 규정에 기초한 특정 계량기 검정 검사 규칙에 정해진 기준에도 적합해야 한다.

늘게 한 끓는점에서 구성되는 수은의 열펭칭 성질을 이용한 체온 측정 기구이다. 일본에서는 1980년대까지 의료기관과 가정에서 일반적으로 사용했지만, 유리로 되어 있어 파손되기 쉬운 데다 파손 시 수은 처리 문제로 점차 사용하지 않게 되었다(그림 1-C-14).

C : 혈압

혈압(blood pressure)은 혈액이 혈관 벽에 작용하는 압력이다. 보통은 동맥의 압력을 가리킨다. 이것은 혈액이 신체 각 부분에 필요한 혈류를 유지하는 물리적 현상이라고도 할 수 있다.[4] 그러나 동맥의 압력은 심장수술 등 특별한 경우를 제외하고는 실제로 측정할 수 없기 때문에, 일반적으로는 혈관 내에서 혈관 벽 조직에 직각으로 작용하는 압력(측압)을 혈압이라 한다(그림 1-C-15).

1. 수축기 혈압과 확장기 혈압

심장은 수축과 확장을 반복하며, 그 박동에 따라 혈액이 혈관 내에 주기적으로 밀려드는데 혈압에는 수축기 혈압(systolic blood pressure)과 확장기 혈압(diastolic blood pressure)이 있다. 수축기 혈압을 최대혈압(maximal blood pressure) 또는 최고혈압이라 하고, 확장기 혈압을 최소혈압(minimal blood pressure) 또는 최저혈압이라고 한다. 최대와 최소는 혈액 흐름의 양과 혈압 수치를 나타내고, 최고와 최저는 혈압

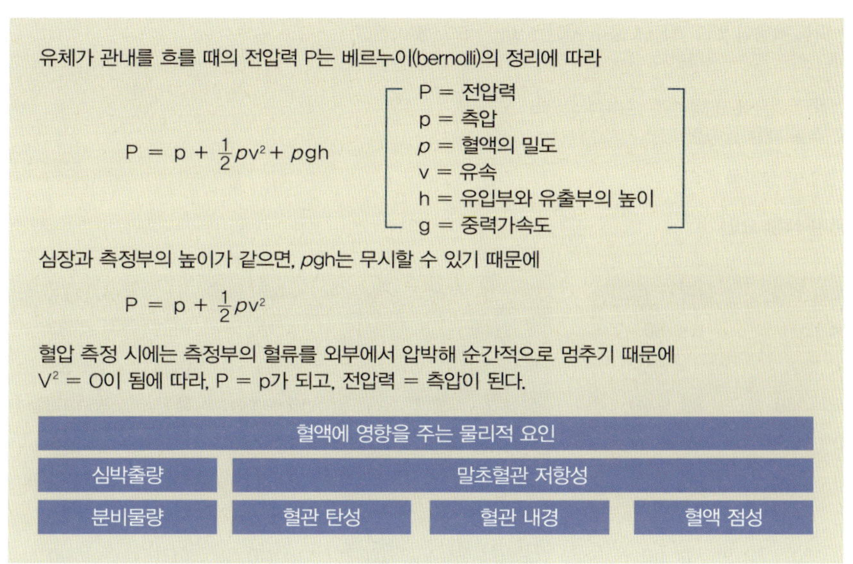

그림 1-C-15 혈압 측정의 원리

---

4) 히노하라 시게아키 외: 간호를 위한 생체 신호의 지식, p2, 의학서원, 1976

계에 사용되는 수은주 높이의 값을 나타낸다. 수축기 혈압은 나이가 들면서 동맥벽의 경화에 따라 늘어나는 정도가 감소하는 생리적 현상으로 높아진다. 또한 확장기 혈압은 말초혈관의 저항에 의해 증가한다.

2. 혈압 수치의 변화와 관련된 생활 요인

혈압 수치는 혈액순환의 동태를 반영하는데 이는 분비물 조절이나 신경성 조절, 조직과 장기의 국소에서의 자기 조절에 따라 일정 수준을 유지하도록 조절된다. 하지만 생활과 관련된 다양한 요인이 혈압 수치를 변화시킨다(표 1-C-3).

요인	내용
체위	• 혈압은 체위를 바꾸면 변한다. • 수축기 혈압은 일반적으로 서서 < 앉아서 < 누워서 순으로 높고, 확장기 혈압은 서서가 약간 높고 앉아서 > 누워서 순으로 낮아진다. • 누웠다가 앉거나 일어서면 심장으로 돌아오는 혈액이 감소하기 때문에 체위를 바꾼 직후는 낮아지며 그 후에도 조금 낮게 안정된다.
식사	• 음식의 양과 내용에 따라서도 다르지만 일반적으로 식후에는 수축기 혈압이 6~8mmHg 정도 상승한다. • 식후 약 1시간이 지나면 원래 수치로 돌아온다. • 확장기 혈압의 변화는 없다.
운동	• 운동의 양, 격렬함, 개인차에 따라 다르지만, 정신적 긴장과 심장 기능의 촉진에 따라 수축기 혈압이 상승한다. • 휴식하면 몇 분에서 몇 십 분 후에 원래 수치로 돌아온다.
정신적 흥분	• 불안하거나 긴장 상태에는 상승한다. • 처음 혈압을 측정할 때와 입원할 때 등에 잘 나타난다.
음주·흡연	• 알코올에는 혈관 확장 작용이 있기 때문에 음주 시에는 일반적으로 낮아진다. • 흡연은 개인에 따라 상승 또는 저하한다.
기온	• 피부에 가까운 혈관은 기온에 의해 수축 또는 확장된다. • 따뜻할 때는 낮고 추울 때는 상승한다.
기타	• 발열·입욕 등도 혈압에 영향을 준다.

표 1-C-3 혈압 수치의 변화와 관련된 생활 요인

분류	수축기 혈압	확장기 혈압
지적혈압	< 120	< 80
정상혈압	< 130	< 85
정상고수치 혈압	130 ~ 139	85 ~ 89
단계1 고혈압(경증)	140 ~ 159	90 ~ 99
하위 그룹: 경계역 고혈압	140 ~ 149	90 ~ 94
단계2 고혈압(중등증)	160 ~ 179	100 ~ 109
단계3 고혈압(중증)	≥ 180	≥ 110
수축기 고혈압	≥ 140	< 90
하위 그룹: 경계역 고혈압	140 ~ 149	< 90

(1999 WHO/ISH 지침에 따름)

분류	수축기 혈압		확장기 혈압
지적혈압	< 120	이고	< 80
정상혈압	< 130	이고	< 85
정상고수치 혈압	130 ~ 139	혹은	85 ~ 89
1도 고혈압	140 ~ 159	혹은	90 ~ 99
2도 고혈압	160 ~ 179	혹은	100 ~ 109
3도 고혈압	≥ 180	혹은	≥ 110
(고립성)수축기 고혈압증	≥ 140	이고	< 90

(2009 일본고혈압학회 고혈압 치료지침에 따름)

표 1-C-4 성인의 혈압 수치 분류(단위: mmHg)

3. 혈압 수치의 분류

혈압 수치는 연속 데이터이기 때문에 분류는 어디까지나 인위적인 것이지만, 일본을 포함한 세계 역학 연구와 분석에서 혈압 수치와 심혈관 질환의 발병 위험이 상관관계가 있음을 인정하였다. WHO/ISH(World Health Organization/International Society of Hypertension, 세계보건기구/국제고혈압학회) 등의 단체에서는 고혈압의 진단과 치료지침을 정하여 혈압 수치의 분류를 제시하고 있다(표 1-C-4). 이들 지침에서는 수축기 혈압 140mmHg 이상, 확장기 혈압 90mmHg 이상을 고혈압으로 정하고 있다.

4. 혈압계의 구조와 특성

생명 징후를 관찰할 때는 수은식 혈압계, 아네로이드형 지시혈압계(이하 아네로이드식 혈압계), 비관혈식 전자혈압계[5] 등을 사용한다. 또한 집단 검진이나 의료기관의 외래 등에서는 측정값이 기록지에 인쇄되는 자기측정 장치를 이용하는 경우도 있다.

a : 수은식 혈압계·아네로이드식 혈압계

혈압계의 기본구조는 압력을 나타내는 표시기, 상완 측정 부위에 감아 압력을 주는 대(이하 커프, 포인트 참조), 송기구로 되어 있다. 고무낭은 공기가 새지 않도록 두 개의 고무관으로 표시부, 송기구와 연결시킨다(그림 1-C-16).

b : 비관혈식 전자혈압계

비관혈식 전자혈압계(non-invasive automated sphygmomanometers, 이하 전자혈압계)의 기본적인 구성은 압력 제어 시스템에 연결하는 상완의 측정부에 감는 커프, 커프 압력을 측정하여 전기 신호로 변환하는 압력 변환기로 이루어져 있으며, 측정값 표시부에 신호 입출력부를 갖고 있는 것도 있다(그림 1-C-17).

커프는 공기 주머니와 공기 부대를 포함하는 비탄성 부분부터이고 공기 주머니는 커프의 내부에 있으며, 공기의 주입·가압에 의해 팽창하여 측정 부위의 동맥을 압박한다. 또한 공기주머니에 공기를 주입·

포인트 • 박대, 커프(cuff) 또는 만셰트(manschette)라는 주머니형 대로, 안에 '고무낭'이라고 부르는 양질의 고무로 만든 주머니를 넣어 사용한다.

---

5) 여기서는 일본공업규격(JIS) T4203 - 1990, T1115: 2005에 정의된 용어를 사용했다. 비관혈식 전자혈압계는 JIS에 준거하며 계량법의 규정에 기초한 특정계량기 검정 검사규칙이 인정하는 기준에도 적합해야 한다. 또한 비관혈식 전자혈압계의 경우 계량법에서는 전기식 아네로이드형 혈압계로 정의한다.

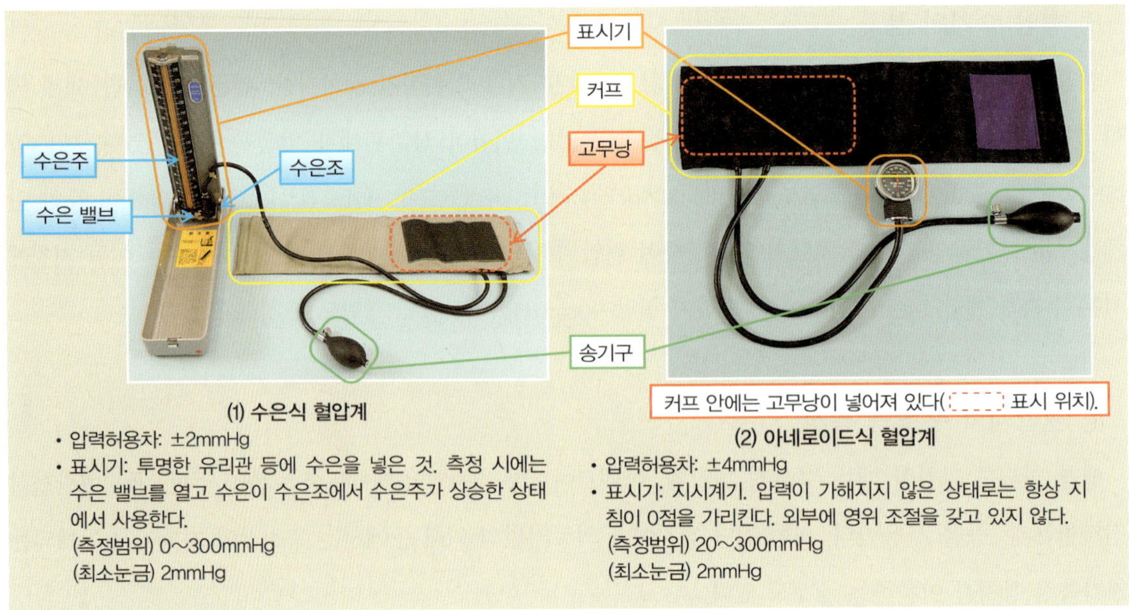

(1) 수은식 혈압계

- 압력허용차: ±2mmHg
- 표시기: 투명한 유리관 등에 수은을 넣은 것. 측정 시에는 수은 밸브를 열고 수은이 수은조에서 수은주가 상승한 상태에서 사용한다.
 (측정범위) 0~300mmHg
 (최소눈금) 2mmHg

(2) 아네로이드식 혈압계

- 압력허용차: ±4mmHg
- 표시기: 지시계기. 압력이 가해지지 않은 상태로는 항상 지침이 0점을 가리킨다. 외부에 영위 조절을 갖고 있지 않다.
 (측정범위) 20~300mmHg
 (최소눈금) 2mmHg

그림 1-C-16 혈압계의 구조와 특징

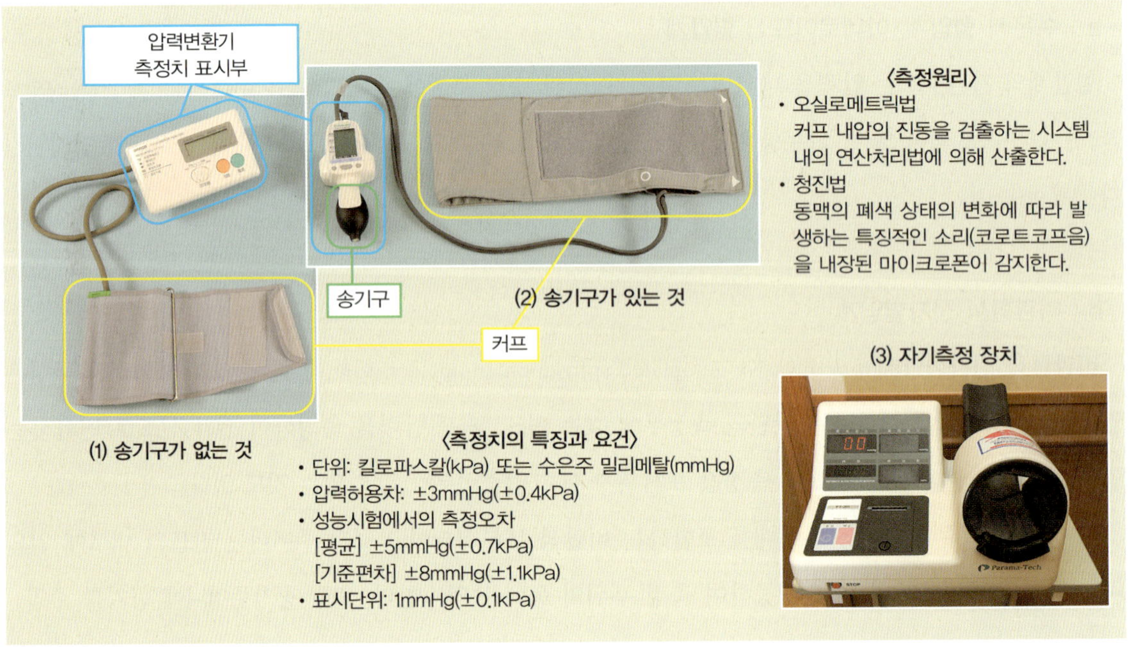

〈측정원리〉

- 오실로메트릭법
 커프 내압의 진동을 검출하는 시스템 내의 연산처리법에 의해 산출한다.
- 청진법
 동맥의 폐색 상태의 변화에 따라 발생하는 특징적인 소리(코로트코프음)을 내장된 마이크로폰이 감지한다.

〈측정치의 특징과 요건〉

- 단위: 킬로파스칼(kPa) 또는 수은주 밀리메탈(mmHg)
- 압력허용차: ±3mmHg(±0.4kPa)
- 성능시험에서의 측정오차
 [평균] ±5mmHg(±0.7kPa)
 [기준편차] ±8mmHg(±1.1kPa)
- 표시단위: 1mmHg(±0.1kPa)

그림 1-C-17 전자혈압계의 기본적인 구성과 예

가압하면 송기구에 의해 수동으로 조작할 수 있는 것과 자동으로 가압하는 것도 있고, 측정 완료 후의 배기도 마찬가지이다. 따라서 제품에 따라 전자식이 아닌 혈압계에 가까운 측정 방법을 이용하는 것도 가능하다.

전자혈압계의 측정 원리는 커프 내압의 변화(진동)를 감지 시스템의 연산처리 방법에 따라 산출하는 오실로메트릭법과 측정부 동맥의 폐색 상태의 변화에 따라 발생하는 특징적인 소리(코로트코프음)를 내장된 마이크로폰으로 감지하는 청진법이 있다. 각 제품은 하나의 원리를 사용하거나 두 원리를 통합한 것도 있다. 따라서 혈관 소리가 매우 작거나 부정맥, 혈관 잡음이 많은 경우에는 측정값에 오차가 생기거나 측정되지 않을 수도 있다. 또한 전자혈압계를 이용한 측정은 고혈압의 진단과 치료에 유용하여 가정에서 혈압을 측정할 때 효과적인 것도 많다.

5. 측정법과 코로트코프음

혈압 측정은 상완에 커프를 감고 목적으로 하는 동맥 내압보다 커프 내압을 올린 후 약 2mmHg/초 커프 내압을 낮춰가는 것으로, 커프 내압보다 동맥 내압이 올라간 시점과 커프 내압이 동맥 내압과 거의 동일하게 된 시점을 아는 것으로 간접적으로 측정할 수 있다.

커프 내압보다 동맥 내압이 높아진 시점이 수축기 혈압, 커프 내압이 동맥 내압과 거의 동일하게 된 시점이 이완기 혈압이다(그림 1-C-18).

수축기와 이완기의 혈압을 측정하는 방법은 촉진법과 청진법이 있고 정확도 면에서는 수은식 혈압계를

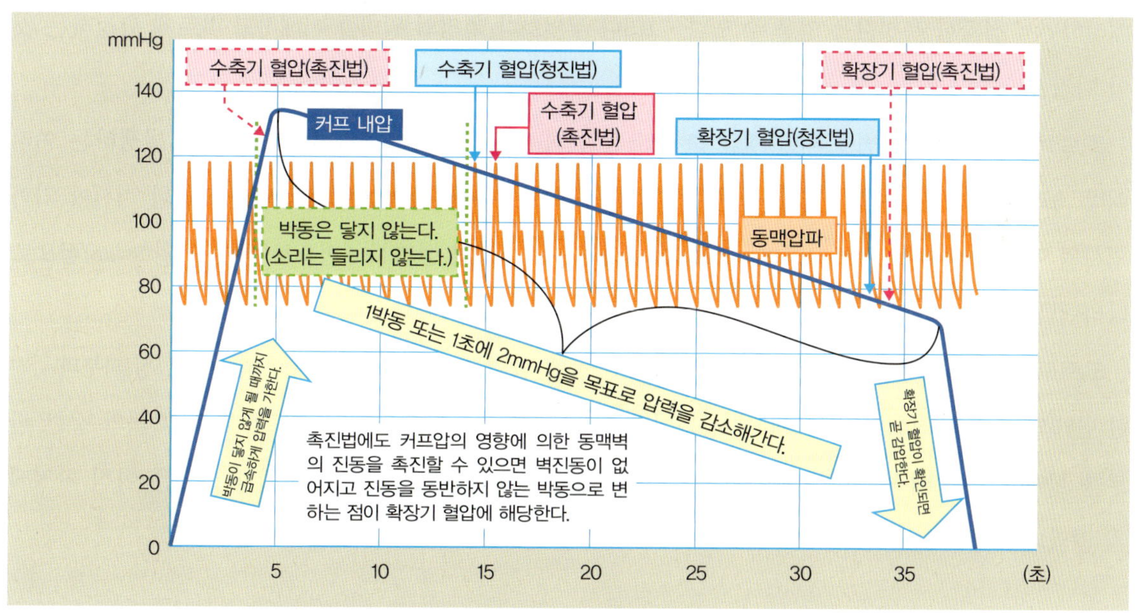

그림 1-C-18 수축기 혈압·확장기 혈압의 측정과 커프 내압 가감의 연관성

스텝 업 최근 특히 유럽에서는 환경오염 문제로 사용중지 계획을 발표하는 등 수은혈압계의 사용을 피하고 있다. 수은을 사용한 제품이 잘못해서 일반 폐기물로 소각될 경우에는 소각호의 운전을 중지시켜 도시 기능을 마비시킬 수 있기 때문에 충분한 관리가 요구된다.

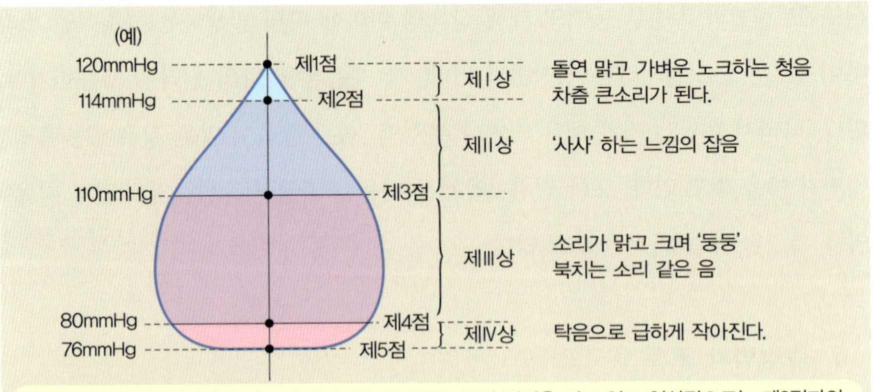

그림 1-C-19 코로트코프음의 스완점

이용한 청진법이 뛰어나다. 또한 수은식 혈압계·아네로이드식 혈압계가 커프 내압의 가감속도를 임의로 바꿀 수 있기 때문에 대상자의 상태에 따라 측정할 수 있으며, 전자혈압계로 측정하는 것보다 편안하게 배려하면서 정확한 측정값을 얻을 수 있다. 그러나 무엇보다 측정의 원리를 이해하고 바르게 측정하는 것이 가장 중요하다.

코로트코프음은 청진법에 의한 혈압 측정의 감압 과정에서 심장박동에 맞춰 동맥에서 발생하는 여러 맥박 소리를 말하며, 수축기 혈압·이완기 혈압의 결정에 이용한다. 1908년 청진법을 고안한 러시아 외과 의사의 이름을 따서 '코로트코프(Korotkov)음'이라 하며, 소리의 변화를 5점으로 하여 스완(Swan)점으로 나타낸다(그림 1-C-19).

코로트코프음이 발생하는 이유는 커프 압력이 동맥 압력보다 작아진 직후 동맥의 급성장(피부의 급격한 변위)의 충격을 청취한 것이 제1상 청음이라 하는 설과 국소적으로 전파속도가 느린 폐쇄의 강한 관로를 혈액이 흐를 때 발생하는 충격파라고 하는 설 등 여러 가지이다. 소리의 발생 원인은 아직 확정되지 않았다.

D : 호흡

호흡(respiration)은 생활과 활동을 유지하는 데 매우 중요한 현상이며, 성장과 활동에 필요한 정상적인 공기를 안정된 리듬으로 끊이지 않고 바꿔 넣는 것으로, 필요한 산소(O_2)를 체내에 들이고 물질대사 결과 발생한 이산화탄소(CO_2)를 체외로 배출하는 것이다.

호흡에는 ① 신체와 외부의 접촉면인 폐에서 이루어지는 것과 ② 혈액과 각 조직의 접촉면인 모세혈관에서 이루어지는 것이 있다. 전자를 '외호흡(폐호흡)'이라고 하고, 후자를 '내호흡(조직호흡)'이라 하지만 우리가 일반적으로 호흡이라고 하는 것은 외호흡이다. 여기에서는 신체 신호로 관찰하는 호흡, 즉 외호흡에 대해 설명한다.

1. 호흡의 메커니즘

신체에 산소를 공급하고 체내의 이산화탄소를 배출하는 가스교환은 들숨(폐에 공기 흡입)과 날숨(폐에서 공기 배출)에 의해 폐세포 내의 환기를 비롯하여, 폐세포와 폐모세혈관 사이의 가스교환(외호흡)과 각 조직에서의 가스교환(내호흡)이 활동 수준에 대응한 심장의 펌프 기능에 의해 유지되고 있다.

호흡수와 깊이는 신경성과 분비물의 조절에 따라 일정한 리듬으로 유지된다. 신경성 조절은 연수와 다리에 있는 호흡중추, 미주신경, 3차신경, 시상하부의 활동으로 이루어지며, 분비물 조절은 동맥혈의 산소분압, 이산화탄소분압, 수소이온 농도에 따라 변한다. 또한 이들의 혈중 농도를 중추성, 말초성의 화학수용체가 감수한다. 이 밖에 호흡의 리듬은 신체 상태나 의식에 따라 변한다(그림 1-C-20).

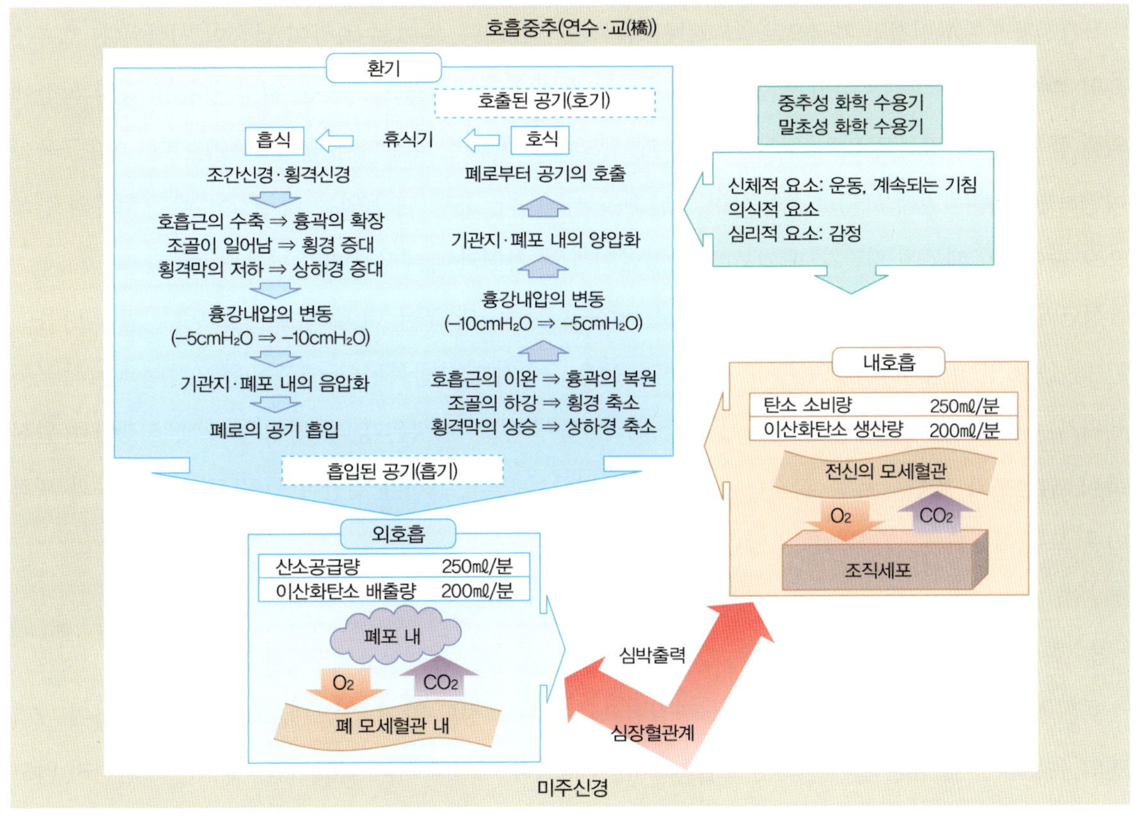

그림 1-C-20 호흡의 메커니즘

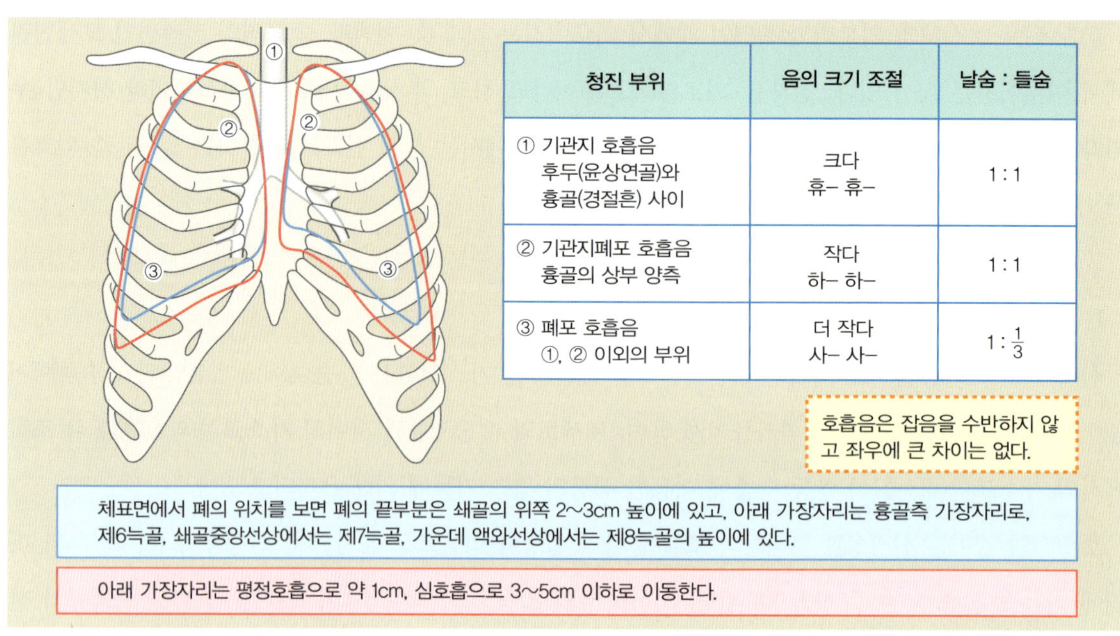

그림 1–C–21 호흡음의 청진 부위와 특징

2. 호흡운동

늑간신경과 횡격신경의 자극으로 외늑간근육과 횡격막(호흡근육)이 수축하여 날숨이 시작된다. 호흡근육의 수축으로 갈비뼈는 수평 방향으로 세워지고 횡격막은 내려가고 가슴은 확장한다. 흉곽의 확장에 의해 흉곽내압은 강한 음압이 되어 기관지, 폐세포 내도 음압이 되고 폐에 공기가 흡입된다. 호흡근육이 이완하면 흉곽은 원래 크기로 복원하려고 날숨이 시작된다. 흉강 내 음압은 약해지고 폐는 고유의 탄성으로 줄어들기 때문에 기관지·폐세포 내는 양압이 되어 자연과 폐에서 공기가 나온다.

성인의 안정 시 호흡은 들숨이 약 1초이고, 날숨은 들숨보다 조금 더 길어 1~1.5초이다. 날숨 다음에는 약 1.5초의 휴식기가 있으며, 이러한 호흡운동은 규칙적으로 반복된다. 호흡운동의 유형에는 늑골이 세워지는 흉식호흡과 횡격막의 운동에 의한 복식호흡이 있고, 여성은 흉식, 남성은 복식, 신생아는 완전복식, 임산부와 복수가 많은 환자는 완전흉식의 경향이 있다. 그러나 일반적으로는 외늑간근육과 횡격막을 모두 이용한 흉·복식호흡이 많다고 알려져 있다.

3. 호흡 소리

호흡 상태의 좋고 나쁨은 호흡운동을 관찰함으로써 어느 정도 알 수 있으며, 호흡음을 청진하여 폐병변의 유무와 부위 등을 알 수 있다. 호흡 소리는 연령이나 체격에 따라 다르지만, 잡음은 수반하지 않고 좌우의 호흡 소리에는 큰 차이가 없다(그림 1–C–21).

4. 호흡 이상

호흡 문제는 수·깊이·리듬과 호흡 소리 외에도(표 1-C-5), 노력성 호흡이 있다(표 1-C-6).

E : 의식 수준

신체 신호를 관찰하려면 먼저 인사하고 말을 걸면서 상대의 표정이나 모습, 단어와 표현 등으로 의식 수준을 본다. 의식 상태가 시간에 따라 변화하는 경우에는 환자를 대하는 의료 관계자가 공통된 틀에서 의식 수준을 평가할 필요가 있다.

응급 상황이나 머리 외상 등 응급의식 상태의 관찰에서는 재팬 코마 스케일(JCS)과 그래스고 코마 스케

인자	명칭	특징
수	빈호흡 tachypnea	호흡의 깊이는 변함없으나 호흡수가 1분에 25 이상의 것으로 심부전, 발열 시나 흥분 시, 신경증 등에서 보인다.
	서호흡 bradypnea	호흡의 깊이는 변함없으나 호흡수가 1분에 9 이하의 것으로 뇌압항진 시와 수면제 중독 환자 등에서 보인다.
깊이	과호흡 hyperpnea	호흡수는 변함없으나 1회의 환기량이 증가한 것으로 생리적으로는 운동 직후에 보이지만 갑상선기능항진증과 빈혈이 있을 때 나타난다.
	감호흡 hypopnea	호흡수는 변함없으나 1회의 환기량이 감소한 상태로 생리적으로는 수면 시에 볼 수 있으나 호흡근 마비나 수면제·몰핀 중독 시에 나타난다.
수와 깊이	다호흡 polypnea	횟수와 환기량이 증가한 것으로 신경증에서 볼 수 있다. 1회 호흡의 휴식기가 짧거나 아주 없는 상태가 되어 기는 듯한 호흡을 하는 것은 호흡촉박이다. 호흡촉박은 빈호흡으로 설명하는 경우가 많다.
	소호흡 oligopnea	호흡수와 환기량이 함께 감소한 것으로 휴식기가 길다. 이렇게 휴식기가 긴 경우에는 무호흡(apnea)이 보여 중독 시에 관찰된다.
리듬	체인스토크 호흡 Cheyne-Stokes respiration	20~30초 동안 무호흡이 계속되다가 호흡이 시작되어 서서히 깊어지는 과호흡 상태가 되고 다시 서서히 얕아지는 무호흡의 상태가 되는 것으로 주기는 45초~3분이다. 뇌의 산소 결핍, 호흡중추의 감수성 저하의 경우 일어나는데 뇌출혈, 알코올중독 환자 등에서 볼 수 있다.
	비오 호흡 Biot's respiration	무호흡의 상태에서 갑자기 4~5회 호흡을 하고 갑자기 다시 무호흡이 되는 것으로 주기는 불규칙하다. 무호흡은 뇌의 혈류 장애에 의해 호흡중추에 산소와 영양이 부족해서 일어나는데 뇌 기질에 장애가 있는 경우에 나타난다.
	쿠스마울 호흡 Kussmaul's respiration	이상하게 깊고 큰 호흡이 계속되고 잡음을 동반한 것으로 당뇨병성 혼수, 요독증성 혼수에서 나타난다.

표 1-C-5 수·깊이·리듬의 이상

명칭	특징
호흡곤란 dyspnea	과호흡으로 호흡운동을 비정상적으로 노력해서 하는 상태
비익호흡	호흡곤란이 현저해지고 콧방울로 움직이는 상태
하악호흡	호흡곤란이 현저해지고 아래턱이 움직이는 상태
기좌호흡 orthopnea	심장 질환 환자로서 누워서는 폐로 울혈을 일으켜 괴롭기 때문에 상체를 일으켜 호흡하는 상태

표 1-C-6 노력성 호흡

재팬 코마 스케일(JCS)	
III. 자극을 주어도 각성하지 않는 상태: 3횟의 점수로 표현 (깊은 혼수(deep coma), 혼수(coma), 반혼수(semicoma))	
300	아픈 자극에 전혀 반응하지 않음.
200	아픈 자극에 손발을 조금 움직이거나 얼굴을 찡그림.
100	아픈 자극에 물리치는 듯한 동작을 함.
II. 자극하면 각성하는 상태: 2횟의 점수로 표현 (혼미(stupor), 기면(lethargy), 초경면(hypersomnia), 혼몽 (somnolence), 몽롱한 상태(drowsiness))	
30	아픈 자극을 주면서 말을 계속 걸어 간신히 개안
20	큰소리 또는 몸을 흔들어 깨워 개안
10	보통으로 말을 걸어 쉽게 개안
I. 자극을 주지 않아도 각성하고 있는 상태: 1횟의 점수로 표현	
3	자신의 이름, 생년월일을 말하지 않음.
2	현실을 정확하게 파악하는 데 장애가 있음.
1	의식이 또렷하다고는 할 수 없음.
◎ 기타, 기호	
R	Restlessness: 불온
Inc	Incontinence: 변요실금
A	apallic state: 자발성 상실
O	의식이 또렷할 때

[주] 이 분류에서 기록은 점수와 기타 기호를 쓴다. (예)'200-Inc'. 의식이 또렷할 때는 '0'이라고 기록하고 기호화한다.

표 1-C-7 의식 수준의 관찰

글래스고 코마 스케일(GCS)	
1. 개안(eyes open E)	
자발적으로 개안	E4
말을 걸어 개안	3
통증 자극에 개안	2
개안하지 않음	1
2. 최량언어반응(best verbal response, V)	
대화가 가능	V5
대화 혼란	4
언어 혼란	3
이해할 수 없는 신음소리	2
없음	1
3. 최량운동반응(best motor response, M)	
명령에 따름	M6
통증 부위 인식 가능	5
사지굴곡반응	–
• 도피굴곡 가능	4
• 이상굴곡 반응	3
사지신전 반응	2
전혀 움직이지 않음.	1

[주] 1) 1·2·3 각 항의 평가점 합계를 구해 신체 장애의 중증도라 한다. 최중증 3, 최경증 15
2) 2·3항에 대해서 재검사를 했을 때는 가장 좋은 반응을 평가점으로 한다. 이러한 의미에서 best를 최량이라고 번역했다.

일(GCS)이 많이 이용된다(표 1-C-7).

1. 재팬 코마 스케일(Japan Coma Scale: JCS)

1975년에 오타토미오·와가 시로우가 발표[6]한 바에 따르면 각성의 정도에 따라 크게 3가지로 구분하고 각각을 다시 3가지로 나누어 설명하고 있으므로 '3-3-9번 방식'이라고도 한다.

2. 글래스고 코마 스케일(Glasgow Coma Scale: GCS)

1974년 영국 글래스고에서 티스데일(Teasdale)이 머리 외상 환자의 의식 수준을 조사하기 위해 제안한

---

6) 오타토미오·와가 시로우 외: 응급 의식장애의 새로운 등급(grading)과 그 표현법(3-3-9번 방식), 제3회 뇌졸중의 외과연구회 강연지, p61~69, 1975

것으로 개안, 언어에 대한 응답, 운동에 대한 응답 3영역 평가점의 종합으로 판정한다.

3 바이털 사인 관찰의 실제

A : 맥박·심장의 관찰

1 맥박

일반적으로 요골동맥의 요골수근관절(손목 안쪽)에서 1~2번째 손가락 마디로 촉진한다(그림 1-C-22). 손바닥 뿌리 부분은 요측수근굴근, 장장근, 척측수근굴근의 힘줄을 체표에서 명료하게 만질 수 있고 볼 수도 있다. 요골동맥은 요측수근굴근 힘줄의 요측에서 만져 알 수 있다.

■ 유의사항

(1) 맥박은 심리 상태에 따라 변하기 때문에 긴장과 불안감을 주지 않도록 한다.

(2) 관찰자의 손이 차갑거나 땀이 나면 불쾌감을 느껴 맥박수를 변화시킬 수도 있으므로 손은 항상 청결하고 따뜻하게 한다.

(3) 정확하게 관찰할 수 있는 부위와 체위를 선택한다.

(4) 처음으로 관찰할 경우에는 양손으로 좌우 요골동맥을 동시에 촉진한다.

(5) 수와 리듬은 1분간 관찰한다(포인트 참조).

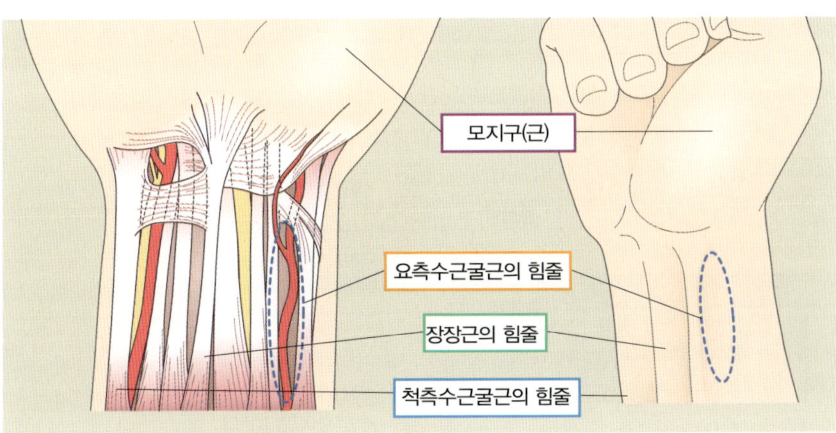

그림 1-C-22 요골동맥의 촉지 부위

포인트 •1분간 관찰하는 것이 원칙이지만 부정맥이 없고 상태가 안정된 경우에는 30초간의 맥박수를 재어 2배를 하기도 한다. 그러나 측정 시간이 짧으면 오차가 커지기 때문에 10초간 측정하고 그 수에 6배를 하는 행동은 절대로 하면 안 된다.

■ 실시방법(그림 1-C-23)

(1) 맥박을 관찰한다는 것을 설명하고 목을 구부리지 말고 안정된 자세를 유지한다. 경부를 구부리면
   쇄골하동맥이 압박을 받아 박동이 약해지기 때문에 경부를 바로 세우도록 한다.

(2) 전완이 심장과 같은 높이가 되도록 하고 관찰 중의 피로를 방지하기 위해 다른 한 손으로 아래에서
   받쳐준다.

(3) 재는 손의 검지, 중지, 약지 손끝의 근육 부분(지복)을 동맥에 따라 정렬하도록 맞춘다.

(4) 세 손가락으로 동맥박동이 명료하게 촉지되도록 손가락의 압력을 조절한다.

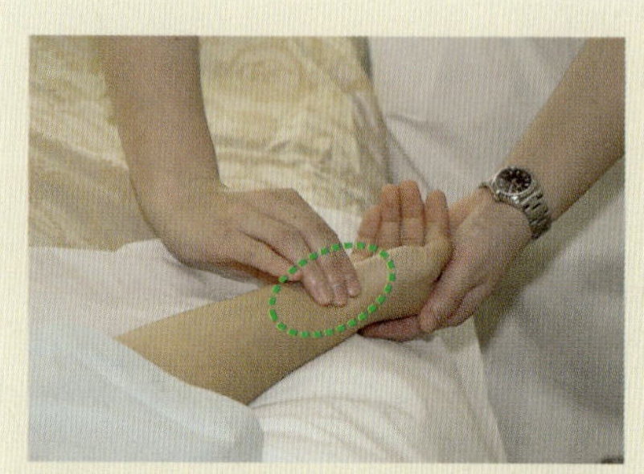

(1) 손가락을 이용한 관찰
- 수근부(손목)에 2, 3, 4번째 손가락을 모아서 촉지한다.
- 누워 있는 경우는 손과 팔이 침대에서 나오지 않고 팔 전체가 침대 위에 놓이도록 유의하고 손등과 손목을 아래에서 받치듯이 하여 안정된 상태에서 관찰한다.
- 앉은 경우에는 전완부의 높이를 심장과 같게 하고 손목의 관절과 전완부가 안정되도록 관찰자는 손가락과 손바닥을 이용하여 밑에서 안정된 상태가 되도록 지지한다.
- 시계와 스톱워치는 초침을 확인할 수 있도록 몸에 차거나 잘 배치한다.
- 관찰자는 안정된 자세를 유지하고, 맥박과 동시에 표정 등도 관찰할 수 있는 장소에 위치한다.

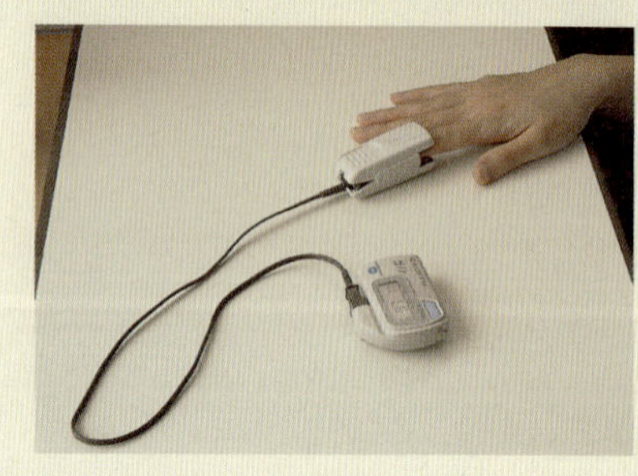

(2) 펄스 옥시미터를 이용한 관찰
- 펄스 옥시미터는 동맥혈중의 기능적(경피적) 산소포화도(SpO_2)와 맥박수를 연속적으로 측정해 표시한다.
- 사용할 때는 전원을 넣고 정상적으로 작동하는지 확인한 뒤, 센서 부분을 바르게 장치한다.
- 장착 부위에 혈액 등이 묻거나 환자가 매니큐어를 했을 때는 투과광이 감소하여 측정오차가 생겨 측정할 수 없으므로 오염이나 매니큐어를 지우고 장착시킨다.
- 연속해서 측정할 경우는 장착 부위의 화상이나 압박괴사를 예방하기 위해 일정 시간을 두고 장착 부위를 바꾼다.

그림 1-C-23 맥박의 관찰

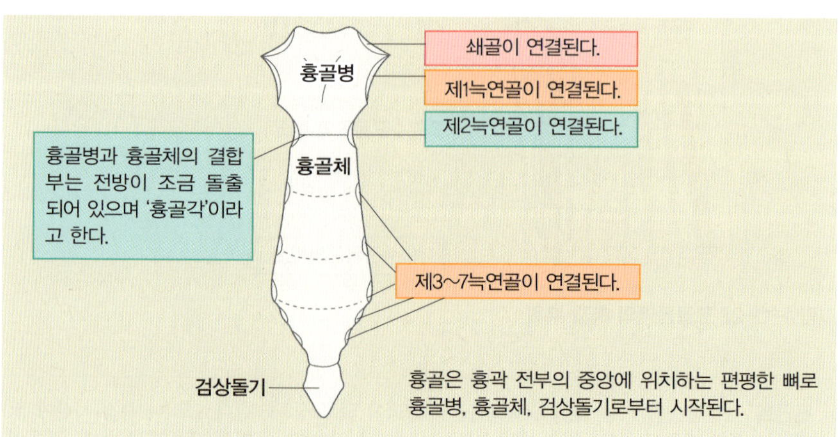

그림 1-C-24 흉골(전면)의 구조와 특징

(5) 1분간의 맥박수를 세어 박동의 크기와 리듬을 동시에 촉진한다. 수와 리듬에 이상이 있으면 그 성질을 관찰한다.

(6) 관찰 후에는 의류와 물건을 정돈하고 관찰사항을 메모한다.

(7) 손을 씻거나 손가락 소독을 하여 소정의 양식에 기록한다.

2. 심장박동

심장박동은 첨부의 박동을 청진하여 관찰하지만 심장 첨부는 일반적으로 왼쪽 제5늑간에서 정중앙선으로 약 4번째 손가락 왼쪽을 기준으로 한다(포인트 참조). 체표에서 갈비뼈를 세는 경우에는 양쪽의 제2늑골로 흉골의 흉골병결합부(흉골각)를 체표면에서 확인한다(그림 1-C-24).

■ 유의사항

(1) 심장박동의 관찰은 가슴을 노출할 필요성을 잘 설명하고 불안감과 수치심을 일으키지 않도록 한다.

(2) 관찰은 누운 자세로 해야 하기 때문에 일어서거나 앉은 채 잴 경우에는 누워서 10~15분간 안정을 취하고 나서 실시한다.

(3) 관찰자의 손이나 청진기가 차가우면 불쾌감을 주기 때문에 손과 청진기의 채음부는 항상 청결하고 따뜻하게 한 후 사용한다. 또한 청진기 채음부는 막형보다 일정 부분을 둘러싼 벨형이 낮은 소리와 약한 소리가 잘 들린다.

■ 실시방법

(1) 실내 온도에 유의하고 스크린과 커튼을 친다.

(2) 흉골각, 제2늑골, 제2늑간을 체표면에서 확인하고 왼쪽 제5늑간의 심첨부를 청진한다.

(3) 심박을 청진하면서 요골동맥에서 맥박을 촉지·관찰한다.

(4) 1분간의 심박수, 리듬, 소리, 맥박수와의 차이점을 관찰한다.

(5) 관찰 후에는 의류와 물건을 정돈하고 관찰사항을 메모한다.

(6) 손을 씻거나 손소독을 하고 소정의 양식에 기록한다.

포인트 ·남성은 왼쪽 유두 약간 안쪽 아래이다.

B : 체온의 관찰

주 수술기에는 상태에 따라 신체 내부의 온도를 가장 정확하게 관찰할 수 있는 방법을 얻을 수 있지만, 일반적으로 전자체온계를 이용하여 겨드랑이 온도를 측정 관찰하는 경우가 많고, 기초체온의 관찰을 위해서는 구강온도를 측정한다.

1. 겨드랑이 온도

겨드랑이 온도는 팔을 회전하고 겨드랑이를 개방한 상태에서 측정한 경우 외층온도(피부온도)가 되지만, 팔을 몸통에 밀착시켜 겨드랑이에 간격이 없도록 닫힌 상태를 유지하고 온도를 측정하면 신체 내부의 온도에 근접한 측정값을 얻을 수 있다(그림 1-C-25, 26).

■ 유의사항

(1) 겨드랑이에 땀이 나는 경우에는 마른 수건 등으로 닦고 관찰한다. 그러나 체온의 변화를 관찰하는 동안 땀을 닦으면 겨드랑이가 개방되어 온도가 내려가기 때문에 땀이 있어도 그대로 측정한다 (p81 포인트 참조).

(2) 온도계는 전 하방에서 후 상방을 향해 겨드랑이 최심부에 측온부가 닿도록 하여 삽입한다.[7]

(3) 좌우에 온도차(0.1~0.4℃)가 발생할 수 있으므로 항상 동일한 쪽에서 측정한다.

(4) 마비가 있는 경우에는 건강한 쪽에서 한다.

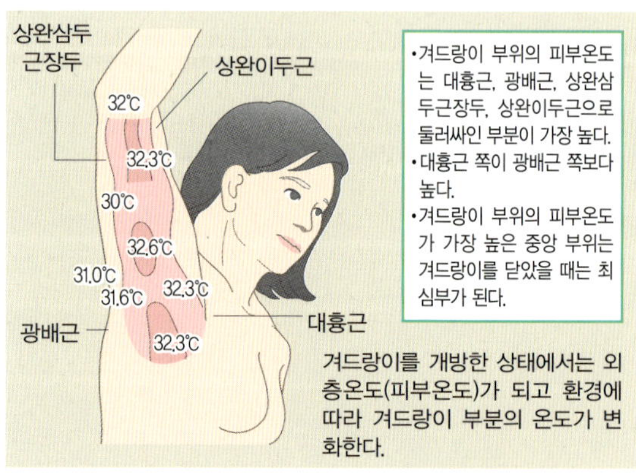

그림 1-C-25 겨드랑이를 개방한 경우 피부온의 분포

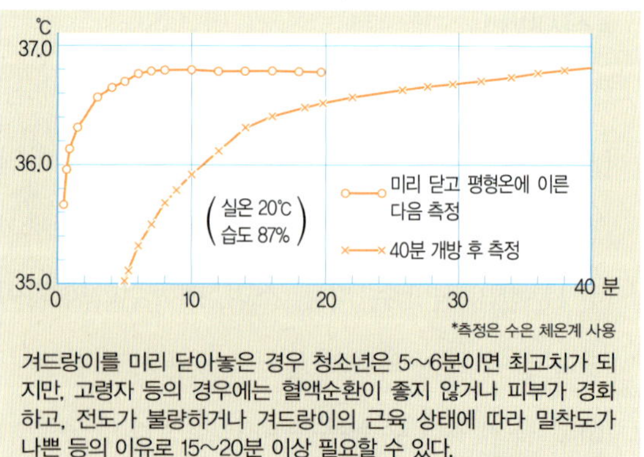

그림 1-C-26 겨드랑이 개폐로 비교한 측정치의 시간적 변화

---

7) 삽입 각도는 겨드랑이 부근의 근육 등 기타 형상에 따라 다르다. 유아와 비만인 사람은 수평에 가까운 상태로, 고령자와 마른 사람은 겨드랑이가 움푹 들어가 있으므로 예리한 각도로 삽입한다.

(5) 옆으로 누운 자세의 경우에는 위가 된 쪽에서 측정한다.[8]

(6) 측정 전에 먼저 겨드랑이를 닫고 안정되게 둔다.

(7) 일반 관찰에서는 예측식을 사용하는 경우가 많으며, 약 90초에 표시되는 측정값을 관찰하지만 그대로 측정을 계속하고 5분이 지나면 실측치 표시로 전환되기 때문에 보다 정확한 측정값을 원하는 경우에는 10분 이상 측정을 계속한다. 실측식으로는 10분 이상 측정한다.

(8) 상태에 맞추고 온도계를 삽입해 겨드랑이에 밀착시키고 고정한다.

■ 실시방법

(1) 온도계의 사용방법과 측정 시 유의점에 대해 설명한다.

(2) 필요에 따라 측정을 지원한다.

(3) 측정값을 확인한 뒤 의류와 물건을 정돈하고 관찰사항을 메모한다. 환자의 상태나 상황에서 예측값과 측정값이 크게 다른 경우에는 다시 측정하거나 체온계를 교환하여 측정한다.

(4) 온도계를 알코올 솜으로 닦아 케이스에 넣거나 제자리에 놓는다(포인트 참조).

(5) 손을 씻거나 손 소독을 하고 소정의 양식에 기록한다.

2. 구강온도

구강온도는 비교적 간편하게 안정된 측정값을 얻을 수 있지만, 유아나 의식이 명료하지 않은 경우, 구강 내에 장애나 질환이 있거나 심한 기침, 코막힘, 호흡곤란 등이 있는 경우에는 안전하게 측정할 수 없기 때문에 구강온도를 관찰하지 않는다.

■ 유의사항

(1) 구강 내는 혀 아래 중앙부가 가장 고온부이고 입술에서 유입되는 공기의 영향을 받지 않고, 온도계를 고정하기 쉬우므로 설하중심부 부근에 측온부를 삽입(그림 1-C-27)한다.

포인트 •땀이 나서 수분이 피부 표면에 남아 있으면 측온부를 밀착하기 어렵다.(1)
•체표면에서 수분이 증발할 때 수분 1g당 약 0.536kcal가 기화열로 날아간다. 땀이 나면 체온계를 삽입할 때 발한에 의한 수분 증발로 체열이 방출되고 측정치는 떨어진다.(1)
•입원 중에는 주로 환자 전용 체온계를 사용한다. 퇴원 후 방수형은 물로 세척·소독한다.(4)

---

8) 옆으로 누운 자세의 경우에는 압반사가 일어나 아래가 된 쪽의 겨드랑이 혈관이 수축하고 위가 된 쪽의 혈관이 확장하여 혈액이 위쪽으로 대량 흘러가 온도가 높아진다.

(2) 구강 내의 온도는 음식물이나 환경온도에 영향을 받아 일정한 온도가 되는 데 시간이 소요되기 때문에, 측정 직전에 뜨거운 것이나 차가운 것을 섭취하거나 이야기를 한 경우에는 10분 정도 지나서 측정한다.

(3) 온도계는 가볍게 물고 입술을 닫는다. 온도계의 종류에 따라 구강에서 나와 있는 부분은 손으로 잡는다.

(4) 예측식에서는 약 90초가 지나면 측정값이 표시되지만 실측치를 관찰하고 싶은 경우나 실측식을 사용하는 경우에는 5분 이상 측정을 계속한다(포인트 참조).

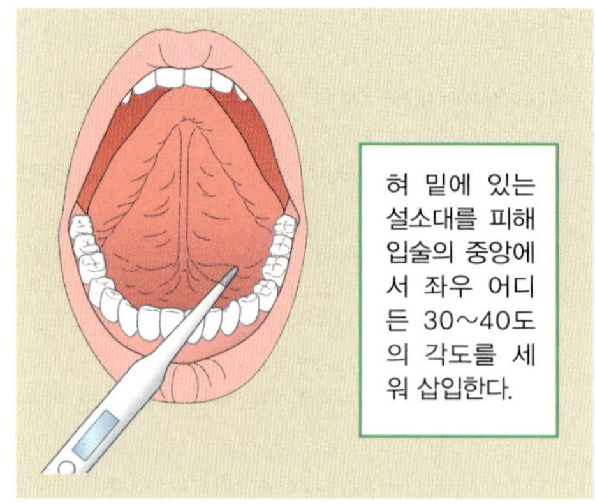

그림 1-C-27 구강 내(설하) 체온계 삽입

■ 실시방법

(1) 온도계의 사용방법과 측정 시 유의점에 대해 설명한다.

(2) 측정값을 확인하고 관찰사항을 메모한다. 환자의 상태나 상황에서 예측된 값과 측정값이 크게 다른 경우에는 다시 측정을 실시하거나 체온계를 교환하여 측정한다.

(3) 온도계는 알코올 솜으로 닦아 케이스에 넣거나 제자리에 놓는다.

(4) 손을 씻거나 손 소독을 하고 소정의 양식에 기록한다.

3. 항문온도

수술 중 체온의 관찰이나 신생아, 특히 미숙아의 경우는 온도계나 측정용 프로브를 항문을 통해 삽입하여 직장온도를 관찰할 수 있으며, 성인은 항문에서 6~8cm, 유아는 2~4cm 삽입한다(포인트 참조).
측정용 프로브는 일반적으로 일회용을 사용한다.

C : 혈압의 관찰

신체 신호의 관찰에서도 정밀 검정을 받은 안정된 측정값을 나타내는 전자혈압계를 사용하는 일이 많아지고 있다. 전자혈압계의 경우 예측되는 수축기 혈압보다 30~40mmHg 정도까지 커프 내압을 올릴 필요가 있고, 부정맥이 있는 경우에는 더욱 커프 내압을 높게 할 필요가 있다.

포인트 •보통은 3분 전후로 최고온도에 이르지만 정확한 측정치를 얻기 위해 여유를 두고 측정시간을 5분 이상으로 한다.

•미숙한 신생아의 경우는 항문폐쇄증이 보이거나 장천공의 위험성이 있으니 주의가 필요하다.

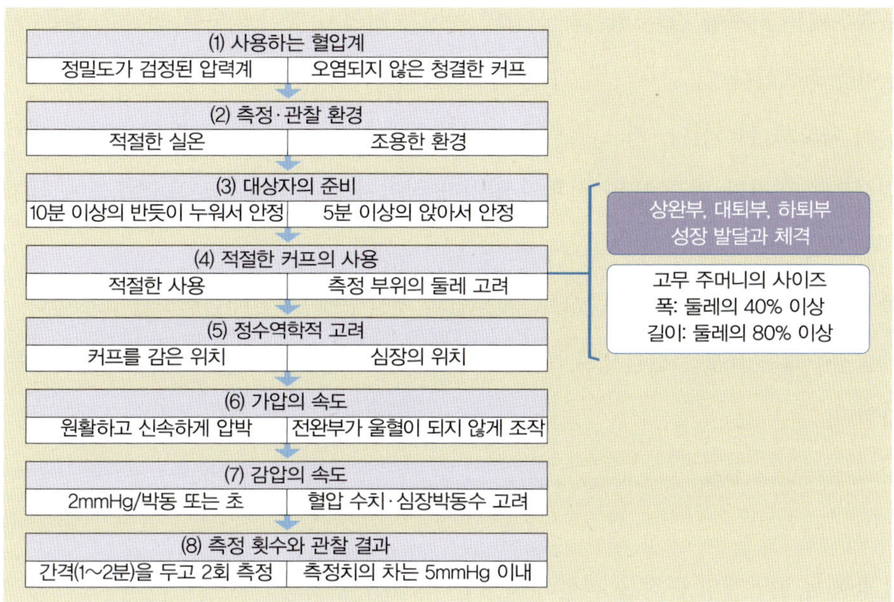

그림 1-C-28 혈압 관찰 시 제시된 유의사항

전자혈압계를 사용하는 경우에도 청진법이 작동하도록 여기에서는 혈압 측정의 기본인 상완부에 커프를 감고 수은혈압계·아네로이드식 혈압계를 이용한 관찰 방법에 대해 설명한다.

■ 유의사항(그림 1-C-28)

(1) 혈압계는 정확도를 검정한 것으로 커프는 더러워지거나 하지 않는 청결한 것을 사용한다(포인트 참조).

(2) 기온에 의해 혈관이 수축·확장하기 때문에 실내 온도는 추위와 더위를 느끼지 않게 한다.

(3) 체위나 행동, 정신적 긴장에 의해 측정값이 변하기 때문에 10분 이상 누워 안정한 후 측정한다. 의자에 앉는 경우는 등받이가 있는 의자에 다리를 꼬지 않고 5분 이상 안정을 유지한 후 측정한다.

(4) 커프는 측정 부위의 굵기나 길이를 고려하여 적절한 크기의 것[9]을 선택하고 올바르게 감는다 (p84 포인트 참조).

포인트 • 커프 포대는 고무 주머니를 떼어내어 정기적으로 세제로 세탁하여 잘 헹구고 그늘에서 말린다. 피부를 통해 감염	의 위험성이 있는 경우에는 환자 전용으로 한다.(1)

9) 커프의 고무낭 크기는 국제적으로 폭이 상완둘레의 40% 이상이고 길이가 상완둘레의 80% 이상 둘러싼 것을 추천하고 있다. 또한 전자혈압계 커프의 공기 주머니 내용은 일본공업규격에서 폭이 상완둘레의 40% 이상으로, 그 길이가 상완둘레의 80% 이상, 가장 바람직한 것은 100%인 것으로 규정되어 있다.

(5) 앉아서 측정하는 경우에는 커프를 감은 위치와 심장의 높이가 거의 수평이 되도록 전완을 놓는 받침대나 책상의 높이를 조절한다.[10]

(6) 압력은 어느 정도의 속도로 실시한다. 커프 압력을 천천히 상승시킨 경우에는 팔뚝에 울혈이 생겨 커프를 통해 간접적으로 혈류가 멈춘 부위 전후의 압차가 작아지기 때문에 코로트코프음이 작아 듣기 어려워진다(포인트 참조).

(7) 감압속도는 1박동 또는 초당 2mmHg를 기준으로 해 혈압과 맥박수에 따라 배출속도를 조절한다.

(8) 처음으로 측정하는 경우에는 1~2분 간격으로, 주 2회 측정에 5mmHg 이상 차이가 있는 경우에는 측정 횟수를 추가한다.

■ 실시방법

(1) 사용 전에 처치실 등에서 혈압계의 동작을 적절히 확인한다(그림 1-C-29).

　① 수은혈압계는 표지기를 세워 수은조의 개폐 밸브(꼭지)를 연다(포인트 참조).

　② 가압하지 않은 상태에서 표지기의 제로점에 수은주의 상단 또는 지침이 있는지 확인한다.

　③ 커프 매직테이프 등을 이용해 커프를 병 등에 감아 송기구의 개폐 밸브를 시계 방향으로 돌려 닫고, 송기구를 잡는 동작과 이완 동작을 반복해 고무 주머니 속에 공기를 주입한다.

　④ 160~200mmHg의 임의값[11]이 될 때까지 가압하고 그대로 10초 이상 수은주의 상단 또는 지침이 저하하지 않는지 확인한다.

　⑤ 송기구의 개폐 밸브를 시계 반대방향으로 돌려 열고 조금씩 배기·감압한다.

　⑥ 수은주 또는 지침이 매끈하게 하강하는 것을 확인한다.

　⑦ 감고 있던 커프를 떼어 접듯이 하고 커프를 눌러 고무낭의 공기를 뺀 다음 표지기의 제로점에 수

<table>
<tr><td>

포인트 •보통은 상완부에 커프를 감고 팔의 오금 부위에서 상완동맥을 청진하는데, 대퇴부에 커프를 감고 무릎 뒤 오금의 슬와동맥을 청진하거나 종아리 부분에 커프를 감고 후경골동맥 또는 족배동맥을 청진할 수도 있다.(4)

•코로트코프음이 작고 듣기 어렵거나, 수축기와 확장기 사이에서 코로트코프음이 끊겨 청진 간극이 있는 경우에는 팔

</td><td>

을 세운 상태에서 동맥 내압을 넘는 곳까지 커프 압력을 올리고 나서 커프를 감은 위치와 심장의 높이를 같게 하여 측정한다. 이렇게 하면 코로트코프음이 크고 명확하게 들리고 제 Ⅱ상 잡음도 명료하게 들린다.(6)

•수은혈압계는 표시기의 유리관이 수직이고, 수은조의 개폐 밸브(꼭지)를 연(수평으로 처치) 상태로 확인한다.(1)①

</td></tr>
</table>

---

10) 커프를 심장과 같은 높이에 감으면 정수역학적 압력에 의한 변동이 피할 수 있다. 측정 부위를 심장보다 높게 하면 측정값은 낮아지고, 반대로 낮게 하면 측정값은 높아진다. 따라서 체위는 누워 있을 때가 가장 적절하다고 할 수 있다. 앉아 있을 경우 높이가 10cm 어긋날 때마다 측정값이 약 7.4mmHg의 오차를 낸다.

11) 일본공업규격이 규정하는 압력시험은 80~240mmHg 범위에서 80, 120, 160, 200, 240mmHg의 5개소를 선정 비교하여 확인하게 되어 있지만, 여기에서는 실제 측정 시 가압할 수 있는 160~200mmHg 범위로 했다.

은주의 상단 또는 지침이 있는지 확인한다.

⑧ 수은혈압계는 표지기를 수은조 쪽으로 기울여 수은을 수은조에 되돌리고 나서 개폐 밸브(꼭지)를 닫는다.

(2) 혈압을 관찰하는 것을 설명하고 환경·안정 상태·체위 등을 정비한다.

(3) 잠옷 소매를 걷어 올리고 팔꿈치 부위에서 상완동맥을 촉진한다.

커프를 감는 만큼의 길이를 확보하기 위해 소매를 올리지만, 소매를 올리면 팔을 압박하는 경우에는 한쪽 팔을 벗는다(그림 1-C-30).

(4) 혈압계를 적절한 위치에 준비하고 수은혈압계는 수은조의 개폐 밸브를 열고 표지기의 제로점에 수은주의 상단 또는 지침이 있는지 확인한다.

(5) 커프를 다음과 같은 점에 주의해서 감고 커프에 달려 있는 매직테이프를 부착시키거나 포단을 끼워

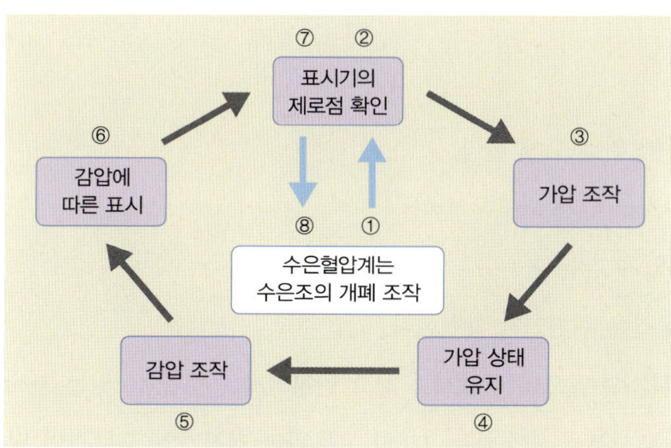

그림 1-C-29 측정 전의 동작 확인

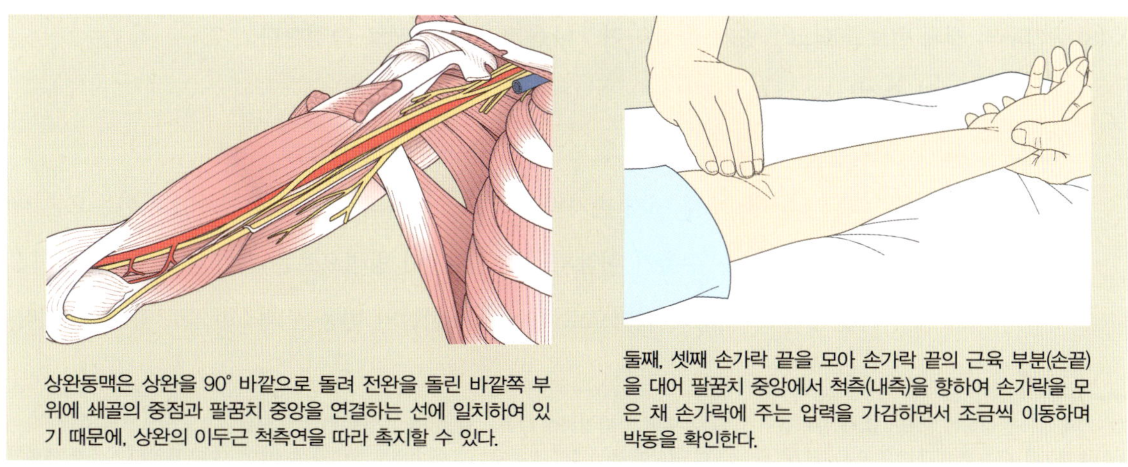

상완동맥은 상완을 90° 바깥으로 돌려 전완을 돌린 바깥쪽 부위에 쇄골의 중점과 팔꿈치 중앙을 연결하는 선에 일치하여 있기 때문에, 상완의 이두근 척측연을 따라 촉지할 수 있다.

둘째, 셋째 손가락 끝을 모아 손가락 끝의 근육 부분(손끝)을 대어 팔꿈치 중앙에서 척측(내측)을 향하여 손가락을 모은 채 손가락에 주는 압력을 가감하면서 조금씩 이동하며 박동을 확인한다.

그림 1-C-30 상완동맥의 주행과 촉진방법

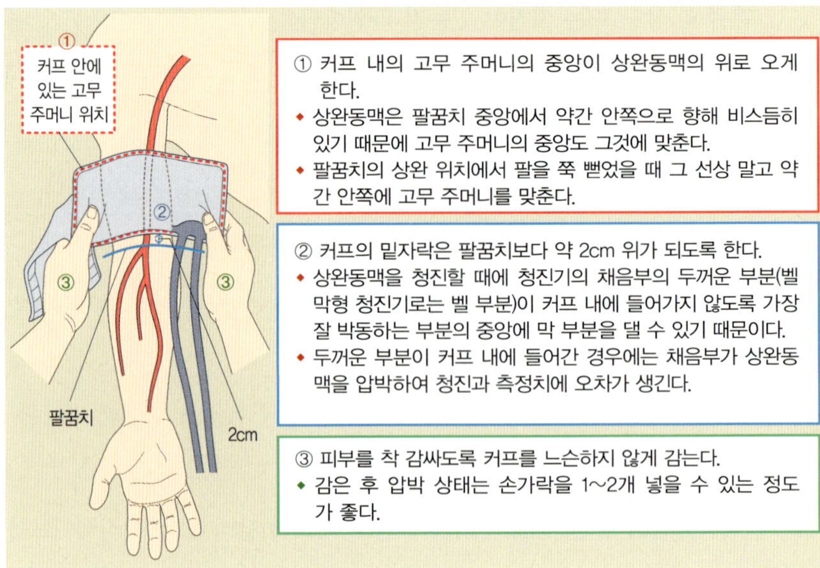

그림 1-C-31 올바른 커프 감는 법

넣어 닫는다(그림 1-C-31).

① 커프 내의 고무 주머니 중앙이 상완동맥 위로 오게 한다.

② 커프 아래 가장자리는 팔꿈치보다 약 2cm 위가 되도록 한다.

③ 피부에 착 감기도록 커프를 느슨하지 않게 감는다.

(6) 커프를 감은 상완이 심장의 높이와 거의 같은 위치인지 확인한다.

(7) 표시기의 눈금을 수평 또는 정면에서 읽을 수 있도록 혈압계를 놓고 안정되게 측정할 수 있는 자세를 취한다. 이때 고무 주머니와 송기구·표시부를 연결하는 2개의 고무관과 청진기의 고무관이 닿지 않도록 주의한다.

(8) 송기구의 개폐 밸브를 닫고[12] 송기·가압하여[13] 다음과 같은 순서로 측정한다.

[촉진법에 의한 측정]

청진할 수 없을 때와 일반적으로 측정값을 알 수 없는 경우에 실시한다.

송기구를 든 반대편 손의 둘째~넷째 번째 손가락으로 요골동맥의 박동을 촉진하면서 한손으론 바람을 보내 맥이 닿지 않는 시점을 '수축기 혈압치'라고 한다. 이 방법으로는 맥이 닿지 않게 된 시점에서 수치를 읽기 때문에 필요 이상의 압박으로 일어나는 혈압의 변동은 최소한으로 막을 수 있다.

---

12) 개폐 밸브를 강하게 닫으면 열 때 힘이 들어가 지나치게 배기·감압하여 수축기 혈압치를 확인할 수 없게 되는 경우도 있으므로 주의한다.
13) 송기구의 개폐 밸브 조작은 오른손으로 하는 것이 쉽지만 촉진법의 경우에는 오른손으로 맥박을 촉지하는 것이 맥압의 사소한 변화까지 파악하기 쉽다.

또한 맥이 닿지 않게 되면서부터 20mmHg 전후로 가압하여 서서히 감압하며 다시 닿기 시작하는 시점을 읽는 방법도 있다. 촉진법은 확장기 혈압치를 구하지 못하고, 청진법보다 약간 낮은 수치를 나타내거나, 손가락의 촉각에 개인차가 있어 정확도가 떨어지므로 주의할 필요가 있다.

[청진법에 의한 측정]

① 상완동맥의 박동이 가장 잘 촉지되는 부위에 멤브레인 타입의 청진기 중앙을 대고 채음부가 피부에 밀착되도록 위에서 가볍게 누르듯이 쥔다.

② 표시기를 확인하면서 촉진법을 실시하거나 지난번 측정치에 15~20mmHg을 넣은 위치까지 신속하고 원활하게 가압해나간다.

③ 송기구의 개폐 밸브를 엄지와 검지로 힘을 주어 잡아 조금 풀고 표시기를 확인하면서 1박동 또는 1초에 2mmHg를 기준으로 배기 감압한다.

④ 감압해가는 것으로 심장의 수축에 의해 대동맥으로 밀려간 혈액이 압박 부위의 혈관을 지나 혈관음(코로트코프의 제1점)으로 청취된다. 이때 표시기의 수치를 수축기 혈압(최대혈압)이라고 기억한다.

⑤ 점차 감압하면서 음의 변화(코로트코프음의 제Ⅰ~Ⅳ상)를 들으면서 1박동에 2~3mmHg를 기준으로 배기·감압해가고 혈관음이 들리지 않게 되었을 될 때의 수치를 확장기 혈압(최소혈압)이라고 읽는다.

⑼ 커프를 신속하게 떼어내고 측정치를 메모한다.

⑽ 의복을 정리하고 관찰사항을 설명한다.

혈압치에 대해서는 대부분의 사람이 강한 관심을 갖고 있어 결과를 알고 싶어 하기 때문에 이상이 발견되지 않을 경우 수치를 전하는 것은 환자가 건강 상태를 알게 되는 기회가 된다. 그러나 관찰사항을 알릴 때에는 고혈압, 저혈압 같은 말은 사용하지 않도록 하고 이상이 있다고 생각될 경우에는 다른 검사와 진료로 연결해나가기 때문에 주치의가 설명하도록 조절한다.

⑾ 청진기의 채음부를 알코올 솜으로 닦고, 혈압계를 제자리에 정리한다.

⑿ 손을 씻거나 손 소독을 하고 정해진 양식으로 기록한다(그림 1-C-32).

스텝 업 1 청진법으로 측정할 때 고무관끼리 부딪치면 접촉음이 청진기에 의해 증폭되어 측정 중에 들리기 때문에 코로트코프음의 청취를 방해한다.	**스텝 업 2** 수축기와 확장기 사이에 발생하는 동맥벽의 진동이 촉지되면 진동이 사라진 시점이 확장기 혈압에 해당된다.

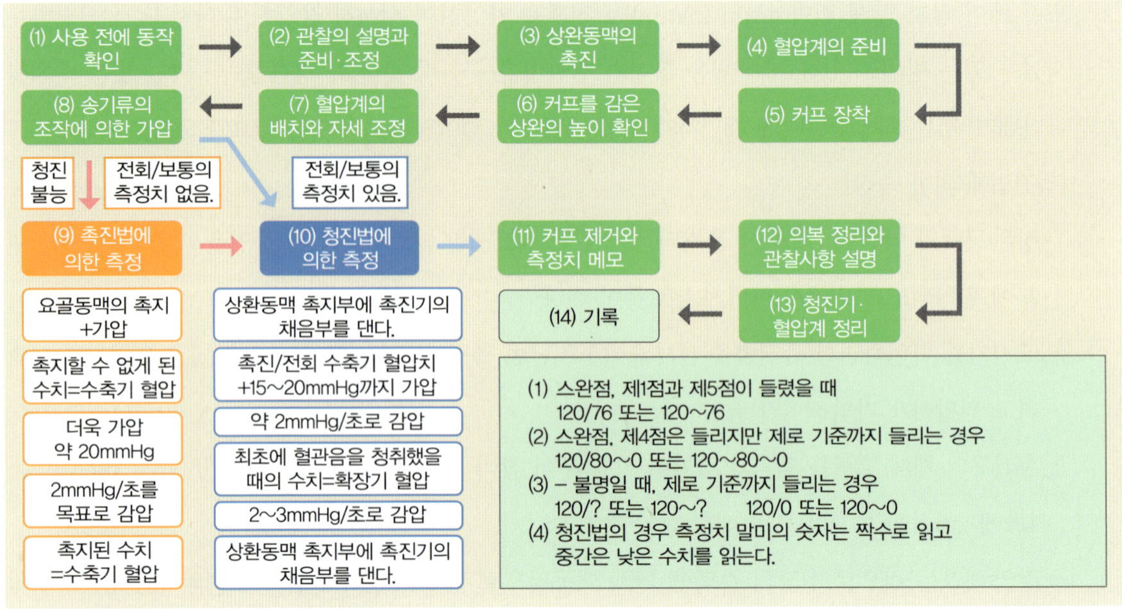

그림1-C-32 혈압 측정의 절차와 사고

D : 호흡의 관찰

정상적으로 호흡을 하고 있을 때는 호흡 자체를 의식하지 않지만 호흡을 관찰하고 있다고 생각하면 긴장하며 호흡운동을 의식해 지금까지의 상태와 다른 호흡 상태가 될 수 있다. 호흡근육은 수의근이며 호흡은 의식하면 바뀔 수 있기 때문에 의식이 명료한 환자의 호흡을 관찰할 때는 특히 다음 사항에 유의할 필요가 있다.

(1) 호흡수를 관찰하는 것을 환자가 의식하지 않도록 배려한다.

(2) 의식적으로 호흡을 변화시키고 있는지 확인한다.

청진기를 이용하여 호흡 소리를 관찰하는 경우에는 폐에 병변이 없으면 좌우의 호흡 소리에 큰 차이가 없기 때문에 좌우대칭으로 비교하면서 청진한다.

E : 의식 수준의 관찰

신체 신호로서 의식 수준을 관찰할 때에는 먼저 이름을 부르는 등 의식의 유무를 확인하고 의식 수준이 시간이 지남에 따라 변하는 경우에는 의료 관계자의 공통된 이해를 구하는 평가지표를 이용하여 관찰할 필요가 있다. 또한 수술 후에 일시적으로 나타나는 의식 불명과 인식의 혼란은 환자의 인격을 존중한 대응이 중요하다.

4장 신체 각 부위의 측정

1 신체 각 부위의 측정에 관한 간호의 의의

신체검사는 신장·앉은키·체중·가슴둘레·허리둘레 등 신체 각 부위의 외형을 측정하는 것과 악력·폐활량 등 신체 기능을 조사하기 위한 것이 있다. 이는 대상의 성장 발달과 영양 상태, 질병의 상태를 살펴보는 경우 기준이 되는 객관적인 관찰 데이터로 중요하다. 정확한 데이터를 얻기 위해서는 각각의 의미를 이해하고 정확한 측정 방법을 알아야 한다.

2 신체 각 부위의 측정에 관한 기초지식

A : 신장

■ 신장의 의미

신장(height)은 직립 자세로 바닥에서 정수리[14]까지의 수직거리를 말하며, 골격이나 근육 발육 상태의 지표가 되어 유전적 요인과 영양 상태, 환경·운동 등과 관계가 있다.

■ 신장 측정기의 종류

신장 측정기는 구조로 보면 저울추로 측정할 때 가로자의 이동이 용이한 '저울추 신장계(제작회사명으로 KYS식, KY식 등으로 호칭)'와 신장계 기둥 부분을 위아래로 움직여 측정하는 '스프링식 신장계(마르틴(식) 인체 측정기라고도 함)' '디지털 신장계' 3종류로 나눌 수 있다.

디지털 신장계는 저울추와 같은 형식으로 측정 수치가 기둥자에 붙어 있는 표시판과 다른 표시기에 표시된다. 측정 오차를 줄이기 위해 금속으로 만들어져 있다. 체중을 동시에 측정하고 같은 표시기에 표시하는 것도

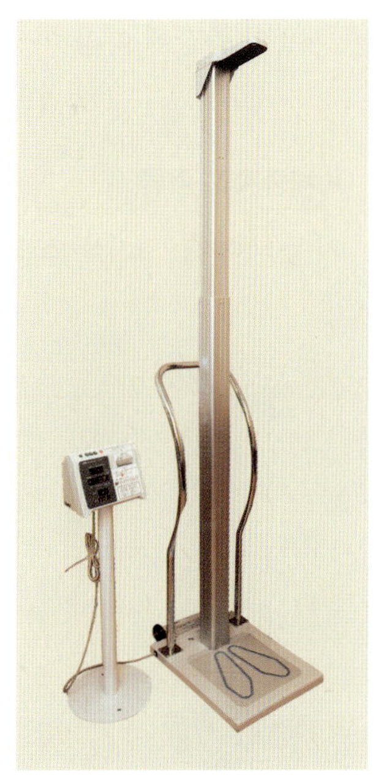

그림 1-D-1 디지털 신장·체중계

---

14) 눈과 귀가 수평(p97)이 되게 한 자세로 중앙을 바라보는 상태에서 두정부의 최고점을 가리킨다.

있다(그림 1-D-1). 유아용은 앉아서 측정할 수 있는 것과 신생아 처치대같이 다른 용도로도 사용하는 기구의 일부로 측정할 수 있는 것도 있다.

B : 앉은키

■ 앉은키의 의미

앉은키(sitting height)는 의자 위의 좌면에서 정수리까지의 수직거리를 말한다. 신체의 이 부분에 내장의 모든 기관이 대부분 들어 있으므로, 그 크기와 기능을 추정하는 자료가 된다. 또한 앉은키는 신장에 비례하는 것은 아니며 개인의 차이가 적다. 신장에서 앉은키를 뺀 것이 다리 길이이다.

■ 앉은키 측정기의 종류

신장계처럼 저울추식·스프링식·디지털식이 있다. 주로 디지털 방식을 사용한다(그림 1-D-2).

C : 체중

■ 체중의 의미

체중(weiht)은 신체의 중량을 나타내는 것으로 신체의 성장 발달과 영양 상태를 아는 기준이 된다. 또한 체중의 증감에 따라 이상 유무와 질병의 경과, 치료 효과를 알 수 있다(p91 포인트 참조).

■ 체중계의 종류

자동식(디지털 표시식·스프링식)과 저울추식이 있으며, 간단하게 측정할 수 있어 자동식이 주로 사용된

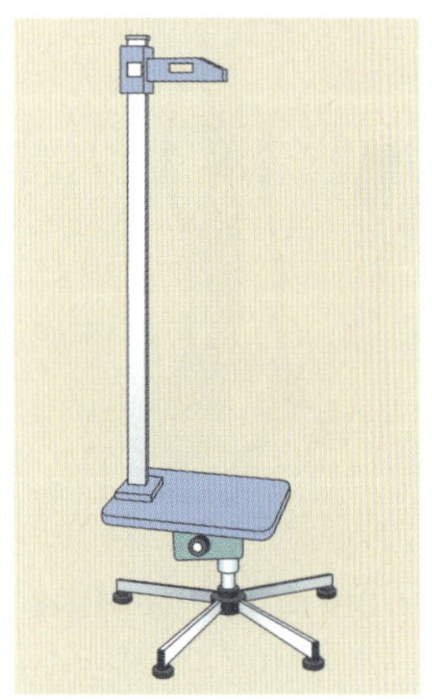

그림 1-D-2
디지털식 앉은키 측정기

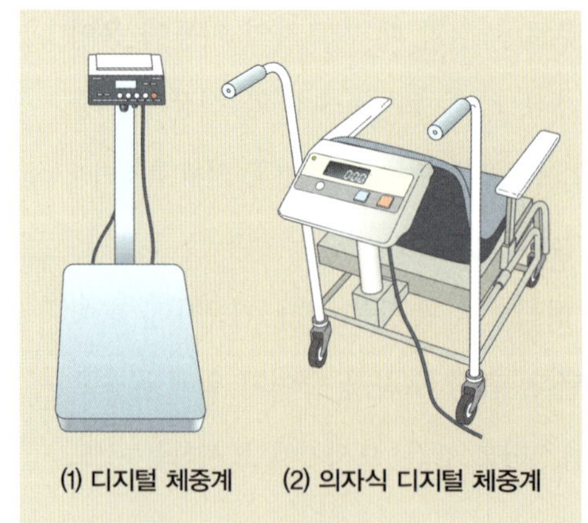

그림 1-D-3 직립·좌위 체중계

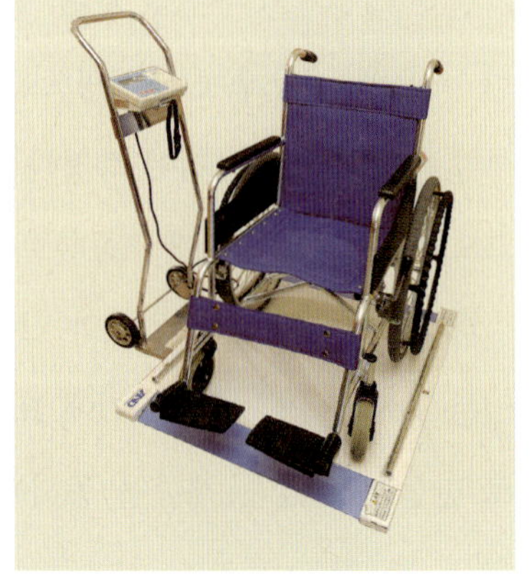

그림 1-D-4 휠체어용 체중계

다. 그러나 최대 칭량이 같아도, 정확하게 재야 하는 최소의 중량인 감량은 자동식이 크고(디지털 표시는 100g, 스프링식은 성인용 500g, 유아용 100g 등) 저울추식은 작다(10g 이하). 따라서 약간의 차이지만, 저울추식이 정확한 값을 얻을 수 있다. 따라서 정확한 값이 필요한 경우에는 저울추식을 사용한다.

자동식과 저울추식 모두 서 있거나 앉은 자세로 측정할 수 있다(그림 1-D-3). 특수한 것으로는 휠체어에 앉은 채로 환자를 측정할 수 있는 장치(그림 1-D-4)와 체중 측정용 들것,[15] 유아용 체중계, 보육기용 체중계, 신생아 처치대에 부속된 체중계 등이 있다. 또한 휴대가 편리한 낚시 저울도 있다.

D : 가슴둘레

▪ 가슴둘레의 의미

가슴둘레(chest circumference)는 유두의 높이에서 잰다. 가슴에는 폐·심장 등 호흡기와 순환기의 중요한 기관이 있다. 가슴둘레는 이러한 기능의 성장 발달과 일반적인 상태를 간접적으로 알 수 있는 기준이 된다.

▪ 측정 기구

줄자가 사용된다(포인트 참조). 줄자는 스틸·섬유(직물)·대나무가 있지만, 가슴둘레 측정은 신체의 형태에 따라 실시하므로 섬유(직물)가 사용된다. 가슴둘레는 들숨 때와 날숨 때의 차이와 피부·근육의 탄성도 있어 측정 방법에 따라 몇 mm의 측정오차가 생길 수 있으므로, 안전하고 신체의 형태에 맞는 섬유(직물) 줄자가 적합하다.

E : 복부둘레

▪ 복부둘레의 의미

복부둘레(abdominal circumference)는 누워서 무릎을 편 자세를 취했을 때 배꼽 위치의 둘레를 말한다.

포인트 • 신체용적지수(Body Mass Index, BMI): 체중과 신장에서 산출한 비만도를 나타내는 지수로 계산식은 BMI=체중(kg)÷신장^2(m)으로 표시한다. 예를 들어 신장이 160cm이고, 체중이 50kg인 경우는 BMI=50÷(1.6×1.6)≒19.5가 된다. 일본 비만학회에서는 BMI 22인 경우를 표준체중이라 하고 25 이상을 비만(비만도 1~4), 18.5 미만인 경우를 저체중이라 한다.
• 줄자 자체의 오차는 스틸의 경우 온도 20℃일 때 50m당 약 12mm로 가장 작지만 차가워서 피부에 대기 어려우며 신체 모양에 따라 재기 어렵고 피부에 상처를 낼 위험이 있다.

---

15) 중증환자로서 치료를 위해 체중 측정이 필요한 경우 이용한다.

성장 발달 상태와 영양 상태, 임신 시에는 태아의 크기와 양수의 양, 부종, 복수 등 질병 상태를 아는 기준이 된다.

복부둘레의 특수한 측정 방법으로 복식호흡으로 복부둘레의 최대와 최소를 측정하는 방법이 있다. 또한 인류학적으로는 직립의 자세에서 들숨에서의 복부둘레[16]를 측정한다.

■ 측정 기구

가슴둘레에 준한다.

F : 시력

■ 시력의 의미

시력(visual acuity)은 눈으로 2점 또는 2선을 구별하는 능력(최소분리력)을 말한다. 이 2점 2선 사이와 눈이 만드는 각도를 '최소시각'이라 하고 시력은 최소시각의 역수를 소수로 표현한다. 시력 단위는 국제협정으로 정해져 있으며, 직경 7.5mm, 두께 1.5mm 눈금의 폭 1.5mm의 란돌트(Landolt) 표를 5m 떨어져 분별할 수 있는 최소시각이 1분(1분=1/60도)이며, 이 시력을 1.0이라 한다(그림 1-D-5).

■ 시력의 종류

(1) 최소분리력과 최소가독력 최소분리력은 앞에서 설명했지만 최소가독력은 문자나 도형을 읽을 수 있는 최소 크기를 말한다. 소아에게 사용하는 경우가 많고, 최소가독력은 최소분리력에 비해 시력이 정확하지 않다.

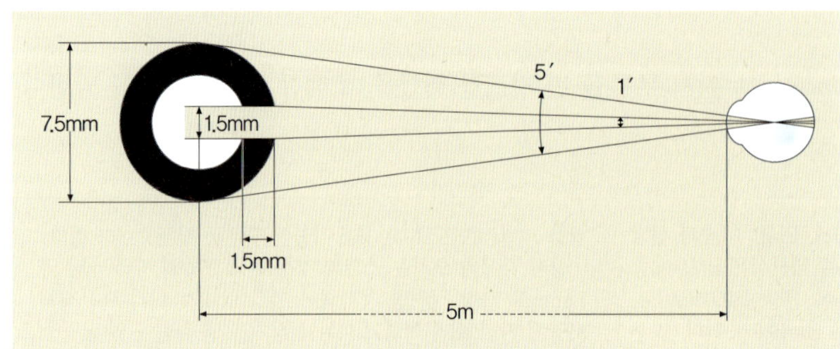

그림 1-D-5 시력 1.0의 의미(1909년, 국제안과학회에서 결정)

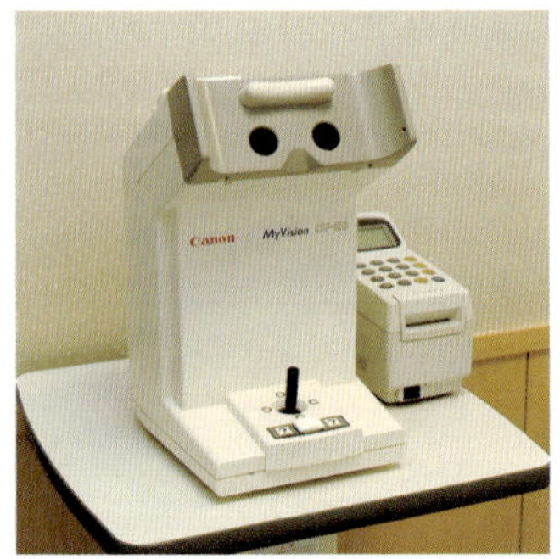

그림 1-D-6 자동시력계

---

16) 최근에는 대사증후군의 진단 기준으로 이용되며 '허리둘레'라고도 표현한다.

(2) 글자 하나 시력과 글자 막힘 시력 글자 하나 시력은 1개의 시표(示表)로 측정한 시력이고 글자 막힘 시력은 글자가 늘어선 지표(指表)로 측정한 시력을 말한다. 소아나 약시의 경우 글자 하나 시력을 이용하는 경우가 많으며, 글자 막힘 시력보다 좋게 측정된다.

(3) 원견시력과 근견시력 원거리로 재는 시력을 '원견시력'이라 하고 근거리에서 재는 시력을 '근견시력'이라 한다. 5m의 거리를 두고 재는 시력이 원견시력이고 30cm의 거리에서 측정하는 것이 근견시력이다. 소아는 일반적으로 근견시력을 사용한다.

(4) 나안시력과 교정시력 굴절 이상을 교정하지 않고 측정한 시력을 '나안시력'이라 하고 굴절 이상을 교정하여 측정한 시력을 '교정시력'이라 한다.

(5) 단안시력과 양안시력 좌우의 한쪽 눈으로 측정한 시력을 '단안시력'이라 하고 두 눈을 뜨고 측정한 시력을 '양안시력'이라 한다. 일반적으로 양안시력이 단안시력보다 좋다.

■ 시력검사의 종류

국제표준시표에 근거한 표준 시력표와 투영식 시력표에 의한 검사, 소아에 대해서는 란돌트 고리(원형지표), 낱글자 시력검사 등이 있다(그림 1-D-6).

(1) 표준 시력표 란돌트 고리가 2.0에서 0.1의 시표로 수직으로 글자 끝까지 나란히 줄지어 있고 일반적으로 5m 거리에서 한쪽 눈씩 시험한다. 시력표는 원격조종으로 란돌트 고리를 투영하는 것과 지면에 인쇄된 란돌트 고리를 지시봉으로 가리키는 것이 있다.

(2) 투영식 시력표 스크린에서 원격조종으로 시표를 투영하는 방식으로서 집단 검진용으로 사용되는 경우가 많다.

G : 청력

■ 청력의 의미

청력(hearing ability)은 소리를 듣는 능력을 말한다. 소리로 알아듣는 데에는 진동수(높이)와 진폭(힘)이 필요하며, 소리로 알아들을 수 있는 범위(청역)가 있다. 사람이 들을 수 있는 가장 높은 소리(상음계)는 2만Hz 정도이고 가장 낮은 소리(하음계)는 16Hz 정도이다(포인트 참조).

소리의 강도는 어느 일정한 진동수의 소리에 대해 소리가 약하게 들리는지, 들리지 않는지의 역치(최소

포인트 •1Hz(hertz, 헤르츠)의 정의: 1초 동안 1회의 주파수·진동수	•1N(newton, 뉴튼)의 정의: 1kg 중량의 물체에 1m/s²의 가속도를 일으키는 힘

가청역치)와 소리가 너무 강해서 음감보다는 통감이 되는 역치(통감역치)가 있다. 예를 들어 1000Hz 대한 최소가청역치는 대략 $2×10^{-9}N/cm^2$, 통감역치는 $0.05N/cm^2$이다(p93 포인트 참조).

■ 청력검사의 종류

청력검사는 ① 언어에 의한 검사 ② 음차에 의한 검사 ③ 오디오미터에 의한 검사가 있다.

H : 피하지방두께(피지두께)

■ 피지두께의 의미

피하조직에는 지방세포가 많이 존재하고 있는데 이 지방세포의 두께를 '피지두께(skinfold thickness)'라 한다. 피하지방은 열을 전하지 않는 성질이 있기 때문에 체온의 분산을 방지하고 쿠션 역할을 하여, 외부의 힘으로부터 신체를 보호한다. 적당한 지방의 두께는 신체에 좋은 영향을 주지만 너무 적거나 너무 많아도 몸에 좋지 않다.

피하지방이 너무 적으면 체온의 방출이 많아지므로 체온을 유지하기 위해 열 생산을 촉진해야 한다. 따라서 기초대사가 증가하고 체력의 저하를 초래하여 피하지방이 점점 더 줄어들어 악순환을 초래한다. 또한 쿠션의 역할을 할 수 없기 때문에 넘어졌을 때 골절이 되기 쉽다. 또한 피하지방이 너무 많아도 체온을 분산하기 어렵고, 열이 체내에 쌓여 울열이 된다. 따라서 피부의 혈관을 확장하여 혈류를 늘려 열을 분산하고 땀이나 호흡을 촉진해 몸의 열을 발산시킨다. 이런 경우 대사의 항진으로 이어져 순환계에 부담을 주게 된다. 또한 피하지방의 두께는 간이나 심장 등의 지방층 두께와도 비례하고 장기에 얼마나 부담을 주는지 판단하는 기준이 되기도 한다.

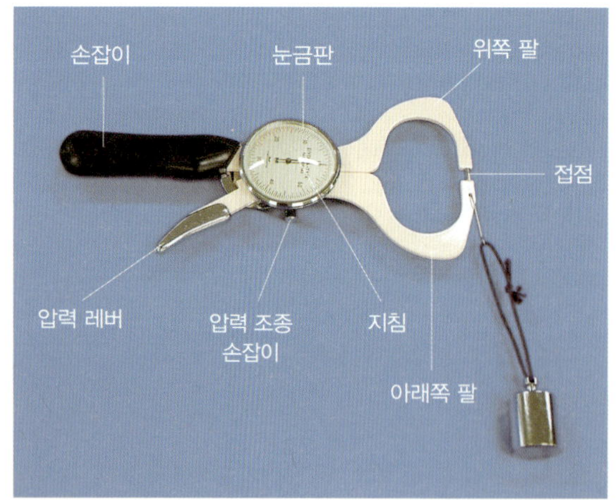

그림 1-D-7 피하지방 측정계

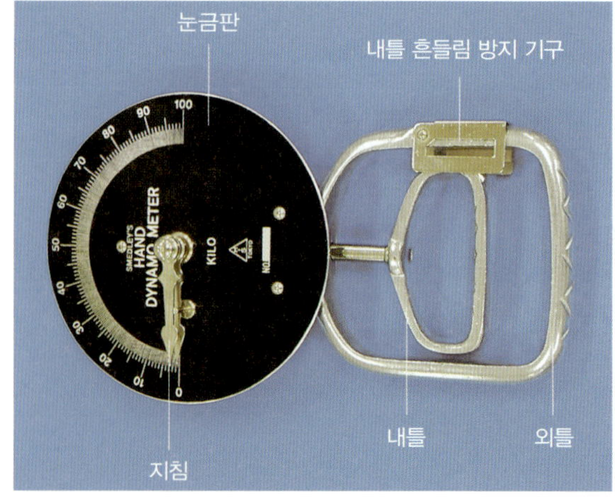

그림 1-D-8 악력계(스메드레식)

■ 측정 기구

피하지방 측정기(또는 피지후계)로 측정한다. 피하지방 측정기의 각부 명칭은 〈그림 1-D-7〉과 같으며 사용하기 전에 기기를 조정할 필요가 있다.

I : 악력

■ 악력의 의미

악력(grasping power)은 손의 쥐는 힘으로 체력 측정 외에도 근력 저하를 초래하는 질병이나 장애의 정도를 알기 위해 측정치가 사용된다.[17]

■ 악력계의 종류

악력계는 스메드레식, 승정식(M식), 코란식, 산월식, KYS식 등 다양한 것이 있다. 스메드레식과 승정식이 상대적으로 많이 이용되며, 진찰 트레이에는 작고 편리한 코란식을 준비하는 경우가 많다. 악력계는 눈금판과 지침, 잡는 부분으로 구성되며 잡는 부분이 내부 프레임과 테두리로 나뉘어 있는 것에는 흔들림 방지 기구가 있다(그림 1-D-8).

J : 폐활량

■ 폐활량의 의미

폐활량(vital capacity, VC)은 최대호흡운동을 통해 출입하는 공기의 양, 즉 깊이 숨을 들이쉬고 일부러 내쉬었을 때의 공기량이며 1회 호흡량으로서 예비날숨량과 예비들숨량을 더한 공기의 양을 말한다(그림 1-D-9). 폐활량은 흉곽의 크기, 호흡근육의 힘, 흉곽과 폐 운동, 탄력성 등과 관련이 있다. 따라서 성별·연령·신장·가슴둘레와 체위에 따라 다르다.[18]

■ 측정 기구

폐활량 측정 기구는 습식·건식 폐활량계와 컴퓨터에 연동하여 폐활량을 비롯해 기타 호흡 기능을 측정할 수 있는 것이 있다(그림 1-D-10). 호흡 측정기는 심폐 기능의 정밀검사가 필요한 경우 사용하고, 의사나 임상 검사 기사가 주로 임상 검사실에서 측정한다.

---

17) 단위는 킬로그램중(kgw). 일반적인 성인은 남성 50kgw, 여성은 30kgw 정도이다.
18) 단위는 ㎖. 보통 성인은 남성 3000~4000㎖, 여성은 2000~3000㎖ 정도이다.

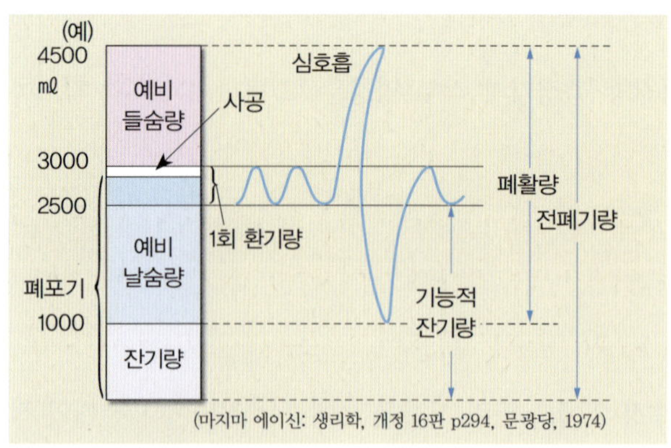

그림 1-D-9 호흡량과 폐활량

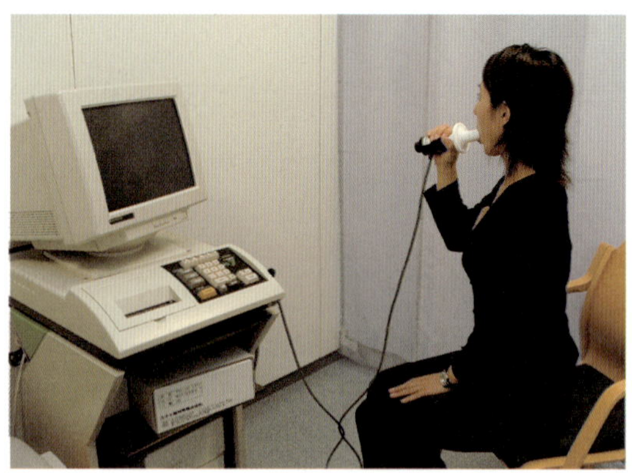

그림 1-D-10 폐활량과 호흡량의 측정 모습

3 신체 각 부위 측정의 실제

신체검사는 종류가 많지만 여기에서는 특별한 진단을 위한 검사는 제외하고 일반적인 관찰에 필요한 신체검사에 대해 설명하겠다.

신체검사는 안전성과 편안함에 대한 배려가 필수다. 안전성은 기계, 기구를 정확하게 사용하여 정확한 측정값을 얻기 위한 것으로, 기구의 사용에 따른 위해가 없는 것을 말한다. 편안함은 측정 시 환자의 수치심을 경감하고 측정시간을 단축하며 환자에게 알기 쉽게 설명하는 것을 의미하며 숙련된 기술과도 관계가 깊다.

A : 신장 측정

■ 유의사항

(1) 실내 온도는 춥지 않을 정도로 맞추고 신장계 주변을 정리정돈하는 등 환경을 정돈한다.

(2) 측정시간을 일정하게 한다.

(3) 정확한 측정기를 선택한다(포인트 참조).

(4) 측정기를 제대로 조작한다(포인트 참조).

포인트 •등이 굽거나 체형에 따라 뒷면이 척기등에 닿지 않는 경우가 있다. 이때는 가능한 한 등을 펴고 눈과 귀가 수평이 되도록 유의해서 측정한다.(3)

•바닥과 가로자 사이에 넣은 힘을 '측정력'이라 하고 공업적으로는 200g이 좋다고 하지만 임상적으로는 어렵다. 숙련자가 측정하면 약 150g 전후가 된다고 한다.(4)

•측정자의 키가 작아 수평 위치에서 읽기 어려운 경우에는 받침대 위에 올라서서 눈금을 읽는다.(5)

•환자가 양말을 벗어야 할 경우에는 의자에 앉아 안정된 자세로 벗게 한다.(6)

---

(5) 측정은 빠르고 부드럽게 하여 환자에게 고통을 주지 않도록 한다(p96 포인트 참조).

(6) 신장 측정과 더불어 전신의 자세와 척추 모양을 관찰하고 이상 유무를 살펴본다(p96 포인트 참조).

■ 실시방법

(1) 양말과 신발을 벗으며 헤어스타일은 정수리 부위가 뜨지 않게 하고 머리카락이 많은 사람은 한가운데에 가르마를 만들어 정돈한다.

(2) 척기둥에 발뒤꿈치 전부·배부·후두부를 붙이고 무릎은 펴고 발끝을 30~40도 벌린 상태로 받침대 위에 세운다(받침대에 발 모양 그림이 있는 경우 그 위에 발을 놓는다. 그림 1-D-11, 포인트 참조).

(3) 머리의 위치는 귀 눈 수평위, 즉 〈그림 1-D-11〉처럼 귀와 눈이 연결되는 선을 수평으로 유지하도록 한다. 얼굴은 턱을 약간 당긴 상태가 되게 한다(포인트 참조).

(4) 가로자를 정수리에 살며시 떨어지게 한다.

(5) 눈금은 수평으로 보아 측정치를 읽고 기록한다. 측정치는 cm로 표시되며 소수점 아래 첫째자리까지 읽는다. 디지털은 표시된 숫자를 읽는다(기록지가 나오는 것도 있다. 포인트 참조).

(6) 가로자를 올리고 환자가 신발을 신도록 한다.

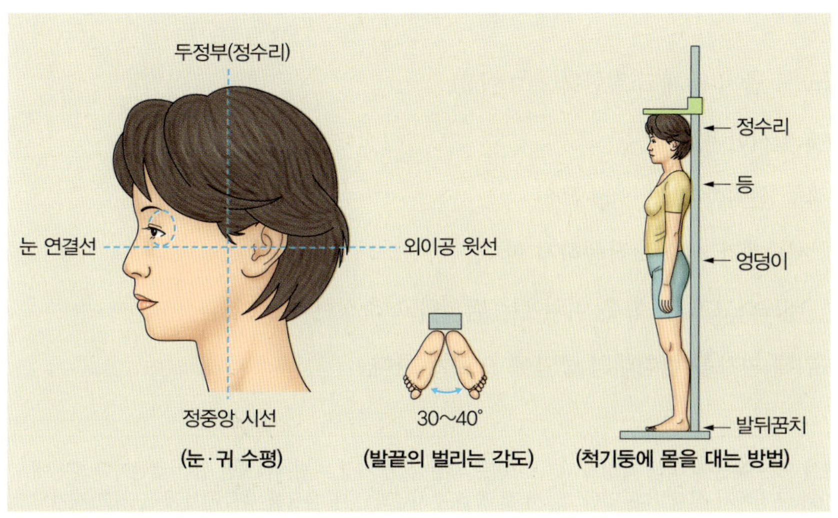

그림 1-D-11 신장 측정의 실시방법

포인트 •체형에 따라 후두부가 닿지 않는 경우는 등을 펴고 눈과 귀가 수평이 되게 한다.(2)
•무릎 부위를 올리면 엉덩이가 밑으로 내려가고 내리면 위로 올라가서 정확하게 측정할 수 없기 때문에 허벅지와 종아리 부분이 거의 직각이 되도록 조정한다.(3)
•측정자가 약간 무릎을 구부리고 등을 낮게 하면 읽기 쉽다. 측정값은 cm로 나타내고 소수점 아래 첫째자리까지 읽는다.(5)

B : 앉은키 측정

■ 유의사항

신장 측정에 준한다.

■ 실시방법

(1) 환자의 경우 속옷과 환자복 정도만 입는다. 옷의 무게 때문에 측정값에 오차가 생기므로 옷은 최대한 얇게 입도록 한다.

(2) 척기둥에 엉덩이·등·머리를 붙여 앉는다.

(3) 좌면(座面)에서 정수리까지를 수직으로 만들기 위해 엉덩이에서 무릎까지의 길이에 맞추고 좌면의 길이와 높이를 조절한다.

(4) 머리를 눈·귀 수평으로 하고 가로자를 정수리에 살며시 떨어뜨린다.

(5) 측정값의 눈금을 수평으로 읽고 기록한다.

(6) 가로자를 올리고 환자를 부축하여 일으켜 세우고 옷을 정돈해준다.

C : 체중 측정

■ 유의사항(포인트 참조)

(1) 실내 온도는 속옷만 입고도 춥지 않게 조절한다(24℃ 이상).

(2) 측정시간은 같은 시간에 실시한다.

(3) 환자에게 적합한 체중계를 선택한다(89~90p 참조).

(4) 체중 측정 준비를 위해 체중계가 제대로 작동하게 한다.

(5) 환자는 측정 전에 배변·배뇨하고 얇은 속옷 이외에는 탈의하고 측정한다.

(6) 정확한 측정값을 얻기 위해 환자를 받침대의 중앙에 오르게 한다.

포인트 •체중은 음식 섭취와 배설 또는 운동에 의해 측정치에 차이가 생기므로 일정한 시간과 조건에서 실시한다. 일반적으로 병원에서는 아침 식사 전 또는 아침 식사 후 2시간 정도 지나서, 그리고 운동의 영향이 적은 오전 10시 전후에 실시한다.(2)

•칭량(계량기 표시 최대 질량) 이상의 체중인 사람을 재면 측정할 수 없을 뿐만 아니라 자동식일 경우는 체중계가 고장이 날 수 있다.(3)

•체중계는 단단한 바닥에 수평으로 놓는다. 체중은 힘이기 때문에 바닥이 부드러우면 힘이 세져 수치가 작아진다.(4)

•나체로 재는 것이 가장 바람직하지만 집단 검진이나 병실에서 잴 경우 수치심과 실내 온도를 생각해서 옷을 입고 재기도 한다. 이때는 가능한 한 얇게 입고 측정한 후 옷의 무게를 재거나 미리 측정해둔 의복을 입고 측정한다.(5)

•집단 검진이나 주위에 타인이 있을 경우에는 스크린을 치거나 치수가 다른 사람에게 들리지 않도록 하는 등 충분한 배려를 한다. 나체에 가까운 상태로 측정하기 때문에 수치심이 생기기 쉽고 특히 여성은 자신의 체중을 알리고 싶지 않은 사람도 있기 때문이다.(7)

⑺ 수치심이 생기지 않도록 충분한 배려를 한다.

■ 실시방법

⑴ 체중계의 지침이 0점(저울추식은 횡간이 수평)인지 확인한다.

⑵ 스크린(또는 커튼)을 친다.

⑶ 가능한 범위에서 탈의를 하고 신발을 벗은 뒤, 체중계의 저울대 중앙에 가만히 서게 한다. 환자가
  스스로 할 수 없는 경우에는 지원한다. 의자식 체중계의 경우 깊이 앉도록 설명한다.

⑷ 지침이 멈추면 눈금을 수평 위치에서 읽고 기록한다. 단위는 kg(신생아 g)으로 표시하며 소수점 아
  래 첫째자리까지 읽는다.

⑸ 저울대에서 조용히 내려와 신발을 신고 옷을 입도록 한다.

⑹ 스크린(또는 커튼)을 걷는다.

D : 가슴둘레 측정

■ 유의사항

⑴ 측정 시 춥지 않도록 실내 온도를 24℃ 이상으로 조정한다.

⑵ 환자가 불쾌감을 느끼지 않도록 측정자는 손을 깨끗하고 따뜻하게 해둔다.

⑶ 정확한 측정값을 얻기 위해 적절한 줄자를 선택하여 올바르게 사용한다(포인트 참조).

⑷ 수치심이 생기지 않도록 한다.

■ 실시방법

⑴ 스크린(또는 커튼)을 친다.

⑵ 상반신을 탈의하거나 가슴을 연 상태로 옷을 느슨하게 한다. 스스로 할 수 없는 경우 도와준다.

⑶ 특별한 사정이 없는 한 서서 재고 양팔은 가볍게 몸의 측면에 나란히 늘어뜨린다. 유아는 누워서
  측정한다.

⑷ 줄자를 등의 견갑골 하단 바로 아래에 대고 수평이 되도록 가슴 주위로 돌려 측정한다(그림 1-D-12).

⑸ 측정값은 특별한 언급이 없는 경우에는 자연호흡 상태에서 날숨과 들숨의 중간 정도에 읽고 기록한

포인트 • 섬유제 줄자는 늘어나기 쉬우므로 눈금이 명확하고 | 금의 정확성을 확인해둔다. 또한 측정 시 줄자가 느슨해지거
늘어나지 않는 것을 선택한다. 오래된 것은 스틸제와 맞춰 눈 | 나 꼬이지 않도록 주의한다 ⑶

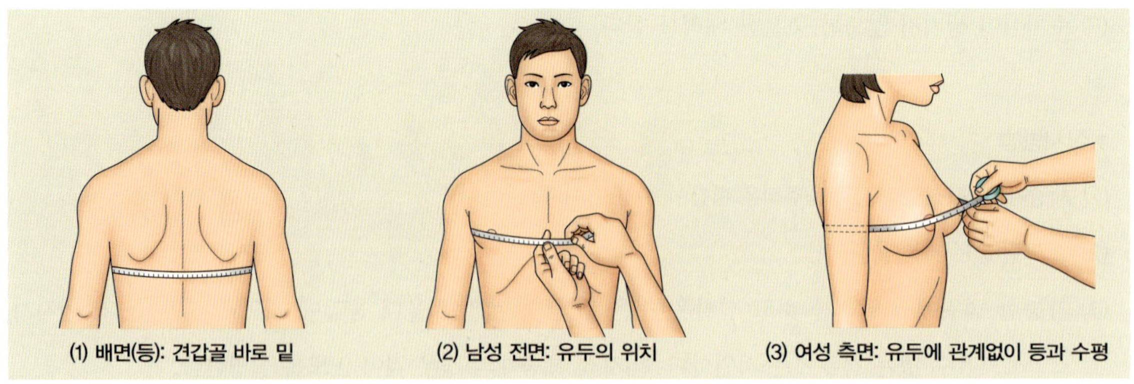

그림 1-D-12 가슴둘레 측정 부위

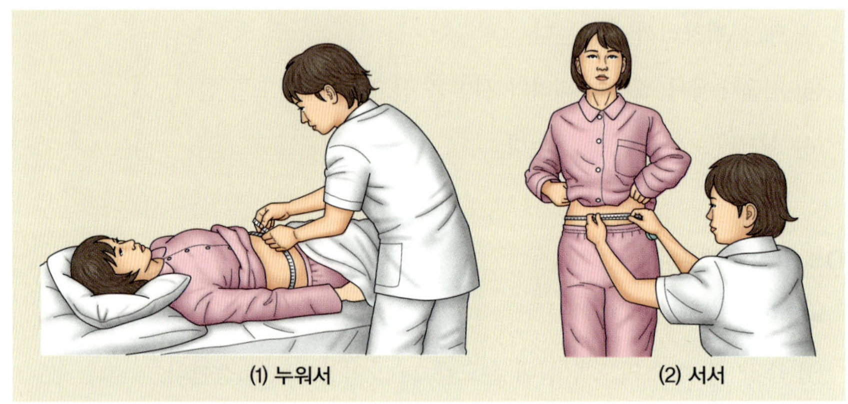

그림 1-D-13 복부 측정

다. 단위는 cm로 표시하며 소수점 아래 첫째자리까지 읽는다.

(6) 착의하도록 한다.

(7) 스크린(또는 커튼)을 걷는다.

E : 복부둘레 측정

■ 유의사항

가슴둘레에 준한다.

■ 실시방법

(1) 스크린(또는 커튼)을 친다.

(2) 누워서 이불을 복부까지 내려 복부를 내놓은 상태로 옷을 푼다. 스스로 할 수 없는 경우에는 돕는
다(p101 포인트 참조).

(3) 누워서 잴 때는 줄자를 복부 뒤쪽으로 돌려 배꼽 위치에서 몸을 축으로 수평이 되도록 한다(포인트 참조). 서서 측정할 경우는 가볍게 호흡할 때 배꼽 위에서 잰다. 지방 축적이 현저해서 배꼽이 아래쪽으로 쏠린 경우는 늑골 아래 가장자리와 앞쪽 위 장골극의 중점 높이에서 측정한다(그림 1-D-13).

(4) 특별한 지시가 없을 때는 자연호흡 상태에서 읽고 기록한다. 남성 등 복식호흡이 현저한 경우에는 들숨과 날숨의 중간 정도에서 읽는다.

(5) 의복을 정돈하고 이불을 덮어준다.

(6) 스크린(또는 커튼)을 걷는다.

F : 시력 측정

■ 유의사항

(1) 정확한 시력을 측정하기 위해 검사 전에 시력표에 해당하는 조도를 재어 적절하지 못한 경우 전구를 교환한다(포인트 참조).

(2) 시력표가 더럽거나 노랗게 변색한 경우에는 교환한다.

(3) 차안자(遮眼子)는 소독하여 청결한 것을 준비한다.

(4) 정확한 측정값을 얻기 위해 시력표에서 5m 떨어진 거리에서 잰다.

■ 실시방법

(1) 환자에게 시력 측정방법에 대한 설명을 한다.

(2) 환자는 시력표에서 5m 떨어진 거리에 서서 맨눈으로 차안자를 한쪽 눈에 댄다. 차안자는 한쪽 눈을 가볍게 누를 정도로 댄다. 세게 누르면 시신경을 압박하여 차안자를 뗀 다음 시력 회복에 시간이 걸리고 보통의 시력이 나오지 않는다.

(3) 간호사는 시력표 0.1의 란돌트 고리에서 하나씩 가리키며 눈금이 어디에 있는지 환자에게 묻는다. 대답이 맞으면 다음의 작은 란돌트 고리로 옮겨 바르게 대답하는 곳까지 계속해서 최종적으로 얻어

<table>
<tr><td>

포인트 •측정 부위 이외에는 의복이나 이불로 덮고 노출 부분이 많을 때에는 목욕 수건 등으로 복부와 다리를 덮는다.(2)
•줄자를 신체 밑으로 넣기 어려울 때는 무릎을 세우고 허리를 들어 약간 옆으로 눕게 해서 줄자를 등 쪽으로 돌린다.(3)
•조명은 내부 조명으로 광속발산도가 500±150(rlx)이 되고 시력표를 비추는 경우는 시력표면 조도가 400~800(lx)로 정해져 있다. 시력표의 조명조도는 란돌트 고리를 비추어 나올

</td><td>

때의 내부조명은 radlux(rlx) 단위로 나타내고 시표면에 직접 조명을 하는 경우에는 lux(lx) 단위로 나타낸다.(1)
•시력의 측정은 같은 시표의 반수 이상이 정답이면 된다. 시력은 반수 이상이 정답인 최소 시표의 시력치가 된다. 시력표 0.1의 시표를 5m에서 읽지 못할 때는 읽을 수 있는 곳까지 시력표에 가까이 다가가 읽은 위치와 시력표의 거리를 계측한다. 예를 들면 0.1의 시표를 2m 거리에서 읽을 수 있다면 시력은 0.1(2m/5m)=0.04기 된다.(3)

</td></tr>
</table>

진 시표의 시력치를 시력으로 본다(p101 포인트 참조).

(4) (2)에서 잰 눈에 차안자를 대고 먼저 가렸던 쪽 눈의 시력을 (3)의 요령으로 측정한다.

(5) 안경이나 콘택트렌즈를 착용하는 경우는 먼저 맨눈으로 측정하고 교정 후에 다시 (2)에서 (4)단계로 교정시력을 측정한다.

(6) 좌우 눈의 시력을 기록한다. 시력의 표기는 다음과 같이 한다.

    ① 시력표로 잴 수 있다면 오른쪽 시력 RV(또는 vd)=0.1, 왼쪽 시력 LV(또는 vs)=0.1과 같이 표기한다.[19]

    ② 0.01 이하의 경우는 눈앞에 손가락을 보이고 손가락의 수를 세는 최대거리를 잰다. 예를 들어 20cm였다면 20cm 지수 또는 20cm/CF(또는 fz)를 나타낸다.[20]

    ③ 손가락의 수를 모르는 경우에는 밝은 곳에서 손을 상하 또는 좌우로 움직여 이동 방향을 응답한 거리를 잰다. 예를 들어 5cm의 경우 5cm 수동(또는 HM이나 mm)이라고 쓴다.[21]

    ④ 수동 판별을 할 수 없는 경우에는 실내에서 깜박이는 불빛을 알 수 있는지 여부를 측정, 빛지각(또는 LP와 sl)으로 표기한다.[22]

(7) 환자에게 검사가 끝난 것을 알리고 눈에 이상이 없는지 확인한다.

(8) 차안자는 알코올로 소독한다.

G : 청력 측정

■ 유의사항

(1) 정확하게 청력을 재기 위해 측정 기구와 장비를 점검해둔다.

(2) 측정 기구나 장비를 확실하게 사용하기 위해 사전에 시험해본다.

■ 실시방법

검사에 앞서 환자에게 검사방법을 설명한다. 청력검사를 할 경우에는 간호사가 정상적인 청력을 가지고 있는 것이 전제가 되어야 한다.

언어에 의한 검사 속삭이는 것을 알아들을 수 있는지에 대한 검사이다.

---

19) RV는 right vision의 약자, vd는 visus dextra의 약자, LV는 left vision의 약자, vs는 visus sinistra의 약자
20) CF는 count fingers의 약자, fz는 finger zahl의 약자
21) HM은 hand movement의 약자, mm은 motus manus의 약자
22) LP는 light photics의 약자, sl은 sensus luminis의 약자

(1) 검사를 하지 않는 한쪽의 외이도를 막기 위해 환자의 외이도에 간호사의 손가락을 넣는다(간호사
는 장갑을 착용해도 좋다).

(2) 넣은 손가락을 위아래로 가볍게 움직여 손가락을 외이도에 밀착시켜 소리를 차단한다.

(3) 간호사 입의 움직임을 알지 못하도록 환자에게 눈을 감으라고 한다.

(4) 간호사는 검사하는 귀에서 30~60cm 떨어져 환자 옆에 위치한다(그림 1-D-14).

(5) 간호사가 속삭이는 소리로 말한다.

(6) 환자에게 간호사가 말한 단어를 듣고 복창해달라고 한다.

[청력 판정] 30~60cm 떨어져서 소리가 들리면 정상이다.

음차에 의한 검사 음차(그림 1-D-15, 512Hz 또는 1024Hz인 것을 사용)인 의한 검사는 슈바흐 테스트
(Schwabach's test), 린네 테스트(Rinne's test), 웨버 테스트(Weber's test)가 있으며 이들은 각각 전음성의 청
력 장애 또는 감음성의 청력 장애 여부를 식별하는 데 사용한다.

(1) 슈바흐 테스트: 소리가 들리는 시간을 정상인과 비교한다(그림 1-D-16).

① 검사를 하지 않는 쪽의 외이도를 막기 위해 환자의 외이도에 간호사의 손가락을 넣는다.

② 넣은 손가락을 위아래로 가볍게 움직여 손가락을 외이도에 밀착시켜 소리를 차단한다.

③ 간호사는 음차의 자루를 잡고 문지르든지 자신의 대퇴부에 두드려 진동시켜 음차의 자루 밑(음차
의 자루 바닥)을 환자의 검사하는 쪽 귀 뒤 유양돌기에 댄다.

④ 환자에게서 음차를 뗀 다음 간호사 자신의 한쪽 귀를 막고 간호사의 반대쪽 귀 뒤의 유양돌기에
음차를 댄다.

⑤ 환자와 간호사의 유양돌기에 교대로 음차를 계속 대면서 어느 한쪽의 소리가 들리지 않을 때까
지 시간(초)을 잰다. 정상인 경우 간호사와 환자는 거의 같은 시간에 소리가 들리지 않게 된다.

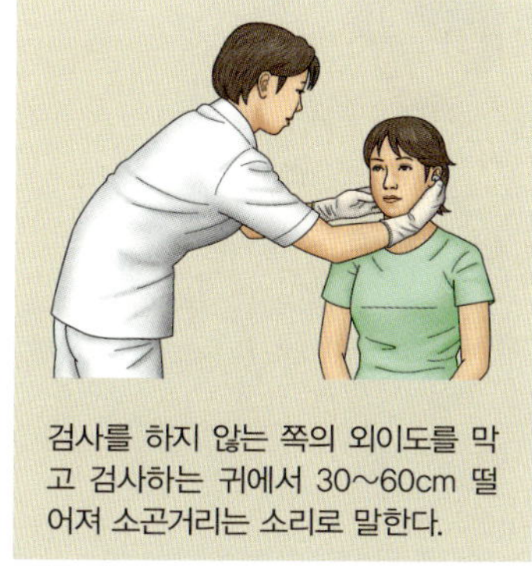

그림 1-D-14 언어에 의한 검사

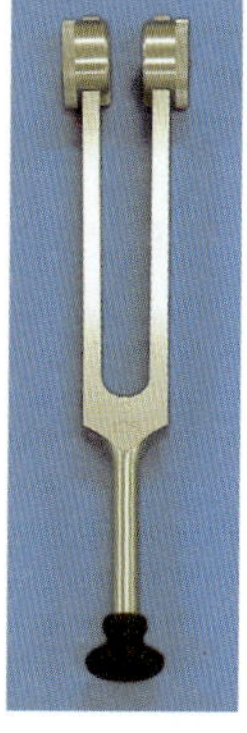

그림 1-D-15
음차

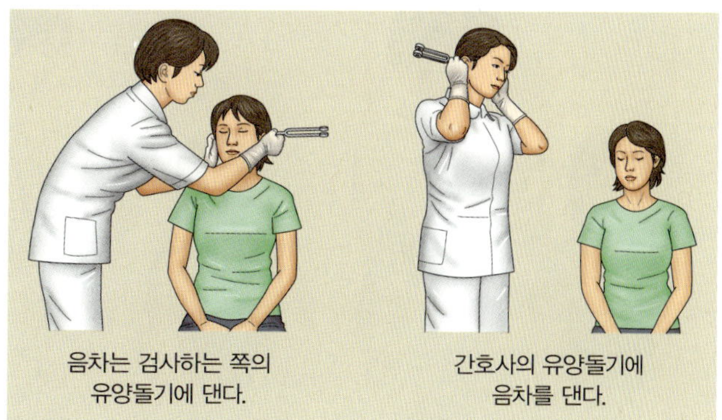

그림 1-D-16 슈바흐 테스트

[청력 판정] 전음성 청력 장애의 경우: 환자는 간호사보다 장시간 들린다.

감음성 청력 장애의 경우: 간호사는 환자보다 장시간 들린다.

(2) 린네 테스트: 소리의 골전도(골도) 시간과 공기전도(기도) 시간을 비교한다(그림 1-D-17).

① 간호사는 진동시킨 음차를 환자의 유양돌기에 대고 누른다.

② 환자는 소리가 들리지 않게 되면 즉시 신호를 받아, 청취 시간을 측정한다(골전도 시간).

③ 계속해서 간호사는 음차의 U자 부분을 환자의 외이공에서 1~2cm 떨어진 곳으로 가져간다.

④ 환자에게 소리가 들리지 않게 되면 즉시 신호를 받아, 청취 시간을 측정한다(공기 전도 시간).

⑤ 반대쪽의 귀도 ①에서 ④를 반복하여 골전도 시간과 공기 전도 시간을 측정한다. 정상인의 공기 전도 시간은 골전도 시간의 거의 2배이다.

[청력 판정] 전음성 청력 장애의 경우: 골전도 시간이 공기 전도 시간과 같거나 공기 전도 시간보다 길다. 린네 음성 또는 린네(-)로 적는다.

감음성 청력 장애의 경우: 공기 전도 시간이 골전도 시간보다 길다. 린네 양성 또는 린네(+)로 적는다.

(3) 웨버 테스트: 소리가 들리는 방법에 좌우 차이가 있는지 본다(그림 1-D-18).

① 간호사는 진동시킨 음차의 자루 밑을 환자의 머리 또는 앞이마 부분의 중앙에 놓는다.

② 환자에게 소리가 양쪽 귀에서 들리는지 한쪽 귀에서 들리는지 묻는다. 한쪽 귀로 들리면 왼쪽인지 오른쪽인지 확인한다. 정상인은 양쪽 귀에서 들린다.

[청력 판정] 전음성 청력 장애의 경우: 아픈 쪽의 귀에 강하게 들린다. '웨버 오른쪽'처럼 강하게 들리는 쪽의 귀를 적는다.

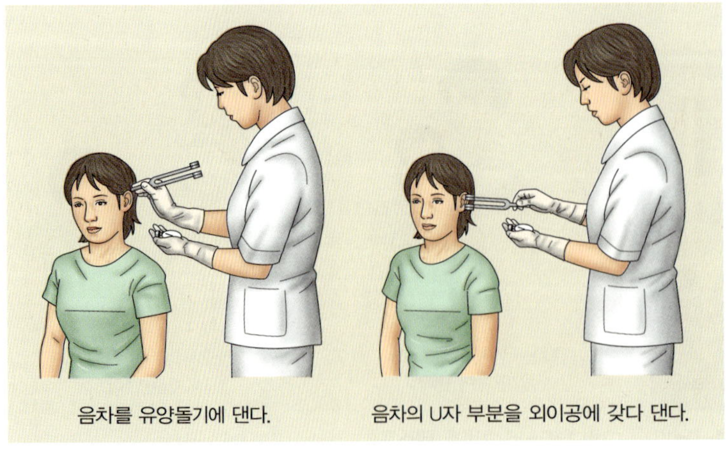

그림 1-D-17 린네 테스트

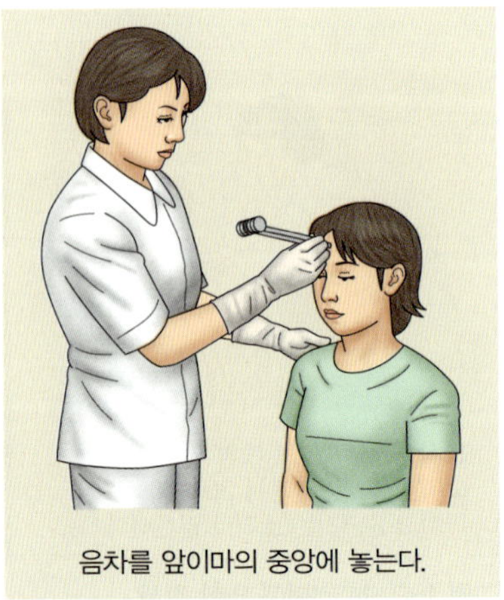

그림 1-D-18 웨버 테스트

감음성 청력 장애의 경우: 웨버 테스트만으로는 판정할 수 없다.

오디오미터에 의한 검사 순음 청각검사와 언어청력 등을 검사하는 장치를 이용하여 감지할 수 있는 주파수와 강도를 측정하는 검사이다.

(1) 환자는 방음실(외부 소리를 차단한 개인실)에 들어가 수신기를 장착한다.

(2) 간호사는 검사 항목을 설정한 다음, 발음 장치의 버튼을 누른다.

(3) 환자에게 소리가 들리기 시작했을 때와 들리지 않게 되었을 때 신호를 보내달라고 하고 청력을 측정한다.

(4) 환자에게 검사가 끝난 것을 알리고 방음실에서 나오도록 하고, 귀에 이상이 없는지 확인한다. 검사 후 좌우의 결과를 기록한다.

H : 피하지방두께(피지두께)의 측정

■ 유의사항

(1) 측정 전에 피하지방 측정기를 다음과 같이 조정해 정확하게 측정할 수 있는지 확인해둔다.

　① 제로 조정: 지침과 눈금판을 0점으로 맞춘다. 맞지 않을 때는 0점 조정 링을 돌려 눈금판을 움직여 지침을 0에 맞춘다.

　② 접점의 압력을 국제 규정압($10g/mm^2$)으로 보정: 계기의 손잡이를 잡고 접점을 약간 위로 향하게 유지한 다음 아래쪽 팔 끝의 구명에 200g의 추를 천천히 내려 아래쪽 팔과 만나는 접점이 수평이 되도록 한다. 이때 지침이 눈금판의 10mm(일본인의 평균피지두께)를 중심으로 3~15mm를 가리키도록 압력고정 손잡이를 돌려 조정한다(그림 1-D-19).

(2) 측정의 정확성을 높이기 위해 측정기법에 익숙해지도록 훈련해둔다.

(3) 적절한 측정 부위를 선택한다. 국제 규정에는 상완부 배면, 견갑골 하단을 이용하도록 되어 있다.

(4) 실내 온도는 춥지 않을 정도로 하고 측정 시 환자의 프라이버시를 생각하여 위치를 정돈한다.

(5) 신체 노출을 최소한으로 하여 환자가 수치심을 일으키지 않도록 한다.

■ 실시방법

(1) 미리 환자에게 측정방법을 설명해둔다. 특히 피하지방 측정기의 접점이 피부에 직접 닿아 차가움을 느낄 수 있다는 것을 이해시킨다.

(2) 환자는 측정 부위 주변을 옷으로 압박하지 않도록 옷을 벗게 하고, 측정 부위만 노출하도록 목욕 수건을 두른다.

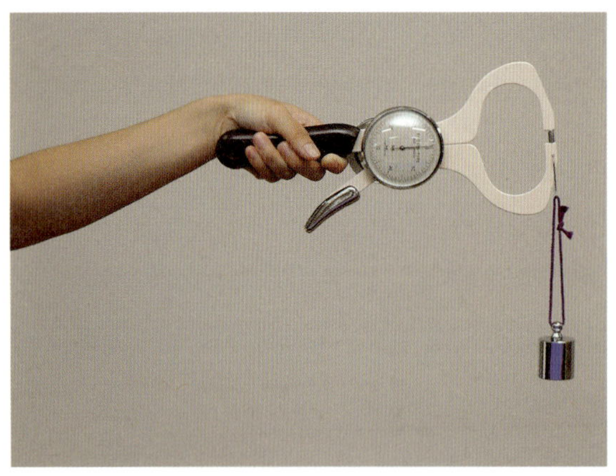
그림 1-D-19 압력의 고정법

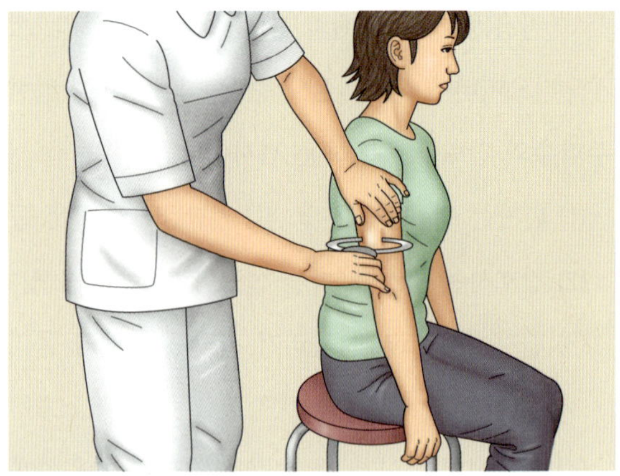
그림 1-D-20 피하지방두께의 측정

(3) 환자는 양팔을 자연스럽게 내린 상태에서 어깨와 팔의 힘을 뺀다.

(4) 간호사는 선택한 측정 부위의 피부를 꼬집는 이유를 환자에게 설명하고 측정 부위의 피부와 피하지방층을 집어 고정한다.

　① 상완삼두근 배면: 측정 부위보다 약 1cm 위쪽의 피부를 장축 방향으로 엄지와 검지로 넓게 잡고 손가락으로 근육과 피하지방의 경계를 확인한 후, 지방층이 아래의 근육층에서 분리되도록 피부와 피하지방을 잡아 올려 고정한다(그림 1-D-20).

　② 견갑골 하단: 측정 부위보다 약 1~2cm 위쪽을 엄지와 나머지 네 손가락으로 집어 피부의 주행선(일반적으로 척추와 45도)을 확인하고 이를 따라 넓게 엄지와 검지를 벌리고 피부를 누르듯이 잡아 올린다.

(5) 잡은 방향에 수직이 되도록 피하지방 측정기를 고정하고 잡은 피부의 기저부에 접점을 맞춘다.

(6) 압력 레버를 떼고 일정 압이 눌린 2초 이내에 눈금판의 지침 값을 읽는다.

(7) 원칙적으로 동일 부위를 3회 측정하여 평균치를 얻는다.

(8) 측정이 끝나면 옷을 착용도록 한다.

Ⅰ : 악력 측정

■ 유의사항

(1) 측정 방법을 모르는 사람에게는 올바른 자세와 조작법을 설명하고 시연한다.

　① 자세는 양발을 15cm 정도 벌리고 서서 팔을 자연스럽게 늘어뜨린다.

　② 스메드레식과 승정식의 경우 악력계의 지침면을 바깥으로 하고 악력계의 테두리에 엄지와 검지

가 만나는 부분을 약간 강하게 누르고 내

부 틀이 중지의 제2관절에 닿도록 조절한

다(그림 1-D-21). 이때 내부 틀의 진동 정

지를 떼고 틀을 돌리면 거리가 조절된다.

거리 조절을 끝내고 내부 틀의 진동 정지

를 세트해서 잡는다.

③ 코란식의 경우는 그대로 바깥쪽을 잡는다.

(2) 좌우 차이가 현저한 경우도 많기 때문에 반

드시 양쪽을 측정하여 좌우의 구분을 기입

한다.

(3) 악력계의 종류에 따라 측정값이 다소 다르

기 때문에 각종 기구를 사용하는 경우 그

종류도 기입한다.

예] 악력(코란) 오른쪽 24.0kg 왼쪽 27.5kg

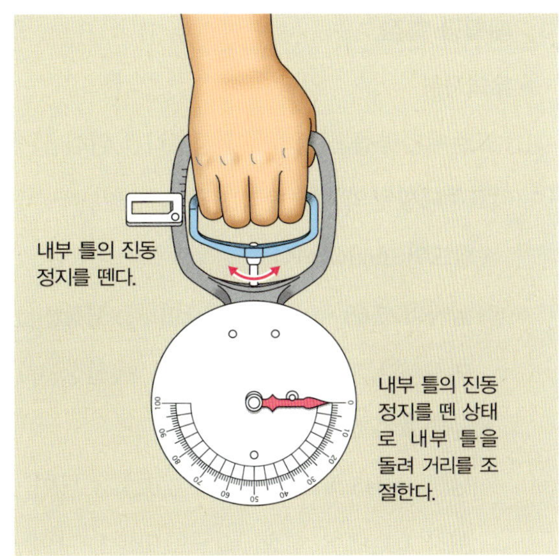

그림 1-D-21 악력계 쥐는 법

■ 실시방법

(1) 환자에게 악력계의 조작방법을 설명한다.

(2) 환자가 악력계의 테두리와 내부 프레임을 제대로 잡을 수 있도록 내부 프레임 진동 정지를 떼고 내

부 틀을 돌려 틀의 거리를 조정한다(그림 1-D-21).

(3) 조정이 끝나면 내부 프레임 진동 정지를 틀에 끼워 넣고 지침을 0으로 맞추고 팔을 자연스럽게 내

린 자세를 한다.

(4) (3)의 자세로 단번에 전력으로 쥐게 하고 끝나면 손가락을 뗀다(포인트 참조).

(5) 지침의 수치를 읽고 기록한다. 단위는 kg으로 표시하며 소수점 아래 첫째자리까지 읽는다.

(6) 손을 좌우로 바꿔 같은 방법으로 측정한다.

포인트 • 서서 잴 수 없는 경우는 코란식으로 앉아서 또는 누운 채로 측정하지만, 이러한 경우는 대개 악력의 정도와 증감을 아는 기준이 될 뿐 정확한 악력이라고는 말할 수 없다.(4)

J : 폐활량 측정

■ 유의사항

(1) 표준폐활량을 산정하거나 참고하기 위해 신장·체중을 측정해둔다.

   [표준폐활량의 계산방식]

   • 발드윈(Baldwin)식[23]

   남자: (27.63 ‐ 0.112 × 나이) × 신장(cm) = 표준폐활량(㎖)

   여자: (21.78 − 0.101 × 나이) × 신장(cm) = 표준폐활량(㎖)

   • 일본 호흡기학회(JRS)[24]

   남성: 0.045 × 신장(cm) − 0.023 × 나이 − 2.258 = 표준폐활량(ℓ)

   여자: 0.032 × 신장(cm) − 0.018 × 나이 − 1.178 = 표준폐활량(ℓ)

   그러나 폐활량은 개인차가 크므로 표준폐활량의 ±20%를 정상으로 본다.

(2) 심호흡을 하기에 적합한 조건으로 한다(포인트 참조).

■ 실시방법

(1) 폐활량계를 준비한다.

(2) 환자에게 측정방법을 설명하고 옷이 끼는 경우 느슨하게 푼다(포인트 참조).

(3) 흡입구에 일회용 마우스피스(흡입구용 통)를 끼운다.

(4) 환자는 심호흡을 하기 쉽게 등골을 펴고 흡입구의 마스크를 잡고 앉는다.

(5) 심호흡 연습을 2~3회 한다(포인트 참조).

(6) 공기를 깊게 흡입하고 흡입구의 마우스피스를 입에 밀착시켜 공기가 새지 않도록 한다.

(7) 간호사는 환자에게 신호를 보내 호흡을 하도록 하는 동시에 측정 기록의 버튼을 누른다(포인트 참조).

포인트 •브래지어와 코르셋을 풀고 편안한 의복을 입으며 식사 직후나 배뇨·배변 전에는 피한다.(2) •심호흡 방법, 날숨을 의식적으로 내쉬어 입에서 새지 않게 하는 것 등을 설명한다.(2) •환자가 긴장하지 않도록 말을 걸고 느긋한 기분으로 심호	흡을 할 수 있도록 한다.(5) •마우스피스에서 공기가 새지 않도록 하고 단숨에 숨을 불어 넣는다. 기록 버튼을 누르면 호기량이 기입된다.(7) •환자가 지시대로 하지 않는 경우 1, 2회 연습하고 조금 쉬고 나서 측정한다.(7)

---

23) 발드윈 식은 반듯이 누운 자세로 측정하고 80세 이상의 고령자를 대상으로는 하지 않는다.

24) 18세 이상의 연령에 사용한다.

⑻ 호흡이 끝나면 표시된 숫자를 기록한다. 단위는 10위까지 읽고 ㎖로 나타낸다.

⑼ 측정 후 흡입구의 일회용 마우스피스를 버린다.

⑽ 기록을 읽고 간호 기록에 기입한 뒤 기록용지를 첨부한다.

5장 자세·동작

1 자세·동작에 관한 간호의 의의

간호사는 환자를 돌보거나 기계와 기구를 사용할 때 어떻게 몸을 움직이면 불편하지 않고, 쓸데없는 동작을 하지 않고 최소의 노력으로 최대의 효과를 얻을 수 있는지 알아야 한다. 또한 환자가 일상생활의 도움을 받거나 진찰·치료를 받을 때 체위와 자세 유지 등에 대해서도 환자의 안전과 편안함을 위해 과학적이고 효율적이며 합리적인 자세와 동작 여부를 관찰하여 간호해야 한다.

환자의 일상생활 동작의 하나인 이동 동작은 다른 모든 일상생활 동작과 관련된 행동이다. 또한 이동 동작은 진찰·검사·치료를 받는 등 진료에 따르는 환자의 동작으로서, 검사나 수술 등 치료 시 자세로의 이송도 포함된다.

과학적이고 효율적이며 합리적인 자세나 동작을 하려면 기초지식으로서 역학을 중심으로 하는 물리학적 지식 이외에 심리학 등 기타 관련 영역의 지식이 필요하다. 인간의 동작과 행동에 관한 연구는 인간공학을 중심으로 의학, 체육학 등 다양한 분야에서 진행되고 있지만, 간호에서도 간호사와 환자의 동작에 관한 연구를 하고 있으며 더불어 다른 연구 분야의 성과를 활용하고 있다.

2 자세·동작에 관한 기초지식

A : 보디 메커닉스

'보디 메커닉스(body mechanics)'라는 말은 인간공학의 발달에 따라 어떤 동작을 하면 에너지를 낭비·소모하지 않고 피로를 피하며, 효율적으로 작업할 수 있는지 나타내는 말로 사용하게 되었다. 간호 분야에서도 이 말을 사용하여 간호사의 자세나 동작의 효율성, 합리성을 나타내고 있다.

보디 메커닉스는 인체의 골격·근육·내장 등 형태적 특성과 강도 특성을 파악하고 역학적 상호작용에 의해 만들어지는 자세나 동작을 말한다. 따라서 좋은 보디 메커닉스는 이러한 신체적 특징이 충분히 활용되고, 올바른 자세와 동작이 원활하게 진행되는 상태를 말한다.

커뮤니케이션은 인간의 신뢰관계와 니즈를 파악하기 위한 것이다. 상대의 정신적인 측면의 지원, 정보 수집(관찰)을 위한 간호 행위의 기본이 된다. 한편, 보디 메커닉스는 자신과 상대의 신체적인 측면과 직접적인 행동을 지원하고자 하는 간호 행위의 기본이다. 이러한 의미에서 커뮤니케이션과 보디 메커닉스는 신체적, 정신적 측면에서 상호 연관된 간호 기술의 초석을 이루고 있다고 할 수 있다.

1. 인간공학과 보디 메커닉스

보디 메커닉스는 자세와 동작으로 나타나며, 이러한 자세나 동작을 중심으로 연구하는 학문이 인간공학이다. 인간공학은 인간다운 생활과 작업을 하는 종합과학으로 발전하였다.[25]

인간공학에 대한 정의는 여러 가지 있지만 공통되는 점은 인간의 특성에 맞는 것을 설계하고 그것을 조작하거나 인간의 생활에 적합한 환경을 만들자는 것이다. 또한 인간공학은 의학, 공학, 심리학이 중심이 된 학문이지만 현재는 의료·생활과학과 관련된 여러 과학을 더해 학술적인 협력을 통한 연구를 진행하고 있다.

인간공학에서 인간의 특성으로 들 수 있는 것은 ① 인간의 형태적 특성 ② 근력적 특성 ③ 인간과 기계의 관계에서 여러 가지 정보 흐름의 적정화 ④ 환경 조건 ⑤ 시간적 요소가 있다. 인간의 활동은 이러한 모든 것과 관계하지만 자세와 동작 자체와 깊은 관계가 있는 것은 ① 인간의 형태적 특성과 ② 근력 특성이다.

보디 메커닉스는 이러한 인간의 특성을 파악한 신체운동의 메커니즘을 보여주고 이것은 자세와 동작으로 표현된다.

a : 자세

자세(posture)는 〈고우지엔〉(제7판, 2009)에 따르면 ① 몸의 구조 ② 일에 대한 태도를 말한다. ①은 신체의 상태를 의미하고 ②는 일에 대처하기 위한 태세 등 관념적인 것에 대한 표현이다. 이 두 가지에 공통되는 점을 '자세'라고 한다.

자세의 '모습'은 문자 그대로 '모습'으로서 정적인 것이며 '세'는 '기세'로서 움직임을 나타낸다. 따라서 '자세'는 모습이 연속하고 있는 것을 나타낸다.

일상생활에서 표준 자세는 ① 직립 자세(걷는 자세 포함) ② 의자에 앉은 자세 ③ 바닥에 앉은 자세(양반다리 포함) ④ 잠자는 자세가 있고, 이 밖에 작업이나 운동을 하는 자세도 있다.

작업을 하는 경우의 자세(작업 자세)는 작업 시 신체 각 부분의 상대적인 위치 관계와 공간을 차지하는 위치로 정의되어 있다.[26] 작업의 자세를 결정할 때 고려해야 할 것은 ① 시각 ② 순환계의 중심인 심장의

---

25) '인간공학'이라는 명칭은 미국의 휴먼 엔지니어링(human engineering)에 해당하는 것으로 유럽에서는 에르고노믹스(ergonomics) 등이 이용되고 있다. 에르고노믹스는 그리스어의 ergon(일)과 nomos(관리 또는 방법), ics(학을 의미하는 접미사)가 합성된 단어다.
26) 인간공학 핸드북 편집위원회편저: 인간공학 핸드북(증보 제2판), p310, 금원출판, 1972

위치 ③ 신체의 중심 ④ 신체 각 부위의 관절 등 동작 범위를 아는 것이다. 이에 대한 자세한 내용은 아래와 같다.[27]

(1) 시각 안구의 위치가 중심점으로 눈은 그 대상물에 필요한 한도에서만 접근하므로 전굴 자세와 측굴 자세 등으로 본다는 목표를 달성하기 위해 신체의 위치가 바뀐다.

(2) 심장의 위치 심장으로부터 위에 있는 곳은 물리적으로 혈액을 보내기 어렵고 아래에 있는 곳은 혈액의 반환이 어렵다. 작업 자세로 장시간 서 있으면 다리에 부종이 나타나거나 손을 올린 채로 있으면 저리는 등 심장과의 위치 관계가 영향을 준다.

(3) 신체의 중심 사람은 중심 위치가 상하, 좌우, 앞뒤로 이동할 때 중심 위치를 고정하는 움직임을 취하는 경우가 많다. 예를 들어 오른손으로 물건을 잡을 때 신체는 무의식적으로 왼쪽으로 기울어진다. 이것은 중심을 오른쪽으로 이동하려는 외부의 움직임에 대해 중심 위치를 이동시키지 않으려는 자세의 보정에 의한 것이다.

한편, 동적인 자세를 취할 경우에는 중심 이동을 이용한다. 예를 들어 무거운 물건을 실은 수레를 밀려면 다리를 앞뒤로 벌리고 몸을 수레 쪽으로 크게 기울여 자신의 중심을 수레에 가깝도록 자세를 취하는 것이다.

(4) 신체 각 부위의 관절 수작업의 경우에는 팔꿈치 관절을 구부린 위치에서 일하기 때문에 팔꿈치 관절이 중심이 된다. 또한 삽을 사용하는 경우 팔 운동은 어깨 관절이 받침점이 된다(포인트 참조). 그리고 발은 바닥 또는 지면에 고정하고 상체를 움직이는 작업에서는 고관절이 중심이 되어 움직인다. 보행 등에서는 고관절과 무릎 관절이 중심이 되어 움직인다.

b : 동작

동작(motion)은 〈고우지엔〉에 따르면 ① 일을 하려고 신체를 움직이는 것 또는 그 움직임 ② 행동거지 ③ 거동이다. 인간공학의 관점에서 보면 작업 자세의 움직이고 있는 최소 단위가 동작으로, 작업 자세와 동작은 표리일체라 할 수 있다. 즉 작업(단위 작업)은 몇 가지 작업(요소 작업)으로 이루어지지만 그 요소 작업은 하나하나의 동작으로 구성되어 있다. 예를 들어 침대 정리라는 작업을 하는 경우 담요와 이불을 까는 작업은 작업 단위이다. 그리고 접힌 시트를 펼치고 매트리스 패드 위로 펴고 매트리스 머리에 시

포인트 • 자세를 고정하지 않는 상태가 장시간 습관이 되면 좌우 어깨의 높이에 차이가 생긴다.

---

27) 26)과 같은 책 p313~314에 다시 설명

트를 넣는 작업은 단위 작업을 수행하는 하나하나의 요소가 되는 요소 작업이라고 할 수 있다. 시트를 펼칠 때 여러 단계의 신체 각부 움직임 하나하나는 동작이다. 동작을 몇 가지 모아 요소 작업이 구성되고 그 요소 작업을 일부 모으면 단위 작업이 된다.

우리는 일상적인 동작을 하는 경우 자연 동작 속에서 합리적인 동작을 관찰하고 불필요한 동작은 하지 않도록 노력한다. 이를 법칙화한 것이 '동작경제의 원칙(the principles of motion economy)'[28]이다.[29] 이 원칙 속에서 다음 항목은 간호 동작에 모두 활용하였으면 하는 것들이다(괄호 안의 내용은 저자 설명).

(1) 가능한 한 신체의 중심이 상하·수평 방향의 이동을 적게 한다.

(2) 양손은 될 수 있는 한 반대 방향으로 움직이게 한다(평형을 유지하고 중심의 극단적인 이동을 피한다).

(3) 동작의 부담은 가능한 한 양손·양다리 등에 분담한다(일부 근육에만 부담을 주는 것은 피로로 이어진다).

(4) 동작의 경우 손의 운동 범위는 너무 넓히지 않도록 한다(작업 공간을 이해하고 수행한다).

(5) 방향 전환을 원활하게 할 수 있도록 원형·활모양 등을 그려 동작의 궤도가 진행되도록 한다(급격한 방향 전환은 골격과 근육의 운동에 지장을 초래한다).

(6) 반사적으로 하는 행동, 예를 들어 긴급한 경우 브레이크 조작 방향은, 손은 가까이 당기는 방향으로 발은 뻗는 방향으로 한다(위험한 상태일 때는 본능적으로 손이 가슴을 감싸듯 긴축하기 때문에 그것을 이용한다. 다리는 차는 힘이 커진다).

(7) 짐을 들고 다니는 경우에는 가급적 양손으로 나누어 든다(한쪽의 부담을 적게 해 중심 위치가 신체의 중심선에 유지하므로 안정감이 있다).

(8) 동작에 따라 적합한 근력을 발휘할 수 있도록 한다.

(9) 신체에 가해지는 부하를 줄이기 위해

    ① 마찰력이 작아지도록 한다.

    ② 사면을 효율적으로 사용한다.

    ③ 지렛대의 원리를 이용하는 등 힘의 모멘트를 이용한다(이후에 설명).

(10) 안정성을 고려한 동작 방법을 이용해야 한다(이후에 설명).

(11) 충격을 줄인다(바닥을 걷는 경우에는 콘크리트보다 카펫을 까는 것이 충격이 작다).

(12) 인체와의 접촉면을 넓게 하고 인체의 단위 면적에 가해지는 힘은 작아지도록 한다.

(13) 물건을 움직이거나 흔들 경우 흔드는 손의 길이 조절 등 고유의 진동을 이용하면 힘을 별로 안 들

---

28) 동작경계의 원칙은 길브레스(Frank Bunker Gilbreth)가 제창하고 그 후에 많은 학자들에 의해 정비된 것이다.
29) 26)과 같은 책 p334~337에 다시 설명

이고 큰 일을 할 수 있다.

(14) 물건이 미끄러지지 않도록 마찰계수를 필요에 따라 확대하고 동작의 안정을 유지한다((10)과 관련이
    있으며 (15) 참조).

(15) 동작을 할 경우에 신체의 안정성을 유지하기 위해서는 기저면적을 크게 하고 중심을 낮추며 움직
    임의 균형을 생각한다.

(16) 커다란 근력을 발휘하는 경우 정교함은 떨어진다(미세 숙련된 작업은 손가락 등 작은 근육으로 실시
    한다).

(17) 동작 중 가능한 부분은 기계로 바꿀 것을 생각한다.

(18) 심장 높이보다 낮은 곳에 혈액을 보내기 쉽고, 높은 곳에는 혈액을 보내기 어렵기 때문에 국소 순
    환장애가 일어나지 않도록 동작에 주의한다. 또한 사용하는 장기에는 산소 공급이 필요하므로 혈
    액순환 양이 증가하지만, 사용하지 않는 국소 부위에도 순환장애가 일어나지 않도록 동작의 주기
    를 생각한다.

(19) 동작의 거리를 가능한 한 짧게 한다.

(20) 기본 동작의 수는 가능한 한 적게 한다(불필요한 움직임을 줄여 동선을 생각한 동작을 한다).

(21) 관성의 법칙을 이용하면 동작이 쉬워진다(뉴턴의 운동 제1법칙).

(22) 불필요하게 손을 대지 않는다.

(23) 동작을 어느 정도 조합하여 움직임의 수를 적게 한다.

(24) 중력의 이용을 고려하여 동작을 쉽게 한다.

(25) 동작을 하는 신체 각부의 위치가 자연 위치에서 멀리 떨어지지 않는다(작업역 내에서 동작을 한다).

(26) 발로 조작하는 경우는 그다지 높은 정교함이나 빠른 템포는 요구할 수 없다(손이 발보다 능숙하게
    일할 수 있다).

(27) 동작에 요구되는 반응·시간은 인간 능력의 한계 내에 있어야 한다.

(28) 동작의 거리를 짧게 하여 작동시간을 줄이고 능률도 올린다.

2. 간호의 자세와 동작

동작경제의 원칙은 보디 메커닉스에 필요한 물리학 지식을 중심으로 인간공학에서 본 효과적인 동작방식을 나타내는 것이다. 간호 현장에서 자세와 동작을 제대로 하려면 간호사와 환자 모두, 또한 간호사와 환자가 함께 만들어내는 자세와 동작이 제대로인지 생각할 필요가 있다. 이를 위해 간호 현장에서 자세와 동작에 요구되는 것은 간호사의 과학적이고 합리적인 자세와 동작 그리고 환자의 안전하고 편안한 자

세와 동작이다. 여기에서는 ⓐ 체위 ⓑ 작업 공간 ⓒ 안정성 ⓓ 운동에 초점을 맞추어 생각해보자.

a : 체위

자세를 구조와 체위로 나누면 체위는 신체의 중력 방향에 대한 위치 관계이며 자세가 정지한 상태지만, 여기서는 간호 현장에서 문제가 되는 환자의 체위에 대해 생각해보자. 체위를 크게 나누면 다음과 같이 일반적인 체위와 특별한 체위로 나뉜다. 이를 그림으로 나타내면 〈그림 1-E-1〉과 같다.

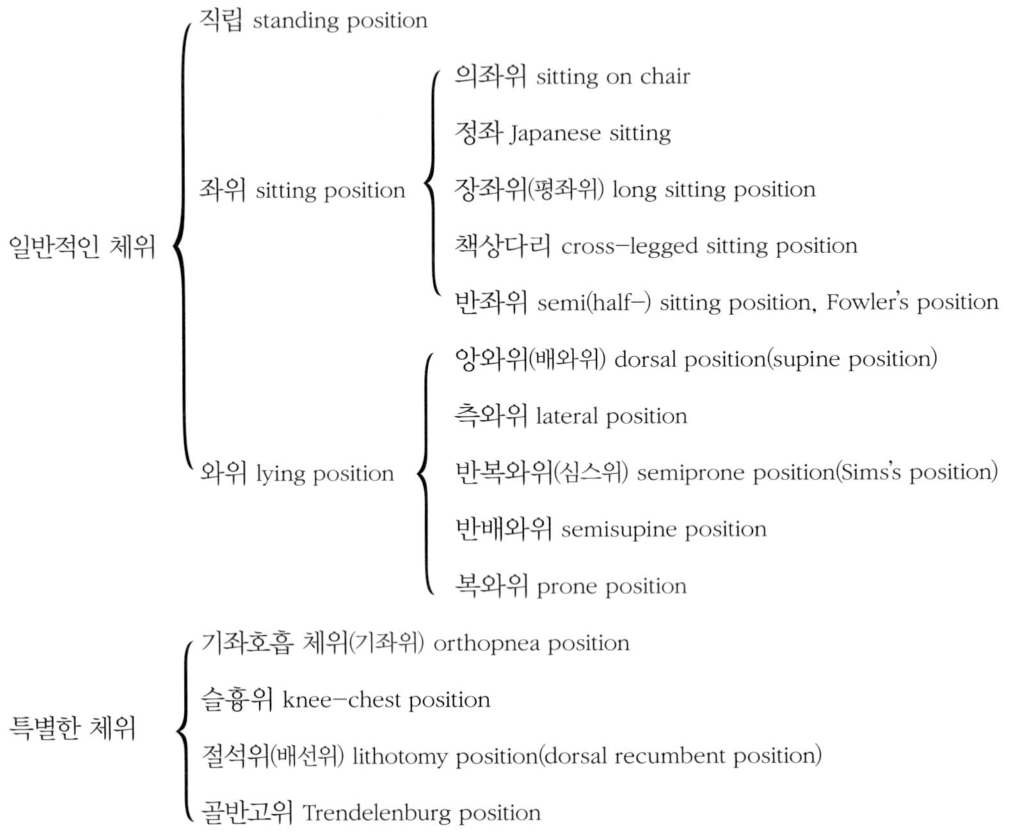

■ 직립

인간이 다른 동물보다 진화하고 있음을 나타내는 체위는 직립 자세이며 발바닥 부분을 기저면(그림 1-E-2)으로 서 있는 상태를 말한다. 직립은 기저면적이 작기 때문에 일반적인 체위 중에서 가장 지치기 쉬운 체위이다(포인트 참조).

> **포인트** •직립 시에 목과 어깨를 앞으로 내밀고 복부가 움푹 들어간 것 같은 자세를 취하면 호흡기와 심장을 압박하고 등과 배 근육의 긴장이 없어진다. 또한 내장하수를 일으켜 척추의 변형을 초래하고 교감신경도 압박하기 때문에 신체적·정신적으로 기능이 저하된다.

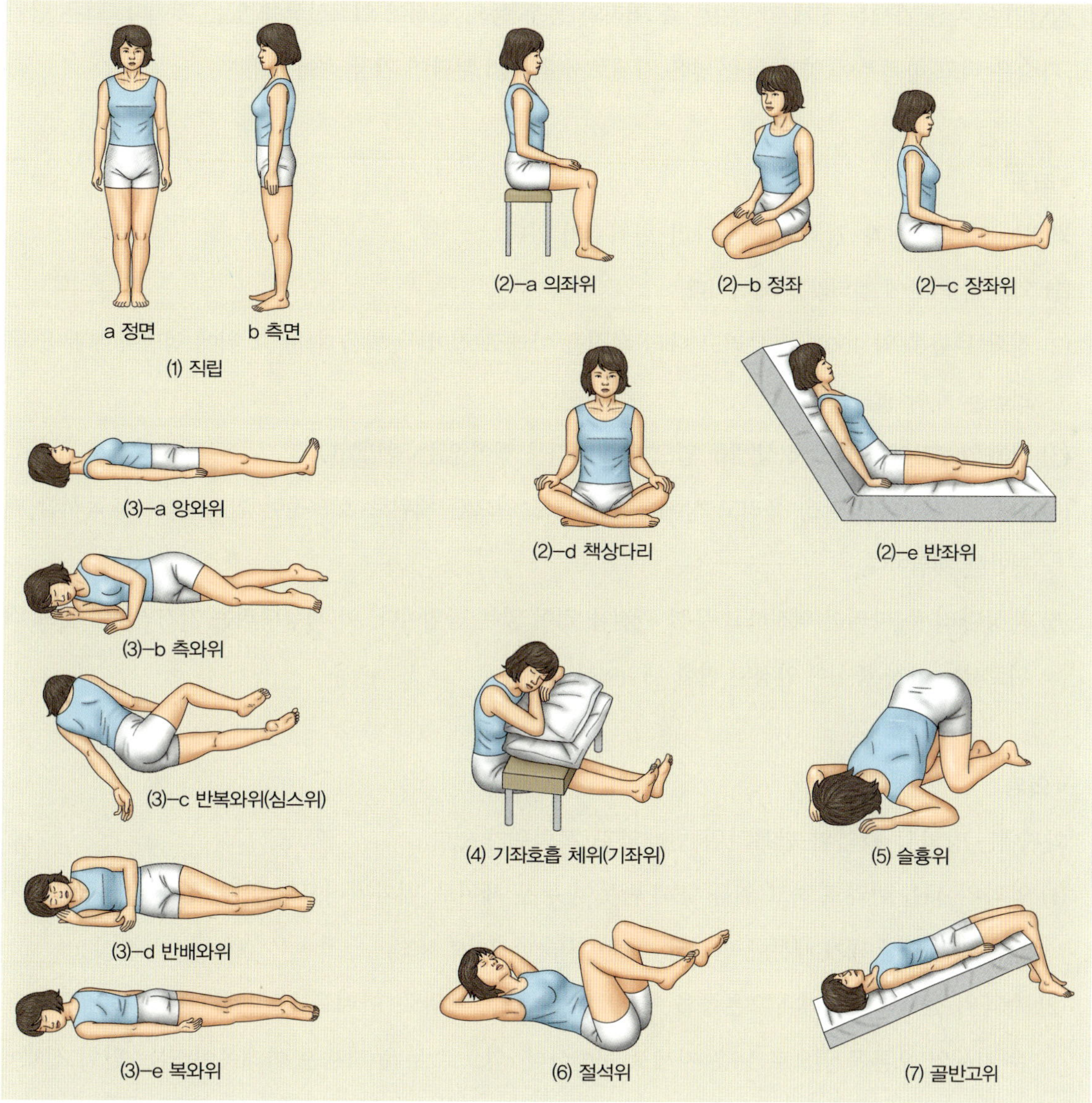

그림 1-E-1 체위의 종류

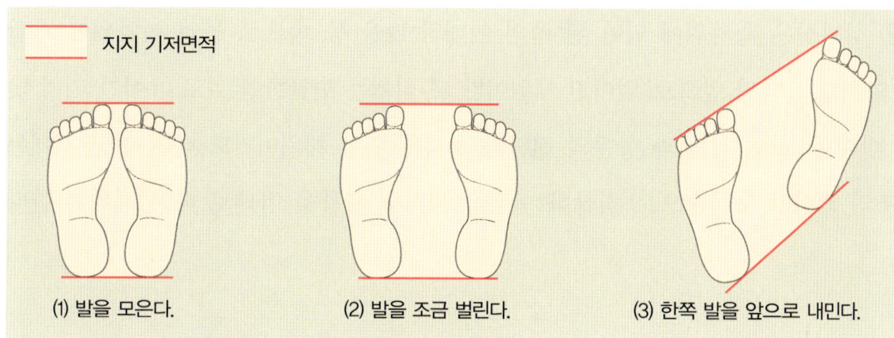

그림 1-E-2 족저부의 위치에 의한 지지 기저면적의 변화

직립의 올바른 자세는 신체 각 부분, 즉 머리와 몸통 등의 중심이 일직선상에 있는 것이다. 턱은 당기고 가슴은 펴고 하복부에 약간 힘을 넣은 자세로서 척추의 부담이 가장 적어진다.

■ 좌위

좌위는 의좌위·정좌·장좌위·책상다리·반좌위가 있다.

(1) 의자위 의자에 걸터앉은 체위이다.

(2) 정좌 무릎을 약 160도 구부리고 다리 관절을 아래로 접어 두 발을 겹쳐 그 위에 엉덩이 부분을 올려놓는 체위이다.

(3) 장좌위(평좌위) 침대에서 상체를 일으키고 다리를 뻗어 앉는 방법이다.

(4) 반좌위 침대의 상단을 올리고 상체를 15~45도 일으킨 체위로 호흡곤란 환자와 식사·독서할 때 편안한 체위이다.

(5) 책상다리 두 다리를 외전하고 무릎 관절을 접어 앉는 방법이다. 이 책상다리는 기저면적이 넓고 좌위로서는 가장 중심이 안정된 편한 체위이다.

■ 와위

와위에는 앙와위·측와위·반복와위·반배와위·복와위가 있다.

(1) 앙와위 등을 아래로 하고 위를 향해 반듯이 누운 체위로 '배와위'라고도 한다. 신체의 중력이 미치는 면적이 가장 넓기 때문에 안정된 자세이다(p119 포인트 참조).

(2) 측와위 신체의 왼쪽이나 오른쪽을 아래로 하여 누운 체위로, 아래로 한 쪽에 따라 왼쪽 옆으로 누운 자세와 오른쪽 옆으로 누운 자세로 구별한다. 옆으로 누운 자세는 아래쪽이 되는 팔이 신체에 압박되어 순환장애를 일으키거나 저릴 수 있다. 척추를 굽혀 새우처럼 둥근 모양이 되므로 '굴곡측와위'라고도 한다(p119 포인트 참조).

(3) 반복와위(측복위) 상반신은 측와위에 밑이 된 쪽의 어깨와 팔을 등 쪽으로 돌려 복와위에 가깝고, 하반신은 측와위보다 약간 앞으로 엎어진 체위이다. 휴식에는 편안한 체위로 유아가 지쳐 낮잠을 자고 있을 때 종종 보인다. 질과 항문의 진단과 처치를 위한 체위이기도 하며 진단 시에는 환자의 신체 구조와 의사가 오른손으로 진찰하는 것을 생각해 왼쪽을 아래로 하는 체위를 한다(심스 위[30]).

---

30) 심스위는 반복와위 중 왼쪽을 밑으로 한 체위이지만 오른쪽을 밑으로 하는 반복와위도 심스위라고 통칭하는 경우도 많다.

(4) 반배와위(후경체위) 반 엎드려 누운 자세와는 반대로 몸통을 옆으로 누운 자세 위치에서 약 45도 뒤쪽으로 젖히는 체위이다. 베개와 이불에 기대어 환자의 욕창 예방과 치료를 위해 취해지는 경우가 많다.

(5) 복와위 엎드린 자세로 이 체위를 취할 때는 질식하지 않도록 얼굴을 옆으로 향한다. 팔을 가볍게 굽혀 세운 형태를 취하면 승모근과 삼각근 등 어깨근육의 긴장이 완화된다(포인트 참조).

■ 기좌호흡 체위

'기좌위'라고도 하며 좌위보다 조금 앞으로 굽힌 자세로 오버 침대 테이블 등에 베개를 두고 기대기 쉽도록 한다. 심장 질환 환자에게 심장의 위치를 높게 하여 혈액순환에 따른 부담을 줄이기 위해 이용하거나, 와위에서는 호흡곤란을 일으키는 순환기·호흡기 환자에게 사용된다.

■ 슬흉위

침대 면에 가슴과 무릎을 붙이고 허벅지를 최대한 침대 면에 수직으로 하여 엉덩이 부분을 세운 체위로 항문 진찰이나 자궁의 위치를 확인할 때 또는 산욕 체조의 하나로 사용된다.

■ 절석위[31]

'절석위' 또는 '배선위'라고 하며 앙와위에서 무릎 관절을 굽혀 대퇴부를 세우고 엉덩이 관절을 외전·외선한 체위로 회음·질·자궁·직장·항문의 진찰에 이용한다. 하지를 안정시키기 위해 발바닥을 침대나 발걸이에 고정한다. 진찰대에는 대퇴부를 지지하는 장치가 있는데 보통 침대에서는 대퇴부나 무릎 관절을 지지하면 편해진다. 또한 두 다리를 책상다리처럼 하는 것도 있다.

■ 골반고위

머리를 복부와 다리보다 낮게 한 체위로 '트렌델렌버그 체위'라고도 한다. 진찰과 치료를 할 때 사용한

포인트 • 앙와위는 요추에 미치는 압력이 적은 체위로 안정을 요하는 환자에게 적합하다.(1)
• 측와위는 압박을 적게 주기 위해 밑에 있는 팔의 팔꿈치 관절을 조금 굽히고 위쪽의 팔도 신체를 압박하지 않도록 하며,

균형을 잡기 위해 무릎 관절을 조금 굽힌다.(2)
• 복와위를 할 때 팔을 가볍게 굽히면 상체를 일으킬 때에 무릎 관절로 지지할 수 있다. 복와위는 진찰과 등 수술 시에도 이용하는 체위이다.(5)

---

31) 최근에는 '절석위'라는 단어를 쓰고 있는데 기존의 '쇄석위'를 말한다. 절석위를 관용어로 '재석위'라고도 하지만 올바른 표현은 '절석위'이다.

다. 이 체위를 하면 복부 내장이 중력에 의해 가슴을 압박하는데 각도가 가파를수록 압박이 커진다. 몸이 미끄러지는 것을 방지하기 위해 어깨를 누르게 되는데, 이 때문에 일어나는 상완신경총 마비를 예방하기 위해 장시간이 소요될 때는 어깨 누르는 위치를 가끔씩 바꾼다. 특히 목 근처를 압박하지 않도록 한다.

b : 작업 공간

작업 공간은 일정한 자세로 신체 각부를 움직일 때 만들어지는 공간을 말한다. 동작을 효율적으로 하기 위해 작업 공간을 활용한다.

수작업은 작업대 위에서 하는 경우가 많지만 수평면에서의 작업 공간은 〈그림 1-E-3-(1)〉[32]와 같은 범위이다. 간호사가 앉아서 하는 작업으로는 컴퓨터 입력, 용지의 출력, 기록 등이 많으며 작업 자세는 〈그림 1-E-3-(2)〉에 나타내었다.

수직면 작업 공간은 서랍을 정리하는 경우 등에 활용되어 선 채로 작업할 때는 눈높이에서 무릎높이까지의 범위가 작업하기 쉽고, 특히 빈도가 높은 동작은 피로가 적다. 또한 수직면 작업 영역의 높이에서 수평 작업 영역을 각각 결합하여 입체적인 작업 공간이 된다.

〈그림 1-E-4〉는 물품 정리 등을 할 때의 작업 자세로 직립과 앞으로 굽히거나 쭈그리거나 할 때의 자세를 나타낸 것이다. (4) 앞으로 굽히거나 (5) 쭈그리는 데 따라 신체의 안정을 위해 기저면적을 넓게 하고, 그 안에 중심을 두는 모습을 볼 수 있다. 또한 눈의 위치나 팔의 위치에 따라 어깨와 팔 근육의 수축과 이완 상태, 그에 따른 순환 동태에 대해서도 검토가 필요하다는 것을 나타내고 있다.

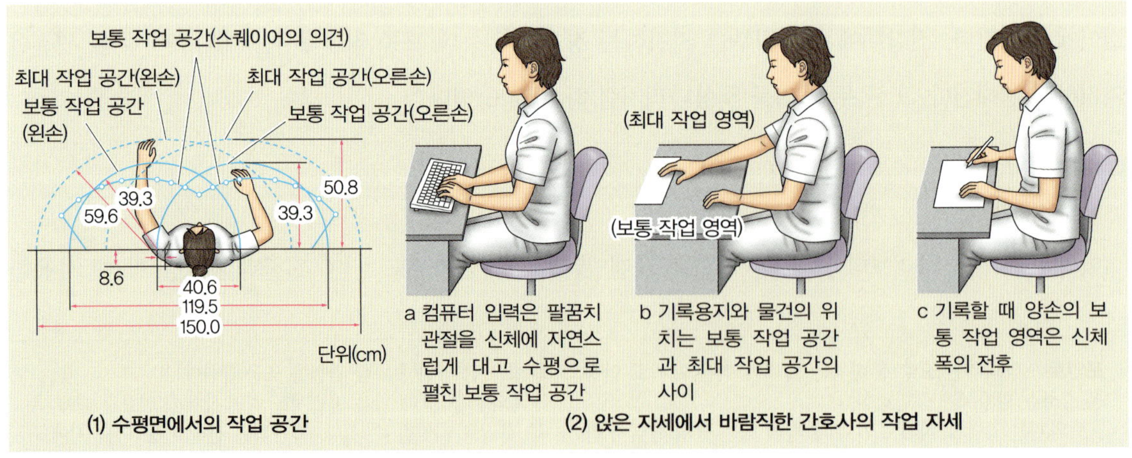

그림 1-E-3 수평면에서의 작업 공간과 작업 자세

32) 이 그림은 캘리포니아 대학 반스(R. M. Barnes)가 보고한 것으로 미국의 스퀘어가 실제의 작업은 물건을 손으로 잡거나 조작한다는 것을 고려하여 추가한 것이다.

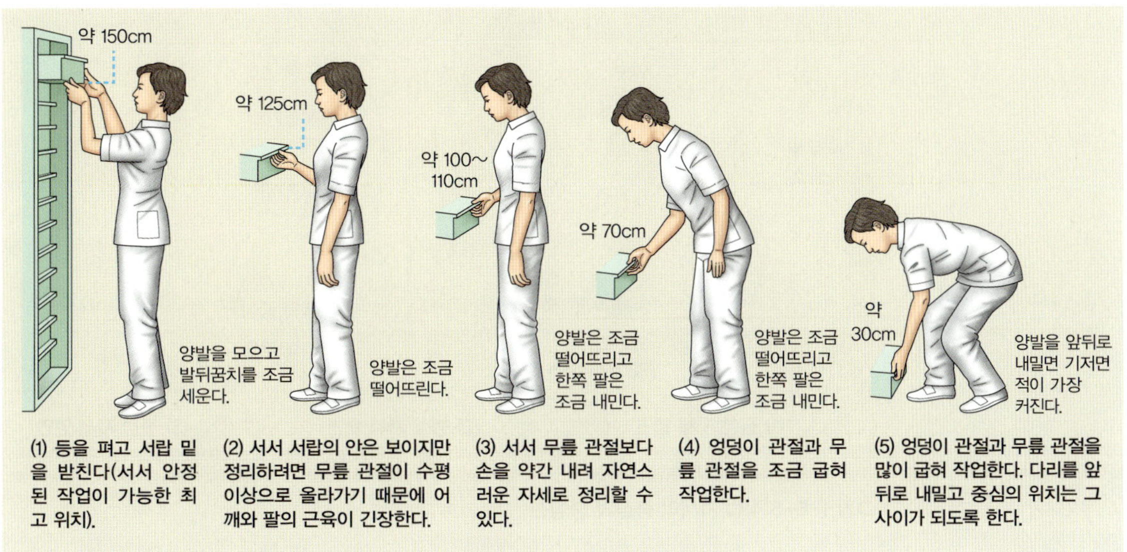

그림 1-E-4 서랍의 높이와 작업 자세(신장 162cm, 신발 굽높이 3cm의 경우)

c : 안정성

간호사가 동작을 할 때는 동작경제의 원칙(p114~115, (10), (14), (15) 참조)을 고려하면서 간호사 자신의 안전을 생각하고 안정을 도모해야 한다. 여기에서는 간호사와 환자 모두의 상호 안전과 편안함을 유지하기 위해 간호사의 체위 안정성과 환자의 자세·동작의 안정에 특히 관계가 있는 요소에 대해 언급하기로 한다.

■ 중심

인체의 무게중심은 사람의 체형이나 신체 각부의 중력에 따라 조금씩 다르지만, 대부분 제2선추 위치에 있다. 중심 위치는 낮을수록 안정성이 좋기 때문에 체위에서 본 안정성은 와위 > 좌위 > 직립이며 와위 중에서도 앙와위가 가장 안정성이 좋다. 직립에서는 〈그림 1-E-5〉처럼 머리의 중심과 몸통의 중심이 일직선상에 있고, 다리의 선도 곧게 이어지는 자세가 안정적이다. 측면에서 보면 이수(내)-어깨돌기-대전자의 중심-무릎뼈 전면-외과의 약 2cm 전면이 일직선상에 있고, 뒤에서 보면 후두융기-각 추골돌기-전열-양 무릎 관절 내측의 중심-양 내과부의 중심이 일직선상에 있다. 다시 말해 직립 자세로는 아래턱을 당기고 가슴을 펴서 하복부에 약간 힘을 준 자세가 척추에 부담이 가장 적다.

■ 기저면적

기저면적은 '바닥 면적'이라는 뜻으로 바닥이나 지면에 접하는 신체 부위의 면적을 말한다. 앙와위의 기저면적이 가장 크다. 직립의 경우에도 다리를 가지런히 하고 서면 다리의 면적이 기저면적이 되지만 조

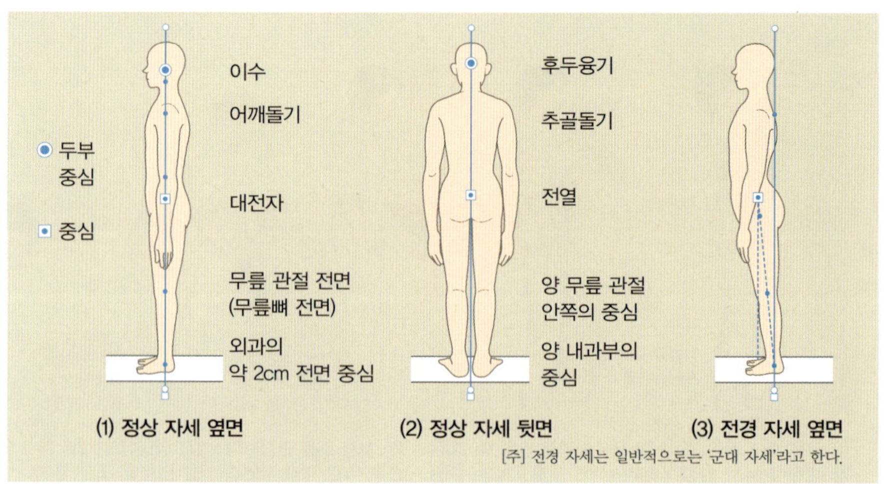

그림 1-E-5 직립 자세의 중심과 중심선

금 넓히면 신체를 지지하는 면적(지지 기저면적)은 넓어진다(p117, 그림 1-E-2 참조). 지지 기저면적은 넓을수록 안정성이 있으며 그 위에 중심선이 오면 안정성이 좋아진다.

동작을 하면 기저면적과 중심선이 바뀌므로 중심선의 이동에 따라서 다리 위치를 바꿔 중심선이 항상 기저면적의 중앙 부분에 있게 한다. 전방에 있는 것을 잡을 때 한쪽 다리를 내딛고 잡는 것이 그 예다.

■ 마찰

병원 바닥이 너무 매끄러우면 간호사도 환자도 넘어지기 쉬워 다리에 힘을 주고 종종걸음으로 걷게 된다. 이런 자세는 안정성이 적어 불필요한 에너지를 사용하게 된다. 신발이 미끄러울 때도 마찬가지다. 따라서 바닥재나 신발은 마찰계수가 큰 것을 선택할 필요가 있다.

바닥은 마찰계수가 큰 재질의 것을 선택하고 미끄러지지 않게 청소 방법 등을 궁리한다. 신발은 착지면적이 넓은 것을 선택하고 바닥 재료는 마찰계수가 높으면 안정성이 좋아진다. 즉 착지면적이 좁은 가죽 바닥 하이힐보다 착지면적이 넓은 굽 단화 쪽이 좋고, 가죽 바닥보다는 고무 바닥이 작업에 적합하다. 특히 운동 장애가 있는 환자는 고무 바닥 운동화가 적합하다. 입원 환자가 지참하는 슬리퍼나 신발에 주의하고 안정성을 충분히 고려하도록 지도한다.

d : 운동

우리가 자세를 유지하거나 동작을 할 수 있는 것은 골격의 위치나 관절의 움직임을 근육이 조정하고 있기 때문이다. 따라서 보디 메커닉스에서 운동은 신체 각부의 골격근육이 신경의 작용으로 수축하여 관절을 움직이는 역학적인 것이며, 관절을 지점으로 하는 지렛대의 작용에 의한 것이라 할 수 있다.

(1) **골격근의 움직임과 관절의 운동** 골격근의 양단에는 힘줄 또는 건막이 있으며, 여기에 뼈와 다른 근육에 붙어 있다. 골격근에 부착된 끝은 '기시'와 '정지(부착)'라고 한다. 몸통에 가깝고 수축할 때 이동이 적은 쪽이 기시이고, 몸통에서 멀고 이동이 많은 쪽이 정지이다. 이 부착단은 하나의 뼈에 모두 붙어 있는 것이 아니라 반드시 다른 뼈에 같이 붙어 있다. 예를 들면 〈그림 1-E-6〉과 같이 전완을 굽히는 상완이두근은 견갑골에서 시작되고(기시) 요골에 붙어 있다(정지). 또한 전완을 펴는 상완삼두근은 견갑골과 상완골에서 시작돼 척골에 부착되어 있다. 이처럼 기시부와 정지부의 뼈가 반드시 인접한 뼈라고는 할 수 없다. 그러나 뼈와 뼈 사이에는 관절이 존재하고 있다.

근육은 작동 후에 굴근·신근·내전근·외전근·회선근·길항근·결항근·협력근으로 구별된다. 길항근은 굴근과 신근·내전근·외전근 등 상반되는 방향의 운동을 하는 근육을 말하며, 협력근은 같은 방향의 운동을 공동으로 하는 것이다.

간호 동작이나 환자의 운동도 이러한 근육이 장축 방향으로 수축하여 뼈를 움직이는 관절의 운동이며, 운동의 방향에 따라 다음과 같은 명칭으로 부른다(그림 1-E-7).

1) 굴곡(flexion): 구부리는 운동

2) 신전(extension): 펴는 운동

3) 내전(adduction): 몸의 사지를 몸통에 가깝게 하는 운동

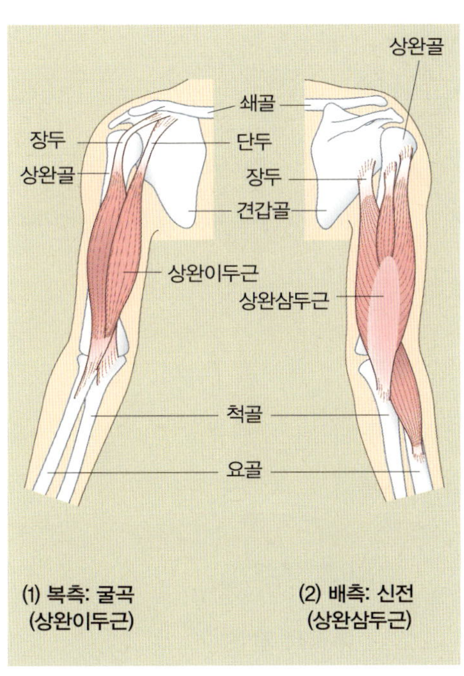

그림 1-E-6 전완을 굴곡·신전시키는 근육과 뼈의 관계

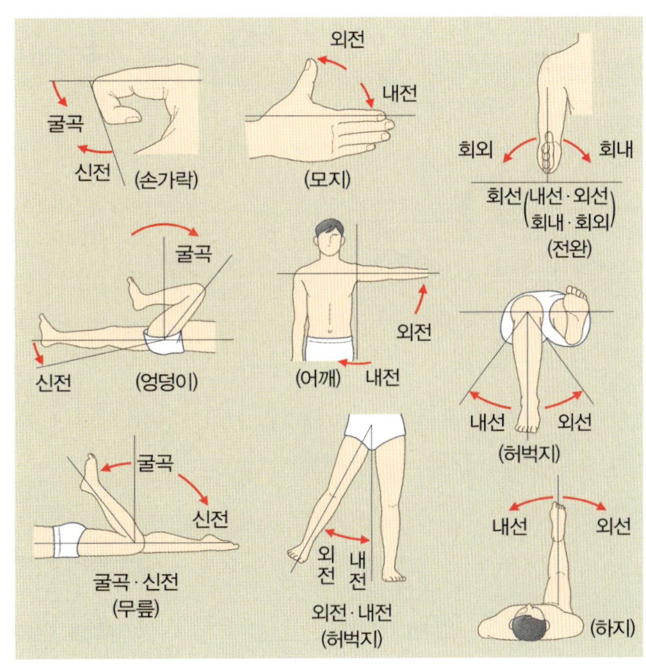

그림 1-E-7 관절에 의한 운동의 예

4) 외전(abduction): 몸의 사지를 몸통에서 멀리 하는 운동

5) 회전(축시, rotation): 몸의 사지 또는 몸통의 장축을 축으로 회전하는 운동(구르기운동)

　　① 내선(internal rotation): 전면이 신체의 정중앙선에 가까워지게 하는 선회운동

　　② 외선(external rotation): 내선과 역방향의 운동

　　③ 회내(pronation): 회선운동 중 전방으로 향한 손바닥을 몸통 쪽으로 돌리고 뒤로 전환시키는 운동

　　④ 회외(supination): 회내의 반대 운동

(2) 지렛대(임자)의 작용　인체의 많은 관절은 지렛대의 원리에 의해 움직인다. 간호사가 환자 치료를 하거나 기구를 사용하는 동작, 환자가 신체를 움직이는 경우에도 지렛대의 기능에 따른 경우가 많다.

지레에는 다음과 같은 기능이 있다.

1) 동일한 결과를 얻는 데 힘이 적게 드는 역학적 유리성이 있다.

2) 운동의 범위가 넓어진다.

3) 운동의 속도가 증가한다.

지렛대는 힘이 가해지는 위치 관계에 따라 지점(fulcrum, F), 역점(force point, FP), 작용점(the point of action, PA)이 있다(그림 1-E-8). 역점과 지점의 직선거리가 작용점에서 지점까지의 직선거리보다 긴 경우,

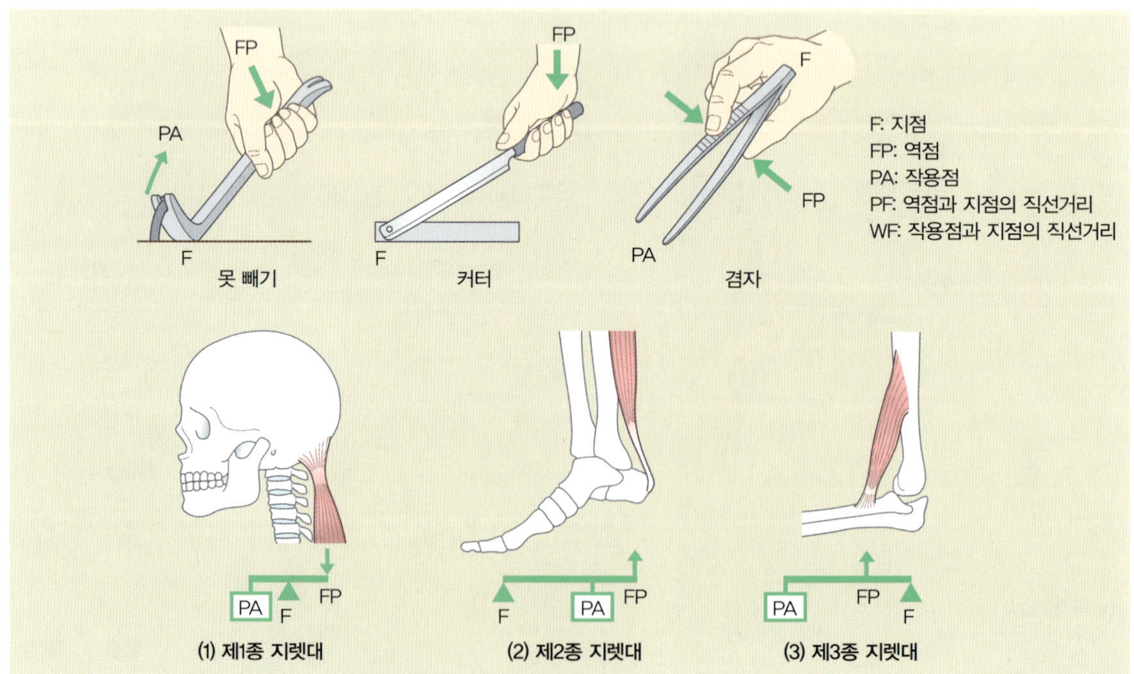

그림 1-E-8 인체 기관에서 볼 수 있는 3종류의 지렛대

즉 〈그림 1-E-8〉의 PF > WF인 경우 역학적 유리성이 작동하여 힘이 적게 든다. 반대로 PF < WF의 경우 역학적 유리성은 없지만, 운동 범위의 증대와 속도 증가가 이루어진다.

인체에서 지점·역점·작용점의 관계를 보면, 지점은 관절이며 역점이 되는 것은 수축하는 근육의 뼈 부착부, 작용점은 움직이는 부분의 중심이다. 이러한 관계를 지렛대 유형으로 나누어 실명하면 다음과 같다.

1) 제1종 지렛대: 지점이 역점과 작용점 사이에 있는 것이다. 지점이 사이에 끼어 있기 때문에 안정되어 있다. 예를 들어 못 빼기의 원리가 이것이며 인체에서 고개를 앞뒤로 움직이는 운동, 상완삼두근에 의한 팔꿈치 관절의 신전운동에서 볼 수 있다. 고개를 앞뒤로 숙이는 운동을 보면 지점은 후두골 환추 관절이고 작용점은 머리의 중심이고 역점은 작용하는 근육의 부착부이다.

2) 제2종 지렛대: 작용점이 역점과 지점 사이에 있는 것이다. PF > WF이기 때문에 힘은 적어도 된다. 커터와 감자 으깨기 등의 원리가 여기에 해당하고 발끝을 세워 뒤꿈치를 든 상태로 볼 수 있다. 이 경우의 지점은 중족 관절, 작용점은 신체의 중심, 역점은 하퇴삼두근이 수축하기 때문에 아킬레스 건의 부착부가 된다.

3) 제3종 지렛대: 역점이 지점과 작용점 사이에 있고 WF > PF에 의해 역학적 유리성은 없다. 핀셋(족집게)이 예이며, 인체에서는 이러한 경우가 가장 많고 역학적 유리성은 없지만 운동 범위와 속도가 증가한다. 즉 약간의 근육 수축으로 움직이는 범위가 커지고 빠른 속도로 움직인다. 그 예로는 팔꿈치 관절을 지점으로 하고 상완이두근의 부착부를 역점으로 해서, 손의 중심을 작용점으로 한 팔꿈치 관절의 굴곡을 들 수 있다.

간호사는 일상생활에서 이러한 지렛대 기능을 활용하여 유리한 점을 살리는 신체의 움직임이나 기구의 사용으로 불필요한 근육의 낭비를 피하고 환자의 안전과 편안함을 도모하려는 것이다.

B : 키네스테틱

키네스테틱(Kinaesthetics)은 독일에서 제창된 개념이며, 일상생활 활동을 하는 '사람의 움직임에 대한 연구'를 의미한다. 키네스테틱의 목적은 일상생활 동작을 실제적이고 효율적으로 계획하고 실천하는 데 도움을 준다는 것이다. 즉 사람의 자연스러운 움직임을 알고 그 움직임을 활용하는 것이다. 키네스테틱은 ① 상호작용(interaction) ② 기능 해부 ③ 사람의 움직임 ④ 사람의 기능 ⑤ 힘 ⑥ 환경의 6가지 개념으로 구성되어 있다. 6가지 개념에서 행동의 의미를 분석하고, 이들을 조합하여 효율적인 운동을 수행하는 것이다. 6가지 개념의 자세한 내용은 다음과 같다.

(1) 상호작용: 사람의 행동을 오감을 통해 관찰하고 그 사람 스스로 할 수 있는 것과 할 수 없는 것을

판별하는 것이다.

(2) 기능 해부: 뼈와 근육이 어떻게 그 일을 담당하고 있는지 파악하는 것이다.

(3) 사람의 움직임: 사람의 행동범위를 지지하는 관절의 가동성과 근육의 크기에서 어떤 움직임이 가능한지 판별하는 것이다.

(4) 사람의 기능: 목적에 맞는 행동을 어느 정도 할 수 있는지 파악하는 것이다.

(5) 힘: 사람이 행동할 때 체중의 이동이 어떻게 이루어지는지 파악하는 것이다.

(6) 환경: 사람의 행동을 위한 환경 정비가 어느 정도 되어 있는지 파악하는 것이다.

최근에는 이동이나 체위 변환에 키네스테틱 개념을 활용하여 도움을 주는 사례가 많이 보고되고 있다.

보디 메커닉스나 키네스테틱은 모두 인간의 정상적인 기능에 따라 그것을 활용하여 환자도 간호사도 안전하고 편안하게 그리고 효율적으로 작업을 하자는 데에 목적이 있다. 여기에서는 보디 메커닉스 개념에 따라 자세·동작을 지원하는 방법을 설명한다.

3 자세·동작에 대한 지원

침상 환자가 신체를 움직이는 방법을 '이동 동작'과 '체위 변환'으로 나누어, 기본적인 지원법에 대해 보디 메커닉스를 고려하여 설명하겠다. 모두 운동학·역학·해부학·생리학을 기초로 한다. 몸은 중력에 영향을 받는데 여기에서는 연속 동작으로 일어나는 환자의 이동 동작을 돕는 방법에 대해 설명하고, 다음으로 정지 상태 중 하나인 체위에서 다른 체위로 바꾸기 위해 일어나는 체위 변환의 지원에 대해 설명한다.

A : 이동 동작의 지원

목적(포인트 참조)

(1) 간호 기술과 치료·처치를 위하여 적절한 자세를 취한다.

(2) 환자를 침대의 적당한 위치로 이동시킨다.

포인트 •예를 들어 물수건으로 닦을 때 환자의 신체가 간호사의 수평 작업 구역 내에 있게 하기 위해 환자의 몸을 반듯이 눕혀 간호사 쪽으로 움직이게 하는 등 환자가 편안하게 간호와 치료·처치를 받을 수 있도록 한다. 그래야 간호사의 작업 또한 용이해진다.(1)

•환자의 몸이 침대에 비뚤어져 있으면 머리 쪽으로 바짝 대는 등 환자를 안전하게 하고, 간호를 위해 침대의 적당한 위치로 옮긴다.(2)

•환자가 원하는 동작을 스스로 할 수 없는 경우 환자의 신체를 받치는 등 동작을 용이하게 할 수 있도록 지원한다.(3)

•일상생활에서의 자립은 환자에게 있어 사회 복귀 행동의 하나이기 때문에 운동이나 할 수 없는 동작을 도와주고 전체 지원 → 부분지원 → 자립을 위한 지원을 한다.(4)

---

(3) 환자의 동작을 돕는다.

(4) 일상생활에서 자립할 수 있도록 환자의 운동과 동작을 돕는다.

유의사항(포인트 참조)

(1) 환자에게 동작의 목적을 설명하고 이해를 바탕으로 실시한다.

(2) 하나하나의 동작을 설명하면서 가능한 경우 환자에게 협력을 얻어 실시한다.

(3) 간호사의 중심과 환자의 중심을 가까이 하여 실시한다.[33]

(4) 지지 기저면적의 크기와 상태를 배려한다.

(5) 지렛대의 작용, 즉 관절의 움직임과 관성을 이용하여 실시한다.

(6) 간호사의 양손에 미치는 무게를 동일하게 하여 환자의 신체를 지지한다.

(7) 간호사와 환자의 자세는 척추를 정상적인 상태(그림 1-E-9)로 유지시킨다.

(8) 간호사 혼자서 하기 어려운 경우에는 무리하지 말고 도움을 요청하거나 공구를 사용한다.

(9) 이동 동작은 환자의 자립을 목표로 지원한다.

(10) 이동 동작은 목적을 이해하고 환자의 상태를 관찰한 뒤 환자의 안전과 편안함을 우선으로

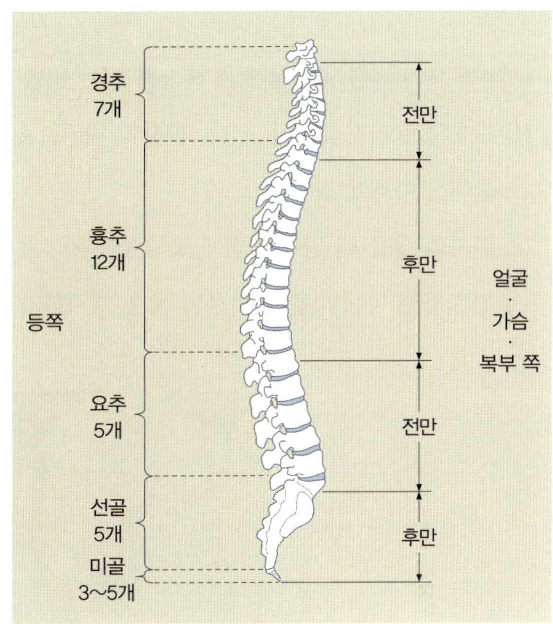

그림 1-E-9 척추의 정상적인 모습

포인트 •환자가 협조하지 않으면 원하는 효과는 기대할 수 없다. 부자연스러운 자세나 동작은 신체에 장애를 가져올 수도 있으며, 자발성을 촉구하는 의미에서도 설명이 필요하다.(1)

•환자의 불안을 없애주며 간호사도 적은 힘으로 원활하게 작업할 수 있다.(2)

•간호사는 다리를 벌려 환자 쪽으로 한 발 내딛어 기저면적을 넓힌다. 간호사는 안정성이 좋은 장소(미끄럽지 않은 곳)에 위치한다.(4)

•환자의 몸을 들어 올리고 지지할 때 한 손으로만 하면 간호사도 환자도 안정성을 잃는다. 이때 균형을 잡으려고 하면 작동하지 않는 쪽의 어깨와 등 근육이 긴장하는데 이것이 빈번

해지면 어깨와 등에 장애가 생긴다.(6)

•간호사의 자세는 척추를 골반과 다리로 단단히 받치고 하복부의 근육을 끌어당겨 등의 근육을 긴장시키듯이 하고 동작은 각 관절을 굴곡·신전시켜 실시한다. 이것은 요통 예방을 위해서도 필요하며 환자의 자세도 척추를 정상적인 상태로 유지하게 되므로 편안해진다.(7)

•환자의 체중이 무겁거나 자립 능력이 낮아 간호사 혼자서는 어려운 경우 2명 이상이 함께 하거나 시트, 가구 등을 이용하여 이동한다.(8)

•환자의 모든 동작을 간호사가 돕는 것이 아니라 스스로 할 수 없는 부분이나 도움을 필요로 하는 부분을 지원한다.(9)

---

33) 중심선을 지나는 위치에 따라 안정된 동작을 할 수 있다.

하여 과학적인 판단 아래 적절한 방법을 연구한다.

(11) 작업이 끝나면 환자의 옷매무새를 살피고 특히 등 쪽이 말려 올라갔는지, 구김은 없는지 확인
    한다.

실시방법

a : 베개를 넣는 방법과 빼는 방법

체위를 바꾸거나 진찰이나 치료를 할 때 베개는 종종 빼거나 넣는다.

■ 〈방법 1〉 상체를 약간 일으켜 베개를 넣는 방법

(1) 간호사는 환자와 마주 선다. 환자의 체위는 반듯이 누운 자세로 하고 장비는 작업에 지장이 있으면
    최대한 아래에 놓는다.

(2) 환자의 팔을 배 위에 가볍게 포개놓는다(그림 1-E-10-(1)).

(3) 간호사는 자신의 팔로 환자의 목을 지지하기 위해 어깨에서부터 깊게 넣고 다른 한 손은 환자의 허

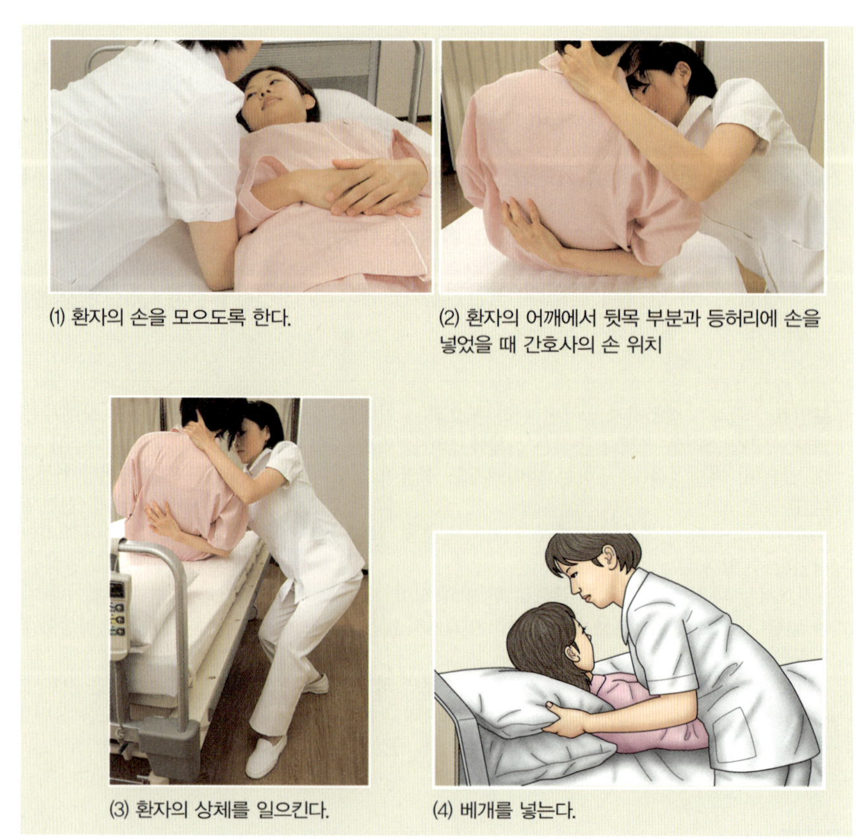

그림 1-E-10 상체를 일으켜 베개를 넣는 방법

리 약간 위(등허리)에 넣는다(그림 1-E-10-(2)).

(4) 등허리를 받치던 간호사의 팔꿈치를 침대에 밀어 넣고 환자의 상체를 회전하듯이 끌어당기면서 일으킨다. 이때 환자를 제대로 지원할 수 있도록 간호사는 몸의 중심을 낮춘다(그림 1-E-10-(3)).

(5) 베개가 들어갈 만큼 최소한의 높이까지 환자의 상체를 일으켜 목을 받치던 손을 가만히 놓는 동시에 베개를 빠르게 넣는다. 이때 간호사는 상체를 지탱하고 있는 팔을 몸에 밀착시킨다(그림 1-E-10-(4)).

(6) 베개의 중앙에 머리가 오도록 조절한다. 환자의 습관이나 좋아하는 자세에는 개인차가 있기 때문에 그것을 확인하는 것도 필요하지만, 원칙적으로는 머리를 움직여도 안정되도록 베개의 중앙에 머리를 둔다.

■〈방법 2〉 상체를 약간 일으켜 베개를 빼는 방법

(1) 〈방법 1〉의 (1)~(5)를 실시한다.

(2) 베개에 머리가 닿지 않는 정도의 높이까지 상체를 일으켜 머리를 지지하고 있던 손을 떼고 베개의 한쪽 옆을 잡아당긴다(포인트 참조).

■〈방법 3〉 머리를 받치고 베개를 넣거나 빼는 방법

작은 베개나 낮은 베개의 경우 간호사가 환자에게 가까운 쪽 손으로 머리를 받치고[34] 한손으로 재빠르게 베개를 넣어 위치를 조절한다. 꺼낼 때도 신속하게 빼내고 머리를 침대에 조심스레 내려놓는다(포인트 참조).

b : 환자를 침대 한쪽으로 옮기는 방법

■〈방법 1〉 누운 환자를 1명이 한쪽으로 옮기는 방법

(1) 간호사는 환자를 이동시키려고 하는 쪽에 선다(포인트 참조).

포인트 •수평이동을 하면 환자의 신체이동이 적고 운동량도 적기 때문에 최대한 수평으로 당긴다.(2) •작은 베개의 경우 상체를 올리지 않아도 머리를 베개 높이로 받치면 간호사의 노력도 적게 들고 환자도 머리만 움직이면 되므로 편리하다. 간호사의 손을 돌려 반대편에서 받치면	좌우의 손을 대칭으로 사용할 수 있어서 좋고. 관절운동을 할 때도 손 관절을 굽혀 작업하기 쉽다. •팔의 굴근을 이용하므로 앞으로 잡아당기는 것이 작업하기 쉽다.(1)

---

34) 간호사의 상체가 환자의 얼굴을 덮지 않도록 주의한다.

(2) 2개 이상의 베개를 사용하는 경우 하나로 한다(전부 빼도 좋다). 몸을 이동할 때 베개가 높으면 환자의 신체가 굽어 부자연스러운 자세가 되기 때문이다. 낮은 베개를 하나로 해두면 지지면이 커져 머리를 지탱할 때 안정된다. 또한 환자 입장에서도 머리의 중심을 넓은 면적이 받쳐주기 때문에 움직임이나 진동이 적고 편안하다.

(3) 이동하는 쪽의 침대 난간을 빼고 침대 풋프레임에 놓는다(그림 1-E-11-(1)).

(4) 이동 시 팔이 몸 아래로 처지거나 흔들리지 않도록 환자의 손은 복부에 가볍게 포개놓는다(그림 1-E-11-(2)).

(5) 간호사는 한쪽 팔로 환자의 머리와 목 경계 부분을 베개 아래에서 받치고, 다른 쪽 팔은 허리에 깊게 넣어 약간 들어 올리며 수평으로 살짝 끌어당긴다. 이때 간호사는 무릎을 구부려 중심을 환자의 중심과 같은 높이 또는 약간 낮게 한다(그림 1-E-11-(3), 포인트 참조).

(6) 허리 또는 약간 아래와 허벅지 상단에 팔을 깊이 넣고 끌어당긴다(그림 1-E-11-(4), 포인트 참조).

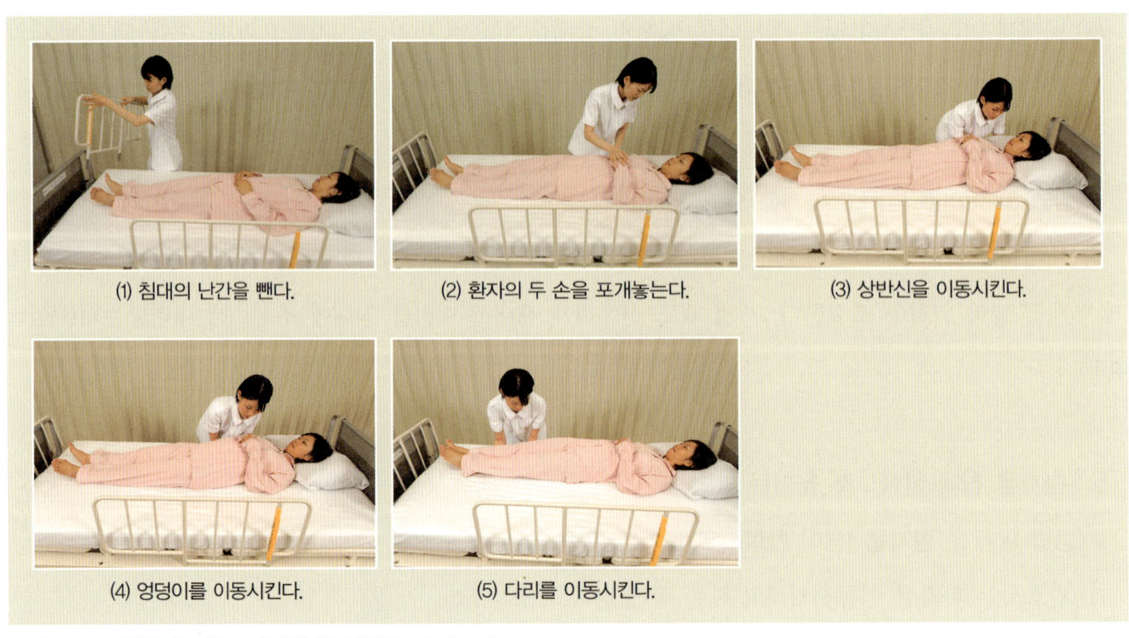

(1) 침대의 난간을 뺀다.　　(2) 환자의 두 손을 포개놓는다.　　(3) 상반신을 이동시킨다.

(4) 엉덩이를 이동시킨다.　　(5) 다리를 이동시킨다.

그림 1-E-11 반듯이 누운 자세에서 침대 한쪽으로 옮기기

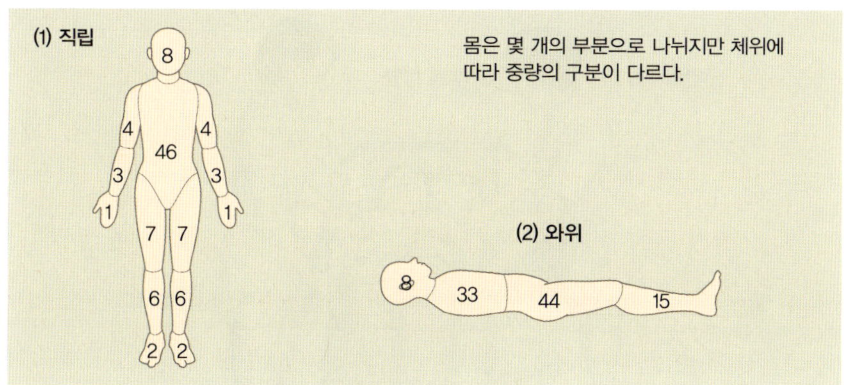

그림 1-E-12 신체 각 부위의 중량 비율(백분율)

(7) 간호사는 환자의 무릎과 다리 관절 가까이에 양팔을 넣어 환자가 몸을 곧게 펴도록 한다(그림 1-E-11-(5), p130 포인트 참조).

(8) 환자의 의류를 정돈하고 침대의 난간을 원래대로 한다.

■ 〈방법 2〉 누운 환자를 둘이 옮기는 방법

〈방법 1〉의 응용으로 한 명의 간호사가 머리와 허리에 손을 넣고 다른 간호사는 척추의 약간 아래쪽과 무릎을 지지하여 두 사람이 동시에 한쪽으로 끌어당긴다.

■ 〈방법 3〉 2명이 시트를 이용하여 옮기는 방법

(1) 시트[35]의 끝을 침대에서 벗긴다.

(2) 베개는 하나로 하고 다른 베개는 시트의 상단에 걸리게 둔다.

(3) 간호사 A는 환자를 이동시키는 쪽에, 간호사 B는 반대편에 선다.

(4) 간호사 A, B 모두 시트를 환자의 신체 가까이로 말아 환자의 어깨와 대퇴부 중간의 시트 부분을 위에서 움켜쥐듯이 잡는다(포인트 참조).

포인트 • 신체 각부의 중량 비율은 〈그림 1-E-12〉와 같으며, 가장 무거운 견갑골 부분과 엉덩이 부분(대퇴 상부)을 받칠 수 있도록 잡는다. 또한 팔을 몸 옆에 붙이고 작업하면 힘을 효율적으로 사용할 수 있기 때문에 작업 영역은 어깨 또는 그보다 약간 넓게 확보한다. 손바닥을 아래로 향하게 하여 시트 위에서 잡으면 환자의 중심이 간호사의 중심보다 아래가 되므로 굴근을 이용할 수 있다.(4)

---

35) 시트는 후두부에서 무릎 위 가장자리까지 덮는 것이 바람직하다(p217~225 참조).

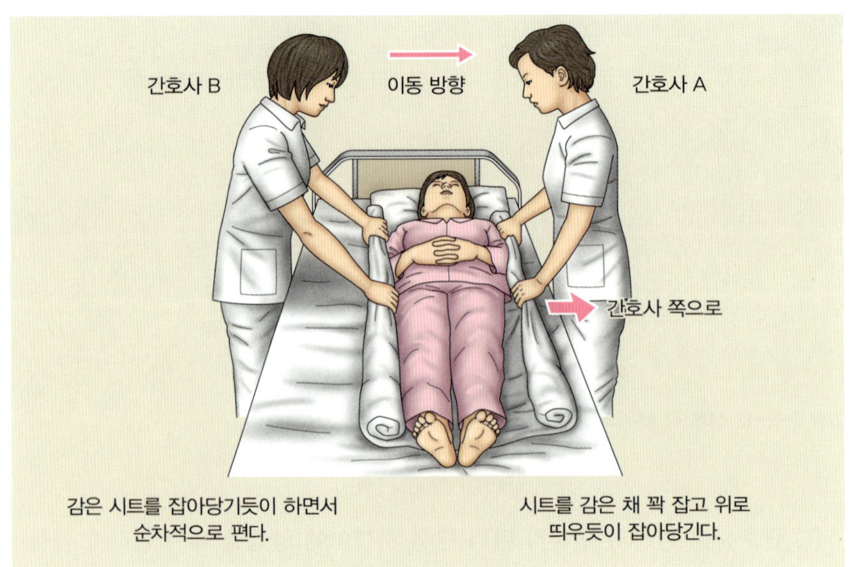

그림 1-E-13 시트를 이용하여 환자를 침대 한쪽으로 옮기기

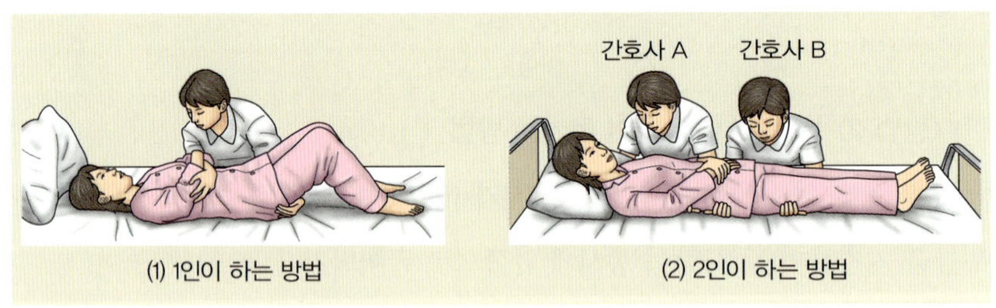

그림 1-E-14 환자를 위쪽으로 옮기기

(5) 2명의 간호사가 시트로 환자의 몸을 침대 위에서 띄우는 동시에 들어올린다. 간호사 A는 자신 쪽으로 팔꿈치 관절을 굽히고 시트를 당겨 수평이동을 시키고, 간호사 B는 손을 올리듯이 잡아 이동하기 쉽게 하고 시트를 당기면서 감은 부분을 순차적으로 펼쳐 이동을 마친다(그림 1-E-13).

c : 환자를 침대 위 또는 아래로 이동하는 방법

■ 〈방법 1〉 간호사 1명이 하는 방법

(1) 베개를 모두 치워 작업에 걸림돌이 되지 않도록 한다.

(2) 환자의 무릎 관절을 굽혀 환자의 기저면적을 작게 한다.

(3) 환자의 손은 복부 위에 가볍게 겹쳐 올려놓는다.

포인트 • 환자는 무릎과 뒤꿈치를 지점으로 각 부위의 신근(펴는 근육)을 이용하면 쉽게 할 수 있다(4).

(4)-1 몸이 작은 환자의 경우: 팔꿈치 관절로 뒤통수를 받치기 위해 간호사는 한쪽 팔을 환자의 머리 아래에서 반대쪽 겨드랑이로 돌리고 다른 쪽 팔을 허벅지 중심부 아래에 깊이 넣어 원하는 위치로 이동시킨다. 간호사는 한쪽 다리를 이동 방향으로 한 걸음 내딛는다(p132 포인트 참조).

(4)-2 몸이 큰 환자의 경우: 척추 약간 위쪽과 대퇴 상부를 받치고 이동한다. 환자에게는 팔꿈치를 받침점으로 신체를 지지하고 다리는 발바닥 부분을 고정한 채 이동 방향으로 무릎 관절을 굽히거나 펴도록 한다.

(5) 환자의 팔을 앞으로 잡아 무릎을 세우고 〈그림 1-E-14-(1)〉과 같이 손을 등과 엉덩이 부위에 깊이 넣어 환자에게 신호를 주고 협력을 받아 위쪽으로 이동한다.

■ 〈방법 2〉 간호사 2명 이상 또는 공구를 이용하는 방법

신체가 크고 체중이 무겁거나 환자의 협조가 없으면 간호사 2명 이상 또는 공구를 이용하여 실시한다.

(1) 간호사 2명이 할 경우: 베개를 하나로 하고 환자의 손을 복부에 가볍게 겹쳐 올려두고 간호사 A는 머리와 허리에 팔을 깊게 넣고, 간호사 B는 척추의 약간 아래쪽과 무릎에 팔을 깊게 넣어 두

	이동 방법	
	들어 올려 이동	밀어 올려 이동
최대하중	43.7±4.2kgf	40.3±1.8kgf
반력	간호사 체중의 26%	간호사 체중의 17%

표 1-E-1 환자를 위쪽으로 이동 시 간호사의 부하

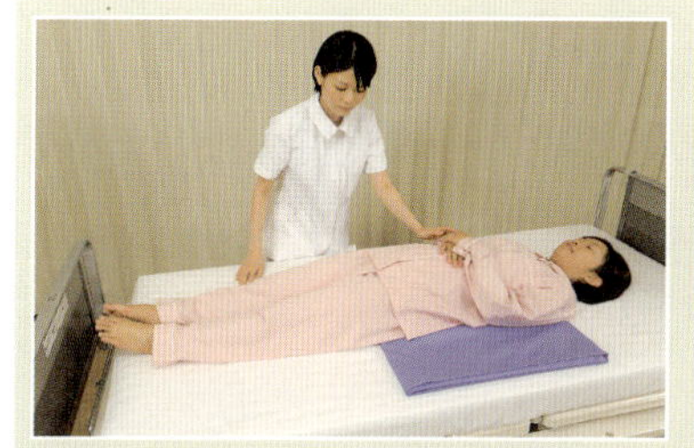

(1) 슬라이드 시트를 깐다.

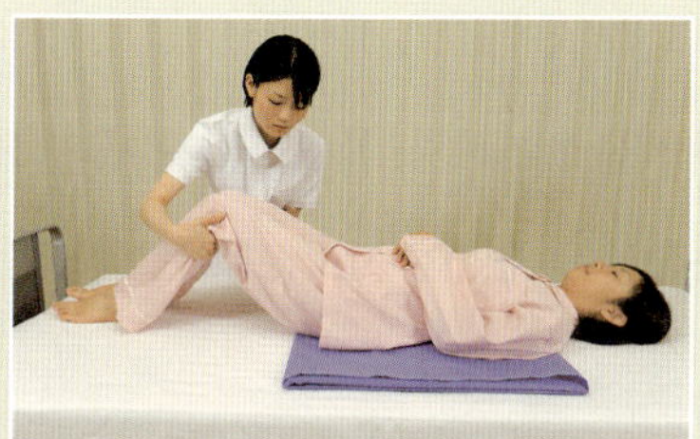

(2) 무릎을 굽힌다.

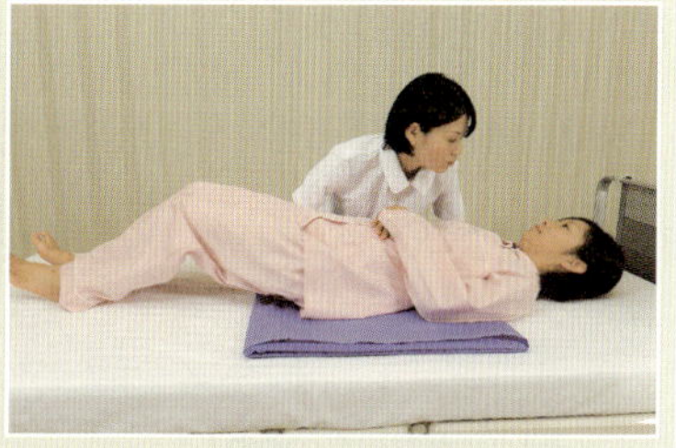

(3) 위 또는 아래로 이동시킨다.

그림 1-E-15 슬라이드 시트를 이용한 방법

스텝 업 환자를 들어 올리듯이 이동하는 경우(들어 올려 이동)와 침대와 함께 이동하는 경우(밀어 올려 이동)를 비교했을 때 좌우의 간호사 2명에게 걸리는 최대하중(무게)의 평균과 지면에서 받는 최대반력의 증가율은 밀어 올려 이동이 더 작다는 것이 검증되었다. 따라서 환자는 중력에 반하지 않도록 이동할 필요가 있다(표 1-E-1).
간호사 C가 반대쪽에서 지지하는 방법도 있다. 누운 자세의 중량비를 고려한 방법으로 3명이 나란히 환자를 지지하는 것보다도 안정성이 있다(그림 1-E-12 참조).
슬라이드 시트를 이용하면 목욕 수건을 이용하는 것과 비교해 절반의 힘밖에 들지 않는다.
마찰계수의 평균: 슬라이드 시트는 0.194±0.010, 나일론 시트는 0.280±0.014, 목욕 수건은 0.463±0.053이다.[36]

---

36) 오가와 히로이치: 누운 환자 이동작업에 필요한 힘에 대해, Quality Nursing 6(1), 79-84, 2000

사람이 동시에 위 또는 아래로 이동한다(그림 1-E-14-(2)). 침대가 넓은 경우에는 환자를 간호사 쪽으로 옮기고 나서 해도 좋다. 이 방법을 사용하면 간호사와 환자의 중심 위치가 가까워 안정성을 높이므로 간호사가 허리를 많이 굽히지 않고 올바른 작업 자세를 취할 수 있다.

(2) 간호사 3명이 할 경우: 간호사 A는 머리와 허리 위에 간호사 B는 척추 하부와 대퇴 상부, 간호사 C는 대퇴 하부와 다리 관절부에 각각 팔을 깊이 넣어 3명이 동시에 위 또는 아래로 이동한다.

(3) 공구를 이용하여 실시하는 경우

① 환자가 옆으로 누운 자세에서 환자의 뒤에서 엉덩이까지 슬라이드 시트를 넣어 누운 상태로 무릎을 구부리게 한다(그림 1-E-15-(1), (2)).

② 슬라이드 시트를 위 또는 아래쪽으로 밀어 이동한다. 이동 후에는 환자를 옆으로 눕게 하고 슬라이드 시트를 뺀다(그림 1-E-15-(3)).

■ 〈방법 3〉 2명 이상이 시트를 사용하여 하는 방법

b의 〈방법 3〉과 같이 한다(p131 참조).

3명이 실시할 경우 환자의 머리를 한 사람이 받치면 진동을 적게 느끼고, 간호사는 무게가 많이 나가는 머리와 상반신이 지원되기 때문에 작은 힘으로 이동할 수 있다.

B : 체위 변환의 지원

체위 변환은 환자의 일상생활 동작을 보조하기 위해 간호에게 필요할 뿐만 아니라 진단·치료·검사를 하는 경우에도 필요하다. 스스로 움직일 수 없거나 움직여서는 안 되는 환자는 간호사가 지원해야 한다.

1. 목적(포인트 참조)

(1) 편안한 자세를 취한다.

(2) 동일한 체위에서 오는 압박에 의한 장애를 피한다.

포인트 •건강한 경우에는 자연스레 편안한 자세를 취할 수 있지만 그렇지 않은 경우에는 스스로 체위를 바꾸기가 어렵고 간호사의 도움이 필요하다. 건강할 때 동일한 체위를 지속할 수 있는 시간은 깨어 있을 때는 누워서 약 45분, 옆으로 누운 자세에서 35~40분이며, 수면 중에 큰 뒤척임은 하룻밤에 20~30회, 손발만 움직이는 것은 그 두 배인 것으로 알려져 있다. 질병과 장애의 정도에 따라 다르지만 스스로 체위를 변환할 수 없는 환자는 체압, 순환장애, 병상 내의 온·습도 상승에 비추어볼 때 길어도 2시간마다 체위를 바꿀 필요가 있다.(1)

•아래가 된 쪽, 특히 뼈의 돌기부 등은 자기 자신의 체중으로 압박되어 혈액순환장애와 통증·감각마비 등이 일어난다. 이는 욕창의 원인 중 하나가 될 수도 있으며, 반듯이 누운 자세의 후두부나 옆으로 누운 자세에서 대전자부 등에 일어나기 쉽다.(2) ('PART 4 3장 욕창 예방' 참조)

(3) 동일한 체위에 의한 근육의 위축·기능저하를 예방한다.

(4) 혈관을 자극하고 정맥혈전증이나 욕창 또는 사지의 부종을 예방하거나 증상을 완화한다.

(5) 폐의 확장을 촉진한다.

(6) 기도의 분비물을 배출하기 쉽게 한다.

(7) 간호와 진찰·치료·검사에 필요한 체위를 한다(그림 1-E-1 참조).

2. 유의사항

동작의 기초가 되는 방법은 이동 동작의 경우와 동일하며 그 외에 추가되는 것은 다음과 같다.

(1) 신체의 좌우 중 어느 한쪽에 마비가 있는(편마비) 경우에는 마비가 없는 쪽으로 체위를 변환한다(포인트 참조).

(2) 체위 변환에는 여러 가지 방법이 있지만, 환자의 신체 기능 장애 수준에 따라 방법을 선택한다(표 1-E-2).

신체 기능	적절한 체위 변환 방법
누워만 있는 상태지만 특별한 마비는 없고 의사소통을 할 수 있는 경우	2·3
한쪽 마비인 경우	2·3
하반신 마비인 경우	2·3
다리의 관절이 경직된 경우	2·3
의식불명인 경우	1·2·3

표 1-E-2 신체 기능과 반듯이 누운 자세에서 옆으로 누운 자세로의 체위 변환 방법

[주] 방법 1: 팔꿈치 관절과 무릎 관절을 이용한 변환
　　 방법 2: 어깨 관절과 엉덩이 부분을 받치고 변환
　　 방법 3: 시트와 목욕 수건을 이용한 변환

포인트 •통증이 두려워 몸을 움직이지 않으면 근육이 수축·이완되지 않고 근육섬유의 크기와 수가 감소하며, 근육이 축소되고 기능 저하를 초래해 움직이기 어렵게 된다. 체위 변환은 약간이라도 근육운동을 하게 하므로 질병의 회복 후 자립 생활에도 도움이 된다.(3)

•혈액의 순환은 와위 > 좌위 > 입위의 순으로 심장에 부담이 적다. 같은 체위를 취하고 있으면 각 부위의 혈액순환이 고정되고, 혈액순환이 나쁜 부위에 정맥혈전과 욕창, 말초부 부종을 일으키기 때문에 체위를 바꾸어 순환의 균형이 이루어지도록 한다.(4)

•폐활량은 체위에 따라 조금씩 다르지만, 어떤 체위에서도 부분적으로 압박을 가해 흡기량이 감소한다. 체위를 변경하면 흡기량이 적은 부분에 공기를 채우게 되고, 폐의 확장을 촉진할 수 있다.(5)

•누운 자세보다 반좌위가 분비물 배출이 용이하며 체위를 바꾸면 더 쉽게 배출한다.(6)

•마비된 쪽은 관절이 경직되어 움직이기 어렵고 무리하게 움직이면 골절될 수도 있다. 또한 혈액순환도 나쁘고, 통각도 둔해져 있기 때문에 욕창이 생기기 쉽다.(유의사항 (1))

•환자를 한쪽으로 이동할 때 작업을 쉽게 하기 위해서 머리를 받치고, 환자가 편안한 자세를 유지하도록 베개는 하나만 있는 편이 좋다.(p136 방법 1(1))

3. 실시방법(포인트 참조)

a : 반듯이 누운 상태에서 옆으로 누운 자세로 바꾸는 방법

■〈방법 1〉팔꿈치 관절과 무릎 관절을 이용하는 방법

(1) 베개를 한 개 사용하거나 전부 빼도 좋다.

(2) 간호사는 환자를 향한 쪽의 반대편에 위치하여 앞으로 환자를 이동시킨다.

(3) 간호사는 환자를 향한 쪽으로 이동하여 한 손으로 머리를 받치고 다른 한 손으로 베개를 앞으로
  비스듬히 잡아당긴다.

(4) 환자를 향한 쪽의 팔은 얼굴 앞에 둔다(그림 1-E-16-(1)).

(5) 간호사로부터 멀리 있는 다리의 무릎을 세워 천천히 앞으로 쓰러뜨리면서 다른 손은 같은 쪽 견갑
  골 부위에 놓고 옆으로 누운 자세를 만든다(그림 1-E-16-(2)). 이때 간호사는 다리 한쪽을 한 발 앞
  으로 내딛는다.

(6) 환자의 엉덩이 부분을 이동시킨다.

  ① 스스로 움직일 수 있는 환자의 경우: 간호사의 한쪽 손으로 아래쪽이 된 환자의 골반을 지탱하고
    다른 손은 위쪽 골반에 대고 동시에 엉덩이 부분을 뒤로 밀어 안정시킨다.

  ② 전혀 움직일 수 없는 환자의 경우: 엉덩이 부분을 안고 뒤로 이동한다(그림 1-E-16-(3)). 등 쪽으
    로 돌아 엉덩이 부분 아래에 양손을 넣어 당겨도 된다.

(7) 위쪽으로 향한 다리의 무릎 관절을 굽혀 앞으로 내민다(그림 1-E-16-(4)). 환자에게 무리한 체위가
  되지는 않았는지 확인한다.

(8) 베개의 높이를 조절한다.

포인트 •반듯이 누운 자세의 위치에서 옆으로 누운 자세로 바꾸면 침대의 한쪽으로 굴러 떨어질 위험이 있으므로 먼저 향하는 쪽의 반대쪽으로 가서 체위 변환을 한다.(2)
•간호사가 환자를 향해 옆쪽에 서는 것은 침대에서 굴러 떨어지는 사고를 방지하고 관찰하기 쉬우며, 체위 변환에 따른 이상을 빨리 발견하여 해결할 수 있기 때문이다. 베개를 앞으로 비스듬히 당기면 옆으로 누운 자세가 되었을 때 베개가 환자의 몸통과 직각이 되고, 머리가 베개의 중앙에 온다.(3)
•반듯이 누운 자세로 방향을 바꾸면 향하는 쪽의 팔이 신체 밑으로 가서 체중에 눌려 순환장애나 마비가 일어나기 때문에 우선 그 팔을 옮겨놓는다. 팔 관절을 앞으로 내밀어 팔꿈치 관절을 굽히면 근육의 긴장이 적어 편안하다.(4)
•무릎을 세우고 앞으로 넘기는 것은 신체가 자연스럽게 앞쪽 방향으로 향하게 하는 자연스러운 움직임을 활용한 것이다. 혈압의 변화, 체액의 이동 등을 배려해서 조심스럽게 이동시킨다.(5)
•위쪽에 대고 있던 손을 지렛대 지점으로, 아래쪽 손을 역점으로 해서 움직인다. 이 경우는 엉덩이 부분이 가벼운 환자라면 쉽지만 보통은 환자의 협력이 필요하다. 잠옷 교환 등 단시간 옆으로 누운 자세를 하거나 간호사가 받치면서 하는 경우는 엉덩이 부분과 (8)에서 설명한 다리의 이동은 하지 않는다.(6)
•다리가 겹치지 않도록 하면 엉덩이 부분을 후방으로 미는 것과 마찬가지로 기저면적을 넓게 하여 안정성을 더하므로 순환장애 등을 방지하고, 엉덩이 부분을 약간 뒤로 빼 둥글게 하면 무릎 관절과 다리를 굽혀 안정을 도모할 수 있다.(7)
•베개는 척추가 곧은 높이가 바람직하지만 몸통의 경사를 고려하여 [(어깨폭)-(머리정면폭)]÷2보다 약간 작은 정도로 한다. 베개는 2개가 필요한 경우도 있다.(8)

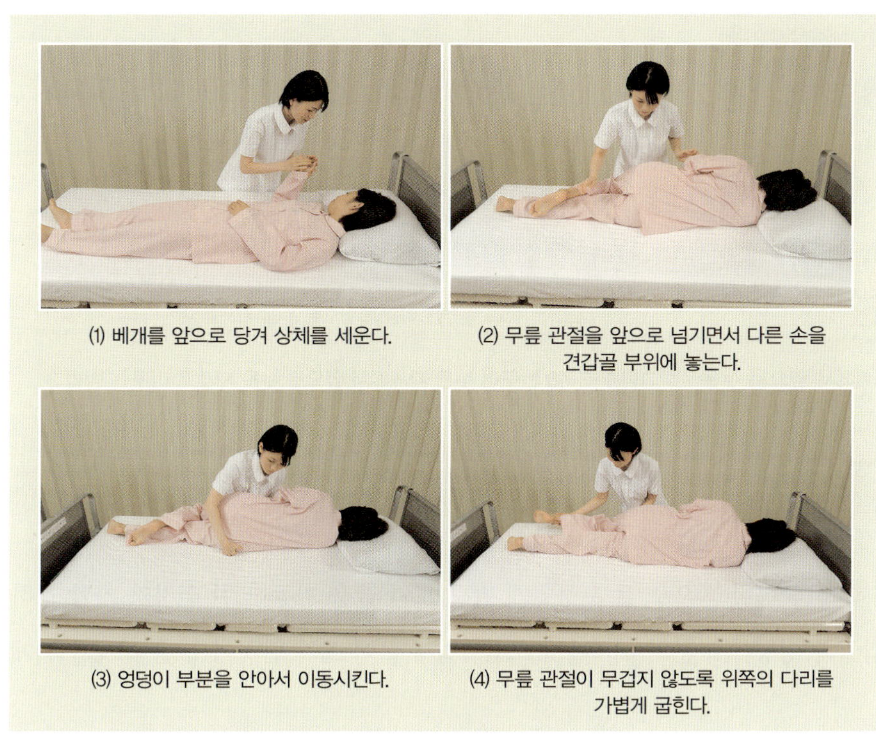

그림 1-E-16 반듯이 누운 자세에서 옆으로 누운 자세로 바꾸는 방법 1

■ 〈방법 2〉 어깨 관절과 엉덩이 부분을 받치는 방법

(1) 〈방법 1〉의 (1)~(4)를 실시한다.

(2) 환자의 얼굴에 가까운 손으로 간호사와 반대편 어깨 관절 부위를 감싸 안고 다른 손을 같은 쪽의 대전자 부위와 엉덩이 부분을 감싸 안듯이 맞춘다.

(3) 간호사는 자신의 두 팔을 굽혀 환자의 체간부를 축으로 하여 앞으로 부드럽게 회전시켜 간호사 쪽으로 향하게 한다(그림 1-E-17).

(4) 〈방법 1〉의 (7), (8)을 실시하고 엉덩이 부분과 다리를 안정시킨다.

■ 〈방법 3〉 시트나 목욕 수건을 이용하는 방법

시트

(1) 시트의 양쪽을 침대에서 벗긴다. 시트의 길이는 환자의 목에서 무릎까지 오는 것이 적당하다. 이 길이로 하면 변기 사용 시에도 적당하다.

(2) 간호사는 환자를 향한 쪽의 반대편에 위치하며 시트를 가장자리에서 환자의 몸까지 둥글게 말고, 견갑골과 엉덩이 부분의 위치에서 조심스럽게 시트를 당겨 환자를 앞으로 옮긴다. 시트는 가장자리

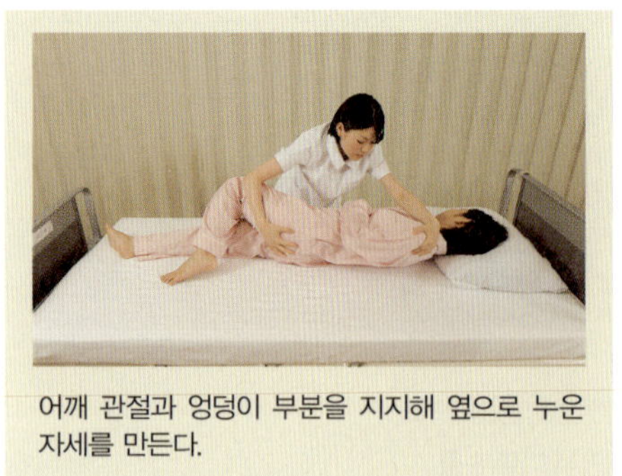

어깨 관절과 엉덩이 부분을 지지해 옆으로 누운 자세를 만든다.

그림 1-E-17 반듯이 누운 자세에서 옆으로 누운 자세로 바꾸는 방법 2

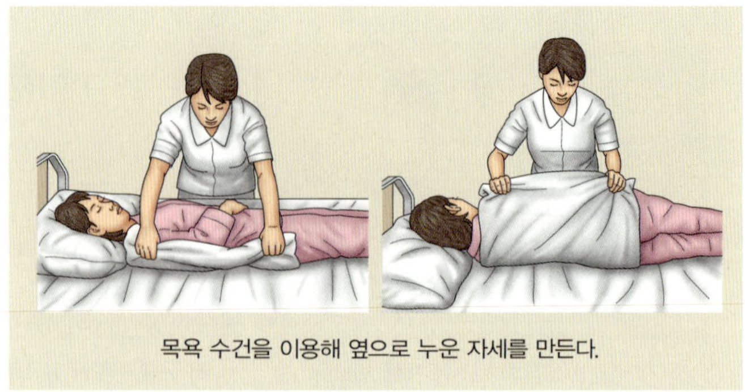

목욕 수건을 이용해 옆으로 누운 자세를 만든다.

그림 1-E-18 반듯이 누운 자세에서 옆으로 누운 자세로 바꾸는 방법 3

를 둥글게 말아 환자 위에 둔다.

(3) 간호사는 반대편인 환자를 향한 쪽으로 돌고 둥글게 만 시트의 끝을 가능한 한 환자와 가깝게 하고, (2)와 같이 견갑골과 엉덩이 부분의 위치에서 조심스럽게 끌어 옮겨 반듯이 누운 자세가 되게 한다(포인트 참조).

(4) 〈방법 1〉의 (7), (8)과 같이 실시하고 엉덩이 부분과 다리를 안정시킨다.

목욕 수건

(1) 대형 목욕 수건(환자의 어깨에서 대퇴부 중앙까지 길이 이상, 폭은 어깨보다 15cm 이상 넓은 것)을 미리 깔아둔다. 시트를 이용한 경우와 마찬가지로 목욕 수건을 이용해 환자를 향한 반대쪽에서 앞으로 당긴다(포인트 참조).

(2) 시트의 경우와 마찬가지로 환자가 향하는 쪽으로 돌아 어깨와 엉덩이 부분 위치의 목욕 수건을 잡고 간호사 쪽으로 향하게 한다(그림 1-E-18).

(3) 〈방법 1〉의 (7), (8)과 같이 실시하고 엉덩이 부분과 다리를 안정시킨다.

b : 옆으로 누운 자세에서 반듯이 누운 자세로 바꾸는 방법

(1) 환자의 뒤에 선다.

포인트 •견갑 부위와 엉덩이 부위에서 당기면 무거운 두 부위가 간호사에 의한 지렛대의 두 역점이 되므로 쉽게 체위를 변환할 수 있다. 또한 시트에 환자의 뒷부분이 지지되기 때문에 간호사의 손이 닿는 부위에 압박감이나 당기는 느낌이 없고 뒤 전체가 지지되어 편안하다.(3)
•최근에는 시트를 사용하지 않는 침대도 많기 때문에 체위 변환에 필요하면 목욕 수건을 이용한다. 목욕 수건은 더러워지거나 젖었을 때 즉시 교체하기 쉽다는 이점이 있다. 그러나 부드럽고 폭이 좁아 매트리스 아래에 넣을 수 없는 경우에는 주름이 생겨 안락함을 저해하고 욕창의 원인도 되므로 주름을 펴주어야 한다.(1)

(2) 환자의 어깨 관절 부위와 대전자부에 손을 대고 조심스럽게 앞으로 넘겨 위를 향하게 한다.

(3) 환자의 머리를 한 손으로 지탱하고 다른 손으로 베개를 머리 중앙에 맞춘다.

(4) 환자의 무릎 관절을 굽힌 상태에서 엉덩이 부분을 지탱해 몸을 곧게 편다.

(5) 환자의 위치가 침대의 가운데가 아니면 중앙으로 이동시킨다.

c : 옆으로 누운 자세에서 반 엎드린 자세(심스 위)로 바꾸는 방법

(1) 환자와 마주 보도록 서서 환자의 머리 부분과 가까운 손바닥으로 환자의 아래쪽 어깨 관절을 받치고 다른 한 손을 등 중앙으로 돌려 몸을 안는다(그림 1-E-19-(1)).

(2) 환자의 상반신을 곧바로 들어 올리고 아래쪽이 된 어깨 관절 부위를 간호사의 손바닥으로 누르듯이 하면 팔이 등 뒤로 이동한다(그림 1-E-19-(2)). 환자가 스스로 돌릴 수 없는 경우에는 간호사 2명이 실시한다(포인트 참조).

(3) 신체의 균형을 확인한다. 하반신을 약간 앞쪽으로 기울게 하고 두 다리도 옆으로 누운 자세보다 각도를 벌린다. 환자가 안락하도록 가슴에 베개를 댄다(그림 1-E-19-(3), 포인트 참조).

d : 반듯이 누운 자세에서 엎드린 자세로 바꾸는 방법

■ 〈방법 1〉 팔을 세워 몸을 회전시키는 방법(팔을 세울 수 있는 환자의 경우)

(1) 베개는 한 개로 한다.

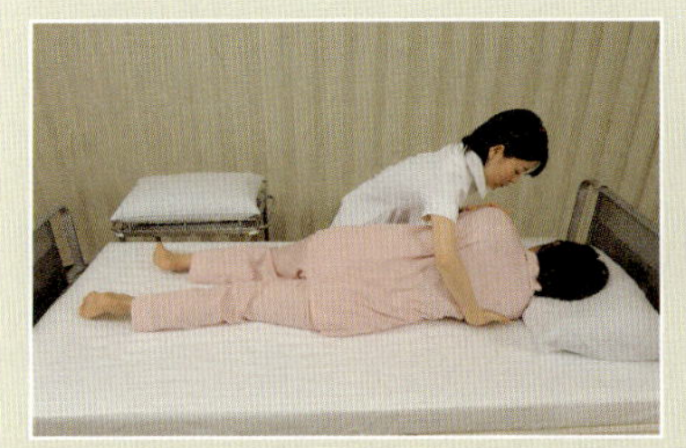 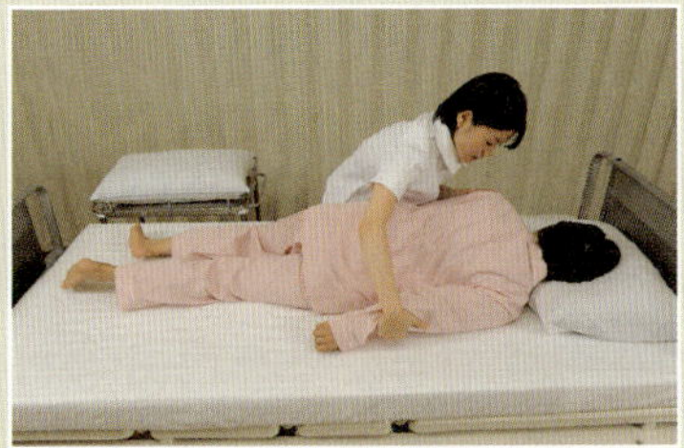 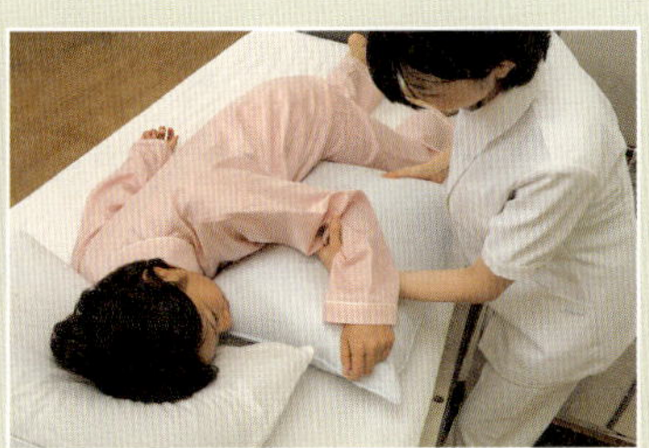

(1) 어깨 관절을 손으로 받친다: 환자의 머리 가까이에 있는 손을 어깨 관절 밑으로 넣어 받친다. 등 뒤로 돌린 손은 견갑골 부위에서 밑으로 넣어 안는다.

(2) 아래쪽 다리를 등 쪽으로 이동한다: 환자의 상반신을 조금 들어 올리듯이 하면서 환자의 협력을 받아 아래쪽 다리를 등 쪽으로 이동한다.

(3) 가슴 부위에 베개를 대준다.

그림 1-E-19 옆으로 누운 자세에서 반복와위(심스위)로 바꾸는 방법

포인트 • 반 엎드린 자세로 환자의 아래쪽 팔이 복부에 있으면 반 옆으로 누운 자세가 되기 때문에 흉부를 압박하고 팔에 순환장애가 일어나므로 등 쪽으로 돌려 자연스러운 위치가 되게 한다.(2)
• 환자의 흉부를 압박하지 않고 체위가 불안정하지 않도록 베개로 받친다.(3)

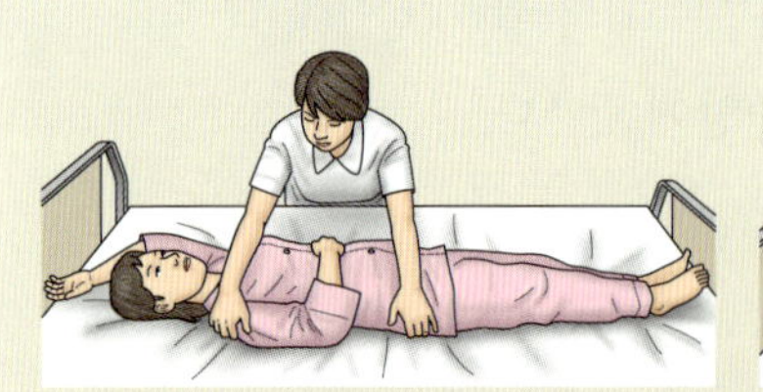

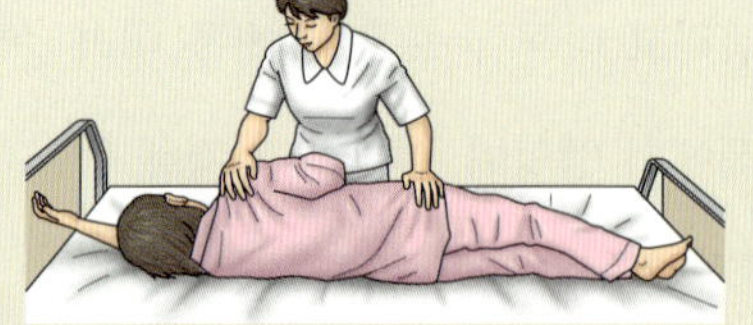

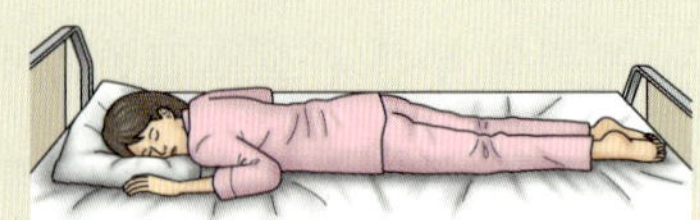

그림 1-E-20 반듯이 누운 자세에서 엎드린 자세로 바꾸는 방법

(2) 환자를 회전시킨 침대의 반대편에 환자의 신체를 붙인다(포인트 참조).

(3) 세운 팔 쪽에 선다.

(4) 팔을 세운다.

(5) 세우지 않은 팔 쪽 어깨 관절과 대전자 부분을 최대한 깊게 껴안듯 잡은 다음(그림 1-E-20-(1)) 앞
으로 천천히 회전시킨다(그림 1-E-20-(2), 포인트 참조).

(6) 환자의 질식을 피하기 위해 얼굴을 옆으로 향하게 하거나 팔꿈치 관절을 굽힌다(그림 1-E-20-(3)).

(7) 환자가 침대 앞쪽으로 밀린 경우, 간호사는 반대편으로 돌아 환자를 중앙으로 이동시킨다(포인트 참조).

■ 〈방법 2〉 반듯이 누운 자세 → 옆으로 누운 자세 → 반 엎드린 자세 후, 엎드린 자세로 바꾸는 방법(팔
을 세울 수 없는 환자)

환자가 팔을 세울 수 없는 경우는 그대로 회전시켜 엎드린 자세로 바꿀 수도 있지만, 무리한 경우는 옆
으로 누운 자세에서 반 엎드린 자세로 바꾼 후 엎드린 자세가 되게 한다.

(1) 반듯이 누운 자세에서 옆으로 누운 자세로 바꾼다.

(2) 옆으로 누운 자세에서 위쪽 다리를 앞으로 약간 빼고 아래쪽 다리는 보행 시의 모양으로 굽힌다.

(3) 간호사가 양손으로 환자의 아래쪽 어깨 관절을 약간 들어 올리듯 지지하고 어깨 관절에 댄 손을 어
깨를 향해 밀어내듯이 옮겨 반 엎드린 자세가 되게 한다. 그 후 엎드린 자세로 하려면

(4) 환자의 엉덩이 부분에 손을 끼워 넣어 가슴·다리도 함께 복부를 아래로 한다.

(5) 환자의 신체를 곧게 펴고 얼굴은 옆으로 향하게 한다.

<table>
<tr><td>포인트 •환자용 침대의 폭이 좁거나 환자의 몸이 큰 경우는
돌아누우면서 굴러 떨어지거나 삐져나올 위험이 있기 때문에
안전하게 실시한다.(2)
  •환자를 앞으로 세워 회전할 때 간호사는 무릎 관절을 굽혀</td><td>팔에 힘을 넣고 체중을 이용한다.(5)
  •베개를 넣는 것이 편안한 경우는 머리를 조금 들어 올려 베
개를 댄다.(7)</td></tr>
</table>

(6) 〈방법 1〉의 (5), (6)과 같이 실시한다.

e : 반듯이 누운 자세에서 의자 위에 앉는 방법/의자 위에서 반듯이 누운 자세로 바꾸는 방법

■ 〈방법 1〉 반듯이 누운 자세에서 의자 위에 앉는 방법

반듯이 누운 자세에서 의자 위에 앉으려면(침대가 높은 경우 조절 후) 누운 자세 → 상체를 일으켜 앉은 자세 → 단좌위(침대 끝에 걸터앉은 상태) → 직립 → (보행) → 의자위의 순서로 이동한다.

전동침대의 경우 높이 조절은 환자가 앉은 자세로 안정되어 있는 경우, 간호사의 신장과 보디 메커닉스의 관계에서 보면 환자가 앉은 자세로 해도 좋다. 여기에서는 환자가 앉은 자세가 된 뒤 실시하는 방법에 대해 설명한다.

(1) 간호사는 앉아 있는 환자와 얼굴을 마주하고 선다.

(2) 덮는 침구는 부채 접듯이 하여 발 밑에 개켜놓는다.

(3) 환자의 무릎을 가볍게 굽힌다.

(4) 환자와 가까운 쪽에 있는 간호사의 팔을 환자의 앞쪽 겨드랑이에서 반대편 견갑골 쪽으로 깊이 넣고 간호사와 가까운 쪽에 있는 환자의 손은 간호사의 어깨를 뒤에서 잡는다.

(5) 간호사는 환자를 지지하고 있는 팔과 반대쪽 다리를 한 걸음 내밀고 다리와 같은 쪽 팔의 손가락을 벌려 환자의 경추에서 흉추까지 지탱하면서 상체를 일으킨다(다리 뻗고 앉기).

(6) 간호사는 목 쪽에 대고 있던 손을 손가락을 편 채 양 어깨뼈의 중심부에 옮겨 등을 지지하고 겨드랑이에 끼고 있던 팔은 환자의 무릎부에 깊이 넣는다. 간호사는 등이 굽은 자세가 되지 않도록 바

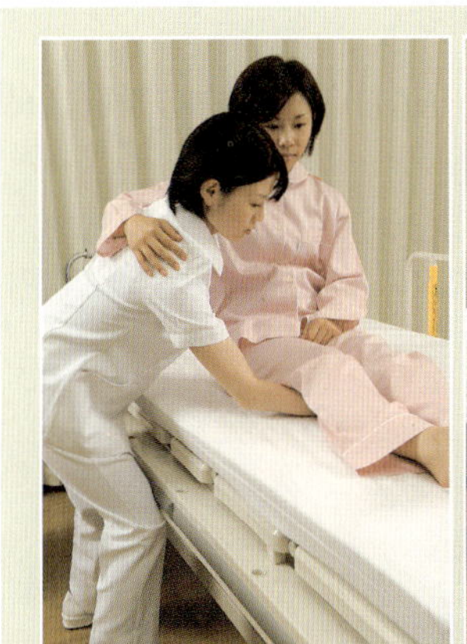
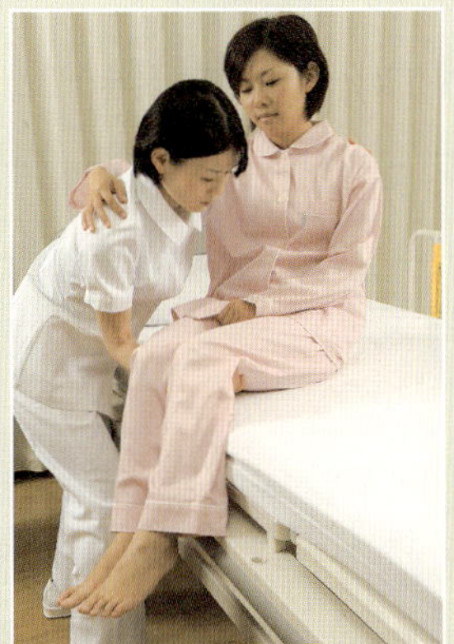
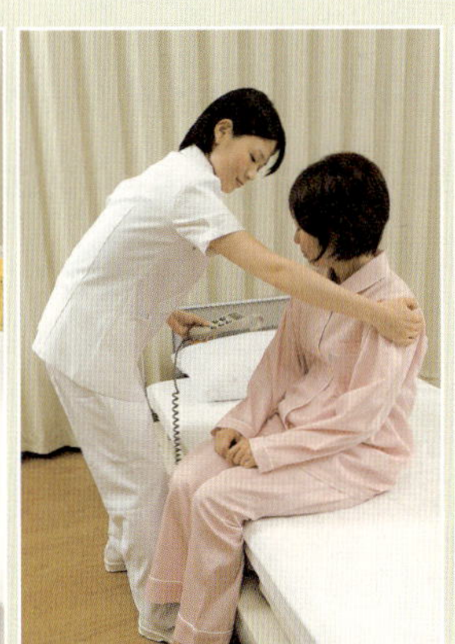
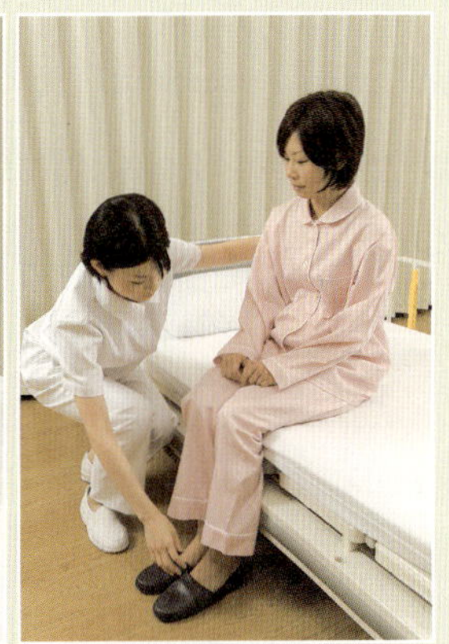

(1), (2) 다리를 뻗고 앉은 자세에서 엉덩이 부분을 중심으로 회전하여 가장자리에 앉게 한다.

(3) 침대를 낮춘다.

(4) 신발을 신게 한다.

그림 1-E-21 누운 자세에서 의자에 앉는 방법

른 자세를 유지하고, 다리가 앞으로 자연스럽게 나가도록 위치한다(포인트 참조).

(7) 환자의 손은 간호사의 어깨에 놓는다(포인트 참조).

(8) 환자의 좌골 부분을 중심으로 상체의 방향을 회전하도록 하고 다리를 침대 가장자리로 내려 걸터 앉게 한다(그림 1-E-21-(1), (2)).

(9) 간호사는 환자의 등에 돌린 손으로 지탱하면서 다른 손으로 전동침대의 높이 조절 스위치를 눌러 환자의 다리가 신발에 닿도록 한다. 바닥에 놓인 신발을 신게 한다(그림 1-E-21-(3), (4), 포인트 참조).

(10) 간호사는 양손의 엄지와 검지 사이를 벌려 환자의 양 겨드랑이를 들어 올리듯이 받치고 환자는 조심스럽게 바닥에 선다(직립).

(11) 의자 앞까지 환자의 몸을 지탱하면서 걸어가 환자의 겨드랑이나 팔을 지탱하여 의자에 앉게 한다. 환자가 의자의 팔걸이나 등받이를 잡고 스스로 앉는 경우, 간호사는 의자가 넘어지지 않도록 손으로 잡아 고정한다(포인트 참조).

■ 〈방법 2〉 의자 위에서 반듯이 누운 자세로 바꾸는 방법

모든 행동은 〈방법 1〉에 준하여 실시하며 순서는 의자위 → 정좌 → (직립) → 단좌위 → 다리 뻗고 앉기 → 반듯이 누운 자세 → (침대에서 좌우·상하 이동) → (덮는 침구)이다.

C : 이동 동작·체위 변환을 활용한 지원

1. 수송차량의 이동(침대째 이송할 수 없는 경우)

병실 입구의 폭과 복도의 폭이 넓고, 침대에 큰 캐스터가 달려 있으면 침대에 누운 채로 수술이나 검사를 위해 이동한다. 침대가 수송차량의 역할을 할 수 없을 때 누운 자세로의 이동은 일반적으로 수송차량(들것, wheel stretcher)으로 실시한다. 그러므로 여기에서는 수송차량으로 이동을, 침대에서 수송차량으로 옮기고 이동하여 다시 원래의 침대로 옮기는 순서으로 설명한다.

수송차량에 옮기는 경우 몇 사람이 이동하는 것이 적절한지는 환자의 상태, 체중, 간호사의 능력에 따

<table>
<tr><td>

포인트 • 간호사의 자세를 좋게 유지하기 위해서는 환자가 위치하는 높이에 맞추도록 엉덩이와 무릎을 살짝 굽혀 등과 배를 긴장하고 척추는 가능한 한 곧게 편다.(6)
 • 환자의 손을 간호사의 어깨에 놓으면 중심이 가까워져 환자도 간호사의 움직임에 맞춰 움직이기 쉽다. 또한 환자도 무언가를 잡고 있다는 생각에 안심하게 된다.(7)
 • 신발은 작업을 용이하게 하기 위해 환자가 신기 쉬운 곳에

</td><td>

미리 놓아둔다. 높이의 조절이 가능하지 않은 침대의 경우에는 발 받침대를 준비한다.(9)
 • 환자를 지지하는 동작으로는 간호사와 환자의 중심뿐만이 아니라 환자 자신의 중심과 환자의 체형을 고려하여 작업한다.(11)
 • 사용하는 기구로는 미끄러운 천을 고리로 만들어 슬라이드 시키는 방법과 등이 있다.

</td></tr>
</table>

라 다르다. 많은 인원수로 옮기면 간호사 각자의 부담이 적고 환자도 불필요한 심신의 긴장을 하지 않아 안전하고 편안하게 옮길 수 있다.

　실시할 때는 체중이나 증상 등 환자의 상태와 병실 구조 등 조건을 고려하여 인원과 방법을 결정한다. 여기에서는 4명, 1명(주로 유치원생까지 환자의 경우)이 수행하는 방법에 대해 설명한다. 또한 침대와 들것이 같은 높이로 매트 면이 밀착할 경우에는 기구를 사용하여 2명의 간호사로 이동할 수도 있다.

■ 목적

　직립·좌위를 할 수 없는 환자, 안정을 요하는 환자를 원하는 위치에 편안한 상태로 안전하게 이동(운송)시킨다.

■ 사용제품

- 수송차량(들것[37])
- 깔개 담요(1~2개)[38]
- 깔개 시트(1개)
- 중간 모포나 수건(1~2장)[39]
- 베개(1개)[40]

■ 유의사항

(1) 들것의 정비 상태를 확인한다(포인트 참조).

(2) 이동하는 목적에 따라 들것을 선택한다(포인트 참조).

(3) 이동하는 장소의 온도·습도·기류를 조사해 덮는 침구의 종류와 매수를 정해 준비한다.

포인트 • 정비가 불량하면 진동의 원인이 되어 환자의 안락과 안전을 해칠 우려가 있다. 움직이기 어려워지면 간호사의 작업에도 지장을 초래한다. 캐스터는 정기적으로 주유해 준비한다.(1)	• 입원 시에 사용하는 경우는 침대가 있으면 좋지만 수술실에 운송하는 경우 병실로 돌아갈 때 수혈·수액·흡입을 고려하여 링거대와 실린더를 설치할 수 있는 것을 사용한다.(2)

---

37) 수송차량은 접이식이나 대의 높이를 조절할 수 있는 것, 봄베를 세우거나 수액용 링거대가 달려 있는 것 등이 있다. 침대의 높이를 조절할 수 있는 것이 편리하다. 접이식은 외래에서 응급 환자에게 준비되고 보관 장소가 좁은 병동에서 사용한다. 각각 사용 목적에 따라 선택한다.

38) 들것대는 딱딱하기 때문에 깔개 담요를 세 번 접어 깔고 시트로 덮는다. 전용 요를 사용해도 좋다.

39) 깔개 모포는 커버를 씌우고 수건은 환자 전용을 사용한다. 덮는 침구의 무게가 환자의 몸에 걸리므로 최대한 가벼운 것이 바람직하다. 기온에 따라 매수와 품질을 선정·조절한다.

40) 베개는 사용 중인 것으로 한다.

(4) 침대에서 이동 또는 침대로 이동 시에는 들것 브레이크를 걸어둔다.

(5) 이동(운송) 중에는 진동을 최대한 피하고 안정과 안전, 편안함을 도모한다(포인트 참조).

4명이 들것으로 옮기는 방법

(1) 담요 또는 수건을 덮으면서 덮는 침구를 발밑으로 내리고 베개를 하나로 한다.

(2) 시트를 매트리스 아래에서 벗기고 침대 위에 놓는다(포인트 참조).

(3) 들것을 침대와 평행이 되도록 부드럽게 배치하고 브레이크(스토퍼)를 걸어 움직이지 않도록 고정한다.

(4) 환자를 침대에서 들것으로 이동한다(그림 1-E-22, 포인트 참조).

　① 간호사 A는 환자의 머리 쪽에 서서, 베개 아래에 손을 넣어 환자의 어깨 부분 시트를 잡고 머리를 받친다.

　② 간호사 B는 환자의 발밑 침대 가로장 옆에 서서 시트의 발밑을 잡는다.

　③ 간호사 C는 들것의 반대편에 서서 시트를 환자 쪽에 감아, 엉덩이를 중심으로 간호사의 어깨너비 또는 조금 넓은 폭으로 잡는다.

　④ 간호사 D는 들것 쪽에 서서 시트를 최대한 환자 가까이까지 감아 간호사 C와 같이 잡는다.

(5) 4명이 모두 준비가 되면 가볍게 신호를 하고 들것으로 옮긴다(그림 1-E-23).

　① 간호사 A는 머리를 간호사 B는 다리를 약간 들어 올리면서 지지하여 들것 쪽으로 옮긴다.

　② 간호사 C는 말린 시트를 펴면서 시트를 끌어 지지한다.

　③ 간호사 D는 들것이 움직이지 않도록 침대에 누르듯이 하면서 팔꿈치 관절을 점차 구부려 끌어당긴다.

　④ 들것의 환자 안전용 벨트와 가로장은 필요에 따라 사용한다.

(6) 들것을 조작한다.

포인트 •전신 진동은 불쾌감뿐만 아니라 불안과 통증을 일으킨다. 특히 통증이나 상처가 있는 경우는 진동에 세심한 주의를 기울인다.(5)
　•환자에게 진동을 주지 않고 방수 시트나 깔개 시트도 분리되지 않도록 차분히 주의하여 실시한다. 시트의 머리 쪽으로 손을 넣어 상단을 벗긴 다음 시트를 수평 또는 약간 아래로 당기면서 벗긴다.(2)
　•간호사 A·B·C·D는 모두 잡는 방법은 손바닥을 아래로 하여 쥐도록 한다. 손바닥을 위로 하여 잡으면 환자의 체중이 드는 시트에 실렸을 때 손가락이 벌어지기 쉽고 환자를 떨어뜨릴 위험이 있다. 또한 어깨너비 또는 조금 넓은 폭으로 드는 것이 가장 힘을 주기 쉽다. 간호사들의 배치는 신장·힘·숙련도를 고려하여 결정하는 게 좋다. 예를 들어 C와 D는 힘이 강하고 숙련된 사람이 위치하고, A는 신장이 큰 사람이 잡으면 머리가 떨어지지 않고 손을 베개 밑까지 뻗치기 쉽다.(4)

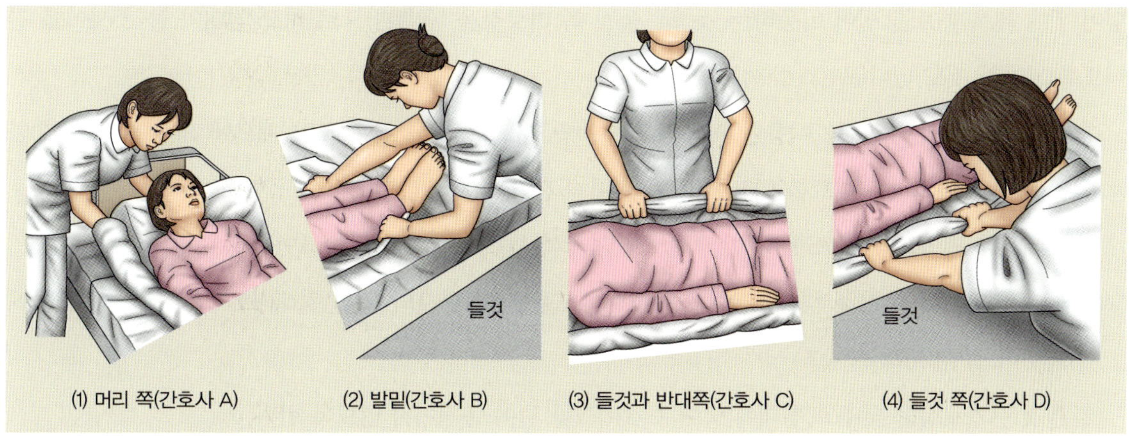

그림 1-E-22 시트 잡는 법

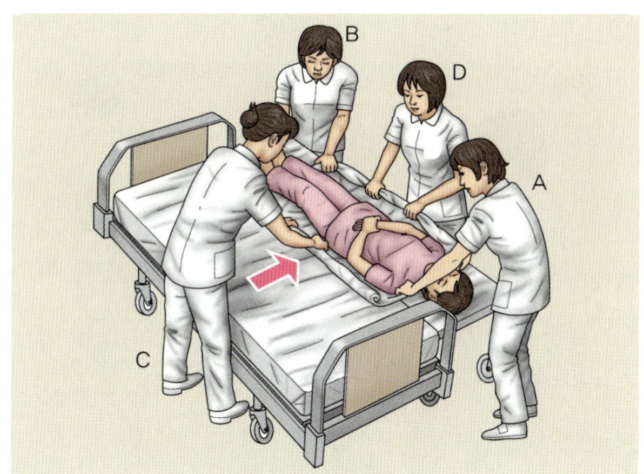

그림 1-E-23 4명이 시트를 잡고 들것으로 옮기기

① 들것 브레이크(스토퍼)를 해제하고 한 사람이 머리 쪽 손잡이를 잡고 다른 한 사람은 발밑을 뒤쪽 방향으로 잡고 이동한다(그림 1-E-24).[41]

② 발밑을 진행 방향으로 하여 진행한다. 언덕의 경우에는 항상 머리를 위로 이동한다. 즉 오르막은 머리를 앞으로 내리막은 발을 앞으로 향해 진행한다.

이동기구를 사용하여 침대와 들것 사이를 이동하는 방법

간호사 1~2명으로 환자를 침대와 들것으로 번갈아 이동하는 공구는 여러 가지가 있다. 크게 나누면 ① 루프 모양 퍼트 위에 환자를 반듯이 눕히고 퍼트를 회전시켜 이동하는 것. ② 침대 시트에 미끄러운 직물 매트를 깔고 환자를 반듯이 눕혀 이동하는 것. ③ 폴리에틸렌 폼을 중판으로 코팅한 회전 커버로

---

41) 간호조무사가 함께 하는 경우에는 간호사가 머리 쪽을 잡고 관찰하면서 수송한다.

덮어 위에 태운 매트를 밀어 이동하는 것. ④ 들것 쪽 가로장을 판(측판)으로 하고 침대와 들것 사이를 건너도록 고안한 것도 있다(포인트 참조).

여기에서는 이러한 도구를 이용한 이동의 기초적인 것으로서 ① 루프 모양 패드에 의한 이동과 ②와 ④ 들것 측면과 미끄러운 매트를 이용한 이동에 대해 간략하게 설명한다.

〈방법 1〉 루프 모양의 패드에 의한 이동－침대에서 들것으로(그림 1-E-25-(1))

(1) 환자는 간호사를 향해 옆으로 눕히고 뒤에 패드를 대어 환자의 몸을 원래대로 하고 패드의 중앙에 반듯이 눕힌다(포인트 참조).

(2) 들것은 가로장을 낮추고 침대에 달아 브레이크를 걸어 움직이지 않도록 한다.

(3) 들것과 침대를 같은 높이로 맞춘다.

<table>
<tr><td>

포인트 • ④는 ③과 함께 개발되고 있지만 ①, ②에도 응용할 수 있다.

• 간호사 쪽에 환자를 향하게 하는 것은 간호사의 몸으로 지지할 수 있어 안전하고, 반듯이 누운 자세로 돌아갈 때에 가볍게 어깨를 누르면 반듯이 누울 수 있어서 환자·간호사 모두 안전하고 쉽게 이동할 수 있기 때문이다.(1)

</td></tr>
</table>

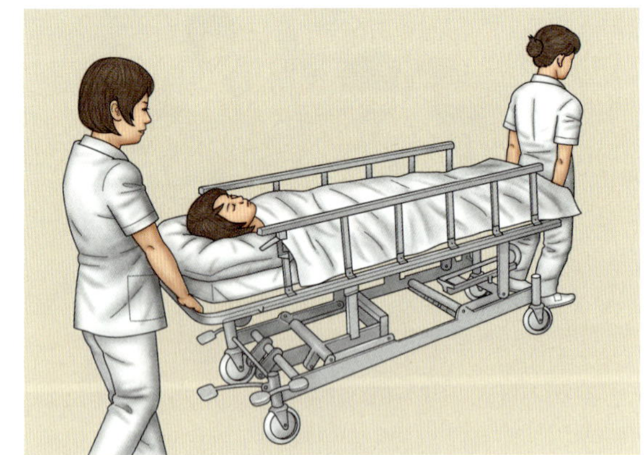

그림 1-E-24 들것에 의한 환자 이송 방법

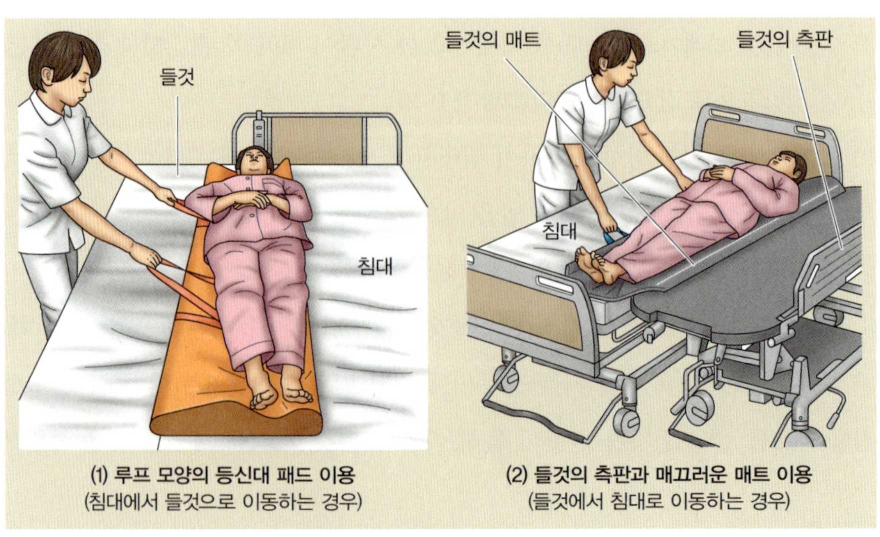

(1) 루프 모양의 등신대 패드 이용
(침대에서 들것으로 이동하는 경우)

(2) 들것의 측판과 매끄러운 매트 이용
(들것에서 침대로 이동하는 경우)

그림 1-E-25 환자의 침대와 들것 사이의 이동 방법

(4) 간호사는 들것 쪽에 위치한다.

(5) 퍼팅 손잡이 끈(달려 있지 않은 것도 있다)을 당기거나 간호사와 반대편에 있는 환자의 어깨 관절과 대
    전자부를 지지하듯이 잡고 앞으로 당겨 들것으로 옮긴다. 패드가 회전하기 때문에 환자의 신체는
    패드에서 반듯이 누운 채로 이동한다(포인트 참조).

(6) 간호사는 환자의 신체를 자신의 몸 쪽으로 향하여 옆으로 눕히고 패드를 침대 쪽으로 뺀다.

(7) 들것에서 침대로 이동은 위의 절차를 역순으로 한다.

〈방법 2〉 들것 측판과 미끄러운 매트를 이용한 이동—들것에서 침대로(그림 1-E-25-(2))

(1) 침대에 들것을 댄다.

(2) 들것은 침대의 높이와 같거나 조금 높게(약 2~3cm) 하고 침대 쪽 패널을 침대에 바르게 건네고 브레
    이크를 걸어 고정한다.

(3) 들것 매트가 시트 위로 미끄러지기 쉬운 매트이면 그대로 (4)를 실시한다(포인트 참조).

(4) 간호사는 침대 쪽으로 이동해 매트 끈을 당겨 환자를 침대 중앙으로 이동시킨다. 끈이 없을 때는
    환자의 어깨 관절부와 대굴림부에 가까운 매트나 패드를 잡고 이동한다(포인트 참조).

(5) 환자는 간호사 쪽으로 향해 옆으로 누운 자세를 취하게 하고 매트나 패드를 제거한 뒤 반듯이 누운
    자세로 되돌린다.

(6) 잠옷을 정돈하고 족자를 건다.

(7) 침대에서 들것으로 옮길 때는 들것의 높이를 침대와 같게 하거나 조금 낮은(약 2~3cm) 위치로 실시
    한다. 기타 순서는 이와 반대이다.

이상이 환자를 침대에서 들것으로 번갈아 이동하는 것에 대한 설명이다. 사용도구뿐만 아니라 시트와
담요 등에 대해서도 연구해 환자와 간호사 모두 안전하고 안락하게 작업할 수 있도록 노력하기 바란다.

2. 휠체어 이동 지원

휠체어로 이동하는 환자는 앉은 자세는 할 수 있지만 보행이 어려운 환자와 보행을 해서는 안 되는 환
자이다. 장애의 정도에 따라 간호사와 기타 간병인이 조작하여 이동하는 경우와 환자 자신이 조작하는

<table>
<tr><td>

포인트 • 침대의 폭이 넓은 경우에는 들것의 반대쪽에서 환
자의 신체를 가볍게 눌러 먼저 들것 쪽으로 이동해둔다.(5)
　• 들것의 매트가 이동하기 어려운 경우에는 들것 쪽에 위치
한 간호사의 방향으로 환자를 향하게 하여 이동용으로 사용
하는 매끄럽고 얇은 매트나 패드(두꺼운 수건도 가능)를 옆

</td><td>

으로 누운 자세로 대고 반듯이 누운 원래의 자세로 되돌린
다.(3)
　• 어깨 관절부와 대전자부를 잡는 방법은 보디 메커닉스의
항목을 참조한다.(4)

</td></tr>
</table>

경우가 있다. 또한 병실에서 외래와 치료실·검사실 등 병원이나 시설에서 이동할 뿐만 아니라 장애인처럼 사회생활의 모든 장소에서 휠체어를 사용해야 하는 경우도 많다. 따라서 간호사는 지원은 물론 조작법에 익숙해야 하고 간병인이나 환자에게 지도할 수 있어야 한다.

■ 목적

보행할 수 없는 환자나 보행해서는 안 되는 환자를 휠체어를 사용하여 원하는 위치에 안전하고 안락하게 이동(운송)시킨다.

■ 사용제품

- 휠체어(1대)[42](그림 1-E-26)
- 방석이나 쿠션(1개)[43]
- 가운 또는 겉옷(1개)
- 양말(1켤레)
- 담요 또는 숄·무릎덮개(각 1개씩)[44]
- 신발
- 기타

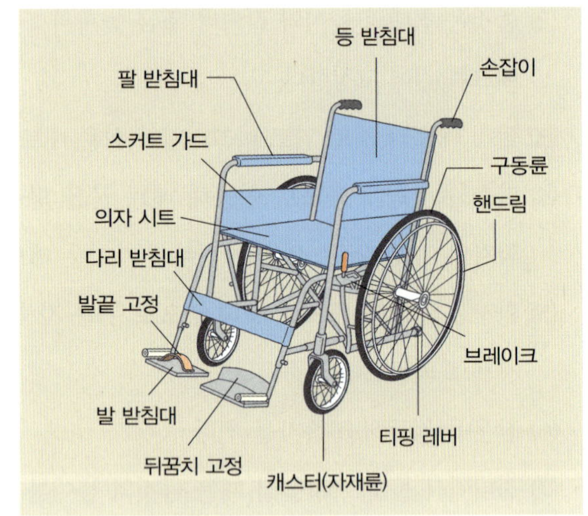

그림 1-E-26 휠체어의 명칭(JIS에 따름)

■ 유의사항

(1) 환자의 상태와 사용 목적에 따라 휠체어의 종류를 선택한다.

(2) 휠체어의 정비 상태(좌석의 딱딱함, 타이어의 공기압과 홈의 깊이, 바퀴 삐걱거림, 청소 상태 등)를 확인한다.

(3) 휠체어에 앉을 때에는 반드시 브레이크를 걸고 움직이지 않도록 한다.

(4) 이동하는 장소의 온도·습도·기류를 알고 환자의 착의나 담요 등의 사용을 고려하여 실시한다.

(5) 이동(운송)은 진동을 최대한 피하고 안전하고 안락하게 한다.

---

42) 휠체어는 수동식과 전동식이 있다. 수동식은 등받이가 낮은 접이식과 등받이가 머리까지 있는 것이 있으며, 전동식은 각종 핸들 조작형과 입김으로 조작할 수 있는 특수한 것 등이 있다.
43) 의자의 좌면이 딱딱한 경우에는 방석 또는 쿠션을 깐다.
44) 담요나 숄, 무릎덮개 등은 보온을 위한 것으로 필요에 따라 사용한다.

■ 실시방법(여기서는 자동 조종·시중 양용형 휠체어로 설명한다. 포인트 참조)

(1) 휠체어는 사용물품을 갖추어 침대 발치의 환자가 이동하기 쉬운 위치에 놓고 브레이크를 건다. 또한 접이식같이 휠체어의 발 받침대가 움직이는 것은 발이 걸리지 않도록 미리 올려놓는다.

(2) 침대의 높이는 환자의 발이 바닥에 닿도록 낮게 하고 환자의 발밑에 신발을 놓는다.

(3) 덮개는 부채접기하여 발밑에 넣고 양말을 신게 한다.

(4) 누운 자세의 환자를 일으켜 앉힌다.

(5) 환자를 침대 끝에 걸터앉게 한다(그림 1-E-21 참조).

(6) 등으로 돌린 손으로 환자를 지지하면서 바닥(또는 발 받침대)에 둔 신발을 신게 하고(그림 1-E-21 참조) 가운 또는 겉옷을 입힌다.

(7) 간호사는 환자의 허리에 손을 돌려 제대로 체중을 지지하고 환자를 조심스럽게 세운다(그림 1-E-27-(1)).

(8) 환자의 몸을 지탱하면서 준비한 휠체어에 앉도록 돕는다(그림 1-E-27-(2)).

　① 휠체어의 브레이크를 걸어 움직이지 않도록 한다.

　② 환자를 휠체어에 가능한 한 깊이 앉게 한다. 신장이나 신체 상태에 따라 깊이 앉을 수 없으면 먼저 앉게 하고 나중에 돕는다.

　③ 앉고 나서 다리를 한쪽씩 짚으면서 발 받침대를 내리고 발을 올린다.

(9) 휠체어에 깊이 앉아 있는지 확인하고 그렇지 않을 경우는 다시 깊이 앉게 하고 환자의 매무새와 안전을 확인한다.

(10) 휠체어를 조작한다.

　① 브레이크를 해제(그림 1-E-27-(3))한 뒤 손잡이를 잡고 조심스럽게 민다(그림 1-E-27-(4)).

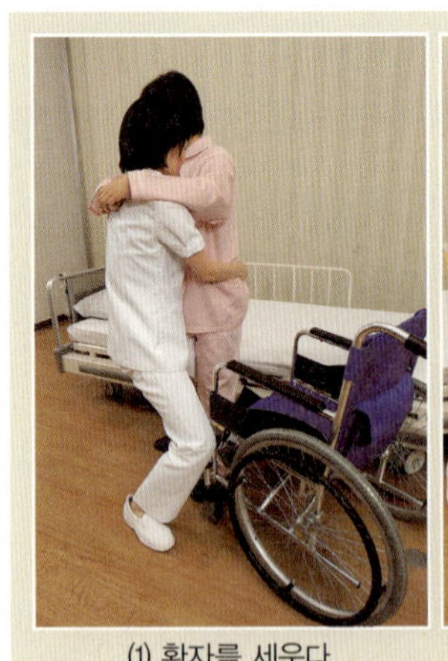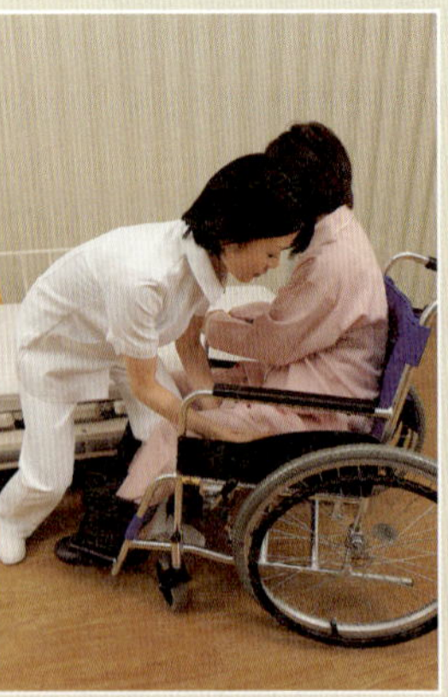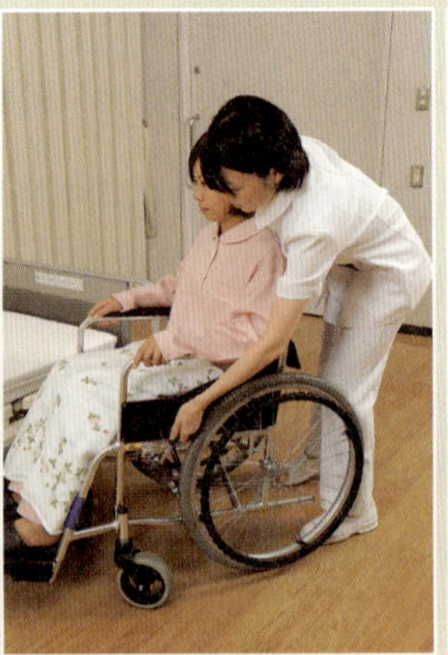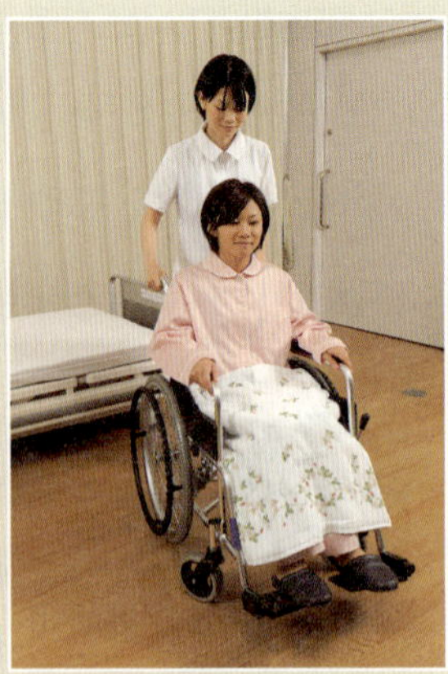

그림 1-E-27 환자를 지탱하면서 휠체어에 앉히는 방법

② 가파른 내리막길의 경우 환자가 휠체어에서 떨어지지 않게 갈지자로 당기듯 하거나 역행으로 지
지하면서 천천히 내려간다.

③ 턱이 있는 경우는 휠체어의 정면을 들어 턱에 앞바퀴를 올리고 환자에게 진동을 주지 않도록 추
진한다.

(11) 침대로 돌아가려면 휠체어가 움직이지 않도록 브레이크를 건 후 (9)→(1)순으로 실시한다.

3. 보행 도우미

걸어서 움직이는 환자라도 장기간에 걸쳐 침대에 누워 있거나 신체 기능의 장애가 있는 경우 또한 노화
로 인한 기능 저하로 혼자서 보행하는 것이 위험한 경우는 간호사가 환자의 보행을 돕는다.

여기에서는 정형외과 치료 또는 재활을 위한 보행 훈련으로서 도움이 아닌 일상적인 환자의 보행 지원
방법에 대해 서술한다.

a : 〈방법 1〉 환자의 신체를 간호사가 손으로 잡고 지원

간호사가 보행을 돕는 것은 보행이 불안정한 환자가 병실에서 화장실에 가거나 휠체어로 이동한 후 검
사 장소까지 걸을 필요가 있는 경우 등이다. 또한 일상생활 속에서 가족이나 간병인이 노인·환자·장애가
있는 사람 등의 보행을 돕는 경우도 많다. 간호사가 이러한 사람들에게 적절한 보행 지원 방법을 지도하
는 것도 중요한 간호 행위이다.

■ 목적

걷기가 불안정한 환자가 원하는 장소까지 안전하게 보행하고 이동하는 것을 돕는다.

■ 유의사항

(1) 환자를 도울 때 간호사는 보행을 방해하지 않도록 하면서 걷는다.

(2) 보행의 안전을 확보하기 위해 간호사는 환자의 장애가 있는 쪽이나 불안정한 쪽에서 돕고 위험한
　　경우에는 즉시 신체를 지원할 수 있도록 한다.

(3) 통행하는 장소의 안전을 항상 관찰하고 위험한 것이 있으면 제거하는 등 대책을 세운다.

(4) 보행 속도는 환자에게 맞추고 서두르지 않는다.

(5) 자동차가 통행하는 도로에서는 장애 등으로 도움이 필요한 경우 외에는 간호사가 차도 쪽에서 걸으
　　며 환자가 안전하도록 돕는다.

■ 실시방법

(1) 보행에 적합한 의류와 신발인지 확인한다. 환자가 스스로 입거나 신을 수 없는 경우는 환자가 할 수
　　없는 것을 지원하고 자립하는 방향으로 돕는다(포인트 참조).

(2) 전신 상태를 관찰한다(포인트 참조).

(3) 간호사의 위치는 다음과 같이 한다.

　　① 장애가 있는 경우 환자의 아픈 쪽

　　② 특별한 장애가 없을 때는 불안정한 쪽

　　③ 환자가 난간을 이용할 경우 난간의 반대쪽

　　④ 환자가 지팡이를 사용하는 경우 그 반대쪽

　　⑤ 차도나 홈 등 위험한 장소에서는 위험물이 있는 쪽

　　⑥ 특별한 조건이 없는 경우에는 손잡이가 없는 쪽(포인트 참조)

(4) 간호사는 양손을 환자의 허리에 대고 살짝 받쳐준다. 등이나 어깨를 뒤에서 받쳐주어도 좋다.

포인트 •병실 밖으로 나갈 때는 가운이나 겉옷을 입도록 하고 환자복인 채로 병실 밖으로 나오지 않게 한다. 보행 장애가 있는 환자는 가운 자락이 끼지 않도록 주의한다. 또한 신발은 보행을 방해하거나 벗겨지지 않는지 확인한다.(1)
•환자에게 신체적 이상이나 위험한 상태가 발생하면 보행을 중지하고 침대에 돌아와 눕게 하고 의사에게 보고한다.(2)

•환자는 위험한 상태가 되면 자연적으로 사용하기 쉬운 손을 쓰기 때문에 환자의 자립적 행동을 방해하지 않는다. 일반적으로 오른손잡이가 많으므로 간호사는 환자의 왼쪽에 위치한다. 간호사는 몸이 환자에게 닿을 듯 말 듯한 거리에서 뒤쪽으로 선다. 걸을 때는 옆에서 나란히 걸어야 환자의 몸이 안정된다.(3)⑥

(5) 환자의 보행을 방해하지 않도록 주의하고 걷는 속도에 맞춰 함께 걸으면서 돕는다.

b : 〈방법 2〉 벨트를 사용하여 지원

보행할 때 불안정할 수는 있어도 신체에 항상 손을 대는 것은 환자가 부담스럽게 느낄 수 있다. 또한 환자가 신체의 균형을 잃을 때 간호사가 손으로 잡아줄 수 없는 경우도 있다. 그러므로 불안정한 경우 즉시 도울 수 있는 방법으로 환자의 허리 벨트를 이용한다. 벨트를 사용할 경우에는 환자에게 지원 방법을 충분히 설명하고 이해할 수 있도록 한다.

■ 목적

〈방법 1〉과 동일하다.

■ 사용제품

가운이나 겉옷의 벨트 또는 천으로 된 넓은 띠나 벨트, 양손으로 움켜잡는 손잡이 형 보행 전용 벨트 등은 간호사가 잡기 쉽고 환자가 쓰러지거나 비틀거릴 때 신체를 잡아주고 일부분만 지나치게 압박하지 않는 폭과 재질로 된 것이 필요하다.

■ 유의사항

〈방법 1〉과 동일하다.

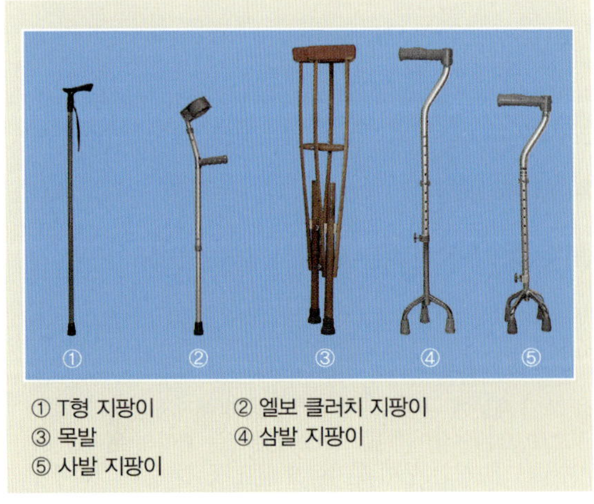

그림 1-E-28 지팡이의 종류

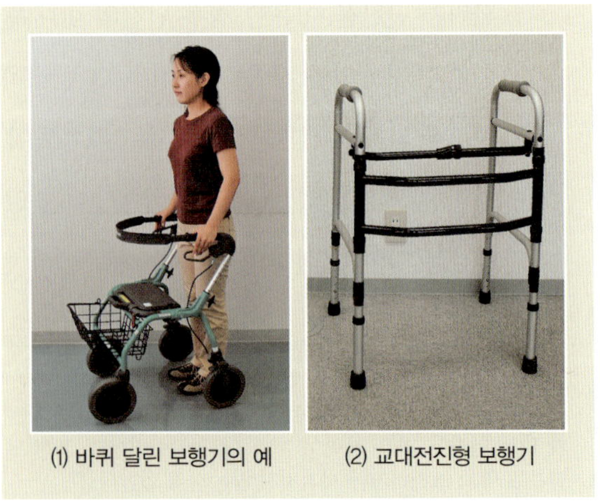

그림 1-E-29 보행기의 종류

■ 실시방법

방법은 손으로 환자의 몸을 받쳐주는 보행 지원과 같으며, 아래 두 가지 내용이 다른 점이다.

   (1) 보행 전에 벨트가 풀리지 않는지 확인하고 보행을 돕는다.

   (2) 간호사는 환자에게 가까운 쪽의 손을 환자의 등 뒤로 돌려 벨트를 바깥쪽에서 잡고 걷는다. 전
       용 벨트의 경우 벨트의 손잡이를 잡는다.

c : 〈방법 3〉 보조기구를 사용할 때의 지원

보행의 지원에는 간호사가 직접 보행하는 환자를 돕는 것 외에 보조기구를 사용한 지원도 있다. 이전에는 정형외과 질환 환자나 수술 후 환자가 보조기구를 사용하는 경우가 많았지만, 최근에는 노인의 증가와 함께 일상생활의 보행 이동에 지팡이와 쇼핑 카트형 보행기를 이용하여 외출하는 사람도 많아졌다. 의료 시설 내에서도 여러 가지 지팡이나 보행기를 사용한다. 간호사는 보조기구의 사용법을 지도하고 환자의 사용 상태를 관찰하여 적절하지 않은 경우에는 다시 지도하고 환자와 함께 방법을 모색한다.

■ 보행용 보조기구의 종류

보행용 보조기구는 지팡이와 보행기로 나눌 수 있다.

   (1) 지팡이(그림 1-E-28): ① T자형 지팡이 ② 엘보 클러치 지팡이 ③ 목발 ④ 삼발 지팡이(삼각대 지
       팡이) ⑤ 사발 지팡이(네발 지팡이) ⑥ 기타

   (2) 보행기(그림 1-E-29): ① 바퀴 보행기(사륜식 보행기) ② 교대전진형 보행기 ③ 쇼핑 카트형 보행
       기 ④ 기타

6장 안전·안락

1 안전·안락에 관한 간호의 의의

간호는 인간의 생명과 깊은 관계가 있으며 간호사는 간호가 직업인 사람이다. 간호의 기원에서 볼 때 그 기본은 인간을 사랑하는 마음으로 아픈 사람의 고통을 완화하고 생명이 위험한 상태에서 보호하기 위한 것이다. 그러기 위해서 간호사는 항상 환자의 안전과 안락을 염두에 두고 행동해야 한다.

안전(safety)은 위험하지 않은 상태를 말하며, 안락(comfort)은 신체적으로 고통 등 이상이 없고 정신적으로 걱정이 없는 상태이다. 즉 안전하고 안락한 상태는 불안감이 없이 만족한 일상생활을 할 수 있는 상태이다. 안전과 안락은 간호에서만 사용하는 특별한 용어나 방법이 아니라 모든 인간이 일상생활을 하는 데 있어서 항상 추구하는 기본적인 욕구이기도 하다.

간호사는 이러한 욕구를 가진 인간을 대상으로 한 전문 직업인으로서 생명을 지키는 입장이다. 따라서 의사와 함께, 또는 그 이상으로 환자의 일상생활을 안전하고 안락하게 하기 위해 지원하는 것이 모든 간호 행위의 기본이다.

2 안전·안락에 관한 기초지식

A : 안전을 저해하는 요인

간호 현장에서는 환자의 안전은 물론 간호사의 안전도 고려되어야 한다. 환자의 안전을 저해하는 상태, 즉 환자가 위험한 상태는 환자 자신이나 간호사에 의해 발생하기도 하지만 치료·환경 등 모든 것이 원인이 될 수 있다. 본래 위험하다고 생각하지 못한 상태에서도 환자와 간호사의 상태가 약간 변함으로써 안전이 저해되고 사고가 발생할 수 있다. 여기에서는 안전을 저해하는 요인에 대해 생각해보자.

1. 환자가 가지는 저해 요인

(1) 질병·상해 질병이나 상해는 환자의 건강을 저해하는 동시에 안전도 저해한다. 또한 질병이나 부상의 악화는 환자의 건강 상태를 더 위험한 방향으로 몰아가 생활의 안전까지도 위협한다.

(2) 신체 기능·사고 능력의 장애 정도의 차이는 있지만 환자는 건강할 때에 비해 운동이나 동작 등의

기능이 저하하거나 생각과 판단에 지장이 생기기도 한다(포인트 참조).

　(3) **인생관과 질병·치료에 대한 생각** 인생에 대한 생각이나 가치 판단은 각자의 사상 신념·신앙의 유무나 정도에 따라 다르고, 질병과 치료에 대한 생각도 다르다. 따라서 질병을 비관하거나 치료에 대한 불신 등으로 우울 상태가 되거나 거식·거약 등으로 치료를 거부하기도 한다(포인트 참조).

　(4) **지식의 부족과 습관** 지금까지 말한 것과 모두 관련이 있지만 질병과 치료 또는 일상생활에 대한 지식이 부족하거나 식습관 등 습관의 차이로 의사·간호사의 지시와 주의를 이해하지 못하거나, 잘 지키지 않아 위험한 상태를 초래할 수도 있다.

　(5) **기타** 환자를 둘러싼 생활 환경이나 환자 자신의 변화에 따라 예기치 않은 위험을 동반할 수 있다.

2. 간호사가 가지는 저해 요인

　(1) **지식의 부족** 환자의 건강 상태와 치료·간호에 대한 지식뿐만 아니라 일상생활 전반에 걸친 사회생활에 대한 지식의 부족은 간호사의 행동에 적절함을 부족하게 하고 간호에도 영향을 준다(포인트 참조).

　(2) **기술의 부정확함** 지식의 부족과 함께 기술이 정확하지 않은 것도 환자의 안전을 저해하는 요인이 된다. 여기에는 미숙한 기술도 포함된다.

　(3) **관찰·판단력의 부족** 관찰과 그에 대한 판단은 모든 간호 행위의 기본 요소이며 안전을 지키기 위한 중요한 요소이다. 환자의 작은 변화를 간과하거나 흘려듣고, 못 본 체하는 것이 큰 사고로 이어질 가능성이 많다(포인트 참조).

　(4) **인생관과 태도** 간호사 개인의 인생에 대한 생각은 간호할 때의 행위로 나타난다. 사고방식은 간호에 대한 가치관에 영향을 주고 간호 행위 자체나 관계자를 대하는 태도에 나타난다. 간호사의 태도에서 환자는 희망을 갖거나 비관하게 되고 불안정한 심리 상태가 되는 경우도 있다(포인트 참조).

　(5) **간호사의 능력과 인력 부족** 판단력과 실천 능력이 필요하다는 것은 이미 언급했지만 안전·안락을 위해 필요한 능력 있는 간호사와 인원(인력)이 요구된다.

　(6) **기타** 간호사 자신에게 예측할 수 없는 일이 일어날 수도 있다는 것을 고려하고 행동해야 한다.

3. 그 밖의 저해 요인

(1) 시설 환경의 미비 건물의 구조나 시설, 물품의 배치는 보행에 지장을 줄 뿐만 아니라 재해 시의 피난에도 큰 영향을 준다.

(2) 환경 위생상의 문제 기후(실내 기후 포함)와 대기오염, 수질오염, 소음, 진동, 악취 등 병원이나 집 등 환자를 둘러싼 환경이 나쁘면 건강을 해칠 뿐만 아니라 건강 상태의 악화나 합병증의 원인이 된다.

(3) 멸균·소독의 미비와 원내감염 물품의 살균·소독이 충분히 이루어지지 않거나 살균·소독한 물품의 부적절한 취급으로 감염시켜 건강 상태가 악화되게 하거나 새로운 질환을 합병하는 경우가 있다.

(4) 의료 관계자의 지식·기술·태도의 부정확성 의사·간호사를 비롯한 의료 종사자의 진단·치료·교육 관련 지식과 기술·태도는 환자에게 신체적·정신적 영향을 미친다. 오진이나 의료 사고는 치료 과정이나 생명에도 영향을 미치고, 불신으로 이어질 행위나 태도는 환자의 불안을 초래한다.

(5) 사회적 조건 문제 요양으로 실직하거나 일의 내용이 바뀌게 되면 이것이 불안의 원인이 되며, 정신적 압박이 요양 태도에 영향을 준다. 또한 교우관계와 경제적 요인, 가정 내의 인간관계 등 넓은 의미의 사회적 조건이 직·간접적으로 위험한 상황을 낳을 수 있다.

(6) 기타 도난이나 지진·화재 등 재해, 가족의 생각 등 기타 예상치 못한 일이 일어나 환자의 안전을 저해할 수 있다.

B : 안락을 저해하는 요인

인간은 항상 고통에서 벗어나고자 하는 욕구가 있지만, 고통의 원인은 그 사람을 둘러싼 신체적·정신적 측면에 있으며 이 두 가지는 항상 관련이 있다. 신체의 어딘가에 통증(고통)이 있으면 그 부위의 통증뿐만 아니라 그것이 원인이 되어 불안을 일으켜 정신적으로 고통스러운 상태가 된다. 환경과 사회적 측면에 문제가 있는 상태도 각 개인의 신체적·정신적 측면의 고통으로 표현된다. 간호에서는 어떻게 환자가 고통에서 벗어나 안락한 삶을 영위할 수 있는지 그 원인을 파악하고 효과적인 지원을 해야 한다. '안락'이라는 말에는 많은 내용이 포함되므로 안전과 함께 생활 행동 모두와 관련을 가진 간호 행위 전부에 요구된다.

1. 신체적 저해 요인

(1) 질병·상해 또는 장애 어떤 질병·상해나 장애가 있으면 그 자체가 우선 안락함을 저해한다.

(2) 통증 신체에 나타나는 고통 중에서 통증은 가장 불편한 불안감을 준다. 어떤 신체적 원인에 의해 일어나는 부위의 통증 외에 종종 고통으로 느끼는 것은 두통이다.

(3) 신체의 불편과 위화감 소양감(가려움증)·변비·복부팽만, 과식에 의한 위부의 충만과 구역질·구토·전신권태 등의 불쾌감은 물론 눈에 먼지가 들어갔을 때, 동일한 체위의 지속에 의한 압박, 시트의 주름 등의 불편함도 안락한 요양생활을 방해한다.

(4) 수면 부족 수면이 부족하면 신체의 피로를 초래하거나 지각 장애 등을 일으키고 이것이 겹쳐 피로가 회복되지 않고 의식이 몽롱해져 사고를 일으킬 수 있다. 또한 병원균에 대한 저항력이 감소하여 발병의 원인이 된다.

2. 정신적 저해 요인

(1) 질병이나 치료에 대한 불안 질병의 예후는 환자에게 큰 관심사이다. 특히 생명을 위협하는 질병이나 그것이 의심되는 경우는 불안감이 크고, 이 때문에 수면 장애를 초래하거나 신체의 증상과 치료 하나하나에 관심을 갖고 부정적 요인으로 생각하는 경향이 있다.

(2) 인간관계의 불화 가족과 친구, 의료 관계자 등과 감정싸움이 생기고 신뢰관계가 형성되지 못하면 요양과 생활 전반에 걸쳐 불안감이 생겨 진료와 간호에도 지장을 초래할 수 있다. 또한 당사자와 접하는 것조차 불편해 안락한 요양생활을 할 수 없게 되기도 한다.

(3) 사회적 입장에 대한 불안 요양이 장기화되거나 장애가 생긴 경우에는 직업이나 경제적인 문제, 학업 문제 등이 걱정되어 초조해 하거나 무리를 하고, 안정된 요양생활을 할 수 없는 등 지장을 초래할 수 있다.

3. 환경상의 저해 요인

(1) 환경 위생상의 문제 대기오염은 인간의 생명에 위험을 초래함과 동시에 냄새가 후각을 자극하여 불쾌감을 준다. 또한 심한 소음이나 진동도 신체적인 안정을 막고 불편과 흥분을 불러일으킨다(포인트 참조).

(2) 실내 환경상의 문제 실내 온도와 습도의 적합·부적합은 생리적으로도 안락을 방해하고 벽·커튼·가구 색깔도 불편의 원인이 되거나 안정에 지장을 초래할 수 있다. 또한 발자국이나 수송차량·왜건의 이동이나 이야기 소리, 기계장치의 조작 소리 등은 소음과 같이 다양한 반응을 나타낸다.

(3) 침구·잠옷의 부적절함 환자에게 가장 익숙한 환경인 병실 공기(병상의 온도·습도·기류)가 적절하지 않고 침대나 요의 딱딱함, 덮는 침구의 무게가 적절하지 않은 경우에는 안면이나 신체의 움직임에 방해가

포인트 •예를 들어 통증이 없어도 신체에 질병·상해 또는 장애가 있으면 그것을 감추려고 무의식적으로 부자연스러운 자세를 취하게 되어 심신의 안락을 방해하는 결과를 낳는다.(1)

된다.

(4) **생활습관의 변화** 건강할 때와 비교하여 생활습관의 변화는 생활 리듬을 바꿔 정신에 미치는 영향이 크다. 특히 병원에서는 취침시간과 기상시간·식사시간이 보통 생활습관과 다른 경우가 많고, 환경과 침구 등에 따라 생활습관의 변화하게 되므로 이에 적응할 수 없는 경우는 심신의 조절에 장애를 일으킨다.

3 안전·안락의 지원

A : 안전에 대한 대책

위험한 상태는 예측할 수 있는 것과 없는 것이 있고 절대적으로 안전하다는 것은 어려운 일이다. 그러나 예측할 수 있는 것에 대해서는 안전을 위한 대책을 세우고 일상생활 속에서 실천해야 한다. 또한 예측이 어려운 일도 평소의 관찰과 노력을 기울이고, 위험한 상태에 관심을 갖고 가능한 한 미리 대처할 수 있도록 해야 한다. 그러기 위해서는 일상에서 다음과 같은 점에 유의할 필요가 있다.

(1) **지식의 습득과 교육** 간호사의 지식 부족으로 발생하는 환자의 위험을 미연에 방지하기 위해서는 안전교육의 입장에서 질환에 대한 병리와 나날이 발전하는 진단·치료, 간호학 등을 체계적으로 항상 학습하는 태도를 가져야 한다(포인트 참조).

(2) **관찰·판단력의 향상** 예측되는 문제를 미리 감지할 수 있는 능력과 그것을 판단하고 행동할 수 있는 판단력을 길러둘 필요가 있다.

(3) **기술의 정확한 실시와 훈련** 간호에 대한 모든 기술을 지식으로 이해하고 있을 뿐만 아니라 제대로 실천할 수 있는 능력을 갖추는 것이 중요하다. 그러기 위해서는 과학적 근거에 기초한 기술과 숙련된 솜씨를 결합해야 한다.

(4) **관리기구의 충실** 적절한 시설, 물품 관리, 재해 시의 피난 체제, 직원 훈련, 간호 요원의 수와 능력에 대한 성실성 등 운영자의 노력은 환자와 간호사의 안전을 위해 중요하다. 또한 간호사가 수행하는 약품·물품의 취급방법과 사용물품의 선택 등 간호 관리에 충실하게 한다(포인트 참조).

(5) **연구 노력** 환자와 간호사의 안전을 지키기 위해 간호 행위는 이론적으로 뒷받침되고 검증된 기술

포인트 •건강할 때는 별로 신경 쓰이지 않던 음악 소리 등도 심신의 장애가 생긴 환자에게는 소음으로 느껴지고 불쾌감이 들 수 있다.(1)
•어떤 간호사도 처음부터 능력 있는 간호사는 아니다. 기초 교육과 지속적인 평생교육을 시키는 교사의 노력이 필요하다.
•이를 실현하기 위해서는 감염 예방위원회와 안전관리위원회 같은 조직적인 체제를 만들어 그 책임 아래에 안전 대책을 도모하는 기구가 필요하다.(4)

이어야 한다. 간호 기술과 의료 상황에서는 단순히 경험에 따라 실시하는 것도 많은데, 과학적인 면에서 보면 알려지지 않은 부분도 많기 때문에 이에 대한 연구를 거듭하여 해명하고 검증하는 노력을 하는 것이 안전한 간호로 이어진다.

(6) 환자와 가족의 교육과 상담 이상은 주로 의료 종사자, 즉 간호사의 입장에서 말했지만 안전을 지키기 위해서는 환자 자신의 참여도 빼놓을 수 없다. 환자의 지식 부족으로 일어나는 위험을 방지하려면 환자의 상태에 따라 지도·교육하는 것이 필요하다.

B : 안락에 대한 대책

일상적인 간호 행동에서 항상 환자가 더 안전하고 안락한 상태를 유지하도록 유의하고 지원해나가야 한다. 그러기 위해서 다음과 같은 점에 유의하고 먼저 안락의 저해 요인을 제거하는 것이 필요하다.

1. 신체적 측면의 유의점(포인트 참조)

(1) 진단·치료에 협력한다.

(2) 숙련된 기술로 간호 행위를 한다.

(3) 물품을 이용하여 체위를 편안히 유지한다.

(4) 적절한 침구와 환자복을 선택한다(p183 PART 2 2장, 3장 참조).

(5) 신체를 청결하게 한다.

(6) 찜질을 한다.

(7) 일상생활 리듬(식사·배설·수면 등)을 조절한다(p173 PART 2 1장 참조).

2. 정신적 측면의 유의점

(1) 환경을 정비하고 분위기를 좋게 한다(p173 PART 2 1장 참조).

(2) 간호사 자신의 태도에 주의한다(p161 포인트 참조).

<table>
<tr><td>

포인트 •질병과 장애가 안락함을 저해하는 요인이기 때문에 진단과 치료에 적극적으로 협력한다. 구체적으로는 정확한 관찰과 기타 정보를 의사에게 제공하고, 조금이라도 더 안락하게 치료받을 수 있도록 환자의 체위를 유지하고 적절한 도움을 준다.(1)
　•체위 변환은 자주 할 필요가 있지만 환자 스스로 몸을 움직이기 어렵고 노력이 필요한 환자는 에어매트·베개·모래주

</td><td>

머니·인조 양모이불 등을 이용해 안락함을 유지시킨다.(3)
　•물수건 세정, 샤워, 목욕으로 땀이나 더러움 등에 의한 신체의 불쾌감과 위화감을 없애고, 감염을 예방한다.(5)
　•통증과 장시간 같은 체위를 하여 피로감이 있을 때에는 필요에 따라 온찜질·냉찜질을 한다. 찜질은 온도 감각을 자극함과 동시에 혈액순환을 촉진하고 심신의 안정을 취할 수 있게 해준다.(6)

</td></tr>
</table>

(3) 환자의 가족·친구 등과의 관계에 관심을 갖는다(포인트 참조).

(4) 사회적 자원을 활용하여 의료팀에 협력한다.

(5) 환자의 고민과 요구에 귀를 기울이고 욕구불만 해소에 노력하여 치료와 간호를 원활하게 한다.

(6) 환자의 생활습관을 이해하고 요양생활을 원활하게 하도록 돕는다.

(7) 환자가 지닌 질병·장애와 치료·예후에 대해 충분히 이해하고, 변화하는 환자의 상태를 관찰하며
다른 의료팀 구성원과 협력하여 종합적인 입장에서 간호를 실시한다.

C : 제품을 이용하여 안락한 자세를 유지하는 방법

간호사가 환자의 안락을 위해 해야 할 기초적인 것은 커뮤니케이션·관찰·환경·청결·찜질 등으로 여기
에서는 신체 안락의 기본이 되는 체위에 따른 안락 방법에 대해 설명한다.

■ 목적

같은 체위를 지속하여 일어나는 장애(압박에 의한 혈액순환장애나 욕창 등)를 예방하고 항상 안락한 상태
에서 요양생활을 할 수 있도록 지원한다.

■ 유의사항

(1) 인체의 자세와 그 생리를 충분히 이해하고 환자가 지닌 문제점을 관찰·파악한 다음 안락을 유지하
기 위해 필요한 물품을 선택하고 환자에게 적합한 체위를 유지하도록 한다.

(2) 물품을 이용하여 편안한 자세를 유지하고 긴장을 완화시켜 에너지 소모를 줄이도록 한다.

(3) 걸치는 물건 등은 가벼운 것으로 선택하고 압박과 마찰을 적게 한다.

■ 사용제품

(1) 매트리스 위에 몸을 지지하는 것

　① 에어매트: 체위 변환이 어려운 환자에게 사용하며 다음과 같은 종류가 있다.

　　(a) 압력 조절식 매트: 체중의 압박을 조절할 수 있는 압력 조절 에어매트이다(그림 1-F-1).

(b) 환기 시스템 부착 에어매트: 병상의 환기를 하면서 압력을 조절하는 에어매트이다(그림 1-F-2).

② 우레탄폼 매트리스: 투수성을 지닌 폴리우레탄 매트의 표면이 분화구(crater) 모양으로 울퉁불퉁해서 체압을 분산시키고, 오목한 부분이 압박되지 않으며 공기가 들어가 저변의 습기를 방지해주고, 자다가 몸을 뒤척이기도 쉽다.

③ 기타: 요, 저반발 우레탄 매트리스, 폴리우레탄 반면 매트 등

(2) 침대에 부분적으로 까는 것

① 양모 패드: 상반신에 깐다. 부드럽고 지지감이 있으며 따뜻하다(그림 1-F-3).

② 인조 양모 패드: 양모 패드 대신 사용하며 여러 종류의 제품이 있다.

③ 고분자 인공지방: 엉덩이 부분에 대어 압박을 예방하는 것으로, 2~4장을 나란히 이어 상반신이나 전신에 댄다(포인트 참조).

④ 비즈 매트류: 포대에 발포 폴리에틸렌 입자가 들어간 것으로, 크기는 베개·방석·상반신용이 있고 나란히 놓으면 전신용도 된다(그림 1-F-3).

⑤ 기타: 상반신용의 메밀겨 이불 등

(3) 부분적으로 받치는 것

① 둥근 짚방석 유형: 비즈가 든 것, 공기 쿠션 등이 있다. 원의 중심 공간에 대고 압박을 피한다. 산후 회음부 통증의 완화에도 사용한다.

② 스펀지: 압박부에 대거나 면화로 만든 짚방석 아래에 깔고 짚방석의 뒤축이 직접 침구에 닿는 것

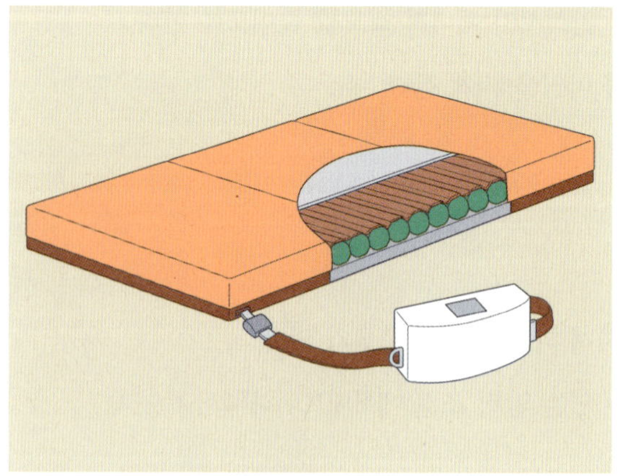

그림 1-F-1 압력 조절식 에어매트

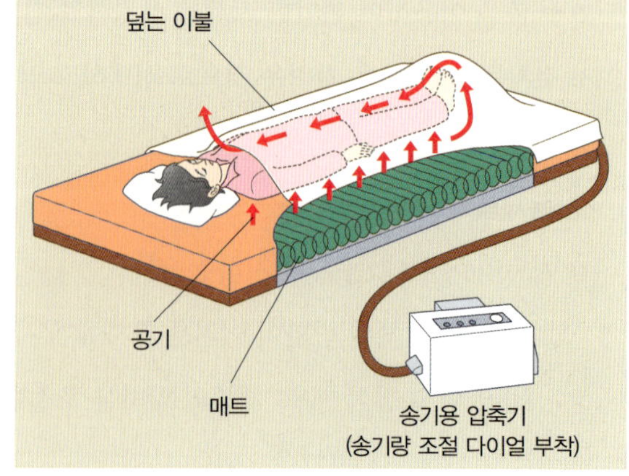

그림 1-F-2 환기 시스템 부착 에어매트

> **포인트** • 앉은 자세를 장시간 유지해야 하는 환자에게 사용하면 엉덩이 부분의 압박에 따른 통증을 줄일 수 있다.

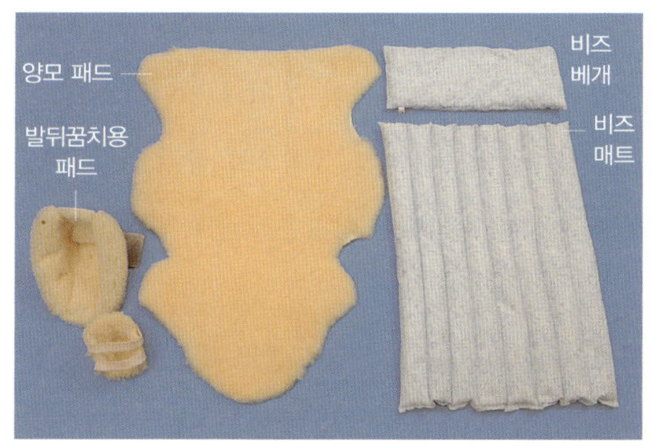

그림 1-F-3 안락을 위한 용품

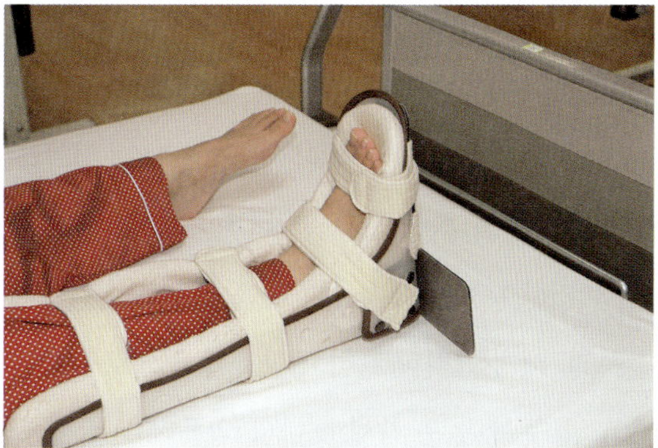

그림 1-F-4 풋 보트

을 방지한다.

③ 인조 양모 패드·양털 가죽: 인조 양모가죽 그대로이거나 팔꿈치·발뒤꿈치용 제품이 있으며 압박을 주지 않는다(그림 1-F-3, 포인트 참조).

④ 폼 패드: 우레탄폼으로 만든 것으로, 30도 이하 또는 45도 각도가 있으며 신체를 지지해준다(포인트 참조).

(4) 체위를 지지하는 것

① 베개: 깃털 베개와 솜 베개를 사용한다.

② 풋 보트(foot boat): 다리, 특히 발 부분의 변형을 예방하기 위해 사용한다(그림 1-F-4).

③ 모래주머니: 수술 부위의 압박이나 신체의 고정에 사용한다.

④ 기타: 담요·방석·요·이불을 적절하게 사용하여 환자의 체위를 지지한다.

(5) 거는 물건의 무게를 줄여주는 것

받침 기구 1~3개를 놓아 거는 장치가 환자의 신체에 직접 걸리지 않도록 하고, 중량에 의한 압박과 마찰을 피한다. 수술 후 환자나 중증 환자, 깁스 장착 환자의 환부를 보호하기 위해 사용한다.

■ 실시방법

간호사는 환자에게 설명하면서 실시한다. 환자가 불안을 느끼지 않도록 배려하는 동시에 환자 스스로 할 수 있는 것은 협력하도록 하여 환자나 간호사 모두 원활하게 실시할 수 있다.

포인트 •양모 패드는 비싸고, 소독이나 살균에 문제가 있어 가정에서는 사용하지만 병원에서는 사용하지 않는다.(3)③

•상자로 만들어 사용할 수 있다.(3)④

(1) 반듯이 누운 경우(그림 1-F-5)

반듯이 누운 자세의 체압은 후두부·견갑골부·엉덩이부·대퇴부·복숭아뼈 부위가 크다(p209 그림 2-B-15 참조). 서 있는 인체를 옆에서 보면 목과 허리가 앞으로 굽었고 무릎도 앞쪽으로 굽어 있다. 엉덩이뼈는 골반의 후방에 돌출되어 있다. 견갑골은 외부가 약간 앞으로 기울어 상완은 굴근이 크게 작용한다. 이러한 자세를 고려하여 다음 순서로 실시한다.

① 베개를 하나로 하고 환자를 옆으로 누운 자세로 하여 전신 또는 상반신용 양모 패드를 깐 뒤, 반듯이 누운 자세로 다시 되돌리고 베개를 겹쳐놓는다. 양모 패드를 넣는 방법은 리넨 교환 담요 이불이나 시트 넣는 방법을 응용한다. 환자의 몸이 양모 패드의 가운데에 있는지 확인한다.

② 베개를 반 접어 접힌 쪽을 위로 하고 구부린 무릎 아래에 넣는다. 무릎과 무릎 사이는 약 5~7cm 벌린다(포인트 참조).

③ 양 발꿈치 부분과 종아리와 다리 부분이 최대한 직각이 되도록 베개를 반 접어 발에 받친다. 발 베개는 첨족을 예방하고 거는 장치에 의해 발의 위치가 변하지 않도록 하기 위한 것이다. 따라서 발바닥 부분의 길이보다 긴 것이 바람직하다. 첨족을 일으킬 우려가 있는 마비 환자는 풋 보트나 첨족 예방 널빤지를 이용한 고정판 등을 사용한다.

④ 척추가 굽어 있는 환자나 어깨에 피로감이 있는 경우는 양 상완 부위에서 견갑골 부위에 걸쳐 베개를 받쳐도 좋다

(2) 옆으로 누운 자세의 경우

① 머리 베개는 척추가 침대에 평행이 되는 높이로 한다(포인트 참조).

② 뒤에 베개를 대고 받친다.

1) 베개의 길이는 등뼈와 같은 정도로, 베개의 긴 쪽을 등 뒤로 침대 사이에 끼워 넣어 반대쪽을 바깥쪽으로 반 접어 넣는다.

2) 등이 넓은 환자는 베개를 2개 사용하여 하나는 뒤에 그대로 대고 다른 하나는 반 접어 받친다. 담요를 이용해도 좋다.

③ 위쪽 다리를 앞으로 내밀고 양 무릎 사이에 작은 베개를 끼우거나 위쪽 다리 아래에 베개를 넣

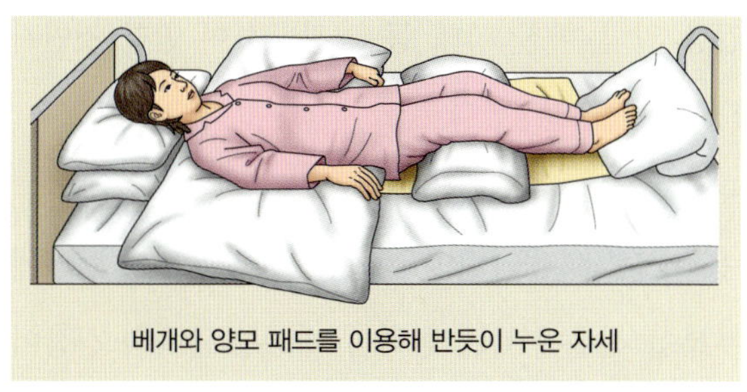

베개와 양모 패드를 이용해 반듯이 누운 자세

그림 1-F-5 반듯이 누운 자세로 안락함을 유지하는 법

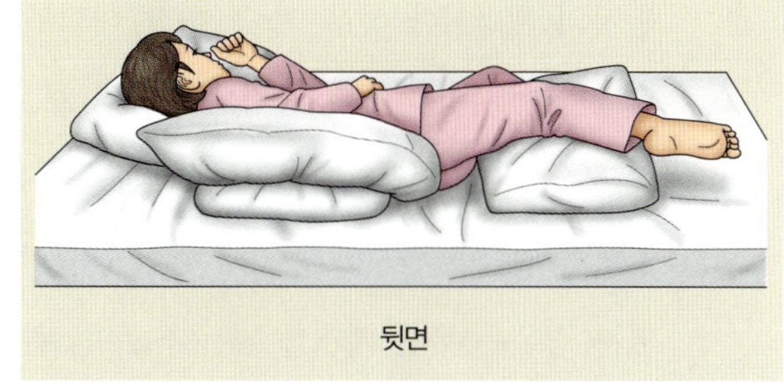

뒷면

그림 1-F-6 반 옆으로 누운 자세로 안락함을 유지하는 법

는다(p164 포인트 참조).

④ 몸이 앞쪽으로 기울어 불안정한 경우, 흉부 측에도 베개를 평평하게 놓고 그 위에 위쪽 팔을 얹어 가슴에 압박을 적게 한다. 베개를 끌어안아 사용하면 위쪽 어깨 관절이 안정된다.

(3) 반 옆으로 누운 자세의 경우(그림 1-F-6, 포인트 참조)

약간 옆으로 누운 자세는 옆으로 누운 자세와 반듯이 누운 자세의 중간, 즉 옆으로 누운 자세를 뒤쪽으로 약간 향한 자세이다. 받치지 않으면 반듯이 누운 자세가 되어버리므로 베개로 받친다.

① 머리 베개는 머리의 높이를 생각하여 1~2개로 한다.

② 어깨 관절과 엉덩이 부분을 받쳐 옆으로 누운 자세로, 간호사가 한 손으로 몸을 받친 뒤 베개를 댄다.

  1) 베개의 길이는 등과 대퇴부를 받칠 수 있는 길이로 한다. 대형 베개의 경우 2개를 수직으로 나란히 놓는다. 담요나 이불을 접어 사용해도 좋다.

  2) 환자의 신체를 조심스럽게 베개 쪽으로 눕힌다.

③ 위쪽 다리는 아래쪽 다리보다 약간 등 쪽으로 밀고 그 아래에 베개를 놓는다.

(4) 엎드린 자세의 경우(그림 1-F-7)

① 베개는 치우거나 하나로 하고 얼굴은 구토할 경우 질식을 예방하기 위해 옆으로 향하게 하고 팔은 조금 세워 얼굴 옆에 둔다.

② 다리 관절 아래에 베개를 평평하게 둔다(포인트 참조).

③ 복부에 작은 베개를 놓는다.

포인트 •반 엎드린 자세는 뼈의 돌출 부위가 바닥에 닿지 않아 욕창 예방이나 치료할 때의 체위로 좋다.(3)
•다리 관절을 베개로 세우면 무릎 관절은 뒤로 구부러지고 복부와 다리의 긴장이 완화된다.(4)②

•①, ②의 순서를 역으로 해도 좋지만 상반신을 세울 때는 신체가 밀리는 경우가 많기 때문에 여기서는 우선 다리를 세운다. 안락을 목적으로 상반신을 일으켜 세울 때는 20~30도 정도로 하지만 개인차가 있다.(4)②

환자의 체형이나 복부·가슴·허리·대퇴부의 긴장·압박·마찰 상태 등을 관찰하여 받칠 것인지 결정한다. 사용 시에는 환자의 반응을 보고 사용 부위를 결정한다.

(5) 반 좌위의 경우(그림 1-F-8) 철제 침대를 사용한다.

① 신체의 밀림을 방지하기 위해 먼저 무릎 부분을 조금 세운다. 만약 상체를 세우고 그냥 침대에 있는 경우는 무릎 베개를 넣는다. 무릎 관절 부분을 세우면 복근과 허리·대퇴부 근육의 긴장이 풀린다. 체압은 반좌위의 각도에 따라 〈그림 1-F-9〉와 같이 압박 부위나 강도가 변하기 때문에

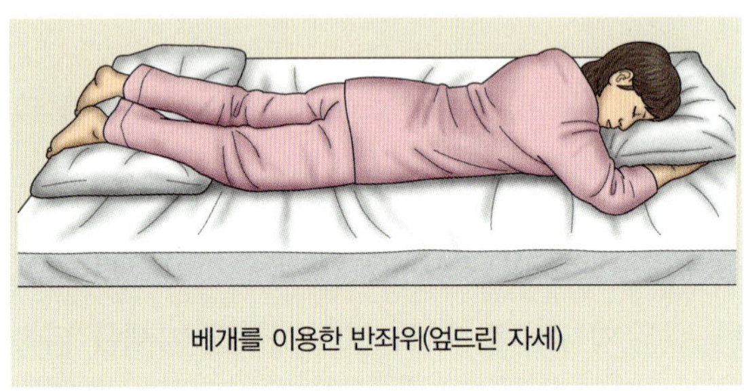
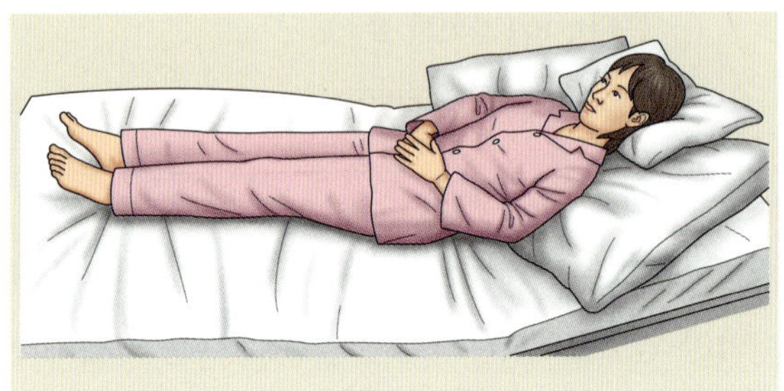

그림 1-F-7 엎드린 자세로 안락을 유지하는 법

그림 1-F-8 반좌위로 안락을 유지하는 법

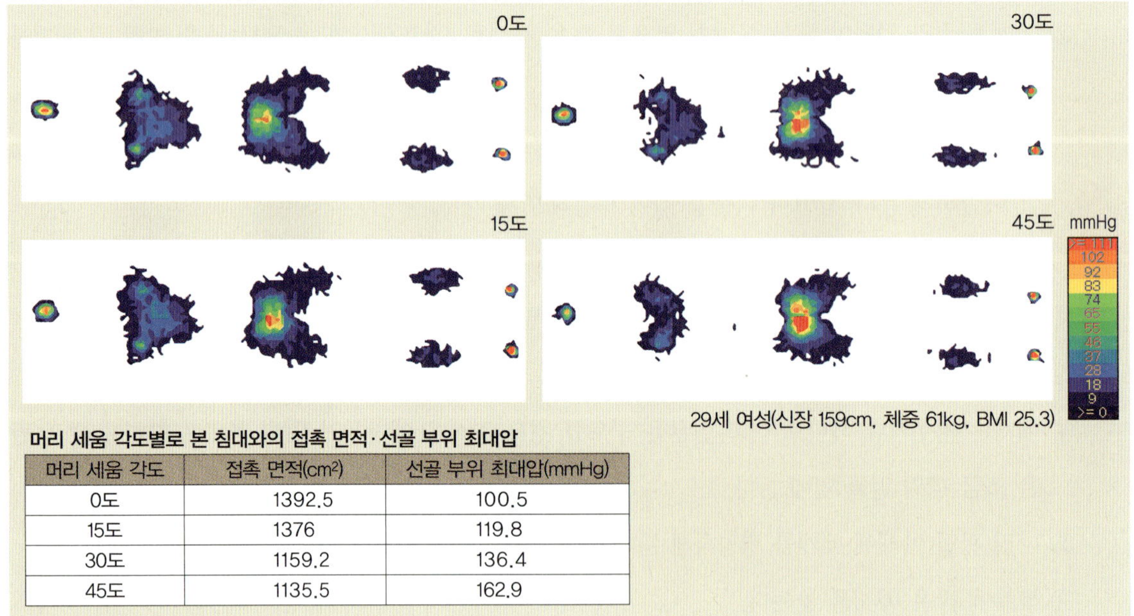

머리 세움 각도별로 본 침대와의 접촉 면적·선골 부위 최대압

머리 세움 각도	접촉 면적(cm²)	선골 부위 최대압(mmHg)
0도	1392.5	100.5
15도	1376	119.8
30도	1159.2	136.4
45도	1135.5	162.9

그림 1-F-9 등과 대퇴부의 체압(카본지법에 따름)

포인트 • 무릎 부분을 먼저 올린 경우는 상체를 세우는 각도에 따라 조정할 필요가 있다. 이 각도가 클수록 무릎도 올라가지만 개인차가 있으므로 환자에게 확인하면서 조절하는 게 좋다.(5)④

세운 각도가 높을수록 무릎 베개의 위치는 대퇴부 쪽으로 하고, 허리에 작은 베개를 받치는 것도 필요하다.

② 핸들을 돌리거나 스위치를 넣어 상반신을 세운다. 안락을 목적으로 상체를 세울 때는 20~30도 정도로 하지만 개인차가 있다.

③ 머리에 큰 베개 2개를 팔(八)자형으로 조금 겹쳐놓고 그 중앙에 작은 베개를 둔다. 작은 베개 또는 낮은 베개를 하나만 머리 밑에 두어도 좋다. 팔자형으로 하면 약간 굽은 견갑부와 상완부의 공간을 보충해 상체를 지지·안정시킬 수 있다.

④ 필요하면 무릎 부분을 다시 세운다(p166 포인트 참조).

● **참고문헌**

1) 아쿠토 히로시: 커뮤니케이션의 사회심리학, 설득과 대화의 과학, 지쿠마서점, 1992

2) 아베 마사카즈: 간호 생리학(제2판), 메디컬프렌드 사, 1985

3) 앤드류 스테판 저, 쿠로에 유리코 외 역: 간호 기록을 마스터하다, 의학서원, 1998

4) 이시이 도쿠: 간호와 의료 사고-대응·분석·예방, 의학서원, 2001

5) 이시이 도우오: 앞으로의 고혈압 치료 전략 포인트 "1999 WHO-ISH 지침"에서 생명과학 출판, 1999

6) 이토 겐지 외 편저: 인간공학 핸드북, 조창서점, 2003

7) 이토 다카시: 해부학 강의(개정2판), 남산당, 2001

8) 이토 도시유키 외 감수: 휠체어·시트-그 이해와 실천(개정판), 하루서점, 2007

9) 이나다 야에코 외 역: 신판 간호의 본질, 현대사, 1996

10) 이베 도시코·다케마다 기요코 감수: 간호 기록의 발자취, 일본간호협회 출판부, 2000

11) 이와이 이쿠코 편집기획: 간호 MOOK 7, 바이털 사인 보는 법, 금원출판, 1983

12) 야키타 마사키: 체온 생리학 텍스트-알기 쉬운 체온의 이야기, 문광당, 2003

13) 우에다 사토시: 눈으로 보는 재활의학(제2판), 도쿄대학 출판부, 1994

14) 우지이에 사치코: 간호 기술의 과학적 검증, 메디컬프렌드 사, 1977

15) 우지이에 사치코 편저: 임상 간호 기술의 실제 중앙법규 출판, 1985

16) 우지이에 사치코 감수, 샘 기요코·오모리 다케코 편저: 성인 간호학B (2), 위급한 환자의 간호 1(제3판), 광천서점, 2001

17) 우지이에 사치코 감수, 오모리 다케코·이즈미 기요코 편저: 성인 간호학 D, 재활 환자 간호(제3판), 광천서점, 2010

18) 우지이에 사치코 감수, 고마쓰 히로코·도이 요코 편저: 성인 간호학 E, 암 환자 간호(제3판), 광천서점, 2006

19) 우지이에 사치코 감수, 오모리 다케코·고마쓰 히로코 편저: 성인 간호학 G, 성인 간호 기술 Ⅰ, 신체 평가(제2판), 광천서점, 2003

20) 우지이에 사치코 감수, 고마쓰 히로코·도이 요코 편저: 성인 간호학 I, 성인 간호 기술 Ⅲ 만성 질환 환자 및 재활 환자의 간호 기술(제2판), 광천서점, 2003

21) 우지이에 사치코: 간호 기초 이론, 의학서원, 2004

22) 일레인 N. 마리브 저, 하야시 마사켄지 외 역: 인체의 구조와 기능(제3판), 의학서원, 2010

23) 오이카와 요시히로: 목적에 맞는 수술 중 체온 측정 부위는 어디인가, 임상 마취, 33 (증가) 399-411, 2009

24) 오오츠카 다츠오 편저: 소셜 케이스워크 이론, 미네르바 서점, 1994

25) 오노 스스무: 이와 나미 신서, 일본어 연습장, 이와나미 서점, 1999

26) 오야스 오오히토 외 편저: JJN 북스, 바이털 사인, 의학서원, 1988

27) 오카도우 데스오 기타: 환자 치료의 임상 심리학, 인간 발달학적 접근, 의학서원, 1978

28) 오가와 히로이치: 간호 동작을 돕는 기초 인간공학, 도쿄 전기대학 출판국, 2000

29) 오가와 히로이치 외: 간호·간병을 위한 인간공학 개론, 도쿄 전기대학 출판국, 2006

30) 오가와 히로이치: 간호·간병을 돕는 자세와 동작, 도쿄 전기대학 출판국, 2010

31) 오바타 구니히코 외: 새로운 생리학(제4판), 문광당, 2008

32) 오하라 지로우: 인간공학으로부터의 발상, 특성·생활 탐구, 고단샤, 1982

33) 후생 노동성 편저: 2007년판 후생 노동 백서 행정, 2007

34) 오구치 간바시히사 외 편저: 안과 검사 핸드북(제4판), 의학서원, 2005

35) 군지 아츠아키라 편저: 통과법 원칙과 도입·평가의 실제, 헬스 출판, 2000

36) 곤도 치에 감수: 간호 교류학 강좌, 구체적인 예로 배우는 커뮤니케이션 훈련, 조림사, 2001

37) 사이토 세이지 외: 처음 보는 의료 면접-커뮤니케이션 기법과 학습 방법, 의학서원, 2000

38) 사이토 히로시 외: 새로운 자세와 동작, 메디컬프렌드 사, 2000

39) 사카가미 하지메: 말하는 기술, 미카사 서점, 1995

40) 사사츠키 겐히코 편저: 몸의 과학 증간 12 새로운 면역학 독본, 일본평론사, 1991

41) 자세 연구소 편저: 자세와 생활 1, 자세와 건강, 국세사, 1967

42) 시모다 유키오 외: 몸의 구조, 생리학·분자생물학, 일본간호협회 출판회, 1999

43) 수잔=란피 저, 이와이 이쿠코 감역: 포커스 시팅-환자 중심의 간호 기록, 의학서원, 1997

44) 다카쿠 시마로 외 감수: 신임상내과학(제8판), 의학서원, 2002

45) 다카츠지 코이치·다카다 아키카즈·도야마 마사오: 몸을 이해하는 해부학·생리학, 금방당, 1999

46) 다카하시 치아키 외: 우수한 Coma Scale은—JCS, ECS의 비교 연구, Neurosurg Emerg, 12, 129-135, 2007

47) 츠야마 나오키이치 감수, 우에다 사토시·오가와 시오·아카이시 겐 편저: 표준 재활 의학(제2판), 의학서원, 2000

48) 특집 의료에 대한 사회의 요구와 환자 기록, 간호 전망 29 (2), 2004

49) 트라벨비 저, 하세가와 히로시 외 역: 인간 대 인간의 간호, 의학서원, 1974

50) 나이토 스요시코 외: 새로운 자료 간호학 전서 13, 기초 간호학 2(제2판), 메디컬프렌드 사, 2000

51) 나미키 준 외: GCS의 의식 수준 평가법의 문제점—JCS에 의한 평가와 비교, 니치린규 의사 잡지, 10, 20-25, 2007

52) 일본음향학회·사카이 히사오·나카야마 츠요시: 청각과 청각심리, 코로나 사, 1978

53) 일본간호협회 편저: 일본 간호협회 간호 업무 기준집(2007년 개정판), 일본간호협회 출판회, 2007

54) 일본간호협회 편저: 2009년판 간호 백서, 일본간호협회 출판회, 2009

55) 일본 구급 의료재단 심폐소생법위원회 감수: 응급 소생법 지침 2005(의료 종사자용, 개정 3판), 헬스 출판, 2007

56) 일본고혈압학회 고혈압 치료 가이드라인 작성위원회 편저: 고혈압 치료 가이드라인 2009 생명과학출판, 2009

57) 버지니아=헨더슨 저, 유우마키 마스 외 역: 간호의 기본이 되는 것, 일본간호협회 출판회, 2008

58) 하타이 긴 외: 간호 기록, 의학서원, 1979

59) 하루키 요시카: 이와나미 주니어 신서—정보란 무엇일까, 이와나미 서점, 2004

60) 피터=G=노트하우스, 로렐=노트하우스 저, 노부토모 코이치·하기와라 아키히토 공역: 건강—통신, 규슈대학 출판회, 1998

61) 히노하라 시게아키: POS—의료 및 의학 교육의 혁신을 위한 새로운 시스템, 의학서원, 1973

62) 히노하라 시게아키: 의료와 교육의 쇄신을 원하다, 의학서원, 1979

63) 히노하라 시게아키 외: 간호 기록의 쇄신을 목표로 한 POS 기초와 실습, 의학서원, 1980

64) 히노하라 시게아키 외: 바이털 사인 파악하는 방법과 관리의 활용 방법, 의학서원, 1980

65) 히노하라 시게아키 편저: 체력 평가—간호사에 필요한 진단의 지식과 기술(제4판), 의학서원, 2006

66) 히노하라 시게아키 편저: 간호 살리기 POS, 의학서원, 1990

67) 후카이 키요코 감수: 임상 간호 11, 케어 기술의 증거, 헬스 출판, 2002

68) 후쿠다 호우미 외 감수: 간호학 대계 1, 간호 기초, 문광당, 1962

69) 호시노 가즈마사: 임상에 도움이 되는 생체의 관찰(제2판, 축쇄판), 의치약출판, 1992

70) 호시노 가즈마사: 간호사가 알아야 할 정보에 대한 동의, 메디카 출판, 2003

71) 마지마 에이신: 생리학, 문광당, 1977

72) 모리오카 기요미 외 편저: 새로운 사회학 사전, 유비각, 1993

73) 기와 요시유키 외: 의료 현장의 통신, 의학서원, 1999

74) 미와 마키코: 중공신서—정보 검색 기술, 중앙공론신문사, 2003

75) 무토 데츠이치로 감수: 신임상외과학(제4판), 의학서원, 2006

76) 야마우라 쇼 외 편저: 표준 뇌신경외과학(제9판), 의학서원, 2002

77) 야마토 미치아키 감수: 체온의 바이올로지—체온은 왜 37℃인가, 메디컬 사이언스 인터내셔널, 2005

78) 와타나베 메구미: 이와나미 신서, 인식과 패턴, 1978

79) Anne Griffin & Patricia A. Potter: Clinical Nursing Skill & Techniques 6th Edition, Elsevier Mosby, 2006

80) Anne M.Gilroy 외 저 사카이 다즈오 감역: 프로메테우스 해부학 아틀라스, 의학서원, 2010

81) Cathy Sellergren 저, 후쿠이 지야 감역, 마에카와 무네타카 역: 사진으로 보는 물리적 평가, 의학서원, 1997

82) David Paul Greene & Susan L. Roberts 저, 시마다 도모아키 감역: 일상생활 활동의 운동 요법(제2판), 의치약출판, 2008

83) DeMay, M.: The relevance of the cognitive paradigm for information science. in Theory and Application of Information Research(In Harbo, O. & Kajberg, L. eds), London: Mansell, 1980

84) Donald A. Neumann 저, 시마다 도모아키 외 감역: 근골격계 운동 요법, 의치약출판, 2005

85) Frank Hatch & Lenny Maietta 저, 사와다 유우지 역: 키네스테틱 건강 증진과 사람의 움직임—그리고 시중 응용, 일총연출판, 2004

86) Guidelines Subcommittee: 1999 World Health Organization—International Society of Hypertension Guidelines for the Management of Hypertension, Journal of Hypertension17 (2) 151-183, 1999

87) Henry A. Minard, Martin J. Riley 저, 무라오 마코토·에가와 다카코 감역: 건강관리를 위한 커뮤니케이션, 광천서점, 1999

88) Janet Weber 저, 모리야마 미치코 외 역: 간호 진단 간호 평가, 의학서원, 1994

89) Janice R. Ellis & Patricia M. Bentz: Modules for Basic Nursing Skills 7th Edition, Lippincott Williams & Wilkins, 2007

90) Lawrence L. Weed 저, 기이쿠니 겐쥬 외 역: 진료 기록, 의학 교육, 의료 혁신, 의학시원, 1973

91) Lynn S. Bickley 저, 후쿠이 지야·이베 도시코 감수: 베이츠 진찰법, 메디컬 사이언스 인터내셔널, 2008

92) M. N. Blondis 외 저, 니키 히사에 외 역: 환자와의 비언어적 커뮤니케이션(제2판), 의학서원, 1983

93) Per Halvor Lunde 저, 나카야마 사치요 외 감역: 이동·이승의 지식과 기술—지원자의 요통 예방과 환자의 활동성 향상을 목표로, 중앙 법규 출판, 2007

94) World Health Organization, International Society of Hypertension Writing Group: 2003 World Health Organization(WHO)/International Society of Hypertension(ISH) statement on management of hypertension, Journal of Hypertension, 21(11) 1983-1992, 2003

일상생활에 대한 지원 기술

일상생활에 대한 지원 기술

1장 일상생활 리듬

1 일상생활 리듬에 관한 간호의 의의

　간호는 일상생활을 하는 사람의 건강 문제에서부터 접근한다. 따라서 환자의 건강과 관련된 기본적인 욕구 충족과 QOL에 관련된 일상생활의 지원은 의료 시설과 가정 모두에서 간호사의 중요한 역할이다. 일상생활에 대한 지원은 간호사를 비롯해 가족이나 친구 등 환자와 친밀한 사람들도 한다. 또한 노인 또는 심신에 장애가 있는 사람에게 생활 지원을 하는 복지 분야의 직종으로 간호복지사와 가사 도우미가 활동하고 있으며, 그 외 보건의료·복지 분야의 많은 직종의 사람들이 환자와 이용자의 일상생활에 도움을 주고 있다.

　일상생활에 대한 지원을 하는 것은 간호사만이 아니다. 이때 도움을 주는 사람은 간호사가 하는 식사, 배설, 옷의 착탈의, 목욕 등 생활 지원에 관한 기술은 그대로 사용하는 경우도 있다. 그러나 가족은 환자의 생활습관을 고려하여 잡지·서적·TV 등에서 얻은 지식을 기초로 하여 처리하는 경우가 많다. 또한 복지 관련 기술직은 이용자의 자립을 목표로 일반적인 신변 관리 이외에 청소·세탁·요리·쇼핑 등 생활 관련 동작의 지원을 복지 활동으로 실시하고 있다. 한편, 간호사가 실시하는 일상생활의 기본적인 욕구에 대한 환자의 지원은 생활 동작이나 심신의 건강 상태를 종합적으로 판단하여 지원하는 방법을 결정한다. 이렇게 결정된 지원 방법을 간호사 자신이 실시하고, 본인이나 가족에게 지도하여 실시할 수 있도록 하는 것이다.

　따라서 간호사는 요양생활을 원활하게 하기 위해 먼저 환자의 일상생활 리듬을 알고, 이에 저해되는 일상생활에 대한 지원을 생각해야 한다. 지원 내용은 생활 리듬의 기본이 되는 의식적인 활동—수면(휴식·휴양 포함) 리듬을 중심으로, 일상생활 동작(활동)에 대한 지원이다.

2 일상생활 리듬에 관한 기초지식

A : 생활 리듬

　인간의 행동을 관찰해보면 일정한 리듬이 있다. 잠에서 깨어 행동하고 하루의 행동이 끝나면 다시 수면을 취한다. 깨어 있는 동안 식사를 하거나 신체와 옷을 청결하게 하고, 일이나 학습을 하고, 휴식을 취한다. 사람에 따라 시간과 방법은 달라도 누구나 생활 리듬을 형성하는 요소는 같다. 그리고 이 생활 리듬은 생물로서 삶의 리듬과 인간으로서의 행동에 따른 것이다.

지구상의 생물은 생체 내 자연 조건의 변화에 적응한 주기적인 변화를 갖고 있는데 이것을 '바이오리듬(biorhythm)'이라고 한다. 생물의 체내 리듬(생물 리듬, 생체 리듬)은 생물의 종류와 기관에 따라서 다르다.

인간의 체내 리듬은 지구가 1회전 하는 24시간을 주기로 되풀이되는 서캐디안 리듬(circadian rhythm, 일 주기성 리듬)을 형성하고 있다. 서캐디안 리듬은 각성과 수면뿐만 아니라 하루 중 체온의 변동이나 체액의 화학 성분, 조직의 화학적 변화에서도 보인다. 또한 체내의 리듬은 서캐디안 리듬보다 짧은 주기를 나타내는 심장박동·뇌파 등이나 긴 주기를 나타내는 생리주기 등이 있는데 모두 개인차가 있다.

동물은 빛과 어둠의 주기에 맞춰 생활하는 경우가 많다. 또한 인간도 빛이 있는 밝은 낮에는 깨어나 활동하고 어두워지면 수면을 취해 휴식한다. 이것은 인간이 자연의 주기에 생리적으로 적응한 리듬이라고 할 수 있다. 이 리듬이 인위적으로 저해되는 예가 해외여행을 할 때의 시차이다. 이때 수면뿐만 아니라 신체 상태도 바뀌어, 즉시 원래대로 돌아가는 사람도 있지만 며칠이 걸리는 사람도 있다. 따라서 생체에는 고유의 리듬이 있는데 인간은 생활 속에서 인위적으로 본래 가지고 있는 생체 고유의 리듬을 무시하거나 바꾸는 경우가 많다. 이 때문에 건강 장애나 능률 저하를 초래하는 경우도 생기는 것이다.

인간의 생활 리듬에서 가장 기본이 되는 것은 각성-수면 또는 활동-휴식의 리듬이다. 환자의 기본 욕구를 충족시키기 위해서는 이것을 충분히 이해하고 그 신체 리듬에 맞는 간호 행동을 해야 한다. 그러기 위해서는 환자의 신체적 측면을 관찰하고 생활력과 습관에 대한 정보를 수집하여 그것을 기초로 분석·지원하여야 한다. 예를 들어 병원에서는 소등 시간부터 아침에 체온 재는 시간까지가 수면 시간인 경우가 대부분이지만 사정에 따라 환자의 수면이 방해되는 경우도 있다. 이러한 경우에는 바로 이상이 있는 것이라고 판단하지 말고, 수면 방해의 원인을 알아내어 생활 적응에 도움을 주고 지도해야 한다. 입원생활을 할 때는 많은 면에서 환자의 생활습관이나 신체 리듬과 일치하지 않는 부분이 생긴다는 사실을 인식하는 것도 간호를 위해 필요하다.

B : 생활 리듬으로서의 활동과 운동

생활 리듬으로서의 활동은 신체 활동 이외에 정신적·감각적 활동이 있다. 이를 구체적으로 보면, 일·작업으로서의 활동이나 스포츠 활동, 일상생활 동작 등에 속하는 활동 등이다. 이러한 활동의 전후에 사람은 휴식과 휴양을 한다. 활동과 휴식의 리듬은 각 사람이 놓인 상황에서 신체 상태에 따라 약간의 차이는 있지만, 원칙적으로는 건강 유지를 전제로 하고 있으므로 이 리듬이 흐트러지면 건강이 저해되기 쉽다. 건강에 장애가 있는 환자의 경우 이러한 리듬의 혼란이 활동을 저해하는 원인이 되며, 특히 운동이 제한된다. 또한 운동의 제한으로 생리적·물리적인 문제가 생긴다.

운동(movement)은 골격근이 수축하여 관절이 움직이거나 고정되는 것이다. 운동에 의해 생리적으로는 근력·근지구력 강화, 맥박수·심박출량·호흡수·산소섭취량·호흡량의 증가, 혈압 상승 등이 일어나고 이에 따라 배설도 촉진된다. 물리적으로 운동은 힘·속도·지속시간의 3요소로 이루어지며, 이에 따라 행동이 적절하게 이루어진다. 건강에 장애가 있는 환자는 운동이 제한되므로 생리적·육체적 활동 역시 제한된다.

환자가 운동을 하는 목적은 다음과 같은 것을 들 수 있지만, 이들은 상호 관련이 있다.

(1) 기능 훈련 등 치료의 일종으로 한다(수술 후 환자의 훈련과 장애인 훈련 등).

(2) 사회생활로 돌아가기 위해 신체 기능을 가능한 한 유지하거나 회복하기 위해서 한다(가능한 한 보행이나 생활 동작을 스스로 실시하는 것 등).

(3) 근육의 위축이나 관절의 변형을 예방한다(체위 변환, 물수건 세정, 마사지 등).

(4) 취미나 레크리에이션으로 한다.

환자가 하는 운동방법에는 자동운동과 타동운동이 있다. 자동운동은 대상자가 스스로 하거나 약간의 보조를 받아 하는 것이다. 또한 타동운동은 대상자가 스스로 운동할 수 없거나 스스로 해서는 안 되는 경우에 다른 사람의 힘을 빌려 하는 운동으로, 심한 통증이 있거나 마비 환자, 의식불명 환자 등이 한다.

간호사는 자동운동을 할지 타동운동을 할지 환자의 증상과 상태를 관찰하고 의사의 치료 방침도 확인하여 종합적으로 평가를 내리고 방법을 결정하여 실시한다. 물론 이 평가는 환자 개인의 상태에 맞게 운동에 따른 효과의 긍정적 측면과 부정적 측면을 판단해서 해야 할 것이다. 기능 훈련 등 치료로 하는 경우는 의사나 물리치료사와 긴밀한 연락을 취하고 간호의 기준을 준비해두는 것도 중요하다. 실시할 때에는 환자에게 설명하고 이해와 납득을 얻어 격려하면서 한다. 실천 과정과 결과는 기록하고 평가하여 다음 지원 때 자료로 사용한다.

C : 생활 리듬으로서의 피로와 휴식·수면

활동을 하면 피로를 느끼게 되지만 휴식을 취하면 풀리거나 감소한다. 우선 피로에 대해 설명한 뒤 피로 회복 방법으로서 휴식과 수면에 대해 설명하겠다.

1. 피로

피로에 대해서는 여러 가지 연구가 진행되어 피로인자(fatigue factor, FF)를 해명하기 위한 노력을 하고 있지만 근원은 아직 불명확하다. 피로에 의해 나타나는 증상은 다음과 같은 것이 있다.

(1) 본인이 피곤함이나 나른함(권태감)을 느끼고 쉬고 싶다는 욕구가 강해진다(주관적 피로).

(2) 작업 능률과 질이 저하되고 실수가 많아져 표정이나 태도에 나타난다(타의적 피로).

(3) 생리 기능이 저하되거나 작업에 대한 적응에 필요한 기능 사이에 균형이 깨져 나타난다(생리적 피로).

2. 휴양

피로를 회복하기 위해서는 휴양을 취한다. 그런데 '휴양'이라는 말의 해석은 현재까지 통일되어 있지 않다. 휴양은 일반적으로 활동을 일정 시간 쉬며 보양하는 것을 의미한다. 그런데 활동을 잠시 쉬는 휴식·휴게 외에도 수면을 포함하여 넓은 의미로 휴양이라고 말하고 있다.

휴양은 활동과 관련되어 있으며, 활동과 휴양의 리듬은 시간의 사이클에 폭이 있다는 것을 보여준다. 일반적으로 활동에 의한 피로는 단시간 또는 하룻밤 수면을 취하는 것으로 해소되고, 다음 활동에 들어갈 수 있다. 그러나 직업적인 작업 활동으로 인한 피로의 경우에는 며칠 동안의 장기 휴양을 요할 수도 있다.

휴양은 신체적·정신적 피로의 회복과 손실된 생체의 필수 성분을 공급하는 수동적인 것 외에 휴양으로 체력이나 기력을 증진시키기 위한 준비를 하는 능동적인 내용까지 포함한다. 따라서 환자가 취하는 휴식은 수동적인 내용뿐만 아니라 투병 의지와 사회 복귀로 이어지는 능동적 내용까지 포함할 필요가 있고 레크리에이션 또한 활용된다.

레크리에이션(recreation)은 원래 재생산·소생·창조라는 의미에서 단순한 피로 해소가 아니라 창조·재생산으로 이어져야 한다. 따라서 스포츠 게임 등을 하거나 음악을 듣거나 연주를 하거나 기타 개인의 욕구에 따라 이루어지는 것이다. 하는 사람이 즐거워하며 만족할 수 있고 그 효과가 나타나야 진정한 레크리에이션이 되는 것이다.

최근 복잡한 사회에서는 대인관계, 사회적 자극에 의한 정신적 피로가 많아지고 있으며 이를 해소하는 데 레크리에이션의 역할이 크다. 또한 환자의 치료에도 응용되어 정신 질환 치료의 한 분야로서 레크리에이션의 역할이 커지고 있다. 레크리에이션에는 신체 활동·지적 활동·정서적 활동·사회 활동이 있으며, 어느 것이 적합한지는 개인의 상태나 장애 정도에 따라 선택하여 효과적인 방법으로 실시한다.

3. 수면

잠은 피로 해소를 위한 전형적인 휴식 방법이다. 수면에 대한 연구는 다각적으로 이루어지고 있지만, 해명되지 않은 문제가 많이 남아 있다. 출생 직후에는 야간과 주간 구분 없이 수면 시간이 약 18~20시간이다. 그 후 낮 시간이 점차 감소하고 야간 수면을 중심으로 변하며 성인의 경우 개인차는 있지만 약

7~8시간이다(표 2-A-1). 유아기나 아동기에는 낮잠을 자는 경우도 많고, 고령자도 식후 수면 등 다양한 모습을 볼 수 있다. 수면 시간은 연령에 따른 차이, 사회 활동과 심신 상태 등 개인차가 크므로 일률적으로 결정하기는 어렵다.

수면 중에는 의식이 없고 자발적인 운동의 소실, 눈꺼풀 폐쇄, 근육 긴장, 반사 기능의 저하, 맥박수·호흡수 감소, 체온 강하, 소화 배설 기능의 저하, 물질대사의 감퇴 등이 일어난다. 한편, 피부와 소화액의 분비작용, 괄약근의 긴장은 변하지 않는다.

수면은 뇌파에 의해 다음 5기로 나누어진다.

(1) 꾸벅꾸벅 조는 입면기(약 10분)

(2) 깨어나기 쉬운 가벼운 잠결(몇 분)

(3) 의식이 없고 깨어나기 어려운 중등도 수면기(약 1시간)

(4) 잠이 매우 깊고 눈뜨기 어려운 수면기(약 30분)

(5) 깊은 수면 단계에 뒤척임 등이 있으며 가장 깨어나기 어려운 렘(REM) 수면기(약 10~20분)

이상의 단계를 거쳐 수면 주기가 완성된다. 이 주기는 약 90~110분 정도로 수면 중 반복되기 때문에 8시간의 수면에 4~6회 반복된다.

렘 수면 시의 뇌파는 각성 활동 때와 구별이 되지 않고, 근육의 급격한 이완과 급속한 안구운동(rapid -eye movement), 호흡과 심장의 불규칙성, 손이나 얼굴 등의 경련성 운동, 발기, 말초혈관 확장 등 자율 신경계의 현상이 나타난다. 꿈의 80%는 렘 수면기에 보인다. 렘 수면기에 들어간 상태에서 깨우려고 하면, 연속적인 수면은 논렘 수면(렘 이외의 수면)이 된다. 7~8시간의 수면을 취해도 렘 수면을 차단한 상태이면 불안과 초조감이 나타난다. 프로이트에 따르면 꿈은 잠재의식의 탈출구라고 하지만, 현재 렘 수면은 정신 흥분 하구설이 설득력을 얻고 있다. 환자가 충분히 깊은 잠을 자고 쉬게 하기 위해서는 렘 수면 시 몸의 뒤척임 이외의 현상을 깨어 있다고 생각하고, 깨지 않게 유의하는 것이 필요하다. 연령에 따른 평균적인 수면 상황에 대해 미국에서 여러 명의 연구원이 조사한 값을 1966년에 정리하여 렘 수면과 논렘 수

	밤	낮	합계		밤	낮	합계
신생아	18~20	18~20	18~20	소아발육기	12~14	0	12~14
3주아	8.4	6.4	14.8	성인	7~8	0	7~8
12주아	10.1	4.7	14.8	노인	5~7	0	5~7
14주아	10.1	3.8	13.9				

표 2-A-1 연령과 수면 시간(단위: 시간) (Kleitman에 따름)

면으로 나누어 보여주고 있다(그림 2-A-1).

D : 일상생활 활동(동작)

의료·간호·복지 분야에서 생활 리듬의 실제를 나타내고 평가하는 말로, 일상생활 활동(activities of daily living, ADL)이라는 것이 있다. ADL은 주로 '일상생활 동작'으로 번역되어 왔지만, 1990년부터 activities를 '활동'으로 번역해 ADL을 '일상생활 활동'으로 번역하고 있다. 이는 재활의학 분야에서 사용되기 시작해 의료·간호·복지 등의 관리를 실시하는 분야에서 널리 사용되고 있다.

1976년 일본 재활의학회 평가기준위원회는 ADL의 개념을 다음과 같이 말하였다. "ADL은 한 인간이 독립적으로 생활하기 위해서 하는 기본적인 동작이며, 모든 사람이 공통으로 매일 반복하는 일련의 신체 동작들을 말한다. 이 동작들은 식사, 배설 등의 목적을 가지고 각 작업(목적 동작)으로 분류되며 각 작업은 그 목적을 수행하기 위해 더욱 구체적인 행동으로 분류된다. 재활 과정과 목표 결정에 있어 이러한 동작은 정상인과 양적·질적으로 비교하여 기록한다."

또한, 참고로 "ADL의 범위는 가정에서 하는 셀프 케어(self care)를 의미하며 광의의 ADL 응용동작은 (대중교통 이용, 가사 활동 등) 생활 관련 동작이라고 할 수 있다."[1]라고 하였다. 그리고 ADL의 주석은 ADL을 ① 셀프 케어(식사 동작, 의복의 착탈의, 자세를 바로잡는 동작, 화장실 사용, 목욕 동작)와 ② 기타 생활 관련 동작(취사·청소·세탁 등 가사 활동, 육아, 재봉, 쇼핑 등)으로 분류하여 설명한 야다니의 책[2]에도 포함되어 있

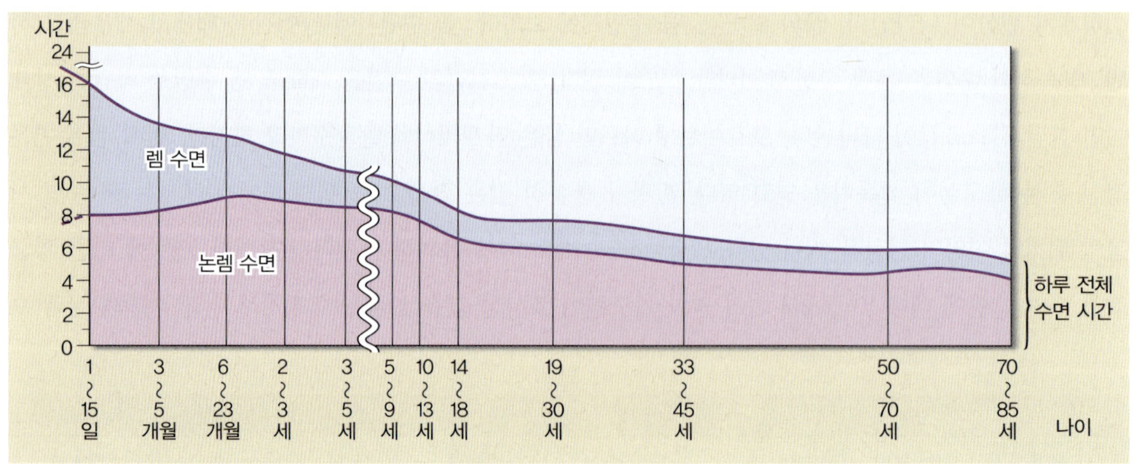

그림 2-A-1 수면 시간과 연령의 관계

1) 츠치야 고우기치 외 편저: 일상생활 활동(동작)-평가와 훈련의 실제(제3판), p1~2, 의치약출판, 1994
2) 사이토우 히로시·마츠무라 사토시·야다니 레이코: 자세와 동작-ADL의 취급과 순서, p181~182, 메디컬프렌드 사, 1977

는 것으로 보인다.

ADL에 대한 각 대상자의 능력을 평가하여 치료와 관리 방법을 검토하고 실시 계획을 수립하여 실천에 옮겨야 한다. 또한 ADL은 일반적으로 셀프 케어를 ADL의 기본 동작으로 평가하고, 그 이외에는 응용 동작으로 수단적 ADL(instrumental activities of daily living, IADL)로 평가하고 있다. 이처럼 일상생활 전체에 속하는 일련의 신체 동작들을 일상생활 활동으로 본다. 또한 ADL의 실천은 인권의 존중과 자립에 대한 지원의 관점에서 실시되고 있다.

3 일상생활 리듬의 지원

A : 수면에 대한 지원

환자가 수면을 충분히 취할 수 있게 하기 위해서는 수면에 대한 생리적 상태를 알고, 질병과 입원에 따른 습관, 환경의 변화에서 오는 수면 장애를 제거하고 다음과 같은 점에 유의해야 한다.

(1) 환경을 정비한다.

　① 수면을 취할 때는 소등하거나 조도를 낮게 하고 낮에는 실내의 밝기, 조명의 종류, 빛의 방향 등을 배려한다(포인트 참조).

　② 소리에 대해 배려한다(포인트 참조).

　③ 병실의 온도와 습도를 조절하고 환기를 실시해 실내 기후를 정돈한다('PART 2 2장 생활 환경' 참조).

　④ 병상 내 기후를 조절한다('PART 2 2장 생활 환경' 참조).

(2) 침구의 종류와 사용법을 연구한다.

　침대 만드는 방법, 촉감·무게 등 일상생활 습관을 이해한다.

(3) 신체의 압박을 피한다(포인트 참조).

　발은 느슨하게 하고 환자복은 낙낙한 것을 착용한다.

(4) 신체를 청결하게 한다(포인트 참조).

(5) 운동에 의한 피로감으로 쉽게 잠들게 한다.

치료와 휴양을 목적으로 한 운동 등에 따르는 피로는 수면을 촉진한다.

(6) 공복과 포식을 피한다.

(7) 안락한 체위를 취한다.

증상이나 신체에 장애를 초래하지 않는 한, 가장 안락한 자세를 취하게 한다.

(8) 족욕을 실시한다.

수면 전에 족욕을 실시하면 말초혈관이 확장되어 온찜질의 효과와 청결감을 주기 때문에 쉽게 잠이 든다.

(9) 정신적인 흥분이나 불안을 가져올 요인을 피한다.

간호사는 항상 잘 듣고 환자를 둘러싼 상태를 이해하고 불안을 제거하기 위해 노력한다.

(10) 기타

① 수면제에 의지하려는 환자에 대해서는 실태를 관찰하고 의사의 지시를 받는다. 암시 이외의 방법도 시도한다.

② 치료 조치 등을 효과적으로 수행하고 신체의 통증이나 피로를 줄여 잠자기 쉬운 상태로 만든다.

③ 환자 개인의 처치와 관찰 시간의 필요성에 대해 검토하고 필요 이상으로 수면을 방해하지 않도록 한다.

B : 일상생활 활동(동작)의 지원

일상생활 동작에 대해서는 ① 셀프 케어 ② 기타 생활 관련 동작으로 분류할 수 있다고 앞에서 설명하였다. 여기서는 일상생활을 지원하는 것은 간호에 대해 살펴보겠다. 건강상 문제를 안고 생활하는 사람을 대상으로 하는 간호는 보건의료의 전문 분야로, 건강과 장애에 대한 직접적인 치료를 실시한다. 인간의 기본적인 욕구인 일상생활에 대한 지원은 셀프 케어에 도움을 주는 것이다. 셀프 케어에 대한 간호사의 케어의 내용은 ① 세면을 하거나 식사를 하는 등 이동 동작 ② 의복의 교환, 의복의 선택과 입고 벗기 ③ 물수건으로 닦거나 샤워·목욕·세발 등 신체를 청결하게 하는 것 ④ 식사 ⑤ 배설 등이다.

이러한 행위를 환자가 스스로 할 경우 제대로 수행할 수 있는지 확인한다. 또한 동작에서 심신의 이상

포인트 • 몸이 더러워지면 악취·소양감·불쾌감 등이 생기고, 발한 시에는 병상의 온도가 상승하여 무더워지므로, 신경 쓰여 잠들 수 없는 경우도 있다. 취침 전에 목욕을 하거나 물수건으로 닦아 신체를 청결하게 하면 불편함이 제거되고, 가벼운 피로감과 함께 말초혈관 확장이 일어나 잠들기 쉽다.(4)

유무를 관찰한다. 만약 오류가 있거나 이상이 있는 경우는 원인을 확인하여 지도하거나 개조하고 의사에게 보고하는 등의 조치를 한다. 한편, 셀프 케어 중 하나를 환자 스스로 할 수 없거나 치료 때문에 할 수 없는 경우에는 간호사가 지원한다.

광의의 일상생활 동작으로서 생활 관련 동작인 가사 활동이나 육아, 쇼핑 등은 생활을 위해서 빠뜨릴 수 없지만, 환자에게 하는 직접적인 행위 아니라 가족이나 다른 사람이 대행할 수 있는 것이다. 따라서 이런 생활 관련 동작에 대한 지원은 가족이 하거나 홈 헬퍼 등 복지 관계자가 지원한다. 간호사는 환자에게 생활 관련 동작의 지원이 필요한 경우, 복지 관계자나 관내의 관계 부서에 연락하여 연계한다.

2장 생활 환경

1 생활 환경에 관한 간호의 의의

생활 환경의 좋고 나쁨은 건강 유지, 증진, 요양 상태에 큰 영향을 미친다. 환경은 자연 그 자체와 인위적인 것이 있는데, 이들은 인간의 신체적·정신적 발육과 건강 상태뿐만 아니라 지적·도덕적·사회적 측면 등 생활 전반에 영향을 미친다. 이것은 인간환경선언[3]에 명시된 "환경은 인간의 복지와 기본적 인권, 심지어 생존권 자체의 향수를 위해 필요불가결한 것이다"라는 말에서도 분명히 나타나고 있다. 이는 삶의 일정 시기를 지원하는 간호 현장에도 적용될 수 있다. 간호사는 환경 조건이 병상에 영향을 주고, 회복에 대한 의욕과 관련된 것을 기본적인 간호 욕구로 파악하고 지원해야 한다.

간호 현장에서 문제가 되는 환경 요인은 우선 채광, 조명, 색채, 소리, 실내 기후(온도·습도·기류), 공기 등 물리적 환경을 들 수 있다. 또한 최근 건강 문제의 이슈가 되고 있는 화학물질에 의한 새집증후군이나 화학물질과민증 등 실내 공기 오염 등 화학적 환경도 있다. 그 밖에 식물과 동물(미생물 포함) 등 생물학적 환경 또는 사회 경제적 환경 등을 들 수 있다. 환자를 둘러싼 환경에는 여러 가지 요인이 있지만, 여기에서는 환자의 생활 공간으로서 친밀한 물리적 환경과 화학적 환경에 대해 설명한다. 특히 간호를 통한 직접적인 케어가 요구되는 병실의 환경을 중심으로 설명하겠다.

2 생활 환경에 관한 기초지식

A : 병실 내 환경의 구성 요소

병실 내 환경을 구성하는 요소 중 감각을 통해 알 수 있는 것은 다음과 같다. 채광·조명·색채는 시각, 소리는 청각, 실내 기후와 공기는 신체적인 감각, 냄새(공기에 포함된)는 후각에 의해 관찰할 수 있다.

---

3) 1972년 6월 스톡홀름에서 개최된 국제연합이 인간환경회의에서 채택된 것이다.

1. 채광과 조명

a : 채광

채광은 '일광(daylight illumination)'이라고도 한다. 태양을 광원으로 하여 직사광선(sun light)과 직사광선이 대기 중에 반사·산란한 햇빛(sky light)이 창문 등을 통해 실내로 들어온 것이다. 창문의 넓이나 높이, 주변 건물, 태양의 방향, 날씨, 창호 자재 등에 의해 채광 면적과 채광의 정도가 다르다. 건축 기준법에 따른 병실의 유효 채광 면적은 '바닥 면적의 $\frac{1}{7}$ 이상'이다(표 2-B-1). 또한 투과율은 가장 높은 투명 유리에 수직으로 입사한 경우에도 90%이다(표 2-B-2). 보통 창문으로 들어온 확산광 투사를 보면 투명 유리는 60~70%이다. 불투명 유리는 태양 광선의 투과율이 낮고 밝기가 감소하지만 휴식하고 싶을 때에는 안정감을 주기 때문에 효과적이다.

b : 조명

인공 조명(artificial lighting)은 '직접 조명'과 '간접 조명'이 있다. 직접 조명은 광원으로부터 직접 비추므로 빛을 효율적으로 사용할 수 있고 기구의 조작이 간단하다. 하지만 눈부심이나 그림자가 생기기 쉽고, 조도분포가 균일하지 않다는 단점도 있다. 간접 조명은 빛을 천장이나 벽에 반사시켜 비추는 방법이며, 직접 조명과는 반대로 조도분포가 균일하고 그림자가 생기지 않는다는 장점은 있지만, 빛의 이용도는 비효율적이다.

또한, 인공 조명은 방 전체를 비추는 것을 목적으로 하는 '전체 조명'과 전기스탠드같이 부분을 중점적

거실의 종류	유효 채광 면적
초·중·고등학교의 교실	바닥 면적의 $\frac{1}{5}$ 이상
병원·진료소의 병실	바닥 면적의 $\frac{1}{7}$ 이상
병원·진료소의 병실 이외의 거실	바닥 면적의 $\frac{1}{10}$

표 2-B-1 거실의 종류별 유효 채광 면적
(건축기준법과 동 시행령 제2장 제19조 3에 따름)

재료	투과성	투과율(%)
투명 유리(수직입사)	투명	90
투명 유리(확산광입사)	투명	83
불투명 유리(수직입사)	반투명 반확산	75~85
불투명 유리(확산광입사)	반투명 반확산	60~70
세련된 무늬가 있는 유리	투명	75~80
보통 무늬가 있는 유리	반투명	60~70
미농지	반확산	50~60
창호지	확산	35~50
엷은 색 얇은 커튼	확산	10~30
짙은 색 얇은 커튼	확산	1~5
두꺼운 커튼	확산	0.1~1

표 2-B-2 재료별 투과성과 투과율
(《일본 건축학회설계 계획 팸플릿》 16, p34에서 발췌)

으로 비추는 '부분 조명'으로 나뉜다. 필요에 따라 구분해 사용하거나 모두 다 사용하기도 한다.

2. 색채

■ 색채 효과

색채가 심리에 영향을 주고 이것이 생리적인 면에도 영향을 미친다는 것은 일상생활에서도 경험하기 쉽다. 색채 감각은 나이와 취미, 기호, 유행 등에 따라 개인차가 있으며 그것이 미치는 심리적·생리적 영향에 대해서는 여러 가지 설이 있다. 색은 색상(채색), 명도(색의 밝기), 채도(색의 선명함)를 통해 지각되며 이들이 종합하여 심리적으로 영향을 미친다.

개인적인 취향도 있지만 일반적으로 전체적인 색채 조절 효과를 보면 일반 주택의 거실이나 침실의 경우는 적자색·적색·황적색·녹색·청록색으로 명도 4~8(비교적 밝은 것), 채도 0~1.5(지나치지 않은 선명도)를 적당한 것으로 본다(포인트 참조).

3. 소리

소리는 청각에 의해 관찰되지만 크기·높이·음색의 조합에 따라 느낌이 다르다. 일상생활에 장애를 주는 소음(noise)은 공해가 되어 사회문제를 일으키기도 하지만, 간호나 진료에서도 중요한 문제가 된다.

■ 소음

소음은 영어로 noise이며, 인간에게 바람직하지 않은 소리를 말한다. 같은 음악을 들어도 기분 좋게 느끼는 사람도 있지만, 그냥 시끄러운 소리로밖에 들리지 않는 사람도 있다. 따라서 소음은 개인차가 있어 객관적으로 측정하고 평가하기가 어렵다.

현재 소음으로 간주하는 객관적인 방법으로는 소리의 물리량을 인간의 음감에 가까운 수준으로 감수

지역의 유형	기준치	
	낮	저녁
AA	50dB 이하	40dB 이하
A와 B	55dB 이하	45dB 이하
C	60dB 이하	50dB 이하

1) 지역의 유형
   AA: 요양 시설, 사회복지 시설 등이 모인 곳으로 특히
      조용해야 하는 지역
   A: 특별히 주거용으로 제공되는 지역
   B: 주로 주거용으로 제공되는 지역
   C: 상당수가 주거 시설과 상업·공업 시설이 종존하는 지역
2) 시간의 구분
   낮: 오전 6시부터 오후 10시까지
   저녁: 오후 10시부터 다음 날 오전 6시까지

표 2-B-3 소음에 관계되는 환경 기준(도로에 접한 곳 이외의 지역)

(感受)하는 소음 측정기를 사용하여 측정한다.[4] 소음의 허용치는 환경 기준으로 정해두고 있다(표 2-B-3). 소음이 인체에 미치는 영향은 청력 손상이나 이명·압박감 외에도 신체적 피로와 심리적 불쾌감, 이와 관련하여 발생하는 소화액의 분비 감소나 수면 장애 등을 들 수 있다.

4. 실내 기후

환자의 요양에 가장 친밀한 생활 환경으로서 실내 기후에 대해 살펴보겠다.

■ 실내 기후와 신체적 감각

실내 기후는 실내의 온도·습도·기류에 의해 구성되며 실외의 자연 기후, 특히 기온·습기(습도)·풍속·풍향·햇빛 등에 영향을 받는다. 인간의 몸이 느끼는 신체적인 감각으로 먼저 더위와 추위라는 온도감이 있는데, 느끼는 정도에는 개인차가 있다. 습도와 기류 등에 따라 온도감이 다르고 연령과 건강 상태 등 신체적 조건, 또는 수년간 살아온 지역의 기후에 적용된 신체 기능, 그에 따른 관습과 민족의 특성에 따라서도 신체적인 감각은 다르다.

일본인이 신체 활동을 하지 않을 때, 보통 의복(속옷·블라우스·겉옷 정도)을 입고 3시간 이상 실내에 있을 경우 쾌적하다고 느끼는 쾌감 영역은 일반적으로 겨울은 실효온도(ET[5]) 19±2℃(습도 40~60%)이며, 여름철에는 22±2℃(습도 45~65%)이다. 봄가을은 그 중간 정도이다. 재실 시간이 짧은 경우 겨울의 실효온도[6]는 약간 낮고 여름에는 조금 높아도 괜찮다. 실효온도는 기후의 3요소(기온·습도·기류)가 피부를 자극하여 일으키는 감각온도로 야글로우(Yaglou)의 실효온도 도표를 참조한다(그림 2-B-1).

온도는 외부 온도와 일사 외에도 냉난방·조리 등에 의한 가열이나 조명, 그 방에 있는 사람(사람 수)에

---

4) 소음의 수준을 나타내는 단위는 일반적으로 데시벨(decibel, dB)로 나타낸다.
예를 들면, 진동수 1000cps의 경우는 1dyne/cm^2 = 74dB이다.
5) effective temperature의 약어로, 유효온도, 감각온도라고도 한다.
6) 1923~25년에 Yaglou, Hooghton, Miller가 미국인의 기온·습도·기류에 의한 쾌감 영역을 조사한 자료를 기초로 고안한 것이다. 복사는 고려하지 않았다.

영향을 받는다. 그러나 인위적인 요소가 없는 경우에는 일출 전이 가장 낮고, 일출 후 상승하기 시작해 오후 2시경 최고에 도달하고 점차 내려간다.

습도는 야외에 있을 때 실내 온도와 반대로 일출 전에 최고에 달했다가 오후 2시경 최저가 된다. 실내에서도 바깥공기와 통기가 잘되는 경우는 바깥공기와 같은 경향이 되지만, 바깥공기와의 교류가 없는 경우 실내 습도는 객실의 위치, 건축자재에 따라 다르다. 즉 주방·욕실·지하실 또한 철근주택은 습도가 높아지기 쉽다. 따라서 병상의 위치를 결정할 때 이러한 점을 배려한다.

5. 냄새와 실내 공기

후각에 의해 감지할 수 있는 것으로 냄새가 있다. 소음과 함께 악취 공해는 생활 환경에서 큰 사회문제가 되기도 한다. 냄새는 공기에 포함된 것으로, 공기 오염이나 건강 문제와 연관되어 사회적 관심이 높다. 그중 다이옥신과 화학물질에 의한 실내오염도 있으며 이들은 모두 공기 환경에 포함된다. 여기에서는 건강과 관련 있는 일상생활과 질병에서 오는 냄새, 실내 공기 환경에 초점을 맞추어 설명한다.

■ 냄새와 후각

후각은 기본 냄새에 관한 학설이 여러 가지 있다. 냄새의 원인은 화학물질이지만, 후각세포에 자극기전

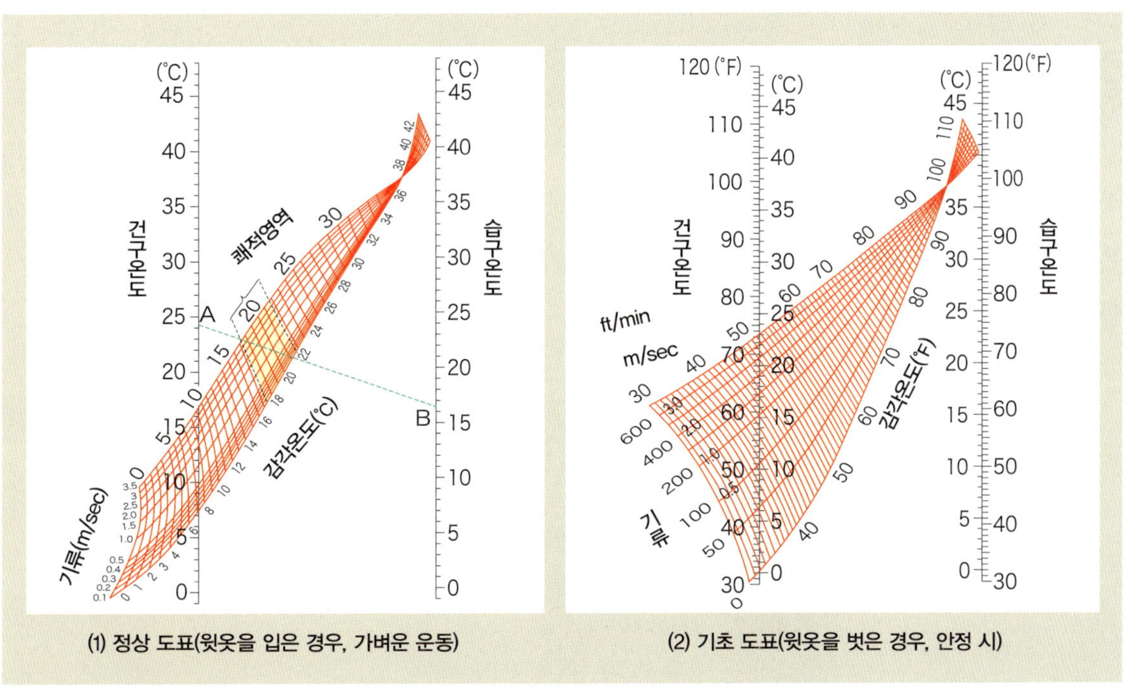

| (1) 정상 도표(윗옷을 입은 경우, 가벼운 운동) | (2) 기초 도표(윗옷을 벗은 경우, 안정 시) |

그림 2-B-1 실효온도 도표

은 알려지지 않은 부분이 많다. 냄새에는 다음과 같은 특성이 있다.

(1) 발생원에 따라 다르다.

(2) 강도가 있다(일반적으로 표 2-B-4의 6단계로 표시).

(3) 좋고 나쁜 인용성이 있고 같은 것도 농도에 따라 다르다.

(4) 희석하면서 전파되고 마침내 느껴지지 않게 된다.

간호사는 병실과 환자의 호흡 등 냄새에 따라 환자가 가지는 질환과 증상의 종류·정도를 관찰할 수 있는 경우가 많다. 또한 실내 공기의 오염 정도나 가스 누출 등을 발견하고 그 원인을 확인하며, 공기의 정화와 안전을 위해 환기를 하는 등 적절하게 대처해야 한다. 후각은 식사 시 음식(식용)의 적합·부적합을 판단하는 데에도 도움이 된다. 한편, 환자와 내원자들도 꽃 등에서 나는 냄새와 강도에 따라 편안함과 불쾌감을 호소할 수 있다. 특히 환자는 자신의 배설물 냄새나 체취, 구취 때문에 주위 사람들의 눈치를 보는 경향도 많다.

따라서 환자의 일상생활 속 환경 정비나 간호 활동에서 간호사의 후각이 갖는 역할과 영향은 크다. 그러나 후각에는 개인차가 있고 예민한 사람도 냄새의 종류에 따라 취맹 또는 취약한 경우가 있다. 또한 감기나 생리 때 후각이 감퇴하거나 예민해지기도 한다. 후각 기능은 저하하기 쉽고 같은 냄새를 지속적으로 맡고 있으면 점차 냄새를 느끼지 않게 된다. 이러한 것은 일상생활과 간호에서 항상 경험하는 것이다.

B : 병동과 병상의 종류

환자의 생활 환경으로는 의료 시설(병원·진료소·조산소), 복지 시설, 가정이 있다. 간호사가 간호하는 곳은 주로 병원이기 때문에 여기에서는 병원에서 환자가 생활하는 장소인 병동에 대해 설명하겠다. 병상은 의료 시설의 병상을 중심으로 하여 복지 시설과 가정에서도 활용할 수 있는 기초적이고 기본적인 사항에 대해 설명한다.

단계	느끼는 정도
0	냄새가 없다.
1	희미하게 뭔가를 느끼는 정도로 무엇인지는 불분명하다(검지역치의 수준).
2	약하고 쉽게 느끼며 무슨 냄새인지 안다(인지역치의 수준).
3	명확하게 느낀다.
4	강하게 느낀다.
5	참을 수 없을 정도로 강하게 느낀다.

표 2-B-4 냄새의 강도 단계

1. 병동의 구조

병동은 환자가 입원해 있는 의료 단위의 건물 구역을 나타낸다. 병원에 따라 조금씩 다르지만, 병동은 병실·간호사실(nurse's room(간호사 스테이션, nurse's station))·준비실·처치실·리넨실·창고·배선실·욕실·세탁실·화장실·세면대·복도 등이 있다.

(1) **병실** 병실에는 개인실(그림 2-B-2)·병실(2인실)·입원실(그림 2-B-3)이 있다. 2인 병실도 입원실에 포함되며 입원실의 수용인원은 2명에서 6~8명 정도이다. 또한 현재 가장 많은 입원실은 4명이 사용하는

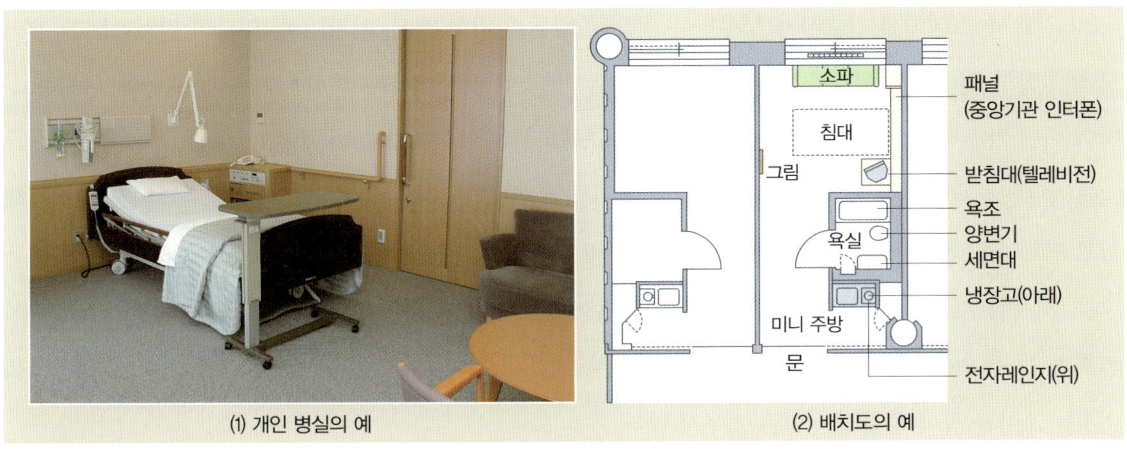

그림 2-B-2 병실의 설비

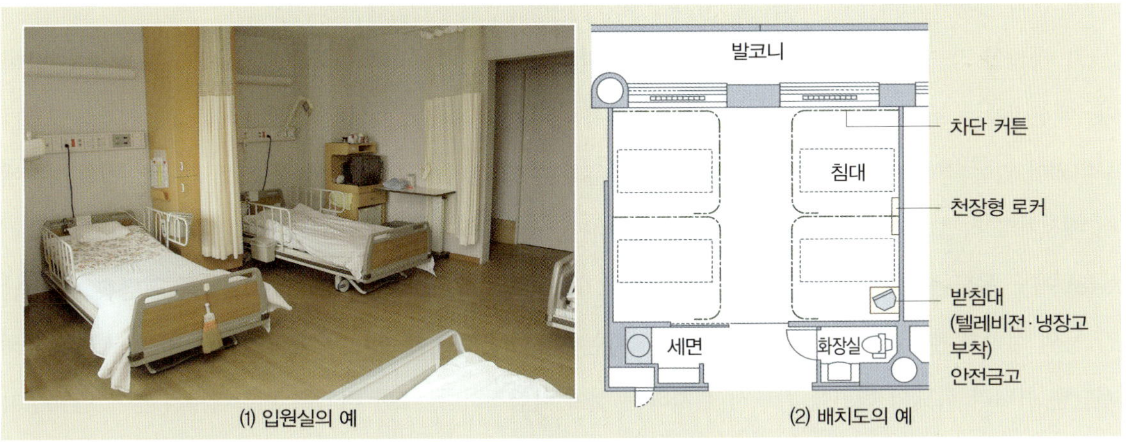

그림 2-B-3 입원실의 설비

> **스텝 업** 병실의 바닥 면적은 일본 후생노동성령(의료법 시행규칙 제3장 제16조 3, 4)에 구체적으로 규정되어 있다. 즉 병원의 병실과 진료소의 요양 병상은 환자 1인당 내부 크기가 6.4㎡ 이상, 기타 병실은 환자 1명이 사용하는 것(개인실)은 6.3㎡ 이상, 환자 2명 이상이 사용할 때는 1명당 4.3㎡ 이상으로 규정하고 있다. 그러나 소아 병실은 환자 2명 이상의 저변적은 $\frac{2}{3}$ 이상으로 할 수 있다(우리나라에서도 의료법 제36조 시행규칙에 같은 규격으로 규정되어 있다.-편집자 주).

병실이다.

병실 설비는 벽에 산소·흡입 센트럴 파이핑의 단말기가 구비되어 있는 시설이 많다. 특히 중환자실 등 응급 치료를 하는 병실에는 산소·흡입 센트럴 파이핑 단말기 외에 모니터 장치 등 필요한 설비가 설치되어 있다. 또한 2인 이상의 입원실은 환자의 프라이버시를 지키거나 불쾌감을 주지 않도록 각 침대에 커튼으로 칸막이가 되어 있다. 커튼은 색상과 재질·형태 등이 연구되고 있다.

각 병실에는 침대, 침상, 받침대, 오버 침대 테이블, 환자용 의자, 전기스탠드, 로커 등이 설치되어 있다. 개인병실에는 욕실, 화장실, 응접 세트, 전화 등이 갖추어져 있는 곳도 있다.

(2) 간호사 스테이션 간호사가 상주하는 곳으로 병동 환자의 케어 '기지'이며, 의사의 기지로도 사용되고 외부와의 연락 장소이기도 하다. 간호 등을 위해 각 병실로 이동하기 쉬운 병동의 중앙에 위치하고, 방이 아닌 카운터와 간단한 칸막이를 한 간호사 스테이션이 많아지고 있다(그림 2-B-4).

(3) 준비실 개별 환자에 대한 간호와 치료 처치를 준비한다. 준비실은 대개 간호사 스테이션에 인접해 있고 간호 공구와 처치에 필요한 기계나 기구·약품 등이 언제든지 사용할 수 있도록 보관되어 있다.

(4) 처치실 치료 처치를 하는 방으로 모든 병동에 반드시 설치되어 있지는 않다. 산부인과·안과·이비인후과 등 특수 진찰대나 장치가 필요한 병동, 치료 처치 중에 나는 울음소리가 다른 환자에게 영향을 미치는 소아과 등에 설치되어 있는 경우가 많다.

(5) 리넨실 환자에게 사용하는 침구류나 환자복·기저귀·수건류 등을 수납하는 방이다.[7]

(6) 창고 치료나 간호 기구(스탠드류·흡입기·흡인기·모래주머니 등) 등을 보관한다.

(7) 배선실 각 병동의 배선실은 조리실에서 운반된 식사를 배선하거나 국 등을 따뜻하게 데우는 방이다. 배선실에는 조리실에서 식사를 운반하는 전용 엘리베이터가 설치되어 있으며 냉장고, 전자레인지가 구비되어 있는 경우도 많다. 요즘은 배선차가 냉온의 온도 관리를 할 수 있는 구조로 되어 있어 조리실에서 배선차로 직접 배선하고, 전용 엘리베이터 코너만으로 축소된 병원도 늘고 있다.

(8) 복도 복도는 통행 장소로서 환자의 안전을 도모하고 의료 관계자가 일하기 쉽도록 적당한 폭과 난간 등의 설비가 필요하다. 난간은 시력이 감퇴하는 환자, 보행이 부자유한 환자의 안전을 도모하기 위해 계단뿐 아니라 복도의 벽면에 반드시 설치하는 것이 바람직하다. 또한 바닥은 미끄러지지 않게 탄력성이 있는 자재로 하고, 보행 안전과 피로 예방을 위해 탄력성 있는 바닥재를 사용하며 보행하는 부분에는 고무 매트를 깐다.

(9) 기타 병동에는 그 병원의 방침에 따라 욕실·샤워실·세탁실·식당·물 끓이는 곳·일광욕실 등이 준

---

7) 리넨(linen)은 원래 마를 뜻하지만 병원에서는 섬유 제품을 총칭해서 부른다.

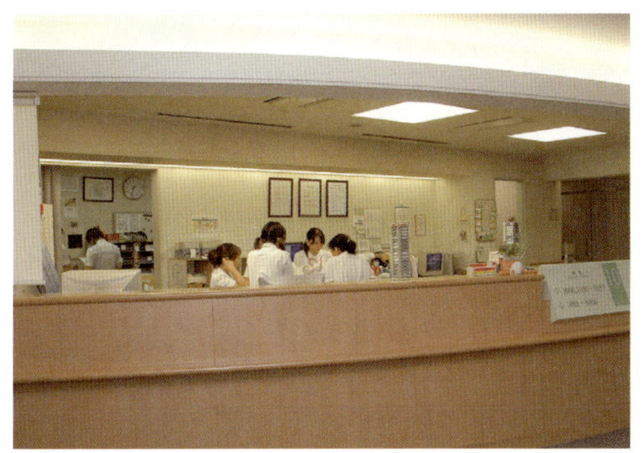

그림 2-B-4 간호사 스테이션

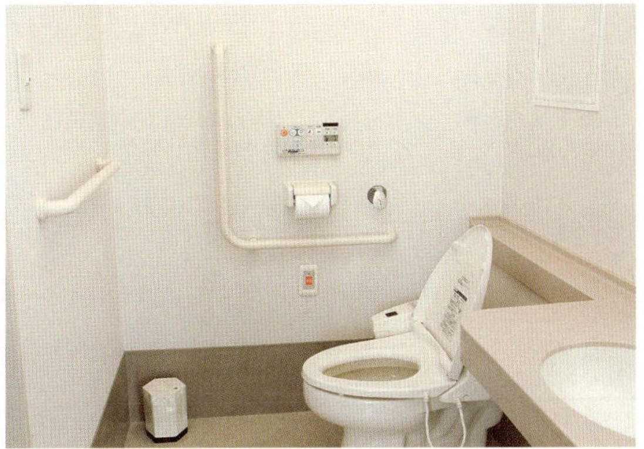

그림 2-B-5 각 입원실 출구에 있는 화장실의 예

비되어 있다. 화장실과 세면대는 같이 있고 화장실에 소변검사 코너를 마련한 병원도 많다. 화장실이나 세면대는 병동에 1~2군데 있는 것이 아니라 각 병실과 입원실 출구 쪽에 설치되어(그림 2-B-5) 삶의 질을 배려하는 병원이 증가하고 있다.

2. 병상

가정에서는 일상적으로 사용하는 침구를 사용하지만 병원의 병상, 즉 환자용 침상은 환자의 상태나 치료에 맞는 침대를 선택한다. 침대에는 각종 매트리스[8]와 매트리스 패드, 시트 모포 등 침구를 사용한다.

a : 침대의 종류

침대의 종류는 침상 면적과 높이·기구 등에 따라 다르지만, 중요한 것을 정리하면 〈표 2-B-5〉와 같다. 여기에서는 병원에서 사용하는 침대에 대해 설명하겠다.

(1) 전동 침대 일반적으로 사용하는 환자용 침대는 길이 200cm, 폭 90cm인 것이 많고, 환자가 누워

스텝 업 복도의 폭은 의료법 시행규칙(제16조 9~11)에 구체적으로 규정되어 있으며 정신 병상·요양 병상은 한쪽만 병실인 경우 내부 크기 1.8m 이상, 양쪽에 병실이 있는 경우는 2.7m 이상이다. 기타 병상은 병원의 경우 각각 1.8m 이상이며, 진료소는 1.2m 이상이다. 또한 계단과 통로의 폭은 내부 크기 1.2m 이상, 계단의 높이는 0.2m 이하, 밟는 면은 0.24m 이상으로 하고 적당한 난간을 설치해야 한다.

---

8) mattress. 표기는 매트리스, 매트 등으로 하지만 일본병원설비협회 규격 용어는 매트리스이기 때문에 이 책에서는 매트리스로 통일한다. 또한 침대용 매트리스는 원래 짚과 말이 털이 들어간 것을 이용했으나, 요즘은 재료를 구하기 어렵고 해충의 피해를 입어 갈 사용하지 않는다.

종별	기구의 특징	장점	단점
보통 침대(가정용)	틀은 목재와 가죽이다.	부드러운 느낌으로 안정이 된다.	바퀴가 없어 이동이 어렵다.
요양 침대(가정용)	틀은 목재와 가죽이고 가정용으로, 높이가 낮고 전동 침대이다.	재택 요양용	
요양 침대 (가정용·시설용)	병원용 전동 침대와 같은 기능으로 목재가 많이 이용된다.	침대의 높이 조절이 가능하고 잡는 기능이 있어 요양자와 돕는 사람이 보통 침대보다 이동 등 동작을 쉽게 할 수 있다.	
고급 기능이 달린 양손잡이 침대(병원용)	발 핸들로 상반신과 무릎을 세울 수 있다. 침대의 높이 조절이 가능하다 (현재는 전동 침대로 교환하는 곳이 많다).	환자가 보행하거나 앉기 쉽다. 간호사와 의사의 작업에 따라 침대의 높이를 조절할 수 있어 자세에 무리가 없고 안전하다.	누워 있는 사람은 스스로 할 수 없어 다른 사람의 손을 빌려야 한다.
전동 침대(병원용)	침대의 발 스위치와 손 스위치로 반신, 무릎, 경부, 족부를 세우고 높이 조절이 가능하다.	환자에게 맞는 체위를 할 수 있다. 내리는 기능을 사용해 침대에서 쉽게 내려올 수 있다. 누워 있는 사람도 스스로 할 수 있다.	무겁기 때문에 바닥이 중량을 감당할 수 있어야 한다. 목조 가옥에서는 사용하기 어렵고 값이 비싸다.
ICU 침대	수동과 전동이 있고 고도의 치료 처치와 체위 변환을 위한 기능이 있다.	중증 환자의 치료에 적합한 기능이 있다.	
기타 특수 치료용 침대	ICU 침대, 프레임 침대, 복구 침대, 투석용 침대 등 특수 기능 침대		

표 2-B-5 침대의 종류

있는 자세에서 스위치를 넣을 수 있으며 상하 이동과 상반신을 일으킬 수 있다. 특히 마루 생활을 하는 환자에게 편리하다. 최근에는 이전에 사용하던 수동식 철제 침대에서 전동 침대로 교환하는 병원이 늘어나고 있다.

노인 생활의 자립과 옆에서 돕기 쉽도록 가정용 침대에 가까운 디자인으로, 병원 침대보다 높이가 낮고 바닥까지의 높이를 조절할 수 있게 되어 있다(30~60cm). 누워 있는 사람에게 맞추어 상반신을 높이고 복부의 긴장감과 압박감을 없애기 위해 상체 세움의 하단이 곡선으로 구부러지거나 다리 세움 하단의 무릎 부분이 약 10cm 전후로 움직여 상체가 밀리지 않도록 고안된 침대도 있다.

침대의 바닥은 합판 평상으로 금속제 등이 있다. 〈그림 2-B-6〉은 머리와 무릎 부분을 세울 수 있다. 〈그림 2-B-7〉은 매트리스를 놓은 그림으로, 핸들 조작에 따라 높이를 조절할 수 있다. 또한 가로장은 침구나 환자가 굴러 떨어지는 것을 방지해준다. 가로장을 세우는 홈은 가로장의 위치를 자유롭게 조절하거나 점적 정맥주사 등에 사용되는 지지대를 넣을 수도 있다. 또한 침대의 머리 부분과 발 부분의 보

> **포인트** • 침대의 높이는 의사와 간호사에게는 높은 편이 작업하기 쉽고, 거동이 가능한 환자에게는 앉기 쉽고 서기 쉬운 높이인 무릎보다 조금 더 높은 정도가 적당하다. 따라서 고도 조절이 가능한 침대가 편리하다. 또한 폭과 길이는 환자의 체형에 따라 선택한다. 환자를 중심으로 생각하면, 보통 침대는 체위 변환이 용이하고 안전하고 안락한 침대의 폭이 바람직하다(p193 그림 2-B-6 참조).

드를 분리할 수 있는 것은 머리·발의 부분 치료에 편리하다. 신장이 큰 환자는 발 부분의 판을 분리하여 보조 프레임과 매트를 붙인다.

환자용 침대의 다리는 캐스터(caster, 다리바퀴)가 붙어 있는 것이 적당하다. 바퀴의 지름은 큰 것이 이동 시 진동이 적다. 캐스터가 있는 경우 환자는 편안하게 누운 채로 이동할 수 있다. 또한 간호사가 쉽게 침대를 이동시킬 수 있으며 청소 등 작업 시 이동할 때도 누워 있는 환자에게 부담이 적다. 바퀴에는 스토퍼(stopper)가 있어 정지 상태에서 침대가 움직이지 않도록 고정해준다.

그 밖에 누워 있는 사람이나 재택 요양 시 간호하는 사람의 위치를 알맞게 잡아주기 위해 사이드 레일이나 시중 바를 조절할 수 있도록 고안된 것도 있다. 또한 고령 사회에서 고령자가 사용하기 쉽고 편안하

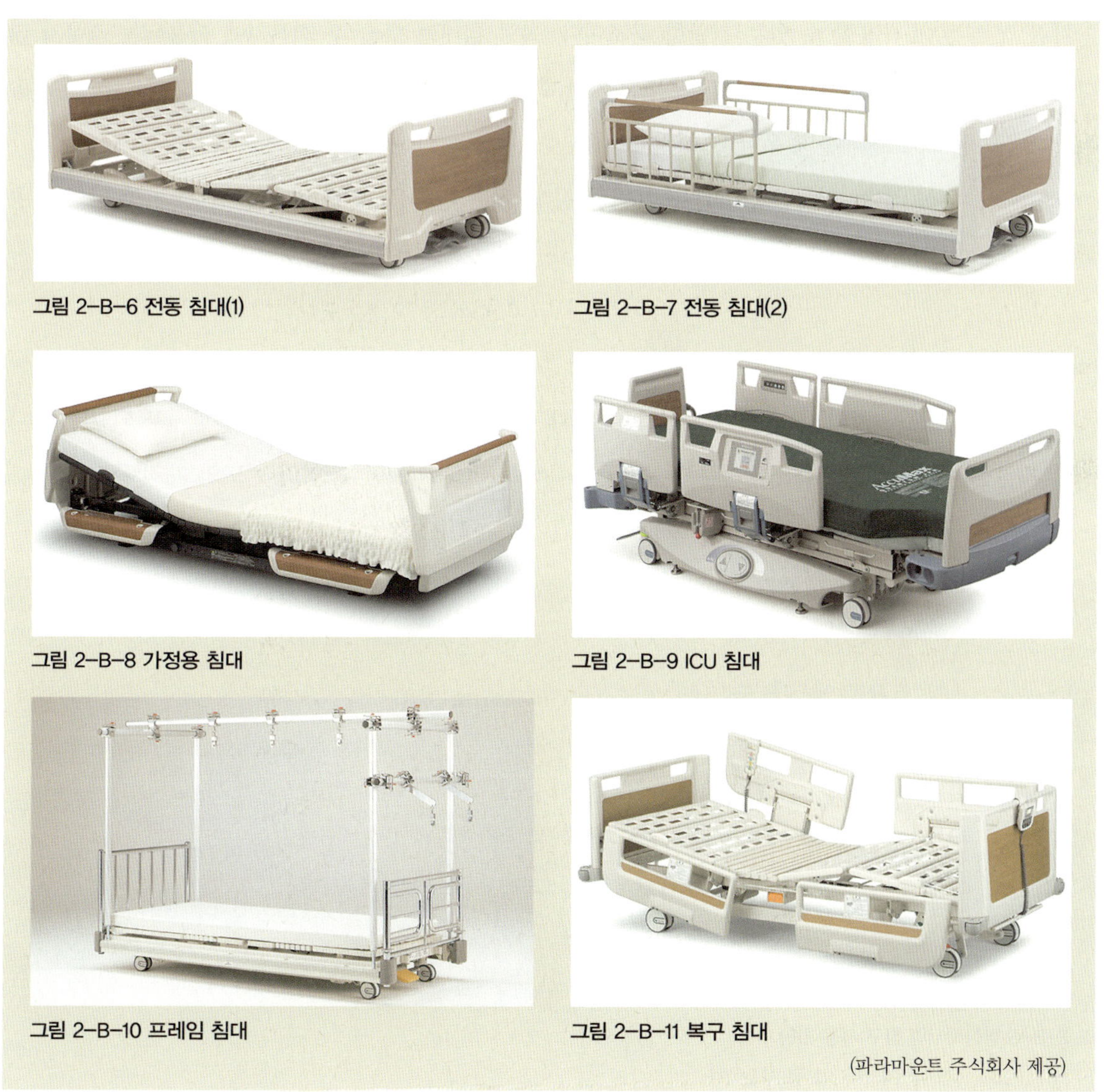

그림 2-B-6 전동 침대(1)

그림 2-B-7 전동 침대(2)

그림 2-B-8 가정용 침대

그림 2-B-9 ICU 침대

그림 2-B-10 프레임 침대

그림 2-B-11 복구 침대

(파라마운트 주식회사 제공)

며, 간호와 시중을 하는 사람의 보디 메커닉스나 작업을 배려한 침대에 대한 연구가 계속 진행되고 있다 (그림 2-B-8). 가정용 요양 침대는 가정뿐만 아니라 노인 시설에서도 사용되고 있다.

(2) ICU 침대 집중치료를 하는 환자는 모니터의 사용이나 급격한 병변에 따른 수술도 고려해야 하기 때문에, 이동·치료 처치를 신속하게 할 수 있는 ICU 침대를 사용한다. 이것은 캐스터의 지름이 커서 이동하기 쉽고, 가로장은 머리를 포함하여 모두 분리가 가능하며, 의사·간호사가 치료할 수 있도록 침대의 높이가 조절된다. 높이는 보통 침대 높이와 같은 약 100cm이며, 폭은 좁아서 약 80cm, 길이는 200cm 이며 머리를 들어 다리 쪽으로 기울이는 것이나 풋 프레임을 넘겨 침대를 늘리면 기구대 또는 메모대로도 사용할 수 있다(그림 2-B-9).

(3) 프레임 침대, 복구 침대, 기타 프레임 침대는 견인하기 위한 활차가 달려 있다. 〈그림 2-B-10〉은 활차를 각 부분에 사용할 수 있는 간단한 구조이다. 복구 침대는 수술 후 회복기에 사용되는 경우가 많다. 수술 후에 ICU 침대를 사용하는 경우도 있지만 회복실에서 마취가 깨어난 후 병실로 이동하는 후송 차량도 겸하는 복구 침대를 이용한다(그림 2-B-11).

그 밖에도 투석 침대, X선 촬영이 가능한 비상 침대, 체위 변환용 침대, 변기 달린 침대 등 다양한 종류가 있다.

b : 침대 소독 시설

원내감염이 의료 시설의 큰 문제가 되고 있어 침대 전체를 소독하는 것이 하나의 과제가 되었다. 침대 소독 시설로는 침대와 매트리스를 동시에 청소·소독하는 것도 있지만, 오염의 빈도와 재질 구조상 침대

	까는 것	덮는 것
주로 가정에서 사용	(1) 요(1개) (2) 요(2개) (3) 일본식 폴리우레탄매트리스+요(1개) (4) 프로파일 컷을 한 폴리우레탄 매트리스 (5) 가정용 침대 ①(스프링 매트리스 포함)+매트리스 패드 (6) 가정용 침대 ②(각종 매트리스 또는 판)+요(1개) 또는 매트리스 패드 (7) 재택 요양 침대(의료기관 일반용·복지 시설의 침대에 준한 것으로 개호보험 적용)	(1) 수건 담요만 또는 면 담요 (2) 덮는 이불만 (3) 담요류만(1개 또는 2개 이상) (4) 담요류+이불 (5) 이불만 (6) 기타
주로 병원에서 사용	(8) 병원용 각종 침대+스프링 폴리에스테르, 폴리우레탄 고무 배합 매트리스+매트리스 패드 (9) 병원용 각종 침대+프로파일 컷을 한 폴리우레탄·고탄력 우레탄·저반발 우레탄 폼 매트리스 (10) (8)에 고탄력 우레탄 폼과 통기성 좋은 우레탄 폼 (11) 보통 침대+각종 매트리스+ 각종 에어 매트 (12) 기타: 각종 침대+요와 매트리스 패드 위에 상반신용 양모 패드 등	

표 2-B-6 병상에서의 침구 사용 현황

[주] (1)~(11)에 대해서는 각각에 시트를 사용한다.

종류		사용법	장점	단점	비고
침대용 매트리스	① 스프링 매트리스	매트리스 패드 필요	탄력성과 지지감이 있어 잘 때 기분이 좋다. 독립 스프링을 부직포로 감싼 스프링 매트리스는 자연스러운 자세가 되어 잘 때 기분이 좋고, 체위 변환이 쉬우며 진동이 없다.	스프링의 성능에 따라 압력이 넓은 엉덩이 부분 등이 파일 수 있다.	폐기물 처리에 문제가 있어 대량으로 사용하는 병원에서는 사용량이 줄고 있다.
	② 폴리에스테르 매트리스	매트리스 패드 필요	투습성이 있고 딱딱한 쿠션으로 내구성·난연성이 있다.	딱딱한 느낌이고 매트리스 패드의 종류에 신경이 많이 쓰인다.	팬터그래프 구조의 쿠션재로, 재활용 폐기물 처리하기가 적당하다.
	③ 폴리에스테르와 천연 고무 혼합 매트리스	매트리스 패드 필요	쿠션이 적당히 있고 철제 침대의 각도에 맞추기 쉽다. 환기성·투습성이 있고, 고무와 혼합하여 보습성도 있다.	사람에 따라서는 약간 딱딱하게 느끼기 때문에 매트리스 패드에 신경을 많이 쓴다.	
	④ 프로파일 컷 가공 폴리우레탄 매트리스	직접 시트를 깐다.	분화구 모양으로 몸의 압력을 분산한다. 흡습성은 아니지만 투습성이 있고 가볍다.	매트리스 밑면에 투습침투성에 의해 수분이 생겨 판이 습해진다.	강철 망과 판자 위에 깔아 습기를 발산한다. 가정용으로도 사용한다.
	⑤ 고탄력성 우레탄 폼+저반발 우레탄 폼 매트리스	직접 시트를 깐다.	탄성이 있는 우레탄 폼은 바닥에 닿는 느낌이 없고, 지지감이 있는 상태가 된다. 또한 저반발 우레탄 폼 층이 있기 때문에 체압이 분산된다.	체압 분산을 의도한 매트를 위한 덮개가 나일론으로 통기성이 없다. 또한 사람에 따라서 부드럽고 몸이 가라앉는 느낌과 압박감이 있다.	
	⑥ 기타 특수 매트리스 등	—	—	—	워터 매트리스, 특수 치료용 매트리스가 있다.
요와 일본식 매트리스	무명 요	시트 위에 씌운다.	비교적 싸다. 일상생활에 주로 사용한다. 탄력이 있어 보온성·흡수성·흡습성이 있다.	눅눅해지기 쉽고 계속 사용하면 탄력이 없어진다.	재생이 가능하다. 싱글로 6kg. 침대용 매트리스 위에 까는 경우 면을 $\frac{1}{2}$로 하면 좋다.
	무명·합성섬유 면 혼합 요	위와 동일	무명보다 가볍다.	싱글 4.5kg 전후	현재 무명 요보다 많이 사용한다.
	깃털 요	위와 동일	따뜻하고 부드럽다.	여름엔 덥고 비싸다. 지나치게 부드러워 지지력이 부족하다.	
	양모 요	위와 동일	따뜻하고 탄력이 있다.	여름에 덥다. 값이 비싸다. 너무 부드러워서 지지력이 부족하다.	
	일본식 매트리스 (폴리우레탄 기포 합성 수지·기포 합성고무)	요 아래에 깐다.	탄력성이 풍부하지만 흡습성이 없다. 투습성은 제품에 따라 다르다.	방열성은 제품에 따라 다르다. 아래 있는 다다미가 습해지기 쉽다.	일본식 이불 밑에는 6cm 정도의 두께가 좋다.
매트리스 패드 기타 매트리스	매트리스 패드(안에 넣은 솜은 무명 합성 섬유·면 혼합)	시트를 위에 씌운다. 침대 매트 위에 깐다.	침대용 매트리스에 적합한 패드이다. 면의 양으로 잘 때의 기분을 조절할 수 있다.	부드러운 이불에 익숙한 사람에게는 딱딱하게 느껴지고 등이 아픈 경우가 있다. 세탁에 따라 면이 딱딱해지거나 두께가 얇아진다.	매트리스의 종류, 잘 때의 기분을 확인하고 두께·매수를 조절한다.
	위에 얹는 매트(표면 분화구형 우레탄 폼)	매트리스 패드에 바꾸어 사용한다.	매트리스 패드는 몸이 아픈 경우 체압 분산이 가능하다. 소독하기 쉽다.	매트리스에 따라 너무 부드러워 몸이 가라앉을 수 있다.	
	에어 매트리스	위와 동일	신체에 느껴지지 않을 정도의 압박이 번갈아 나타나고 마사지 효과를 얻을 수 있다.	땀이 나거나 더울 때 비닐 소재라 등이 축축하고 땀띠가 나기 쉽다. 공기량과 기구에 따라 멀미 현상이 일어난다. 값이 비싸다.	공기 주머니 식으로 굵은 것은 멀미가 일어날 수 있으므로, 공기의 양을 조절한다.

표 2-B-7 주로 사용하는 매트리스와 요

와 매트리스를 별도로 실시하는 경우가 많다. 〈그림 2-B-12〉는 침대와 매트리스를 세척·소독하는 설비의 예이다.

c : 침구

일본에서 병상용으로 사용되는 침구는 일식과 양식이 있고 침대 시트를 제외한 침구도 각각 사용 목적에 따라 여러 가지가 사용된다(표 2-B-6, 7).

침대용 매트리스는 병상 매트리스의 경우 폴리에스테르나 폴리우레탄 매트리스 등 소독하기 쉽고, 절단·가연 처리하기 쉬운 재료가 사용되고 있다. 또한 정형외과에서 치료용으로 탄력성이 적은 팜 매트리스 등을 사용하기도 한다. 체압 분산과 투습성을 도모하기 위해 폴리우레탄을 프로파일 커트 가공하여 바닥이 분화구 모양으로 되어 있는 매트리스도 많이 사용한다. 그러나 이러한 매트리스는 투습·침투성이 좋기 때문에 땀이 나도 저변은 끈적임이 적지만, 수분이 통하므로 재택 요양 시 방바닥에 습기가 찬다.

그 밖에 특수한 매트리스로는 워터 매트리스와 에어 매트리스(욕창 예방용이 아닌 일반 매트리스) 등이 있다.

매트리스 위에 까는 매트리스 패드는 매트리스의 딱딱함을 조절하는 역할을 하기 때문에 매트리스의 종류에 따라 두께와 재질을 선택하는 것이 좋다. 또한 이불의 종류별 특색을 〈표 2-B-8〉에 정리하였다. 각각의 특색을 이해하고 사용하는 환자와 온도 등을 종합적으로 판단하여 선택하고 사용하는 것이 중요하다.

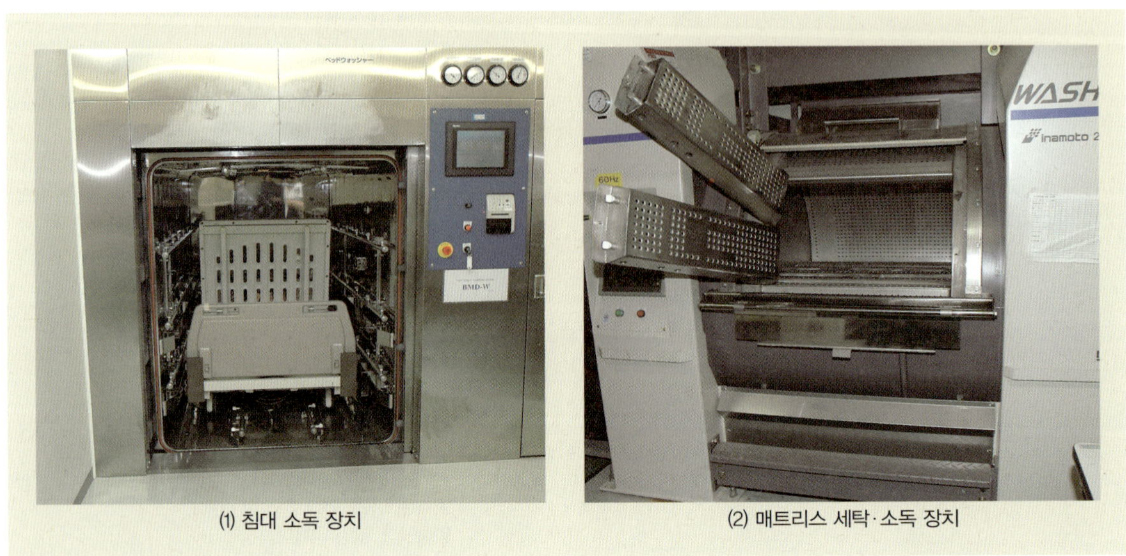

(1) 침대 소독 장치   (2) 매트리스 세탁·소독 장치

그림 2-B-12 침대 소독 시설

종류		장점	단점	비고
이불	무명 이불	흡수·흡습성이 뛰어나다.	무겁다. 딱딱해지기 쉽다.	무명을 재생해 사용할 수 있는 장점이 있지만 최근에는 저렴하고 세탁이 가능한 합성섬유 이불을 주로 사용한다.
	무명+합성섬유 이불	흡수·흡습성이 있고 투습성도 있다.		
	각종 합성섬유 면 이불	가볍다. 보온력과 탄성이 높다. 투습성이 있다. 쉽게 구입할 수 있다.	가벼워서 뒤척임에 의해 잘 움직인다.	
	무명에 솜을 감은 이불	가볍고 보온성이 뛰어나다.	솜이 비싸고 구입하기 어렵다.	최근 솜의 생산이 적고, 합성섬유가 발달하여 별로 만들지 않는다.
	깃털 이불	매우 가볍고 보온성이 뛰어나다.	가격이 비싸다. 해충 피해를 입기 쉽다.	보온성을 높이기 위해 이불 위에 담요를 덮고, 이불 속의 따뜻한 공기가 나가지 않도록 한다.
	양털 이불	보온력이 뛰어나다.		
	여름용 작은 이불	작고 취급하기 쉽다. 흡습성이 뛰어나다.	야간에 기온차가 있는 곳에서는 덮는 면적이 적어서 춥다.	흡수한 습기를 증발시키기 위해 매일 말린다.
덮는 침구	수건	피부에 감기므로 따뜻하고 흡습·흡수성이 좋다. 세탁이 쉽다.	쉽게 더러워진다.	
	면 100% 담요	위와 동일 촉감이 좋다.	직접 피부에 닿아 자주 빨아야 하는데 빨면 부드러움이 없어진다.	세탁은 무명용 유연제를 사용하면 좋다.
	모 100% 담요	흡습성이 있고 보온성이 뛰어나다.	해충 피해를 입기 쉽다.	낙타·염소·양의 털을 사용한다.
	각종 합성섬유 담요	해충의 피해를 입지 않는다. 가볍다.	흡습성이 떨어진다. 보풀이 생기기 쉽다.	
	혼방 담요			모와 면 합성섬유가 있다.
	이불(깃털, 합성섬유 면)	흡습·흡수성이 뛰어나고 가볍고 피부에 감겨 따뜻하다.	수건이나 면 담요보다 세탁하기 어렵다.	관동 이북에서 사용하는 기모노 형으로 면이 들어간 이불

표 2-B-8 주로 사용하는 이불과 침구

[주] 1) 이불 또는 피부에 직접 덮는 면 이외의 담요는 무명의 큰 천을 사용하는 것이 청결, 흡수·흡습 면에서 바람직하다.
    2) 전기담요는 보온 공구에서 별도로 설명한다.

3 생활 환경의 지원

A : 병실 내의 환경

간호사가 관찰하는 기준으로 시각, 청각, 체위 감각, 후각에 따라 병실 내 환경의 안전성과 안락성을 유지하는 것에 대하여 설명한다.

1. 채광과 조명

■ 채광을 위한 지원

병실 채광을 조절하기 위해서는 창문에 커튼이나 블라인드를 설치한다. 간호사는 환자의 독서나 휴식 등의 행동을 위해 커튼이나 블라인드를 치거나 걷는다. 환자 자신이 가능한 경우에는 방법을 구체적으로 설명하고 적절한 채광이 되도록 지도한다.

커튼을 치면 투과율은 현저히 저하된다. 그러나 실내의 명암 조절과 심리적 효과를 감안할 때, 커튼 바깥쪽은 어두운 회색 등 차광색으로, 안쪽은 안정과 희망을 주는 색이나 모양을 사용하는 것이 적합하다. 가능하면 레이스 커튼을 사용하여 이중으로 하면 밝기 조절이 쉽고 부드러운 분위기가 된다. 재료는 감염과 방재의 위험을 막기 위해 소독이 가능하고 불연성 직물을 선택한다.

커튼이나 블라인드 등 채광에 관한 것은 경제 사정이나 시설 관리자와 설계자 등에 의해 결정되는 경우가 많다. 간호사는 환자의 환경 정비를 지원하는 입장에서 의견을 제시하고, 그것이 실시되도록 노력해야 한다.

조도 단계 (룩스)	장소		작업
10000 / 5000	시 기능 검사실(안과명실)		
2000	—		—
1000	—		○ 부검 ○ 출산 도우미 ○ 응급조치 ○ 제제
500	원장실, 의국, 연구실, 회의실, 대합실, 식당, 배선실 일반 검사실(혈액·소변·변 등의 검사) 생리 검사실(뇌파·심전도·시력 등의 검사) 조제실, 기공실, 신생아실, 기록실, 중앙재료실, 도서관	진찰실, 처치실, 응급실, 분만실, 간호사 스테이션, 약국, 약제실, 부검실, 병리학 세균검사실, 사무실, 현관 홀	○ 시진 ○ 주사 ○ 조제 ○ 기공 ○ 검사 ○ 창구
200	고에너지 방사선실, 방사성 동위원소실, 조리실, 외래 복도	병실, X선실(촬영 조작 판독 등), 물리치료실, 온욕실, 욕실, 운동기계실, 청력검사실, 마취실, 회복실, 멸균실, 약품실, 영안실, 탈의실, 계단, 화장실, 세면대, 오물처리실, 세탁실, 건강기록부실, 숙직실	○ 침대에서 독서 ○ 침구 교환 ○ 깁스
100	휠체어 두는 곳, 내시경 검사실, X선실, 안과 암실, 병동 복도		—
50	동물실, 암실(사진 등), 비상계단		
20	—		—
10	—		—
5	—		—
2 / 1	심야 병실, 복도		—

표 2-B-9 병원의 조명 기준(일본공업규격 JISZ9110에 준함)

[주] 1) 시기능 검사실은 50룩스까지 조광할 수 있어야 한다.
  2) 수술 분야의 조도는 수술대에 직경 30cm의 범위에서 무영등으로 2만 룩스 이상으로 한다.
  3) 내시경 검사실과 X선실은 0.1룩스까지 조광할 수 있는 것으로 한다.
  4) 표는 일본건축학회 설계 계획 안내 책자 16에 따른다.

■ 조명에 대한 지원

병실의 밝기는 환자의 증상과 기호, 독서할 때 빛의 밝기, 의사와 간호사가 실시하는 치료 처치·간호 행위 등 처리하는 데 필요한 밝기 등을 고려해야 한다. 일반적으로 작업 능률을 고려하고 잘 보이도록 밝기를 결정하지만 휴식과 마음의 안정을 유지하는 분위기도 만들어야 하며, 조명기구와 설치방법 등의 배려도 필요하다.

병원의 조명 기준은 일본공업규격에 따르면, 환자의 병실에서는 일반적으로 100~200룩스가 적당하다고 되어 있다(표 2-B-9).

야간이나 어두운 날의 조명은 필요에 따라 밝기를 조절하기 위해, 병실 안은 일반조명과 부분조명을 병행하는 것이 바람직하다. 또한 일반조명도 수면이나 환자의 증상을 고려하여 여러 단계로 빛을 조절할 수 있는 것이 적합하다.

조도에 대한 지원은 커튼이나 블라인드에 의한 조절뿐만 아니라 환자를 접할 때마다 상태와 실내 환경 전체를 파악하고 조도를 어떻게 조절하는 것이 적절한지 판단하고 실시한다. 환자가 깨어 있을 때 반드시 잘 설명하고 납득한 후에 실시한다. 또한, 야간에 환자가 화장실에 가기 위해 침대에서 내려올 때나 간호사의 순찰을 고려하여 수면에 방해가 되지 않는 위치인 침상 머리 받침대의 밑이나 침대 발치에 1~2룩스의 조명이 필요하다. 병실이나 복도의 발밑에 있는 콘센트에 충전식 꼬마전구를 활용할 수도 있다.

노인은 청년에 비해 같은 조명이라도 어둡게 느낀다. 독서등은 환해야 하기 때문에 간호사는 자신이 느끼는 밝기로 판단하는 것이 아니라 환자에게 확인하여 밝기를 조절한다.

2. 색채

■ 색채 조절에 대한 지원

색채 조절에 대한 지원은 색이 주는 심리적·생리적 작용을 고려하여 실시한다. 예를 들어 병실의 벽과 전구를 새로 바꿀 경우에는 사용의 편리성과 함께 환자에게 영향을 주는 색채 효과를 생각하고 선택하는 것이 중요하다. 또한 그 병실에 어떤 진료과의 어떤 상태의 사람이 입원할지도 배려할 필요가 있다. 예를 들어 소아과에는 재미있는 색상과 그림, 산부인과는 엷은 핑크 계열, 내과는 부드러운 크림 계열을 선호하며 그 밖에 연령, 질병의 회복에 대한 희망이나 취향도 배려한다. 그러기 위해서는 일상적인 간호 활동에서 색채에 대한 환자의 반응을 연구하는 태도가 필요하며 관찰·기록해두는 습관을 기른다.

또한 환자의 증상과 병상, 환자복 색깔에도 관심을 가져야 한다. 즉 환자가 출혈 상태일 때 파랑색, 녹색 환자복을 입으면 혈액의 색이 옷의 색상을 반영하여 새로운 출혈인지 알기 어려울 수 있다. 이러한 경우에는 흰색이나 비슷한 계열의 환자복을 입게 하고, 보행이 가능해지면 되도록 환자의 마음에 느끼는 색과 무늬의 환자복을 활용해 회복 의욕을 북돋운다. 의류뿐만 아니라 가구나 생활용품도 마찬가지이므로, 평온함과 투병의지를 높이는 데 적합한 색채를 알고 전등과 침구·의류 등에 활용하는 것이 중요하다. 따라서 간호사 자신이 일상생활에서 색채 감각을 길러두는 것도 필요하고, 센스 있는 간호사가 되는 것이 색채에 대한 환자의 욕구를 충족시키고 지도하는 데 중요하다.

3. 소리

■ 소리에 대한 지원

환자의 증상과 호소에 유의하고 항상 소리에 대한 감수성을 높여 관심을 갖는 것이 간호사가 대상에게 할 수 있는 지원의 첫걸음이다. 소음 대책으로는 ① 소음원의 제거 ② 소음 방지를 위한 시설 설치 ③ 소음 발생의 예방을 들 수 있다. 구체적인 방법으로는 간호사가 병실 설계에 대한 요구사항으로 소음 방지를 위한 구조·시설, 병실의 위치 관계 등에 대해 관계자에게 의견을 제시할 수 있어야 한다. 그러려면 객관적 자료를 준비할 수 있도록 일상 업무 중에도 소리에 대한 관심을 갖는 자세가 필요하다.

왜건과 스트레처, 기타 캐스터가 달린 기계·기구는 일상의 간호 업무에서 물품 운반을 위해 자주 사용하는데, 그 위에 놓인 물건이 흔들려 소음을 내는 경우가 많기 때문에 주의한다. 캐스터에서 소리가 나지 않도록 기름칠을 하고, 항상 정비하여 원인을 만들지 않는 것이 중요하다. 또한 기구를 취급할 때 물건을 떨어뜨리는 등 부주의한 행동도 환자에게 불쾌한 소리를 전달한다.

또한, 발자국이나 옷 입고 벗는 소리, 의사·간호사·직원의 어조(크기·높이·말씨) 등 불편한 소리를 줄이기 위해서는 옷의 재료와 형태, 신발 등도 검토할 필요가 있다. 목소리는 나이에 따라 알아듣기 쉬운 높이와 어조가 있다. 소리에 대한 지원은 대상자에게 소리가 미치는 영향을 알고, 그에 따라 판단하여 대처한다.

4. 실내 기후

■ 더위에 대한 조절과 지원

더위에 대한 조절은 일반적으로 다음의 4가지 방법으로 진행된다.

(1) 보온력과 습도를 낮추고 통기성을 높인다. 보온력을 낮추기 위해 의류와 침구의 수를 줄이고, 보온력이 낮은 섬유를 사용하여 통기성이 좋아지게 한다('PART 2 3장 의생활' 참조). 또한 습도를 줄이기 위해 제습기를 사용하거나 환기를 한다. 하지만 실외 습도가 높고 비가 많이 오는 날이나 장마철은 습도를 낮추기 어려운 경우가 많다. 이러한 경우에는 환자의 불편함을 없애고, 상쾌함을 유지하도록 샤워를 하거나 따뜻한 물수건으로 닦아 깨끗이 하고 기화열을 이용한다. 이렇게 하면 땀을 제거하고 피부의 청결도

유지할 수 있다.

(2) 실내 기류를 높인다. 기류를 높이기 위해 선풍기를 사용하거나 창문을 열어 통풍을 시킨다. 선풍기는 직접 근거리에서 사용하면 바람이 강하기 때문에 피부나 점막의 수분 증발을 강화한다. 그러면 기화열을 빼앗겨 차가울 뿐만 아니라 피부 표면을 건조시키기 때문에 피로가 축적되고 상부 호흡기 점막의 건조에 의한 감염으로 저항력 저하를 초래하기도 한다. 따라서 선풍기의 사용은 미풍 정도로 일정한 거리에서 회전으로 설정해 사용한다. 특히 유아나 전신 상태가 나빠 스스로 바람을 조절할 수 없는 환자에게 사용하는 경우에는 바람을 벽이나 가구에 대고 간접적으로 보내면 완만한 기류를 얻을 수 있다.

또한 창문을 열어 통풍을 하는 경우, 해당 지역의 풍향을 고려하여 창을 여는 동시에 바람이 통과하도록 마주보는 2개의 창문이나 문을 연다. 부채도 부분적으로 적절한 기류를 만들 수 있으므로 편리하게 사용할 수 있다.

(3) 기화열을 이용하여 온도를 낮추고 기류를 증가시킨다. 기화열을 이용하여 온도를 낮추고 통풍이 되도록 하는 것으로는 냉풍기가 있다. 이것은 탈취 항균 필터를 물탱크 속에서 천천히 회전시켜 공기용 팬에서 바람을 보내는 경우 젖은 필터에 포함된 수분이 증발하여 기화열을 빼앗아 찬바람이 나오는 장치이다. 냉풍기 가동 시에는 반드시 창문을 열어둔다. 또한 모델에 따라 냉풍기뿐 아니라 온풍기가 되는 것도 있다. 전력 소비가 적고 바깥 공기와의 온도차가 적어 노인이나 유아가 있는 가정에서 사용한다.

(4) 냉방을 한다. 여름에는 습도가 높아져 75~85%에 이르는 경우도 많다. 고습 시에는 온도가 25℃만 되어도 대부분의 사람이 무더위를 느끼고 26~27℃가 되면 모든 사람이 불편을 호소한다. 따라서 외부 온도가 27℃를 넘으면 냉방이 필요하다. 습도 75~85%의 상태에서 쾌감 영역의 온도는 22~23℃로 나와 있다. 그러나 습도가 낮은 경우에는 쾌감 영역의 온도가 높기 때문에 이것을 고려하여 냉방을 해야 한다. 외부 온도와 냉방된 실내 온도의 차이는 5℃ 이내로 하는 것이 바람직하다. 왜냐하면 온도가 지나치게 차이가 나면 신체 기능 조절이 원활하게 이루어지지 않고, 머리가 무겁거나 기분이 나빠지기 때문이다. 특히 장시간 냉방된 실내에서 일을 하는 사람은 피로감이나 사지 관절통, 감기 같은 증상과 두통이 생긴다.

따라서 환자와 유아·노인이 있는 곳의 냉방은 외부 온도와의 차이를 5℃ 이내로 하고 22~23℃ 이하가 되지 않도록 조절한다. 또한 침대는 찬바람이 직접 닿지 않도록 배치한다. 장시간의 냉방과 공기에 의해 혈액순환장애, 신체 오한, 피부·점막의 건조를 일으키고 어깨 결림이나 감기 등의 증상을 보이기 쉽기 때문이다. 따라서 냉방 시에는 긴소매의 환자복을 착용하거나 걸치는 옷을 주는 등의 배려도 필요하다. 냉방에 의한 장애는 실내에 들어갈 때보다 나올 때 증상을 호소하는 경우가 많다. 외출이 가능한 환자는 특히 외부 온도와의 차이에 주의하고 실내에서 갑자기 밖으로 나오지 않도록 환자를 지도한다.

병실에는 반드시 온습도계를 비치하여 항상 환경 관리를 실시한다. 온습도계는 일반 실내에서는 바닥에서 150cm의 높이에 두지만 병실에서는 환자가 누워 있는 높이에서 온습도계를 보는 것이 중요하기 때문에 침대의 높이에 두고 측정한다.

■ 추위에 대한 조절과 지원

추위에 대한 조절은 일반적으로 다음과 같은 방법으로 실시한다. 내용은 'PART 2 3장 의생활' 항목에 있으므로, 여기에서는 난방을 중심으로 서술한다.

(1) 의류와 침구의 매수를 늘리거나 재질을 바꾼다(보온력 증가).

(2) 난방을 한다.

난방은 생활습관과 건강 상태, 신체 활동에 따라 필요 온도가 조금씩 다르지만, 전국적으로 바깥 평균 기온 10℃를 전후하여 난방을 하므로 10℃가 난방 한계온도이다. 건강한 사람의 생활을 기준으로 한 난방 시 각 방의 권장 실내 온도는 〈표 2-B-10〉과 같다.

거실 등은 평상복을 착용했을 때의 온도이다. 밤에 자주 화장실에 가는 노인이나 환자의 경우 잠옷만 입거나 가운을 걸치는 정도이므로 침실 온도가 12~14℃에서는 추위를 느낀다.

환자나 노인·유아가 사용하는 방은 의복이나 외계온도에 대한 신체 조절 기능이 낮기 때문에 겨울에도 실내 온도는 습도로 유지하는 것이 바람직하다. 또한 물수건으로 닦거나 처치를 할 때에는 옷을 벗거나 침구를 덮지 못하기 때문에 24±2℃는 되어야 한다. 또한 난방이 충분하지 않은 시설이나 주택에서 생

장소의 용도	권장 실내 온도
낮에 거실 또는 식당으로 사용하는 방	16~20℃
야간 취침에 사용하는 방	12~14℃
서양식 욕실, 수세식 화장실	18~20℃
주방	15~17℃
복도, 현관, 홀 등 상시 사용하지 않는 방	10~15℃

표 2-B-10 건강한 사람을 기준으로 한 겨울철 권장 실내 온도(습도 40~75%, 기류 0.1~0.3m/s)

(일본건축학회 설계계획 팸플릿 (2) p3 수정)

스텝 업 1 냉풍 기능은 온도와 습도와 거리에 따라 달라진다. 온도 30℃에서 물탱크의 물 27℃의 경우 냉풍기에서 50cm 정도로, 습도 80%에서는 10℃, 70%는 3℃, 60%는 2℃ 내려가는데, 2m 정도에서는 0.5~1℃ 떨어진다.
스텝 업 2 열원의 특징으로는 다음과 같은 것이 있다.
(1) 전기는 공기오염의 원인은 아니지만, 습도가 낮아지게 하므로 가습기를 이용할 필요가 있다. 또한 1kcal당 단가가 높다.
(2) 가스와 석유는 이산화탄소나 일산화탄소에 의한 공기오염(중독)을 발생시키며, 연소 시 발생하는 수증기에 의해 결로가 생긴다. 이산화탄소의 발생은 비교적 석유난로에서 많이 생기고, 결로는 가스 스토브에 생기기 쉽다. 배기식은 이런 걱정은 적지만, 연료의 사용량이 많아진다.

활하는 환자나 노인은 나갈 때 위에 가운과 겉옷을 입거나 잠옷 안에 속옷을 착용한다.

난방 방식으로는 중앙난방·지역난방·공기조절 방식(기구 포함)이 있고 열원은 전기, 가스, 석유 등을 이용한다. 난방을 할 때는 다음과 같은 여러 가지 장단점을 고려하여 건축 구조에 맞으면서, 경제적이고 위생적이며 보온성이 높은 방식(기구 포함)을 선택한다.

난방 시에는 냉기가 들어오고 열이 새어나가는 것을 막기 위해 창문이나 출입구에 커튼을 친다. 또한 방의 구석이나 북쪽 벽에 결로가 생기기 쉽고 바깥의 낮은 온도가 벽에서 전도되기 때문에, 침대나 이불 등의 침구는 반드시 분리하여 배치하는 등 난방 효과를 고려한 연구가 필요하다(포인트 참조).

■ 환기에 대한 지원

환기는 난방을 할 때뿐만 아니라 객실이 장시간 밀폐되어 있는 경우에도 필요하다. 위생상 필요한 환기량은 1인당 1시간에 약 6~7장의 다다미방분의 공기이다(표 2-B-11). 배기식이 아닌 석유난로, 가스난로를 사용할 때는 연소하기 위해 필요한 공기량의 5~6배가 더 필요하다. 난방 시에는 산소 농도가 저하하고 이산화탄소와 일산화탄소가 발생하여 생명이 위험해질 수 있으므로 특히 환기에 주의한다.

환기 횟수는 난방을 하지 않을 때는 1시간에 1회, 배기식이 아닌 난로를 사용하는 경우에는 2, 3회 창문을 연다. 그러나 출입이 많은 방, 미닫이가 많은 일본식의 경우 자연 환기되므로 횟수는 적어도 된다. 추운 날이나 바람 부는 날 창문을 열 때는 바깥 공기가 직접 환자에게 닿지 않도록 창문은 조금 열고 커튼과 스크린을 친다. 환풍기는 모델에 따라 배기와 흡기 등을 중심으로 한 것이 있으므로, 성능을 확인하고 이용한다.

장소의 용도	환기량(m³ 또는 횟수)
낮 거실 또는 식당으로 사용하는 방	17~30m³/시/명
야간 취침 시 사용하는 방	10~15m³/시/명
서양식 욕실, 수세식 화장실	3~4회/시
주방	3~8회/시
복도, 현관, 홀 등 상시 사용하지 않는 방	1~2회/시

표 2-B-11 위생상 필요한 환기량(소요 환기량)
(일본건축학회 설계계획 팸플릿 (2) p4)

포인트 • 커튼은 창 크기에 맞추는 것이 아니라 저변까지 내려오는 것이 좋다.

5. 냄새와 실내 공기 환경

■ 냄새에 대한 지원

간호사는 환자를 둘러싼 환경에서 발생하는 냄새의 특성을 알고, 항상 냄새를 예민하게 감지하는 마음가짐과 습관을 몸에 익혀두는 것이 필요하다. 후각은 시간이 지남에 따라 둔해지기 때문에 환자나 관계자의 안전과 안락을 위해 불쾌한 냄새를 감지하면 즉시 원인을 확인하고 제거해야 한다.

냄새에 대처하는 방법은 ① 발생원을 제거하거나 억제하고 ② 발생량을 줄이는 것이다. 구체적으로는 실내 공기를 개선하기 위해 환기를 한다. 특히 냄새가 환자의 배설물이나 질병에서 발생하는 경우는 환자가 의기소침하지 않도록 일정 시간마다 창문과 문을 열거나 환풍기를 사용하여 공기를 바꾸는 등 일상적인 배려가 중요하다. 또한 에어컨은 실내 공기를 순환시켜 악취가 퍼지기도 하기 때문에 장치의 설계와 구조를 고려하여 기종을 선택하고 설치한다. 간호사가 아니면 알아차리기 어려운 일상생활 속 냄새에 대해서도 평소부터 깊은 관심을 가지고 대처하는 습관을 가져 건축과 설비에 적용할 수 있도록 한다.

또한 환부에서 나는 냄새에 대해서는 치료 처치를 하지만, 이와 더불어 환자복·잠자리·신변 물품 정리와 청결 관리, 신체를 청결하게 하는 배려 등이 중요하다. 일상적인의 관심과 함께 습관을 들여 모닝 케어와 이브닝 케어 때 실시하는 등 환경 정비를 정기적으로 할 필요가 있다. 또한 간호사는 환경 정비와 정화방법을 간호 보조자와 가족에게 지도하고, 환자도 자신이 할 수 있는 범위에서 청결에 대한 습관을 몸에 익히도록 관리하고 지도한다.

환기와 청결에 유의하여도 없어지지 않는 냄새의 완화에는 다음과 같은 탈취법을 사용한다.

(1) 공기로 희석하여 배기·확산하는 방법

(2) 악취 성분을 파괴하는 방법

(3) 악취 성분을 흡수·흡착하는 방법

(1)에는 환풍기를 사용하며 (2)와 (3)에는 탈취제와 오존(O_3)을 이용한 탈취 장치를 사용한다. 또한 요실금 환자에게 사용하는 활성탄 매트는 물리적으로 악취 성분을 흡착하는 방법이다. 이러한 탈취방법은 여러 가지가 개발되고 있기 때문에, 냄새의 원인을 알고 이에 적합한 방법을 선택하여 활용하는 것이 간호 지원에 필요한 사항이다. 또한 최근 아로마콜로지(향수심리학)가 주목받고 있으며 이후의 연구 성과에 따라 환자에게 지원할 방침이다.

■ 실내 공기 환경

공기는 위에 서술한 생활 환경 모두 깊은 관련이 있다. 그럼에도 불구하고 실내 공기 환경을 '냄새'와 함께 설명하는 것은 건강상 커다란 문제로 대두되고 있는 화학물질과민증이나 새집증후군이 냄새와 관계가 있기 때문이다. 또한 간호사는 감염 예방과 더불어 병원의 신축·증개축 시설, 새 가구의 구입 등 의료 시설의 환경문제와 비상 시 조기 발견에 대한 관심을 가져야 한다. 또한, 재택 간호의 증가로 주택의 증개축, 가구 구입, 개조의 기회도 많아지고 있어 환자나 이용자의 생활 환경에 대한 지원을 기초로 실내 공기 환경을 위한 배려가 필요하다.

실내 공기 오염은 건축 자재와 인테리어 재료, 난방기구, 정전기식 공기청정기·가습기, 사람이나 동물의 대사 산물, 청소기와 세제의 사용 등 일상생활의 다양한 부분과 관계가 있다. 또한 그로부터 생기는 오염물질로는 일산화탄소·이산화탄소·포름알데히드·오존 등 가스 상 물질, 부유 먼지·석면·진드기나 세균 등 미생물 입자 물질, 이들의 복합 물질 등이 있다.

이 중에서도 포름알데히드는 대표적인 대기오염 물질로, 건축기준법의 개정에 의한 새집증후군 관련 규제로 인해 2003년 7월부터 클로르피리포스와 함께 규제되고 있다. 인체에 대한 영향으로는 앞에서 설명한 자극적인 냄새 때문에 눈과 호흡기에 자극이 강해져, 10ppm에서 호흡곤란을 일으킬 수 있고, 50ppm 전후에서는 폐렴이나 폐수종을 일으켜 사망을 초래할 수 있다. 실내 환경에서의 포름알데히드 허용범위는 WHO 가이드라인과 일본 후생노동성에 의한 실내 공기오염 물질의 실내 농도 지침에 따르면 2003년 5월 현재, 100ug/m³(0.08ppm)이다.

새집증후군은 화학물질과민증의 원인이 될 뿐만 아니라 진드기·곰팡이·세균에 의한 것도 있다. 특히 진드기에 의한 과민증은 많다. 카펫이나 커튼, 환기성이 나쁘고 고온다습하기 쉬운 방의 구석 등에 주의해야 한다.

■ 실내 공기 환경에 대한 지원

간호사가 실시하는 일상적인 지원은 다음과 같다.

(1) 실내의 냄새를 민감하게 파악하고 환자의 증상에 관심을 가지고, 이상이 있으면 의사에게 보고한 다음 대처한다(p206 포인트 참조).

스텝 업 포름알데히드는 전통적인 건축 자재 합판인 화장판과 마루 접착제, 가구와 시스템 키친의 접착제 등 현재 건물이나 가구의 모든 곳에 사용되고 있다. 성상은 무색의 기체로, 눈코입의 점막이 따갑고 자극적인 냄새가 있으며 실내 기후가 고온다습할수록 발생량이 많다. 또한 물에 녹기 쉽고, 방부제에 사용되는 포르말린은 37% 포름알데히드 용액이다. 포름알데히드에 이어 실내 공기오염에 영향을 주는 것은 휘발성 유기화합물, 벽 등의 페인트나 접착제, 바닥 왁스 등 희석제(톨루엔, 초산에틸, 초산부틸, 초산아밀 등의 혼합 용매)가 주요하며, 이외의 종류도 많기 때문에 규제에 대해서는 연구 검토 단계에 있다. 인체에 대한 영향으로는 자극이나 불편함이 생길 수 있고, 농도가 짙어지면 신경계에 영향을 준다. 화학물질과민증의 원인 중 가장 많은 포름알데히드에 대해서는 접착제의 제로 포르말린화나 저포르말린화에 관한 연구가 진행되어 점차 개선하려 하고 있다. 또한 건축자재의 선정, 건축과 가구 제작에 대한 개선도 시도되고 있지만, 접착제에 들어가 있을 뿐만 아니라 합판 제조 과정에서 발생하는 물질 등에 대해서는 향후 제조·공사 부문에서 개선이 이루어질 것으로 기대하고 있다.

(2) 창문을 열어 환기한다. 주택이나 방을 신개축하거나 새 가구를 방에 둔 경우에는 환풍기를 사용하고 통풍을 시킨다.

(3) 고온다습할수록 진드기나 곰팡이 등의 발생량이 많기 때문에 발생이 예상되는 건축자재·가구·카펫이 있는 경우에는 실내의 온습도를 낮게 유지한다(포인트 참조).

(4) (3)처럼 실내 온도를 낮게 유지하는 것은 환자의 상태나 치료·간호 수행 시 병실에 요구되는 온습도, 장마철이나 여름 등 계절에 따라서 불가능할 수도 있다. 그러므로 발생을 예측하여 가능한 한 환기를 한다. 공기청정기는 효과가 없다.

(5) 난방 기구는 배기식으로 비연소형을 선택하는 것이 좋다(포인트 참조).

(6) 입실과 입주 전에 일정 기간 동안 실내 온도를 몇 시간 동안 30℃ 이상으로 해두어 가스를 발생시킨 다음에 창문을 열고 환기팬을 돌려 환기하는 것을 반복한다(베이크 아웃). 간호사가 직접 실시하지 않더라도 조언과 지도를 한다(포인트 참조).

또한 진드기·곰팡이·세균 등 생물체계의 새집증후군에 대한 지원 내용은 다음과 같이 실내 온습도 관리와 청소를 중심으로 하고, 방의 구석이나 벽지의 변색 등 상태를 관찰한다.

(1) 방의 건조와 결로 방지를 위해 환기를 하고 다습한 시기에는 제습기를 사용한다(포인트 참조).

(2) 청소기로 바닥의 먼지와 진드기 등을 흡수하고 깨끗한 물로 잘 헹군 뒤 충분히 짠 걸레로 가구나 방의 구석 등을 닦는다(포인트 참조).

(3) 시트 등의 침구류는 가능한 한 자주 세탁한다. 또한 이불, 매트리스 패드의 천이나 모닝 케어 시 침대 정비에 소형 진공청소기를 사용한다.

포인트 •요양 환경인 건물과 시설, 실내 공기 환경 등에 대해서는 감염뿐만 아니라 시설 전체의 문제로 다루는 위원회를 설치하는 것이 바람직하다.(1)
•온도가 23~24℃ 정도 될 때 발생한다고 하지만, 방의 면적당 접착제 사용량과 접착제의 종류가 다양하여 발생의 온습도에 대한 정확한 자료는 얻기 어렵다.(3)
•가스와 석유난로에 배기관이 없고 직접 난방을 하면 일산화탄소와 이산화탄소가 발생할 뿐만 아니라 결로가 생기거나 고습이 된다. 또한 배기관이 있어도 건축자재와 가구에 직접 고온이 닿으므로, 유해 물질의 발생량이 많아지고 환기가 부족해질 위험성이 높다.(5)
•휘발성 유기화합물에 대해서는 종류가 많고 각각의 독성과 성상이 다르기 때문에 대책을 세우기 어렵지만, 실제로 실내에 포름알데히드가 존재하기 때문에 위의 방법에 준하여 지원한다.(6)
•진드기는 건조에 약하고 습도가 60% 이하가 되면 번식을 멈춘다. 따라서 맑은 날 창문을 열어 방을 건조시킨다. 생물의 종류에 따라 번식온도는 다르지만, 30℃ 전후에 가장 번식이 잘된다. 진드기는 50℃ 이상이 되면 죽는다.(1)
•시설에서는 바닥 청소를 외주로 실시하거나 담당자가 하지만, 간호사가 그 상태를 보고 필요에 따라 조언하는 것은 환자의 환경 정비라는 관점에서 중요하다. 모닝 케어 등 환경 정비 방법도 연구한다.(2)

B : 병상

1. 침상에 필요한 조건

침상에 필요한 조건으로는 건강 수준에 관계없이 위생적 조건과 인체공학적 조건을 들 수 있는데 습관과 외관도 무시할 수 없고, 환자의 경우는 질병에 필요한 조건이 더해진다. 여기서는 실제 침상(병상)에 필요한 조건으로는 어떠한 것이 있는지와 침구 사용법에 대해 서술한다.

■ **침상의 위생적인 조건**

(1) 침구는 침실 기후(기온습도 기류)에 따라 종류와 수량을 조절한다. 기준은 땀이 나지 않을 정도로 따듯해지도록 조절하는 것이다. 그러나 침실의 온도가 25℃ 이상이 되면 침구에 의한 조절은 불가능하게 된다.

(2) 보온을 위해서 목과 어깨 부분을 충분히 덮는다.

(3) 머리는 시원하게 발은 따뜻하게 하면 잠들기 쉽다.

(4) 침상은 건조와 소독을 겸하고 햇빛에 말린다.

(5) 침구에 사용하는 면이나 매트리스 소재의 성질을 알고 그에 맞는 침구를 사용한다.

    ① 피부에 닿는 시트와 담요는 흡수성이 있는 면을 사용한다.

    ② 요는 흡습성이 있으므로 흡습한 수분을 방출하는 투수성·투습성이 풍부하고 탄력이 있는 것이 적당하다.

    ③ 이불은 가볍고 투습성이 있고 흡습성이 적은 합성섬유 면이 적당하다. 그러나 건조가 매일 가능할 경우에는 수분을 흡수해 보온력이 높은 무명 면이 좋다.

스텝 업 1 잠자리의 온도·습도·기류에 의해 형성된 상태를 '침상 기후'라고 한다. 침상 기후를 측정하면 실내 온도 20±2℃, 습도 40±5%이고 성인 여자의 경우 쾌적한 온도는 30~34℃, 습도 40~50%이다. 이것은 환경, 건강 상태, 연령, 성별, 거주 형태(침구 착의) 등에 따라 개인차가 있지만 하나의 기준으로 고려한다. 또한 잠자리의 기류는 호흡운동에 의한 흉부·복부의 움직임이나 체위 변환 등 신체 움직임에 따라 일어난다. 신체 움직임에 의한 침구 이동은 침상 내의 공기를 환기시키고 침상 내 습도를 낮춘다.[9]

스텝 업 2 목이나 어깨 부분을 낮은 기온의 외기에 노출하면 차가워져 저항력이 저하되고, 감기에 걸리거나 그 부분의 혈액순환이 나빠져 어깨가 결리는 증상이 나타난다.

수면 시의 대사는 기초대사의 약 70%에 해당하므로, 말초부의 피부온도는 내려가기 쉽고, 차가운 느낌으로 자극을 받기 때문에 수면이 방해된다. 한편, 뇌의 기능은 저하되는 편이 잠자기 쉽다.

하룻밤에 침구에 흡수되는 땀이나 불감증설(느끼지 못하는 사이에 기도나 피부로부터 수분이 증발하여 발산하는 것)은 200㎖ 정도이다. 건조하여 수분이 증발하고 면 사이의 함기량을 늘려 보온성과 흡습성을 강화한다. 건조 시간은 바깥 공기의 습도가 낮고 자외선 양이 많은 오전 10시 전후부터 오후 2시경이 적당하다.

---

9) 기무라 겐지· 논단, 의료용 침대의 과거·현재·미래, 병원 시설 46(1): 7, 2004

(6) 온도·습도·먼지에 의해 곰팡이나 해충이 발생·번식하기 때문에 이를 예방한다.

   ① 방의 환기를 하고 통풍을 잘 한다.

   ② 실내의 바닥을 진공청소기로 흡입하고 걸레질을 한다.

   ③ 침대를 사용하는 경우 매일 침대 정리를 하고 침상 내의 환기를 한다. 시트는 매일 바꾸는 것이
      바람직하지만 바꿀 수 없는 경우에는 시트의 먼지를 제거한다.

   ④ 이불은 맑은 날에 일광소독을 한다.

   ⑤ 먼지는 바닥에서 20~30cm까지 가장 많기 때문에 위생상으로는 방바닥에 직접 침구를 까는 것
      보다 침대를 이용하는 것이 좋다.

■ 침상의 인체공학적 조건

(1) 침대면의 높이는 보행이 가능한 경우 환자의 무릎 관절 부분을 직각으로 하여 발바닥 부분이 바닥
    에 닿는 높이거나 약간 높게(+3~5cm) 하면 일어서기 쉽고 안전하다. 간호사 측에서 보면, 서 있는
    위치에서 무릎을 살짝 굽힌 자세로 손으로 작업을 할 수 있는 높이가 적당하다.

(2) 침상의 폭은 환자의 안전·안락의 측면에서 보면 신체 움직임이나 뒤척임을 지장 없이 할 수 있는
    충분한 넓이가 필요하다. 한편, 의료 조치 등은 작업하는 사람이 선 자세에서 상체를 너무 굽히지
    않을 정도로 손이 환자의 반대쪽에 닿는 넓이가 적당하다.

    신체 움직임이나 뒤척임에 지장 없는 침대의 크기는 〈그림 2-B-13〉에 나타낸 바와 같이 표준 남
    자 환자는 길이 200cm, 폭 100cm가 필요하다. 일반적으로 성인이 잠자기 편한 침대로는 세미더블
    (폭 약 120cm)이 좋다고 한다. 치료에 필요한 침대 이동과 높이 조절이 쉬운 것이 좋다.

(3) 매트리스와 요는 적당한 탄력성이 필요하다.

    등뼈·골반·다리뼈가 쭉 뻗어 있는 상태는 개인의 습관, 근육, 체형 등에 따라 개인차는 있지만
    일반적으로 뒤척이기 쉬워 덜 피곤하다.

    누워 있을 때의 체압 분포는 〈그림 2-B-14〉에 나타나 있는데, 등에서 엉덩이에 걸쳐 압력이 강
    하기 때문에 그것을 지지할 수 있는 정도의 매트리스가 필요하다(그림 2-B-15-(b)).

    〈그림 2-B-15-(a)〉의 경우 스프링이 부드럽기 때문에 엉덩이 부분이 꺼질 수 있다.

(4) 침구의 무게는 환자의 습관 등을 고려하여 적절한 것을 선택한다. 보온성이 좋다면 얇고 가벼운 것
    을 선택하는 것이 안락하다.

(5) 베개는 높이·딱딱함·투습성을 고려하여 적절한 것을 선택한다.

   ① 베개의 높이가 너무 높으면 경추가 굽어, 턱이 목을 압박하고 극단적인 경우는 호흡이 곤란하게

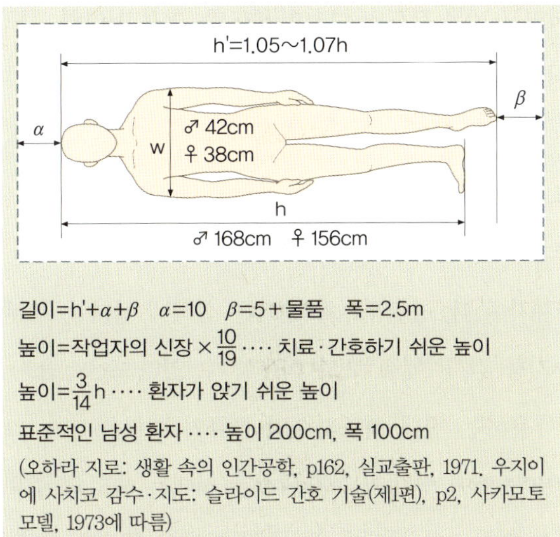

길이=h'+α+β   α=10   β=5+물품   폭=2.5m

높이=작업자의 신장 × $\frac{10}{19}$ ···· 치료·간호하기 쉬운 높이

높이=$\frac{3}{14}$h ···· 환자가 앉기 쉬운 높이

표준적인 남성 환자 ···· 높이 200cm, 폭 100cm

(오하라 지로: 생활 속의 인간공학, p162, 실교출판, 1971, 우지이에 사치코 감수·지도: 슬라이드 간호 기술(제1편), p2, 사카모토 모델, 1973에 따름)

그림 2-B-13 몸의 움직임과 뒤척임에 지장이 없는 침대의 크기

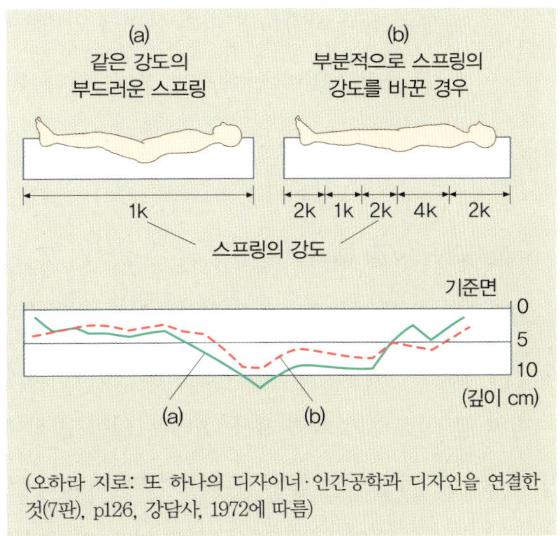

(오하라 지로: 또 하나의 디자이너·인간공학과 디자인을 연결한 것(7판), p126, 강담사, 1972에 따름)

그림 2-B-15 스프링의 강도와 침상 자세의 관계

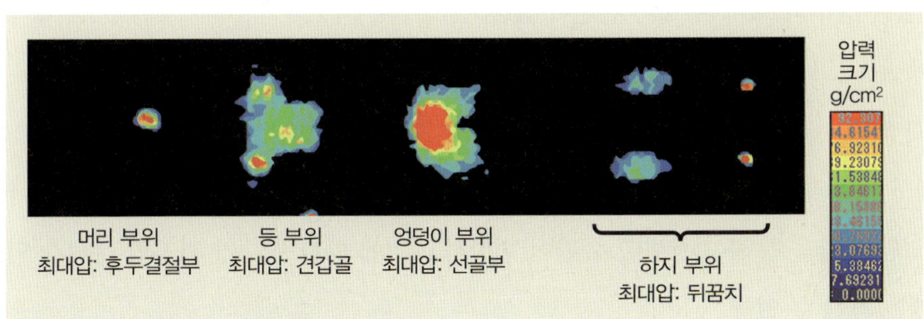

그림 2-B-14 누운 자세의 체압 분포(20세 성인)

된다. 또한 옆으로 누운 자세인 경우에는 후두결절과 등뼈를 연결하는 선이 침대 아래 면과 평행한 높이가 어깨가 결리지 않는 높이다. 노인은 등이 굽거나 척추가 앞쪽으로 기우는 등 등뼈와 등 뒤의 모양은 개인차가 있다. 베개의 높이와 크기, 모양은 개인차를 생각하여 선택한다(포인트 참조).

② 머리에 땀이 나는 경우 후두부에서 목에 걸쳐 땀이 많이 나기 때문에 베개는 습기가 통하는 재질이 좋다.

포인트 •머리를 받치는 베개는 성인의 경우 7~10cm가 적당하다. 깃털 베개처럼 어깨 부분에서 받치는 것도 있고, 반듯이 누운 자세에서 옆으로 누운 자세가 되는 것을 생각하면, 뒤척임에도 얼굴이 떨어지지 않을 정도의 폭이 필요하다. 이들을 종합하여 기존의 구형뿐만 아니라 기도를 열어 호흡하기 쉬운 형으로 목에 베면 뒤통수가 약간 내려가는 것도 시판되고 있다.(5)①

③ 베개는 너무 딱딱하면 머리 표면을 압박하여 저리고 너무 부드러우면 머리가 푹 꺼져 머리의 온도
가 분산되지 않아 안락하게 잘 수 없다. 따라서 표면은 유연하고 지지감이 있는 것이 바람직하다
(포인트 참조).

■ 잠자리에서 잘 때의 기분

잠자리에서 필요한 조건으로 잘 때 기분은 안락과 관계가 깊다. 종합적으로 침상은 신체에 접하는 부분
은 부드럽고, 바닥감[10]이 없으며 지지감[11]을 주는 것을 기능 검사[12]에서 보고 적용할 수 있다(포인트 참조).
병원 등 의료 시설의 환자용 침대는 일반 병실에서 사용하는 침대 매트리스의 종류가 대부분이며, 그
밖에 ICU로 사용되는 침대 등 특수한 침대의 종류도 있다. 어떤 상태의 환자에게든 침대는 생활의 주요
공간이기 때문에 잘 때 기분이 좋은 것은 잠자리에 필수적인 조건이 된다. 잘 때의 기분은 주관적·본능
적인 감각으로서, 잘 때의 기분에 대한 선호는 개인차가 있다. 잘 때의 느낌은 기분 이외에도 사람의 체격
과 매트리스 폭의 관계, 덮는 침구의 크기·무게와 관련이 있다.

■ 잠자리에 대한 습관과 외관

인체공학적 조건 속에서 개인의 습관에 대해 언급했지만, 오랜 습관은 침구를 사용할 때 안락함이나
안정감과 관계가 있다. 입원 생활을 통해 일상생활 습관이 변화하고 그에 따라 침대가 환자의 문제가 되
기도 하므로 잠자리 문제는 피할 수 없다.

포인트 • 깃털 베개를 2개 사용할 때 아래는 뻣뻣한 육지 새의 깃털, 위는 부드러운 물새의 깃털이 적당하다. 우레탄 폼은 저반발 우레탄 폼을 선호한다. 딱딱함은 평소의 습관도 관련이 있다. 이들을 종합하여 각 개인에게 적합한 베개를 선택한다(5)③.

• 딱딱한 매트리스와 요를 좋아하는 사람이 있는데 딱딱하다는 감각에는 여러 가지가 있고, 순환장애의 원인이 되므로 주의해야 한다.

스텝 업 고령자(65~72세)와 20대 여성을 대상으로 한 〈표 2-B-12〉의 실험 결과에 따르면, 잘 때의 기분에 대한 종합 평가(평균 취향도, 분산 분석 다중 회귀 분석에 따름)는 잤을 때 꺼지는 느낌의 가압곡선과 일치한다. 매트리스 등의 깔개 침구를 일반 병실에서 사용하는 5종류(표 2-B-14)로 보면 〈표 2-B-13〉과 같이 가장 선호하는 것은 노인의 경우 폴리우레탄의 프로파일 컷이고 20대는 스프링 매트리스와 매트리스 패드였다. 또한 고령자는 부드러운 표면을 좋아하며, 양쪽 모두 가장 선호하지 않는 것은 바닥감이 있는 것이었다.

---

10) 매트리스의 탄성을 고려하여 두께를 고른다. 바닥감이 있고 탄성이 좋지 않은 매트리스는 2개를 이용하면 등과 어깨가 아프지 않다.
11) 시트 2장은 깔개 시트와 덮개 시트로 이용한다.
12) 고무와 비닐 시트를 사용하는 경우 이것을 덮는 용도의 가로 시트로 사용하지만, 전용의 것이 없는 경우는 시트를 준비한다. 여기서는
보통의 시트를 이용한다.

요소	내용
표면 경도	반듯이 누운 자세에서 침대의 단단함
하중 특성	잘 때의 안정감
가압곡선	잘 때 꺼지는 정도
측압감	잘 때 몸을 조이는 느낌
요동	좌우로 흔들리는 정도
안정성	뒤척이기 쉬운 정도
종합	잘 때의 전체적인 기분

표 2-B-12 매트리스에서 잘 때의 기분 테스트 요소

(우지이에 사치코, 마루바시 사와코, 아소 요코, 이노우에 도모코: 고령자의 욕창 예방, 간호 케어에 관한 연구—(제1보), 침구의 생활습관과 매트리스의 잠자리 기분에 의한 검토, 오사카대학 의료기술 단기대학부 연구 게시판, 자연과학·의료과학편, 제19집, p3, 1991에 따름.)

요소	고령자	20대
표면 경도	E>C>B>A>D	A>C>E>B>D
하중 특성	E>B>A=C>D	A>C=E>B>D
가압곡선	E>B>C>A>D	A>E>C>B>D
측압감	C>A>B>E>D	A>E>D>C>B
요동	A>C>E>B>D	B>A>E>C>D
안정성	E>C>D>B>A	A>E>C>B>D
종합	E>C>B>A>D	A>C>E>B>D

표 2-B-13 요소별 평균 기호도의 판정

(표 2-B-12와 같음. p4, 재실험은 1995년에 실시, 제15회 일본 간호과학학회에서 오사카 부립 간호대학 다케나카 교코 외 발표)

종별	명칭	크기	특징
A	스프링 매트리스①+패드+시트	910×1910×100mm	겉감 발수성 스프링 각종 고정(+)
B	스프링 매트리스②+패드+시트	910×1910×100mm	겉감 누빔 스프링 각종 고정(−)
C	폴리에틸렌 중심 폴리우레탄 매트리스+시트	910×1910×105mm	폴리우레탄 폼에 통기 구멍 수백 개, 겉부분을 폴리우레탄으로 씌운 것
D	폴리에스테르 매트리스+패드+시트	910×1910×85mm	팬터그래프 구조의 쿠션재
E	프로필 컷 가공 폴리우레탄 매트리스+시트	910×1910×90mm	크레이터(분화구)상의 체압 분산

표 2-B-14 테스트에 이용한 매트리스

(표 2-B-12와 같음, p2)

　또한 미적 감각을 자극하는 것은 환자에게 청결감과 정신적 안정감을 가져다주고 투병과 삶의 의욕을 증진시키는 요인이 된다. 그러므로 병상의 색이나 무늬는 흰색 일색이 아니라 침대 커버 등을 편안한 색상과 무늬로 선택하는 배려를 하는 것이 바람직하다. 침구 선정에 대한 간호사의 견해도 중요시되어야 한다.

2. 병상에 대한 배려

　병상으로의 잠자리는 앞에서 설명한 조건 이외에 다음 사항을 고려해야 한다. 병상은 환자가 하루 종일 생활하는 공간으로서 단순히 수면하는 곳, 즉 '잠자리'를 가리키는 것은 아니다.

　(1) 병원성 미생물에 대한 저항력 저하를 고려하여 감염 예방에 노력한다(포인트 참조).

포인트 •잠자리는 수면만으로도 땀이나 불감증설 때문에 축축해진다. 특히 하루 종일 누워 있는 환자의 병상은 습기도 많고, 바닥은 변기 사용 등으로 불결하기 쉽다. 따라서 병상 기후는 온도가 30~35℃이고, 습도가 높고, 체위 변환의 횟수가 적으면 기류도 적어 미생물 번식에 좋은 조건이 된다. 감염 예방을 위해서 침구는 세탁 건조, 일광 소독된 것을 사용하고, 특히 장기 입원 환자의 요는 건조와 소독을 충분하게 한다.(1)

(2) 자고 일어나기 쉽고 안전한 잠자리이어야 한다(포인트 참조).

(3) 변기를 사용하는 경우나 수술 후 출혈배수에 의한 오염을 방지하기 위해 사용하는 방수 시트와 나일론 천 등은 최소한으로 사용한다(포인트 참조).

(4) 침대는 환자가 사용하기 쉽고, 간호사가 간호하기 쉬운 높이로 조절 가능한 것이 바람직하다. 병상으로 침대를 만드는 경우, 개별 환자의 증상과 치료에 따라 관찰한 내용을 평가하여 각 침구의 특성을 고려해 선택하는 능력이 간호사에게 요구된다(포인트 참조).

■ 병상에 적합한 침구

이상의 사항을 참고로 병상에 적합한 침구 사용방법을 구체적으로 설명한다.

(1) 침대의 경우는 받침대가 통기성이 좋은 구조로, 그 위에 매트리스를 놓고 매트리스에 적합한 매트리스 패드를 깔고 시트를 깐다.

(2) 집에서 요를 까는 경우는 그 아래에 침투성이 있는 폴리우레탄 매트를 깐다.

(3) 누워만 있는 환자로 간호사가 모든 일상을 돌보는 경우, 간호하기 쉬운 높이의 침대로 핸들 조작 등을 하여 앉는 자세를 할 수 있는 것이 바람직하다.

(4) 욕창의 예방에는 체압 분산 매트리스를 사용하지만 땀에 찌들지 않는 기종을 선정한다.

(5) 몸에 걸치는 것은 계절에 따라 조절한다. 일반적으로 피부에 가까운 것은 흡습성이 높은 무명(시트와 면 담요)으로 한다. 이불은 보온과 투습이 뛰어난 합성섬유와 깃털을 사용한다.

포인트 • 침대를 올리고 내릴 수 있는 환자의 경우, 침대의 높이는 앉아서 바닥에 발바닥이 닿는 것을 준비한다. 또한 침대에 탄성이 너무 큰 것은 일어났을 때 불안정한 자세가 되기 쉬우므로 주의하고, 넘어질 위험이 있는 경우에는 일어날 때 손잡이로 가로장과 보조기구를 이용한다. 또한 환자는 체력과 균형감각이 저하되어 있으므로 항상 안전한 병상이 되도록 배려한다.(2)

• 방수 시트와 나일론천 등은 그 위에 무명 시트를 깔아도 그 부분의 탄성이 부족하기 때문에 깔고 있는 부분의 신체가 피로하거나 통증을 호소하는 경우가 많다. 또한 습도가 증가하므로, 까는 부분과 사용 시간을 최소화한다(3).

• 보행이 가능한 환자는 침대면의 높이가 앉은 자세로 발바닥이 바닥에 닿는 정도가 되어야 안전하게 일어날 수 있다. 또한 간호사의 보디 메커닉스에서 보면 너무 낮은 침대는 허리를 구부리거나 쭈그리고 부자연스러운 자세로 작업하게 되어 요통의 원인이 되기 쉽다. 환자와 간호사 모두의 입장에서 높이를 조절할 수 있는 침대가 필요하다. 조절 불가능한 침대를 사용하는 경우에는 환자의 자립 정도를 고려하여, 전체 시중이 필요한 환자에게는 간호와 치료가 가능한 높은 침대를, 보행이 가능한 환자는 침대에서 내려오기 쉽도록 낮은 침대를 사용한다.(4)

스텝 업 딱딱하게 탄력이 없는 매트리스의 경우, 보통 요의 $\frac{1}{2}$ 정도의 무명 면(3~4kg)이 들어간 이불을 매트리스 패드와 바꾸어 사용해도 좋다. 매트리스 위에 보통 요를 까는 것은 매트리스의 탄력과 흡습·투수성 면에서 적절하다고 말할 수 없다.

■ 바람직한 의료기관 침대

앞에서 병상의 조건과 적합한 침구를 위주로 설명했다. 이상의 내용을 종합하여 바람직한 의료기관의 침대에 대해 정리하면 다음과 같다.

(1) 높이 조절이 가능한 것

(2) 의료 간호 행위를 효율적으로 할 수 있는 것

(3) 환자와 간호사의 보디 메커닉스가 양호한 상태의 것

(4) 환자의 행동 변화에 대응할 수 있는 것

(5) 환자의 병태 증상이나 변화에 적합한 것

(1)~(4)처럼 큰 바퀴가 달린 침대로 높이를 조절할 수 있고 (5)의 경우 머리와 무릎 부분을 세울 수 있는 전동 침대에서는 처치가 많은 상태일 때는 의료 관계자가 작업하기 쉬운 70~85cm의 좁은 침대를, 일반 환자는 QOL을 배려하여 100cm 정도의 넓은 침대, 신장이 큰 사람은 발밑을 이어 더한 침대와 매트리스가 바람직하다.

매트리스는 〈표 2-B-12, 13〉(p211)에 설명한 실험 결과를 참고한다. 즉 감염의 의심이 없고 치료상 필요하지 않다면, 환자가 잘 때 기분 좋은 매트리스와 매트리스 패드를 선택해 사용할 수 있게 배려하는 것이 간호사로서 바람직한 태도이다.

어느 쪽이든 방의 넓이나 의료인의 작업을 바탕으로 침대의 크기를 결정하거나 구매 담당자의 결정, 소독 등의 사정에 따라 매트리스의 종류를 결정하는 것이 아니라, 환자의 상태를 중심으로 생각해 종합적으로 판단한 기종을 결정해야 할 것이다.

■ 간호사로서 병상의 선택

지금까지 병상의 종류, 침상에 필요한 조건, 병상으로서 잠자리에 대해서 이야기했다. 이는 간호사가 개별 환자에게 필요한 침대·침구류를 간호의 관점에서 선택하는 것이 중요하기 때문이다.

침대의 종류는 간호사의 의견을 기초로 하여 만들어진 것이 많다. 그런데 환자의 안전과 안락을 중심

<table>
<tr><td>

스텝 업 1 요는 얇은 것(싱글 무명 면 6~7kg 정도)을 이용해 그 위에 시트를 씌워 사용한다. 매일 잠자리를 걷지 않는 병상에서는 까는 위치를 바꾸어 바닥을 말린다. 이불은 자주 말려 건조시켜야 하므로, 2세트는 필요하다.

이불과 담요를 이용하는 경우에는 따뜻한 공기를 포함한 깃털 이불 위에 담요를 덮으면 보온성이 좋다. 깃털이나 양모는 알레르기에 주의한다.

</td><td>

스텝 업 2 의료기관의 침대 폭은 91cm, 83cm, 78cm로 규격화되어 있으며, 현재는 83cm를 사용하고 있는 곳이 대부분을 차지하고 있다. 이것은 앞에서 언급한 것과 같이 병실 넓이, 설치된 의료기기뿐만 아니라 환자의 안락과 간호사의 작업을 배려하고, 침대째로 이송하게 된 데 따른 영향이 크다. 한편, 재택 환자용 침대는 요청에 따라 100cm 폭이나 세미더블(120cm)도 제작, 사용되고 있다.

</td></tr>
</table>

으로 객관적으로 생각한 의견도 있겠지만, 현재의 병실 조건이나 의료 간호의 용이성에 따른 것도 많다. 예를 들어 잠자리의 인체공학적 조건으로 표준 체격 남성의 경우 침대 폭 100cm, 길이 200cm는 필요하다. 그런데 현재 일반 병실의 침대는 보텀(바닥)의 폭은 78cm, 83cm, 91cm이고 그중 대부분이 83cm이며 길이는 195cm가 표준이다. 침대 폭 83cm는 병실 면적 기준과 병실에서 사용하는 의료기기, 침상 받침대나 오버 침대 테이블 등 침대 주변의 가구류를 넣은 크기를 고려하면 어쩔 수 없는 선택이었을지도 모른다. 그러나 의료와 간호를 중심으로 한 평가에서 판단하거나 어떤 시점에서 환자를 중심으로 생각했는지, 또한 일률적이 아닌 개별 상태에 적합한 침대를 선택하거나 변경하고 있는지 등의 과제가 남아 있다.

특히 매트리스와 침구의 내용은 간호의 관점에서 선택하는 것이 가능하다. 일반 병실에서는 모든 환자가 동일한 매트리스를 사용하는 것이 아니라 환자의 체형과 상태, 치료상 필요성을 종합적으로 판단하여 매트리스의 장단점을 생각해 종류를 선택하고, 다른 매트리스로 변경하는 것은 간호의 역할 중 하나이다. 또한 매트리스를 변경할 수 없는 경우, 매트리스 패드를 1장에서 2~3장으로 하거나 베개를 바꾸거나 추가하는 등의 연구도 필요하다. 의료보험 진료 보수에 근거한 침구 업체의 임대와 침구 세탁은 경제적으로는 합리적이지만, 매트리스 패드나 시트 등 자주 세탁하는 침구의 질이 떨어져서 돌아오거나 망가져도 그대로 납품하는 현상이 있다. 세탁되어 있을 뿐만 아니라 매트리스 패드 면의 두께나 딱딱하게 변질되는 것에 의한 환자의 등 통증 등을 알고 업자에게 침구의 질에 대한 주문을 하는 노력도 필요하다. 모든 것을 관리자와 사무직원에게 맡기는 것이 아니라 개별 간호사가 경제적인 면에 관심을 갖고, 같은 비용으로 더 적합한 것을 제공하는 태도 또한 중요하다.

C : 병상을 만드는 방법과 정비

환자의 생활 장소인 병상은 필요한 조건을 종합적으로 검토하여 선택한 침구를 이용해 제대로 만들어진 잠자리이어야 한다. 잠자리를 만드는 것, 즉 침대 메이킹(bed making)은 사용하는 침구와 실내 기후 상황에 따라 약간씩 다르다. 최근 병원에서는 침대 정리를 외주 업체가 하는 경우가 많지만, 중증 환자에 대한 시트 교환은 환자의 상태를 관찰하면서 실시할 필요가 있어 간호사가 한다. 시트 교환의 기본이 되는 것이 침대 메이킹이다. 여기에서는 병원에서의 기본적인 병상 만드는 방법을 설명한다.

1. 닫힌 침대

침대 메이킹의 기본은 닫힌 침대(closed bed)이다. 닫힌 침대는 잠자리로 준비가 된 침대로, 환자의 입원에 대비해 준비해두는 것이다.

■ 목적

환자에게 안전하고, 안락하여 잘 때 기분 좋은 병상을 제공한다.

■ 사용물품

- 매트리스 패드(1개)[13]

- 시트(2장)[14]

- 방수 시트 또는 합성섬유 방수 시트(필요시 1장)

- 가로 시트 또는 시트(필요시 1장)[15]

- 모포(필요 매수만큼)

- 스프레드(침대 커버 1장)

- 베개(필요 개수만큼)[16]

- 베개 커버(베개와 같은 수)

- 수건류(필요 시 각 1개)[17]

■ 사용물품의 준비

침대 메이킹의 사용물품을 열거했지만 재질이나 크기는 목적에 적합한 것을 선택한다(표 2-B-15). 재질은 환자의 피부에 닿는 것은 흡습성과 알레르기의 유무에서 보면 무명이 적당하다. 그리고 풀을 먹이면 천이 빳빳해지므로, 신체 움직임에 의해 피부를 마찰하여 손상시키거나 겹친 부분이 신체를 압박할 수 있고, 딱딱한 느낌을 주기 때문에 환자에게 사용하는 시트는 풀을 먹이지 않은 것이 좋다('PART 2 3장 생활' 참조).

리넨은 침대 정리를 쉽게 하기 위해 정해진 방법으로 개켜둔다. 리넨을 접는 방법은 여러 가지가 있지

포인트 • 시트류를 접을 때는 2명이 하면 쉽다. 접는 방법은 침대의 오른쪽에서 시작하는지, 왼쪽에서 시작하는지에 따라 다르다. 시작하는 쪽에 서서 시트의 중앙선이 항상 침대 쪽이 되도록 접으면 자연스럽게 펴져 작업하기 쉽다.

13) 매트리스의 탄성을 고려하여 두께를 고른다. 바닥감이 있고 탄성이 좋지 않은 매트리스는 2개를 이용하면 등과 어깨가 아프지 않다.

14) 시트 2장은 깔개 시트와 덮개 시트로 이용한다.

15) 고무와 비닐 시트를 사용하는 경우 이것을 덮는 용도의 가로 시트로 사용하지만, 전용의 것이 없는 경우는 시트를 준비한다. 여기서는 보통의 시트를 이용한다.

16) 여기서는 깃털 베개 큰 것 1개, 작은 것 1개를 준비한다. 철제 침대가 아닌 경우는 상반신을 일으키는 데 사용하기 때문에 큰 것 2개로 한다.

17) 목욕 수건, 얼굴 수건, 물수건

품명		재질	크기(마무리 치수)	비고
매트리스 커버		무명 100%: 개버딘 천, 기타 두꺼운 천	길이: 매트리스의 길이+높이+넣는 분량 (20±5cm) 폭: 매트리스의 폭+여유분(5cm)+수축분 (2cm) 높이: 매트리스의 높이+수축분(2cm)	• 환자마다 매트리스를 소독하거나 더러워지면 사서 바꾸는 병원이 많았는데 제6판에서는 사용하지 않는다. 참고로 기재한다.
매트리스 패드		겉면: 무명 비로드 클로스 안솜: 무명 면 또는 합성섬유 면	매트리스의 길이와 폭이 같다. 별도 주문의 경우는 세탁 전을 생각해 각각 2~3cm 길게 한다.	• 우레탄의 프로파일 컷과 저반발 우레탄 폼 매트리스의 경우는 불필요 • 매트리스의 딱딱함이나 재질에 따라 매트리스 패드 안솜의 양(두께)을 조절
시트		무명 100%: 침대 시트용 평직 24번째 또는 20×13번째 재택용으로는 수건지 매트리스형도 사용	길이 ① 시트를 베개 밑에만 넣을 경우:매트리스 길이+α(매트리스의 높이+30±5cm) ② 시트를 발 쪽으로도 넣을 경우: 매트리스의 길이+2α 폭: 매트리스 폭+(매트리스 높이×2)+(20±5cm)×2	• 폭(20±5cm)은 매트리스 아래에 넣는 분으로 긴 쪽은 남 18.6cm, 여 17.1cm를 시트의 여유분으로 한다. • 단은 위 5cm, 아래 3cm가 적당
스프레드(침대 커버)		무명 100% 또는 합성섬유·무명과 합성섬유의 혼방양모·무명 상보용 직물이 적당	길이: 시트의 길이와 동일 폭: 시트 폭+씌울 여유(5±2cm)×2	• 발밑의 여유분은 담요의 두께와 시트 모포를 모두 씌우기 위해서 둔다. • 스프레드는 침상의 침구 커버로 많이 사용하지만, 여기에서는 침구의 더러움을 방지하고 외관을 좋게 하기 위하여 사용한다.
방수 시트		방수천의 양단에 개버딘·바탕이 두꺼운 무명, 기타 튼튼하고 미끄러지지 않는 무명 옷감을 댄다.	길이: 허리는 80~90cm 방수천: 매트리스 폭+높이×2 방수천에 붙이는 천의 길이(20±5cm)	• 길이는 사용 부분과 용도에 따라 다르다. • 나일론 태피터의 이면과 헝겊조각을 사용하면 양단을 붙이지 않아도 80~90cm 시트 폭이 좋다.
가로 시트		시트와 동일	방수 시트가 고무나 비닐천일 경우 그것을 충분히 덮고, 매트리스 밑에 20±5cm씩 넣어 담을 수 있는 크기	• 보통 시트의 길이를 $\frac{1}{2}$로 한다. 이중이 되면 천의 흡습성과 탄력성이 더해져 좋다. • 나일론 태피터의 이면을 사용할 때는 시트가 필요 없다.
담요		무명·양털·아크릴·폴리에스테르와 혼방	길이: 시트의 길이①-15cm 폭: 시트 폭	
베개	대	무명 자루 속에 깃털 또는 솜, 아래는 육지 새(약 1.5kg), 물새(약 1.0~1.3kg) 기타: 저반발 우레탄 폼 합성 면, 메밀 등	침대전용: 약 65×40cm 일반용: 약 45×32cm	깃털 베개는 접이식 침대가 아니면 대 2개, 소 1개를 이용하는 경우가 많지만, 침대 기능과 대상자에게 맞춘다. 깃털 베개를 2개 이상 사용하는 경우는 아래를 지지감이 있는 육지 새 깃털로, 위를 부드러운 물새 깃털로 하면 된다.
	소	위와 동일. 깃털은 약 0.6kg	침대전용: 약 35×25~30cm	
베개 커버	대	무명 평직	길이: 대형 베개의 길이+플랩분(15~20cm) 폭: (큰 베개 폭+풀림 3cm+수축분 2cm)×2	개수는 베개와 같다.
	소	위와 동일	접어 넣는 분, 여유분, 수축분은 대형 베개에 준한다.	

표 2-B-15 침대 메이킹에 사용하는 리넨류의 재질과 크기

[주] 재질로서 합성섬유는 천연섬유에 대한 총칭이며, 분류로서는 재생섬유(레이온 등), 반합성섬유(아세테이트 등), 합성섬유(비닐론, 나일론, 아크릴·폴리우레탄 등), 무기섬유(금속섬유·유리섬유 등) 등이 있다.

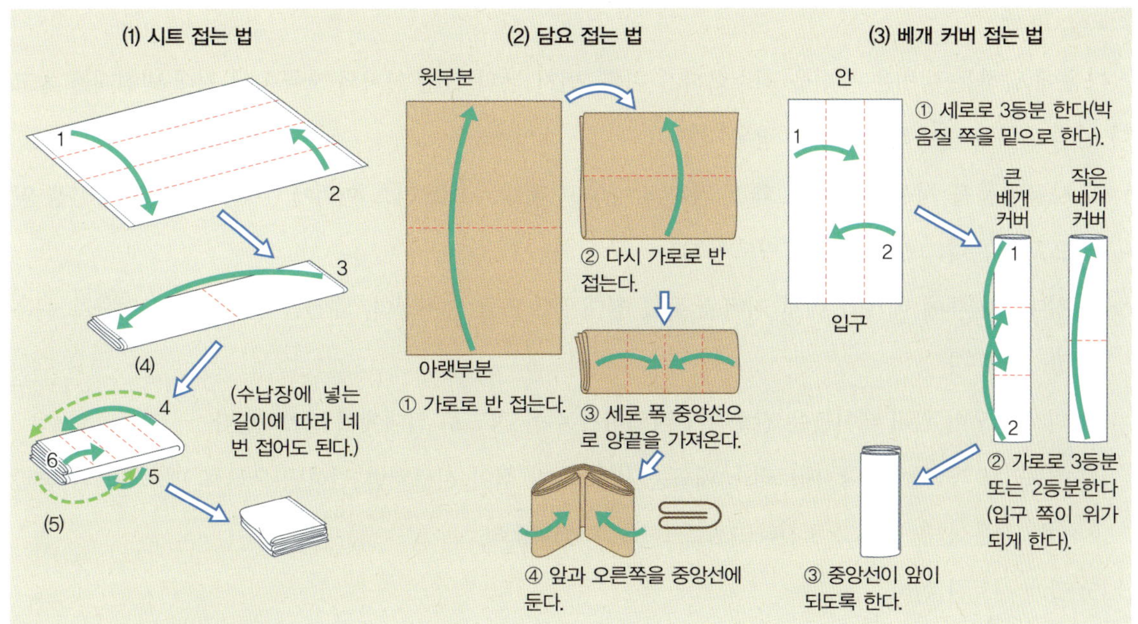

그림 2-B-16 각종 접는 법의 예

만, 중요한 것은 불필요한 노력과 불필요한 동작을 하지 않고, 잘 때 기분 좋은 침대를 만들기에 적합한가이다(p215 포인트 참조). 또한 물품의 수납 관리, 미관도 생각하여 가장 적합한 방법을 고안하기 위한 것이다. 〈그림 2-B-16〉은 지금부터 설명하는 침대 메이킹에 사용하는 리넨의 접는 방법에 관한 것이다. 이것은 침대에 누워 있는 환자의 오른쪽에 침상 받침대를 두고 작업을 시작할 경우의 예로, 침상 받침대의 위치가 반대이거나 수납장의 깊이에 따라서도 리넨 접는 방법은 달라진다.

■ 유의사항

(1) 침대의 높이를 조절할 수 있는 경우 보디 메커닉스를 고려하여 작업자가 서서 손바닥이 매트리스에 닿을 정도의 높이로 조절하여 실시한다.

(2) 침구류의 재질이나 크기, 기타 적합 여부를 점검한다.

(3) 신체 움직임에 의해 무너지지 않게 만든다.

(4) 신체 움직임을 자유롭게 할 수 있고 신체를 압박하지 않도록 만든다.

(5) 보디 메커닉스를 숙지하고 안정된 자세로 실시한다.

(6) 불필요한 동작을 피한다.

(7) 침대 정리는 간호 보조자가 할 때도 많지만, 그러한 경우에도 전적으로 맡기는 것이 아니라 전문직 간호사로서의 입장에서 환자에게 외관상으로, 내용적으로 적절한 침대인지 여부를 점검한다.

■ 실시방법

다음에 말하는 방법은 동선을 최소화하기 위해, 먼저 누워 있는 환자의 오른쪽에 침대 받침대를 놓고 다 만들고 나서 반대쪽을 만드는 경우이다.

(1) 사용물품을 사용 순서대로 왜건 위에 쌓아놓고 베개는 매트리스 머리에 두고 리넨은 중앙선을 앞으로 모은다(그림 2-B-17, 포인트 참조).

(2) 침대 받침대에 베개와 베개 커버를 두고 침대에서 조금 떨어진다. 왜건을 간호사가 작업하기 쉬운 장소에 둔다.

(3) 의자와 오버 침대 테이블은 간호사가 작업하기 쉬울 정도로 침대에서 떨어뜨린다.

(4) 매트리스 패드를 깐다. 매트리스 패드는 세로로 반 접어 시트처럼 접혀 있으므로 매트리스의 중앙선에 접은 선을 맞추고 펼친다(그림 2-B-18, 포인트 참조).

(5) 깔개 시트를 깐다.

　① 접혀 있는 시트의 중앙선을 매트리스 패드의 중앙선에 맞추고 시트 하단을 매트리스 하단에 맞춘 다음 중앙선에 시트의 중앙선을 맞춰 머리 쪽으로 펼친다.

　② 시트의 앞쪽에 1매를 앞으로 늘어뜨리고 나머지 시트를 반대쪽(맞은편)에 둔다(포인트 참조).

(6) 머리 쪽으로 펼친 시트를 매트리스 아래에 넣는다. 시트의 중앙선이 매트리스의 중앙선과 일치하는지 확인하면서 머리 쪽에 모은 시트를 왼손으로 잡고 매트리스를 오른손으로 들어 넣는다(포인트 참조).

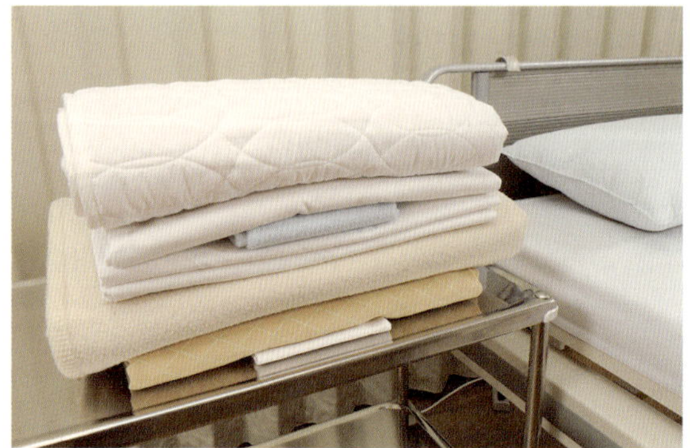

그림 2-B-17 침상 받침대에 물품을 겹겹이 쌓아놓는다.

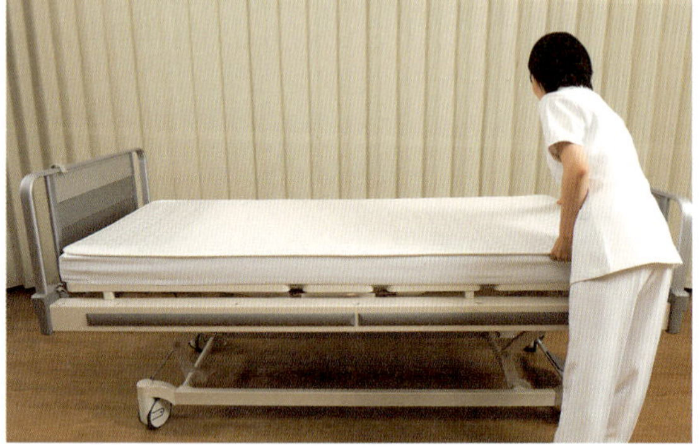

그림 2-B-18 매트리스 패드를 깐다.

포인트 • 왜건을 이용하여 물건을 모아 옮기면 능률적이다. 또한 리넨의 접은 부분이 앞이 되도록 나란히 두면 시트를 하나씩 잡기 쉽고 몇 개인지 확인하기 좋다.(1)
• 매트리스 패드가 매트리스의 길이보다 약간 짧은 것은 머리 쪽에 베개가 있기 때문이므로 발밑에 맞춘다.(4)
• 반대쪽에 놓은 시트는 간호사가 반대쪽으로 이동했을 때 당기기 때문에 완전히 펴놓지 않아도 괜찮다.(5)②
• 오른손으로 들어 올린 매트리스는 왼손으로 시트를 넣는 거리에서 봐도 매트리스 상단에서 어깨 폭과 동일한 정도까지가 적당하다. 또한, 손목보다 약간 위까지 손을 넣어 들고 동시에 왼손으로 시트를 넣으면 단시간에 작업을 할 수 있고 힘을 안 들이고 쉽게 끝난다.(6)

(7) 깔개 시트의 머리 부분 옆면의 모서리를 정리한다.

    ① 시트의 옆선을 매트리스 침상 면과 직각으로 대고 매트리스에서 늘어져 내려온 부분을 매트리스 밑으로 넣는다. 시트와 매트리스를 직각으로 대면 섬유가 바이어스(대각선)가 되지 않기 때문에 각이 살고 모양도 좋다(포인트 참조).

    ② 매트리스 가장자리에 왼손의 손등을 대고 왼쪽까지 맞춰 고정하면서 오른손으로 위의 남은 부분을 늘어뜨린다(그림 2-B-19, 포인트 참조).

(8) 매트리스 옆면에 늘어진 깔개 시트를 매트리스 아래에 넣는다.

    ① 양손을 어깨너비 정도 벌려 시트에 손등을 맞추면서 머리에서 발밑으로 2, 3회로 나누어 $\frac{2}{3} \sim \frac{3}{4}$ 정도 넣는다.

    ② 마지막으로 넣기 전에 시트 발끝의 단을 당겨 구겨지지 않게 조정하고 나머지를 매트리스 밑으로 넣는다(그림 2-B-20, 포인트 참조).

(9) 방수 시트를 깔개 시트 위에 깐다(그림 2-B-21). 방수 시트의 중앙선과 깔개 시트의 중앙선을 맞추어 펼친 방수 시트 중 매트리스 밑이 되었던 남은 부분을 아래 시트와 마찬가지로 매트리스 밑에 평평하게 넣는다(포인트 참조).

(10) 방수 시트 위를 가로 시트로 감싼다. 전용 시트는 중앙선을 따라 방수 시트처럼 깔지만, 보통 시트

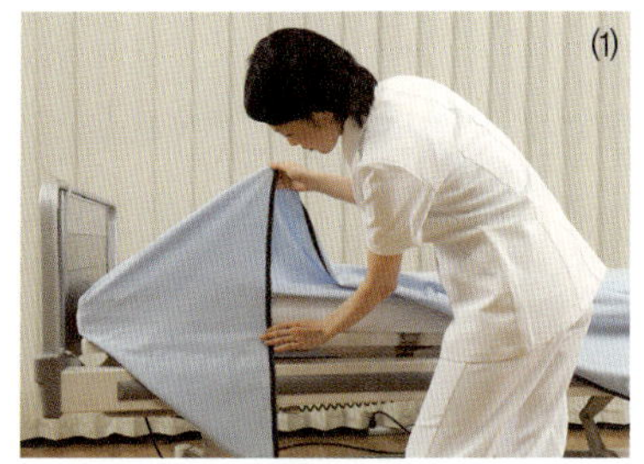
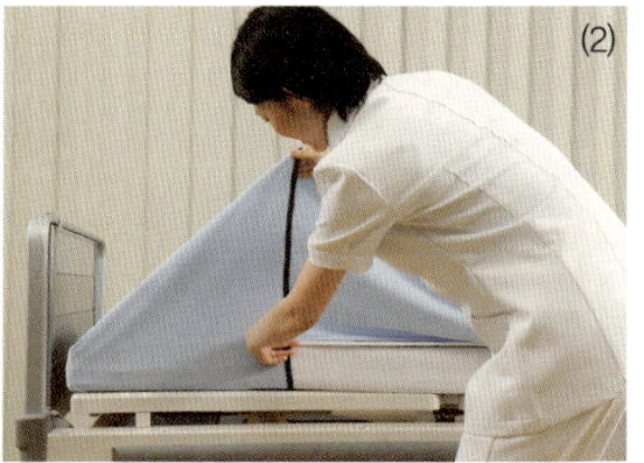

그림 2-B-19 씌운 시트의 머리 옆면 만드는 법

그림 2-B-20 씌운 시트의 옆면을 매트리스 밑에 넣는다.

포인트 •양 손등을 매트리스의 옆면에 내렸던 시트 면에 맞추어 넣으면 옷감의 결을 따라 안쪽으로 쉽게 넣을 수 있다. 한손으로 하면 한쪽 팔이 피로해지기 쉽다.(7)①

•매트리스 밑에 시트를 넣거나 손을 시트에 맞출 때는 손바닥보다 피부가 얇은 손등이 시트 면이 되도록 한다. 시트는 가로·세로·직각으로 짜여 있으므로, 섬유에 따라 힘이 가해지는 방향을 직각으로 하면 시트가 평평해지고 주름이 생기지 않아, 쉽게 흐트러지지 않는 상태의 침대가 된다. 외관은 삼각이 되지만, 덮는 시트와 담요처럼 사각형으로 해도 좋

다.(7)②(이후에 다시 설명)

•간호사의 자세는 등을 펴고, 무릎과 엉덩이를 굽혀 작업 방향을 고려하여 신체의 중심 위치를 안정되게 한다. 또한 관절의 굽히고 펴는 동작으로 작업을 하는데 무릎 꿇고 앉지는 않는다. 앉으면 옷이 더러워질 뿐만 아니라 일어설 때 무리한 자세가 되기 때문이다.(8)②

•배변기를 사용하는 환자와 배설물에 의해 더러워질 우려가 있는 경우는 예방할 수 있는 위치에 깐다.(9)

를 이용하는 경우는 속 가운데를 세로로 반 접은 것을 사용한다(그림 2-B-22, 포인트 참조).

① 방수 시트 위에 〈그림 2-B-22〉처럼 잘 정리된 시트를 매트리스의 상단에서 약 20cm 내려온 위치에서 중앙선을 매트리스의 중앙선에 맞추어놓는다(그림 2-B-23, 포인트 참조).

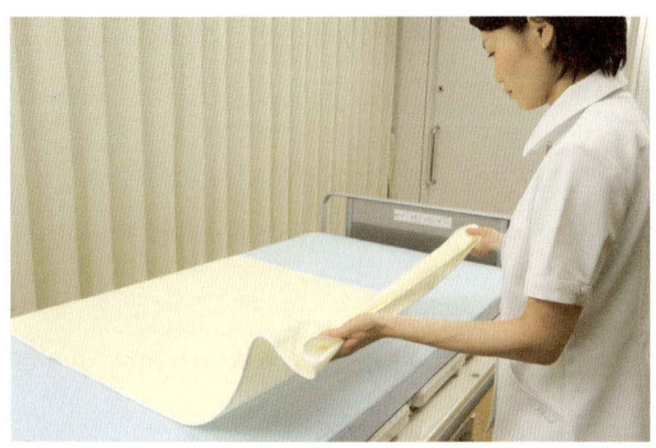

그림 2-B-21 방수 시트를 깐다.

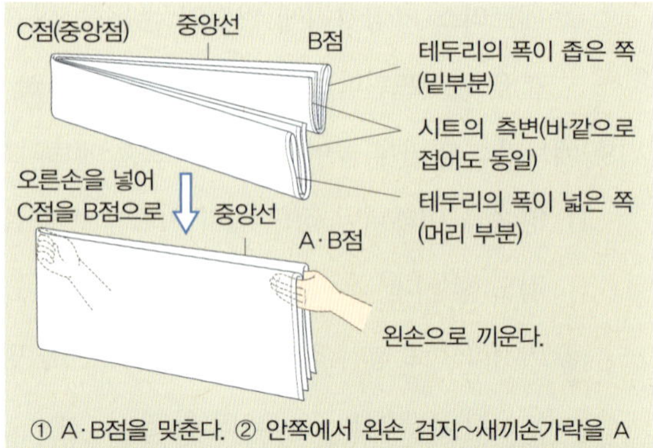

그림 2-B-22 시트를 가로 시트로 정리하는 방법(예)

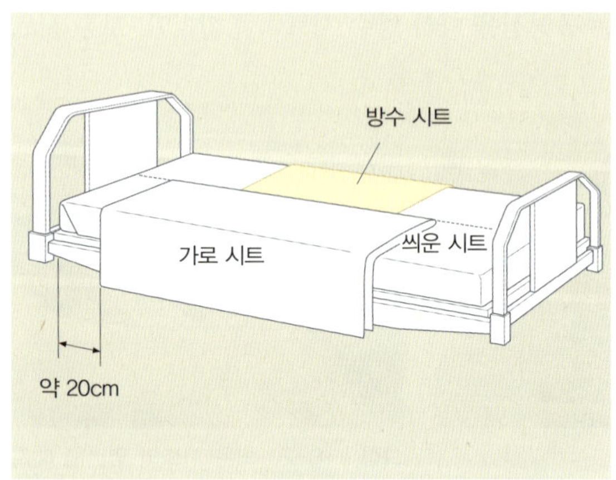

그림 2-B-23 정리된 가로 시트를 방수 시트 위에 놓는다.

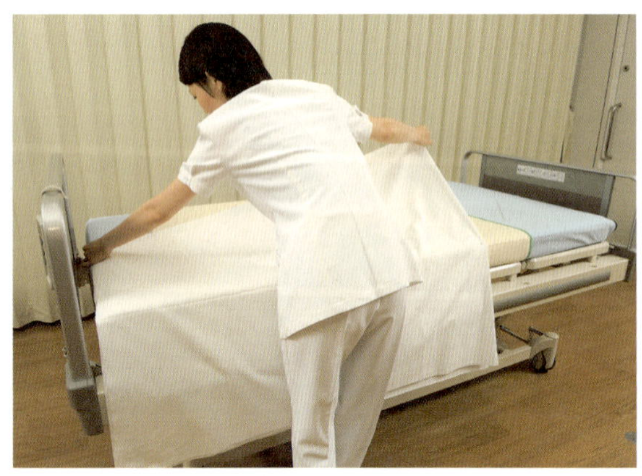

그림 2-B-24 덮는 시트를 매트리스 머리 부분에 맞춘다.

포인트 •혼자서 간단하게 반 접는 방법은 여러 가지가 있는데, 이 방법을 이용해 가로 시트로 잘 정리한다. 가로 시트를 잘 정리하는 방법은 삼각건의 접는 방법으로 응용할 수 있다.(10)

•가로 시트는 방수 시트의 촉감을 부드럽게 하거나 마찰을 적게 하고, 시트가 더러워지는 것을 방지할 뿐만 아니라 환자의 불감증설이나 땀 등의 수분을 흡수하는 역할도 하므로, 시트 2장을 겹쳐 사용한다. 그러나 수분을 흡수해도 수건처럼 두꺼운 것은 흡수량이 많아 증발하기 어렵기 때문에 즉시 교체하지 않으면 욕창의 원인이 된다.(10)①

•가로 시트는 방수 시트를 씌운다지만 여유분이 베개가 가로 시트에 조금 걸치는 위치이면 베개와 가로 시트 사이가 벌어져 가로 시트의 가장자리가 어깨에 맞지 않는다. 따라서 가로 시트를 이용하여 체위 변환을 하는 경우에는 목을 받칠 수 있으며, 또한 덮는 침구는 상단에서 약 15cm 떨어지기 때문에 가로 시트 부분이 삐져나오지 않아 외관상 좋다. 또한 방수 시트가 아니고, 나일론 태퍼터 소재의 뒷면을 사용하는 경우 등은 가로 시트가 필요 없다.(10)①

② 매트리스에서 내려진 부분을 시트와 같은 모양으로 매트리스 밑에 평평하게 넣는다. 시트의 고리 쪽을 머리 쪽으로 한다.

(11) 시트를 펼친다.

① 시트 단의 넓은 쪽이 위가 되도록 하고 시트를 펼친 다음, 접힌 시트 안쪽이 시트의 뒷면(속)이 되도록 한다. 오른손으로 끼우고, 왼손으로 단의 넓은 쪽에 손을 넣어 뒤집는다.

② 단의 넓은 편이 앞면이므로 그 단의 매트리스 상단에 맞추어 중앙선을 일치시킨 후 반대쪽으로 펼친다(그림 2-B-24).

③ 단의 좁은 쪽이 위로 향하면 양손으로 잡아 침대의 발 쪽으로 펼친다(포인트 참조).

(12) 씌운 시트의 발밑을 매트리스 밑에 넣어 모서리를 정돈한다.

① 왼손으로 매트리스를 발밑에서 어깨 정도의 위치에서 들어 올리고, 동시에 오른손으로 시트의 남은 부분을 매트리스의 발 아래에 넣는다(포인트 참조).

② 옆면의 발밑은 깔개 시트의 머리처럼, 시트의 옆선을 매트리스 침상 면과 직각으로 내리고 매트리스에서 아랫부분을 매트리스 밑에 넣는다.

③ 〈그림 2-B-25〉처럼 왼손 엄지와 검지로 매트리스 상단 모서리에 해당하는 각도를 만든다(이것을

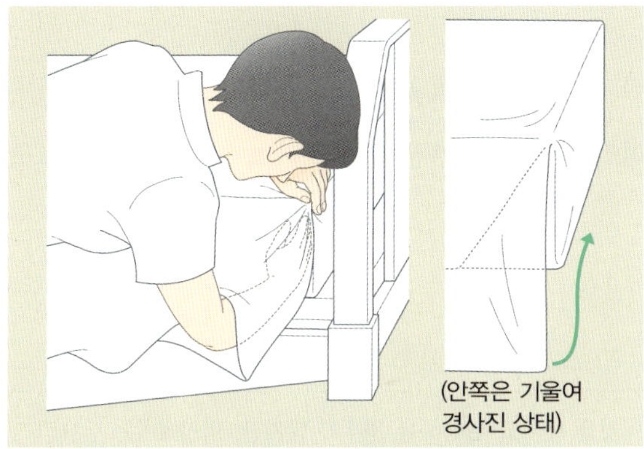

그림 2-B-25 씌운 시트의 발 부분 모서리 만드는 법

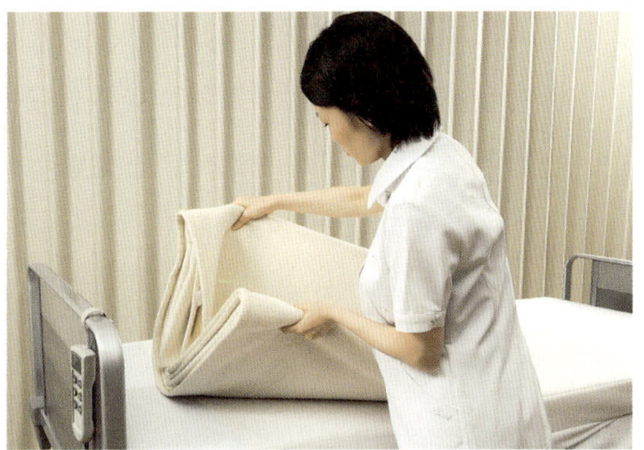

그림 2-B-26 개킨 담요를 펼치면서 매트리스 위에 놓는다.

포인트 •시트는 매트리스의 상단에 맞추지만 위에 덮는 담요의 두께나 매수에 의한 두께를 고려하여 약 3~5cm 매트리스의 상단보다 초과할 수 있도록 하면 좋다.(11)③
•매트리스 밑이 되는 부분은 항상 겹쳐지지 않도록 평평하게 넣는다. 좌우를 매트리스 밑에 넣을 때 깔개 시트를 누르듯이 하여 손을 넣으면 구김 없이 덮개 시트를 넣을 수 있다. 어깨 폭 정도의 위치에 하는 것은 지렛대 원리의 응용과 여분의 시트를 전부 쉽게 넣을 수 있기 때문이다.(12)①

•시트 길이에 여유가 있으면, 발밑을 약 5~10cm 돌려 접어 여분을 붙여도 좋다. 여분의 위치는 신장에 맞추어 환자의 발밑에 만든다. 그러나 실제로는 환자가 입원하기 전에 침대를 정리하거나 자고 있는 사이에 위치가 어긋나는 경우도 있으므로, 발밑의 가장자리와 가까운 쪽에 여분을 댄다. 가장 끝에 대면 거는 물건에 눌려 풀리지 않기 때문에, 접어서 모서리를 침대의 하단에서 3~5cm로 위로 한다.(12)①

일반적으로 사각 모서리를 만든다고 한다). 옆면은 너무 끌지 않도록 해서 가볍게 넣는다.

④ 아래로 처진 시트는 발밑으로부터 약 40~50cm 매트리스 아래에 넣는다(포인트 참조).

(13) 담요를 놓고 펼친다.

① 가로로 네 번 접은 담요(p217 그림 2-B-16 참조)를 침상 받침대의 반대쪽이 된 주름 부분을 잡고 펼치면서 매트리스의 상단에서 약 15cm 낮추어 중앙선을 맞추어놓는다(그림 2-B-26, 포인트 참조).

② 담요의 양끝을 양쪽으로 펼친다.

③ 담요를 목 부분이 되는 곳(잡은 것 중 1개: 그림 참조)을 남기고 두 손으로 담요 중심부와 발 부분을 함께 잡고 발밑 쪽으로 돌아서 걸어가면서 순차적으로 펼친다(그림 2-B-27).

(14) 담요의 발밑을 매트리스 밑에 넣는다. 씌운 시트처럼 왼손으로 매트리스를 들고 오른손으로 담요의 발에 남은 부분을 매트리스 밑에 넣어 옆면의 각도를 사각형으로 한다.

(15) 씌운 시트의 목 언저리를 돌려 접는다. 씌운 시트의 상단을 담요 위로 돌려 접어서 깃으로 만든다. 만약 스프레드 폭이 좁고 시트와 담요가 비어져 나올 경우는 목 언저리의 옆면을 조금 매트리스 밑에 끼워 넣는다(포인트 참조).

(16) 스프레드(침대 커버)를 씌운다(포인트 참조).

① 스프레드는 중앙의 고리를 매트리스의 중앙에 놓고 매트리스 상단에 단의 넓은 쪽을 모아 네 번 접은 채 그대로 발밑에 펼친다.

② 침상 하나를 먼저 앞에 펼치고 다른 하나는 간호사와 반대쪽에 놓는다.

③ 발밑의 남은 부분을 매트리스 밑에 넣고 매트리스 옆면 아랫부분을 매트리스 밑에 넣어 삼각 모서리를 만든다(그림 2-B-28).

(17) 반대쪽 침대 만들기

포인트 •발밑의 모서리를 사각형으로 하는 것은 시트의 안쪽이 바이어스 상태가 되어 풀리기 쉽고, 표면이 섬유에 따라 사각이 되어 외관상으로 형태의 흐트러짐이 적기 때문이다. 또한 담요를 여러 장 겹쳐도 1장씩 사각형으로 접어놓으면 부피가 작고 보기도 좋다. 아래로 처진 시트를 전부 매트리스 아래 넣으면 신체를 압박해서 잠자기 괴롭고, 또한 침대를 벗어날 때 거는 물건을 밀면 깔개 시트까지 빠진다.(12)④

•담요 매트리스 가장자리에서 약 15cm 내리는 정도가 누운 환자의 어깨를 충분히 감쌀 수 있는 길이다.(13)①

•깃을 만드는 것은 담요의 오염을 방지하고, 담요가 직접 피부에 닿아 염증을 일으키는 것을 예방하기 위해서다.(15)

•스프레드는 앞에서 설명한 바와 같이 먼지나 쓰레기를 치우기 위한 것인 동시에 장식이기도 하다. 가정과 호텔에서는 이것을 벗기고 취침하는 경우가 많지만, 병원에서는 담요의 얼룩 방지와 장식을 위해 그대로 걸쳐두므로 발밑의 삼각은 장식이 된다. 또한 매트리스 밑 옆면에 여분의 스프레드를 넣지 않아 압박을 피할 수 있다. 스프레드의 남은 부분을 매트리스 발에 넣을 때는 먼저 들어가 있는 시트와 담요가 빠져나오지 않도록 담요 아래에 한 손을 넣어 들어올린다.(16)

•리넨을 앞으로 잡아당길 때에는 손등을 위로 하고 손바닥으로 리넨의 단부터 끌어당기고, 손을 아래로 향하여 잡는다. 이것은 손목의 굴곡 운동과 수평 이동에 힘이 적게 들기 때문이다. 또한 아래로 향해 잡으면 매트리스 아래에 넣을 때 그대로의 자세로, 리넨류가 피부에 상처 입기 쉬운 손등 쪽이 되는 이점이 있다.(17)②

① 침상 받침대 쪽의 침대를 만들려면 침대 발밑에서 반대쪽으로 돌아, 시트에 주름이 잡히지 않도록 주의하면서 침상 받침대의 쪽으로 $\frac{1}{3}$ 정도 반전시킨다.

② 매트리스 패드를 씨실에 따라 앞으로 펴고 그 위에 깔개 시트, 방수 시트, 가로 시트, 모포, 스프레드를 각각의 중앙선에 맞추어 옷감의 결을 따라 앞쪽으로 당겨 침상 받침대 쪽과 좌우대칭으로 침대를 만든다(p222 포인트 참조).

(18) 베개

반대쪽 침대를 만들었다면 침상 받침대 쪽으로 돌아올 때 오버 침대 테이블과 의자를 원래의 위치로 되돌린다.

(19) 베개 커버를 씌운다.

① 오른손에 베갯잇을 가지고 그 커버의 솔기 쪽(양쪽에 재봉선이 있는 것은 어느 쪽이라도 좋다)을 왼손으로 당기며 잡는다.

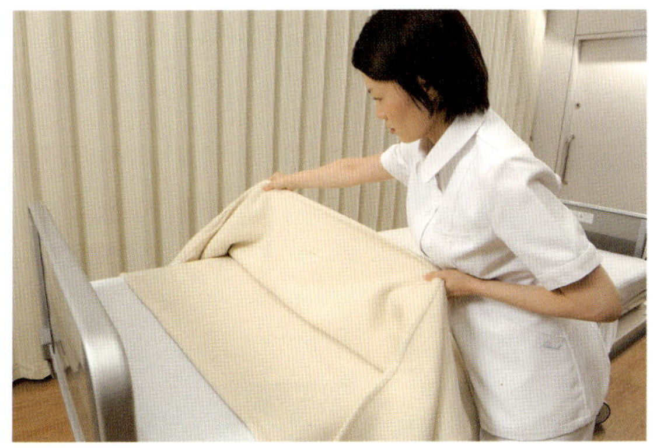

그림 2-B-27 담요를 펼친다.

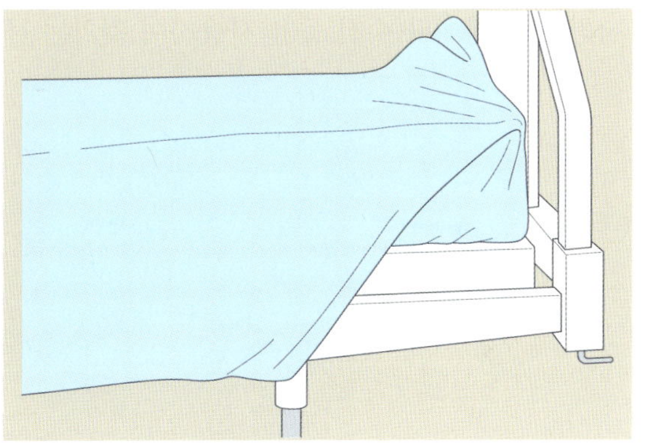

그림 2-B-28 스프레드 발 부분의 각

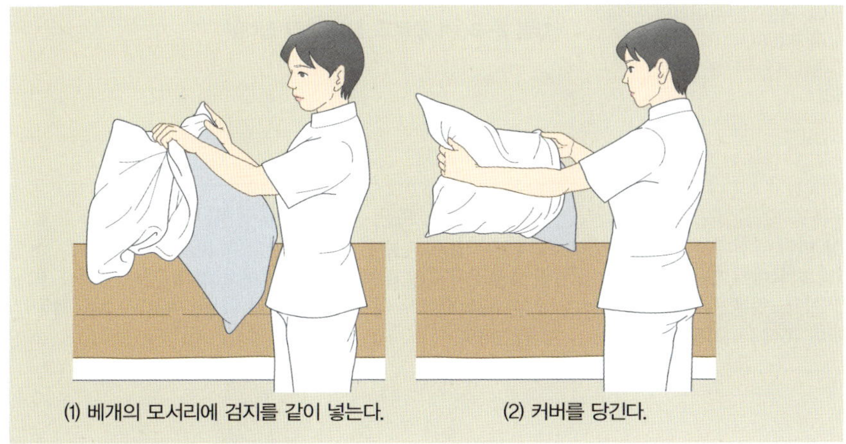

그림 2-B-29 베개에 커버를 씌운다.

② 오른손 검지를 베개의 긴 쪽 각에 대고 커버 속에 넣어 커버의 안쪽 모서리에 검지를 대고 베개 모서리를 맞춘다(그림 2-B-29-(1)).

③ 커버에 넣은 베개의 안을 왼손으로 잡고 오른손으로 커버 옆면과 베개를 맞추면서 커버를 편다 (그림 2-B-29-(2)).

(20) 베개 커버의 남은 부분을 매듭짓고 침대 머리에 포갠다. 커버의 고리 쪽이 고개 쪽이 되도록 하고 (밑바닥은 침상 받침대 쪽으로 한다), 베개의 크기보다 남은 부분을 처리한다.

① 베개 커버의 폭이 같으면 길이의 남은 부분을 베개 밑이 되는 쪽으로 돌려 넣는다(그림 2-B-30- (1)).

② 베개보다 커버의 폭이 넓은 경우 남은 부분을 침대 가로장 쪽 베개의 옆면에 커버를 돌려서 겹쳐 베개 밑에 끼운다(그림 2-B-30-(2), 포인트 참조).

(21) 침상 받침대를 원래의 위치로 되돌린다. 수건류는 수건걸이에 건다.[18]

(22) 전체를 점검하면 닫힌 침대가 완성된다(그림 2-B-31).

[첨부] 이불이나 수건 등을 사용하여 걸치는 물건을 발밑에 넣지 않는 경우는 매트리스 전체를 까는

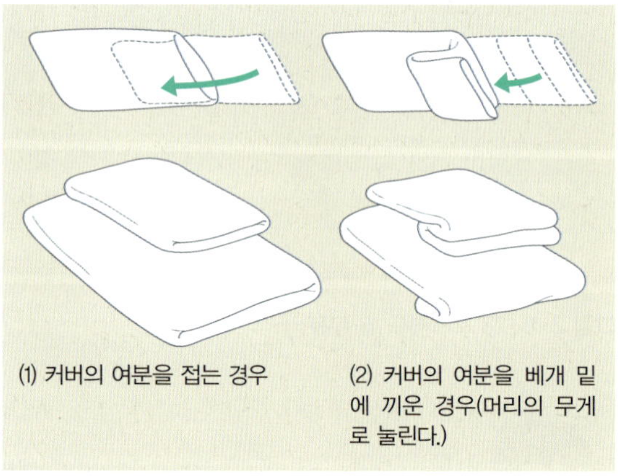

(1) 커버의 여분을 접는 경우

(2) 커버의 여분을 베개 밑에 끼운 경우(머리의 무게로 눌린다.)

그림 2-B-30 베개 커버의 여분 처리

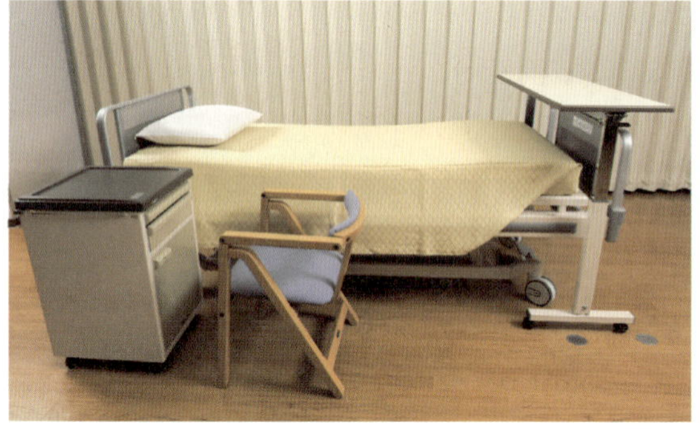

그림 2-B-31 클로즈 침대(닫힌 침대)

포인트 •베개 커버의 밑바닥 부분을 방 출입구에서 보이는 쪽으로 하는 경우도 있지만, 침상 머리 받침대 쪽에 있는 것이 좋다. 이렇게 해야 환자가 머리 받침대에 있는 것을 잡거나 식사를 할 때 목을 움직이기 쉽고, 병문안이나 의사, 간호사가 케어할 때 침상 머리 받침대 쪽에서 실시하는 경우가 많기 때문이다. 또한 종종 머리를 돌리는 쪽으로 베개가 흐트러지기 쉽기 때문에, 커버의 바닥 부분을 그 방향으로 하면 흐트러지지 않고 주위에서 보기에도 좋다. 깃털 베개를 겹쳐 사용할 때에는 양손으로 평평하게 누르면서 공기를 빼놓는다.(20)②

---

18) 수건류를 준비하지 않는 경우도 있다.

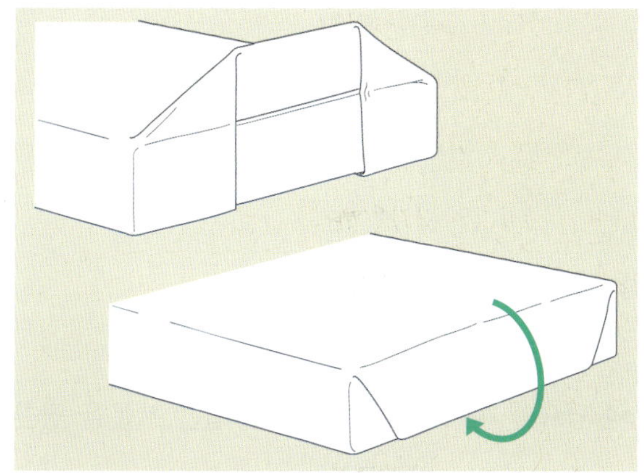

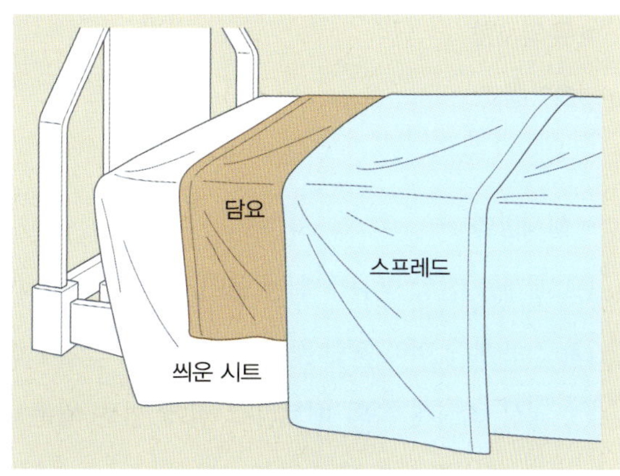

그림 2-B-32 씌운 시트의 밑 부분 매듭(예)　　　그림 2-B-33 씌운 시트의 깃을 펼친다.

시트로 씌운다. 미관과 매트리스의 오염을 막기 위해서다. 대개 머리를 침대 밑에 넣은 다음 마지막으로 발밑을 옆면에 넣는다. 또한 〈그림 2-B-32〉처럼 포장지를 싸는 것과 유사한 방법도 있다. 이 경우 침상 받침대 쪽을 끝내고 반대쪽을 만드는 것이 아니라, 먼저 깔개 시트 양쪽을 넣고 나서 다음 단계로 넘어간다.

2. 열린 침대

열린 침대는 환자가 사용하는 침대의 형태로, 환자가 바로 잘 수 있는 상태가 되어 있는 것이다. 닫힌 침대를 병상 만들기로 만드는 경우와 처음부터 새로 만드는 경우가 있는데, 어느 경우든 목적, 사용물품, 유의사항 등은 닫힌 침대와 마찬가지이다. 여기에서는 닫힌 침대를 열린 침대로 만드는 방법, 즉 닫힌 침대를 여는 방법에 대해 설명한다.

직접 열린 침대를 만드는 경우 닫힌 침대 만드는 방법((15), p222 참조)에서 씌운 시트의 깃을 담요 위에 접어 넣지 않고 스프레드를 씌우고 침상 머리 받침대 반대쪽 리넨 장치의 작업을 모두 마친 후 열린 침대 만드는 방법 (6)~(10)을 실시한 뒤, 커버를 씌운 베개를 놓는다.

■ 목적

환자에게 안전하고 기분 좋은 잠자리를 제공한다.

■ 사용물품

p215 참조

p217 참조

■ 실시방법

(1) 베개를 침상 받침대 위에 옮기고 침상 받침대를 침대에서 뗀다.

(2) 스프레드 머리 포단을 잡고 씌운 시트 깃의 접은 부분이 나올 때까지 내린다(포인트 참조).

(3) 침상 받침대 쪽의 매트리스 밑에 끼운 씌운 시트와 담요를 떼어 씌운 시트 깃의 접은 부분을 펼친다. 반대쪽으로 돌아서 완전히 편다.

(4) 의자와 오버 침대 테이블을 침대에서 떼어 침상 받침대의 반대쪽으로 옮긴다.

(5) 침상 받침대 쪽과 마찬가지로 스프레드를 내려 씌운 시트와 담요를 매트리스에 끼웠으면 빼고, 씌운 시트 깃을 완전히 편다(그림 2-B-33).

(6) 담요의 깃에 스프레드를 펼쳐, 담요 가장자리를 따라 남은 부분을 담요 아래에 접어 넣는다. 팔을 담요와 씌운 시트 사이에 넣어 확실히 넣어졌는지 여부를 확인한다.

(7) 씌운 시트의 깃 부분을 돌려 접어서 스프레드를 씌운다.

(8) 침대에 들어가기 쉽게 하기 위해 덮는 것을 발밑에 접어놓는다. 깃을 양손으로 잡고 발밑까지 돌려 접어 그 접은 선에 맞도록 깃을 돌려 접는다.

(9) 오버 침대 테이블과 의자를 원래의 위치로 되돌리고 침상 받침대의 쪽으로 간다.

(10) 걸치는 것을 정돈하고 침상 받침대 위에 있는 베개를 매트리스 머리로 되돌린다.

(11) 침상 받침대를 원래의 위치로 되돌린 후 전체를 점검한다 (그림 2-B-34).

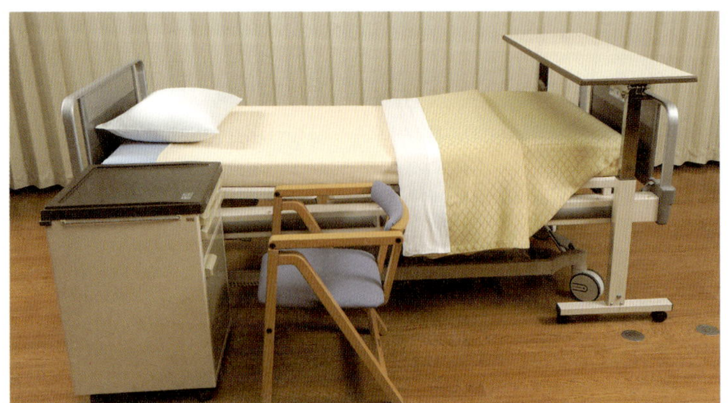

그림 2-B-34 열린 침대

포인트 •작업은 침대 머리 쪽으로 얼굴을 향하고 양손으로 실시한다. 이렇게 하면 침대에 누워 있는 환자의 얼굴을 간호사의 팔이 감싸 환자에게 불쾌감을 주는 일이 없이 상태를 관찰하면서 관리할 수 있으므로, 이런 자세를 취하도록 습관을 들인다.(2)

3. 침구를 제거하는 방법(침대의 침구 바꾸는 방법)

■ 목적

깨끗한 새 침구로 교환하거나 침대 청소, 퇴원 후 정리를 위해 실시한다.

■ 사용물품

(1) 세탁물 부대(없으면 큰 비닐봉투 또는 사용 중인 베개 커버 이용) 또는 세탁용 차(포인트 참조)

(2) 침대용 청소용구(다음의 물품을 활용한다.)

　　① 전용 소형 진공청소기 ② 간이 청소용구류 ③ 걸레 등 청소용구류

■ 유의사항

(1) 먼지가 나지 않도록 조용히 침구를 제거한다.

(2) 먼지가 날리므로 창문을 열어 환기한다.

(3) 이동이 가능한 환자의 경우 병실에서 나가 다른 장소에서 대기해달라고 한다.

(4) 환자가 누운 채로 침구를 분리할 경우 진동을 최소화한다. 또한 침대에서의 떨어지거나 기분 나빠
　　하지는 않는지 관찰하면서 진행한다.

(5) 동작을 합리적으로 능률 있게 한다.

■ 실시방법

(1) 사용물품을 실은 전용수레를 침대 옆으로 옮긴다.

(2) 침상 받침대를 침대에서 분리한다.

(3) 베개와 세탁물 부대를 발밑 의자 위에 놓는다.

(4) 의자와 오버 침대 테이블을 침대에서 떼어놓는다.

(5) 세탁물 부대를 침대 발밑의 가로장에 묶는다.

(6) 베개 커버를 분리하여 세탁물 부대에 넣는다.

(7) 침상 받침대의 쪽에 돌아가 스프레드와 깔개 시트를 편다.

(8) 깔개 시트의 머리 쪽 모서리 부분을 벗긴다(포인트 참조).

포인트 •감염이 의심되는 경우 비닐봉투를 사용한다. 많은 침대를 처리하는 경우, 세탁용 차량을 이용한다. 차량이 없으면 큰 비닐봉투를 이용한다.(1)

•머리 쪽 깔개 시트가 1장이라 벗기기 쉽다. 또한 각이 겹쳐 있기 때문에 그 부분을 벗기면 풀려서 다른 부분도 분리하기 쉽다.(8)

(9) 벗긴 깔개 시트 아래에 손을 넣고 양손을 교대로 이동시켜 미끄러트리면서 옆면을 벗긴다.

(10) 시트가 발밑까지 내려가면 매트리스를 올려 최대한 반대쪽까지 분리하거나 느슨하게 푼다.

(11) 발밑이 느슨하게 풀리면 반대쪽으로 돌아 발에서 머리 쪽으로 씌운 시트 아래에 손을 넣고 침상 반침대 쪽의 옆면과 양손을 교대로 이동시켜 분리한다.

(12) 매트리스에서 리넨을 벗기고 마무리를 한다.

    ① 분리한 리넨을 세탁하는 경우는 쓰레기가 흩어지지 않도록 부드럽게 한데 모아 세탁물 부대에 넣는다.

    ② 다시 사용하는 리넨류는 다음 작업을 하기 쉽게 접어 개킨다. 즉 시트는 분리한 상태로 머리 쪽 단을 다리 쪽 단에 가지런히 모으고 머리가 되는 쪽을 겉으로 네 귀퉁이를 모은다. 갖춘 모서리 와 중앙선 가장자리를 잡고 의자의 뒷면에 건다. 각각의 접힌 주름 방향을 모은다(그림 2-B-35).

(13) 재사용 침구(매트리스·매트리스 패드·깔개 시트·방수 시트·가로 시트 등) 청소용품(그림 2-B-36)을 사용하여 먼지가 주위에 날리지 않도록 배려하면서 제거한다(포인트 참조).

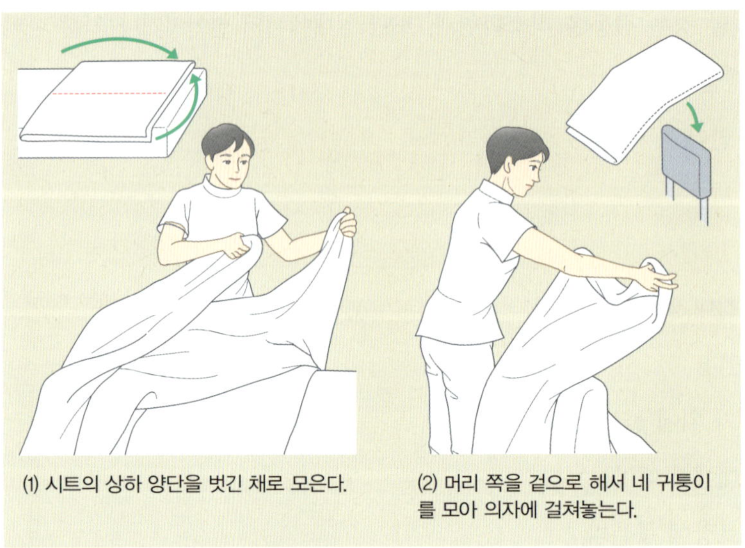

그림 2-B-35 재사용 시트의 취급방법

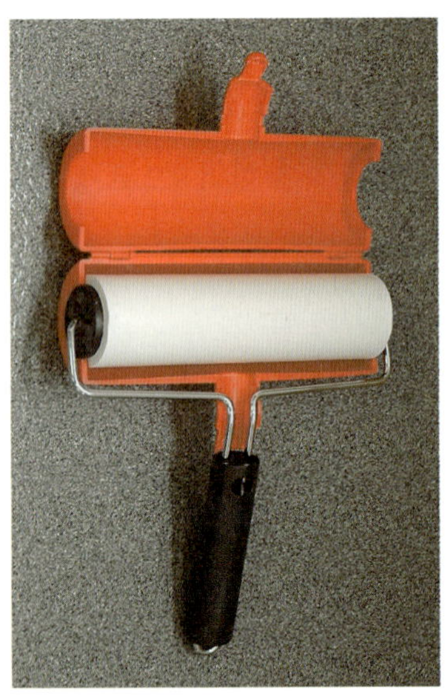

그림 2-B-36 접착 롤러(예)

D : 병실의 정비

병실은 환자에게 중요한 생활의 장이다. 환자의 주요한 생활 환경을 정비하는 것은 쾌적한 요양생활에 필수적이다. 여기서는 병상 정비의 요점과 시트·침대 커버·베개 커버 등 침구류 교환방법, 병실 전체의 환경 정비에 대해 다루기로 한다. 병상 주변의 청소와 정리정돈 등은 간호 보조자가 실시하는 시설도 많지만, 이러한 경우에도 간호사는 그 지도를 담당한다. 병상의 정비는 모닝 케어로 아침의 일정한 시간에 할 뿐만 아니라 하루 종일 관찰하여 필요에 따라 적절하게 이루어져야 한다.

1. 병상 정비의 요점

a : 병실 전체

간호사가 해야 할 부분과 다른 직종의 사람들이 하는 부분이 따로 있지만, 간호사가 직접 하지 않아도 전체적인 체크는 해야 하므로 간호 관리의 하나로 본다.

(1) 청소 중에는 창문을 열어 환기한다.

　① 먼지가 해결될 때까지 40분 정도 걸리므로 환기 중에는 보온에 특히 주의한다.

　② 바깥 공기가 환자의 얼굴이나 피부에 직접 닿지 않도록 커튼 등을 활용한다(포인트 참조).

(2) 바닥 청소는 먼지가 나지 않도록 진공청소기의 공기 배출구를 환자 쪽으로 향하지 않는다.

(3) 시트를 교체하지 않을 경우는 시트 위에 먼지가 날리지 않도록 주의하고 머리에서 발밑으로 청소도구를 사용하여 조심스럽게 제거한다.

(4) 꽃병의 물은 매일 갈아주며 화분에 물을 주는 것도 잊지 않는다. 향기가 강한 꽃은 알레르기를 일으키거나 후각에 자극이 강하기 때문에 바람직하지 않다. 최근에는 병실에 꽃의 반입을 금지하는 병원도 많다.

b : 병상

(1) 시트는 최소 일주일에 1회 교환한다(포인트 참조).

(2) 목면 요를 사용하는 경우 무명 면은 흡습성이 있어 체취 등의 냄새가 배게 되므로, 3일에 1회 정도

<table>
<tr><td>포인트 •환기는 오염된 공기를 배출하고 외부 공기에 희석시켜 습도 조절도 한다.(1)②
•땀이 많이 나거나 더러운 경우에는 매일 또는 필요에 따라 교체한다. 24시간 누워 있는 환자는 건강한 사람보다 대사는 적지만 누워 있는 시간이 3배나 되므로, 더럽지 않은 경우에도 3일에 한 번은 시트를 교체하는 것이 바람직하다.(1)</td><td>•요를 2, 3개 준비하여 교대로 사용하면 좋다.(2)
•마루나 가구 등을 위한 청소 도구는 여러 가지의 제품이 시판되고 있으므로, 간호사는 일상생활에서 이러한 것에 관심을 갖고 활용한다. 침상 받침대 등은 주로 물걸레질을 하고, 감염 예방을 위해 소독약으로 닦는 경우도 있다.(2)</td></tr>
</table>

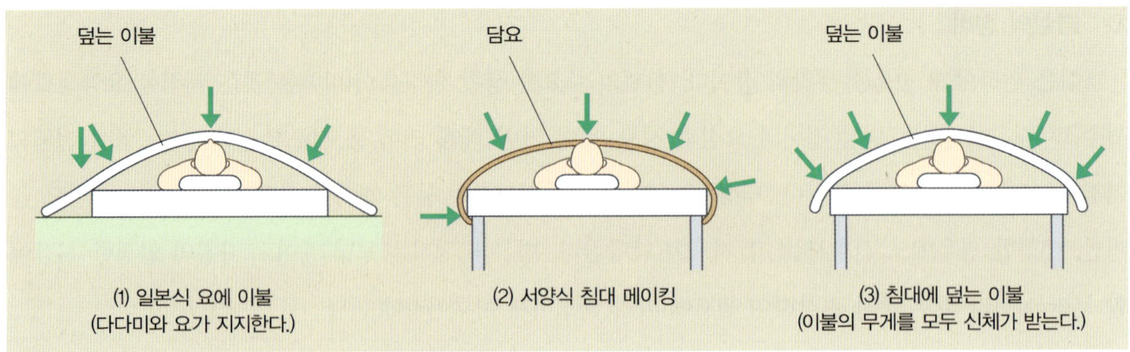

그림 2-B-37 사용 침구별 덮는 물건이 신체에 미치는 영향

는 말리거나 건조기를 이용해 건조시킨다(p229 포인트 참조).

(3) 우레탄 매트리스는 침투성이 있으므로 일본식 병상의 경우는 평상에 매트리스를 깔거나 침상의 위치를 바꾸어 다다미를 건조시킨다.

(4) 이불 등이 침대 밖으로 흘러내릴 경우는 이불의 무게가 환자의 신체를 압박하지 않도록 난간 등을 설치하고 침대 위에 유지한다(그림 2-B-37).

(5) 침대 정비는 숙련된 기술로 조용히 신속하게 한다. 환자에게 주는 진동을 줄이고 단시간에 실시한다. 또한 정확하고 단정하게 정리된 침대는 환자의 안락과 안전을 보호하고 간호사의 피로도 적게 해준다.

2. 리넨 교환

리넨 교환은 정기적으로 실시하는 경우와 배설 등으로 더러워진 시트를 필요에 따라 교체하는 경우가 있다.

■ 목적

리넨을 깨끗이 세탁한 것으로 교체해서 환자의 환경을 청결하게 한다. 이를 통해 환자의 기분을 상쾌하게 하고 투병 의지를 고양시킨다.

■ 사용물품

• 교환 리넨[19]

---

19) [여기에서의 예] 스프레드(1개), 시트(2개), 베개 커버(대 1개·소 1개), 목욕 수건(1장), 수건(1장), 물수건(1장)

- 수건[20] 또는 면 담요

- 세탁물 부대[21] 또는 세탁 차

- 청소 도구[22]

■ 유의사항

(1) 환자의 체위가 안정되어 있는지 확인하고 작업한다.

(2) 작업에 따른 침대의 진동을 가능한 한 최소화하고 환자가 피로하지 않게 하며 불쾌감을 주지 않는다.

(3) 환자의 상태(안색, 구토 등)를 항상 관찰하면서 실시한다. 이상이 있으면 즉시 중단하고 대처한다.

(4) 먼지가 환자에게 직접 날리지 않도록 작업한다. 먼지가 많은 경우에는 마스크를 사용하거나 환자의 얼굴을 얇은 천으로 가볍게 가리고 작업한다.

(5) 먼지나 더러움이 현저한 리넨을 교체하는 경우 간호사는 소매 있는 예방 의복을 착용하고 마스크를 쓰며 머리에는 삼각 천(폭)을 둘러, 먼지가 간호사의 옷이나 신체에 묻지 않도록 하는 것이 바람직하다.

(6) 환기를 충분히 한다. 단, 환자의 보온에 주의한다.

(7) 기타(p229 '병상 정비의 요점' 참조)

■ 실시방법

시트 교환 시에는 어떤 방법으로 하든 부유먼지가 생겨 창문을 열어 환기를 해야 하기 때문에, 겨울철에는 실내 온도가 떨어지고 바람이 불 때는 환자에게 직접적인 영향을 준다. 또한 환자가 누운 채로 실시하면 작업에 의한 진동을 느끼고 체위 변환에 시간이 걸리기 때문에, 환자가 없을 때 하는 것이 시간도 적게 걸리고 힘이 덜 들어 작업하기 쉽다. 따라서 이동이 가능한 환자는 가운을 착용하여 따뜻하게 하고, 휠체어로 이동하여 다른 장소의 의자에 대기하도록 한다.

여기에서는 환자가 누워 있는 것을 전제로 방법을 설명한다.

(1) 환자에게 리넨을 교환하는 것을 설명하고 동의를 얻는다.

---

20) 여기에서 사용하는 타월켓은 겨울용으로 모포대의 대형 타월켓이다. 면 담요보다 구입하기 쉽고 세탁이 편리하며 딱딱하지 않다.
21) 세탁물 부대가 없으면 사용 중인 베개 커버(대)를 이용한다.
22) 침대 브러시 청소기. 진공청소기를 사용하면 시트에 대한 흡인력이 너무 강하므로, 바닥용 흡입기구가 아니라 의류용 브러시나 벽용 브러시가 적당하다.

(2) 창문을 연다(포인트 참조).

(3) 사용할 리넨을 왜건 위에 사용 순으로 놓는다(포인트 참조).

(4) 작업이 쉽도록 침상 받침대를 침대에서 분리하고 세탁물 부대를 갖고 발밑으로 이동한다. 세탁물 부대가 없는 경우는 환자가 사용하는 베개 커버를 이용해도 괜찮다.

(5) 의자, 오버 침대 테이블 등을 침대에서 떨어뜨려 놓고 세탁물 부대를 침대 발밑의 난간에 묶는다(포인트 참조).

(6) 침대의 리넨 걷는 방법에서 언급한 대로, 침상 받침대 쪽의 깔개 시트 머리를 걷고 순서대로 발쪽을 걷어 반대쪽 머리까지 한 번에 걷는다(포인트 참조).

(7) 스프레드를 벗긴다. 스프레드의 깃을 잡고 발밑으로 가서 먼지가 흩어지지 않도록 양끝을 모아 조심스럽게 세탁물 부대에 넣는다.

(8) 담요를 벗긴다. 담요 목 언저리의 끝을 잡고 발밑의 단에 맞추어 깃을 바깥쪽으로 하여 네 모서리를 맞춰 잡고 의자의 등에 건다(그림 2-B-38).

(9) 타월켓을 걸치면서 중간 시트를 벗긴다.

　① 침상 받침대로 다시 돌아가 담요를 펼치는 방식으로 타월켓의 중앙선을 환자 신체의 중앙에 맞추고 옆으로 펼친다.

　② 타월켓을 발밑 쪽으로 펼치면서 시트의 목 언저리를 발 쪽으로 내린다(포인트 참조).

(10) 중간 시트를 가로 시트용으로 개켜 의자 등에 건다.

　① 목 언저리 단과 발밑 끝단을, 발밑 쪽의 테두리(시트를 돌려 접은 부분)인 좁은 쪽을 둥글게 되어 있는 방향으로 약간 밀어 테두리가 완전히 겹쳐지지 않도록 한다.

　② 담요의 경우와 반대로, 목 언저리를 안쪽으로 하여 네 번 접는다. 이때 바깥쪽이 된 발밑의 시트 가장자리 좁은 쪽을 안쪽으로 밀어 단이 겹치지 않도록 모은다(포인트 참조).

(11) 베개를 하나로 해서 환자의 체위를 약간 옆으로 누운 자세가 되게 한다.

포인트 •창문은 계절이나 상황을 고려하여 적당히 연다. 창문에 커튼이나 스크린을 쳐서 직접 바람이 닿지 않고 외부에서 보이지 않도록 한다.(2)

•아래부터 수건류·스프레드·시트·베개 커버·수건·세탁물 부대의 순으로 둔다. 접착 롤러는 옆에 놓는다.(3)

•난간 없는 침대를 사용하는 경우, 세탁 차량을 이용하면 편리하다.(5)

•시트류를 벗길 때 누워 있는 환자에게 조금이라도 진동을 주지 않으려면 들어 올리지 말고 비스듬히 아래 방향으로 밀어내듯이 한다.(6)

•환자의 협조를 얻을 수 있으면 환자에게 타월켓의 목 언저리 부분을 잡도록 하고 작업하면 좋다.(9)②

•시트 교환은 얼룩의 정도와 재사용할 수 있는 매수를 생각한다. 시트를 모두 교체할 경우, 위 시트도 스프레드와 마찬가지로 먼지가 날리지 않도록 세탁물 부대에 넣는다. 일반적으로 변기를 사용해서 가장 더러움이 많은 가로 시트를 치우고, 3장 중 2장을 바꾸는 경우도 많다. 이러한 경우에는 덜 더러워지는 중간 시트를 가로 시트로 재사용한다. 여기에서 설명하는 방법도 중간 시트를 가로 시트로 이용하는 방법이다.(10)②

① 베개를 하나로 하고(다른 베개는 의자에 놓는다) 커버를 분리하여 세탁물 부대에 넣는다.

② 침상 받침대의 반대쪽으로 가서 환자를 옆으로 누운 자세가 되게 한다(포인트 참조).

(12) 벗긴 가로 시트는 먼지가 흩어지지 않도록 안쪽으로 단단하게 말아 환자의 신체 아래에 밀어 넣도록 한다(그림 2-B-39).

(13) 방수 시트는 먼지를 접착 롤러로 떼어내고 환자의 신체 위에 조심스럽게 둔다(포인트 참조).

(14) 깔개 시트도 같은 요령으로 안쪽으로 말아 환자의 신체 아래에 넣는다.

(15) 매트리스 패드 위를 쓸어 환자 쪽에 놓고 매트리스 위와 옆면에 댄다.

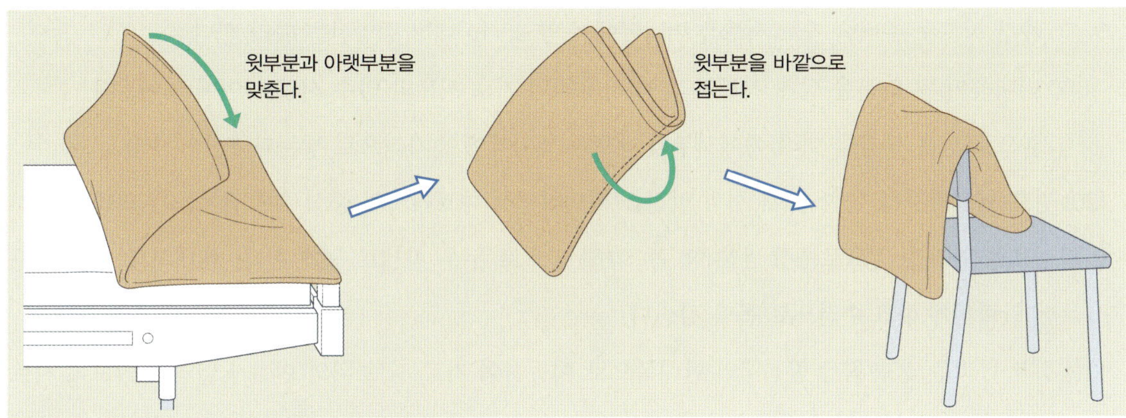

그림 2-B-38 담요의 네 모서리를 모아 의자 등에 건다.

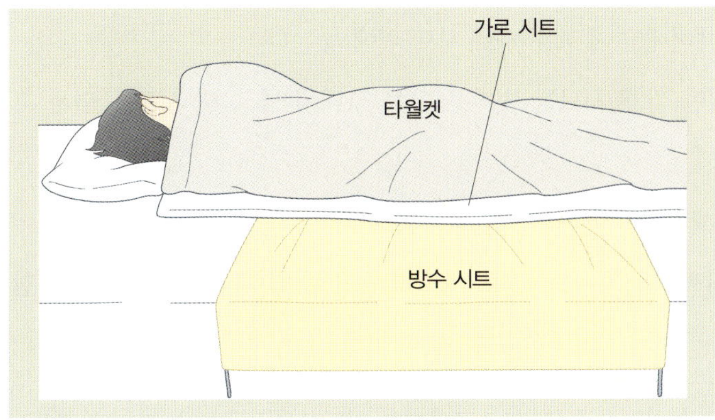

그림 2-B-39 가로 시트를 환자의 신체 쪽에 댄다.

포인트 • 환자를 안정시키고 떨어지지 않도록 하기 위해 엉덩이 부분을 뒤로 조금 당겨 기저면적을 크게 한다. 침대의 가운데에 환자가 있으면 작업이 어렵기 때문에, 환자의 안전과 작업의 효율을 생각한 위치에서 한다. 옆으로 눕는 자세가 무리한 환자는 반듯이 누운 자세로 침대의 가장자리로 이동시킨다. 환자의 신체는 침대 중앙보다는 침상 받침대의 반대쪽에 있어야 한다.(11)②

• 접착 롤러는 머리에서 발밑, 중앙에서 바깥쪽을 향해 민다. 방수 시트가 더러운 경우는 소독 약품 또는 물수건으로 닦아서 건조시킨다.(13)

(16) 매트리스 패드를 원래대로 놓고 그 위에 새로운 깔개 시트를 깐다.

　① 침대 정리와 같은 요령으로 중앙선을 매트리스의 중앙에 맞추어 앞쪽으로 시트를 펼친다.

　② 반대쪽이 되는 시트 부분은 구겨지지 않도록 접어, 먼저 사용하고 말아 넣은 시트 아래에 넣는다.

(17) 깔개 시트의 머리 부분과 옆면의 남은 부분을 매트리스 밑에 넣는다(그림 2-B-40).

(18) 방수 시트를 매트리스 아래에 넣는다. 방수 시트의 머리 쪽 천을 간호사의 어깨 폭 정도의 간격으로 두고, 충분히 당겨 매트리스 아래에 넣는다. 이것을 발밑 쪽으로 2, 3회로 나누어 순차적으로 실시한다(포인트 참조).

(19) 가로 시트를 깔고 매트리스 아래에 넣는다.

　① 중간 시트로 준비한 가로 시트를 머리맡에서 약 20cm 내려 중앙선을 따라 깐다.

　② 반대쪽이 된 부분은 깔개 시트와 같이 사용하던 가로 시트와 방수 시트 사이에 넣어둔다.

　③ 앞으로 남은 부분을 머리 쪽에서부터 매트리스 아래에 순차적으로 넣는다(포인트 참조).

(20) 간호사는 환자를 향한 쪽에 서서 안전을 확인하면서 매트리스의 중심부에 겹쳐놓은 리넨류를 지점으로 환자를 앞으로(침상 받침대의 쪽) 향해 옆으로 누운 자세로 눕게 한다. 베개의 위치를 바꾸어 안락하게 하고 수건으로 몸을 감싼다.

(21) 접착 롤러를 갖고 침상 받침대의 반대쪽으로 이동하여 가로 시트 위의 먼지가 날리지 않도록 시트를 좌우로 바짝 잡고 세탁물 부대에 넣는다.

(22) 새로운 가로 시트를 펴서 조심스럽게 환자 위에 놓는다.

(23) 접착 롤러로 방수 시트 위의 먼지를 떼어내고 새로운 가로 시트 위에 놓는다.

(24) 가로 시트와 마찬가지로 사용하고 있던 깔개 시트를 벗겨 세탁물 부대에 넣고 새 시트를 펼쳐 고무 시트 위에 놓는다.[23]

(25) 매트리스 패드와 매트리스의 먼지를 제거하고 원래의 위치로 되돌린다.

(26) 침상 받침대 쪽과 마찬가지로 깔개 시트, 방수 시트, 가로 시트의 순으로 매트리스 아래에 넣어 침

포인트 • 두 번째부터는 먼저 넣은 부분이 딸려 나오지 않도록 한다. 즉 매트리스 밑에 들어가 있는 손을 따를 수 있도록 하고 다른 손에 힘을 넣어 당기면 된다. 엉덩이 부분이 좀 많이 꺼져 있는 경우는, 엉덩이 부분의 위치를 먼저 당겨 매트리스 아래에 넣고 다음 양쪽을 넣는다.(18)
• 중심부에서 매트리스 아래에 넣고 손을 펴서 전체를 넣을 수 있지만, 이렇게 하면 시트 단이 모두 들어가지 않고, 결이 대각선 상태인 것이 많기 때문에 흐트러지기 쉽다. 또한 작업 자세도 힘이 들어가지 않아 불안정해지므로 주의한다.(19)③
• 각 시트는 환자의 아래가 된 부분이 느슨해지지 않도록, 섬유 방향으로 충분히 당겨 펴고 나서 매트리스 아래에 넣는다.(26)

---

23) 환자의 몸 위에 시트류를 놓아도 무겁지는 않지만, 환자의 상태에 따라 무리한 경우는 등 뒤에 둔다.

대를 만든다(p234 포인트 참조).

(27) 환자를 매트리스의 중앙에 반듯이 눕게 하고 환자복을 정돈한다.

(28) 베개 커버를 깨끗한 것으로 바꾸어 환자의 머리에 베개를 댄다(포인트 참조).

(29) 중간 시트로 시트를 잘 정리하여 환자에게 덮는다(그림 2-B-41, 포인트 참조).

(30) 중간 시트의 발밑 부분으로 환자의 신장에 맞춰 여분을 만들고 각을 만든다.[24]

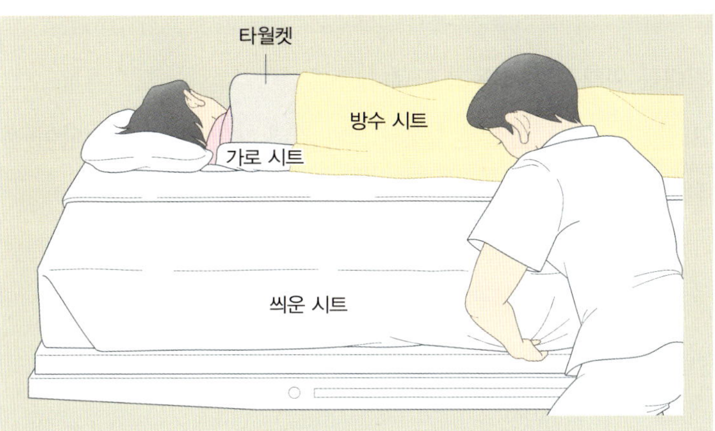

그림 2-B-40 씌운 시트의 머리 부분과 옆면을 매트리스 밑에 넣는다.

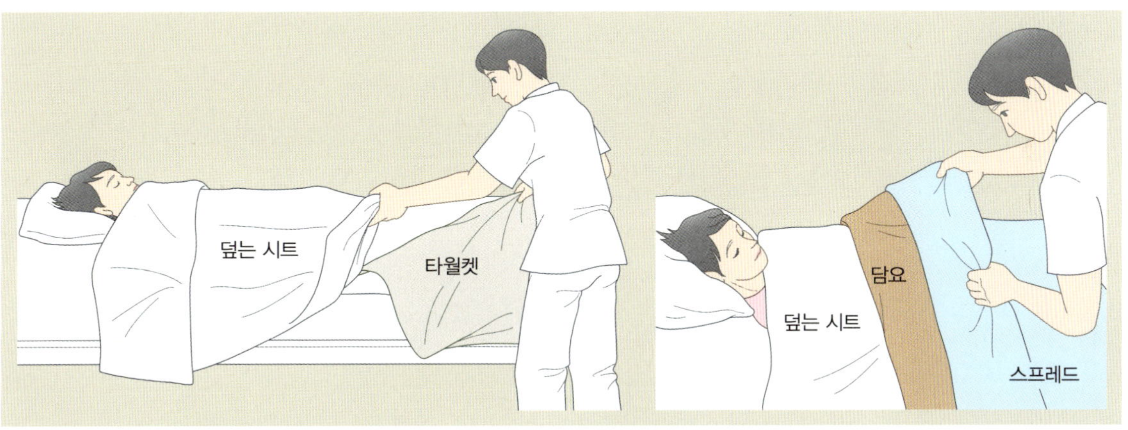

그림 2-B-41 중간 시트를 펼치면서 타월켓을 벗기고 담요에 스프레드를 씌워 목 언저리를 만든다.

<table>
<tr><td>

포인트 •겨울이나 실온이 낮은 경우에는 환자가 추위를 느끼지 않게 하기 위해, 베개를 바꾸기 전에 (29)~(32)의 과정을 먼저 해도 좋다(28).
•단의 넓은 쪽의 조금 여분을 접어 목 언저리를 만들고 수건

</td><td>

위에 감싸면서 타월켓을 벗긴다.(29)
•중간 시트, 모포, 스프레드의 발밑을 접어 돌리는 것은 매트리스의 머리에서 거리를 눈으로 짐작하여 실시한다.(31)

</td></tr>
</table>

---

24) 침상 받침대 쪽을 만들고 나서 반대쪽을 만든다.

(31) 담요와 스프레드를 덮고 스프레드는 담요의 목 언저리를 약 15cm 접어 넣어 깃을 만든다(그림 2-B-40 참조, p235 포인트 참조).

(32) 위 시트의 접어 넣은 부분에 스프레드로 감싼 목 언저리를 넣어 감싸고, 옷깃을 만들어 충분히 어깻죽지가 감싸졌는지 관찰한다.

(33) 다리를 압박하지 않도록 주의하면서 발밑에 담요·스프레드를 각각 넣는다.[25]

(34) 침상 받침대의 반대쪽으로 이동하여 목 언저리를 정돈하고 발밑을 덮은 시트·모포·스프레드를 매트리스 밑에 넣어 침대를 만든다.

(35) 오버 침대 테이블, 의자, 침상 받침대를 원래 위치에 놓고 끝낸다.

(36) 전체를 점검하고 환기를 확인하고 창을 닫는다. 침상 받침대와 오버 침대 테이블 위 등을 닦아 정리하고 환자가 사용하기 쉽도록 해놓는다.

---

25) 넣는 방법은 '닫힌 침대' 항목 참조. 중간 시트, 모포, 스프레드의 발밑 처리 순서는 씌우면서 하거나 나중에 해도 좋다.

3장 의생활

1 의생활에 관한 간호의 의의

인간이 다른 동물과 가장 다른 것 중 하나는 옷을 입는다는 것이다. 예로부터 '의·식·주'는 일상생활의 기본적인 것을 나타내는 단어로 여겨져 왔다. 옷은 인간만이 입으며 인간이 생활을 영위하는 데 빠뜨릴 수 없는 것이 되었다.

의생활이라는 말에서 '의'는 일반적으로 의류·피복·복장 등으로 불리는 것을 총칭한다. 의류, 즉 상의·바지·스커트·속옷 등은 인간이 일상생활을 영위하기 위해 입음으로써, 방한·신체 보호·장식 등의 역할을 한다. 방한·신체 보호의 역할을 하는 것 중에는 신발도 포함되므로, 이 책에서는 광의로서 의생활에 포함되는 신발에 대해서도 다루기로 한다.

간호의 대상이 되는 사람 중에는 질병이나 장애가 있어도 건강한 사람들과 마찬가지로 자립적으로 일상생활을 영위하는 사람도 있지만, 질병이나 재해 때문에 의생활에 지장을 받는 사람이 있다. 또한 유아처럼 스스로 옷을 선택하고 착용할 수 없는 사람은 간호사가 직접 도움을 주거나, 본인 또는 가족에게 지도할 필요가 있다.

일상생활에서 의생활에 관련된 구체적인 행위로는 의류 선택, 관리, 입고 벗기 등이 있다. 이러한 것은 간호사가 지원하게 되는데 다음과 같은 사항이 요구된다.

(1) 개별 대상의 상태를 종합적으로 판단하고 적당한 의류를 선택한다. 상태의 판단 기준이 되는 포인트는 다음과 같다.

　① 의류 착용의 목적(p238 참조)을 이룰 수 있다.

　② 치료 방침, 대상자가 갖는 증상이나 상태의 특수성을 배려한 것이다.

　③ 의류를 입고 벗는 동작의 안전과 안락을 예측할 수 있다.

　④ 의류 습관을 존중하고 경제적인 조건에 적당하다.

(2) 의류 관리에 대한 충분한 지식을 갖고, 대상자가 실시할 수 있도록 적절한 지식과 방법을 제공한다.

(3) 의류를 입고 벗는 데 필요한 과학적 지식에 근거한 기술을 숙련한다.

2 의생활에 관한 기초지식

A : 의류를 착용하는 목적

의류를 왜 착용하는가에 대해서는 예로부터 환경적응설, 방한설, 신체보호설, 이성에 대한 설, 수치설, 장식설 등 여러 가지가 있다. 이들을 종합하면 옷을 착용하는 목적은 다음 5가지 항목으로 생각할 수 있다.

(1) 보건 위생상의 요구를 충족한다. 생리 기능을 방해하지 않고 정상적인 상태를 유지하여 질병 예방, 건강의 유지·증진, 발육 촉진이 배려된 의류를 착용한다.

    ① 신체를 청결하게 유지한다: 피부의 생리 기능을 촉진하기 위해 피부에서 배설되는 수분 등의 물질을 흡수하는 소재로 만들어졌으며 항상 청결한 의류가 필요하다.

    ② 체온 조절을 한다: 인간 이외의 동물은 옷 대신 피부에 털이 있고 자연적으로 털갈이를 하여 체온을 조절한다. 인간은 의류를 입거나 벗고 의류 소재의 질, 모양, 매수를 고려하여 조절한다.

    ③ 의복 기후를 조절한다: 생리적으로 쾌적한 상태가 되기 위해, 온도·습도·기류 등 의복 기후를 적절한 상태로 조절한다. 이것은 생활 환경과 ②에서 언급한 소재의 질, 의류 모양, 매수와 관계가 크다.

(2) 외부로부터의 피해를 방지한다. 피부 표면을 오염시키는 먼지, 유해 물질의 부착, 외인적 상해, 빛·해충·열 등 외계의 위험인자로부터 신체를 보호하고 상해를 방지한다. 그러나 의류 자체가 병원체의 매개인자가 되거나 알레르기의 원천이 될 수 있으므로 주의한다.

(3) 심리적·정신적[26]만족을 얻는다. 미의식의 표현, 품위 유지, 자기 선택 등에 의한 만족감을 얻는다. 또한 착용 의류에 따라 타인의 말이나 태도에 영향이 나타나는 것 등을 고려하게 된다.

(4) 사회생활을 원활하게 한다. 가족이나 소속 집단(국가와 지역사회 포함), 기타 사회생활에 적합한 의류를 착용하는 것은 인간관계의 형성에 기여하고 사회생활을 원활하게 한다. 직업과 민족의상 등 관습에 따른 의복이나 유니폼 등 제복, 작업복은 직업과 직장의 표시(종별)이고 상징이다. 또한 행사나 슬픔의 장소에 어울리는 복장을 하는 것은 예의를 존중하고 사회생활을 원활하게 한다.

(5) 생활 활동을 기능적으로 실시하게 한다. 의류는 일상생활의 활동이나 개별 동작을 원활하면서도 기능적으로 실시하고 입고 벗는 동작을 용이하게 하는 기능이 필요하다. 따라서 의류 소재가 갖는 기능으로 보온성·통기성·유연성·신축성·내추성(주름이 잘 생기지 않는 성질)·강도 등이 요구되고, 너무 꼭 맞는 것이 아니라 여유 있는 크기가 좋다.

B : 요양생활을 배려한 환자복과 관리

1. 환자의 생활·생활습관을 배려한 환자복

환자 개개인은 건강 상태, 치료 내용에 따라 요양상의 생활 조건이나, 평소의 생활습관 등 여러 가지 사정과 조건을 가지고 있다. 환자의 의류, 즉 질병 요양 시 입는 환자복도 그러한 조건에 맞는 적절한 것이어야 한다.[27]

(1) 요양 상태에 적합한 환자복 환자의 요양 상태는 하루 종일 누운 자세를 취하는 사람, 주로 누워 있는 자세이지만 가끔 일어나는 사람, 거의 일어나 있는 사람 등이 있다. 일반적으로 환자복으로 잠옷을 착용하지만 주로 일어나 있는 사람의 경우는 일상생활을 원활하게 하기 위해 취침시간 이외에는 보통 낮에 입는 옷을 착용하는 것이 적당하다. 일어나 있는 사람은 외관뿐만 아니라 삶의 의욕을 높이기 위해서라도 침상을 떠날 때는 낮에 입는 옷으로 갈아입는 것이 바람직하다.

또한, 누워 있는 환자에게도 체위 변환과 침대를 벗어날 경우 움직이기 쉬운 파자마가 적절하고, 간호사가 모두 케어해야 하는 움직일 수 없는 환자는 입고 벗기에 대한 지원을 쉽게 할 수 있도록 전용 환자복이 적당하다. 이와 함께 환자의 심리적·정서적 상태를 고려하여 가능한 한 색상과 모양(디자인)이 고안된 청결한 것이 바람직하다. 또한 퇴색된 의류는 환자의 마음까지 울적하게 할 것이므로 배려해야 한다.

(2) 질병의 병태 생리와 기능 장애에 적합한 환자복 환자의 의류로 선택하는 이상 당연한 것이지만 그 사람의 질병에 대한 생리·병태를 알고 기능 장애의 유무와 그 종류(통증에 의한 동작 제한 등 포함)를 파악하여 환자복을 선택한다. 예를 들어, 습관적으로 잠옷에 굵은 끈 등을 매는 환자라도 심혈관 질환인 경우 신체의 압박을 피해야 한다. 또한 요실금이 있는 상태의 환자는 하체 드레싱을 하기 쉬운 상하 투피스를 권한다. 이와 같이 질병이나 증상에 따라 의류의 선택에 신경 쓸 필요가 있다.

통증 또는 사지 등에 기능 장애가 있어 동작의 제한이 있는 경우는 입고 벗기 쉽고, 장애 부위를 압박하지 않는 완만한 모양과 재질을 사용한다. 입고 벗기에 곤란한 경우에는 소매 끝과 겨드랑이의 솔기를 떼어 매직테이프를 붙이는 등 연구도 필요하다. 입고 벗기 곤란한 환자는 누운 자세의 환자뿐만 아니라 일어나서 일상생활을 영위하는 환자 중에서 뇌졸중 후유증이 있는 사람이나 신체 장애인도 많다.

(3) 생활습관을 존중한 환자복 이용 환자복은 각 개인의 일상적인 생활습관을 가능한 한 존중하는 것이 신체적·정신적으로 편안하다. 파자마를 입고 자는 습관을 가진 사람이 원피스 잠옷을 착용하면 익숙해질 때까지 어색하다.

(4) 생활 환경에 적합한 환자복 선택 병실의 실내 기후와 환자가 이동하는 장소의 온도·습도·기류는

---

27) 우지이에 사치쿠 : 간호 지원에서 본 의류와 선택, 간호연구 9(2): 17, 1976

의류의 질이나 양과 관계가 있다. 실내 온도는 적절해도 복도나 화장실의 온도가 낮은 경우 실외에서는 겉옷을 걸치고 나오도록 하고, 난방이 충분하지 않으면 병상에서 일어나 세면이나 화장실 볼일을 보는 것을 감안해 속옷을 착용하는 것이 적절한 경우도 있다.

(5) 경제적인 배려를 한다. 환자복은 소재나 디자인 등 종류도 많고, 그에 따라 가격의 차이도 크다. 경제적으로 무리가 없는 범위 내에서 조건에 맞게 종합적으로 환자복을 선택하는 것이 바람직하다.

2. 환자복의 소재·형태·색·모양

환자복은 환자 자신이 가져온 잠옷 등을 이용하거나 병원에 따라 전용 환자복을 사용한다. 의료기관에서는 수술이나 ICU(intensive care unit: 중환자실)·CCU(coronary care unit: 심장 중환자실) 등 집중 의료를 실시하는 환자에게만 치료상 필요에서 전용을 사용하거나 일회용 환자복을 사용한다. 또한 재활 단계의 환자는 트레이닝용 의류 등을 착용하고 재택 환자나 기타 환자는 누워 있을 때는 잠옷을 입는다.

병원에서 빌려주는 환자복과 환자복으로 사용하는 개인 잠옷은 간호사가 의생활 지원의 일환으로 소재·형태·색·모양 등을 지도하는 것이 바람직하다(표 2-C-1).[28]

(1) 소재	① 촉감이 좋은 것 ② 흡수성이 있는 것 ③ 피부를 자극하지 않는 것 ④ 체온 조절이 가능한 것 ⑤ 세탁이 쉽고 세탁해도 변질되지 않는 것
(2) 모양	① 입고 벗기 쉬운 것 ② 행동을 방해하지 않는 것 ③ 낙낙하고 편안한 것 ④ 옷매무새가 신경 쓰이지 않는 것 ⑤ 디자인이 단순하고 패션 감각이 있는 것 ⑥ 체위 변환이 편리한 것
(3) 색·무늬	① 편안하고 희망을 주는 것 ② 색이 변하지 않는 것 ③ 더러움이 눈에 띄는 것 ④ 관찰에 영향을 주지 않는 것

표 2-C-1 환자복으로서 잠옷의 조건

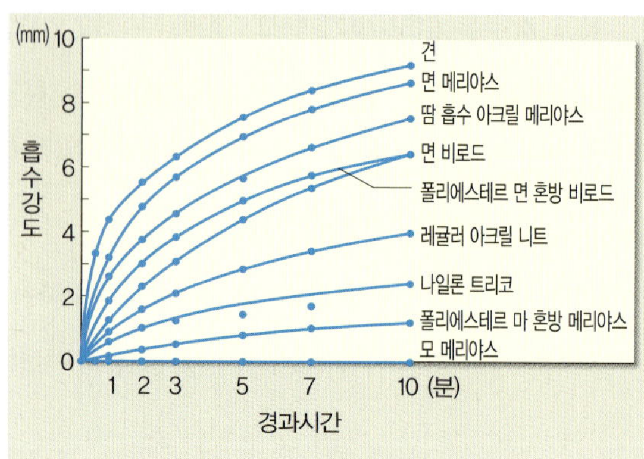

그림 2-C-1 옷감의 흡수강도(흡상법)

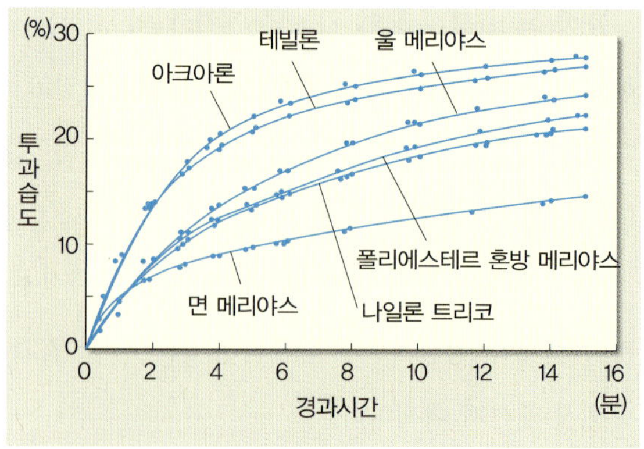

그림 2-C-2 속옷 소재의 흡습성

28) 우지이에 사치코: 간호 지원에서 본 의류와 선택, 9(2) :17~18 1976

a : 소재

의류는 입는 데 따라 몸과 옷 사이, 의복 사이에 공기층이 있어 외기의 온도·습도·기류를 조절한다. 옷과 신체 사이에 만들어지는 의복 기후[29]를 좌우하는 의류의 조건으로는 함기성·통기성·보온성·흡수성(그림 2-C-1)·투습성(흡습 방습성, 그림 2-C-2)을 들 수 있으며, 짜임새에 따라 다르기 때문에 소재를 선택할 때 이 점을 먼저 고려한다. 또한 옷은 직접 피부에 닿기 때문에 일회용 제품이 아니라면 땀이나 대사, 요실금 등으로 얼룩이 지는 경우 세탁에 잘 견딜 수 있어야 한다. 빨아서 줄어들거나 딱딱해지면 촉감도 나빠져 신체를 압박하기 때문에 바람직하지 않다. 또한, 풀을 먹이면 통기성이 나빠지고, 섬유가 딱딱해져 피부를 손상시킬 수 있다.

촉감은 가는 실로 짠 옷감일수록 좋고, 흡수성 등은 직물에 따라 조금씩 다르지만, 면직물이 속옷으로는 가장 적합하다. 나일론이나 아크릴은 동물성 섬유와 마찬가지로 고분자 질소 화합물로서, 제조 공정에서 사용되는 수산화나트륨·황산·초산·포르말린 등이 섬유 속에 남아 있거나, 정전기가 발생하거나 해서 피부를 자극하고 피부염을 일으키기도 한다. 피부에 미치는 영향을 피하기 위해 피부에 직접 닿는 의류는 세탁한 뒤 사용한다.

소재의 선택 방법으로는 이상 같은 의복 기후와 촉감·세탁 등 사항을 종합적으로 고려한다. 일반적으로 직접 피부에 닿는 환자복의 재료는 세탁해도 너무 딱딱해지지 않고 변질되지 않는 무명의 평직이나 메리야스 등 부드러운 천이 적당하다.

b : 모양

행동에 따른 피부 면적의 증가에 대한 실험 결과를 보면[30] 목 주위나 어깨 주위는 변화하지 않지만, 그 외는 최대 6%의 증가를 볼 수 있다고 되어 있다. 따라서 행동을 방해하지 않고, 낙낙한 모양의 것으로 하려면, 잠옷의 품은 체위 변환 시 옆으로 누운 자세에서 한쪽 무릎을 직각으로 구부려 다른 쪽 끝을 약간 뒤로 펼 정도의 여유가 필요하다. 따라서 옷은 목 주위가 너무 파이지 않고 품이 낙낙한 것이 적절하다.

체위 변환에 대한 지원은 스스로 할 수 없는 환자에게 실시하는데, 목 주위가 너무 크거나 옷매무새가 흐트러진 의류는 세탁이나 체위 변환을 할 때마다 의류의 느슨함이나 주름이 생기고, 매무새가 흐트러진 것을 고치기 위해서는 환자의 몸을 들어 정리해야 한다. 이는 간호사가 작업하는 데 부담도 크지만,

---

29) 이에 대해서는 많은 설이 있는데, 저자의 경험으로는 온도 32±1℃, 습도 50±10%가 적당하다고 본다. 단, 개인차가 있다.
30) 오하라 지로: 생활 속의 인간공학, p184, 실교출판, 1971

그 이상으로 환자의 고통도 크다. 또한 요실금 환자의 의류 교환을 생각하면, 분리형(상의와 스커트)을 많이 도입하는 것이 좋다.

환자복 모양은 신체를 압박하지 않고 체위 변환이 용이하며 입고 벗기 쉬운 것이 바람직하다. 또한 디자인에 대한 배려도 하는 것이 좋다. 신체에 기능 장애나 통증이 있는 경우는 환자 자신이 노력하거나 간호사가 도와도 옷을 입고 벗기 어려운 경우가 많다. 이러한 경우에는 솔기를 뜯고 매직테이프로 채워서 입고 벗기 쉽게 하는 방법도 있는데, 매직테이프 부분이 많으면 굽히는 데 제한이 있고, 테이프와 테이프 사이로 속이 보일 수 있어 주의한다. 특별한 기능 장애가 없으면 소매통이 넓은 둥근형 소매가 입고 벗기 쉽다.

c : 색·모양

병원에서 특별하게 지정하지 않는 한, 의류는 환자 개인의 습관과 취향에 맞게 편안한 색상과 무늬를 선택하도록 지도한다. 색깔은 변색이 없이 청결하게 유지하여 환자와 가족 등에게 낡았다는 인상을 주지 않도록 하고, 더러움이 눈에 잘 띄는 색이 바람직하다. 파랑 계통의 색은 환자를 관찰할 경우 안색이나 피부색에 반영되어, 피부가 파랗게 보이거나 옷에 묻은 혈액이 거무스름해져 정확한 색상을 구별하기 어렵다. 시트나 침구류에 흰색 또는 밝은 크림색 등을 이용하는 것이 환자를 관찰할 때 적당하다.

색조에 대해서는 정서와의 관계가 심리학적으로도 연구되고 있지만, 연구자에 따라 약간씩 차이가 있고 연령이나 성별, 유행에 따라서 사람들의 생각이 다르다. 그러므로 색이나 무늬를 선택할 경우에는 위의 사항들과 더불어 개인의 취향을 존중하고 함께 생각하여 선택한다.

이상으로 환자복의 조건을 3개 항목으로 나누어 설명했다. 의생활에 대한 환자의 욕구를 충족시키기 위한 연구와 실천이 앞으로도 과제로 남아 있다.

3. 의류·침구류의 관리

병원에서 사용하는 의류로는 각종 환자복·검사복·기저귀·기저귀 커버 외에도 직원의 유니폼이나 가운·수술용 가운 등이 있다. 일상의 환자복이나 유니폼 등의 천은 세탁하여 재사용하지만, 기저귀나 검사복·수술용 가운 등은 일회용 제품을 사용하는 경우가 많다. 또한 리넨류에는 침구로 사용하는 것, 각종 커버와 천·수건류 등이 있다. 이것들은 병원 전체에서 담당계가 세탁(직접 하는 것이 아니라 주로 임대나 위탁이 많다)이나 보관을 하고 있다. 각 병동과 소속(검사실과 수술실 등)에 필요한 침구류는 각 병동에서 보관하는 경우와 중앙 관리 등 시스템 관리를 하기도 한다. 병동에 보관되어 있는 리넨의 책임자는 간호사 반장과 주임인 경우가 많고, 정리는 간호조무사가 하는 경우가 많다. 그러나 간호사 모두가 항상 관심을 갖고, 수량의 확보뿐만 아니라 품질에도 유의하고 간호하는 사람의 입장에서 세탁·다림질·얼룩 등에 대해 알아채고 담당자에게 연락하는 등 항상 양호한 상태에서 환자에게 제공할 수 있도록 준비해두어야 한다.

또한, 잠옷이나 수건류가 환자의 사유물인 경우, 잠옷은 1~2일에 한 번은 교환하고, 더러워졌을 때는 즉시 교체하는 등 항상 깨끗한 것을 착용하도록 지도한다. 그러기 위해서는 환자·가족과 상담하여 여분을 2~3개 정도 준비하고, 더러운 것은 가능한 한 빨리 세탁하도록 지도한다.

C : 신발류

1. 신발의 사용

신발은 의복과 함께 사용하는 것으로, 광의의 의류 중 하나로 간주되기 때문에 이에 대한 기초지식을 설명한다. 환자의 신발은 예전처럼 슬리퍼나 이와 유사한 유형의 샌들 중심이 아니라 보행 시 넘어짐 방지용, 재활용 신발 등 다양화되고 있다.

신발의 역사를 보면 고대부터 발을 보호하는 것 외에 신는 사람의 신분을 상징하는 도구로 사용되었다. 현재는 다른 의류와 마찬가지로 발의 보호와 방한 등 환경에 대한 생리적 욕구, 운동이나 작업 등에 필요한 기능에 더해 장식의 역할을 하는 등의 사회생활을 영위하기 위한 심리 사회적 욕구에 따라 사용되고 있다. 한편, 현재도 맨발로 걷는 지역과 민족이 있어, 신발은 문화와 생활양식을 반영한다.

건강한 사람들에게도 걷는 것은 건강 유지와 증진의 관점에서 매우 중요하며, 개인에게 적합한 신발 선택이 요구된다. 이는 광의의 간호로, 용도에 따라 신발의 선택이나 사용방법에 대하여 지도·조언할 것으로 기대된다. 또한, 간호 업무를 효과적으로 실시하기 위해 간호사 자신이 좋은 보디 메커닉스로 간호할 수 있도록 적절한 신발을 선택하여 사용하는 것이 중요하다.

2. 건강의 관점에서 본 신발에 영향을 주는 요인

(1) 성장 발육·연령 발의 골격은 전체적으로 활 모양으로 굽어 있는데, 즉 족궁(족부 아치, arch of the foot)은 직립으로 이동할 때 땅에 대하여 탄력 있는 지렛대(leverage)로 기능한다. 그리고 발의 활 모양은 보행·주행 시 평평하지 않은 바닥에 스프링 기능뿐만 아니라 발바닥 부분의 혈관과 신경을 보호하는 역할을 한다.

> **스텝 업** 신발(footgear)은 〈고우지엔〉(제6판)에 따르면 조리·나막신·구두 등 발에 신는 것을 총칭한다.

족궁은 태어났을 때부터 존재하지만, 유아기에는 뼈와 관절이 완성되지 않은 상태이고 발바닥의 피하지방이 두껍기 때문에 외관상으로는 분명하지 않다. 족궁은 3세쯤 되면 뼈·인대, 근육 운동에 의해 형성·유지되어 알 수 있게 되고, 성인과 동일한 보행 패턴이 형성되는 6~7세에는 분명하게 인지할 수 있게 된다. 연령에 의한 영향은 개인차가 매우 크지만, 족궁을 지지하는 인대와 근육의 힘이 약해져 체중 부하에 견딜 수 없게 되면 횡족궁이 저하하여 평발이 되고, 보행 등에 의해 통증이 발생한다.

또한, 노화에 따라 무릎 관절과 발목 관절이 변형되거나 하지의 근력이 저하하면 자세는 직립에서 앞으로 비스듬히 기울어지는 자세로 변형되고, 걸음걸이는 뒤꿈치가 아닌 발가락으로 접지하기 때문에 넘어지기 쉽다.

(2) 발바닥의 길이·너비·둘레 발의 크기와 모양, 특히 신발은 발바닥의 길이(뒤꿈치 후단에서 가장 긴 발가락 끝까지의 거리)와 발의 둘레인 족위[31](가운데 발가락 마디 관절 주위의 길이)에 의하여 신발의 사이즈가 결정된다. 일반적으로 걸을 때는 앞발 부분으로 지면을 차며 발을 내딛는데, 이때 가운데 발가락 마디 관절이 지면을 확실히 파악하고 발등 쪽으로 충분히 늘어나기 위해서는, 신발 내부에서 발가락이 자유롭게 움직일 수 있어야 한다. 또한 앞발 부의 형태는 경사·사각·원형이 있는데, 이것은 발가락 길이의 차이에 따라 개인차가 크다.

(3) 질병·장애 뇌졸중 등 마비성 질환과 운동실조·불수의 운동을 동반한 신경근육 질환에서는 질병이나 장애 그 자체가 보행 능력에 영향을 미친다. 고관절과 무릎 관절의 퇴행성 질환은 질환의 진행과 함께 자세를 변화시키고, 류머티즘 관절염과 족부 질환은 족부 자체를 변형시킨다.

또한, 질병이나 장애는 신체 감각과 운동 기능을 변화시킬 뿐만 아니라 사고 능력과 활동 의욕에 영향을 주고 동작이나 보행 등의 능력을 저하시키는 요인이 된다.

(4) 사용하는 장소와 시간 신발의 종류와 재질은 바닥이나 지면의 상태와 상황, 그곳에서 어떤 체위로 어느 정도의 시간을 사용하는지에 따라 결정된다. 직립 자세나 의자에 앉아 있는 시간이 긴 경우에는 부종이 생기고, 기상 시에 비해 취침 시에는 발이 약 10~20% 더 커질 수도 있다.

(5) 기타 그 밖에 신발에 영향을 주는 요인으로서 생리적으로는 발바닥의 불감증설이나 땀에 의해 신발 내부가 불결해지기 쉽다. 또한 신는 사람의 활동량, 활동 내용, 그 지역의 기온이나 날씨 등을 포함한 기후도 건강이라는 관점에서 신발에 영향을 준다.

---

31) 발의 둘레는 위드(width)라고도 하고 JIS에 의해 남녀별로 발길이에 따라 정해져 있으며, A에서 6mm 단위로 E까지 넓어지고 EE, EEE, EEEE, F, G로 표시한다.

3. 신발을 선택할 때의 조건과 간호

간호 관점에서 신발을 선택할 때 필요한 조건과 지도를 위한 조언을 추가하여 설명한다.

(1) 성장 발육·보행 기능을 저해하지 않는다. 보행 기능이 발달하는 유아기부터 운동 기능이 발달하는 아동기에는 운동량과 활동량이 증가하고, 다리가 급격히 자라는 시기이기도 하다. 이 시기에는 신발이 발이나 발가락의 성장을 방해하지 않는 것이 중요하다. 발이 부드러운 2~3세경까지는 딱딱한 신발을 피하도록 한다. 걷기 시작하면 족궁을 지지하는 근육이 강해지기 때문에, 보행에 의해 가운데 발가락 관절이 발등 쪽으로 충분히 늘어날 수 있도록 하고, 발이 지면에 닿을 때 충격을 부드럽게 해주는 재질이 요구된다. 활동에 따라 충분히 신축성 있는 소재로 족부의 굴곡에 자연스럽게 맞는 신발을 선택한다.

아이에게 너무 작은 신발은 다리의 성장을 방해하고 너무 큰 신발 또한 신발 속에서 발이 미끄러져 발톱이나 발가락 끝을 다치게 하는 원인이 된다. 영유아 검진과 학교 보건에 종사하는 경우에는 아이의 신발 모양과 크기, 소재에 대해 필요에 따라 조언한다.

(2) 연령에 따른 변화를 고려한다. 노화에 따른 변화로 족궁 부위를 지지하는 근육과 인대의 기능 저하, 하지의 근력 저하, 무릎 관절과 발목 관절 연골의 변화에 따른 변형, 관절통이 생기는 경우가 많다. 따라서 앞쪽으로 굽은 자세가 되어 평지를 걸으면 넘어지는 일이 잦아진다. 신발은 가볍고 발바닥 부분이 너무 얇지 않으며, 족궁부를 지지하는 발등을 확실히 감싸는 타입이 요구된다. 족궁을 지지하는 타입의 안창을 사용하는 것도 효과적이다. 발등을 제대로 누르는 동시에, 상태에 따라서는 발가락 부분이 조금 올라가도록 조정한 신발이 적당하다고 할 수 있다.

입원을 하면 신발도 일상생활에서 신던 것과 다른 것을 사용하는 경우가 많고, 익숙한 신발이 아니기 때문에 사고가 발생할 수도 있다. 간호사는 환자의 상태 변화를 근거로 걷는 자세나 신발에도 주의하고, 필요에 따라 신발의 선택에 대해 조언한다. 또한 낙상을 예방하기 위해 신발을 바꾸거나 지팡이의 사용이 필요하다고 생각되는 경우에는 의사에게 연락하거나, 환자가 적절한 조치를 취할 수 있도록 지도나 조언을 한다.

(3) 질병이나 장애에 따른 영향을 안다. 질병이나 장애에 따라 보행 기능이 다르기 때문에 신발의 선택이나 사용방법에 대한 배려가 필요하다.

마비성 질환이나 신경근육 질환에서는 보행 능력의 유지·개선을 위해, 모양과 장구를 포함한 신발의 조절이 중요하다. 간호사는 일상생활의 보행 상태를 잘 아는 입장이기 때문에 훈련실에서 사용하는 신발이 일상생활을 하는 데 적합한지 관찰하고, 필요한 경우 의사 또는 장구 담당자와 상담한다.

또한, 나리의 판절과 족부 자제가 변형되는 경우에는 원인 질환과 관련헤 간호와 함께 보행 기능에 미치는 영향에 주의하고, 발 관리와 신발에 대한 연구로 보행 능력이 향상될 여지는 없는지에 대해서도 주의 깊게 관찰한다. 예를 들어 류머티즘 관절염의 치료가 진행되고 있어도, 발가락의 변형을 고려하지 않은 신발은 발바닥에 못이 박히거나 궤양이 생기는 원인이 된다. 이로 인해 보행 능력이 저하되는 일이 없도록 한다.

그리고 당뇨병의 합병증 등으로 족부에 지각마비 또는 말초신경 장애가 있는 경우에는 신발의 압박이 혈액순환장애를 일으킬 수 있으므로 매일 케어할 때 신발과의 관계에도 주목하여 족부를 관찰할 필요가 있다. 환자의 일상생활을 잘 아는 간호사는 환자가 족부나 보행 기능 자체에 변화를 초래하지 않는 경우에도 건강 상태와 활동 수준의 변화에 따라 다리의 기능 변화를 예측하고, 신발을 갈아 신는다는 관점을 가져야 한다.

(4) 사용 목적이나 사용 상황을 고려한다. 직립과 보행에 따라 족부에 가해지는 충격은 바닥이나 지면의 상태, 보행 시간에 따라 다르다. 가볍게 산책하는 것만으로 족부에 부담되는 하중은 체중의 약 20% 증가하고, 그 충격은 일반적으로 종부(복숭아뼈 부위)가 받지만, 나이가 듦에 따라 발가락으로 접지하게 되어 발의 앞부분이 충격을 받는다. 이것을 종합적으로 판단하여 사용 목적이나 사용 장소에 가장 적합한 신발을 선택하도록 한다. 일반적으로 방에서 신는 신발은 가볍고 신고 벗기 쉬운 신발이 적합하며, 야외에서는 족부를 감싸는 신발을 사용하는 게 적당하다. 신발은 기본적으로 가벼운 것이 바람직하지만, 족부의 충격을 부드럽게 하고 장시간 보행하기에 충분한 강도를 가지기 위해서는 어느 정도 무게가 있는 것이 좋다. 신발은 발에 밀착하는 것으로 다리에서 느끼는 무게를 줄이기 위해서 장시간 사용하는 신발은 발의 크기와 모양에 딱 맞는 것이 적당하다. 또한 서 있거나 의자에 앉아 있는 시간이 긴 경우에는 끈을 묶는 등 용적을 조절할 수 있는 신발이 바람직하다.

편마비나 하반신 마비 등으로 많은 시간을 휠체어에서 보내는 경우에는 신고 벗기 쉽고, 발의 크기가 커져도 대응하기 쉽도록 매직테이프를 사용한 신발을 사용하는 경우가 많다. 이런 신발의 경우는 매직테이프가 발 상태에 따라 적절하게 고정되어 있는지 반드시 확인한다. 또한, 자주 벗지 않는 경우 끈이 달린 신발을 신으면 자연스럽게 발이 붓는 것을 해결해주므로, 신을 때는 조금 불편해도 적당할 수 있다.

간호사는 환자의 1일 또는 일주일 생활 패턴을 알고 있으므로 사용 목적과 상황에 맞는 신발을 선택하도록 조언해준다.

(5) 기타 족부의 불감증설이나 발한은 활동량이나 기후, 정신 상태에 영향을 받고 습도가 높아지면 신발 안에 먼지와 미생물이 번식하여 불결해지고 냄새가 난다. 따라서 활동량과 기후에 따라 통기성이 뛰어난 신발을 선택하고, 신발 안의 습도가 높아지면 갈아 신을 수 있도록 1~2개 준비하는 것이 좋다. 중간에 갈아 신을 수 없는 경우는 몇 켤레의 양말을 준비하고, 땀이 나면 양말을 교환하는 것도 효과적이

다. 신발 내부의 습기를 잡기 위하여, 1~2주에 한 번 햇빛에 말리고 바람을 통하게 하여 내부를 닦거나 세탁한다.

3 의생활에 대한 지원-환자복 교체

스스로 입고 벗을 수 없는 경우 환자복을 교체하는 방법을 파자마(라운드 넥)를 예를 들어 설명해보겠다.

A : 환자복 교체의 목적

(1) 피부의 생리 기능을 양호하게 유지: 피부의 주된 기능은 보호·배설·체온 조절·감각이며, 그중 배설은 〈그림 2-C-3〉과 같이 땀이나 피지, 각질(하루 6~12g)에 의해 이루어진다.[32] 배설은 냄새를 동반하고 배설물에 오염된 환자복은 피부에 차갑게 느껴지며 체온조절 기능이 저하된다. 또한 오염에 의한 곰팡이의 발생이나 상주균의 병원성에 따라 피부 질환과 합병증을 가져오는 원인이 되기도 한다. 따라서 피부를 청결하게 하고 생리 기능을 양호하게 하기 위해 환자복을 교체할 필요가 있다.

(2) 질환으로 인한 땀이나 분비물을 제거한다(포인트 참조).

(3) 외부로부터의 오염을 제거한다(포인트 참조).

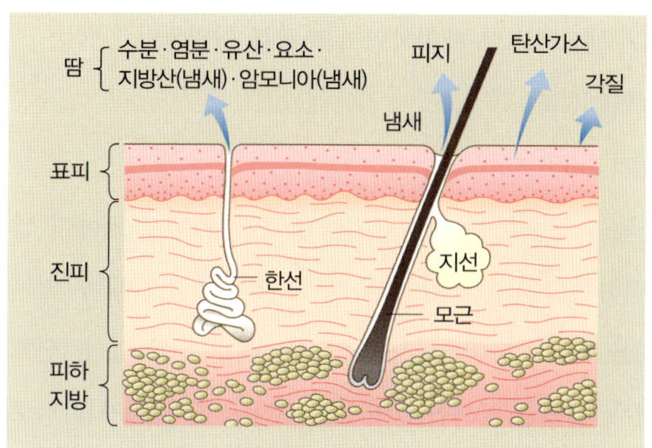

그림 2-C-3 피부의 구조와 배설

<table>
<tr><td>포인트 •건강할 때에도 땀이나 분비물은 있지만, 질병을 앓고 있을 때에는 그 양이 증가하거나 변질되기도 하고 환자복에 배어 흡수되기 때문에, 환자복을 교체하여 땀이나 분비물을 제거한다.(2)</td><td>•의류에 생기는 얼룩은 신체 자체의 오염과 외부에서 묻은 먼지, 음식을 먹다 흘려 발생하는 오염이 있다. 하루 종일 누워 있는 환자의 경우 환자복을 장시간 입어 더러워지기 쉽다.(3)</td></tr>
</table>

---

32) 각 부위별 피지 분비량에 따른 옷의 오염 정도를 보면, 목덜미 > 등 > 견갑 부위 > 유방 사이 > 허리 > 복부 > 다리 순서이다.

(4) 기분을 상쾌하게 한다: 기후가 습할 때는 오염되거나 때가 묻은 의류에서 냄새가 나고 불쾌해지기 때문에 자주 갈아입는다. 특히 목욕을 하지 못하는 환자에게 더러운 환자복은 매우 불편하고, 투병 의지는 물론 일상생활 전반에 영향을 주기 때문에 항상 깨끗한 환자복을 착용하여 기분을 상쾌하게 할 필요가 있다.

B : 환자복 교체 시 일반적인 유의사항

간호사가 환자복을 교체하는 경우는 스스로 갈아입을 수 없거나 시중이 필요한 환자가 대상이므로, 환자의 착·탈의 능력, 기능 장애, 동작 능력을 고려하여 다음과 같은 점에 유의하여 갈아입힌다.

(1) 불필요한 노출을 피해 환자가 수치심을 가지지 않도록 배려하며 보온에 유의한다.

(2) 교체하기 쉬운 형태와 재질의 옷을 선택한다.

(3) 입고 벗을 때의 안전과 안락을 도모한다.

　① 작업하기 쉬운 쪽에서 실시한다: 침대의 위치를 보고 작업하기 쉬운 쪽에서 실시한다. 파자마를 입었을 경우는 상반신을 지원해야 하므로 오른손으로 작업한다.

　② 장애를 가진 부위가 있는 경우는 장애가 없는 쪽부터 벗기고 장애가 있는 쪽부터 입힌다: 장애 부위를 안정시키고 조금이라도 통증을 완화하고 장애를 악화시키지 않도록 배려한다. 장시간에 걸쳐 말초에 주입 요법(점적 정맥 주사)을 시술받고 있는 경우에는 바늘이 꽂혀 있는 쪽을 아픈 부위라고 생각해, 그 부위의 안정을 유지하고 수액요법으로 관리하면서 교체를 지원한다.

　③ 환자의 체위가 안정된 상태에서 실시한다(포인트 참조).

　④ 관절과 큰 근육을 지지하면서 실시한다(포인트 참조).

(4) 환자의 협력을 얻는다: 갈아입히기 전에 환자복을 교체하는 목적과 방법을 환자에게 설명하여 납득시킨다. 또한 갈아입히는 도중에도 계속 설명하면 협력을 얻기 쉽다. 통증 때문에 거부할 수 있는데, 거부하는 행동이 심하면 갈아입히기 어려울 뿐만 아니라 환자의 안전을 해칠 수도 있다. 신체 움직임이나 사지의 움직임이 가능한 환자의 경우, 협력을 얻으면 갈아입는 시간이 줄어 환자의 피로가 적고 침상에서의 운동으로도 이어지므로 효과적이다. 환자에게 자신의 가능성을 알리고 정신적 안정에도 도움이 될 수 있다.

포인트 • 환자의 체위는 가능한 한 기저면적을 넓게 하고 중심을 낮추어 항상 지지하면서 실시한다.(3)③
　• 소매를 뺄 때는 손가락을 잡지 말고, 손목 관절(요골수근 관절)이나 팔꿈치 관절을 지지하면 팔 전체가 안정되어 작업하기 편리하다. 또한 환자에게도 불쾌감이나 불안감이 들지 않는다.(3)④

(5) 가능한 한 매일 갈아입고 더러워졌을 경우 바로 교체한다: 계절에 따라 다르지만, 피부의 땀이나 피지 배설 상태를 보고, 직접 피부에 닿는 환자복은 매일 갈아입도록 하는 것이 바람직하다. 특히 땀이 나는 경우, 땀의 고형 성분 중 약 $\frac{1}{4}$이 요소 등 유기물로서 약알칼리성이므로 곰팡이가 발생하기 쉽다. 또한 피지는 피부를 보호하지만 땀의 양에 비례하고 심신 상태에 따라 분비량이 증가하여 피부를 자극하거나 환자복을 오염시킨다. 따라서 땀이 많이 날 경우나 소변·대변·혈액 등으로 환자복이 더러워졌을 때는 생리적으로, 또한 환자의 정신적 안정과 상쾌함을 유지하기 위해서 즉시 교체한다. 병원에서는 일반적으로 2일에 한 번 갈아입도록 한다. 그러나 물수건으로 닦기만 하고 목욕이나 샤워를 할 수 없는 환자의 경우, 특히 여성은 생식기 등이 불결해지기 쉬우므로 속옷은 매일 갈아입게 한다.

C : 실시방법

실시할 때는 환자에게 설명하고 스크린과 커튼을 친 다음 아래와 같은 방법으로 실시한다.

■ 사용물품

- 교체할 잠옷[33]
- 타월켓 또는 면 담요(1장)[34]
- 세탁물 부대(필요 시)

1. 타월켓을 사용하지 않고 교체하는 방법

이 방법을 사용하면 몸에 걸치는 물건이 없어도 피부를 노출하지 않고 갈아입을 수 있기 때문에 신속하게 할 수 있다.

(1) 베개를 2개 이상 사용하는 경우 그중 하나로 한다(포인트 참조).

(2) 끈을 푼다.

(3) 갈아입을 잠옷의 앞판과 깨끗한 잠옷의 앞판을 겹쳐 간호사 쪽에 놓는다.

포인트 • 베개를 하나로 하는 것은 환자가 무리한 자세를 취하지 않아도 되고 조작하기 쉽기 때문이다.(1)

---

33) 잠옷이나 파자마 등. 파자마의 경우, 오염 상태에 따라 상의만 또는 바지만 교환하면 되는 경우가 있는데, 환자의 취향이나 여분의 개수를 고려하면서 가능한 한 상하의 모양이나 디자인이 일치하도록 배려한다.

34) 대형 목욕 수건을 사용해도 좋다

(4) 깨끗한 잠옷 밑에 겹쳐진 잠옷의 한쪽을 벗긴다.

　① 간호사의 손을 넣어 앞쪽의 앞판을 옷깃 아래에서 밑단 쪽으로 순서대로 옆으로 내리고 옷깃을
　어깨 쪽으로 끌어 올려 풀고 나서, 어깨 부분의 옷깃을 잡고 어깨 부분을 빙글 돌리듯이 하여 벗
　긴다(그림 2-C-4-(1), 포인트 참조).

　② 환자의 팔꿈치 관절을 간호사가 한 손으로 아래에서 지지하듯 잡고 다른 손은 팔목을 잡고 환자
　의 손에서 소매를 뺀다.

　③ 각질이 날리지 않도록 벗은 쪽의 앞판을 안쪽으로 말아 침대에 둔다.

(5) 깨끗한 잠옷을 벗은 쪽부터 입힌다.

　① 깨끗한 잠옷의 소매에 한 손을 넣어 환자의 손 관절과 팔을 아래쪽에서 잡고 환자의 팔을 소매에
　넣는다. 다른 손으로는 어깨 부분의 옷깃을 잡아당긴다(그림 2-C-4-(2)).

　② 옷깃의 위치를 확인하면서 앞판을 바르게 정리한다.

　③ 간호사는 침대 반대편으로 가서 양손으로 환자의 어깨와 엉덩이 부분을 손바닥을 펴듯이 넓게

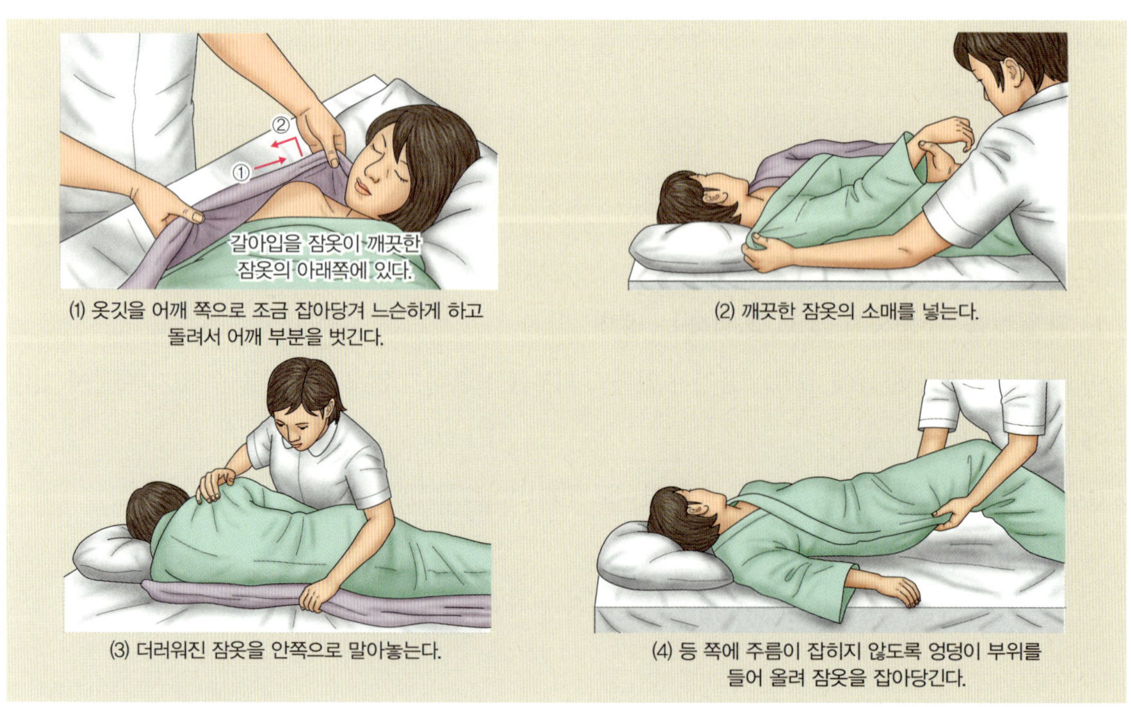

(1) 옷깃을 어깨 쪽으로 조금 잡아당겨 느슨하게 하고 돌려서 어깨 부분을 벗긴다.

(2) 깨끗한 잠옷의 소매를 넣는다.

(3) 더러워진 잠옷을 안쪽으로 말아놓는다.

(4) 등 쪽에 주름이 잡히지 않도록 엉덩이 부위를 들어 올려 잠옷을 잡아당긴다.

그림 2-C-4 환자복의 교체 1

포인트 ㆍ①의 방법으로 하면 직접 소매에서 팔을 뺄 때보다 어깨 관절의 움직임이 자유로워지기 때문에 다음 동작을 무리 없이 할 수 있다.(4)①

ㆍ더러워진 잠옷은 한 손으로 앞판과 뒤판이 환자의 몸에서 벗겨진다.(5)④

잡고, 환자를 앞쪽을 향해 옆으로 눕도록 한다.

④ 간호사는 한 손으로 환자를 지지하고 다른 손으로 더러워진 잠옷을 (4)③과 마찬가지로 안쪽으로 말아 침대 위에 내려놓는다(그림 2-C-4-(3), p250 포인트 참조).

⑤ ④와 동시에 깨끗한 잠옷을 내린다.

⑥ 깨끗한 잠옷의 등솔기(또는 뒤 중앙선)를 척추의 위치에 맞추고 아래가 된 앞판을 안쪽으로 말듯이 하면서 신체의 밑으로 가볍게 넣는다.

⑦ 환자의 어깨와 엉덩이 부분을 받쳐 조심스럽게 원래의 반듯이 누운 자세로 되돌린다.

(6) 잠옷을 벗기고 깨끗한 잠옷을 입힌다.

① 더러운 잠옷을 어깨부터 벗기고 소매를 한 손으로 잡은 뒤 다른 손은 환자의 팔을 잡고 소매를 빼서 세탁물 부대에 넣는다.

② 깨끗한 잠옷의 앞판을 펴서 옷깃을 맞추고 위치를 정돈한다(포인트 참조).

③ 환자의 무릎을 세우고 엉덩이 부분을 조금 들어달라고 하고 등솔기를 중심으로 가볍게 당겨 등 뒤의 주름을 편다(그림 2-C-4-(4), 포인트 참조).

④ 끈을 맨다(포인트 참조).

(7) 환자에게 착용감을 확인한다(포인트 참조).

(8) 모양을 확인하고 불편한 곳이 있으면 다시 정돈한다.

(9) 거는 물건을 원래의 위치로 되돌린 다음 스크린을 걷고 세탁물을 마무리한다.

2. 파자마(라운드 넥)-수건을 이용해 실시하는 경우

(1) 타월켓을 덮고 덮었던 침구를 발밑에 접어놓는다(포인트 참조).

(2) 상의를 벗긴다.

타월켓 아래에서 수행하는 것이지만, 보기 쉽도록 그림에서는 타월켓을 벗은 상태로 설명한다. 수

포인트 •오른쪽 앞판을 아래로 하고 왼쪽 앞판을 위로 한다. 반대로 하면 사망 시 입히는 방법이 되므로 주의한다.(6)②
•환자가 무릎을 세우거나 엉덩이 부분을 세울 수 없는 경우는 발밑에서 등솔기를 중심으로 당기고 어깨와 엉덩이 부분을 옆으로 조심스럽게 잡아당겨 편다.(6)③
•끈은 반드시 옆으로 묶는다. 아래위로 하는 것은 사망 시 묶는 방법으로서 환자가 걱정할 수도 있으니 실수하지 않는다.(6)④
•의식이 없는 환자의 경우 압박 부위나 주름이 있는 부분이

없는지 확인한다.(7)
•환자의 피부를 직접 노출시켜 추위를 느끼거나 수치심을 갖지 않게 하기 위하여, 수건이나 면 담요를 걸치고 실시한다. 이불을 덮은 상태로 교체하면 무겁고 작업하기 어렵기 때문이다. 방법은 리넨 교체와 마찬가지로 수건을 걸치면서 덮었던 침구를 발밑으로 민다. 수건을 이용하지 않는 경우는 중간 시트만 걸치고 다른 것은 접어(부채처럼 폭을 좁게 축소) 발 아래에 두어도 좋다.(1)

건으로 대신하거나 부분적으로 대형 목욕 수건을 이용해도 좋다.

〈방법 1〉

① 간호사 쪽 환자의 무릎 관절을 약간 세워 구부리고 상의 자락을 올리고 간호사의 한쪽 손을 안쪽에 넣어 환자의 팔을 지지하면서 앞으로 당긴다. 간호사의 다른 쪽 손으로 팔목을 잡고 가볍게 당겨 환자의 손을 소매에서 뺀다(그림 2-C-5).

② 반대편으로 가서 다른 쪽 소매도 ①처럼 하여 벗긴다.

③ 뒤통수를 한 손으로 받치면서 다른 손으로 상의를 머리부터 벗긴다(포인트 참조).

〈방법 2〉

① 침대의 철제를 올리고 반좌위를 한다.

② 환자는 팔을 양쪽 모두 세운다.

③ 간호사는 한 손으로 환자의 상반신을 일으키면서 입은 옷의 옷자락을 올려 환자의 머리 위로 벗긴다.

④ 양손을 동시에 소매에서 뺀다.

(3) 깨끗한 옷을 입힌다.

〈방법 1〉

① 깨끗한 윗옷의 옷자락을 끌어당겨 뒤통수를 받친 상태에서 얼굴에 걸리지 않게 넣고 옷깃을 펴면서 머리를 통과시킨다.

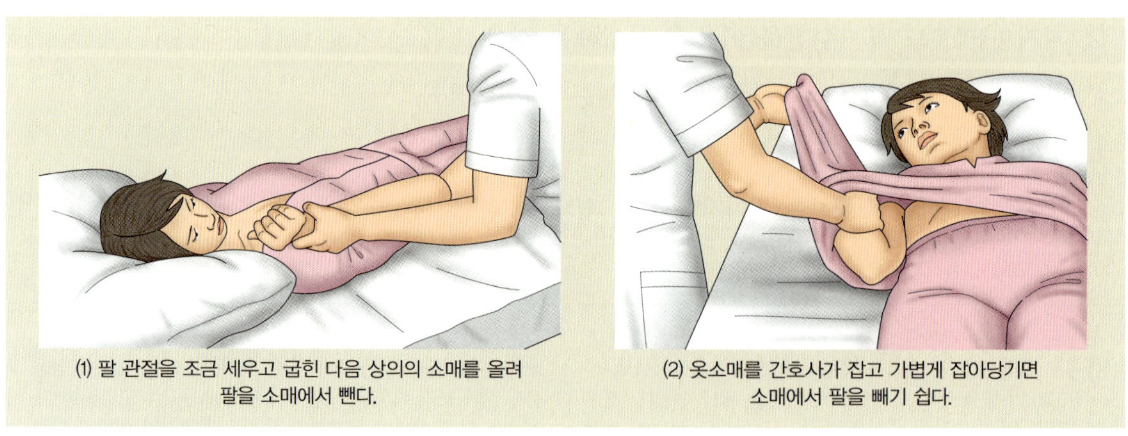

(1) 팔 관절을 조금 세우고 굽힌 다음 상의의 소매를 올려 팔을 소매에서 뺀다.

(2) 옷소매를 간호사가 잡고 가볍게 잡아당기면 소매에서 팔을 빼기 쉽다.

그림 2-C-5 환자복의 교체 2

> **포인트** •얼굴에 닿지 않도록 옷깃을 양손으로 펴면서 먼저 안면을 통과시키고, 한 손으로 뒤통수를 지지하고 다른 손으로 상의 전체를 벗겨도 좋다.③

② 소매를 손목 부분을 끌어올려 간호사의 손을 넣어 환자의 손을 잡아 통과시킨다.

③ 무릎을 세우고 엉덩이 부분을 들어 겉옷자락을 당긴다(포인트 참조).

〈방법 2〉

침대 철제를 올린 상태로 입힌다. 탈의와 반대 순서로 실시한다.

(4) 바지를 벗긴다.

① (3)의 ③과 동시에 바지를 엉덩이에서 대퇴부로 내린다(그림 2-C-6).

② 양 무릎을 통과시켜 한쪽 발씩 지지하면서 뺀다.

(5) 깨끗한 바지를 입힌다.

① 깨끗한 바지의 앞뒤를 확인하고 옷자락을 끌어당겨 한쪽 다리씩 지지하며 넣는다.

② 무릎을 세우고, 엉덩이 부분을 들어 올려 바지를 완전히 입힌다.

(6) (5)의 ②와 동시에 윗옷·바지 모두 신체의 아래에 있는 부분이 느슨해지거나 주름이 없는지 확인하
고 있으면 정돈한다(포인트 참조).

(7) 타월켓을 걷으면서 침구를 덮고 뒤처리를 한다.

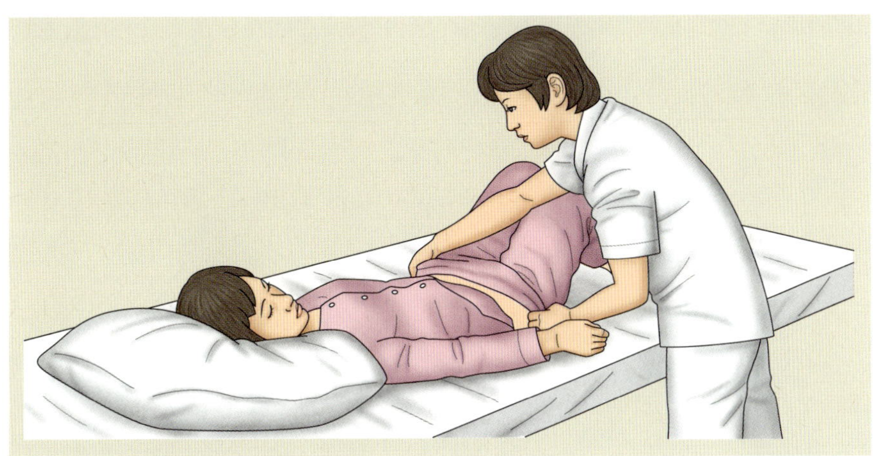

그림 2-C-6 환자복의 교체 3

<table>
<tr><td>포인트 •엉덩이 부분을 스스로 들 수 없는 환자의 경우는 한 손으로 엉덩이를 들어 올리고 다른 손으로 잡아당긴다. 엉덩이 부분이 무거워 들리지 않을 때는 간호사를 향해 옆으로 눕게 하여 한 손으로 환자의 몸을 받치고 다른 손으로 옷자락을 잡아당긴다.③</td><td>•편마비가 있어 무릎을 세우고 허리를 들기 어려운 환자와 윗옷이 긴 경우는 바지를 벗은 다음 윗옷을 벗기 위해 옆으로 누운 자세를 했을 때 등을 펴게 한다. 이렇게 해야 환자와 간호사의 동작수를 줄이고 편안하게 실시할 수 있다.(6)</td></tr>
</table>

4장 신체의 청결

1 신체의 청결에 관한 간호의 의의

신체를 청결하게 유지하는 것은 생리학적으로도 일상생활 습관에서도 필요하다. 일반적으로 일상생활을 하는 사람은 개개인이 생활습관에 따라 신체를 청결하게 하다. 그러나 환자는 질병이나 장애 때문에 건강했을 때처럼 스스로 신체를 청결하게 유지할 수 없는 경우가 많다.

신체를 청결하게 하면 피부·점막 등 신체 표면의 기능과 그 부분에 관련된 기관을 정상적으로 유지할 수 있다. 간호에서 청결의 목적은 신체가 오염 없이 깨끗한 상태, 위생적인 상태, 병원성 미생물이 부착되지 않은 상태를 유지하기 위한 것이다. 또한 신진대사를 높여 순환 기능을 개선함으로써 상쾌함을 느끼고 기분이 좋아지며, 정신적으로 릴랙스시키는 것도 목표 중 하나이다.

구체적으로 신체의 청결은 몸이 외계와 접하는 표면, 즉 피부·점막·모발 등에서 먼지를 제거하는 것이다. 더러움의 원인은 사람의 신진대사에 의해 발생하거나 분비된 것 그리고 밖에서 달라붙은 것이다. 이때 간호의 의의는 스스로 신체를 청결하게 유지할 수 없는 환자의 청결에 유의하여 신체적으로도 정신적으로도 안전하고 안락하도록 지원하는 것이다.

2 신체의 청결에 관한 기초지식

A : 피부의 구조와 기능

1. 구조

피부는 표피와 진피로 구성되어 있으며, 그 아래에 피하조직이 있다. 표피와 진피의 경계는 파형으로 명확하게 분리된다(그림 2-D-1).

표피가 분열증식한 세포는 점차적으로 핵을 잃으면서 표면으로 이동하고 평평한 각질층이 되어 피부 표면에서 탈락한다. 이것이 흔히 말하는 '때'다. 또한 심층의 세포 사이의 틈새가 미로를 만들고 여기에

스텝 업 청결(cleanliness, neatness, purity(pureness))은 〈고우지엔〉(요약 6판)에 따르면 "먼지가 없고 깨끗한 것, 위생적인 것, 인격과 품행이 맑고 깨끗한 것"으로, 물질적·신체적인 의미뿐 아니라 정신적인 의미로도 사용된다.

진피의 혈관에서 삼출한 액이 가득 들어 있다. 그러나 이 틈새는 점점 좁아지고 각질층에서 떨어지기 때문에 피부 표면이 건조해진다. 표피 심부의 수분은 각질층을 수증기가 되어 통과하고 분산된다. 이것이 곧 '불감증설'이다.

진피에는 피부 표면에 평행하게 퍼져 있는 많은 혈관 망이 있고 혈관은 표면에 가까울수록 가늘어진다. 진피 아래에는 피하조직이 있고 피부의 부드러움이 유지된다.

피부의 부속기관은 모발·지선(피지선), 땀샘(에크린샘과 아포크린샘)으로 진피 속에 있고, 일부는 피하지방층까지 뻗어 있다. 또한 모발은 피부 표면에서 외부로 자라고, 땀샘은 표피를 통해서 피부 표면에 모공으로 남는다.

2. 기능

(1) 보호작용 화학적 장애에 대해서는 피부 표면의 땀과 피지 분비에 따라 이들이 섞인 얇은 막(피지막)이 약산성(pH 4.5~6.5)이기 때문에, 알칼리성을 중화하는 능력(중화 능력)을 갖고, 각질층의 케라틴은 산·약알칼리·물·유기용매에 저항력을 나타낸다.

물리적 장애에 대하여 각 조직의 섬유, 탄력성에 의해 신체 내부를 보호하고 표피·피하지방·모발은 충

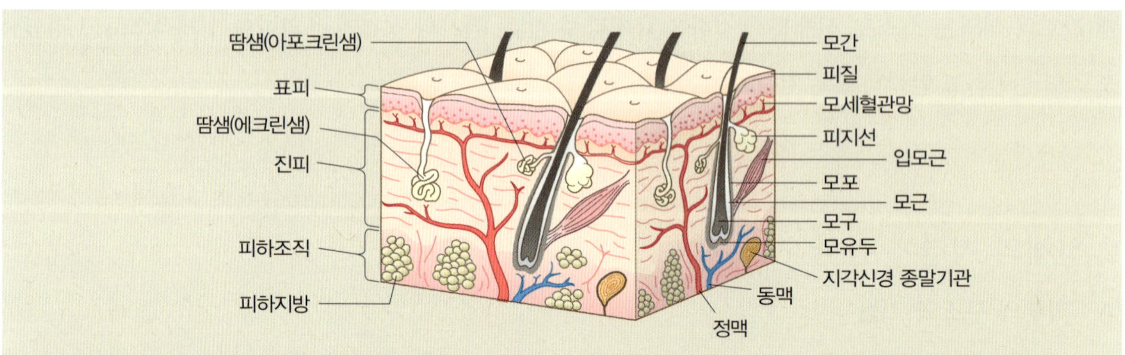

표피의 두께는 손바닥과 발바닥은 0.5~1.3mm이고 나머지 부분은 0.1~0.15mm이다. 표피층은 편평한 세포가 여러 겹으로 겹쳐 있고 혈관과 신경은 없다. 심층은 위에서부터 각질층·투명층·과립층·유극층·기저층이고 타원형의 세포로 끊임없이 세포분열하고 있다.
진피의 두께는 2.0~4.0mm이고 탄력성이 있는 망의 섬유로 액체가 채워져 있다. 피부에 닿았을 때 부드러운 탄력성을 느끼는 것은 이 때문이다.
피부의 부속기관은 모발·피지선·땀샘(에크린샘, 아포크린샘)으로 진피 속에 있고 일부는 피하지방층까지 뻗어 있다. 또한 모발은 피부 표면에서 바깥으로 자라나고 땀샘은 표피를 통해 피부 표면에 모공으로 남아 있다.

피지선은 1cm²당 평균 100개 정도가 있는데 손바닥과 발바닥에는 없고, 얼굴 특히 이마와 코 주위에 많으며 크기도 크다.
땀샘 중에 에크린샘은 진피의 아래층에 있고 피부 표면에 모공이 열려 있다. 머리·안면·손바닥·발바닥 등에 특히 많다. pH 4.5~6.5의 약산성으로 수분 약 99%, 염분 0.2~0.5%, 유산 0.1%, 나머지는 요소이다. 발한은 정신적인 영향에 따라서도 크게 차이가 난다.
아포크린샘은 털과 같이 있어 배설구는 모발과 같은 모양이며 겨드랑이·유륜·음부 등에 있다. 약알카리성으로 철분과 단백질이 많고, 지방산과 암모니아에 의해 산화하여 버터 냄새가 난다.

그림 2-D-1 피부 단면(모식도)

격에 완충작용을 한다.

피지막은 산성이고 각질층이 건조하기 때문에 세균의 발육을 저지한다. BCG 등의 항원을 피부에 접종하여 면역체를 만드는 성질도 있다.

광선에 대해서는 산란과 흡수를 통해 신체 내부에 미치는 영향을 방지하고 햇빛에 노출되면 피지 중의 프로비타민D(에르고스테린과 그 유도체)가 비타민D를 만든다.

(2) **지각작용** 촉각·온각·냉각·통각이 분포되어 있고(그림 2-D-2) 자극이 뇌에 전달되어 반응한다. 전신에 평균 1cm²당 촉점은 약 25, 온점은 1~2, 냉점은 약 25, 통점은 100~200로 통각이 가장 예민하고 온각이 가장 무디다(포인트 참조).

(3) **체온조절 작용** 피부는 열의 불량도체이기 때문에 신체의 열 분산을 방지하고 외계의 온도가 직접 신체에 주는 영향을 방지하는 역할을 한다(포인트 참조).

(4) **분비·배설 작용** 피지선에서 피지, 땀샘에서의 땀에 의해 피부나 모발의 표면은 건조하지 않고 유연성을 얻을 수 있다. 피지나 땀은 외계의 수분이나 유해 물질의 침입을 막고, 반대로 체내의 유해 물질을 어느 정도 땀이나 피지와 함께 분비하여 제거한다.

(5) **흡수작용** 피지 등 피부 표면의 지방 성분을 제외하면 각질층의 산성도가 낮아져 흡수가 쉬워진다. 유지류의 흡수는 동물성 > 식물성 > 광물성 순이다. 그러나 돼지비계·올리브오일이라도 약 15%밖에 흡수되지 않고, 그것도 표피에 흡수될 뿐 내부에는 침투하지 않는다. 바셀린·유동 파라핀은 거의 흡수되

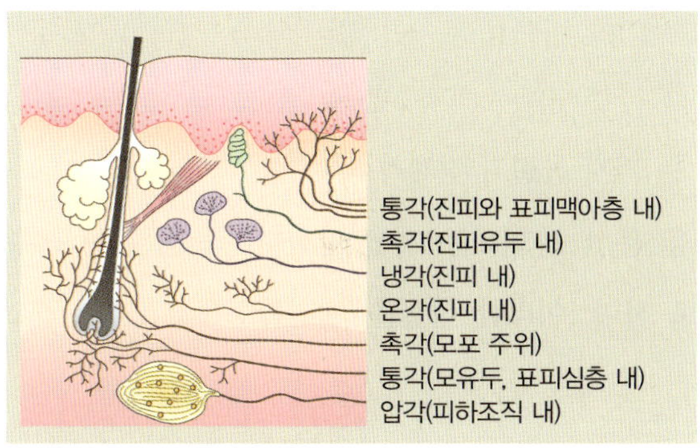

그림 2-D-2 피부의 지각신경종말

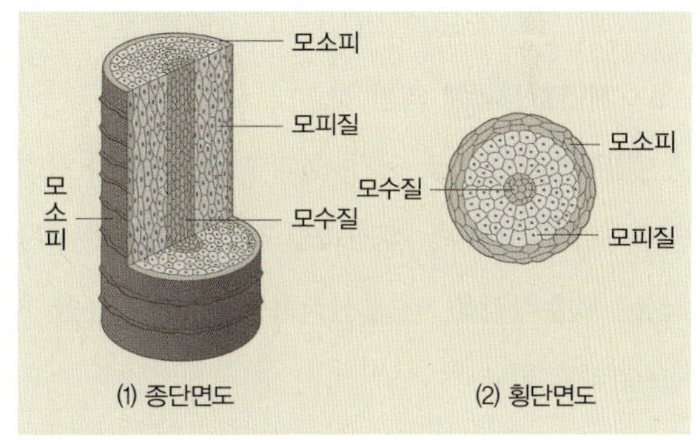

그림 2-D-3 모발 단면(모식도)

지 않는다.

(6) 기타 피부는 햇빛을 받아 비타민D를 만들거나 극히 적은 호흡작용과 항체 생산작용을 한다.

B : 모발의 구조와 기능

털은 손바닥·발바닥·입술·음부의 일부를 제외한 전신의 피부를 감싸고 있으며, 체표면의 보호와 체온의 보존이라는 역할을 한다.

털은 황을 포함한 단백질인 케라틴으로 구성되며, 〈그림 2-D-3〉의 종단면에 나타난 것과 같이, 장축의 방향으로 세포가 결합하여 24~50도 각도(첩모 제외)로 나열해 있다. 중심에 모수질, 그 주위에 모피질이 있고 바깥쪽을 모표피가 감싸고 있다.

피부 표면에 나와 있는 부분은 '모간'이며, 피부의 내부에 있는 부분은 '모근'이라고 한다. 모근의 하단에 부풀어 있는 '모구'에는 진피가 들어가 '모유두'를 만들고, 거기에 털의 영양을 공급하는 혈관과 신경이 있다.

C : 클렌저의 작용

클렌저는 물체의 표면에 부착한 물질을 화학적·물리적으로 제거하고 표면을 깨끗이 하기 위해 사용한다. 클렌저는 계면활성제에 의한 것과 용제작용에 의한 것 등이 있으며, 전자를 세정제 또는 세안제라 한다.

a : 계면활성제에 의한 것

계면활성제란 물과 공기, 물과 기름, 기름과 용기 등 두 가지 물질의 경계가 되는 면, 즉 계면에 침투·침수하여 흡착하여, 계면(표면) 장력을 낮추는 부착물을 분산·유화하는 것을 말한다. 즉 침투 → 침수 작용 → 흡착작용 → 분산작용 → 유화작용을 차례로 하며, 이러한 성질을 '계면활성제(surface active agent)'라고 한다.

비누는 가장 뛰어난 계면활성제이고 세정작용은 일반적으로 계면활성 작용과 기계적 작용, 전기작용의 결합 효과가 있다고 한다. 신체의 목욕과 물수건으로 닦는 것은 앞의 두 가지 작용이 크다.

> **스텝 업** 비누의 분자구조를 기초로 하여 세제 외에도 화장품·살충제·식품·의약품 기타 수천 종의 합성 계면활성제가 있다. 계면활성제의 분자구조는 탄소와 산소 원자로 이루어진 '친유기'와 산소·황·금속원자를 포함하는 '친수기'로 되어 있다. 이렇게 서로 다른 성질을 가지는 부분으로 구성되어 있는데, 친유기는 피지나 더러움에 부착하고 친수기는 물에 용해된다. 이러한 특성에 따라 세제가 얼룩을 제거하는 것이다.

■ 피부의 오염과 계면활성(피부의 오염을 제거하는 이유)

비누에 따뜻한 물을 묻혀 수건에 대고 칠하면 수건의 표면에 비누 수용액이 생긴다. 이 수건으로 피부를 닦으면, 비누 수용액은 표면장력이 작기 때문에 더러운 얼룩이나 때 속에 충분히 침투하여 오염물을 팽창시키고 작게 분해한다.

비누는 피부의 표면에 침투하여 때에 친유기를 흡착하고 때와 비누가 서로 위치를 바꾼다. 그러면 때는 피부에서 떨어져 비눗물 속으로 흩어져 유화하므로 세척이 되는 것이다. 수건으로 가볍게 문질러 닦으면 기계적 작용으로 분산·유화를 도와 쉽게 제거할 수 있다.

피부 표면은 약산성이기 때문에, 비누가 중성이나 피부와 같은 약산성이면 각질층의 화학 변화가 일어나기 어렵다. 그러나 피부를 청결하게 하는 목적 중에는 노화한 각질층과 땀이나 지방 등 때를 제거하기 위한 것도 있고, 각질층은 약알칼리 용액에 녹기 쉽기 때문에 약알칼리성 비누가 세제로서 효과가 가장 좋다.

지방이 적고 건조하기 쉬운 피부의 경우 피부염을 일으키므로 알칼리성 비누나 탈지력이 강한 중성 합성세제는 사용할 수 없다. 또한 비누는 경수에서는 세정 효과가 나쁘기 때문에 비누와 합성세제를 조합한 복합성 비누를 사용한다.

■ 두발의 세정제

두발을 청결하기 위해 머리를 감을 때는 고급 알코올계와 비누계의 샴푸를 주로 사용한다. 또한 머리를 감을 때 샴푸 후 모발에 유연성과 광택을 주기 위해 헤어 린스를 사용한다(포인트 참조).

b : 용제에 의한 것

유성인 오일은 용제작용을 하는데 그중에서도 특히 올리브오일은 비누나 기타 세제를 이용할 수 없을 때나 찌든 때 등에 사용한다. 용제를 피부 표면에 얇게 바르면 때가 클렌저의 유성 성분에 용해되고, 클렌저 속의 수분이 수용성 때를 녹이면서 세정제 속에서 분산된 상태가 된다.

피부 표면의 지용성 또는 수용성 얼룩은 모두 세정제로 옮겨가므로, 세정제를 거즈나 탈지면으로 닦아내면 피부가 깨끗해진다. 올리브오일을 탈지면에 묻혀 피부를 닦는 오일 목욕이나 클렌징 크림을 사용하는 것은 이러한 효과를 이용하는 것이다.

콜로이드(colloid)는 분산 입자 1~수백nm 정도의 크기로 흡착성이 있다. 가루비누는 피부에 자극이 거의 없는 각종 콜로이드 물질을 배합하여, 피부의 더러움이나 지방을 흡착하는 작용을 하므로 이것을 닦아내면 깨끗해진다. 따라서 가루비누는 피지를 너무 말끔히 제거하지는 않기 때문에, 피지 분비가 적어 건조해지기 쉬운 피부를 세안하는 데 적합하다. 옛날에는 여자들이 쌀겨와 팥가루 등을 식물성 가루비누로 사용하기도 했다.

3 신체의 청결에 대한 지원

신체를 깨끗하게 하기 위해서는 여러 가지 방법이 있다. 그 방법은 부위에 따라 다르지만, 건강 상태와 장애 정도 등을 종합적으로 판단하여 실시해야 한다.

〈표 2-D-1〉는 신체 부위를 피발두부, 피부, 점막으로 크게 나누어 청결을 유지하는 방법을 나타낸 것이다. 피발두부, 즉 모발과 두피의 청결은 세발에 의한 유지하지만, 머리를 감을 수 없는 경우는 물수건으로 닦아 깨끗이 하는 등의 방법을 사용한다. 피부를 청결하게 하는 방법으로는 목욕·샤워·물수건 세정 등이 있으며, 온몸을 동시에 씻기 어려운 경우에는 부분적으로 실시한다.

부위		실시방법	건강한 사람	환자	비고
모발과 두피		머리 감기·물수건·머리 묶기(브러싱을 포함)	◎ 머리 감기	◎ 세발 ◎ 머리 묶기 ○ 물수건	
피부	전신	목욕·샤워·물수건	◎ 목욕 ○ 샤워　물수건	◎ 목욕 ○ 샤워　물수건	다리 이외의 부분
	상반신	물수건	○ 물수건	◎ 물수건	다리+엉덩이·복부(좌욕은 제외)
	하반신	목욕·샤워·물수건		◎ 목욕　샤워	
	안면(목 포함)	세면·물수건	◎ 세면　물수건	◎ 세면 ○ 물수건	
	가슴	물수건		○ 물수건	
	복부	물수건		○ 물수건	
	등	물수건	땀이나 더러워진 경우에 실시	◎ 물수건	
	팔	물수건·손 씻기		○ 물수건　손 씻기	
	다리	목욕·샤워·물수건		◎ 물수건	
	발	발 씻기·물수건		◎ 발 씻기 ○ 물수건	
점막 기타	구강	브러싱·양치질·세정·물수건	◎ 브러싱 ◎ 양치질　세정	◎ 브러싱·양치질 ○ 물수건　세정	물수건은 거즈나 면봉으로 한다.
	음부	세정·물수건	전신과 함께 한다.	○ 세정 ○ 물수건	

표 2-D-1 부위별 청결 방법
[주] ◎는 매우 많이 하는 것, ○은 많이 하는 것을 나타낸다.

Ａ : 두부 청결

모발과 두피를 청결하게 하는 방법은 머리 감기가 중심이 된다. 목욕이나 샤워가 가능한 경우에는 동시에 실시할 수 있다. 그러나 동시에 하면 다 마친 후에 닦아내거나 건조하는 시간이 필요하기 때문에, 환자가 피로해지는 경우도 있다. 이러한 경우는 머리 감기를 별도로 실시한다.

환자의 머리를 감기는 방법은 크게 나누어 누워서 하는 것과 의자에 앉아서 하는 방법이 있다. 의자에 앉아서 하는 것이 자립도가 높으며, 입원 환자의 대부분이 의자에 앉아서 실시한다.

여기에서는 간호의 기초로서 전면적으로 지원해야 하는 누워서 머리 감는 방법을 위주로 설명하고, 의자에 앉아서 감는 방법은 활용법을 추가로 설명하겠다. 두 경우 모두 환자에게 머리 감기는 목적은 다음과 같다.

■ 목적

(1) 모발과 두피에 묻어 있는 피지·땀·때나 공기 중의 먼지·매연에 의한 오염을 제거하고 모발과 두피를 깨끗하게 한다.

(2) 모발과 두피를 씻어 청결하게 하고 감염을 예방한다.

(3) 두피를 마사지하여 혈액순환이 좋아지게 하며, 신경을 자극하여 모발의 성장을 돕는다.

(4) 모발과 두피가 깨끗해지고, 마사지를 하여 피부 감각신경 종말부의 수용체가 자극을 받아 기분이 상쾌해진다.

a : 반듯이 누운 자세로 머리 감기

■ 사용물품

침대 위에 누운 자세 그대로 머리를 감는 경우의 예를 나타낸다.

- 물통(따뜻한 물을 넣는 것, 더러운 물을 넣는 것 각 1개씩)[35]

- 피처(대·중 크기 각 1개씩)[36]

- 켈리 패드(1개)[37]

- 물수건(1장)

---

35) 온수의 온도는 40±1℃가 적당하지만, 환자가 준비하는 동안 온도가 내려가기 때문에 1~2℃ 정도 높은 뜨거운 물을 준비한다.

36) 큰 피처는 물통의 물을 가열하기 위해 준비하고 중간 크기 피처는 뜨거운 물을 떠서 머리에 부을 때 사용하므로 1000~1300㎖ 정도 들어가는 것이 적당하다.

37) 침대 위에서 할 경우 일반적으로 고무 제품을 사용한다. 켈리 패드가 없으면 〈그림 2-D-4〉와 같이 머리 감는 그릇을 만들어 사용한다. 또한 세면기나 부낭을 고무 헝겊이나 비닐천으로 감싸서 이용해도 좋다. 재택 환자를 위한 제품도 있다(그림 2-D-5).

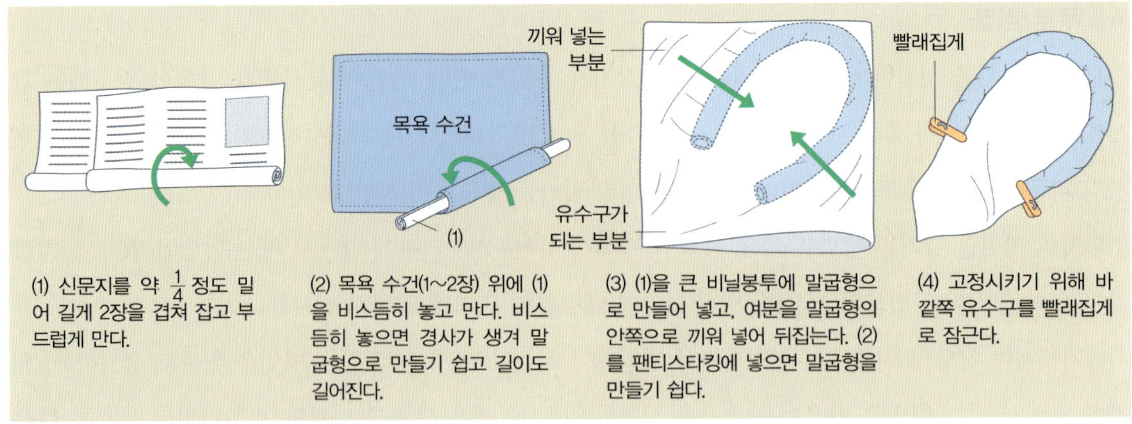

그림 2-D-4 신문지를 이용해 세발기 만드는 법

- 송기용 고무 공 또는 압축기(1개)[38]

- 방수천이나 비닐천(1개)[39]

- 얼굴 수건·목욕 수건(각 1~2장)

- 가제 손수건(필요 시 1장)[40]

- 세발 트레이(쟁반)

  ① 헤어 샴푸 ② 헤어 린스 ③ 세발용 브러시 ④ 헤어브러시 ⑤ 빗 ⑥ 헤어드라이어 ⑦ 온도계 ⑧ 거울 ⑨ 종이 봉지 ⑩ 귀 전용 면봉 ⑪ 헤어 오일·얼굴용 크림과 화장수(필요 시)

■ 유의사항

(1) 의사의 양해를 얻어 실시한다.

(2) 온도는 24±2℃로 하고 틈새 바람은 기화열을 빼앗기 때문에 막는다.

(3) 체위와 머리는 가능한 한 안락하고 안전한 위치에 둔다.

■ 실시방법

(1) 환자에게 설명하고 양해를 얻은 후 실내 환경을 정돈하고 스크린(또는 커튼)을 쳐서 다른 환자나 입구에서 직접 보이지 않도록 한다.

---

38) 켈리 패드에 공기를 넣는 것으로, 송기용 고무공을 이용하면 천천히 들어가 피로하기 때문에 밟기 식 공기 주입기나 압축기를 이용한다. 대신 세발차(그림 2-D-6)를 사용해도 좋다. 여기에서는 가정에서 실시하는 경우까지 고려하여 켈리 패드를 이용하는 방법을 기준으로 설명한다.

39) 크기는 100×120cm 이상. 머리 감기용으로 시판되는 것이 사용하기 쉽다.

40) 머리 감을 때 물방울이 얼굴에 튀므로, 얼굴을 덮기 위해 사용한다.

(2) 사용물품은 왜건으로 나르고 침상 받침대 위나 그 주위에 배치한다. 왜건을 사용하지 않을 때는 작업 영역과 순서를 생각해 일렬로 놓는다.

(3) 몸 위에 덮는 천을 무릎까지 내리고 그 위에 수건을 덮는다. 덮는 천을 적시지 않도록 수건을 씌우고 온도가 낮으면 가슴까지 덮어준다.

(4) 환자는 안락하고 머리 감기 쉬운 자세가 되도록 한다.

① 환자의 머리는 일반적인 간호사의 작업 영역 내에 들어가도록 앞쪽으로 비스듬하게 누이거나 침

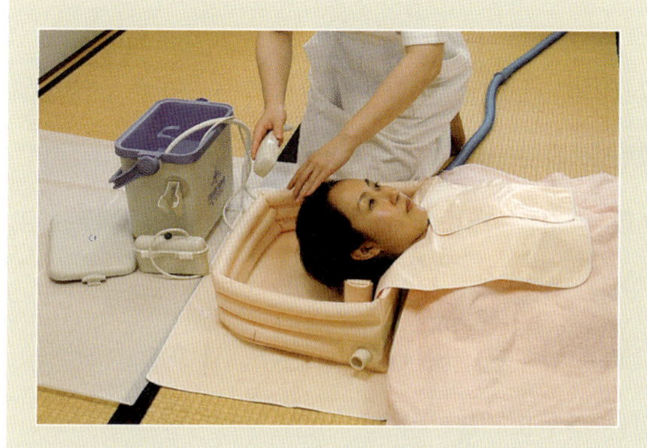

그림 2-D-5 재택 환자 등이 이불 위에서의 머리 감는 법

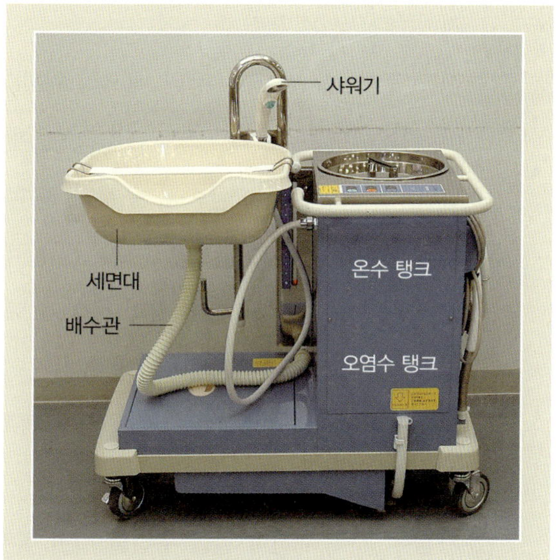

그림 2-D-6 세발차의 예와 구조

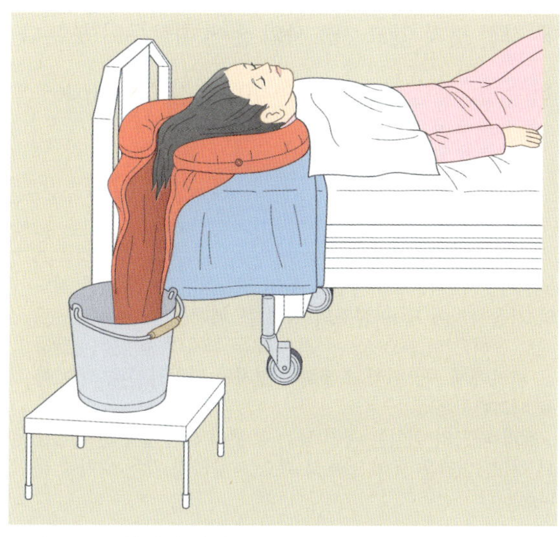

그림 2-D-7 환자의 위치와 켈리 패드 놓는 법

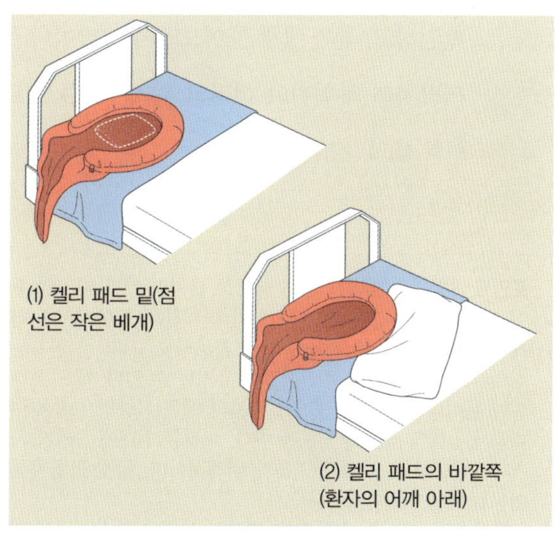

그림 2-D-8 켈리 패드와 베개이 위치

대의 앞머리로 자리를 옮긴다(포인트 참조).

② 복근의 긴장을 완화하기 위해 무릎을 세우고 무릎베개를 넣어 다리를 안정시킨다. 또는 철제 침대의 무릎 부분을 조금 세워도 된다.

(5) 켈리 패드를 깐다(그림 2-D-7).

① 베개를 치우고 4번 접은 얼굴 수건 위에 방수천이나 비닐천을 깔고, 그 위에 목욕 수건을 깐 다음 공기가 들어간 켈리 패드를 깐다. 켈리 패드 밑의 목욕 수건을 두는 것은 머리를 감은 후 켈리 패드를 치우면 바로 머리를 말릴 수 있고, 방수천이나 비닐천이 직접 환자의 피부에 닿는 것을 방지해준다(포인트 참조).

② 헤드 프레임을 뗀 경우 켈리 패드의 위치(그림 2-D-9), 휴대용 세발기를 이용하는 이불 위에서의 샤워기와 머리 위치(그림 2-D-5 참조)는 아래 그림을 참조한다(포인트 참조).

③ 컬리 패드 속에 있는 금속을 구부려 하수가 흐르는 길을 만들어, 헹군 물을 물통의 아래쪽으로 흘려보낸다.

④ 켈리 패드의 가장자리에 환자의 목이 오도록 하고 두발부를 가운데에 넣는다(그림 2-D-7 참조).

⑤ 얼굴은 그대로 두어도 되고 가제 손수건으로 덮는 경우도 있다.

⑥ 잠옷의 목 언저리가 젖지 않게 내리고 뒤쪽 목 부분은 켈리 패드 아래에 깐 방수천과 목욕 수건으로 감싼다.

⑦ 가슴에 목욕 수건과 얼굴 수건을 걸어 젖지 않도록 한다.

(6) 머리를 감는다(세발).

① 모발을 펼쳐 미지근한 물로 전체를 충분히 적신다. 따뜻한 물을 모발에 부을 때 온수의 온도를 확인하고, 환자에게 물어보면서 모발이나 두피에 직접 붓지 않고 간호사의 손에 따르듯이 붓는다. 세발차의 샤워기와 머리의 위치, 온수 흐르게 하는 법 등은 〈그림 2-D-10〉을 참조한다(p265 포인트 참조).

② 손바닥에 샴푸를 덜어 모발에 바른다. 샴푸가 너무 차가운 경우에는 자극을 피하기 위해 미리 용기를 뜨거운 물에 넣어 따뜻하게 해둔다(포인트 참조).

③ 샴푸를 모발과 두피에 바르면서 문질러 씻는다. 환자에게 가려운 부분[41]을 물어 자극의 유무를 관찰하면서 실시한다. 씻는 방향은 모근 방향과 근육의 주행을 생각하여, 정수리를 향해 감고 가르마가 있는 경우는 모근이 그 방향으로 되어 있으므로, 반대 방향으로 씻기면 통증을 일으킬 수 있으므로 주의한다(포인트 참조).

④ 모발은 양손으로 문질러 머리끝까지 감기고 샴푸용 브러시로 빗어 탈모를 예방한다.

⑤ 더러움이 심할 때는 일단 간단하게 헹구고 다시 샴푸로 감는다.

⑥ 물이 얼굴이나 귀에 튀지 않게 얼굴과 귀 쪽에 손을 대고 뜨거운 물을 흘려 샴푸를 씻어 충분히 헹군다.

⑦ 헤어 린스를 덜어 모발 전체에 바른다.

⑧ 헤어 린스를 따뜻한 물로 헹군다.

⑨ 켈리 패드를 한 손으로 머리에서 빼고, 다른 손으로 머리를 지탱하여 조심스럽게 목욕 수건에 내

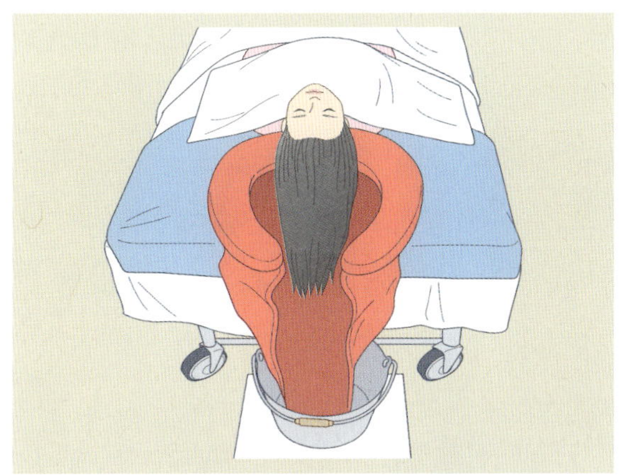

그림 2-D-9 켈리 패드 놓는 법

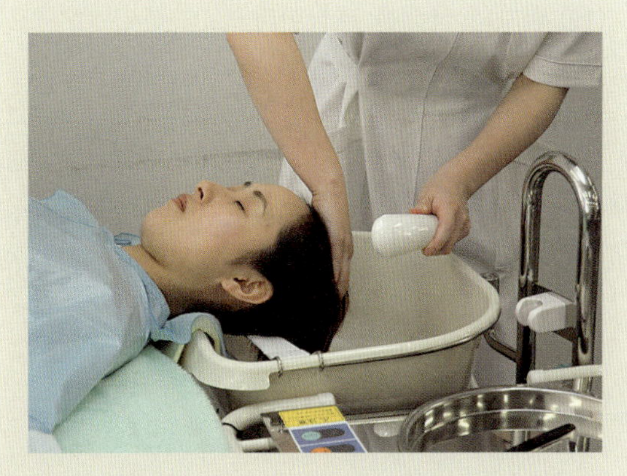

그림 2-D-10 샤워기와 머리의 위치

포인트 • 머리는 물에 대하여 투과성이 있으므로, 물을 흡수한 모발은 유연해지고, 샴푸의 효과가 좋아진다. 온수의 흐름을 보고, 4번 접은 얼굴 수건의 위치와 켈리 패드 속 오염수가 흐르는 금속의 굽힘 방법을 바꾼다.(6)①

• 손바닥에 덜고 나서 모발에 바르면 두피 전체에 샴푸가 잘 스며들고, 차가울 때는 뜨거운 물을 더해 따뜻하게 한 뒤 거품을 일으키면서 사용한다.(6)②

• 너무 강하게 문질러 두피를 손상시키거나 머리를 지나치게 움직이지 않도록 한다.(6)③

• 켈리 패드는 하수 양동이와 함께 침상 받침대 옆 등에 뒤집히지 않게 둔다. 머리를 빨리 목욕 수건으로 감싸는 것은 기화열을 빼앗겨 추위를 느끼지 않도록 하기 위해서다.(6)⑨

---

41) 대천문의 부위는 피지가 많아 가려워하는 경우가 많다.

려놓고 바로 수건으로 머리를 감싼다(p265 포인트 참조).

(7) 모발의 수분을 건조시킨다.

　① 머리를 감싼 목욕 수건의 목 부분에 손을 넣어, 수분을 흡수시키고 모발의 표면과 두피를 닦아

　　수분을 말린다(그림 2-D-11).

　② 목욕 수건이 젖지 않은 곳을 끌어당기거나 얼굴 수건을 깔고 그 위에 모발을 펴서 헤어 드라이어

　　로 말린다(포인트 참조).

(8) 머리를 빗는다(머리 묶기).

　① 수건을 머리 아래에 펼친 그대로 모발을 빗 또는 브러시로 머리끝부터 순서대로 빗고, 헤어스타

　　일을 정돈한다(그림 2-D-12). 머리를 묶는 형태는 환자의 취향도 있지만, 긴 머리는 2등분해서

　　세 갈래로 땋으면 누워 있기 편하고 헝클어지지 않는다.

　② 빠진 머리카락은 봉투에 넣어 버린다.

(9) 얼굴을 닦고 크림 등을 발라 피부를 보호한다(포인트 참조).

(10) 머리 수건과 방수포를 치우고 체위와 잠옷을 원래대로 한 다음 베개를 댄다.

(11) 타월켓을 치우면서 덮는다.

(12) 환자의 상태를 관찰한다.

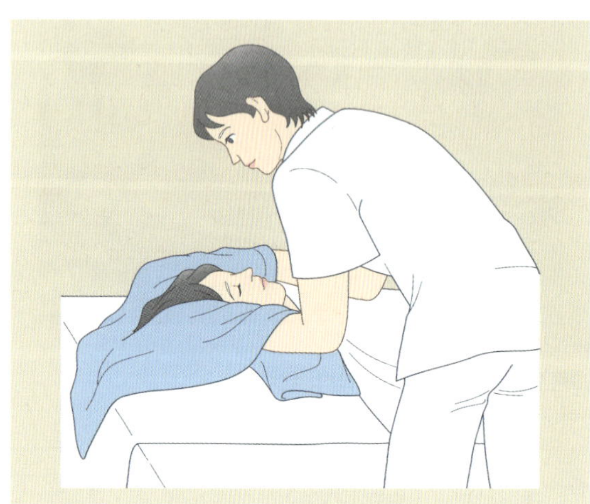

그림 2-D-11 모발을 목욕 수건으로 닦는다.

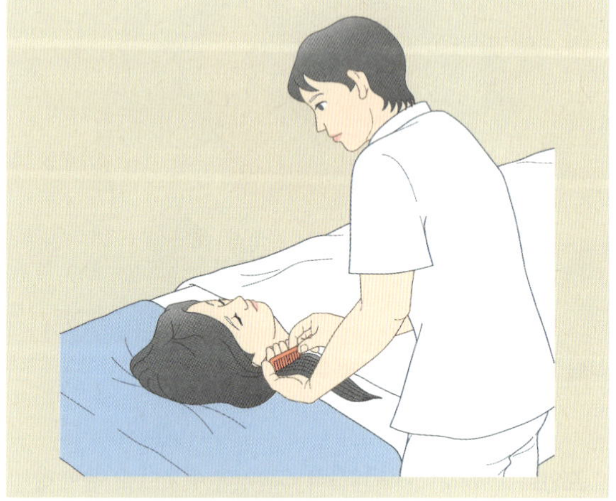

그림 2-D-12 머리 빗는 법(묶는 법)

포인트 　•헤어드라이어를 열풍으로 가까이에서 대면 머리카락이 손상되기 쉽고, 화상의 위험이 있으므로 간호사가 손을 대어 온도를 확인하면서 얼굴에 닿지 않도록 골고루 말린다. 드라이어를 사용할 수 없을 때는 수건을 바꾸어 닦는다.(7)②
　•일반적으로 거울을 보여주지만 환자의 치료 상태에 따라 탈모가 많이 진행되어 충격을 받을 우려가 있는 경우는 거울을 사용하지 않는다.(9)
　•침상 받침대를 닦고 환자 돌보는 일을 모두 마치고 나서 사용한 물품은 준비실에 갖다 놓는다.(13)

(13) 스크린을 걷고 사용한 물품의 뒤처리를 한다(p266 포인트 참조).

b : 의자에 앉은 자세로 머리 감기

(1) 세발 의자를 사용하는 경우

■ 사용하는 설비와 물품

• 샴푸대 또는 세면대[42]

• 급탕 설비에 연결된 샤워 호스

• 세발 의자(그림 2–D–13)

• 방수 케이프

• 저반발 우레탄 폼이나 스펀지를 비닐천으로 감싼 패드[43]

• 얼굴 수건·목욕 수건(각 1~2장)

• 물수건(1장)

• 가제 손수건(필요 시)

• 무릎 담요 또는 목욕 수건(필요 시)

• 세발 트레이[44]

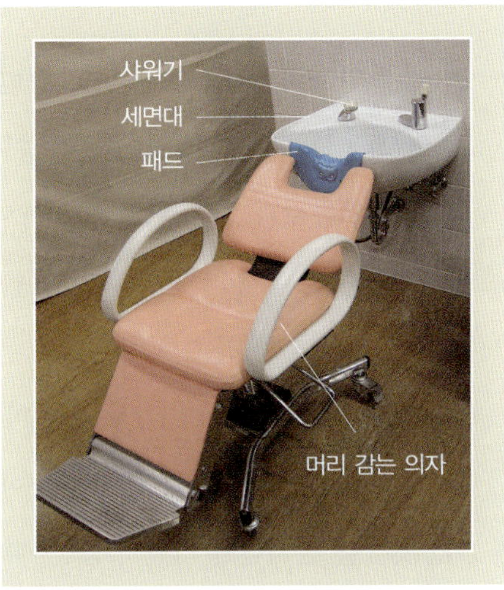

그림 2–D–13 샴푸대와 머리 감는 의자

■ 유의사항

(1) 의사의 허락을 받고 실시한다.

(2) 온도는 24±2℃로 하고 틈새바람은 기화열을 빼앗기 때문에 잘 막는다.

(3) 체위는 경부를 세면대의 가장자리로 압박하지 않도록 하고, 머리가 뒤로 젖혀지지 않게 주의한다.

■ 실시방법

환자를 세면대에 안내하기 전에 설비나 물품을 점검하고 탕의 온도를 측정하여 즉시 사용할 수 있도록

조절해둔다.

(1) 환자에게 설명하고 양해를 얻어 머리 감는 설비가 있는 방으로 안내한다.

(2) 환자를 머리 감는 의자에 앉게 한다. 필요에 따라 도와준다.

---

42) 세발 설비. 세발차를 고정시켜 사용해도 좋다.

43) 크기는 세면대의 움푹 들어간 곳에 말아 넣을 수 있는 것으로 선택한다.

44) 누워서 머리 감기와 동일하다(p261 참조).

(3) 보온이 필요하거나 옷 입은 상태에 따라 필요한 경우 무릎에서 발까지 목욕 수건이나 무릎 담요로 감싼다(포인트 참조).

(4) 얼굴 수건을 등 뒤에 걸고 목과 가슴 부위를 씌운다(포인트 참조).

(5) 방수 케이프를 등 뒤에 댄다(그림 2-D-14-(1)).

(6) 세면 받침대 위에 저반발 우레탄 폼이나 스펀지를 비닐천으로 감싸서 준비한 패드를 둔다(포인트 참조).

(7) 세발 의자의 높이를 조절하고 등받이의 상단이 세면대의 함몰 바로 아래에 닿게 천천히 젖힌다.

(8) 경부나 등 뒤에 압박감이나 통증이 있는지 확인하고 목에서 후두부에 걸쳐 세면대의 등받이에 기대어 뒤통수가 너무 뒤로 젖혀지지 않았는지 확인한다. 조금이라도 이상이 있으면 의자의 높이, 등받이 각도, 무릎의 쿠션 위치 등을 바꾸어 안전하고 안락하게 해준다(그림 2-D-14-(2)).

(9) 샤워기를 틀어 간호사의 손으로 온도와 온수의 방향을 확인한다.

(10) 머리를 감긴다. 방법은 누워서 머리 감기(p264, (6)~)와 같이 실시한다.

(11) 머리를 다 감은 후 머리카락 끝(아래) 방향으로 가볍게 다발로 잡아 물기를 빼고 수건으로 씌운다.

(12) 뒷목을 받치면서 의자의 등받이에 기대 있던 몸을 일으켜 원래대로 하여 앉는다.

(13) 머리를 감쌌던 수건을 벗기고 새 수건이나 가슴 부위를 덮었던 수건으로 두피와 머리카락의 물기를 말린다.

(14) 머리를 묶는다. 헤어드라이어는 모발을 말리거나 묶을 때 적절히 사용한다. 환자가 스스로 머리를 묶을 수 있으면 옆에서 돕는다. 나머지는 'a 반듯이 누운 자세로 머리 감기'와 같다.

(2) 일반 의자를 사용하는 경우

복부 등에 수술을 한 경우에는 〈그림 2-D-15〉처럼 보통 의자에 앉아 복근을 이완할 수 있는 체위로 머리를 감아야 환자의 고통이 작아진다. 이 경우 방수 케이프는 세발 싱크에 넣고, 머리에 사용한 물이 세면 싱크에 흐르도록 장착한다.

사용물품, 유의사항, 실시방법은 '(1) 세발 의자를 사용하는 경우'와 마찬가지이다.

포인트 • 복근의 긴장을 피하기 위해 필요에 따라 대퇴부의 무릎 관절에 가까운 부위 아래에 수건을 3번 접은 두께의 물건을 넣어 높게 한다.(3)
• 얼굴 수건으로 목을 감싸는 것은 방수 케이프가 피부에 닿아 피부를 손상시키지 않고 방수 케이프와 피부 사이에 물이 스며들어 의류가 젖는 것을 방지하기 위해서이다.(4)
• 세면대의 딱딱함과 좁은 폭에 의해 경부 압박에 의한 통증과 순환장애를 예방하는 안전·안락을 생각한 것이다.(6)

c : 머리 감기 이외의 모발과 두피의 청결

모발과 두피를 청결하게 하는 방법으로는 머리 감기가 가장 바람직하지만 전신쇠약 등의 증상으로 머리를 감을 수 없는 경우가 있다. 그리고 모발 오염·소양감·땀·냄새 등으로 불편을 호소하는 경우가 있다. 이런 환자에 대해서 간호사는 머리 감기 이외의 방법으로 모발과 두피를 청결하게 유지시켜야 할 경우에는 다음과 같은 방법을 실시한다.

〈방법 1〉 뜨거운 물로 수건을 적신 뒤 짜서 모발과 두피를 닦는다.

〈방법 2〉 헤어 토닉이나 헤어 로션을 두피에 바르고 브러싱한다.

〈방법 3〉 드라이 샴푸를 머리에 바른 후 닦아낸다.

■ 목적

머리 감기와 같다.

■ 사용물품

〈방법 1〉

• 세면기와 따뜻한 물

• 목욕 수건이나 큰 헤어 케이프

• 물수건

• 빗

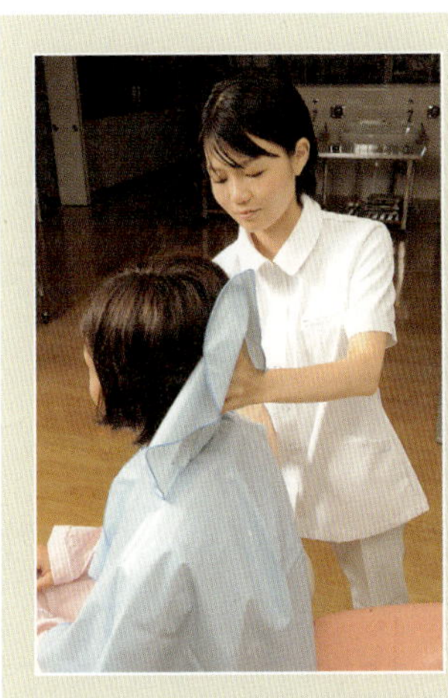
(1) 방수 케이프를 등에 걸친다.

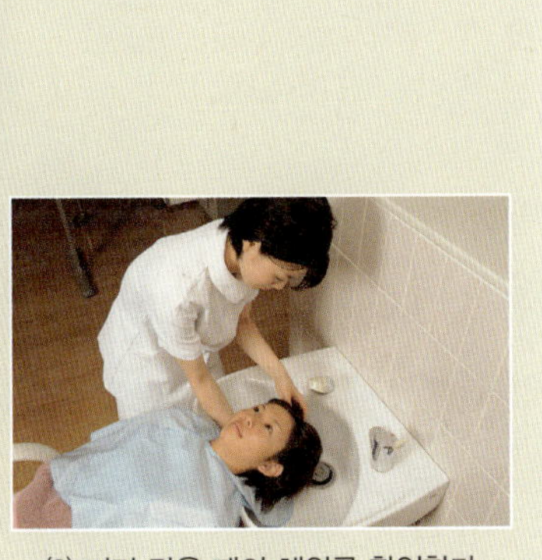
(2) 머리 감을 때의 체위를 확인한다.

그림 2-D-14 샴푸대에서 머리 감기

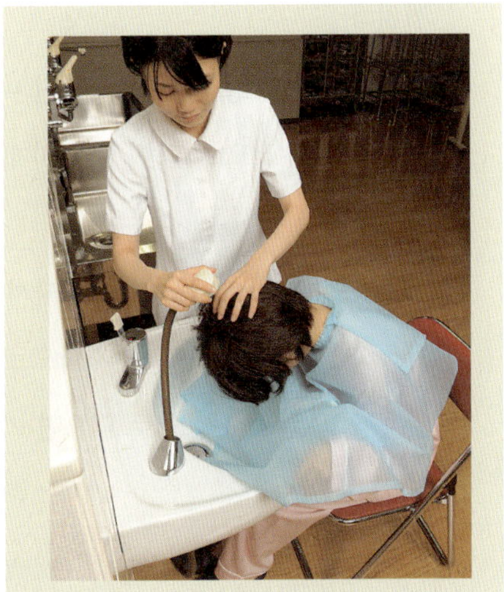
그림 2-D-15 일반적인 의자를 사용한 머리 감기

〈방법 2〉

- 헤어 토닉 또는 헤어 로션
- 브러시
- 거즈(2~3장)

〈방법 3〉

- 드라이 샴푸
- 목욕 수건
- 물수건
- 빗 또는 브러시

■ 유의사항

앞서 설명한 '머리 감기' 항목에서 언급한 유의사항에 아래의 사항을 추가하여 실시한다.

(1) 향기가 강한 것은 피한다.

(2) 헤어 토닉이나 헤어 로션을 사용하는 경우 알코올 성분이 많은 것은 모발을 탈색시키는 경향이 있
　　으니 지나치게 사용하지 않도록 주의한다.

■ 실시방법

(1) 환자에게 설명하고 물건을 침상 받침대 위에 준비한다.

(2) 머리카락이나 비듬이 침구에 떨어지지 않도록 환자의 머리 아래에 목욕 수건 또는 헤어 케이프를
　　펼친다.

(3) 털끝으로부터 엉킴을 풀어 빠진 머리카락을 제거한다.

(4) 모발을 물수건으로 닦아 깨끗하게 한다.

〈방법 1〉을 실시하는 경우

　　① 물수건을 물에 적신 뒤 꼭 짜서 모발을 가르면서 두피를 닦는다(포인트 참조).

　　② ①과 같이 반복하고 마지막으로 마른 수건으로 닦으면서 말린다.

　　수분이 많은 물수건으로 닦으면 기화열을 빼앗겨 추위를 느끼게 되고, 비듬이 부드러워져 제거하기

<table>
<tr><td>포인트 • 뜨거운 물의 온도는 간호사가 손을 넣어 수건을 헹구어 짤 수 있을 정도를 최고온도로 하여, 준비 중의 온도 저</td><td>하를 고려하여 50~52±2℃로 한다.</td></tr>
</table>

어려워지므로 냄새가 남는다.

〈방법 2〉를 실시하는 경우

① 헤어 토닉 또는 헤어 로션을 거즈에 묻혀 두피에 문지르듯이 바르고, 모발을 가제에 감싸듯이 하여 바른다.

② 브러싱을 하여 더러움을 제거한다.

〈방법 3〉을 실시하는 경우

① 간호사는 손으로 드라이 샴푸를 잡고 환자의 머리에 발라 전체적으로 퍼지게 한다.

② 수건을 온수에 적신 후 짜서 닦아낸다.

③ 가벼운 브러싱으로 헤어스타일을 정돈한다.

(5) 빠진 머리카락이나 쓰레기가 다른 곳으로 날리지 않도록 주의하고, 머리 밑에 깔았던 목욕 수건을 치운다.

(6) 사용한 물품을 정리하고 침상 받침대 위를 닦는다. 수건은 세탁하고 빗과 브러시는 잘 씻어둔다.

d : 머리 묶는 법

머리를 묶는 것은 모발을 브러시나 빗으로 빗어 형태를 정돈하는 방법이다. 건강할 때에는 1일 2~3회 이상 하지만, 질환에 걸리면 귀찮아지거나 스스로 할 수 없기 때문에 자주 하기 어렵다. 기상 후 세면과 동시에 브러싱하거나 빗으로 빗으면 오염을 제거하는 데 도움을 주고 두피를 자극하여 혈액순환이 좋아진다. 또한 겉모습이 정리되어 정신적으로도 상쾌해진다.

방법에 대해서는 머리 감기의 최종 단계와 머리 감기 외에 모발과 두피의 청결법에서 설명한 것과 같이 빠진 머리카락이나 비듬 등 오염물이 떨어지기 때문에 수건이나 케이프를 머리 밑에 깔고 브러시나 빗으로 빗어 끝이 엉킨 것을 풀면서 모양을 정돈한다. 환자의 희망에 따라 헤어 토닉이나 헤어 로션은 최소량 사용한다.

B : 피부 청결

피부를 청결하게 하는 방법은 목욕·샤워·물수건으로 닦기·발 씻기·손 씻기 등이 있다. 건강할 때에는

스텝 업 헤어 토닉과 헤어 로션은 성분상 구분이 명확하지 않다. 모두 알코올과 물을 기제로 영양제·살균제·소염제·청량제·방취제·향료가 들어간 것이다. 따라서 청량감을 주고 두피를 자극해 소양감을 없애며, 혈액순환을 개선하고 살균제에 의한 감염을 예방하는 것을 목적으로 한다.

목욕을 많이 하는데, 여름철 땀이 날 때나 아침에 일어났을 때 하는 사람도 많다. 또한 병원의 목욕탕 시설이 개선되고 더 많이 보급되는 추세에 따라 환자가 목욕하는 횟수가 많아졌다. 스스로 목욕하기 어려운 경우에는 간호사가 지원한다. 간호사가 신체 청결에 대한 지원을 전적으로 하는 환자의 경우에는 리프트 욕조를 이용하여 목욕할 수 있지만, 물수건으로 닦아서 깨끗이 하는 경우가 많다. 여기서는 피부의 청결법으로 먼저 물수건·목욕·샤워 등의 방법에 대해 설명한다.

1. 전신을 물수건으로 닦아서 깨끗이 한다(전신 물수건 세정, 발 씻기 포함)

물수건 세정(bed bath)은 전신을 한 번에 물수건으로 닦아서 깨끗이 하는 방법이 있고, 어느 한 부분만 더러워졌을 때나, 한 번에 하면 환자가 피로할 때 상반신과 하반신 등 부분적으로 나누어 닦는 방법이 있다. 실시방법은 동일하다. 여기에서는 전신을 물수건으로 닦아서 깨끗이 하는(발 씻기 포함) 방법을 설명한다. 또한 부분만 물수건으로 깨끗이 할 경우에는 이 방법을 응용하여 1~2일 동안 전신을 닦지만, 땀이 잘 나거나 욕창이 생기기 쉬운 등과 엉덩이 부분은 매일 닦아 깨끗이 하는 것이 바람직하다.

■ 목적

(1) 피부의 표면에 묻어 있는 물질을 제거하고 피부를 청결하게 한다.

(2) 피부를 물수건으로 닦으면 마찰을 일으켜 말초혈관을 자극하고 혈액순환을 촉진하며 근육을 흥분시킨다.

(3) 말초신경 감각기관을 자극하여 시원함을 느끼게 한다.

(4) 상쾌함에 느끼게 되므로 마음이 밝아져 투병에 대한 의욕을 일으킨다.

(5) 전신 상태를 관찰한다.

(6) 환자와 소통하는 시간으로서 정보를 얻고 신뢰관계를 형성하는 기회로 삼는다.

■ 사용물품

물수건 실은 왜건(그림 2-D-16)과 전기 스팀 수건의 증기(스팀 온장고)를 사용하거나 클렌저(목욕제나 거품 세제)를 사용할 수도 있는데, 세정 효과와 알레르기 등의 안전성을 함께 살펴본다. 기본적인 방법으로 물수건으로 닦을 때는 온수와 비누를 이용한다. 여기에서는 물수건으로 닦아서 깨끗하게 하는 법을 살펴본다. 세숫대야에 물을 넣고 비누를 이용해 닦아서 깨끗이 할 때에 사용하는 물품은 아래와 같다. 다른 세안제는 이를 응용하며 피부 상태나 전신 상태를 관찰한 뒤에 사용한다.

- 물통(따뜻한 물과 버릴 물을 넣는 것 각 1개씩)[45]

- 피처(대·중 크기 각 1개씩)[46]

  위의 물품은 병실 내에 온수와 배수 설비가 되어 있으면

  필요 없다.

- 발용 세면기와 세면기 받침대(각 1개씩)[47]

- 얼굴용 세면기와 세면기 받침대(필요 시 각 1개씩)

- 목욕 수건(1장)

- 얼굴 수건(1장)

- 물수건(1장)

  일반적으로는 27×28cm 크기를 사용하지만, 사용자의

  손 크기를 고려해 선택한다.

- 비누와 비눗갑(각 1개씩)[48]

- 파우더(1통)

- 손톱깎이(1개)

- 수건이나 면 담요(1~2장)[49]

- 온도계(1개)

- 방수천이나 비닐천(1장)[50]

- 신문지(필요 시)[51]

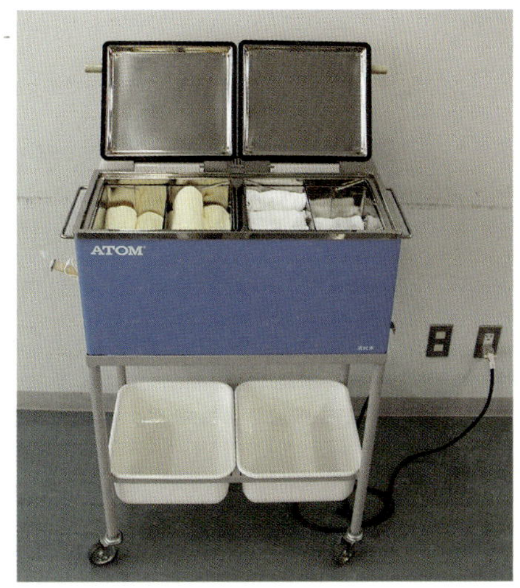

그림 2-D-16 물수건용 왜건

■ 유의사항

(1) 일반적인 상태를 관찰하고 필요에 따라 사전에 신체검사 측정을 실시한다.

(2) 실내 환경은 약 24±2℃가 적당하며 외풍을 피한다(p274 포인트 참조).

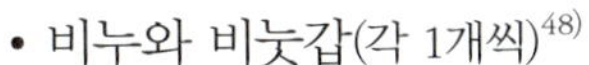

45) 온수의 온도는 간호사가 물속에 손을 넣어 수건을 헹굴 수 있는 최고온도(50~52℃)와 준비 중 온도 저하를 고려하여 52~54℃ 정도로 준비한다.

46) 대형 피처는 양동이 물의 온도 조절용으로 뜨거운 물을 받는다. 중간 피처는 물을 끓이는 용으로 1000~1300㎖ 들이를 사용한다.

47) 세면기는 온수의 양이 많을수록 느리게 차가워지고, 수건을 짤 때 비눗기가 잘 희석되므로, 발 씻는 물통 등은 용량이 큰 것을 이용한다. 세면기 받침대는 왜건과 접촉할 때 나는 소리를 차단하거나, 물이 묻는 것을 방지하기 위해 사용한다. 세숫대야는 발 씻기 물통을 보충하는 것으로, 환자의 요구에 맞춰 세면이나 발을 씻을 때에 사용해도 좋다.

48) 자극이 없는 것을 선택하고 향료가 강한 것은 피한다.

49) 파자마나 잠옷을 환자복으로 사용하는 경우는 벗고 아래에 타월켓을 깔기 때문에 2장이 필요하다.

50) 약 100×100cm 크기를 사용한다.

51) 신문지는 바닥이 젖는 것을 방지하고, 물을 넣은 양동이와 대형 피처 때문에 생길 수 있는 바닥재 손상을 막아준다.

(3) 환자의 수치심을 최소화하기 위해 실시하는 동안 스크린이나 커튼으로 다른 사람에게 보이지 않도록 하고, 1인실인 경우 끝날 때까지 출입을 금지한다.

(4) 물수건으로 닦아 세정을 하는 동안 환자의 체위는 작업에 지장이 없는 한도에서 안락하고 안전하게 유지한다.

(5) 간호사는 일반적인 작업 영역 내에서 환자를 닦을 수 있도록 간호사 쪽으로 수평 이동시키고 사용 물품을 두는 위치는 작업 단계를 생각하여 불필요한 동작을 최소화한다.

(6) 몸을 닦지 않을 때는 기화열에 따른 피부 냉각과 환자가 수치심을 갖지 않게 하기 위해 환자의 몸을 반드시 목욕 수건 등으로 감싸 불필요한 노출을 피한다.

(7) 온수의 온도는 실내 온도의 영향을 체크하면서 맞추고 물수건을 사용하면 더 낮아지기 때문에 동작은 신속하게 한다.

(8) 물수건으로 닦는 부위의 피부 적온 범위를 알고 온수의 온도를 조절한다(포인트 참조).

(9) 온수의 교환은 매번 하는 것이 이상적이지만, 실제로는 온도가 낮아지거나 물수건이 차지 않게 하기 위해서 온도를 맞추거나 오염 정도에 따라 적절히 한다(포인트 참조).

(10) 닦는 방법은 관절 부위를 넓게 지지하고 근육의 주행 방향을 생각하면서 1초당 약 30cm를 왕복하는 속도[52]로 닦는다(포인트 참조).

(11) 의사의 양해를 미리 얻어둔다.

포인트 • 실온을 느끼는 것은 개인차가 있다. 그러나 환자에게 적절한 온도는 간호사가 작업하기에 덥게 느껴진다. 틈새 바람은 실내 온도를 낮추고 기류가 되어 기화열을 빼앗아 피부의 표면온도를 낮춘다. 따라서 실온이 낮은 경우 추위를 느끼기 때문에, 타월켓 위에 담요 등을 덮어 조절한다.(2)
• 물수건으로 닦는 부위별 온수의 적용온도는 피부온도·착의·목욕 온도 습관에 영향을 받지만, 실온 24℃, 습도 60.1%, 바람이 거의 없는 상태에서 45℃의 온수로 한다. 물수건을 이용해 등을 닦으면 전신이 차가워진다. 적용 온도가 높은 순서를 보면 등 > 복부 > 대퇴부 > 종아리 부 > 상지 > 가슴 부위이다. 발 씻는 물은 40±1℃가 적당한 온도이다.(8)
• 비누를 사용한 후 뜨거운 물로 물수건을 헹구어 닦아도, 일반 비누를 사용한 경우 피부에 중화 능력이 있어 pH 면에서 지장은 없다. 비누를 사용해 닦은 다음 물수건으로 2번 씻고 세 번째로 물을 새로 갈아 헹구면 좋다. 중화 능력·피부 부위별 적용온도 범위에서 보면, 6~7회의 온수 교환이 필요하다(표 2-D-2).(9)
• 닦는 속도는 신속하게 하는 것이 바람직하지만, 너무 빠르면 물수건이 앞뒤로 바람을 일으켜 춥게 느껴진다.(10)

스텝 업 실온이 24℃일 때 1분에 1℃씩 내려가며, 물수건을 헹굴 때마다 1℃씩 내려간다(우지이에 사치코: 간호 기술의 과학적 실증, p185, 메디컬프렌드 사, 1977).

---

52) 얼굴 이외의 부위를 닦을 때의 속도 기준이다.

■ 실시방법

예를 들어 '얼굴·귓바퀴 → 팔 → 가슴·목 전면 → 복부 → 다리 → 발 → 등 → 음모 → 손(또는 손 씻기)'의 순서로 설명한다. 다리·발을 씻은 후에 등과 음부를 물수건으로 닦아 깨끗이 하는 순서에 의문을 가질 수 있지만, 침대에서 생활하는 경우는 다리보다 등(엉덩이 포함), 생식기 쪽이 땀이나 소변기·기저귀 사용으로 더러워지기 쉽다. 또한, 등이 추위를 가장 잘 느끼기 때문에, 등을 닦아 깨끗이 한 후 곧바로 옷을 입고 누워 있기 위해 이러한 순서가 적합하다.

환자가 이 순서를 바꾸는 것은 상관없지만 청결과 불결, 온수 온도 등을 고려한다. 또한 목욕 시에 먼저 음부를 씻고 전신에 온수를 끼얹어 씻는 습관이 있더라도, 물수건으로 닦는 경우에는 이렇게 할 수 없다. 먼저 외음부 세척을 하지 않는 한 생식기는 나중에 닦게 된다. 물수건으로 닦는 방법은 배설 후, 특히 배변 후 외음부 세척을 하는 것이 적당하다.

(1) 환자에게 설명하고 양해를 얻어 환경을 정돈한다.

　　① 실내 온도를 24±2℃로 하며 창을 닫는다. 필요한 경우 커튼이나 스크린을 친다.

　　② 기온이 낮을 때는 방을 따뜻하게 하거나 일반 병실의 경우 전용 욕실로 휠체어를 타고 이동하는 등 보온에 신경 쓴다.

　　③ 실시 이전 준비로 배설 의사를 확인하고 필요하다면 먼저 해결하게 한다.

(2) 사용하는 물품은 왜건으로 머리에 가까운 위치까지 운반한다(그림 2-D-17).

(3) 물을 양동이에 넣고 온도를 확인한다(포인트 참조).

첫 번째	얼굴·한쪽 팔
두 번째	한쪽 팔·흉부
세 번째	복부·한쪽 허벅지·종아리
네 번째	한쪽 허벅지·종아리·발
다섯 번째	등
여섯 번째	음부
일곱 번째	손

표 2-D-2 부위별 적정온도에서 본 물수건으로 닦는 순서와 온수 교환 예(실온 24℃)

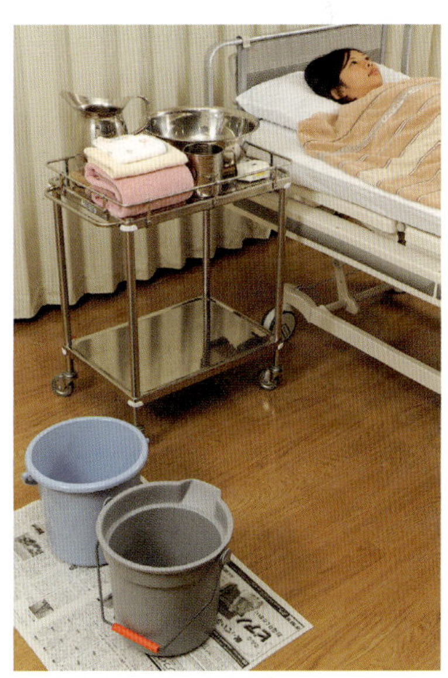

그림 2-D-17 사용물품과 배치

포인트 ・온수의 양은 양동이의 $\frac{2}{3}$ 정도 넣는다. 온수의 양이 많을수록 온도가 천천히 내려가지만 얼굴 수건을 헹구는 작업도 필요하기 때문에, $\frac{2}{3}$ 정도가 적당하다.(3)

(4) 수건을 걸치면서 덮개는 발밑에 개켜놓는다(포인트 참조).

(5) 얼굴과 귓바퀴를 닦는다.

　① 베개가 2개인 경우는 1개로 하고, 얼굴 수건을 목 아래에서 귀 뒤쪽에 걸쳐둔다.

　　베개를 하나로 해야 목을 닦기 쉽고, 쉽게 체위를 바꿀 수 있다. 그러나 베개가 낮아 누워 있기 어려운 경우는 작은 베개를 추가해도 좋다. 얼굴 수건을 귀 뒤쪽까지 두면 얼굴을 닦을 때 침구 등을 적시지 않는다.

　② 물수건을 물속에서 헹구어 짜서 신속하게 펼쳐 손에 감는다(그림 2-D-18).

　③ 왼손을 정수리에 가볍게 대어 고정하고 오른 손에 감은 물수건으로 왼쪽 눈꺼풀을 눈 안쪽으로부터 눈초리 방향으로 가볍게 닦고, 물수건을 헹구어 다른 한쪽의 눈꺼풀을 같이 닦는다(포인트 참조).

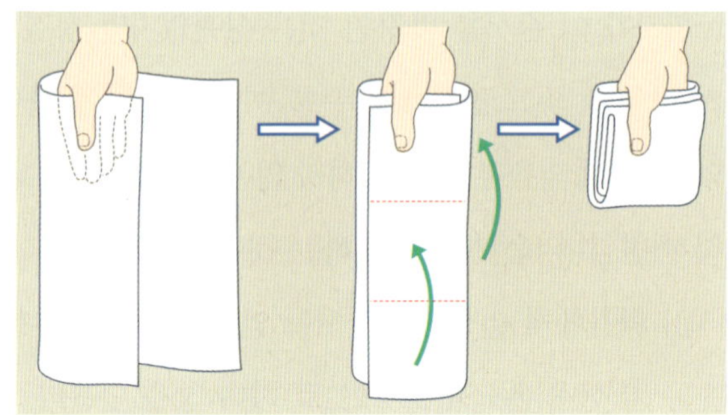

그림 2-D-18 물수건 손에 감는 법(예)

　④ 얼굴의 좌우를 이마→ 뺨→ 턱 순으로 숫자 3을 쓰듯이 닦는다.[53] 물수건을 헹구어 2~3회 반복한다. 먼저 물수건을 펼쳐 얼굴 전체를 감싸면 피부가 확장되어 모공이 확대되고, 그 부분의 더러움을 닦아내기 쉬워 기분이 좋다. 그러나 호흡곤란이 있는 환자는 호흡하기 어렵기 때문에 하지 않는다.

　⑤ 코를 닦는다.

　⑥ 귓바퀴와 그 주위를 닦는다.

　⑦ 목 아래에 둔 얼굴 수건으로 얼굴을 누르듯 닦아 습기를 제거한다.

(6) 팔을 닦는다.

　① 잠옷의 양 소매에서 팔을 빼고 잠옷의 앞을 펼친다(포인트 참조).

　　잠옷 소매에서 팔을 빼는 방법은 잠옷 교환과 같은 방법으로 팔꿈치 관절을 굽혀서 뺀다. 반대

포인트 •여분의 수건이 있으면, 환자를 옆으로 누운 자세로 만들면서 아래에도 깐다.(4)•
이 순서는 근육의 방향에 따르고 눈곱 등으로 누관이 막히지 않게 하기 위해서이다. 눈곱이 있으면 그것을 제거하고 나서 닦는다.(5)③
•파자마나 잠옷의 경우는 전부 벗기고 아래에 타월켓을 깔아 보습과 함께 시트의 오염을 막는다.(6)①

---

53) 얼굴은 보통 비누 등을 사용하지 않지만 환자의 희망에 따라 오일이나 크림 등으로 닦아도 좋다.

쪽은 간호사가 벗기는 쪽으로 돌아가 같은 방법으로 하고, 잠옷은 그대로 깔아둔다.

② 간호사에게서 먼 쪽의 팔 아래에 목욕 수건을 깐다(그림 2-D-19).

목욕 수건은 겨드랑이에서 팔 바깥쪽으로 깊게 깔고, 수건 폭의 여분은 가슴과 복부 부위에 덮도록 한다. 이렇게 하면 닦은 즉시 수건을 걸기 쉽고 몸 위에 덮은 수건이 젖지 않기 때문이다.

팔은 간호사와 가까운 쪽에서 닦아도 되지만 대체로 닦기 어려운 먼 쪽부터 한다.

③ 물수건을 헹구고 비누를 묻혀 팔과 겨드랑이를 닦고 목욕 수건으로 감싼다(포인트 참조).

비누는 온수에 담갔다가 물수건에 칠하면, 물수건의 표면온도를 낮추지 않고, 거품도 잘 난다.

수분이 적어 거품이 안 날 때는 손가락으로 물을 묻혀 비누 거품을 낸다.[54]

④ 물수건을 헹구어 2~3회 닦아 비눗기를 제거하고 마지막으로 목욕 수건으로 눌러 닦는다.

⑤ 앞쪽 팔에 목욕 수건을 깔고(그림 2-D-20) 앞에서 설명한 것과 마찬가지로 닦는다.

(7) 경부 전면과 가슴을 닦는다.

① 가슴에 목욕 수건을 걸고 수건을 내린다(포인트 참조).

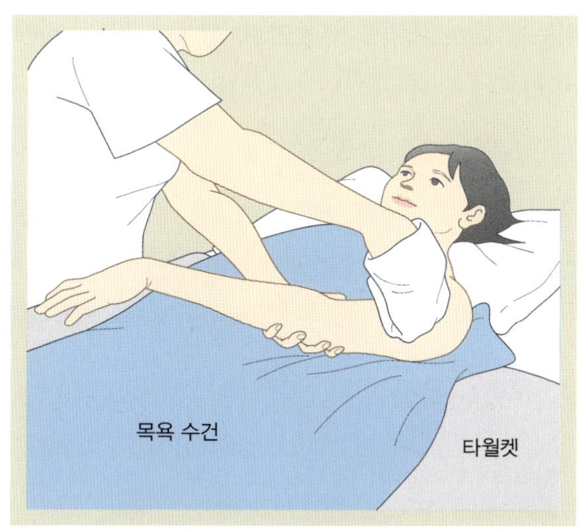

그림 2-D-19 팔에 목욕 수건 까는 방법(간호사와 반대쪽)

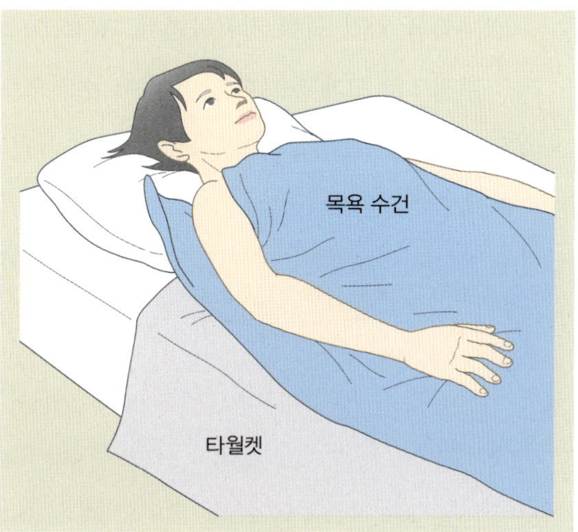

그림 2-D-20 팔에 목욕 수건 까는 방법(간호사 쪽)

포인트 • 팔은 반드시 관절 부분을 크게 지지하면서 상하로 넓게 닦는다. 한쪽 방향을 향해서 닦는 것보다 위아래로 닦는 편이 물수건의 온도도 떨어지지 않고 피부의 방향이나 혈액 순환 면에서 적당하다.(6)③

• 수건으로 양팔을 감싸고 중심부를 허리 위치까지 내려 U자형으로 하고, 목욕 수건 아래쪽은 타월켓 아래에 끼워 젖지 않게 한다.(7)①

---

54) 물을 충분히 사용할 수 있는 경우는 물에 헹구어 짠 물수건으로 한 번 닦은 후 비누를 묻힌 물수건으로 닦아도 좋다.

② 목에서 가슴에 걸쳐 수직으로 닦고 유방은 외부에서 내부를 향해 주변을 닦는다.

목은 얼굴과 함께 닦기보다 가슴과 함께 닦는 것이 쉽다. 닦을 때는 근육의 방향을 생각하고 닦는다. 환자의 수치심을 배려하여 목욕 수건 아래에 물수건을 넣어 닦는 사람이 있는데 이와 같은 방법은 좋지 않다. 이렇게 하면 환자의 상태를 잘 관찰하기 어렵고, 젖은 목욕 수건 때문에 오히려 불편하며 작업시간이 더 걸려 추위를 느끼는 원인이 되기 때문이다.

③ 비누를 묻혀서 닦은 다음 2~3회 씻어내고 목욕 수건으로 눌러 닦는다.

(8) 복부를 닦는다.

① 가슴과 복부에 목욕 수건을 세로로 놓고 수건은 치골까지 내린다.

② 흉부보다 복부 쪽이 적정 온도가 높기 때문에, 온수를 더 넣거나 물을 바꾸어 온도를 높인다.

③ 목욕 수건을 가슴 쪽으로 올리고 복부를 닦는다(포인트 참조).

(9) 두 다리를 닦는다.

① 간호사에게서 멀어 작업하기 어려운 쪽 다리 아래에 목욕 수건을 깔고, 목욕 수건의 폭의 여분은 타월켓 쪽에 씌워둔다.

② 무릎을 약간 굽혀 지지하면서(그림 2-D-21), 비누를 묻혀 대퇴부와 종아리, 발목까지 신속하게 수직으로 크게 2~3회 닦아 목욕 수건으로 눌러 닦는다.

③ 앞의 다리도 똑같이 닦는다.

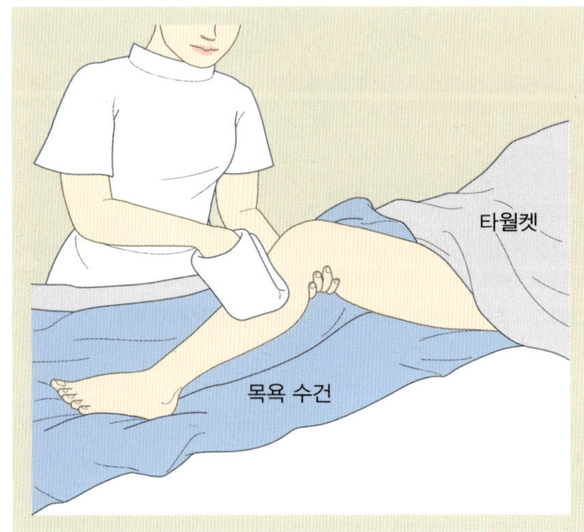

그림 2-D-21 무릎 뒤를 아래에서 받치고 닦는다.

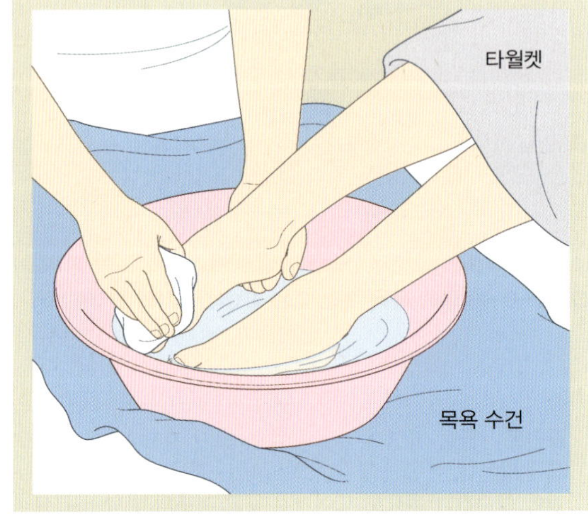

그림 2-D-22 발 씻기

포인트 • 복부는 내장이 있기 때문에 비누를 묻혀 가볍게 닦아낸다. 배꼽 때는 올리브 오일에 적신 후 면봉으로 제거한다.(8)③

(10) 발을 닦는다.

① 침상 받침대를 발 쪽으로 내려 작업하기 쉽도록 한다.

② 수건을 감아올리도록 하고 무릎 관절을 구부린다.

③ 무릎을 굽혀 불안정한 경우 무릎베개를 넣는다.[55]

④ 발에 비닐천을 깔고 그 위에 목욕 수건을 깔고 물[56]이 들어 있는 족욕용 세숫대야를 놓는다.

⑤ 환자의 다리를 조심스럽게 물속에 넣는다.

⑥ 잠시 물에 넣은 다음 한쪽씩 받치고 씻긴다(그림 2-D-22). 비눗기를 씻어낸 후 다리를 받쳐 들고 세숫대야를 치우고, 목욕 수건 위에 다리를 놓고 즉시 수분을 닦아낸다.

⑦ 발톱이 자랐으면 깎는다.

⑧ 파우더를 바르고 다리 부분을 문지른다.

파우더는 신체를 건조시키고 말초 혈액순환을 좋게 하기 위해, 손가락 사이를 붙이고 나머지를 전체에 펴서 가볍게 마사지한다. 특히 발꿈치는 욕창이 생기기 쉽기 때문에 마사지를 충분히 실시한다.

(11) 등을 닦는다.

① 간호사는 반대편으로 가서 환자를 옆으로 누운 자세로 만든다.

② 수건을 환자의 몸 위에 올리고 닦을 부분만 드러낸다(그림 2-D-23).

③ 목욕 수건을 몸 아래에 밀어 넣고 아래에서 위로 감싼다.[57]

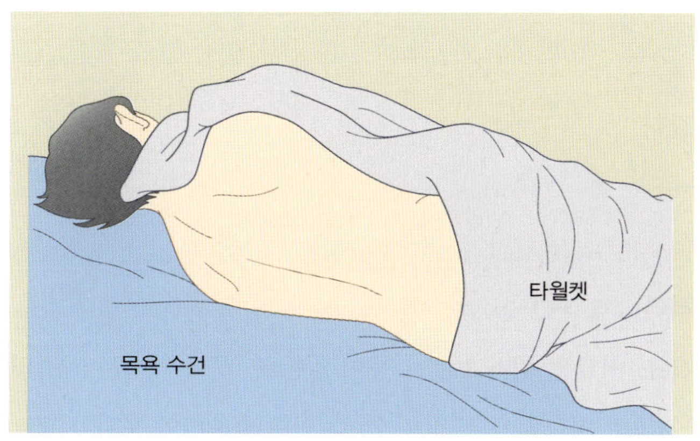

그림 2-D-23 등 부위를 물수건으로 닦을 때 수건류의 사용방법

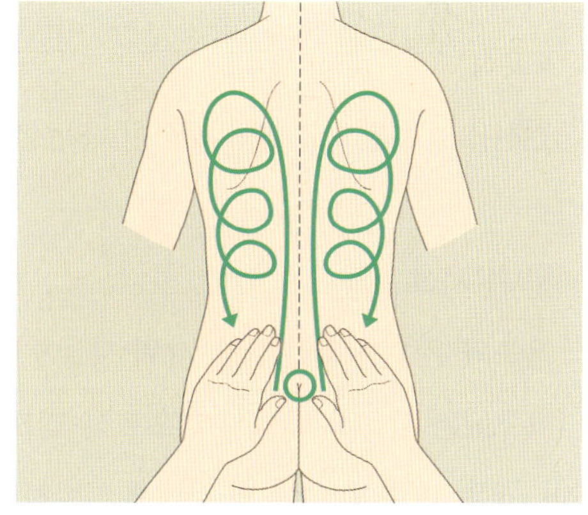

그림 2-D-24 등 부위의 스트로킹

---

55) 비닐천이 큰 경우에는 무릎베개까지 덮는다.
56) 순환기 계통 질환이 있는 경우는 온도를 39~40℃로 약간 낮게 해둔다. 또한 온수의 양을 다른 사람과 마찬가지로 물통의 $\frac{2}{3}$ 가량 넣으면 발의 부피 때문에 넘치기 쉬우므로 $\frac{1}{2}$ 정도로 한다.
57) 목욕 수건을 이렇게 하는 것은 티셔츠를 적시지 않고 파우더를 사용할 때 가루가 떨어져 더러워지는 것을 방지하기 위해서다.

④ 등과 목 뒤쪽을 닦고 파우더를 바른 다음 마사지한다(그림 2-D-24).

    1) 등은 추위에 가장 예민한 부분이기 때문에, 가능한 한 가장 뜨거운 온수로 넓게 닦고 재빨리 목욕 수건으로 감싼다.

    2) 한 손으로 어깨를 잡고 신체를 고정하여 수직으로 왕복하면서 조금 힘을 실어 닦는다.

    3) 마사지는 선골 부위보다 위쪽 척추의 양쪽을 대칭으로 경추까지 올라가면서 하여 척수동맥을 자극하고, 등 근육의 방향을 생각하면서, 〈그림 2-D-24〉와 같은 방향으로 크게 조금 힘을 더해 문지르듯 마사지한다.

(12) 음부를 닦거나 외음부 세척을 실시한다.

  ① 음부는 앞에서 뒤로 닦고 항문 부분은 나중에 닦는다.

  ② 스스로 할 수 있는 환자는 물기를 짠 물수건을 건네주고 스스로 닦도록 한다(포인트 참조).

  ③ 환자가 스스로 닦을 때는 반드시 물을 새로 받아 세면기에서 손을 씻거나 새 물에 헹구어 짠 수건으로 닦게 한다.

(13) 속옷과 잠옷을 교체한다.

  ① 사용했던 속옷과 잠옷을 치우고 청결한 것으로 갈아입힌다.

  ② 환자의 위치를 침대 중앙으로 다시 돌려, 베개를 받쳐주고 시트로 덮으면서 수건을 치운다.

(14) 환자의 상태를 관찰한다(포인트 참조).

2. 목욕

■ 목적

전신을 물수건으로 닦아 깨끗이 하는 것과 같다.

■ 사용시설

욕조와 온수를 위한 급탕·샤워 시설이 필요하다(그림 2-D-25, 26, 27).

욕조에는 서양식·일본식·리프트식·리프트 욕조·치료용 허버드 탱크 등이 있는데, 목욕 시에는 각각의 장단점을 고려하여 환자의 상태에 적합하고 안전하며 안락하게 목욕을 할 수 있도록 배려와 노력이 필요

포인트 • 혼자서는 충분히 닦지 못하거나 전혀 닦을 수 없는 경우도 많다. 배설에 도움이 필요한 환자는 변기를 사용한 뒤 외음부 세척(p298 참조)을 하는 것이 청결과 더불어 수치심을 줄이는 데 바람직하다. 화장실에 세정 장치가 있다면 스스로 화장실에 갈 수 있는 경우 이용하도록 지도한다.(12)②

• 손톱이 길게 자라 있으면 마지막으로 손톱을 자른다.(14)

하다. 예를 들어, 욕조가 목욕하는 사람의 신체 크기보다 길거나 미끄러운 재질로 되어 불안정하지 않은지 등을 체크한다. 이럴 때는 신체를 지지하거나 서 있기 쉽게 난간이 필요하며, 미끄럼 방지를 위해 욕조 바닥에 몇 개의 고무테이프를 붙이거나 빨판이 붙은 고무 매트를 깔고 사용하는 등 신경을 쓴다. 또한 도움이 필요한 환자의 경우 간호사는 방수 앞치마와 고무나 비닐 장화를 착용하고 목욕탕에 들어간다.

■ 사용물품

• 목욕 수건(1장)

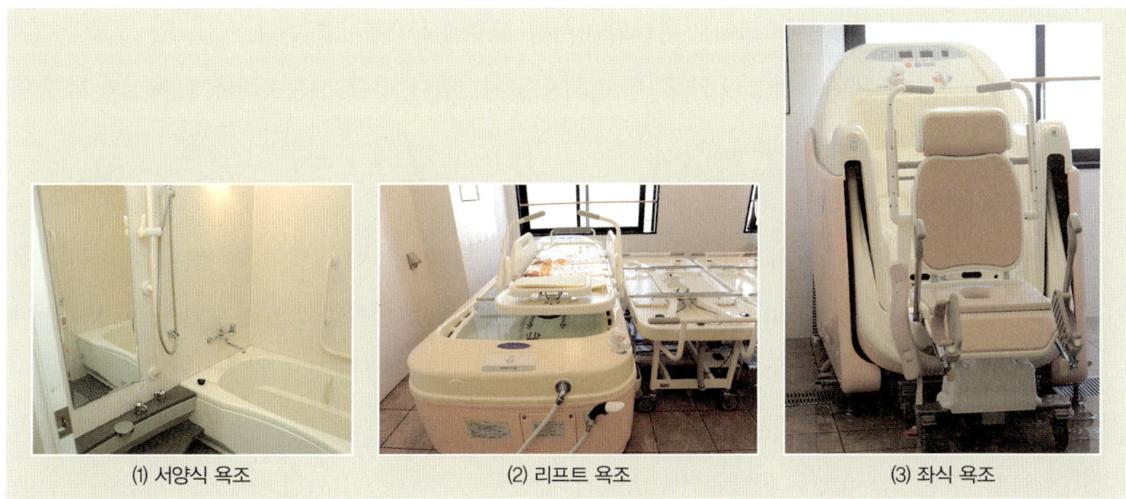

그림 2-D-25 욕조

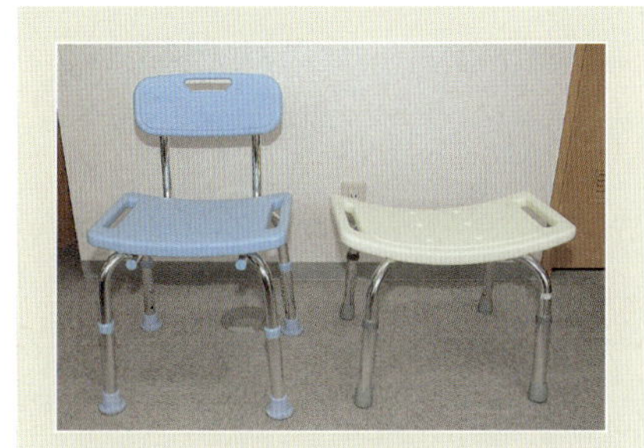

그림 2-D-26 욕실용 의자(예)

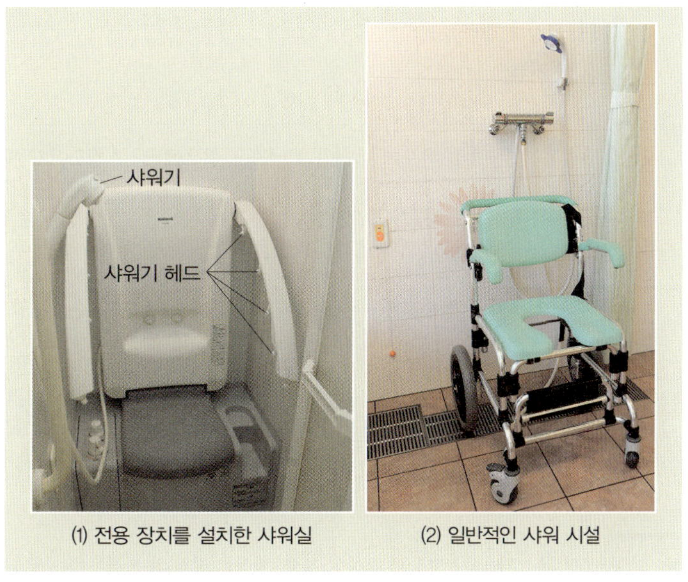

그림 2-D-27 샤워 시설

- 얼굴 수건(1장)

- 물수건(L 사이즈)

- 비누와 비누받침(각 1개씩)

- 파우더

- 기타[58]

■ 유의사항

(1) 주치의의 동의를 얻는다.

(2) 평상시 상태를 관찰하고 필요하다고 판단되면 사전·사후에 신체검사를 한다.

(3) 욕실 안의 환경은 온도를 약 24±2℃로 하고 외풍을 차단한다. 추울 때는 탈의실도 욕실과 함께 미리 따뜻하게 해둔다(포인트 참조).

(4) 환자가 안전하게 목욕할 수 있도록 배려한다.

   씻는 곳이나 욕조 안에서 미끄러지지 않도록 손잡이를 달고 청소에 각별히 주의한다. 혼자서 목욕할 수 없는 환자는 옆에서 보조한다. 시중을 필요로 하지 않는 환자라도 호출 벨을 달아 필요할 때 간호사가 바로 갈 수 있는 거리에 있는 것이 중요하다. 욕실은 열쇠를 잠그지 않는다.

(5) 환자가 가능한 한 안락한 자세를 유지할 수 있도록 지도한다.

(6) 온수의 온도는 39~40℃로 한다(포인트 참조).

(7) 목욕물의 온도는 물을 섞는 봉이나 바가지 등으로 물을 위아래로 완전히 섞은 뒤 온도계로 측정한다(포인트 참조).

포인트 • 겨울철 등 욕실 온도가 올라가기 어려울 경우에는 탈의실 난방과 공유하거나 목욕 전에 샤워기를 미리 틀어놓아 김이 차도록 하는 등 연구가 필요하다. 입욕 전에 샤워기를 틀어두면, 욕실 바닥의 온도가 올라가 따뜻해진다.(3)
 • 뜨거운 물은 교감신경을 긴장시키고 피부의 말초혈관을 수축시켜 수축기 혈압이 상승하게 한다. 그러면 동정맥 문합이 열려 말초의 저항이 낮아지고 혈압은 내려간다. 그러나 온몸이 따뜻해지면 내장 혈관이 수축하고 혈압은 다시 상승한다. 이러한 과정은 순환계에 부담을 준다. 39~40℃라는 온도는 인체에서 온도가 높은 편인 뇌나 간장과 거의 같거나 +1℃ 정도이기 때문에, 동양인으로서는 약간 미지근하게 느끼지만 차갑지 않고 온도로 인한 자극이 적다. 흥분 상태거나 잠자고 싶을 때는 진정 효과가 있으므로, 낮은 온도의 물이 적합하다. 발병 후 처음 목욕을 할 때도 낮은 온도가 안전하기 때문에 환자에게 설명하고 양해를 얻는다.(6)
 • 온도계를 준비하지 않은 경우, 손끝은 다른 것을 만지거나 하여 온도 감각이 명확하지 않을 수 있으므로 반드시 팔꿈치 관절까지 뜨거운 물에 넣어 물의 뜨거운 정도를 확인한다. 겨울에는 뜨거운 물이 빨리 식는다는 것을 고려하여 1℃ 높게 준비하고 목욕할 때의 온도가 39~40℃ 정도 되게 한다.(7)

---

58) 물통·옷바구니·거울·세면대·매트 등의 시설. 머리를 감지 않는 경우에는 필요에 따라 모발이 젖지 않도록 비닐 모자(샤워 캡)를 준비한다.

■ 실시방법

〈목욕할 때 도움이 필요 없는 환자의 경우〉

(1) 욕실의 환경, 욕조의 물 온도, 물품의 준비 상태를 확인한다.

(2) 환자의 평소 상태를 관찰한 후 욕실로 안내한다.

(3) 욕조에 들어가는 방법과 시간(처음 할 때는 5분 정도)을 지도하고 상태가 나빠지면 즉시 연락하도록 벨 등 시설의 사용법을 설명한 뒤, 간호사는 목욕탕 가까이에 대기한다.

(4) 목욕이 끝나 병실로 돌아온 후 환자의 상태를 관찰한다.

〈목욕할 때 일부 도움이 필요한 환자의 경우〉

(1) 위의 (1), (2)와 같다.

(2) 탈의를 지원한다.

(3) 몸을 부축하고 목욕탕으로 안내한다(포인트 참조).

(4) 욕조에 들어가 천천히 다리 뻗고 앉는 자세를 취하게 한다. 물은 혈액순환을 고려하여 심장에서 가장 먼 곳부터 조금씩 묻힌다.

(5) 2~3분 후 욕조에서 씻는 곳으로 이동하여 물을 뿌려 따뜻하게 한 목욕탕 의자(그림 2-D-26 참조)에 앉아 물수건에 비누를 묻혀 씻는다(포인트 참조).

(6) 비누로 씻은 뒤 도와주어야 하는 환자는 부축하여 탕에 2~3분간 더 들어가 있게 한다(포인트 참조).

(7) 온탕 샤워를 하거나 온수로 몸을 씻은 다음에는 따뜻한 물에 짠 수건으로 물기를 제거하고 목욕 수건으로 몸을 가리고 나와, 탈의실에서 물기를 완전히 닦아낸다(포인트 참조).

(8) 피부를 건조시키기 위해 분첩이나 면에 파우더를 조금 묻혀 등과 다리 부분에 바르고 나서 마사지를 한다. 피부가 건조한 경우에는 바르지 않는다.

(9) 옷 입는 것을 돕는다.

(10) 병실로 돌아와 안정을 취하고 일반적인 검사를 하여 상태를 관찰한다.

포인트 • 보호자는 젖지 않도록 비닐 앞치마를 하거나 전용 반바지로 바꾸어 입고 시중을 든다.(3)
 • 서양식의 경우는 욕조에서 나와 몸을 씻으면서 전신의 상태를 관찰한다. 물수건으로 씻으면 때나 얼룩을 제거할 수 있고, 피부 마사지 효과로 말초혈관의 순환을 도우며, 피부에 적절한 자극을 주는 효과가 있다. 물수건으로 닦을 때는 좌우 왕복 동작을 하는 것이 바람직하다.(5)
 • 신체 기능에 장애가 있고 손발 운동이 필요한 경우에는 입욕 중에 하면 부력이 생겨 쉽게 할 수 있다.(6)
 • 물로 씻고 나서 수건이나 목욕 수건으로 닦을 때는 신속하게 한다. 온수로 헹궈 짠 수건을 사용하지 않고 직접 목욕 수건으로 수분을 닦아도 좋지만, 피부에 물기가 많이 남아 있으면 기화열을 빼앗기거나 물기가 차가워져 추위를 느끼게 된다. 사용하던 목욕 수건으로 닦으면 수건이 젖어 불편하기 때문에 2개를 준비하면 좋다.(7)

〈목욕할 때 도움이 필요한 환자의 경우〉

목욕할 때 전 과정에 도움이 필요한 환자는 주로 전신을 물수건으로 닦아 깨끗하게 하지만, 신체 기능 장애 외에 특별한 이상이 없는 경우는 청결뿐만 아니라 욕창 예방과 역기능 훈련을 위해서도 목욕을 하는 것이 바람직하다.

보조 방법은 ① 일반 욕조를 이용해 실시 ② 리프트를 이용해 실시 ③ 리프트 욕조 사용 등 3가지 방법이 있다. ①, ②는 앉는 자세를 할 수 있는 환자에게 적용하며 ③은 누워서 하는 목욕이다.

옆에서 보조하면 의자에 앉는 자세가 되는 환자를 일반 욕조에서 돕는 경우는 욕조 옆에 의자를 붙여 놓고 앉아 욕조에 다리를 넣고 몸을 옮기는 등 연구를 한다. 욕조 안에 의자를 놓아도 좋다.

리프트와 리프트 욕조를 이용해 실시하는 경우 간호사는 사전에 사용하는 리프트와 리프트 욕조의 구조와 운영방법을 숙지하고 연습도 미리 해둔다. 리프트 욕조는 여러 종류가 있으며 전용 들것도 있다. 특히 작업 중에는 안전을 최우선으로 생각한다. 사전에 방법을 설명할 뿐만 아니라, 수행 중에도 단계와 환자의 상태에 대해 설명하면서 실시한다.

'유의사항'과 '실시방법'은 앞의 항목과 같다.

3. 샤워

■ 목적

전신을 물수건으로 닦아서 깨끗이 하는 것과 같다.

■ 사용시설

샤워: 온수의 온도 조절이 쉬운 것으로, 고정된 것보다는 이동할 수 있는 것이 신체 부위를 씻기 쉽다. 또한 벽에 난간이 붙어 있으면 안전하다. 전용 장치를 설치한 샤워실(그림 2-D-27-① 참조)도 있지만, 여기에서는 일반적인 샤워 시설(그림 2-D-27-② 참조)을 예로 설명한다. 또한 일반적인 샤워 시설은 욕실에 있는 것과 전용 샤워실에 있는 것이 있다. 지원을 할 때는 욕실이 넓어서 적당하며 춥지 않도록 내부 온도에 신경 쓴다.

■ 사용물품

• 샤워 캡

• 목욕 수건(1장)

• 얼굴 수건(1장)

- 물수건(1장)

- 파우더

■ 유의사항

앞에서 설명한 '목욕' 항목에 준하여 실시하지만, 도중에 물 온도가 변할 수 있기 때문에 중간에 간호사의 손에 물을 부으면서 한다. 또한 환자의 체위가 안정되도록 욕실용 의자와 난간, 잡는 봉을 활용한다.

■ 실시방법

〈샤워할 때 도움이 필요하지 않은 경우〉

목욕에 준한다.

〈샤워할 때 도움이 필요한 경우〉

(1) 환자에게 설명하고 양해를 얻는다.

(2) 사용하는 물품(얼굴 수건·물수건·비누 등)을 욕실 전용 왜건에 놓는다. 탈의실에서 사용하는 목욕 수건이나 갈아입을 옷을 즉시 사용할 수 있도록 해둔다.

(3) 샤워실(욕실)을 준비한다.

　① 욕실 전용 왜건을 샤워기 근처에 사용하기 쉽도록 둔다.

　② 샤워실 실내 온도를 24±2℃ 정도로 하고 외풍을 방지한다.

　③ 샤워실 바닥이 차가운 경우에는 뜨거운 물을 뿌려 따뜻하게 해둔다.

　④ 샤워 온수의 온도(39~40℃)와 온수가 나오는지 확인한다.

(4) 환자를 탈의실로 안내하고 탈의를 돕는다. 보온과 수치심을 배려하여 목욕 수건으로 몸을 감싼다. 머리에는 샤워 캡을 씌운다(포인트 참조).

(5) 샤워실로 이동한다. 보조해야 보행이 가능한 경우에는 부축하고 어려울 때는 휠체어에 태워 샤워실로 이동한다.

(6) 샤워용 의자에 뜨거운 물을 뿌려 따뜻하게 한 다음 앉힌다. 샤워용 휠체어의 경우는 샤워를 하는 위치에 휠체어를 놓고 스토퍼로 고정한다.

(7) 하복부에 얼굴 수건을 덮고 목욕 수건은 벗긴다.

포인트 • 휠체어를 이용해 탈의실로 이동한 경우, 휠체어 스토퍼를 확실하게 채워 안전을 확인하고 나서 옷을 갈아입도록 한다. 환자가 걸을 수 있는 경우에는 난간 등을 잡아 안전을 확보한 상태에서 갈아입는 것을 돕는다.(4)

(8) 샤워기의 물을 간호사가 손으로 만져 온수가 나오는지 다시 확인한 후 심장에서 먼 부위인 발부터
순서대로 온수를 뿌려 몸 전체를 적시고 따뜻하게 한다(포인트 참조).

(9) 물수건을 온수로 헹구어 짜서 얼굴을 닦는다. 스스로 할 수 있으면 직접 하도록 한다.

(10) 물수건을 온수로 헹구고 비누를 묻혀 거품을 내어 씻는다.

목→ 팔→ 가슴→ 복부→ 등→ 다리→ 발 순으로 씻는다. 다음 물수건을 헹구고 다시 비누를 묻
혀 음부→ 엉덩이 부분을 씻는다. 수치심을 배려하여 씻는 방법을 설명하고 나서, 스스로 씻도록
해도 좋다.

(11) 샤워기의 물을 어깨부터 순차적으로 뿌려 비눗기를 완전히 씻어낸다(포인트 참조).

(12) 신속하게 목욕 수건을 걸치고 (7)의 얼굴 수건으로 전신을 눌러 닦는다. 그대로 목욕 수건을 몸에
감고 탈의실로 이동한다.

(13) 새 목욕 수건을 어깨에 걸고 몸에 감고 있던 목욕 수건과 샤워 캡을 벗는다. 어깨에 걸었던 목욕
수건으로 전신을 눌러 닦아 습기를 완전히 제거한다.

(14) 옷을 갈아입은 후 보행을 부축하거나 휠체어로 병실에 돌아온다.

(15) 샤워 후 몸의 상태를 관찰한다.

4. 기타 방법

이상과 같이 비누와 온수를 이용하여 하는 청결법 이외에 다음과 같은 방법들이 있다.

(1) 물로만 씻어서 깨끗이 하는 것

(2) 목욕제를 푼 온수에 물수건을 적신 다음 짜서 닦는 것

(3) (2)와 같이 한 다음 헹군 물수건으로 닦아서 깨끗이 하는 것

(1), (2), (3)은 전신을 닦아서 깨끗이 하는(발 씻기 제외) 방법으로 간단해서 종종 사용하지만, 이 방
법만으로는 더러움이 충분히 가시지 않는다. 이런 방법으로 몸을 닦은 장기 입원 환자의 피부 표면
을 확대경으로 관찰해보면 오염이 남아 있는 경우가 많다. 또한 물수건으로 닦아서 깨끗이 하는 방
법이 말초혈관의 순환을 돕고, 피부에 자극을 주는 등의 효과가 있으므로, 한 번 닦고 끝내는 것은
환자의 상태가 나쁜 경우가 아니면 바람직하지 않다. 특히 (2)의 방법으로 하여 목욕제가 남아 있는

포인트 • 간호사가 손에 물을 묻히면서 하면 온도의 변화를
조기에 신경 쓸 수 있으며, 온수의 세기를 조절할 수 있다.(8)
 • 처음에는 온수로 헹군 물수건으로 닦으면서 샤워를 하면
비눗기를 제거하기 쉽다. 마지막으로 다시 한 번 위에서부터
순서대로 뜨거운 물을 뿌려 씻는다.(11)

경우 피부에 발진이 생길 수 있으므로, (3)의 방법을 취하는 것이 바람직하다.

⑷ 거품비누를 바르고 거즈로 닦아내는 것

⑸ ⑷를 실시한 후 온수에 적신 수건을 짜서 닦는 것(포인트 참조)

⑹ 따뜻하게 한 올리브 오일을 탈지면에 담가 피부에 바른 다음, 탈지면으로 닦아 때나 얼룩을 동시에 닦아내는 것(오일 바스, oil bath)

오일 바스는 건조한 피부에 유분을 보충해 오염을 제거하므로 물수건으로 닦아서는 깨끗해지지 않는 경우에 효과가 있다. 오염이 심할 때는 넉넉하게 발라 부드러워질 때까지 잠시 기다렸다가 닦아낸다.

어떤 방법을 사용하든 세정제의 성능을 충분히 이해하고 환자의 증상과 피부 상태를 판단하여 가장 적합한 방법으로 하는 것이 전문 직업인으로서 간호사의 과제이다.

C : 점막 기타 청결

모발, 두피, 피부 이외의 부위에서 청결하게 해야 하는 부위로 구강과 음부를 들 수 있다. 음부는 피부의 일부로 '물수건으로 닦아서 깨끗하게 하는 것' 항목에서도 언급했지만, 배변에 도움이 필요한 환자는 불결해지기 쉽기 때문에 중요하다. 가장 효과적인 방법은 외음부 세척 시 물수건으로 닦아서 깨끗이 하는 방법으로 뒤에서 별도로 설명하기로 한다.

1. 구강 청결

a : 구강 내 청결에 관한 간호의 의의

구강 내에는 혀·치아·편도 등이 있고 혀 점막의 주름이 많으며, 온도·습도·음식 찌꺼기라는 조건이 더해지고 미생물이 번식하기 쉬운 상태에 있다. 감염되면 구강 내에 열려 있는 각 기관에도 파급되어 침샘염·이하선염·중이염·기관지염 등이 생기기 쉬워진다. 또한 고령이나 마비로 오연을 일으킨 경우에는 구강이나 치석 중의 박테리아가 연하성 폐렴의 원인균이 된다.

구강은 외부와 직결해 있고 호흡기와 소화기로 이르는 입구이며 침샘과 이관이 열려 있다(그림 2-D-28). 따라서 구강은 신체를 청결하게 하기 위해 매우 중요한 기관이다.

<table>
<tr><td>

포인트 •거품 세정제를 사용한 다음에는 반드시 따뜻한 물에 적셔 짠 수건을 이용해 닦는다. 이것은 저자가 한 실험에서도 효과가 분명했던 방법이다. 도포 후 가능한 한 빨리(1분 이내) 닦아내고 즉시 온수에 적셔 짠 수건으로 닦는다. 특히

</td><td>

알레르기성 습진이 생기기 쉬운 사람은 주의해야 한다. 그러나 단시간에 물수건으로 닦아서 깨끗이 할 수 있으므로, 환자에게 피로감을 주지 않고 효과적인 경우도 있다.(5)

</td></tr>
</table>

■ 칫솔의 종류와 조건

시판 중인 칫솔은 주로 나일론으로 만들며 털끝의 형태나 딱딱한 정도, 모양 등이 다양하며 효과적으로 치석을 없애고 손으로 잡고 닦기 쉬운 형태로 고안되어 있다. 칫솔모의 재료로는 돼지털·양모·너구리털·고무가 사용되지만, 플라크 제거율은 나일론 > 돼지털 > 고무 > 양털 > 너구리털 순이다.

바람직한 칫솔의 조건으로는 다음과 같은 것이 있다.

(1) 칫솔모의 사이가 뚫려 있고 세정·건조하기 쉽다.

(2) 적당한 딱딱함(일반적으로 부드러운 모)과 탄력성이 있다.

(3) 브러시의 길이는 성인 10mm 이상으로, 동일한 길이의 선형이어야 한다.

(4) 브러시의 길이는 환자의 치아 직선 범위, 즉 20~25mm(성인 기준)에 해당하는 길이로, 폭은 성인의 경우 9mm 전후이다.

(5) 모양은 잡기 쉽고 치아의 바깥쪽·안쪽을 함께 칫솔질하기 쉬운 형태를 선택한다. 악력이 약한 환자나 고령자에게는 무늬 있는 브러시나 형상 기억 브러시를 사용하는 것도 좋다. 또한 칫솔질하는 것이 즐겁도록 무늬의 색, 형태는 환자의 취향을 고려한다.

(6) 기타: 치주 조직의 상태에 따라 털의 딱딱함을 고려한다. 또한 소아·지체부자유자·고령자는 전동칫솔을 사용하는 것도 브러싱 효과를 높인다.

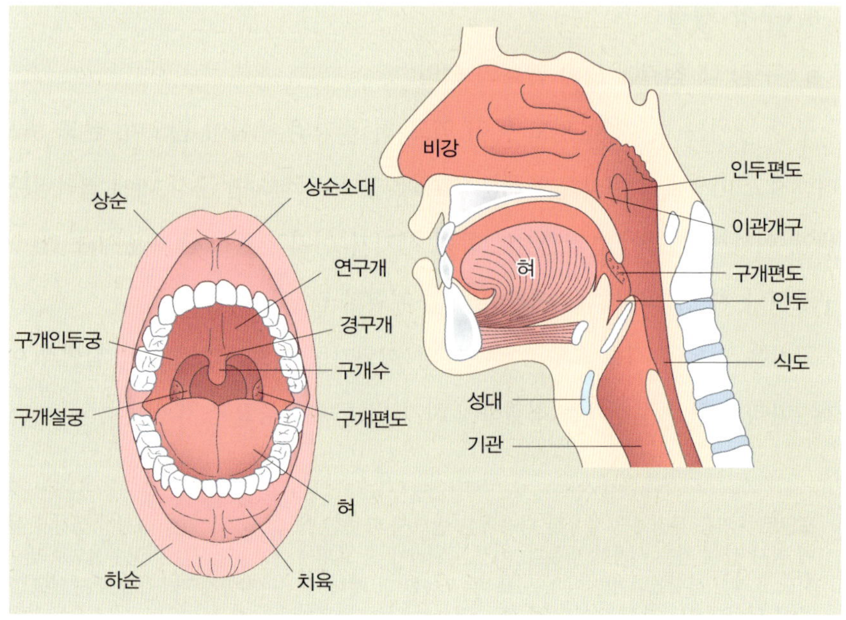

그림 2-D-28 구강 내와 연결되는 기관

■ 이 닦는 방법

(1) 폰즈법(Fone's method: 선회법, 묘원법(circular method)) 치아의 빰 쪽은 치아의 상하를 맞춰 칫솔을 왼쪽 마지막 구치에서 〈그림 2-D-29-(1)-a〉처럼 원을 그리며 전 치아에서 오른쪽 마지막 구치까지 진행한다. 혀 쪽과 구개 쪽, 즉 안쪽은 치아와 잇몸을 위아래로, 혀 쪽은 왼쪽에서 오른쪽으로, 다음 구개 쪽은 오른쪽에서 왼쪽으로 브러싱한다(그림 2-D-29-(1)-b). 교합면은 브러시 부분을 교합면의 움푹한 곳 (소와열구)에 맞추면서 왼쪽에서 오른쪽으로 브러싱한다(그림 2-D-29-(1)-c).

(2) 스크러빙법(scrubbing method, scrub-brush method) 칫솔을 〈그림 2-D-29-(2)〉와 같이 순차적으로 대고 빰 쪽은 브러시 면을 치아와 잇몸 변연에 닿을락 말락 대고 앞뒤로 몇 mm 진동시킨다. 혀 쪽과 구개 쪽은 치아와 교합 면에 칫솔을 대고 똑같이 앞뒤로 몇 mm씩 진동시켜 치아 표면과 잇몸 부분의 치석을 제거한다.

(3) 스틸맨 개량법(modified Stillman's method) 칫솔 브러시를 잇몸을 향하도록 하여 치아에 대고 칫솔 옆면으로 잇몸 변연부와 유두부를 몇 초간 마사지한다. 다음으로 칫솔 브러시를 치관 방향으로 회전하면서 브러싱한다(그림 2-D-29-(3)).

(4) 바스법(Bass method) 부드러운 칫솔을 사용하여 치아와 잇몸의 인접한 면을 브러싱하고 잇몸 마사

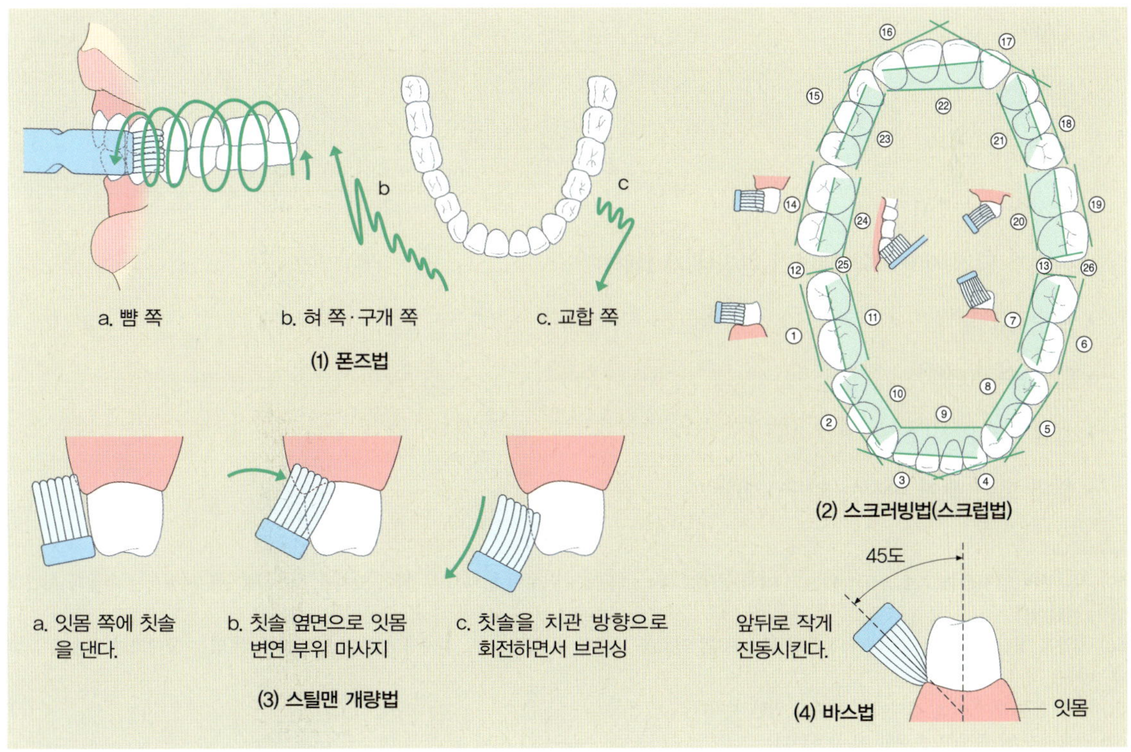

그림 2-D-29 어러 가지 지솔질 빙법

지를 목적으로 한다. 솔 끝을 치경부 치아 축에 약 45도 각도로 대고, 약간의 압력을 넣어 앞뒤로 진동시켜 브러싱한다. 전동 칫솔을 이용한 칫솔질 방법은 바스법이 일반적이다(그림 2-D-29(4)).

c : 구강 내 청결의 실제

■ 목적

(1) 미생물의 번식을 방지하고 감염을 예방한다.

(2) 침의 점조성, 음식물 찌꺼기의 분해에 따른 점조액과 악취를 제거하고 감염이나 소치(충치)의 예방, 자신뿐 아니라 다른 사람의 기분도 상쾌하게 하고 식욕을 증진시킨다.

(3) 잇몸을 자극하여 혈액순환을 양호하게 하고 잇몸을 꽉 조인다(치조농루의 예방과 치료의 하나로도 실시한다).

(a) 칫솔을 이용하여 실시하는 경우(침대에서 실시하는 경우)

■ 사용물품

- 칫솔(1개)

- 치실 또는 치간 칫솔(필요 시)[59]

- 치약[60]

- 물병(1개)

- 컵(1개)

- 양치질용 농반(1개)

- 온수가 담긴 세면기와 세면기 받침대(각 1개씩)[61]

- 물수건(1장)[61]

- 얼굴 수건(1장)[61]

- 설압자(필요 시)[62]

- 빨대 또는 빨아 마시는 기구(1개)[63]

---

59) 치간부의 양치용품(그림 2-D-30). 그 밖의 공구로 투스 픽(작은 이쑤시개)과 고무 칩이 있지만, 치석 제거를 위해서는 치실과 치간칫솔이 적당하다.

60) 치약은 청량감을 주는 것 외에 첨가된 불소 등의 약효를 기대할 수 있으므로, 환자가 충분히 양치질할 수 있는 상태라면 칫솔질을 한 후 치약을 사용한다.

61) 구강 청결 후에 하는 세면에 사용하기 위한 것이다.

62) 간호사가 빰 쪽을 칫솔질할 때 사용한다.

63) 빨대는 구부러진 부분에서 짧은 쪽을 물에 대고 긴 쪽을 환자의 입에 넣으면 안정감이 있다(그림 2-E-9 참조).

■ 유의사항

(1) 사용물품이나 실시방법은 환자의 일반적 증상, 구강 내의 상태 등에 따라 판단하고 선택하여 실시한다(포인트 참조).

(2) 체위는 앉아서 하는 것이 적합하지만, 앉을 수 없는 환자의 경우는 반좌위로 한다. 둘 다 무리한 경우에는 환자에게 편한 체위로 실시한다.

(3) 실시 중에는 구강의 상태와 환자의 전신 상태를 관찰한다.

(4) 브러싱은 매 식후와 사탕을 포함한 간식을 먹은 직후에 하는 것이 바람직하다.

■ 실시방법

〈환자가 침대 위에서 직접 할 경우〉

(1) 사용물품은 환자의 것으로 준비한다.

(2) 환자의 체위를 좌위 또는 반좌위로 하고 등을 받친다.

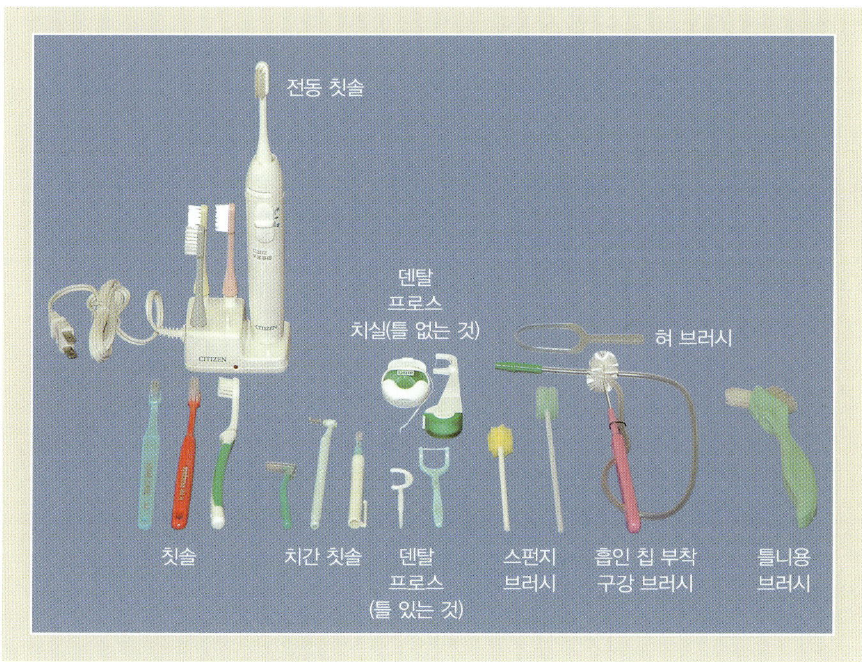

그림 2-D-30 칫솔과 치간부 세정 기구

포인트 • 가장 바람직한 방법은 칫솔로 칫솔질을 하고, 치간부에 치간 브러시나 치실을 이용하여 양치하고 미지근한 물로 3회 이상 헹구는 것이다. 칫솔은 치아의 성질, 치아와 잇몸의 상태 등에 따라 선택한다. 수술 직후나 전신 상태의 쇠약으로 입을 벌리기 어렵거나 피로가 심한 경우는 거즈나 면봉을 이용하여 닦는다.(1)

(3) 오버 침대 테이블을 환자가 사용하기 쉬운 위치에 놓고, 그 위에 물건을 사용순으로 나열한다.

(4) 얼굴 수건을 무릎 또는 목 언저리에 걸쳐서 덮개나 옷에 치약이 묻는 것을 방지한다.

(5) 환자가 칫솔을 사용하는 것을 살펴보고 올바르게 사용하도록 지도한다.

① 브러싱은 1) 아래턱 왼쪽 마지막 구치 뺨 쪽에서 시작하여 순차적으로 전체 치부 방향으로 이동하고 오른쪽의 마지막 구치로 2) 아래턱 오른쪽의 마지막 구치 혀 쪽부터 순차적으로 왼쪽 마지막 구치로 3) 위턱에 1), 2)와 같은 순서 4) 위턱·아래턱 구치의 교합면의 순서로 실시한다. 칫솔질 시간은 5분 이상 한다.

② 칫솔질 하는 방법은 아이들에게는 폰즈 법이 실시하기 쉽고, 성인에서는 스크러빙법이나 바스법이 플라크 제거 및 잇몸 마사지 측면에서 적당하다. 또한 반듯이 누워 있는 환자에게 간호사가 할 경우는 스틸맨 개량법이 적당하다.

(6) 물 또는 온수로 입안을 헹구고 양치질용 용기에 뱉는다(포인트 참조).

(7) 치아 사이에 음식물 찌꺼기와 플라크가 남아 있는 경우, 치실 또는 치간 칫솔을 사용하도록 지도한다(그림 2-D-31).

(8) 환자가 세면을 한 뒤 얼굴 수건으로 닦고 나면 사용한 물품을 정리한다.

(9) 오버 침대 테이블을 원래의 위치로 복구하고 탁자를 닦는다.

〈도움이 필요한 경우〉

(1) 사용물품은 환자의 것으로 지참한다.

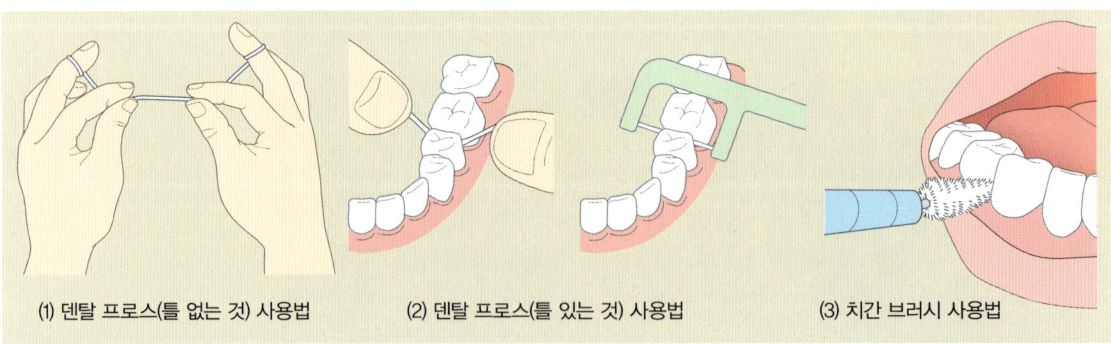

그림 2-D-31 치간부의 세정

포인트 •가글은 물을 머금고 입을 다물어 치간에 물을 통과시킨 다음 배출하는 것이다. 성인의 구강은 1회에 25~30㎖의 물이 필요하고 최소한 4~5회, 즉 100~150㎖로 헹구는 것이 바람직하다. 구강 세척제의 종류에 따라 플라크 제거 상태는 큰 차이가 없다. 구강 세정기는 물줄기의 압력으로 음식 찌꺼기를 제거하지만, 물이 날려 플라크는 제거되지 않는다. 플라크의 잔존 상태는 플라크 염색약으로 조사하면 간단하다.(6)

(2) 체위를 반좌위 또는 옆으로 누운 자세로 턱 아래에서 양 어깨 부분을 얼굴 수건으로 감싸 헹군 물에 침구와 옷이 더러워지는 것을 방지한다.

(3) 용기는 환자의 얼굴 가까이에 두고 다른 사용물품은 침상 받침대 위에 사용하기 쉽게 늘어놓는다.

(4) 칫솔을 물 또는 온수를 묻혀 닦는다(포인트 참조).

(5) 입안을 헹군다.

컵의 물을 빨대로 입에 넣어 4~5회 헹구고 헹군 물은 양치질용 용기에 뱉는다.

양치질용 용기는 깊지만, 비산을 방지하기 위해 입술에서 흐르도록 배출시킨다. 용기는 오목한 쪽의 중앙 부분이나 약간 그 앞쪽을 뺨 아래턱 부분에 대고 사용하지만, 환자의 얼굴 형태나 근육의 상태에 따라 볼록한 쪽을 대는 것이 더 밀착될 수도 있다. 환자가 납득하도록 설명해주는 것도 필요하다.

(6) 입안을 헹구고 배수할 때마다 입술과 그 둘레의 젖은 부분을 수건으로 눌러 닦는다.

(7) 칫솔질과 헹구기까지 끝나면 세면대의 온수로 물수건을 헹구어 짜서 얼굴을 닦고, 마지막으로 얼굴 수건으로 눌러 닦는다.

(8) 환자를 안전하게 편한 위치로 돌려놓고 사용한 물품의 뒷정리를 한 다음, 침상 받침대를 닦는다.

(b) 스펀지 브러시·면봉에 의한 양치질

중증 환자나 수술 직후 환자, 손가락 장애나 증상에 따라 칫솔을 사용할 수 없는 환자에게는 스펀지 브러시나 면봉을 이용하여 치아와 구강 내를 닦아서 깨끗이 하고 헹구기만 한다. 여기에서는 스펀지 브러시나 면봉을 이용하여 깨끗하게 닦는 것에 대해 설명한다.

■ **사용물품**

• 컵(1개)[64]

• 스펀지 브러시

포인트 • 환자가 스스로 이를 닦을 수 있는 경우에는 칫솔을 전달하여 천천히 잘 닦도록 지도한다. 환자가 스스로 할 수 없는 경우 간호사가 칫솔을 쥐고 닦는다. 이때 뺨 쪽은 설압자로 뺨 쪽을 치아에서 떼면 작업하기 쉽다. 옆으로 누운 자세의 경우 환자의 잘 쓰는 팔이 아래쪽이 되면 닦기 어렵기 때문에, 반 옆으로 누운 자세에서 등을 받치는 등 연구가 필요하다. 칫솔질 방법은 전술한 방법으로 실시하지만, 약 5분 동안 해야 하기 때문에 2~3분씩 2회에 나누어 쉬면서 실시해도 좋다.(4)

---

64) 치약으로 미온수 또는 1~2% 중조액을 넣어둔다.

- 면봉(필요 시)[65]

- 설압자

- 일회용 장갑[66]

- 휴지

- 농반[67]

- 립크림(필요 시)

- 기타

■ 유의사항

칫솔을 이용하여 닦는 방법과 같다.

■ 실시방법

(1) 사용물품은 환자의 것으로 지참한다.

(2) 얼굴 수건을 턱 아래에 깐다.

(3) 스펀지 브러시 또는 면봉 2개를 치약 액이 담긴 컵에 담가 테두리에 눌러 짠다.

(4) 환자의 입을 벌리고 설압자로 뺨과 혀를 눌러 공간을 벌리면서 치아·잇몸, 구강 내를 깨끗이 닦는다(포인트 참조).

(5) 기상 시, 취침 전, 땀을 흘리는 등 필요한 경우는 세수를 한다.

(6) 종료 후 사용한 물품을 정리한다.

포인트 •치구 염색 방법으로, 결과를 보면 면봉의 경우는 2개를 함께 사용하는 것이 효과적이지만 스펀지 브러시가 사용감, 플라크 제거율이 모두 뛰어나다. 앞 치아의 치석 제거가 불완전하게 되는 경향이 있으므로 주의한다.(4)
•구강 내의 건조가 심하고 점액 등이 막 모양으로 되어 구개에 붙어 있는 경우는 면봉보다 수분을 많이 포함할 수 있는 스펀지 브러시가 점막을 손상시키지 않고 제거하기 쉽다. 막상이 된 점액을 한 번에 제거하려고 하면 점막을 손상시켜, 출혈이 일어나는 경우도 있으므로 주의한다.(4)

65) 구강 내 청소, 치석 제거에는 스펀지 브러시가 효과적이다. 스펀지 브러시로 바꿔 면봉을 닦아 깨끗이 이용하는 경우 막대 부분이 10cm 이상인 것을 2개씩 5~7쌍, 총 10~15개 정도 준비한다.
66) 환자 자신이 충분히 입을 벌릴 수 없는 경우에는 잘 쓰는 쪽이 아닌 쪽에 장갑을 끼고 설압자를 댄 다음, 검지를 이용하여 입을 벌리게 돕는다.
67) 사용 후의 장갑과 면봉을 넣는다.

(c) 헹구기·기타

칫솔이나 스펀지 브러시를 사용하는 것 외에 입을 헹구는 법(mouth washing)도 활용한다. 이것은 치아 면의 음식 찌꺼기를 제거하고 플라크의 pH 저하를 약간 막아주지만 플라크는 제거하지 못한다. 약 2시간 후에 구강 내 박테리아는 세척 전의 상태가 된다. 다른 방법과 병용하거나 음식을 먹은 직후 입을 헹구는 것은 효과가 있다. 또한, 칫솔을 사용하지 않고도 헹굴 수 있는 환자는 2시간마다 헹구면 닦아서 깨끗이 하는 것보다 더 효과적인 경우도 있다(구강에 대한 자세한 내용은 p292 (5), P293 (5), (6) 참조).

기타, 자정 작용(자연적인 청소법, natural cleaning)을 위해 식사 후 과일과 야채를 씹어 먹으면 치아 표면에 붙은 음식 찌꺼기가 떨어지고, 미각을 자극하여 타액 분비를 촉진하므로 침을 삼키면서 플라크를 제거할 수 있다. 또한, 헹구기나 자정 작용으로도 설태가 제거되지 않는 경우에는 필요에 따라 부드러운 칫솔이나 혀 브러시를 사용하여 제거한다.

(d) 틀니가 있는 경우 구강 내 청결

틀니는 부분 틀니와 완전 틀니가 있다. 틀니를 사용하는 것은 고령자에게 많지만, 부분 틀니는 성인기에 들어가면 나이가 들수록 사용하는 사람도 많아진다. 이 때문에 틀니 청결에 대한 지원 기술은 간호사가 하는 구강 내 청결의 기초 기술 중 하나라고 할 수 있다. 따라서 부분 틀니와 완전 틀니로 나누어, 틀니의 청결 방법에 대한 기초적인 지원 기술에 대해 설명한다.

[1] 부분 틀니

■ 사용물품

(1) 칫솔을 이용하여 실시하는 경우와 같다.

(2) 틀니 브러시 또는 딱딱한 칫솔

■ 유의사항

칫솔을 이용하여 실시하는 경우에 덧붙여,

(1) 틀니는 식사와 간식 후에는 반드시 떼어 흐르는 물에 씻는다. 브러시를 사용한 브러싱은 1일 2회 정도 하고 저녁 식사 후에는 특히 정성 들여 닦는다.

(2) 틀니를 분리하거나 끼울 때는 무리하게 버클(지지 금속)을 이동하여 인접 치아와 잇몸을 손상하지 않게 한다(p296 포인트 참조).

(3) 레진(틀니의 핑크 플라스틱 부분)은 치약을 사용하면 미모되기 때문에 사용하지 않는다. 질 닦이지 않

을 때는 식기용 중성세제로 씻고 물로 충분히 씻어낸다.

(4) 레진은 열탕에 넣으면 변형하기 때문에 미온수로 씻는다.

(5) 틀니 세정제는 화학적 제거제이므로 단독으로 사용하는 것이 아니라, 칫솔로 기계적으로 플라크와 음식 찌꺼기 등을 제거한 다음 필요에 따라 사용한다.

(6) 틀니의 사용에 따른 잇몸이나 인접 치아의 이상 유무를 관찰한다.

■ 실시방법

(1) 사용물품을 준비한다. 칫솔은 본인의 것을 사용한다.

(2) 틀니를 뗀다. 스스로 할 수 있으면 떼게 하고 할 수 없을 때는 간호사가 일회용 장갑을 끼고 떼어낸다(그림 2-D-32).

  ① 위턱 틀니는 검지의 손톱을 정면 걸쇠에 걸고, 엄지손가락을 걸쇠를 걸고 있는 치아 위에 둔 채 검지를 내리면 떼어진다. 만약 떼어지지 않으면 걸쇠에 걸린 검지 손톱의 위치를 바꾸는 등 무리하지 않는다. 이 방법은 지렛대의 원리를 응용한 것이다(포인트 참조).

  ② 아래턱의 틀니는 엄지 손톱을 정면 걸쇠에 걸어 검지로 걸쇠를 걸었던 치아의 위쪽을 가볍게 누르고, 엄지손가락을 끌어올리면 분리된다.

(3) 틀니를 전용 브러시나 딱딱한 칫솔로 닦아 흐르는 물에 씻는다(그림 2-D-33).

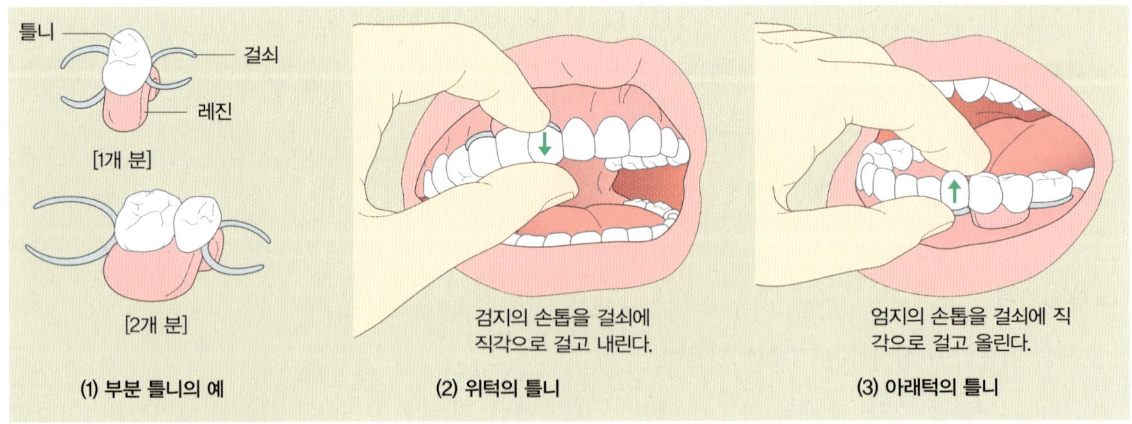

그림 2-D-32 부분 틀니를 빼는 방법

> **포인트** • 분리할 때는 감염 예방과 상대의 불쾌감을 생각하여 일회용 장갑을 낀다.(2)
> • 걸쇠는 거는 치아의 위치와 모양에 따라 다르므로 빠지기 쉬운 곳을 알고 실시한다. 또한 다른 간호사에게도 전달한다.(2)①

병실에 세면대 시설이 없는 경우는 화장실에서 실시한다. 환자가 스스로 할 수 있는 경우는 직접 수행하지만, 간호사는 실시방법을 지도하고 점검한다.

(4) 틀니는 물을 넣은 용기에 넣어둔다.

(5) 남은 치아는 칫솔로 양치질하고 입안을 헹군다. 방법은 칫솔을 이용하는 법과 같다.

(6) 틀니를 원래대로 장착한다.

① 부분 틀니가 위아래에 있는 경우에는 위턱의 틀니부터 장착한다(포인트 참조).

② 틀니의 양 끝에 있는 걸쇠는 치아의 형태에 따라 다르므로 맞는 방향을 확인한다.

③ 틀니를 엄지와 검지로 잡은 다음, 걸쇠를 거는 치아 위에 걸쇠를 올려놓는다.

작은 틀니를 안쪽에 장착할 때는 손가락이 미끄러져 떨어지기 쉽기 때문에, 제대로 파악해서 구강 내에 떨어뜨려 삼키는 일이 없도록 주의한다.

④ ③의 위치에서 위턱의 틀니는 엄지의 아래쪽, 아래턱의 틀니는 검지로 틀니의 중앙부를 가볍게 눌러 걸쇠를 치아에 끼운다(포인트 참조).

(7) 취침 시나 저녁 식사 후 치아를 닦을 때(그 이후는 먹지 않는다)는 틀니를 장착하지 않고 물을 넣은 전용 용기에 넣어둔다.

전용 용기는 컵도 좋지만, 틀니가 들어가고 손가락으로 끼울 수 있는 크기의 뚜껑 달린 플라스틱 용

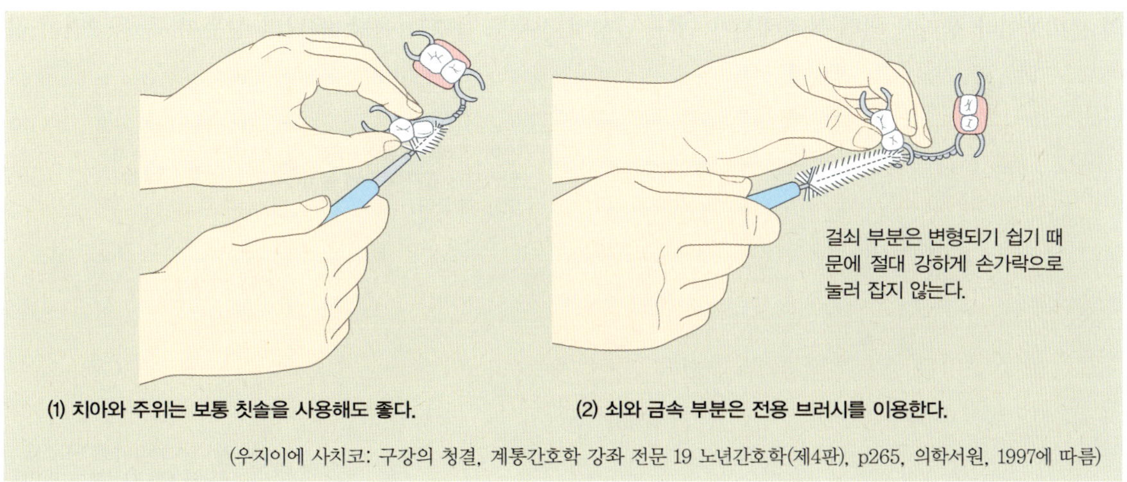

(우지이에 사치코: 구강의 청결, 계통간호학 강좌 전문 19 노년간호학(제4판), p265, 의학서원, 1997에 따름)

그림 2–D–33 부분 틀니 칫솔질 방법

포인트 • 어느 쪽으로 해도 좋지만 위턱 쪽이 일반적으로 장착하기 어렵기 때문에 위턱부터 실시한다.(6)①
• 환자 자신이 넣는 경우에 입을 앙다물어 넣을 수 있는데, 이렇게 하면 절대 안 된다. 틀니가 비스듬하게 된 상태에서 그렇게 하면 서로 어긋나 잇몸을 손상시키거나 반대쪽 치아에 부담을 주고, 잘못하면 틀니를 삼키게 된다.(6)④

기 등을 이용한다. 뚜껑에 스티커를 부착하면 구분하기 쉽다. 틀니를 물속에 넣는 것은 틀니의 재료가 건조해지면 금이 가거나 틀어짐이 발생하여 맞지 않게 되기 때문이다.

⑻ 구강의 상태를 보고 관찰하고 사용한 물품의 뒷정리를 한다.

[2] 완전 틀니

사용물품, 유의사항, 실시방법은 부분 틀니와 같다. 분리하는 방법은 위턱은 좌우의 검지로 끌어내리듯이 떼어낸다. 아래턱은 좌우의 엄지손가락으로 끌어올리도록 하고 뗀다. 틀니의 칫솔질 방법은 〈그림 2-D-34〉를 참고한다.

넣는 방법은 부분 틀니와 같이 위턱에서 먼저 넣는다. 위턱의 틀니는 보철물의 중심부(틀니 턱 부분 중앙)를 검지 두 개로 턱에 딱 붙도록 밀어올린다. 아래턱의 틀니는 잇몸 부분에 틀니를 놓고 좌우의 엄지손가락을 턱 아래에 대고 양 검지를 좌우의 치아 위에 놓고, 엄지와 검지로 끼우듯이 하여 틀니를 안정시킨다.

또한, 칸디다균 등에 의한 염증 예방을 위해 틀니에 접하고 있는 구강 점막은 부드러운 칫솔로 청결하게 한다.

2. 외음부 세척

신체 중 가장 잘 더러워지고 불결해지기 쉬운 것이 외음부이다. 특히 여성의 경우 소변이나 대변, 질부의 분비물이나 생리에 의해 불결해지기 쉽다. 남성의 경우도 음경과 음낭, 음낭과 항문부 쪽 등 2면이 접

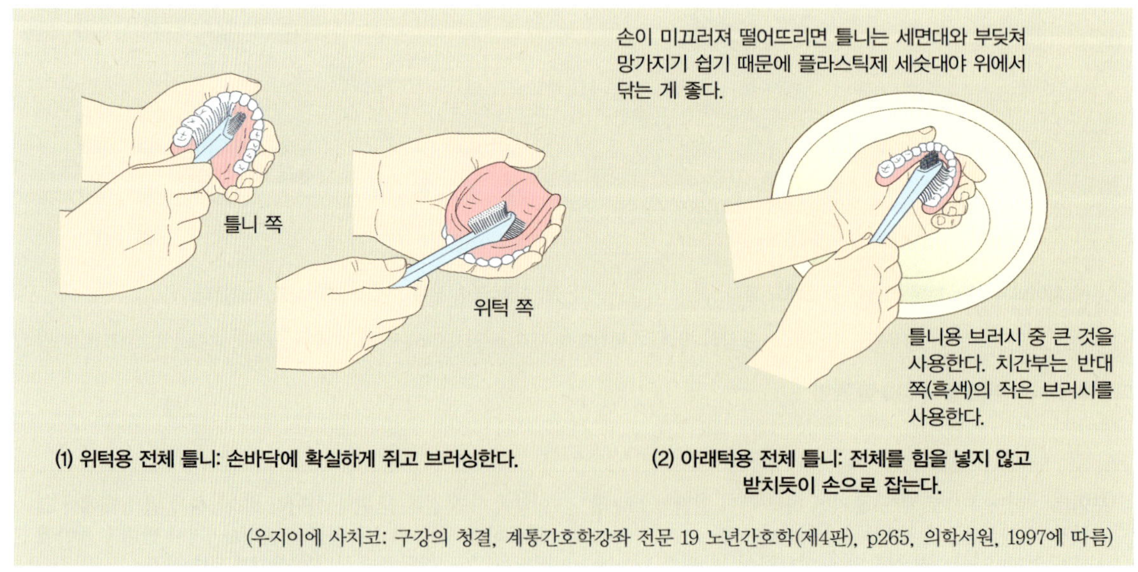

그림 2-D-34 전체 틀니 칫솔질 방법

하는 부분이 불결하게 되기 쉽다. 그리고 외음부는 수치심을 동반하는 부위이며, 물수건으로 닦아서는 충분히 깨끗이 할 수 없는 경우가 많다.

■ 목적

신체 청결법의 하나로 실시하고, 외음부의 청결을 유지하여 2차 감염을 예방하고 상쾌함을 준다.

a : 누운 자세에서 실시하는 세척

변기를 사용하는 환자는 외음부를 항상 청결하게 하기 위해 물수건으로 닦을 때 또는 배변 후 외음부 세척을 실시하기 바란다.

■ 사용물품

- 피처(1개) 또는 세제 용기구[68]
- 일회용 장갑[69]
- 가제 또는 일회용 부직포(5~6장)
- 30cm 사방의 것을 사용한다.
- 변기(1개)
- 농반
- 방수천

■ 유의사항

(1) 피부 점막과 더불어 취약한 부분이며, 자극이 강하기 때문에 강하게 문지르지 않도록 한다.

(2) 여성의 경우에는 요로 감염이나 성기의 감염을 방지하기 위해 요도구 부분에서 항문 방향으로 닦는다.

(3) 2면에 접하는 부분(음순, 음경과 음낭, 항문 등)에 더러움이 남지 않도록 한다.

(4) 수치심을 일으키지 않도록 간호사는 태도에 주의한다. 따라서 필요에 따라 가족에게 지도하고 가족이 실시하는 것도 고려한다.

---

68) 피처 대신 시판 청소 용구와 사용 완료한 세제 용기를 이용하는 것도 좋다. 38~39℃ 온수 1000~1500㎖를 준비한다.
69) 간호사의 손가락이 외음부에 직접 닿는 데 따르는 환자의 수치심을 없애고, 간호사에게는 감염 예방을 위해 이용하는 것이 바람직하다.

■ 실시방법

(1) 환자에게 설명하고 양해를 얻는다.

(2) 사용물품을 정돈한다.

(3) 엉덩이부터 옷을 벗기고 방수천을 엉덩이에 깐 후 변기를 댄다.

(4) 두 다리의 노출 부분은 수치심을 배려하여 목욕 수건 등으로 덮는다.

(5) 간호사는 일회용 장갑을 끼고 피처의 물을 조심스럽게 치골 부분부터 부어 씻어 내린다.

(6) 거즈를 1~2장 잡고 물을 부으면서 위에서 아래로 조심스럽게 씻어 내리고, 마지막에 항문 부위를
    청결하게 한다. 더러움이 현저한 경우에는 비누 거품을 내어 씻은 다음, 충분히 헹군다.

(7) 세탁이 끝나면 마른 거즈로 물기를 닦아낸다. 닦은 거즈는 용기에 넣는다.

(8) 변기를 제거하면서 마른 거즈나 전용 수건으로 엉덩이 부분을 닦는다.

(9) 간호사가 사용한 장갑은 바깥쪽으로 뒤집어 벗어 용기에 넣는다.

(10) 옷을 입히고 체위를 편안하게 한 다음, 덮개로 덮는다.

b : 세정 화장실 장치에 의한 세척

보행이나 휠체어로 화장실에 갈 경우 서양식 변기 세척 장치(그림 2-D-35)가 있으면 이용한다. 스스로 할 수 있는 경우에는 장비의 사용방법과 세탁방법을 설명하고 세척하도록 한다. 도움이 필요한 경우 누운 자세에서 실시하는 세정과 같이, 간호사는 일회용 장갑을 착용하고 한 손에 거즈를 2~3장 잡고 씻어 내린다.

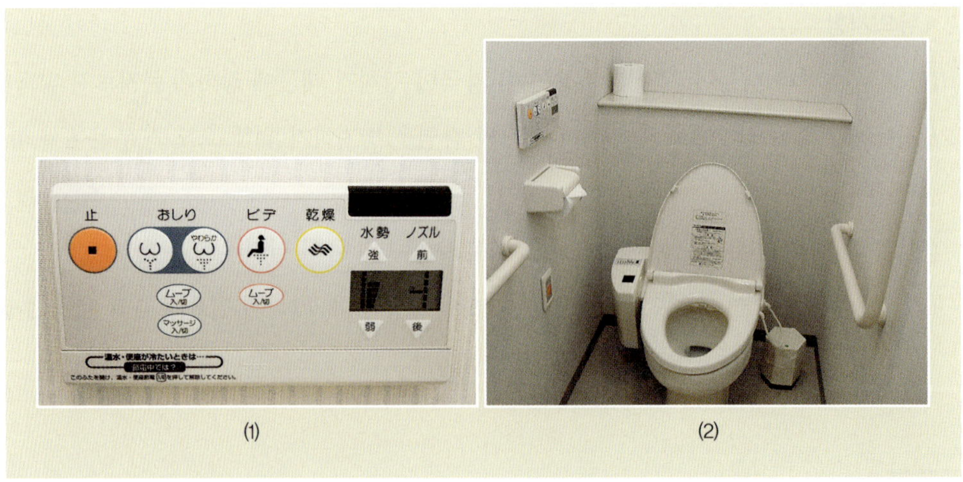

그림 2-D-35 서양식 변기의 세정 장치

씻는 방법은 음부 세정용(비데) 스위치를 눌러 여자는 요도구 → 음순, 남성은 음경과 음낭을 먼저 씻는다. 더러움이 현저한 경우 비누 거품을 내어 씻는다. 그런 다음 항문 세정용 스위치를 눌러 항문부를 씻고 수분을 전용 수건 등으로 눌러 닦고 온풍으로 건조시킨다.

5장 영양과 식사

1 영양과 식사에 관한 간호의 의의

영양과 식사의 의의

일상생활 속에서 식사를 하는 것은 수면이나 배설과 마찬가지로, 생활을 유지하고 건강의 유지·증진을 위해 아주 중요하다. 우리는 식사를 함으로써 음식 속에 들어 있는 영양소를 섭취하여 생명을 유지하고, 성장과 발육을 촉진하며 생활을 영위할 수 있다.

영양(nutrition)이란 체외에서 음식을 섭취하여 소화·흡수하고 체내에 들어가 동화 또는 이화하여 체성분을 만들고, 성장과 발달을 촉진하여 생명을 유지하며 건강한 활동을 하게 하는 과정을 말한다. 영양소(nutrient)는 이러한 활동을 하는 데 필요한 물질이다. 다시 말해 영양은 신체가 음식을 섭취한 뒤의 처리과정을 말하고, 영양소는 음식 속에 들어 있는 물질을 말한다(그림 2-E-1).

우리가 생활하면서 식사를 하고 음식을 섭취하는 것은 영양소를 얻어 활동을 유지하는 생리학적 의미만이 아니다. 식사는 생활의 일부이며 한 사회의 문화와 경제, 교우의 즐거움과도 연결된다. 또한 이것은 사람들이 식생활에 대해 갖는 가치관에도 영향을 주고, 재료의 선택·조리·균형 잡힌 영양 등 음식에 대한 태도를 형성한다.

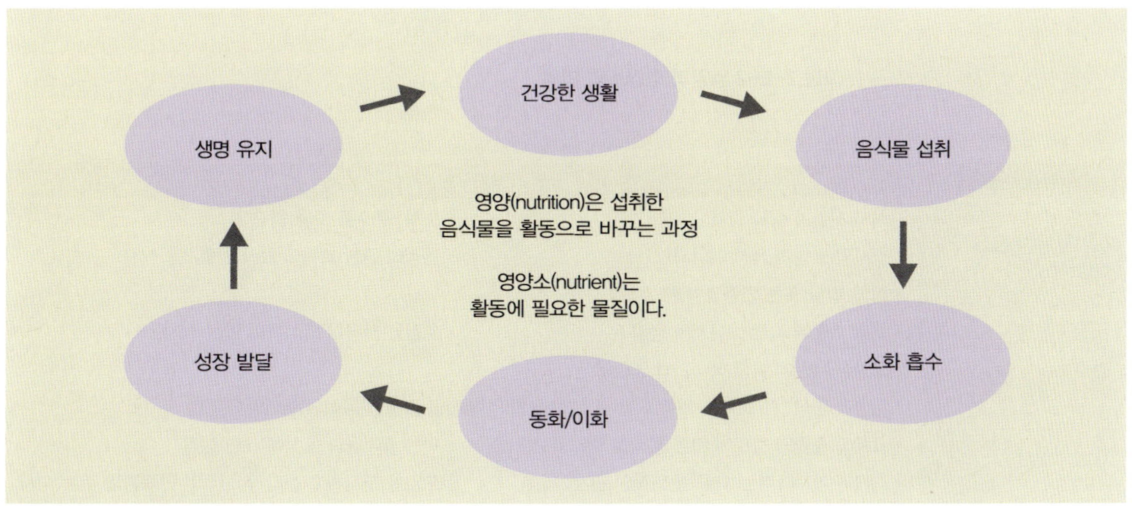

그림 2-E-1 영양과 영양소

영양과 식사에 관한 간호사의 역할

간호사는 규칙적으로 식사를 하고 적절한 영양소를 섭취하는 것이 생명을 지키고 신체의 기능을 정상적으로 유지하기 위한 기본이라는 생리학적 의미를 인식해야 한다. 또한, 식사가 일상생활에 미치는 심리·정신적, 사회·문화적 영향을 알고(그림 2-E-2), 자연적인 식욕에 따라 적절한 식사를 할 수 있도록 지원해야 한다.

그러려면 환자의 영양과 식사를 건강 유지와 증진, 질병 예방, 건강의 회복, 고통의 완화라는 간호의 관점에서 평가할 수 있어야 한다. 또한 환자와 가족이 식사에 대해 요구하는 요소는 무엇인지 염두에 두고, 사람다운 생활을 유지할 수 있도록 건강 수준의 성장과 발달, 노화 현상에 따른 지원을 생각해나가야 한다(표 2-E-1).

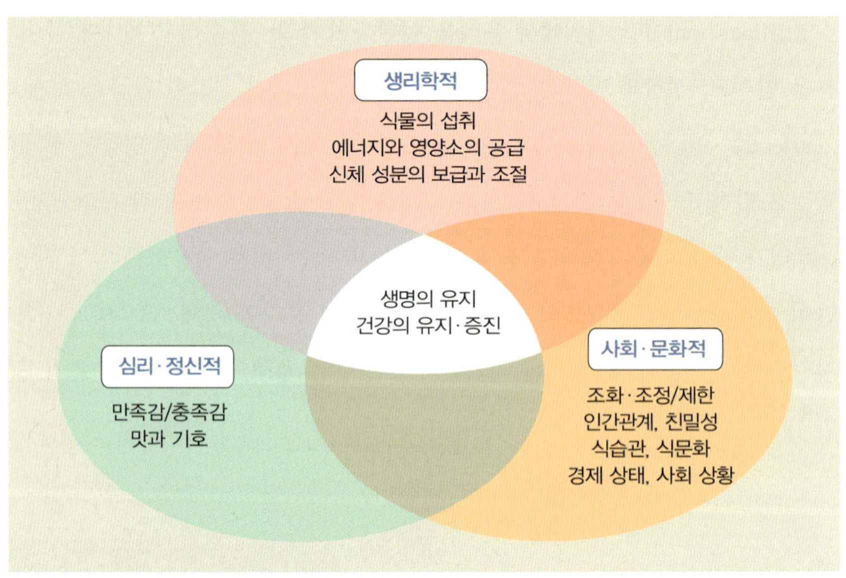

그림 2-E-2 영양과 영양소의 의의

건강 수준	평가 포인트	
건강의 유지 증진 질병 예방	• 식사 시간과 식사 간격	• 소화·흡수를 도울 연구
	• 식사의 균형과 적정 에너지	• 음식에 관한 교육도 고려한 즐거운 식사
	• 성장·발달 또는 연령에 대한 고려	
건강 회복	• 회복 과정에 따른 에너지와 영양소	• 오감을 자극하고 식욕이 돋는 식사
	• 요양상 제한에 따른 에너지와 영양소	
	• 질병과 증상, 치료(수술·화학 요법·방사선 요법)의 영향을 고려한 음식의 형태와 조리법	
고통의 완화	• 고통의 종류와 정도에 따른 음식물 형태와 조리법	• 먹는 즐거움과 음식에 대한 생각
	• 식사가 가져다주는 사회·문화적인 관계	• 오감을 자극하고 심리·정신적인 만족감을 주는 식사

표 2-E-1 건강 수준에서 본 영양과 식사의 환경 영향 평가

2 영양과 식사에 관한 기초지식

A : 음식 섭취 기준, 식품군, 식사 밸런스 가이드

음식 섭취 기준은 식생활 개선과 급식 관리를 위해, 식품군은 가정에서의 조리, 식사 밸런스 가이드는 조리 완성 식품과 외식 때 각자에게 적합한 에너지와 영양소를 충족하는 식사를 하기 위해 필요한 지표다(표 2-E-2).

1. 음식 섭취 기준(2010년 판)

여기서 제시한 음식 섭취 기준은 건강한 개인이나 집단을 대상으로 국민 건강의 유지와 증진, 성인병의 예방을 목적으로 에너지와 각 영양소 섭취량의 기준을 나타낸 것이다(포인트 참조). 원래는 '일본인의 영양소요량'이었는데, 2004년 10월 일본 후생노동성이 주최한 검토회에서 '일본인의 음식 섭취 기준(2005년 판)'으로 정하였다. 이 기준은 국내외의 논문과 자료를 토대로 5년마다 검토되며, 2009년 5월 '일본인의 음식 섭취 기준(2010년 판)'이 발표되었다(사용기간 2010~14년).

a : 작성 기준

음식 섭취 기준은 ① 에너지와 영양소 섭취량에 따른 건강 장애는 결핍이나 부족뿐만 아니라 과잉으로도 일어난다. ② 에너지와 영양소의 바람직한 섭취량은 개인에 따라 다르다. ③ 영양 지도와 영양 관리 등 영양 관련 업무에서 활용되는 근거와 자료를 가리킨다는 생각으로 작성하였다.

b : 책정 대상

책정 대상은 생존에 필수적인 에너지와 생존, 건강의 유지·증진에 필수적임이 분명하고 그 섭취량이 정량으로 밝혀지고 있으며, 과학적으로 신뢰할 수 있는 수준에서 국제적 합의를 얻은 34가지 영양소이다.

지표	활용 대상
식사 섭취 기준 + 식품 성분표	영양사 등의 전문가
3색 분류, 6개의 기초식품군	가정에서의 조리
식사 밸런스 가이드	외식, 조리 완성 식품

표 2-E-2 적절한 에너지와 영양소 섭취가 가능한 식사를 위한 지표

포인트 •음식 섭취 기준은 건강증진법(2004년 법률 제103호) 제30조의 2에 따라 결정되었다.
•건강한 개인이란 어느 정도 질환에 대한 가벼운 위험을 가지고 있어도 질병 특유의 식사 지도, 식이요법, 식사 제한을 받지 않는 사람을 포함한다.

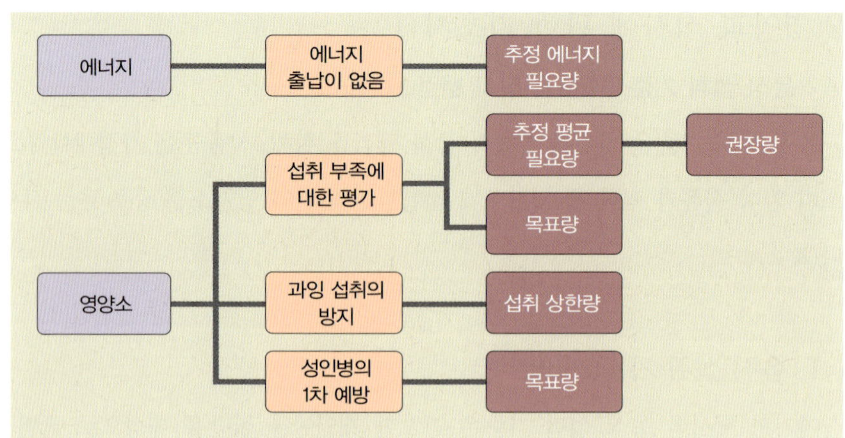

그림 2-E-3 음식 섭취 기준의 설정 지표

c : 지표

섭취 기준을 나타내는 지표는 에너지에 대해서 1종류, 영양소에 대해서 5종류를 나타낸다(그림 2-E-3).

■ 에너지

(1) 추정 에너지 필요량(estimated energy requirement, EER) 에너지 지표인 추정 에너지 필요량은 다음과 같은 사항에 근거를 두었다.

① 추정 에너지 필요량은 에너지 섭취량과 에너지 소비량이 공정하고, 에너지 출납이 제로가 될 확률이 가장 높을 것으로 추정되는 습관적인 하루 에너지 섭취량이다. 몇몇 개인이 추정 에너지 필요량을 섭취한 경우, 진정한 에너지 필요량보다 부족할 확률과 과잉이 될 확률은 50%가 된다.

② 에너지 섭취의 과부족에 대한 평가는 BMI 또는 체중 변화를 이용한다(포인트 참조).

③ 에너지 필요량 = 총 에너지 소비량 + 조직의 증감에 상당하는 에너지

④ 총 에너지 소비량 = 기초대사량 + 신체 활동에 따른 에너지 + 식사에 의한 생산열

■ 영양소

5종류의 지표는 섭취 부족을 판단하기 위한 지표, 과잉 섭취를 방지하기 위한 지표, 생활습관의 1차

포인트 • body mass index(체질량지수, BMI=체중(kg)/신장(m)²)는 세계보건기구(WHO), 미국 국립위생연구소(NIH), 일본 비만학회 등에서 BMI 22kg/m²를 표준으로 하고 있다. BMI 25kg/m² 이상은 비만, BMI 18.5kg/m² 미만은 저체중, BMI 18kg/m² 미만은 저영양이라고 판단하여 영양 관리가 필요하다고 본다.(1)①

스텝 업 이론적으로는 '추정 평균 필요량 + 표준편차의 2배(2SD)'로 산출한다.

예방을 목적으로 하는 지표로 구성되어 있다.

(1) 섭취 부족의 유무와 정도를 판단하기 위한 지표

① 추정 평균 필요량(estimated average requirement, EAR): 어떤 모집단의 평균 필요량 추정치. 어떤 모집단에 속하는 50%의 사람이 필요량을 충족시킬 것으로 추정되는 일일 섭취량

② 추정량(recommended dietary allowance, RDA): 어떤 모집단의 대다수(97~98%) 사람에게 있어 일일의 필요량을 충족시킬 것으로 추정되는 일일 섭취량

③ 기준량(adequate intake, AI): 추정 평균 필요량과 권장량을 산정하는 데 충분한 과학적 근거를 얻을 수 없는 경우, 특정 집단의 사람들이 일정한 영양 상태를 유지하기에 충분한 양

(2) 과잉 섭취에 의한 건강 장애를 방지하기 위한 지표

① 섭취 상한량(tolerable upper intake, UL): 어떤 모집단에 속하는 거의 모든 사람들이 건강 장애를 초래할 위험이 없다고 간주되는 습관적인 섭취량의 상한량

(3) 성인병의 1차 예방으로 설정이 필요하다고 생각되는 지표

① 목표량(tentative dietary goal for preventing life−style related diseases, DG): 성인병의 1차 예방을 목적으로 현재의 일본인의 당면의 목표가 되어야 할 섭취량

d : 연령 구분

유아에 대해서는 6개월로 구분하고 6개월 이상을 추가로 3개월로 나눈 3구분을 표시하며 1~17세를

성별	남성		여성[2]	
연령	기준 신장(cm)	기준 체중(kg)	기준 신장(cm)	기준 체중(kg)
0~5(개월)	61.5	6.4	60.0	5.9
6~11(개월)	71.5	8.8	69.9	8.2
6~8(개월)	69.7	8.5	68.1	7.8
9~11(개월)	73.2	9.1	71.6	8.5
1~2(세)	85.0	11.7	84.0	11.0
3~5(세)	103.4	16.2	103.2	16.2
6~7(세)	120.0	22.0	118.6	22.0
8~9(세)	130.0	27.5	130.2	27.2
10~11(세)	142 .9	35.5	141.4	34.5
12~14(세)	159.6	48.0	155.0	46.0
15~17(세)	170.0	58.4	157.0	50.6
18~29(세)	171.4	63.0	158.0	50.6
30~49(세)	170.5	68.5	158.0	53.0
50~69(세)	165.7	65.0	153.0	53.6
70(세) 이상	161.0	59.7	147.5	49.0

표 2−E−3 연령 구분과 기준 체위(기준 신장, 기준 체중)[1]

[주] 1) 1세 이상은 2005년과 18년 국민건강·영양조사에서 당해 연령의 중앙값(17세 이하는 각 연령의 가중치가 동일하도록 조정), 1세 미만은 2002년 유아 신체 발육 조사의 신장 및 체중 발육 백분위수 곡선의 당해 연령에서 중앙값을 사용하였다.
2) 임산부 제외

소아, 18세 이상을 성인으로, 고령자를 성인과 구분해 설명할 필요가 있는 경우에는 70세 이상 고령자라 한다(표 2-E-3).

e : 기준 체위

연령 구분별로 기준이 되는 하나의 대표값(기준 신장, 기준 체중)을, 가장 전형적인 체위로 하고 그중 하나의 체위에 대해 에너지 영양소를 책정하고 있다(표 2-E-3).

2. 식품군

식품군은 영양 성분이 유사한 식품을 3~6종류로 분류하고 필요한 각 영양소를 균형 있게 섭취하기 위해 어떤 음식을 어느 정도 먹으면 좋은가에 대해 섭취의 기준을 주로 무게로 나타낸 것이다. 가정에서 식단을 생각하고 요리를 할 때 또는 건강 교육, 음식에 관한 교육 현장에서 활용될 수 있다(표 2-E-4).

3. 식사 밸런스 가이드

식품군은 가정을 중심으로 한 영양 교육에서 널리 활용되어왔지만, 식품의 분류를 이해하고 원료 식품의 중량을 파악할 수 없는 경우에는 충분히 활용할 수 없다는 문제가 있었다. 또한, 조리를 전제로 생각할 수 있기 때문에, 조리 완성 식품이나 외식은 양적인 기준이 나와 있지 않았다. 따라서 2005년 6월에 후생노동성은 주식·주채·부채라는 요리의 조합으로 식사의 균형을 나타내는 방법으로 '식사 밸런스 가이드'를 발표하였다. 식사 밸런스 가이드는 주식·주채·부채 등에 대해, 요리를 기준으로 한 단위(SV=서빙(식사 제공량의 단위))로 나누어 하루에 어떤 음식을 얼마나(어느 정도의 SV) 섭취하면 균형 있게 먹는 것인가를 제시하고 있다.

남성 성인을 대상으로 한 상정 에너지량 2000~2400kcal를 기본형으로 하고 활동량, 성별, 연령에 따라 주식을 1~2SV, 주채를 1SV 정도 증감하여 사용한다.

분류	주요 식품	주요 영양소	기능과 특징	
1군	생선, 고기, 달걀, 콩·콩 제품	단백질	• 뼈와 근육 등을 만든다.	• 에너지원이 된다.
2군	우유·유제품, 해조류, 작은 물고기	미네랄(칼슘)	• 뼈와 치아를 만든다.	• 신체의 기능을 조절한다.
3군	녹황색 채소	비타민(주로 카로틴)	• 피부와 점막을 보호한다.	• 신체의 기능을 조절한다.
4군	녹황색 채소, 과일	비타민(주로 비타민C)	• 신체의 기능을 조절한다.	
5군	곡류, 감자류, 설탕	탄수화물	• 에너지원이 된다.	• 신체의 기능을 조절한다.
6군	유지류, 지방이 많은 식품	지방	• 에너지원이 된다.	

표 2-E-4 6가지 식품군

B : 에너지와 주요 영양소의 작용

영양소는 단백질, 지방, 탄수화물(당질), 미네랄, 비타민, 물 6종류가 있다. 물은 인체의 약 60%를 차지하며, 각 영양소가 기능하기 위해서도 빼놓을 수 없는 영양소다.

1. 에너지

에너지의 역할은 체지방의 합성과 분해, 생명을 유지하기 위해 필요한 아데노신 삼인산(adenosine triphosphate, ATP)을 재합성하는 것이다. 하루 에너지 소비량은 기초대사량, 신체 활동에 따른 에너지, 식사에 의한 산열로 구성된다. 소아와 유아는 성장에 필요한 에너지, 임산부는 태아 성장에 따른 에너지,

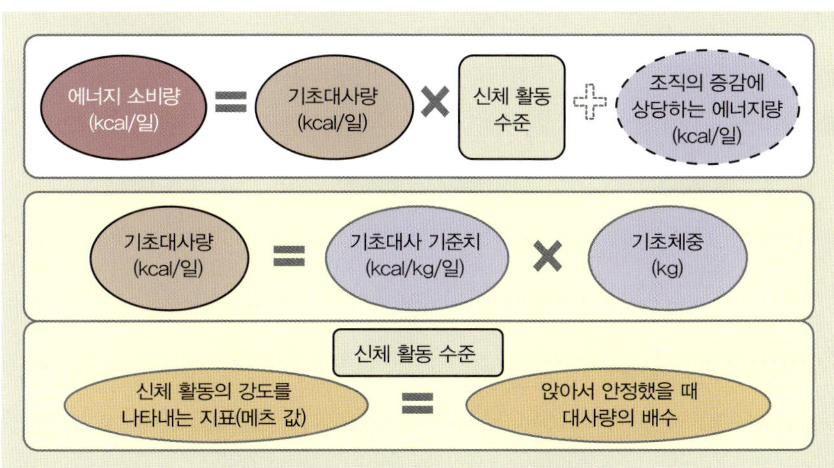

그림 2-E-4 에너지 소비량 산출 방법

성별	남성			여성		
연령	기초대사 기준치 (kcal/kg 체중/일)	기준 체중 (kg)	기초대사량 (kcal/일)	기초대사 기준치 (kcal/kg 체중/일)	기준 체중 (kg)	기초대사량 (kcal/일)
1~2(세)	61.0	11.7	710	59.7	11.0	660
3~5(세)	54.8	16.2	890	52.2	16.2	850
6~7(세)	44.3	22.0	980	41.9	22.0	920
8~9(세)	40.8	27.5	1,120	38.3	27.2	1,042
10~11(세)	37.4	35.5	1,330	34.8	34.5	1,200
12~14(세)	31.0	48.0	1,490	29.6	46.0	1,360
15~17(세)	27.0	58.4	1,580	25.3	50.6	1,280
18~29(세)	24.0	63.0	1,510	22.1	50.6	1,120
30~49(세)	22.3	68.5	1,530	21.7	53.0	1,150
50~69(세)	21.5	65.0	1,400	20.7	53.6	1,110
70(세) 이상	21.5	59.7	1,280	20.7	49.0	1,010

표 2-E-5 기초대사량

신체 활동의 분류(메츠 값[1]의 범위 둘레)	신체 활동의 예
수면(0.9)	수면
좌위 또는 정좌의 정적인 활동(1.0~1.9)	TV 시청·독서·전화 통화·회화 등(앉아서 또는 서서), 식사, 운전, 책상에서 하는 일, 바느질, 목욕(앉아서), 동물 케어(앉아서, 가벼운 정도)
천천히 걷는 보행이나 가사 등 저강도의 활동 (2.0~2.9)	천천히 걷는 보행, 몸치장, 취사, 세탁, 요리와 재료 준비, 정리(보행), 식물에 물 주기, 가벼운 청소, 카피, 스트레칭, 요가, 캐치볼, 기타, 피아노 등 악기 연주
장시간 지속 가능한 운동·노동 등 중강도 활동 (보통 보행을 포함, 3.0~5.9)	보통 보행~속보, 바닥 청소, 포장, 자전거(보통 속도), 자동차 화물 하역, 묘목 심기, 계단을 내려가기, 아이와 놀기, 애완동물 케어(걷고/달리고 약간 힘든 정도), 연주(서서), 체조, 발레, 배구, 볼링, 배드민턴
자주 휴식이 필요한 운동·노동 등 고강도의 활동(6.0 이상)	가구의 이동, 운반, 삽질, 계단, 등산, 에어로빅, 달리기, 테니스, 축구, 수영, 줄넘기, 스키, 스케이트, 유도

표 2-E-6 신체 활동 분류 예

[주] 1) 메츠 값(metabolic equivalent, MET: 단수형, METs: 복수형)은 Ainsworth, et al.에 따른다. 어떤 신체 활동도 활동 실시 중의 평균치에 기초하고 휴식과 중단 중에는 제외한다.

성별	남성			여성		
신체 활동 수준	I	II	III	I	II	III
0~5(개월)	–	550	–	–	500	–
6~8(개월)	–	650	–	–	600	–
9~11(개월)	–	700	–	–	650	–
1~2(세)	–	1,000	–	–	900	–
3~5(세)	–	1,300	–	–	1,250	–
6~7(세)	1,350	1,550	1,700	1,250	1,450	1,650
8~9(세)	1,600	1,800	2,050	1,500	1,700	1,900
10~11(세)	1,950	2,250	2,500	1,750	2,000	2,250
12~14(세)	2,200	2,500	2,750	2,000	2,250	2,550
15~17(세)	2,450	2,750	3,100	2,000	2,250	2,500
18~29(세)	2,250	2,650	3,000	1,700	1,950	2,250
30~49(세)	2,300	2,650	3,050	1,750	2,000	2,300
50~69(세)	2,100	2,450	2,800	1,650	1,950	2,200
70(세) 이상[2]	1,850	2,200	2,500	1,450	1,700	2,000
임산부(부가량) 초기				+50	+50	+50
중기				+250	+250	+250
말기				+450	+450	+450
수유부(부가량)				+350	+350	+350

표 2-E-7 에너지의 음식 섭취 기준: 추정 에너지 필요량(kcal/일)[1]

[주] 1) 성인은 추정 에너지 필요량=기초대사량(kcal/일)×신체 활동 수준으로 산정했다. 18~69세에 신체 활동 수준은 각각 I=1.50, II=1.75, III=2.00으로 했지만, 70세 이상은 각각 I=1.45, II=1.70, III=1.95로 하였다.
   2) 주로 70~75세로 자유로운 생활을 하고 있는 대상에 기초하여 보고서를 산정했다.

성별	남성				여성			
연령	추정 평균필요량	권장량	목표량	섭취상한량	추정 평균필요량	권장량	목표량	섭취상한량
0~5(개월)	–	–	10	–	–	–	10	–
6~8(개월)	–	–	15	–	–	–	15	–
9~11(개월)	–	–	25	–	–	–	25	–
1~2(세)	15	20	–	–	15	20	–	–
3~5(세)	20	25	–	–	20	25	–	–
6~7(세)	25	30	–	–	25	30	–	–
8~9(세)	30	40	–	–	30	40	–	–
10~11(세)	40	45	–	–	35	45	–	–
12~14(세)	45	60	–	–	45	55	–	–
15~17(세)	50	60	–	–	45	55	–	–
18~29(세)	50	60	–	–	40	50	–	–
30~49(세)	50	60	–	–	40	50	–	–
50~69(세)	50	60	–	–	40	50	–	–
70(세) 이상	50	60	–	–	40	50	–	–
임산부(부가량) 초기					+0	+0	–	–
중기					+5	+5	–	–
말기					+20	+25	–	–
수유부(부가량)					+15	+20	–	–

표 2-E-8 단백질의 식사 섭취 기준(g/일)

수유부는 모유 합성에 따른 에너지를 고려한다(그림 2-E-4).

기초대사량(kcal/일)은 기초대사 기준치(kcal/kg/체중/일)[70]×기준 체중(kg)으로 산정된다. 신체 활동 수준의 추정에 필요한 신체 활동의 강도는 메츠 값[71]가 사용되고 있다(표 2-E-5, 6, 7).

2. 영양소

a : 단백질

단백질은 생명을 유지하는 데 가장 기본이 되는 물질로서 세포막을 형성하고 신체 조직을 구성한다. 노화와 질병에 의해 신체 활동량이 부족하면 에너지 섭취량이 감소하는 경향이 있지만, 에너지 부족과 신체 활동량의 저하는 신체에 단백질의 이화 상태를 초래하여 단백질 필요량을 증대시킨다. 따라서 활동량이 적은 경우에도 단백질의 섭취에 유의해야 한다.

---

70) 기초대사 기준치는 1980년 이후에 발표된 각성 및 연령별 기초대사량 측정값을 고려하여 결정된다.
71) 메츠 값(metabolic equivalent)은 앉아서 안정했을 때 신체 활동의 강도를 대사량의 배수로 나타낸 지표이다. 또한, 2005년판 음식 섭취 기준에서 신체 활동의 강도는 기초대사량을 기준으로 한 Af(activity factor)가 사용된다

요양할 때 단백질 섭취의 제한이 없으면 남자는 하루 60g, 여성은 하루 50g을 식사로 섭취하는 것이 바람직하다(표 2-E-8).

b : 지질

지질은 세포막의 주요 구성 성분으로서 지용성 비타민과 물질의 흡수를 도우며 에너지의 공급원이 된다. 지방질, 당질(탄수화물), 단백질은 '3대 영양소'라고도 하며 주된 역할은 에너지 공급이다. 활동량이 변화하지 않으면 에너지 필요량은 일정한 범위가 되기 때문에 지방 섭취량은 탄수화물과 단백질 섭취와 함께 따져볼 필요가 있다. 따라서 지질의 식사 섭취 기준은 총 에너지 섭취량에서 차지하는 비율(에너지 비율)로 표시되어 있다.

총 지방 에너지 비율은 남녀 모두 29세까지는 20~30% 미만, 30세 이상은 20~25%가 목표량이다(표 2-E-9).

c : 탄수화물(당질)

탄수화물은 단당류 또는 그것의 중합체이며 중합도에 따라 당류, 소당류, 다당류로 분류된다. 다당류는 전분과 비전분성 다당류로 나누고 식이섬유의 대부분이 비전분성 다당류이다. 탄수화물은 지방과 함께 에너지원이 되지만, 주된 역할은 포도당을 에너지원으로 하는 조직에 포도당을 공급하는 것이다.

성별	남성		여성	
연령	기준량	목표량(범위)	기준량	목표량(범위)
0~5(개월)	50	–	50	–
6~8(개월)	40	–	40	–
1~2(세)	–	20~30 미만	–	20~30 미만
3~5(세)	–	20~30 미만	–	20~30 미만
6~7(세)	–	20~30 미만	–	20~30 미만
8~9(세)	–	20~30 미만	–	20~30 미만
10~11(세)	–	20~30 미만	–	20~30 미만
12~14(세)	–	20~30 미만	–	20~30 미만
15~17(세)	–	20~30 미만	–	20~30 미만
18~29(세)	–	20~30 미만	–	20~30 미만
30~49(세)	–	20~25 미만	–	20~25 미만
50~69(세)	–	20~25 미만	–	20~25 미만
70(세) 이상	–	20~25 미만	–	20~25 미만
임산부(부가량)			–	–
수유부(부가량)			–	–

표 2-E-9 지질 식사 섭취 기준〔지질 총 에너지에 차지하는 비율(지방 에너지 비율): % 에너지〕

탄수화물의 식사 섭취 기준은 지질과 마찬가지로 총 에너지에서 차지하는 비율(% 에너지)로 표시되고, 1세 이상은 남녀 모두 50% 이상 70% 미만이 목표량으로 되어 있다.

탄수화물의 일부인 식이섬유는 에너지원으로서가 아니라, 배변 촉진 작용 외에도 혈당치를 정상범위로 유지하는 작용과 혈청 콜레스테롤 수치를 저하시키는 작용 등 성인병 발병과 관련된 보고가 많기 때문에 성인(18세 이상) 남성은 19g/일 이상, 여성은 17g/일 이상이 목표량으로 표시되어 있다.

d : 비타민·미네랄·미량 원소

비타민과 미네랄은 몸의 조절 기능을 가지고 건강의 유지·증진과 질병 예방에 중요한 역할을 하기 때문에 의식적으로 섭취하는 것이 중요하다. 미량 원소도 몸의 기능을 조절하는 중요한 역할을 하는데, 정상적인 식사를 하는 경우에는 결핍이 일어나지 않는다(포인트 참조).

영양 보조식품으로 비타민·미네랄·미량 원소를 보충하는 경우에는 상한량에 주의할 필요가 있다(표 2-E-10).

■ 나트륨과 칼륨

나트륨과 칼륨은 인체의 60% 이상을 차지하는 체액의 주된 전해질이다. 나트륨은 신장 기능이 정상인 경우에 하루에 소변이나 대변, 피부 등으로 배설되는 600mg(식염상당량으로는 1.5g)을 보급하면 필요량이 충족된다고 본다. 나트륨과 칼륨은 고혈압이나 암의 1차 예방 목적으로 섭취량을 감소시켜야 할 영양소이다. 2015년까지 달성 목표량으로, 성인 남성은 9.0g/일 미만, 여성은 7.5g/일 미만으로 정해져 있다.

균형 잡힌 식사를 섭취하는 경우 칼륨 부족을 일으키는 것은 아니지만, 나트륨의 소변 배설을 촉진하기 위해 칼륨의 섭취는 중요하다. 칼륨 섭취의 증가는 혈액 수치의 저하, 뇌졸중 예방, 골밀도 증가로 이어지는 것으로 나타난다. 신장 기능이 정상이라면 고칼륨혈증을 일으키지 않으므로 성인병 예방의 관점에서도 칼륨 섭취량을 늘리는 연구가 필요하다.

스텝 업 1 뇌, 신경조직, 적혈구, 신뇨세관, 정자, 산소가 부족한 골격근 등은 일반적으로 포도당을 에너지원으로 한다. 특히 뇌의 무게는 체중의 2% 정도인데, 기초대사량의 20%를 소비하는 것으로 보며, 기초대사량이 하루 1500kcal일 경우 뇌가 소비하는 에너지는 300kcal가 되고, 당질은 약 4kcal/g의 에너지를 생산하기 위해 뇌에서만 75g의 포도당이 필요하다.

스텝 업 2 나트륨은 일반적인 식사에서는 소금으로 대표되는 염화나트륨으로 섭취된다. 나트륨과 식염상당량의 관계는 식염상당량(g)=나트륨(g)×58.5/23=나트륨(g)×2.54

스텝 업 3 야채 등을 삶은 국물에 버리고 조리하는 경우가 많은데, 이때 칼륨도 함께 버리는 것이므로 찜 같은 조리법을 활용하는 것도 고려한다.

포인트 •경관경장 영양과 경정맥 영양의 경우는 결핍을 일으킬 수 있다.

구분 / 연령	비타민A (μgRE/일) 남성	여성	비타민B₁ (mg/일) 남성	여성	비타민B₂ (mg/일) 남성	여성	비타민C (mg/일) 남성	여성	칼슘 (mg/일) 남성	여성	철 (mg/일) 남성	여성 월경 무	여성 월경 유	나트륨 (식염상당량(g/일)) 남성	여성
0~5(개월)	300	300	0.1	0.1	0.3	0.3	40	40	200	200	0.5	0.5		0.3	0.3
6~8(개월)	400	400	0.3	0.3	0.4	0.4	40	40	250	250	5.0	4.5		1.5	1.5
1~2(세)	400	350	0.5	0.5	0.6	0.5	40	40	400	400	4.0	4.5		4.0 미만	4.0 미만
3~5(세)	450	450	0.7	0.7	0.8	0.8	45	45	600	550	5.5	5.5		5.0 미만	5.0 미만
6~7(세)	450	400	0.8	0.8	0.9	0.9	55	55	600	550	6.5	6.5		6.0 미만	6.0 미만
8~9(세)	500	500	1.0	1.0	1.1	1.0	65	65	650	750	8.5	8.0		7.0 미만	7.0 미만
10~11(세)	600	550	1.2	1.1	1.4	1.2	80	80	700	700	10.0	9.5	13.5	8.0 미만	7.5 미만
12~14(세)	750	700	1.4	1.2	1.5	1.4	100	100	1000	800	11.0	10.0	14.0	9.0 미만	7.5 미만
15~17(세)	900	650	1.5	1.2	1.7	1.4	100	100	800	650	9.5	7.0	10.5	9.0 미만	7.5 미만
18~29(세)	850	650	1.4	1.1	1.6	0.2	100	100	800	650	7.0	6.0	10.5	9.0 미만	7.5 미만
30~49(세)	850	700	1.4	1.1	1.6	1.2	100	100	650	650	7.5	6.5	11.0	9.0 미만	7.5 미만
50~69(세)	850	700	1.3	1.1	1.5	1.2	100	100	700	650	7.5	6.5	11.0	9.0 미만	7.5 미만
70(세) 이상	800	650	1.2	0.9	1.3	1.0	100	100	700	650	7.0	6.0		9.0 미만	7.5 미만
임산부(부가량) 초기	+0		+0.0		+0.0		+10		+0		+2.5				
임산부(부가량) 중기	+0		+0.1		+0.2		+10		+0		+15.0				
임산부(부가량) 말기	+80		+0.2		+0.3		+10		+0		+15.0				
수유부(부가량)	+450		+0.2		+0.4		+50		+0		+15.0				

표 2-E-10 주요 비타민과 미네랄의 식사 섭취 기준

[주] 비타민, 칼슘, 나트륨의 경우 영유아는 기준량, 1세 이상은 권장량, 철은 0~5개월은 기준량, 6개월 이상은 권장량인 것이 좋다. 나트륨은 식염상당량을 나타낸다.

레티놀당량(μgRE)=레티놀(μg)+β−카로틴(μg)×$\frac{1}{12}$+α−카로틴(μg)×$\frac{1}{24}$+β−크립토크산틴(μg)×$\frac{1}{24}$+그 밖의 프로비타민A 카로티노이드(μg)×$\frac{1}{24}$

e : 물

일반 활동량의 성인인 경우, 하루에 필요한 수분은 식사를 통해 섭취하는 1000㎖와 식사 이외에 목이 말라 마시는 1000㎖를 기준으로 한다. 식사 섭취량이 충분하지 않고, 나이에 따라 목이 마르지 않거나, 목이 마르는 것을 잘 인지하지 못하면 섭취량이 부족해지기 쉽다. 탈수 예방과 요로계 감염 예방 그리고 배변 조절의 관점에서도 필요에 따라 의식적으로 수분을 공급한다.

C : 섭취·연하와 소화·흡수

1. 섭취 기능

사람에게 음식은 먹는 것으로 인식되고 식기나 손을 이용한다. 건강한 성인은 특별히 의식하지 않는 생활의 일부로 공복감이나 식욕을 채우기 위해 음식을 먹는데, 이것은 섭식 행동에 관한 연속된 인지 기능이나 운동 기능이 제대로 작용하고 있기 때문이다.

2. 삼키는 기능

입안에서 씹어 잘게 부순 음식은 혀가 인두로 보내고 인두에 음식이 들어가면 반사운동이 일어나 미주신경, 3차신경, 설하신경, 설인신경 등의 기능에 따라 불수의운동으로 식도에서 위장으로 운반된다. 음식이 구강에서 식도로 운반되는 과정을 '연하'라고 하며, 이때 혀는 구강을 막고 연구개는 구강에서 비강의 통로를 닫고 후두는 들어 올려 기관의 입구를 후두개로 폐쇄하여 흡인을 막는다.

하인두로 음식이 들어가면 그 자극에 의해 식도의 연동운동이 시작되고 이완과 수축의 반복에 의해 역류하지 않고 위장으로 보내진다.

3. 소화·흡수 기능

소화(digestion)는 입에서 시작해 항문에 이르는 소화관을 음식이 운반되는 과정에서 체내에 흡수(absorption)할 수 있는 형태로 기계적·화학적으로 분해하고 불필요한 것들을 체외로 배출하는 과정을 말한다.

위장에 들어간 음식은 차례로 층을 만들어 쌓이지만 곧 위장의 연동운동에 의해 섞이고 위액과 혼합되어 미죽[72]이 되어 위장 속에서 1~2시간 동안 잘 뒤섞여 조금씩 십이지장으로 보내진다.

십이지장에 들어간 미죽은, 췌액, 담액, 소화관 호르몬과 섞여 그 속에 포함된 소화 효소에 의해 더욱 세분화되고 영양소가 되어 소장에 이른다.

소장 점막에는 소장 내공에 돌출한 고리 모양 주름이 있고, 점막 표면에는 '융모'라는 돌기가 밀집해 있으며, 또한 융모 표면에는 '미세융모'라는 돌기가 있다. 영양소는 미세융모에 있는 소화 효소에 의해 소장 상피에서 흡수될 때까지 분해되어 소장 상피에서 확산과 능동 수송을 통해 체내에 들어간다. 그런 다음 내용물은 대장으로 가서 물을 흡수하여 고체 상태의 변이 되므로, 먹은 음식은 식후 1~3일 안에 변으로 배설된다.

스텝 업 1 음식의 위장 내 정체 시간은 음식에 포함된 성분에 따라 다르며 당질, 단백질, 지질 순으로 십이지장으로 이동한다. 식후 2~3시간이 지나면 음식의 약 80%가, 식후 4시간 후에는 대부분의 음식이 십이지장으로 이동한다.

스텝 업 2 위장의 연동운동의 수축력이 유문괄약근의 수축력보다도 강한 경우, 1회 연동파로 몇 ㎖의 미죽이 십이지장으로 이동한다.

스텝 업 3 고리 모양 주름의 높이는 약 1cm에서 고리 모양 주름에 따라 소장 점막은 약 $\frac{1}{3}$ 증가한다.

스텝 업 4 융모는 점막 상피세포와 점막 고유층으로 이루어져 있으며, 높이는 0.5~1.2mm이다. 점막 상피세포로의 영양 공급은 장관 점막의 밑부분 $\frac{1}{3}$ 은 혈행성으로 영양이 공급되는데, 선단부 $\frac{2}{3}$ 는 장관공 내를 흐르는 음식에서 영양을 섭취한다.

스텝 업 5 이러한 소화의 마지막 단계를 '막소화'라 한다.

---

72) 반액체 모양, 즉 죽 상태를 말한다.

D : 음식의 맛

영양소는 일반적으로 음식물로 섭취하는데, 음식의 맛은 먹는 내용이나 양에 영향을 미친다. 맛은 환

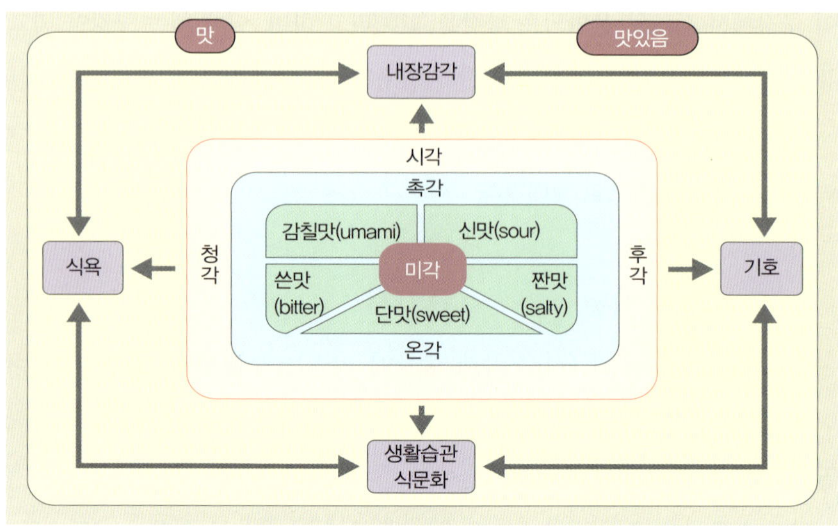

그림 2-E-5 음식의 맛에 연관되는 감각과 영향 요인

감각	맛
시각	• 음식의 형상과 색은 식욕에 영향을 준다. • 아름다운 모양과 그릇에 보기 좋게 담은 것만으로도 식욕을 자극한다. • 잡다하게 담은 것에 대해서는 혐오감이 생겨 식욕부진이나 편식으로 이어진다.
후각	• 향기는 비공과 후비공에서 화학적 자극이 되어 중추신경에 전달된다. • 그 자극에 의해 소화액의 분비가 증가하고 식욕이 증진한다. • 후각은 미각에도 영향을 주어 후각 장애는 미각 장애를 초래한다. • 후각이 마비된 사람은 식생활의 즐거움이 감퇴한다.
청각	• 조리 중 부엌칼 소리와 기름이 튀는 소리 등은 음식이나 메뉴를 상상하게 하여 식욕을 높인다. • 음식을 씹는 소리도 먹는 사람, 듣는 사람의 식욕을 증가시킨다.
미각	• 기본 맛은 신맛, 짠맛, 단맛, 쓴맛, 감칠맛 5종류이다. • 미각의 감각 수용기는 미각신경이라고 하며 주로 혀에 있다. • 미각신경의 극히 일부는 연구개와 뺨 부분 내측의 점막에도 있다. • 나이가 들면 입맛이 감소한다. • 기본 맛 외에도 칼칼한 맛, 떫은맛, 매운맛 등이 있다.
온각	• 음식에는 각각 적당한 온도가 있다. • 온도에 따라 향기와 미각의 반응은 다르다. • 일반적으로 체온에 가까울수록 미지근하고 맛없게 느껴지고 체온과 차이가 있을수록 맛있게 느끼는 경우가 많다. • 온도가 너무 낮아 차거나 너무 뜨거우면 맛을 느낄 수 없게 된다. • 보통은 10~65℃의 온도 범위에서 미각의 반응이 좋다. • 담백하고 단순한 맛은 찬 것이, 진하고 잡다한 맛은 뜨거운 것이 맛있다고 느낀다. • 음식의 온도에 대한 감각은 계절감과 환경 온도 또는 개인에 따라서 다르다. • 입에 넣을 때는 음식의 온도 조절에 주의해야 한다.
촉각	• 음식의 딱딱함, 부드러움, 탄력성은 입에 넣기 전에 식기나 손으로 만지는 것으로 예측한다. • 입에 넣어 치아, 혀, 뺨 쪽 내부 점막에서 느낀다. • 조리법이나 끓이는 법, 신선함에 관한 정보를 전해 들으며 음식의 맛 자체를 좌우한다. • 구강 내의 통증이나 압각이 자극되어, 물고기의 뼈나 과일씨 등 음식 중에서 먹지 못하는 부분에 대한 정보를 준다.

표 2-E-11 감각기관에 따른 맛

자의 음식물 섭취 상황을 좋아지게 하고, 생활을 윤택하게 해주어 심신의 상태를 개선시킨다. 음식의 맛은 미각을 중심으로 한 감각, 먹는 사람의 심신 상태나 생활습관에 의한 사고방식 등 음식을 섭취했을 때의 종합적인 감각이다. 여기에서는 맛을 감각기에 의해 느끼는 것과 심신의 상태와 생활습관 등에 따라 느끼는 것으로 나누어 설명한다(그림 2-E-5).

1. 감각기관에 의해 느끼는 것

사람은 음식을 먹기 전 시각, 후각, 청각을 이용하여 그 맛을 판단 또는 상상한다. 그런 다음 직접 먹어 주로 혀에서 미각을 느끼면서 구강 전체의 촉각, 온각을 통해 종합적으로 맛을 판단한다(표 2-E-11).

2. 심신의 상태와 생활습관 등에 따라 느끼는 것

음식을 먹을 때는 내장 감각, 식욕, 기호, 생활습관 등이 복잡하게 연관되어 맛의 정도를 결정한다(표 2-E-12).

사항	맛
내장감각	• 식사 시 신체 상태 중에서 영양 섭취와 관계가 깊은 것으로 내장감각이 있다. • 내장감각(장기감각)으로는 고형의 음식을 섭취하고 싶다는 욕구를 나타내는 공복감, 그것이 계속하여 일어나는 기아감, 수분 부족으로 생기는 갈증 또는 위장 내 음식물의 섭취량과 위장에서의 정체 시간, 위액의 분비 상황 등에 의해 더 이상 먹고 싶지 않다고 느끼는 만복감 등이 있다. • 내장감각은 시상하부의 섭식중추와 만복중추의 작동에 따른다고 되어 있다.
식욕	• 식욕(appetite)은 음식을 섭취하지 않고 있으면 체내의 대사 양식이 변화하고 위부에 투사되어 먹고 싶다는 기분이 드는 것이다. • 식용은 단식에 의해 혈액에 생긴 변화가 직접 중추에 작용하여 일어난다는 설(중추설)과 혈액의 변화가 위장과 그 주변의 상태를 변화시켜 간접적으로 작용하여 일어난다는 설(말초설)이 있다. • 식욕과 관련 있는 부위는 중추에 있으므로 내장감각의 하나로 본다. • 식욕은 공복감과는 다르다. • 공복감은 식욕을 돋우는 하나의 요소이다. • 공복감이 가득 채워져도 식욕이 일어나 식후 디저트로 과일·과자·차 등을 먹게 된다. • 식욕은 과거의 경험적인 연상과 정서와 관련 있기 때문에 쾌적한 환경에서 기분 좋은 서비스를 받거나 기쁜 일이 있으면 강화된다. • 반대로 불쾌한 환경에서 생활과 질병에 대한 불안이나 걱정이 있을 때는 식욕이 발생하지 않는다. • 식욕의 본질은 정신적인 요소가 강한 것으로 여겨진다.
기호	• 기호는 음식에 대한 즐거움으로 과거의 경험이나 주위 사람의 영향이 크고 식욕보다는 정신적인 면이 강하다. • 식욕이 없을 경우에도 개인의 기호품을 먹거나 마셔서 식욕을 증진시켜 소화·흡수율을 향상시키는 경우도 많다.
생활습관 기타	• 생활습관은 식욕과 기호 모두와 관련이 있어 각 사람의 음식 섭취 상황과 맛에 영향을 준다. • 생활습관으로서 생활 리듬과 일상적인 음식의 종류, 양념 등의 영향이 크다. • 입원을 하여 기상·취침·식사 시간이 일상생활과 크게 달라져 식욕이 없어지거나 한밤중에 배가 너무 고파 잠들지 못하고 아침 식사 때 식욕이 없는 경우 등이 있다. • 일상생활에서 주로 담백한 음식을 먹던 사람이 지방이 많은 식사를 계속하면, 위에서의 정체 시간이 길어져 공복감이 적고, 기호면에서도 식욕이 없어지는 경우도 많다. • 요리의 양념 농도와 단맛도 평소의 식습관에 따라 맛에 대한 사고방식이 각자 다르다. • 식문화에 따라 음식 맛은 차이가 크게 난다. • 넓은 정의에서 식생활 문화는 식생활 습관이나 시대와 국가, 지역에 따라 다르므로 지원할 때 이를 배려해야 한다.

표 2-E-12 심신의 상태와 생활습관에 따른 맛

E : 입원 환자의 식사

입원 중의 식사는 의료 요양의 일환으로 각 환자의 질병 상태에 따라 제공된다. 입원 중의 식사에 대해서는 건강보험법 등에 입원 시 식사 요양으로 규정되어 있으며, 적절한 시간에 적절한 온도로 환자의 취향을 배려한 식사를 제공할 것을 요구한다.

입원 환자의 식사는 크게 일반식과 특별식으로 구별되며, 특별식은 의사가 처방한 식단에 기초해 제공되는 것으로 치료식, 무균식 그리고 특별한 경우 검사식이 있다(그림 2-E-6).

1. 일반식

일반식이란 질병 또는 병태의 치료에 영양소의 종류와 양 조절이 필요하지 않은 경우의 식사로서, '일본인의 음식 섭취 기준'의 추정 에너지 필요량, 영양소(지방·단백질·비타민A·비타민B$_1$·비타민B$_2$·비타민C·칼슘·철·나트륨(소금)·식이섬유)의 음식 섭취 기준 수치를 적절하게 이용하여 제공한다. 식사를 제공할 때는 체위, 질병, 신체 활동 수준 등을 고려하고 음식 섭취 기준의 수치를 적용한다. 추정 에너지 필요량은 치료 방침에 따라 신체 활동 수준과 체중의 증감 등을 고려하여 적절하게 증감한다.

일반식의 형태는 저작·연하 기능, 소화 기능을 고려하여 부드러움에 제한이 없는 상식, 부드러운 식사

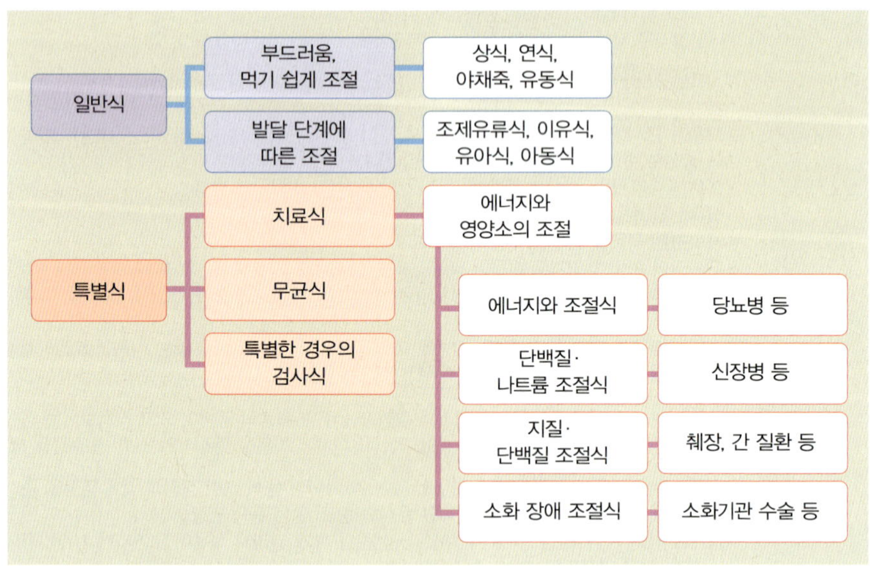

그림 2-E-6 입원 환자의 식사 종류

> **스텝 업** 일반식의 경우에도 의사의 처방전 지시에 따르는 것이 원칙이지만, 오더링 시스템 등에 의해 의사 본인의 지시임을 확인할 수 있는 것도 인정된다.

인 연식·연채식 그리고 유동식 같은 부드러운 단계에 따라 정하고, 젤리 상태나 걸쭉하고 부드러워 마시기 쉬운 연하장애식 등이 고안되어 있다. 또한 유아·소아·아동에게는 이유식·유아식·어린이식 등이 준비된다.

2. 특별식

특별식 가운데 치료식은 질병을 치료하는 직접적인 수단으로서, 에너지와 영양소의 종류나 양 또는 소화 형태를 조절한 식사를 말한다. 각 병원에 따라 이름은 다르지만 신장식, 간장식, 당뇨식, 위궤양식[73] 빈혈식, 췌장식, 고지혈증식, 통풍식, 페닐케톤요증식, 갈락토오스혈증식과 치료우유[74]를 말한다.

무균식이란 백혈병 등의 치료를 위해 기준을 채운 무균실에서 요양하는 환자에게 제공되는 식사를 말하며, 특별한 경우의 검사식으로는 잠혈식, 대장 X선 검사·대장내시경 검사를 위해 특히 건더기가 없이 조리된 식품을 사용하는 식사를 말한다.

3 영양과 식사에 관한 지원

영양과 식사에 관하여 간호사가 하는 지원으로는 (1) 음식 섭취에 필요한 기능의 저하 또는 장애가 있을 때 하는 지원과 (2) 치료상 섭취 에너지와 영양소 제한을 하는 지도적 지원으로 크게 나눌 수 있다. 지도적 지원에 대해서는 다른 장에서 설명하겠지만, 어떤 경우든 환자의 식습관과 기호를 알고 의사 또는 영양사와 식품이나 조리법의 변경을 검토한 뒤 섭취하기 쉬운 식사 내용과 형태로 제공한다. 또한, 제공되는 식사를 환자가 어느 정도 어떻게 섭취하는지 관찰한다.

음식 섭취에 필요한 기능은 ① 섭식 행동에 관련된 인지 기능과 운동 기능 ② 연하 기능 ③ 소화·흡수 기능으로 나누어 생각할 필요가 있다. 연하 기능이나 소화·흡수 기능의 저하 또는 장애가 있는 경우는 영양요법의 지원을 고려해야 한다. 따라서 여기에서는 섭식 행동과 관련된 인지·운동 기능의 저하 또는 장애가 있는 경우의 지원에 대해 서술한다.

또한, 입원 중에는 급식으로 식사가 제공되지만 재택 요양의 경우에는 섭식에 관한 지원뿐만 아니라 식재료의 구입에서 조리까지 누가 어떻게 담당하는지 알고 지원 방식을 계획할 필요가 있다.

---

73) 위궤양 음식은 유동식을 제외한 것이다.
74) 치료우유는 유아영양장애증(이유를 하지 못한 유아의 영양장애증)에 제공하는 산유, 버터 곡물우유처럼 직접 조제하는 치료우유를 말하며, 기존 제품(전지우유 등)을 이용하는 경우와 탄수화물을 첨가한 함수탄소를 선정하여 사용하는 것 등은 포함하지 않는다.

■ 유의사항

(1) 식습관과 기호, 음식 알레르기의 유무를 확인하고 식품과 조리법 변경의 필요성을 검토한다.

(2) 치아와 잇몸의 상태, 틀니의 유무, 타액의 분비, 구강 내 위생 등 저작 기능에 영향을 미치는 상태를 확인하고 필요에 따라 상태의 개선을 위한 활동을 검토한다.

(3) 제공된 음식을 어떻게 어느 정도 섭취하는지 관찰한다.

(4) 잘못 삼킬 위험성이 있는 경우에는 씹는 것과 삼키는 모양을 잘 관찰한다.

(5) 구역질과 구토 또는 복통이나 설사 등 소화 흡수 기능에 관한 증상도 유의한다.

■ 실시방법

(1) 식사 전에 준비를 하고 식사 환경을 정돈한다.

식사를 위한 행동과 준비과정에서 환자가 혼자서는 할 수 없는 부분을 지원한다.

① 필요하다면 배설을 마치고 손을 깨끗이 씻는다.

② 필요에 따라 양치질 등을 해서 구강을 청결하게 한다.

③ 가능한 식당 등으로 이동한다.

④ 체위와 자세를 정돈한다. 체위는 가능한 한 앉아서 먹는다. 반좌위의 경우에는 잘못 삼키지 않도록 머리를 들고 턱을 약간 당긴 자세로 먹도록 한다(그림 2-E-7).

⑤ 테이블의 높이와 위치를 조정한다. 밥상을 침상 받침대나 오버 침대 테이블에 놓을 경우에는 그 위를 정리하고 닦는다.

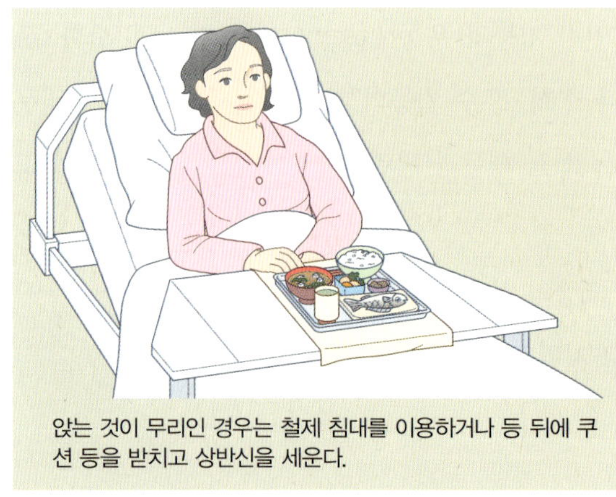

앉는 것이 무리인 경우는 철제 침대를 이용하거나 등 뒤에 쿠션 등을 받치고 상반신을 세운다.

그림 2-E-7 반좌위로 하는 식사

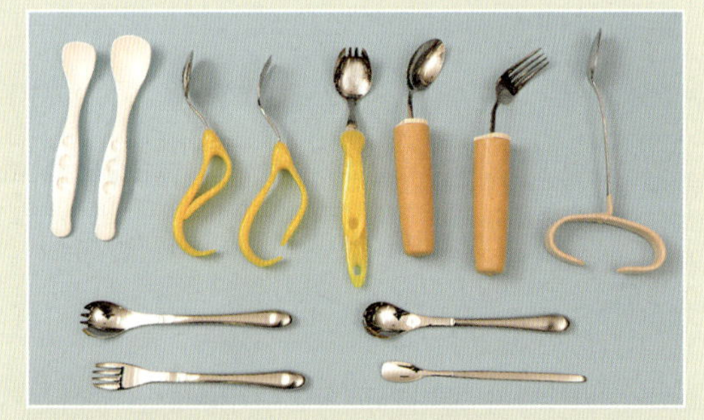

신체가 부자유한 경우에 사용하는 숟가락과 포크는 손잡이 부분을 뜨거운 물에 담그면 모양을 자유롭게 변화시킬 수 있는 제품도 있다.
지원용 숟가락과 포크는 입에 넣는 부분이 작고 손잡이 부분이 길며 입에 닿는 부분은 부드러운 감촉으로 설계되어 있다.

그림 2-E-8 신체가 불편한 경우와 식사를 지원할 때 사용하는 숟가락과 포크

⑥ 식사 섭취에 필요한 식기류를 준비한다. 신체가 불편한 경우에는 먹기 편하도록 고안된 식기와 빨아 마시는 용기 등의 이용을 고려한다(그림 2-E-8, 9). 사용하는 식기류가 청결한지 확인한다.

⑦ 필요에 따라 물수건이나 수건 등을 준비한다.

(2) 식사를 차린다.

① 손을 씻거나 손 소독을 하고 필요에 따라서 마스크와 모자를 쓴다.

② 이름표를 확인하고 밥상을 환자 앞에 놓는다(그림 2-E-10). 이름표에는 병실 번호, 이름 외에도 식사 종류와 주의사항 등이 기재되어 있다. 그 사항이 식사하는 환자에게 적합한 것인지 확인한다.

③ 밥상을 먹기 좋은 위치에 놓는다(그림 2-E-11, 12). 필요에 따라 먹기 쉽게 접시의 위치를 정돈하거나 용기의 뚜껑을 열어둔다. 기타 환자의 요구사항을 물어보고 식사를 할 수 있도록 정돈한다.

(3) 음식의 섭취를 지원한다.

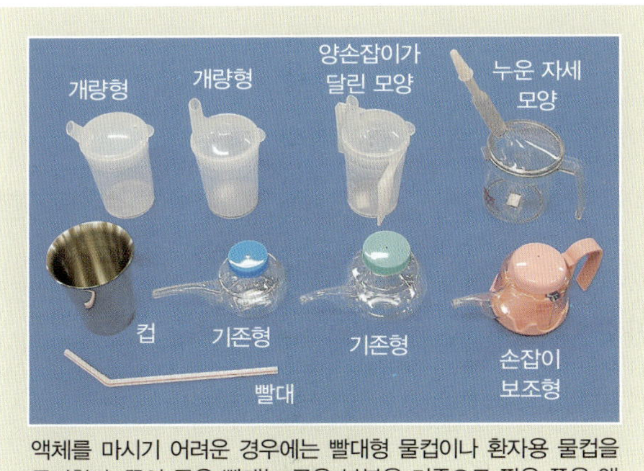

그림 2-E-9 빨아 마시는 용기

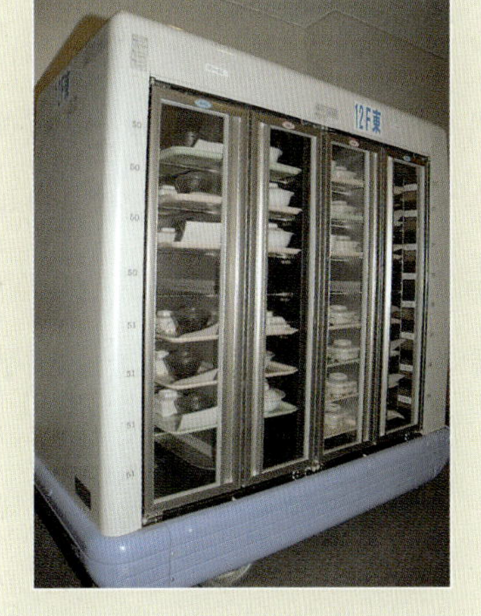

그림 2-E-10 보온·냉장 기능이 있는 배선차

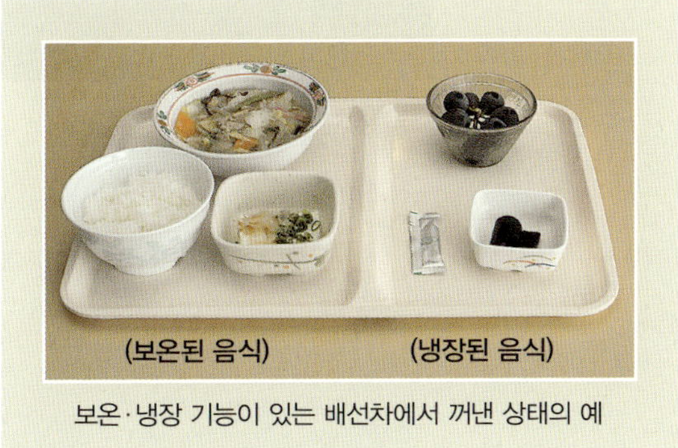

그림 2-E-11 환자식 식판의 예

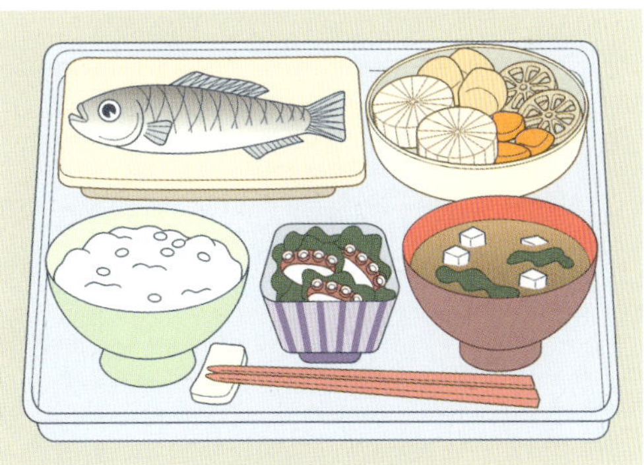

그림 2-E-12 일본의 일반적인 밥상의 예

단순히 섭취 행위를 지원하는 것이 아니라, 식사를 맛있게, 즐겁게 할 수 있도록 지원한다. 식사하는 모습을 정중하게 관찰하면서 인지 기능과 운동 기능의 저하에 따라 영향을 받는 부분은 돕도록 한다. 식사의 형태를 관찰함으로써 환자가 가진 본래의 힘을 끌어내고, 혼자서 할 수 있는 범위가 넓어지는 경우도 많다.

식사와 관련된 다음 행동 중에서 환자가 혼자서 할 수 없는 부분을 지원한다.

① 냅킨이나 수건을 턱 아래에 댄다.

② 차·국물·수프 등 액체 상태의 음식을 먼저 먹는다. 필요에 따라 스푼 또는 빨아 마시는 용기 등을 이용한다.

③ 식품명과 요리 방법을 설명하거나 즐겁게 먹고 있는지 확인한다.

④ 씹거나 삼키는 모양을 보고 관찰하면서 타이밍과 속도를 고려하여 밥과 반찬을 균형 있게 먹는다.

⑤ 마지막으로 차나 물을 마시게 한다.

⑥ 냅킨 또는 얼굴 수건으로 입가를 닦아준다.

(4) 식사 후에 정리하고 환경을 정돈한다.

환자 혼자서 식사 후 정리나 환경 정비를 할 수 없는 부분이 있으면 지원한다.

① 밥상을 치운다(식사를 마친 밥상을 배선차에 놓는다. 그림 2-E-13).

② 이를 닦거나 입안을 헹구게 한다.

③ 체위를 정돈하고 사용한 테이블을 원래 위치로 되돌린다.

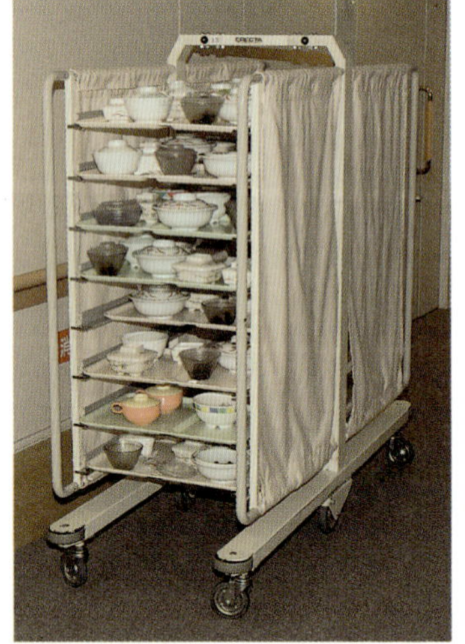

그림 2-E-13 배선차

6장 배설

1 배설에 관한 간호의 의의

사람은 누구나 생명을 유지하기 위해 필요한 물질을 섭취하고 그것을 소화·흡수하여 몸에 불필요한 대사산물이나 유해 물질을 체외로 배출한다. 이러한 배출 기능을 '배설(excretion)'이라고 한다. 즉 인간은 음식을 섭취하고 그것을 소화·흡수하여 신체의 필요한 곳으로 보내 생명을 유지한다.

이때 발생하는 대사 생성물인 요소·무기염류·물은 신장을 거쳐 소변이 되어 방광에 들어가 요도로 배출되고, 다른 한편으로는 음식의 불소화물·장 상피세포·세균과 그 생성물은 대변이 되어 항문에서 체외로 배출된다. 또한 섭취한 당질은 신체 내에서 연소하고 그 생성물인 이산화탄소(탄산가스)는 폐에서 호흡작용으로 배출되며, 무기염류와 물은 피부에서 땀으로 배출된다. 생리도 자궁 경부로부터의 배설물이다.

이렇게 우리는 배뇨·배변·호흡·땀·생리 등 배설작용을 하면서 살아간다. 배설은 생명 유지를 위해 빠뜨릴 수 없는 기본적인 생리 욕구인 것이다. 따라서 배설작용에 장애가 있거나 스스로 할 수 없는 환자는 간호사가 도와야 한다.

땀이 날 경우 피부의 청결을 유지하기 위해 물수건으로 깨끗이 닦거나 목욕이나 샤워 등을 하도록 관리하고, 호흡의 이상에 대해서는 조기에 파악하고 의사의 지시에 따라 치료 시중을 든다. 그중에서도 특히 일상생활의 배뇨·배변은 1일 배설량도 많고 도와야 하는 횟수도 많다. 또한 환자는 배변에 대해 지원을 받을 때 수치심이나 불쾌감 때문에 고통스러워하는 경우가 많다. 저자는 주부를 대상으로 환자에게 필요한 도움이나 돌봄의 난이도를 조사해보았는데, 필요성이나 실제 난이도에서 배뇨·배변 처리가 1위에 꼽혀, 일반적으로 중요하지만 어렵게 느끼는 것으로 나타났다.

간호사는 환자의 기분을 충분히 이해하고 안전하고 기분 좋게 안심하고 배설할 수 있도록 지원하는 역할을 해야 한다. 따라서 환자가 신경 쓰지 않게 배설에 적합한 지원을 할 수 있는 간호사는 뛰어난 간호 기술을 실천하는 간호사라고 할 수 있다.

2 배설에 관한 기초지식

A : 배뇨의 생리

1. 소변의 생성과 성분·상태

혈액이 신장의 사구체를 통과하는 동안 혈액의 물·나트륨·염소·칼륨·요소·요산·크레아티닌·아미노산·당 등(사구체 여과액 또는 원뇨)을 여과하고 요의 세관으로 그 99%가 재흡수되고 남은 약 1%가 소변으로 배설된다. 소변은 신장의 기능에 의해 생성되는데, 이 기능에 따라 혈액성 모양을 항상 일정한 상태로 유지하고 이를 통해 체액을 질과 양 모두를 일정하게 유지한다.

소변의 성상에는 개인차가 있지만 〈표 2-F-1〉과 같이 1일 평균 소변량은 약 1.5ℓ이며, 그중 고형 성분은 약 50~70g(소변량의 약 4~6%)이다. 그러나 식사의 내용이나 섭취량에 의해 소변의 양·고형 성분·비중·pH 등의 성질과 모양이 달라진다.

비중은 수분 섭취량과 관계가 있어, 많이 마시면 소변의 수분이 많아지므로 1.003 정도 되고 섭취량이 적은 경우는 약 1.035까지도 된다. 또한 pH는 보통 4.8 ~7.5로 약산성 또는 중성을 나타내지만, 육류 등 동물성 식품을 많이 섭취하면 산성을 띠며, 식물성 식품을 많이 먹으면 알칼리성이 된다.

소변의 고형 성분과 1일 배설량은 〈표 2-F-2〉에서 보는 것처럼 우로크롬이 소변의 색과 관련이 있으며 수분 섭취량에 따라 옅은 노란색에서 황갈색으로 나타난다. 소변의 색은 담즙 색소가 배설되면 어두운 노란색에서 녹갈색, 혈색 요소에서는 어두운 적갈색, 혈액이 혼입되어 있는 경우는 육즙 모양의 홍색이 되고 복용하는 약물에 따라 색상이 바뀐다. 또한 정상적인 소변은 맑고 깨끗하지만, 기온이 낮은 장소에 방치해두면 염분이 석출된 침전물이 생기고 고름 등이 혼합되면 탁해진다. 소변의 성질과 모양은 간호사가 환자의 이상을 조기에 발견하도록 하는 기준이 되고, 관찰을 통해 경과를 알 수 있게 한다.

종별	성상
소변량	남자: 1.5~2.0ℓ/일
	여자: 1~1.5ℓ/일
고형 성분	50~70g/일
비중	1.015~1.030
pH	4.8~7.5

표 2-F-1 소변의 성질과 상태

유기 성분(30~40g)		무기 성분(20~25g)	
조성	배설량(g)	조성	배설량(g)
요소	14~35	S(유황)	0.8
요산	0.5~0.8	SO₃(아황산)	1~3
크레아티닌	1.0~1.5	P(인)	0.5~2.0
마뇨산	0.1~0.7	Na(나트륨)	4.8
인디칸	0.005~0.02	K(칼륨)	2.5
고급 지방산	0.002~0.003	NH₃(암모니아)	0.5~0.7
당	0.13~0.5	Ca(칼슘)	0.09~0.2
우로크롬	0.4~0.7	Mg(마그네슘)	0.03~0.24
우로비리노겐	0.03~0.13	Fe(철)	0.005
NaCl(소금)	15~20		

표 2-F-2 소변 고형 성분의 조직 구성과 배설량(50~70g/일)

2. 배뇨

신우에 모인 소변은 요관의 연동을 통해 방광으로 보내진다. 요관의 연동은 1분에 3회 정도로 속도는 2~3cm/초이다(포인트 참조).

방광에 소변이 고여 방광내압이 15~20cmH₂O가 되면 방광 벽의 신전이 자극을 받아 지각신경에 의해 대뇌피질에 도달하여 요의를 느낀다. 요의를 느낄 때 척수방광 중추에 자극이 전해지고 여기에서 원심성 신경이 방광 벽을 자극하여 방광의 괄약근을 이완시켜 배뇨하도록 한다. 배뇨 시 방광내압이 높아지지만 횡격막과 복근을 수축시켜 복강 내압을 높여 방광을 압박하고 배뇨를 돕는다.

소변은 의식적으로 억제하는 것이 어느 정도 가능하며 또한 한 가지에 열중하고 있으면 소변량이 보통보다 많아져도 요의를 느끼지 않을 수 있다. 이것은 대뇌피질의 중추에 지배를 받고 있기 때문이다.

3. 배뇨 이상

어떤 원인에 의해 배뇨 기능에 이상이 생기면 소변·배변 횟수 등에 다음과 같은 증상이 나타난다.

(1) 소변의 양 1일 소변량이 100㎖ 이하로 소변이 거의 신장에서 방광으로 배설할 수 없는 상태를 '무뇨(anuria)'라고 한다. 하루의 소변량이 매우 적어진 상태, 즉 몸에서 대사 생성물을 충분히 배설할 수 없는 상태를 '핍뇨(oliguria)', 반대로 수분 과잉 섭취 등 원인이 없는데도 하루 소변량이 2000~3000㎖ 이상인 상태를 '다뇨(polyuria)'라고 한다.

(2) 배뇨 횟수 1일 배뇨 횟수는 5~6회(야간 0~1회)가 보통이지만, 방광 점막의 과민 상태, 정신적 흥분이나 중추성의 질환 등에 의해 대뇌피질을 자극하여 배뇨 횟수에 이상을 초래하여 1일 배뇨 횟수가 10번 이상 되는 것을 빈뇨(pollakisuria)라 한다. 특히 야간에 많은 것을 '야간 빈뇨'라 하고, 반대로 횟수가 적어진 상태를 '희뇨' 또는 '요의 감소'라고 구분한다.

(3) 배뇨 곤란 방광에 쌓여 있는 소변이 나오기 어려운 상태로 소변 줄기가 가늘거나 배출 능력이 약해 소변을 보기까지, 또는 소변을 보기 시작해서 끝날 때까지 시간이 걸린다.

포인트 •요관은 방광의 근육층을 대각선으로 관통하여 밸브 모양이 방광내압(20cmH₂O 이하)보다 연동압력이 더 높기 때문에 소변이 역류하지 않는다.

스텝 업 1 개인차는 있지만 150~300㎖ 정도의 소변이 방광에 쌓이면 요의를 느낀다. 이것이 1회의 소변량으로 600~800㎖가 되면 방광의 수축이 과도해지고 통증이 생긴다.
스텝 업 2 방광에 소변이 쌓여도 전혀 소변을 볼 수 없거나 배출이 불완전한 상태를 '요폐(urinary retention)'라고 하여, 무뇨와 구별한다.
스텝 업 3 일반적으로 소변양이 300~500㎖ 이하인 경우를 핍뇨라고 하는데, 소변 비중의 농축 가능 정도에 따라 다르며 개인차가 있다.

(4) **요실금** 소변을 방광 내에 유지하지 못하고 불수의적으로 배출하는 상태이다. 정상적인 사람은 소변이 가득 차면 방광내압(약 20cmH₂O)이 요도내압(약 70cmH₂O)보다 작지만, 어떤 원인으로 이 관계가 무너지면 요실금이 나타난다.

(5) **기타** 배뇨 시에 통증을 느끼는 배뇨통 등이 있다.

B : 배변의 생리

1. 변의 생성과 배변 기전

변(대변, feces)은 일반적으로 음식을 섭취한 후 약 24~72시간 후에 소화하고 남은 찌꺼기가 항문으로 배출되는 것이다(그림 2-F-1). 음식은 식도를 거쳐 위장에 들어가 소화되고 그것이 소장에서 흡수되어 그 찌꺼기가 대장에 보내지면, 상행결장(액상·반유동상)과 하행결장(죽상)의 중간부까지는 소장과 같이 연동·혼합운동·분절운동에 의해 생물학적으로 소화와 수분의 흡수가 이루어진다. 횡행결장의 중간부 이후는 수분의 흡수에 의해 고형화가 일어난다. 그리고 S상결장에 보내져 직장을 거쳐 항문으로 배출된다.

대변은 S상결장과 직장의 경계에 있는 고리 모양 근육이 수축하여 변의 통과를 제한하고 있기 때문에, 보통은 하행결장에서 S상결장에 쌓여 있어 직장에는 존재하지 않는다. 그러나 대변이 다량 쌓이면 변 자

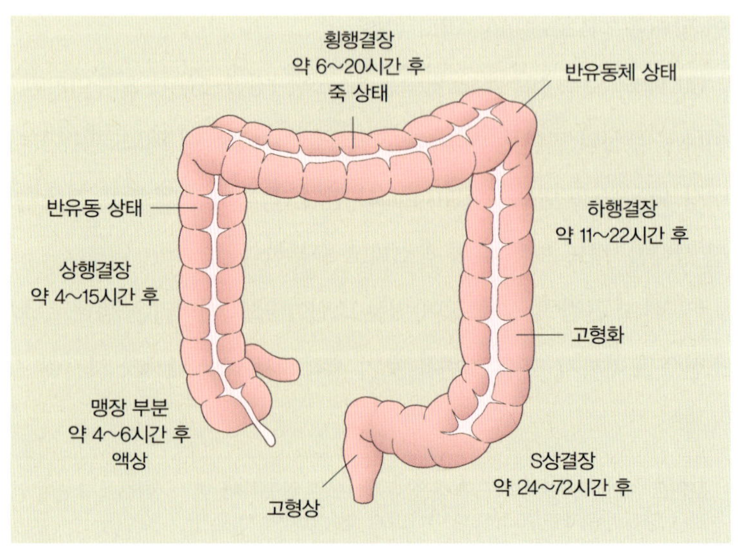

그림 2-F-1 대장 내의 식후 이송시간과 상태

스텝 업 1 횡행결장 이하의 연동은 1일에 1~2회밖에 일어나지 않지만, 음식을 섭취하면 횡행결장에서 S상결장에 급격히 강한 연동이 일어날 수 있다. 이것을 '위결장반사'라고 한다.

스텝 업 2 직장내압에 대해서는 '30~40mmHg 이상' 또는 '40~50mmHg 이상'이라고 하는 문헌도 있다.

체의 무게나 대장의 위결장반사(gastrocolic reflex)에 의해 일어나는 총(대) 연동(mass peristalsis)에 의해 직장에 보내지는 경우도 있다.

이렇게 해서 변이 직장에 쌓이면 직장 벽이 변에 따라서 수축하고 개인차와 상태에 따라서도 다르지만 직장내압이 40mmHg 이상이 되면 직장 벽에 분포하고 있는 골반신경을 자극하여 그 흥분이 척수와 대뇌에 전달되어 변의를 느낀다. 시간이 지나면 직장 벽의 긴장이 완화되고 내압이 저하되어, 변의를 느끼지 않게 된다. 또한 의식적으로 외항문괄약근의 긴장을 높여 항문부를 수축시키면 배변을 억제할 수 있다. 반대로 직장 점막의 흥분이 높아지거나 냄새 등의 자극에 의해도 대변을 촉진할 수 있다.

변의를 느끼면 반사적으로 직장의 연동이 일어나 복벽의 근육이나 횡격막이 수축하여 아랫배의 압력이 높아지는 동시에 내항문괄약근과 외항문괄약근이 이완되어 배변이 일어난다. 이 구조를 '배변반사'라고 한다.

2. 변의 성분과 상태

배변은 성인의 경우 보통 1일 1~2회 하며 소화 기능이 활발한 어린이는 2~3회까지는 병이 아니라고 본다(포인트 참조).

변은 하루에 100~250g 배출되어 pH 6.9~7.2로, 성분은 수분 60~75%, 고형 성분은 무기질 약 15%, 에테르 추출물 약 15%, 질소 약 5%로 소화되지 않은 음식 찌꺼기·장 상피세포·세균(10~30%)과 그 생산물이다. 수분량은 횡행결장 이하의 정체 시간과 관계가 있지만, 규칙적인 배변이 있으면 수분 섭취량에 관계없이 거의 변화하지 않는다. 또한, 단식을 하는 중에도 소량의 배변이 있는 것은 소화액·장 상피·세균 등을 포함하고 있기 때문이다.

변의 색깔은 스테르코비린(노란 갈색)과 우로빌리노겐(검정 갈색)에 의한 것이며, 냄새는 인돌과 스카톨 등에 의해 생긴다(포인트 참조).

3. 배변 이상

배변의 이상은 배출의 이상과 외관·성상의 이상을 들 수 있다.

<table>
<tr><td>포인트 • 음식의 섭취량이나 종류에 따라서 횟수·양이 모두 다르다. 예를 들어, 식물성 식품을 많이 먹으면 동물성 식품보다 섬유질이 많고 소화되기 어렵기 때문에 음식 찌꺼기가</td><td>많아지고, 장관을 자극하여 횟수와 양이 많아진다.
• 색이나 냄새는 섭취하는 식품에 따라 다소 달라진다. 예를 들어, 육식을 많이 하면 검은 갈색에 가까워진다.</td></tr>
</table>

a : 배출의 이상

(1) 변비 변비는 constipation이라고 하며, 변(음식 찌꺼기)의 대장 내 통과 시간이 길고 수분이 흡수되어 딱딱해져 배변곤란을 동반한 상태를 말한다. 2일 이상 배변이 없는 경우를 변비라고 하는 견해도 있지만, 2~3일에 1회 대변을 보더라도 보통의 딱딱함으로 배변곤란을 느끼지 않으면 변비라고 할 수 없다. 그러나 하루에 한 번이라도 소량의 단단한 변으로 배변곤란이 있고 배변 후에도 직장 내에 정체감이 있는 경우는 변비라고 할 수 있다. 변비의 경우는 배변곤란과 변의 직장 정체감 외에 복부 팽만·복통·전신 불쾌감 등 수반 증상이 있는 경우도 많다.

그 원인으로는 다음과 같은 것을 들 수 있다.

    1) 대장의 운동 기능 감퇴나 항진, 변의의 습관적인 억제나 항문부 통증에 따른 배변의 공포감 등에서 일어나는 기능적인 변비

    2) 대장의 염증이나 종양, 거대결장증이나 결장과장증, 기타 기질적인 원인에 의한 변비, 배변반사 장애

(2) 설사 설사는 diarrhea라고 하며, 변비와 반대로 변이 대장을 빨리 통과해버리기 때문에 수분이 흡수되지 않아 액상 또는 그에 가까운 상태에서 변을 반복 배출하는 상태로서, 복통이나 이급후중(설사병, tenesmus)을 동반한다. 이급후중은 변의가 종종 있지만 배변이 없고, 항문부에 통증이 있는 상태이다. 또한, 변의 양은 1일 200g 이상이며, 콜레라 등에 걸렸을 때는 1000g 이상에 이르는 경우도 있다.

설사의 원인으로는 다음과 같은 것을 들 수 있다.

    1) 과식 등으로 장관에 부담이 크거나 침투압 이상에 의한 수분의 흡수 장애

    2) 많은 독소와 화학물질·호르몬 등에 의한 전해질 이상과 수분 수송 장애

    3) 위 절제 및 장관운동의 저하에 의한 통과 시간 이상

    4) 기타 원인 불명의 설사

(3) 기타 변이 불수의에 배출되는 변실금 등이 있다.

b : 변의 외관과 성상의 이상

양·딱딱함·굵기·냄새·색·혼합물을 관찰하여 안다. 양이나 딱딱함에 대해서는 앞에서 서술한 대로지만, 변의 굵기가 매우 얇은 경우는 통과 장애가 되는 종양이 의심되고 부패 냄새가 강한 경우는 병적이다. 또한 색상은 섭취한 식품과 약물에 따라서 다르다. 소화기 내 출혈이 다량 있으면 검게 달라붙은 타르 모양의 변이 되고, 혼합물에는 점액·고름·피·결석·기생충 등이 섞여 있는 경우도 있다. 이러한 것도 중요한 관찰사항이 된다.

C : 사용기구와 시설

환자의 배설(소변·대변)은 환자의 상태에 따라 배출방법이 다르다. 간호사의 지원방법과 사용하는 기구·시설도 다르고 필요에 따라 적절한 기구와 시설을 선택하고 적절한 지원이 이루어져야 한다.

배설에 사용되는 기구는 다음과 같은 여러 가지가 고안되어 이용되고 있지만, 지원을 할 때는 사용 목적에 맞는 것을 선택해야 한다.

a : 화장실과 변기

화장실 변기에는 서양식과 재래식이 있고 재래식의 경우는 남자의 소변 용기가 필요하다.

서양식 변기는 앉는 형식이기 때문에 편안한 자세를 취할 수 있고 일어서기 쉽지만, 변기가 차고 딱딱해서 천으로 된 변기 커버나 기모 패드, 히터가 달린 변기를 사용한다(포인트 참조). 병원의 개인 병실에 화장실이 있는 경우는 개인 전용으로 사용할 수 있지만, 대부분 공용으로 사용하는 데 다른 사람이 앉은 뒤에 앉아 직접 피부가 변기에 닿기 때문에 불쾌감을 느끼게 된다. 이러한 경우는 일회용 수용성 종이로 닦거나 휴지를 이용하여 대퇴부가 닿는 부분에 깔아도 좋다.

어떤 변기든 고령자나 환자의 화장실은 배변 시나 기립 시 붙잡을 수 있는 난간을 설치하고, 열쇠는 긴급할 때 문을 밖에서 열 수 있도록 하며, 환자가 이상을 느낄 때는 언제든지 연락할 수 있도록 벨을 설치한다(그림 2-F- 2). 또한 화장실 바닥은 청소하기 쉽고 미끄러지지 않는 재질의 것이 좋다.

몸이 불편하여 휠체어를 사용하는 환자에게는 〈그림 2-F-3〉과 같은 장애인 변기를 사용하면 앞으로도, 뒤로도 앉을 수 있어 편리하다. 이 경우에는 휠체어를 놓을 수 있는 여유 공간이 필요하며, 문은 동작하기 쉽고 프라이버시를 보호하기 위해 아코디온(주름)문으로 간단하게 닫을 수 있는 것이 바람직하다.

b : 세정 장치가 부착된 변기

목욕이나 샤워를 할 수 없는 환자의 생식기는 물수건으로 닦는 것으로 충분하지 않다. 특히 여성은 질 분비물 등으로 더러워지기 쉽다. 이러한 환자는 항문·외음부의 세정·건조 장치가 되어 있는 서양식 변기가 있는 경우 이를 사용하여 질과 외음부를 세정한다. 환자용 화장실에는 일상생활에서보다 치질 질환, 산부인과 환자, 임산부를 위해 필요한 시설로서 반드시 설치하는 것이 바람직하다. 이러한 설비가

> **포인트** •사용한 변기 커버를 변기에 넣으면 배수가 나쁠 경우 막힐 수 있으므로, 위험성이 있을 때는 별도로 버리는 용기를 준비한다.

익숙하지 않은 환자도 있어, 손 씻는 물이 나오는 꼭지로 착각하고 세정 버튼을 눌러 침수될 수 있으므로 필요에 따라 사용방법을 환자에게 구체적으로 지도한다.

c : 휴대용 변기

휴대용 변기는 화장실까지는 걸을 수 없지만 침대 위에서는 배설이 어렵거나 침대에서 내려올 수 있는 환자, 보행이 가능하더라도 야간에 화장실 가는 것이 어려운 고령자들에게 사용하면 편리하다. 서양식 변기는 O형 변기 커버를 사용하여 차가움과 딱딱함을 느끼지 않도록 부드럽게 만든다.

사용상의 문제는 바로 배설물을 처치하지 않으면 냄새가 나고 소변이 있는 곳에 배변하면 물이 튀는 것이다. 탈취제를 사용하더라도 반드시 물통의 뚜껑을 덮고 배변 후에는 즉시 버린다(포인트 참조).

d : 변기 의자 · 변기

휴대용 변기처럼 앉아서 사용할 수 있는 의자식 변기(그림 2-F-4-(1))와 의자와 변기를 겸한 변기 의자(바퀴 달린 것도 있다)가 있다. 변기 의자는 중앙의 구멍 아래에 삽입하는 변기와 원형 변기를 넣어 사용한다. 변기 의자 중에는 평소에는 의자로 사용하고 상판을 올려 변기로 사용하는 종류도 있는데(그림 2-F-4-(2)), 고령사회에 접어들면서 많은 연구가 이루어지고 있다.

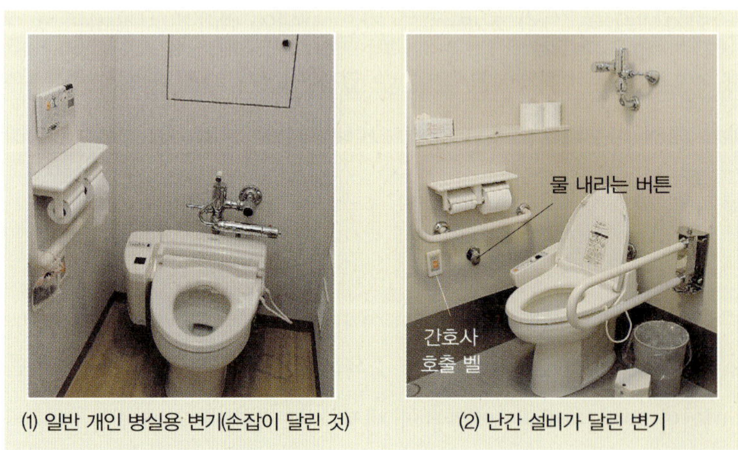

그림 2-F-2 서양식 화장실의 예

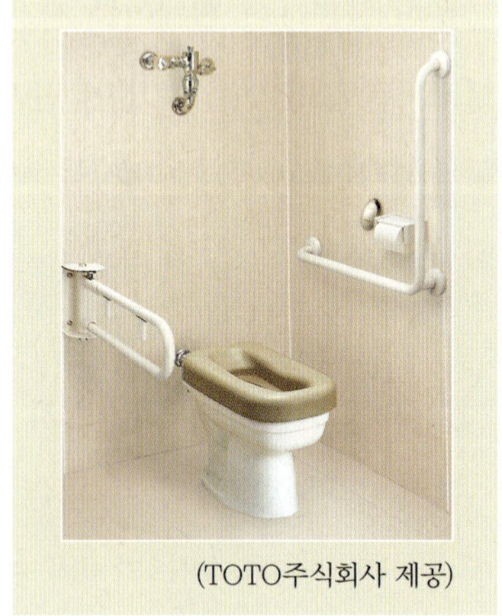

그림 2-F-3 배리아프리 변기

포인트 •냄새 걱정 예방과 탈취를 위하여 각종 탈취제를 사용하거나 간이 수세식도 있지만 완전히 탈취할 수 있다고는 할 수 없다.

•배변 시 물이 튀는 것을 방지하기 위해 휴지를 2장 겹쳐서 변기 바닥에 놓아두면 좋다.

e : 삽입형 변기

삽입하는 변기는 '침대 팬(bed pan)'이라고도 하며 침대 위에서 사용하는 변기를 가리키는데, 변기에는 화장실용과 휴대용이 있으므로 이를 구별하기 위해 주로 침대에서 사용하는 것을 '삽입형 변기'라고 한다. 여기에는 〈표 2-F-3〉(p336)과 같이 일본식·서양식·절충형이 있고, 스테인리스 재질도 있지만 법랑제품과 플라스틱이 주로 사용되고 있다. 특수한 것으로 공기를 넣은 고무제 변기도 있다(그림 2-F-5).

일본식은 등이 닿는 부분의 폭이 좁기 때문에, 덩치가 큰 환자의 경우 불안정해진다. 또한 삽입하는 부분이 길어 요추부에 걸려 통증이 있거나, 배설물이 들어가는 부분이 얕아서 양이 많은 경우에는 넘칠 것 같은 불안감이 생긴다. 한편, 서양식은 요 1장 위에서는 이불의 탄력에 의해 변기가 덜 가라앉고, 변기에 엉덩이가 올라가 배설하기 어려우며, 소변이 뒤쪽으로 흐르는 문제점이 있다.

고무제 변기는 공기를 넣어 사용하므로 불안정하기는 하지만, 중증 환자가 신체의 이동이 곤란한 경우 공기를 넣지 않은 채 엉덩이 부분 아래에 넣고 나중에 공기를 넣어 안정을 유지할 수도 있다. 또한, 천골에 넓은 범위의 욕창이 있는 환자에게는 부드럽기 때문에 환부의 압박 통증이 적은 등 이점이 있다.

환자에게 적합한 변기를 선택할 경우에는 환자 자신의 취향과 습관도 고려하지만 간호사가 판단하고 연구해야 한다. 그러기 위해서는 환자의 엉덩이 크기와 무게, 엉덩이 부분의 피부와 근육 상태, 침구의 종류와 탄성 등을 고려하여 모양과 크기(서양식 중에서도 외국 제품은 사이즈가 크다)를 선택한다.

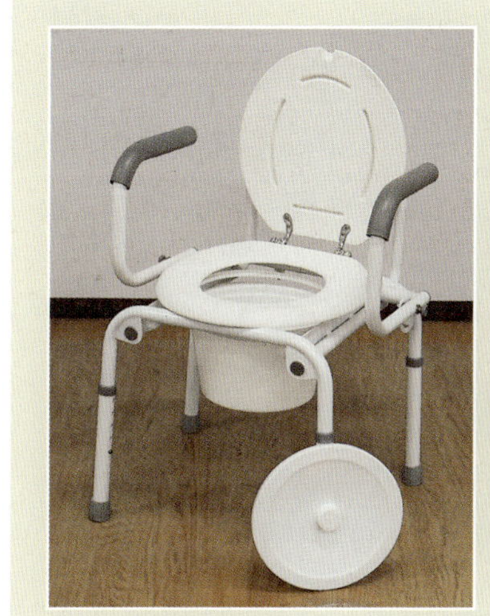

(1) 의자식 변기

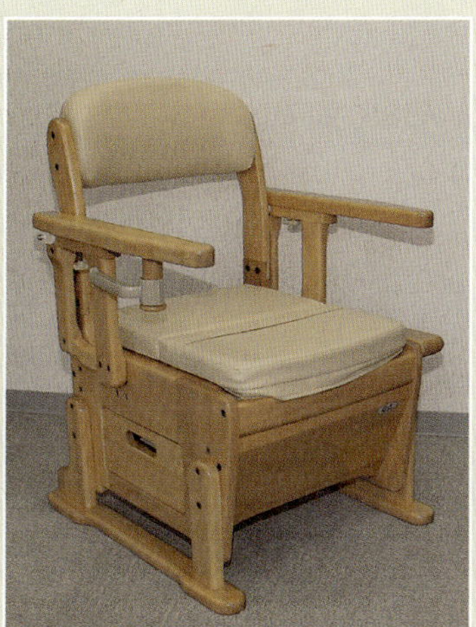
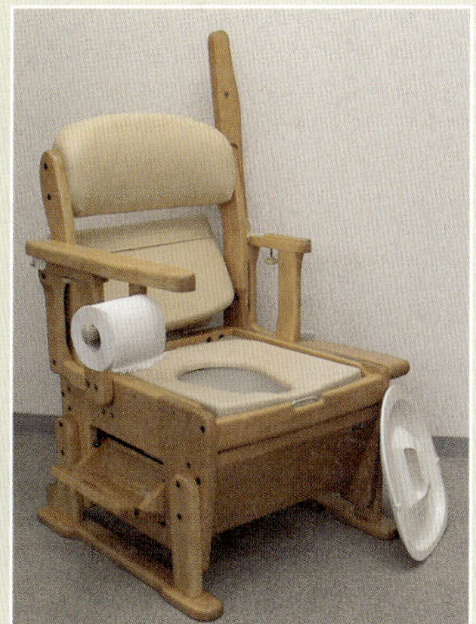

(2) 변기 의자(왼쪽: 의자로 사용 시, 오른쪽: 변기로 사용 시)

그림 2-F-4 의자식 변기와 변기 의자

f : 변기용 패드

마른 환자나 피부가 약한 환자 등 필요에 따라 피부에 해당하는 부분에 탄성이 있는 부드러운 물건을 대어 피부 표면을 보호하고 변기의 차가움을 줄이기 위해 사용한다(포인트 참조).

일본식과 절충형 변기에는 전용 고무(공기가 들어 있는 것)나 스펀지 재질(비닐 커버 포함)의 커버가 있고 탄력성이 있지만, 고무나 비닐은 피부와 마찰이 일어나거나 실내 온도에 따라 쉽게 차가워지기 때문에 천으로 된 커버를 사용한다.

서양식의 경우 O형 서양식 변기(화장실)를 활용하고 일본식의 경우는 무명의 메리야스천이나 수건 천으로 피부에 해당하는 부분을 덮는 것이 좋다(우리나라의 경우도 마찬가지로 한다−편집자 주).

g : 소변용기

소변용기(urine bottle)는 남성용과 여성용이 있다(그림 2−F−6). 여성용 소변용기는 입구의 가는 아래쪽을 음부에 대는 일반적인 것(그림 2−F−6−(1))과 체형 등에 따라 입구 커버를 거꾸로 하여 사용할 수 있는 것(그림 2−F−6−(2))이 있다. 탱크와 수뇨기를 튜브로 연결한 소변용기[상품명: 안락소변용기 DX(남성용·여성

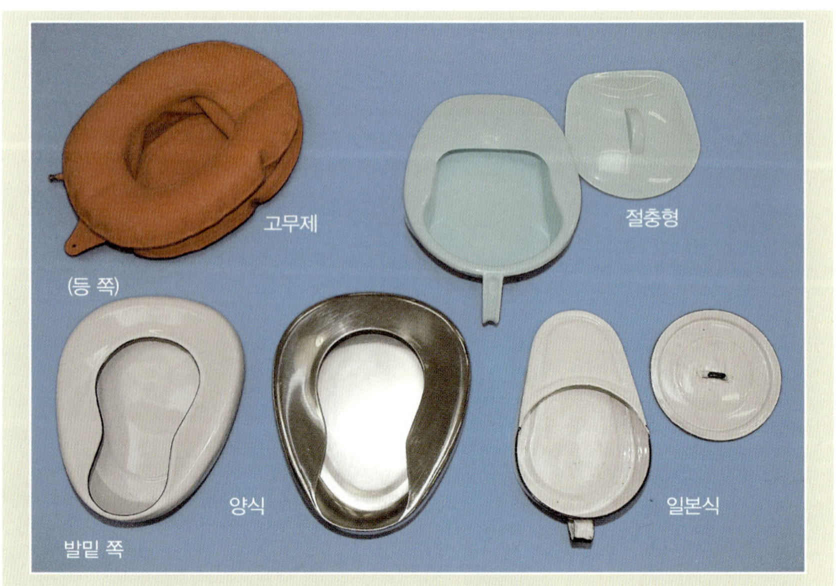

그림 2−F−5 삽입 변기

용/ 콤비웰빙주식회사))가 있다(그림 2-F-7). 안락소변용기는 플라스틱이며 다른 소변용기는 플라스틱과 유리 제품이 있다.

h : 기저귀와 기저귀 커버

기저귀와 기저귀 커버는 유아와 대소변을 가리기 어려운 아이 외에도 요실금 상태의 사람에게 사용한다. 예전에는 표백한 무명이 이용되었지만, 현재는 주로 종이로 만든 일회용을 쓰고 천은 거의 사용하지 않는다. 세탁이 필요 없고 의료보험 등으로 지급, 지원이 되기 때문이다(포인트 참조).

종이로 만들어진 제품은 형태나 크기가 다양하지만, 사용하는 사람의 사용 목적이나 체형 등에 맞춰 선택한다. 운동이 가능한 경우는 움직여도 어긋나지 않는 팬티 형이 적합하며 움직임이 적은 경우에도 교환하기 쉽고 새지 않으며, 앞트임으로 대퇴부에 맞는 모양이 적당하다. 최근에는 바지를 벗지 않고 교환할 수 있는 재활용 기저귀도 시판되고 있다. 짧은 모양의 기저귀는 사타구니에 겹치지 않고 대퇴부가 넓어지는 경향이 있고, 둘레가 큰 것은 배설량이 많으면 새어나올 수 있으므로, 환자의 체형과 배설량을 생각하여 선택한다.

종이·천을 불문하고 성인의 경우 배변의 처리 시 피부 감촉, 수분 흡수율을 감안할 때 엉덩이 피부에 해당하는 부분 밑에 약 30×60cm 정도의 종이와 패드를 두고 사용하면 쓰고 버릴 수 있으므로 편리하다.

기저귀 커버는 울, 화학섬유, 또한 둘을 조합한 것 등이 있다. 모양은 매직테이프와 버튼이 전부 벌어지

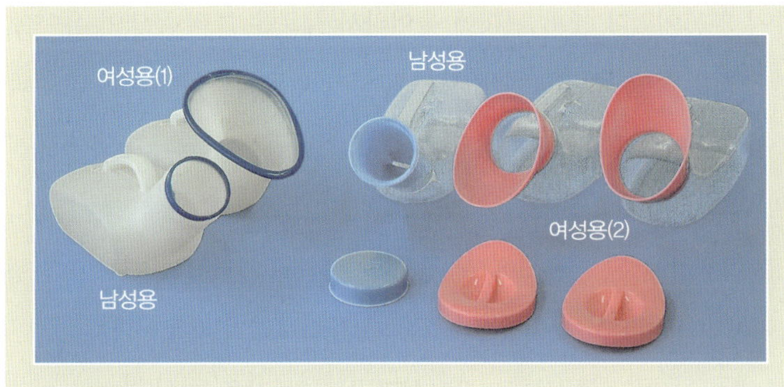

그림 2-F-6 소변용기

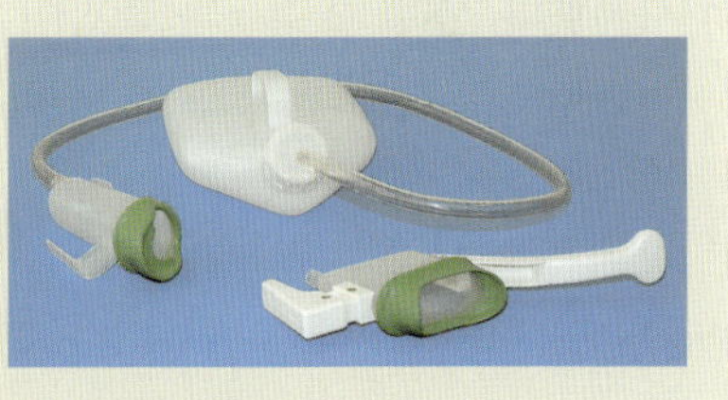

그림 2-F-7 안락 용기

는 오픈 형식과 팬티 형, 팬티 형의 변형으로 고안된 것이 있다. 통기성과 방수성을 고려하여 환자의 운동이나 동작을 생각하여 선택한다. 완전히 누워만 있는 사람에게는 오픈 형식이 갈아 채우기 쉽지만, 요실금 또는 보행을 할 수 있는 사람의 경우는 팬티 형이 적합할 수 있다. 외출용으로 1회 배설량이 200㎖ 전후이면 새지 않는 기저귀형 팬티도 시판되고 있다. 기저귀의 경우 외부가 비닐 코팅되어 있는 것도 많기 때문에, 이런 경우 기저귀 커버는 필요하지 않다.

ⅰ : 기타

요실금 환자에게 사용하는 것으로는 기저귀와 기저귀 커버 외에 콘돔 형 채뇨 용품(웨스턴시스®)이 있다. 웨스턴시스는 콘돔에 튜브를 붙인 것 같은 모양으로, 남자가 사용한다. 콘돔에서 가장자리의 고무를 펴도록 하고 내부 쪽에 스펀지 테이프를 붙여 음경을 삽입하고 가볍게 고정한다. 그러나 오랫동안 사용하면 불결해지기 때문에 자주 물수건으로 닦아 건조하더라도 감염될 위험이 있어 부득이한 경우가 아니면 잘 사용하지 않는다.

요실금 환자를 위한 도구나 재료는 환자의 자존심을 상하게 하는 일이 없고, 위생적이며 지원하기 편리한 것이 개발·연구되기를 기대하며 이는 간호사로서도 노력할 부분이다.

D : 기저귀

기저귀는 1950년대까지는 유아·환자·고령자 모두 낡은 무명의 유카타(목욕 후에 입는 기모노)를 재생하여 사용했다. 소변 흡수율과 촉감이 좋기 때문이었다. 1960년대에 들어와서 새로운 표백 무명이 유아에게 사용되기 시작했고, 1970년 전후부터 도비 직물 등 정방형에 가까운 것이 외국에서 수입되어 촉감과 흡수 능력이 뛰어나 유아를 중심으로 사용량이 늘었다. 본격적으로 종이 기저귀가 시판되고 유아에게 보급된 것은 1980년대 후반부터다(포인트 참조).

환자와 고령자가 기저귀를 적극적으로 이용하게 된 것은 1990년대 후반부터다. 기저귀의 개량이 진행되어 옆으로 새는 정도와 사용감이 천 기저귀와 비슷하게 되었고 뒤처리가 간략해졌기 때문이다.

일본에서 천 기저귀를 사용하지 않고 종이 기저귀 중심으로 사용하기 시작한 것은 2000년 4월 의료 보험법의 시행에 따라, 국가의 고령자 경제 부담 증가와 종이 기저귀가 의료비 공제 대상이 되고 확정 신

포인트 •1970년 전후부터 청결한 천 기저귀를 대여하고 더러운 것을 회수해 세탁하는 '대여 기저귀업자'가 영업을 시작해 렌털 기저귀가 유아의 가정이나 시설에서 사용되기 시작했다.

•종이 기저귀는 경제적인 부담 면에서는 렌털, 기저귀와 비슷하고 사용감은 렌털 기저귀 쪽이 우수하므로, 현재는 가정이나 시설에서 모두 사용하고 있다.

고에 의해 세금을 환급받을 수 있게 되었기 때문이다. 또, 이전부터 사용하던 기저귀가 개량되고 종류가 많아짐으로써 고령자나 환자의 자립도가 높아지고 행동에 적응하기가 한층 쉬워졌다. 이 부분에 대해서는 앞으로도 더욱 발전하도록 간호사로서 검토가 필요하다. 단지 상품이 있기 때문에 사용하는 것이 아니라 새롭게 만드는 것도 중요하기 때문이다.

현재 사용하는 종이 기저귀는 크게 나누면 ① 팬티 형 ② 테이프 고정형 ③ 소변을 흡수하는 패드 ④ 보통 바지 사용 패드 등이 있다(그림 2-F-8). 종류는 남성용과 여성용, 남녀 공용이 있으며 남성용은 정면, 여성용은 엉덩이 쪽 소변의 흐름이 많은 것을 고려하여 폭, 두께 모두 크다. 남녀 공용인 것은 폭이 넓은 쪽을 남자는 앞으로, 여자는 뒤로 향해 사용한다. 이것은 직사각형의 천 기저귀 대는 방법을 활용한 것이다. 사용할 때는 걸을 수 있는 사람은 ① 팬티 형, 누워 있는 시간이 많은 사람은 ②에 ③을 병용하고, 소변 누출의 우려가 있는 사람은 ④를 사용하는 등 자립도나 동작에 따라 선택한다.

E : 대상과 지원

배뇨·배변(이하 '배설'이라고 한다)의 지원은 환자의 자립 정도와 치료에 필요한 안전의 정도에 따라 크게 다음과 같이 나눌 수 있다(표 2-F-3).

(1) 행동 제한이 없는 환자: 화장실에 가서 환자 스스로 모든 처리를 한다. 그러나 화장실의 온도, 난간, 벨 등은 간호사가 항상 확인해야 한다(포인트 참조).

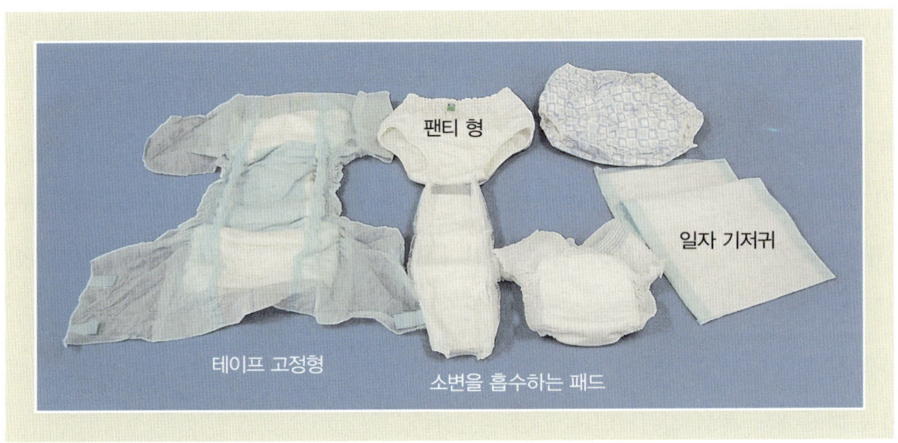

그림 2-F-8 각종 기저귀의 예

포인트 •특히 고령자 등은 기온이 낮아지면 한밤중에 배설 횟수가 많아지므로 위험 방지와 환경 온도의 조절을 위한 착의 등에 유의하도록 지도한다.(1)

•변기를 사용하는 경우에도 화장실용 변기와 휴대용 변기를 사용하면 안전하고 편안하다.(2)

환자의 상태	지원 방법	사용기구·시설
(1) 행동 제한 없음	• 환자 자신이 한다(화장실). • 보온에 유의한다.	일본식 변기, 서양식 변기(난간·벨 시설)
(2) 장애는 있지만 화장실까지 보행 가능	• 필요에 따라 보행 보조, 휠체어 사용, 배변 후 처리의 보조(화장실)를 한다.	일본식 변기, 일본식 변기+변기, 서양식 변기, 신체 장애인용 변기(난간·벨 시설)
(3) 침대에서 내려오지만 화장실까지 보행 불가	• 침대 근처에 휴대용 변기를 둔다. • 필요에 따라 신체를 부축하거나, 배변 후에 처리를 돕는다.	변기 의자와 변기, 휴대용 변기
(4) 침대에서의 배설 필요	• 삽입 변기나 소변용기를 사용하여 환자 스스로 하고 간호사는 옆에서 지원한다. • 신체의 지지, 장착, 배설 후 처리 등 모든 것을 간호사가 지원한다.	삽입 변기 • 서양식·일본식(법랑, 스테인리스, 플라스틱) • 절충형(플라스틱) 변기 달린 침대 소변용기 • 남성용·여성용 • 안락 소변용기(플라스틱) • 흡인 장치 부착 소변용기
(5) 요실금	많은 경우 기저귀 장착 등 모두를 담당한다.	소변용기(남자), 기타(웨스턴 카테터 등)

표 2-F-3 배설 지원 방법의 종류와 사용기구 및 시설

(2) 장애는 있지만 화장실까지 보행이 허용된 환자: 보행 장애가 있거나 신체의 상태가 불안정해도 화장실에서의 배설이 허가된 환자는 휠체어 또는 보행 보조, 옷을 벗고 입는 데 대한 보조, 배설 후 처리 등 환자가 할 수 없는 부분을 지원한다(p335 포인트 참조).

(3) 침대에서 내려와도 좋지만 화장실까지 보행이 허가되지 않은 환자: 침대에서 내려와도 좋지만 화장실까지 걸을 수 없거나 침대에서 배변이 어려운 환자는 의사와 상담 후 침대 옆에 휴대용 변기와 변기 의자를 놓고 사용하고, 자립할 수 없는 부분을 지원한다. 이런 경우 환자 자신이나 다른 환자에게 수치심이나 불쾌감을 주지 않기 위해 스크린 또는 커튼 등으로 칸막이를 한다. 배설 후에는 손을 씻을 수 있도록 준비한다.

(4) 침대에서의 배설이 필요한 환자: 삽입 변기나 소변용기를 이용하여 환자 스스로 할 수 있는 경우는 준비나 뒷정리가 필요하지만, 많게는 옷 벗고 입기, 변기 설치, 배설 후의 뒤처리 등을 지원한다(이후에 설명).

(5) 요실금 환자: 요실금 상태에 있는 환자에게 기저귀를 채우거나(이후에 설명) 기저귀와 기타 방법을 병용한다. 또한 요실금 환자에는 특히 심리적인 도움이 필요하다.

3 배설의 보조

여기에는 침대에서 배설하는 환자에게 하는 구체적인 보조 방법을 사용 기구별로 설명한다.

A : 변기를 사용할 때

■ 목적

(1) 환자가 배변(배뇨)을 안전하고 기분 좋게 안심하고 할 수 있도록 돕는다.

(2) 배설물의 양상을 보고 관찰한다.

(3) 배변 습관과 방법에 대해 지도한다.

■ 사용물품

- 변기(1개)[75]

- 변기 커버(1개)

- 방수천[76]

- 휴지(티슈와 종이 포함)[77]

- 변기용 패드(필요 시)

- 타월켓(필요 시)[78]

- 세면대·따뜻한 물·수건(필요 시)[79]

- 고무장갑이나 일회용 장갑

■ 유의사항

(1) 환자의 수치심을 최소화하기 위해 불필요한 노출을 피하고 실시 중에는 스크린(또는 커튼)으로 칸막이를 한다(포인트 참조).

포인트 • 개인 병실의 경우는 배변이 끝날 때까지 '입실 금지' 표시를 한다.(1)

---

75) 환자의 체격이나 신체 상태, 침대의 탄성 등을 고려하여 선택한다. 또한 관장 후 2, 3일 배변이 없다가 그 다음 배설량이 많을 것으로 예상되는 경우에는 변기의 용적을 생각하고 준비한다. 청결감 등의 관점에서 입원 환자에게는 전용 변기를 사용하는 것이 바람직하다. 남성 환자의 경우 소변용기도 준비한다.

76) 방수천 대신 고무 시트 또는 나일론 천이나 감싸는 작은 시트를 이용해도 좋다.

77) 티슈는 부드럽기 때문에 배설 후 생식기와 항문을 닦는 데 적합하다. 소변이 튀는 것을 방지하고 홈의 역할을 하기 위해 덮는 종이는 너무 부드럽지 않고 평평하게 자른 휴지가 적당하기 때문에, 두 종류를 준비하는 것이 바람직하다. 또한 티슈는 물에 녹기 어렵고 수세식 화장실에 사용할 수 없는 것이 많으므로, 설명서를 읽고 나서 사용방법을 생각한다. 수세식 화장실에 흘려버릴 경우에는 사용 가능한 것을 쓰거나, 화장실 종이를 전용 케이스에 넣어 사용하는 게 좋다. 케이스는 보기 좋고 자르기 쉽게 하기 위해 이용한다.

78) 면 담요를 이용해도 좋다. 침구에 냄새가 배거나 덮는 침구를 더럽히지 않기 위해 사용하는 것이므로 사용 중인 덮는 침구를 사용해도 좋다.

79) 환자가 스스로 뒤처리를 하는 경우에는 반드시 준비한다. 물수건도 좋다.

(2) 배설하기 쉬운 체위를 하고 소변이 뒤로 흐르는 것을 방지하기 위해 가능하면 상체를 약간 세운다
(10도 전후).

(3) 환자에게 적절한 변기를 선택하고 배설물이 변기 밖으로 새어나오지 않도록 연구한다.

(4) 배설이 어려운 경우에는 다음과 같이 배설을 촉진하기 위한 연구를 한다.

　① 변의가 있으면 바로 변기에 앉도록 지도한다.

　② 체위를 연구하고 필요에 따라 복부 마사지를 하고 척추에서 엉덩이까지 온습포를 한다.

　③ 조용한 음악을 틀어놓는 등 배변 소리를 가려주기 위한 연구를 한다.

　④ 물 흐르는 소리로 배뇨음에 의한 수치심과 그에 따른 괄약근의 수축을 완화시키고 배뇨를 촉진
　　하거나 음부에 체온 정도의 따뜻한 물을 뿌려 자극한다.

(5) 동작은 조심스럽고 신속하게 실시한다(포인트 참조).

(6) 간호사는 환자를 항상 따뜻한 태도로 대하고 배설을 돕는 방법을 숙련한다.

(7) 환자의 배설 습관을 알고 필요에 따라 방법과 음식에 대해 지도한다.

(8) 배설물을 관찰하고 이상의 조기 발견을 위해 노력한다.

■ 실시방법

〈엉덩이를 세울 수 있는 환자의 경우〉

(1) 변기를 준비한다.

　① 화장실 또는 준비실에서 변기에 물을 넣어 변기 전체를 따뜻하게 한다(환자마다 전용 변기 커버를
　　씌워도 좋다). 변기 소독기가 증기식이면 소독기에 넣어 증기 또는 온수로 따뜻하게 만든다(포인트
　　참조).

　② 변기 둘레를 마른 천으로 닦아 커버를 씌워 환자에게로 가져와 전용 변기 받침대 또는 발판이나
　　의자 위에 놓는다(포인트 참조).

(2) 타월켓을 걸치고 덮는 침구는 발밑에 개켜놓는다(사용 중인 침구인 채로도 괜찮다. 포인트 참조).

포인트 •환자가 배설을 참는 일이 없도록 신경 쓴다. 불필요하게 대변을 참는 것은 변비와 배변곤란을 초래하므로, 환자가 변의를 호소할 때에는 즉시 행동하도록 한다. 또한, 종료 후에는 신속하게 변기를 치우고 뒤처리를 한다.(5)
　•변기가 차가운 채로 엉덩이에 직접 닿으면 불쾌감을 초래할 뿐만 아니라 그 자극에 의해 근육이 긴장되고 배변곤란으로 이어지는 원인이 된다. 변기 커버는 서양식 O형 변기 커버를 활용하여 둘레를 떼고 고무 테이프를 넣어 사용한다. 최근에는 변기 보온기를 준비해둔 시설도 많다.(1)①
　•보온에 주의하여 추운 경우는 덮는 침구를 걸치는 등 연구한다.(2)
　•잠옷을 입은 경우는 바지와 함께 속옷을 무릎까지 내린다. 이들은 타월켓이나 걸치는 물건을 걸치고 걸친 것 옆으로 손을 넣어 실시한다. 불필요한 노출은 피한다.(3)

(3) 환자의 무릎을 세우고 간호사는 환자의 머리 쪽 팔로 허리를 지지해 엉덩이를 세우고, 다른 손으로 잠옷을 허리 위까지 걷어 올리고 속옷을 무릎까지 내린다(p338 포인트 참조).

(4) (3)과 같은 체위와 동작으로 환자의 엉덩이를 세우고, 방수천을 엉덩이 아래에 깐다. 그 위에 변기를 놓고 엉덩이를 대고 무릎은 세운다(그림 2-F-9, 포인트 참조).

(5) 여자가 변기를 사용하여 소변을 동시에 보는 경우는 휴지를 2~3장 겹쳐서 세로로 두 번 내지 세 번 접어(약 7~9cm 폭) 음부에 댄다. 스스로 할 수 있는 환자는 치골에 휴지의 상단을 누르도록 하고, 스스로 할 수 없는 환자의 경우 배설이 끝날 때까지 간호사가 치골 부분을 휴지로 누르거나 양 무릎을 맞추어 휴지를 끼우고 가볍게 유지시킨다(포인트 참조).

(6) 직접 배설할 수 있는 환자의 경우는 휴지를 머리맡에 놓고 벨을 손이 닿는 곳에 준비해두고, 끝나면 연락하도록 말해두고 자리를 떠난다(포인트 참조).

(7) 배설이 끝나면 간호사는 고무장갑이나 일회용 장갑을 끼고 휴지로 닦는다. 닦는 방법은 항문에 있을 수 있는 대장균 등의 감염을 방지하기 위해 요도구에서 항문 쪽으로 닦는다. 환자 자신이 할 수 있는 경우는 바른 방법을 지도한다(포인트 참조).

(8) 다 닦았으면 한쪽 손을 허리에 대고 엉덩이 부분을 지탱하며 다른 손으로 변기를 치우고, 변기에 커버를 씌워 제자리에 놓고 나서 방수포를 치운 뒤 장갑을 벗는다.

(9) 침대를 원래대로 하고 속옷·잠옷·침구를 정돈한다.

(10) 세면기에 물을 준비하고 환자의 손을 씻기거나 물수건으로 닦는다.

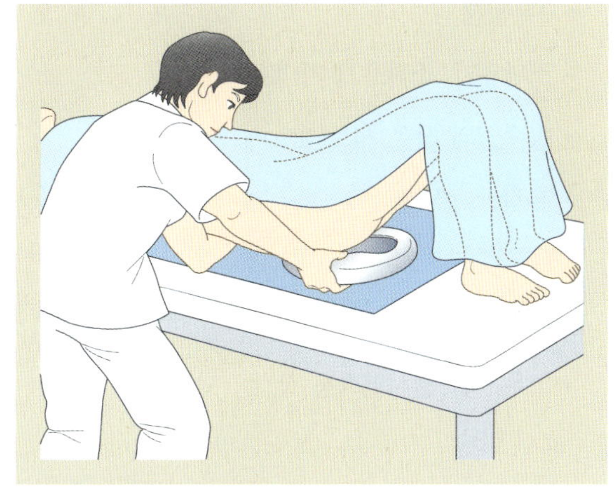

그림 2-F-9 변기의 삽입

포인트 ·변기를 대는 부위는 엉덩이의 앞쪽을 변기 구멍 가장자리에 맞게 조절하면 배변과 배뇨를 동시에 할 수 있고, 오줌이 새지 않는다. 즉 항문의 위치는 구멍의 상단에서 3~4cm 들어간 곳이 좋다.(4)

·휴지를 대면 소변이 새는 것을 방지하면서 변기로 유도할 수 있다. 속옷을 내리면 조건반사로 바로 배설하고 싶어지며 참고 있던 사람은 10초 전후도 기다릴 수 없는 경우가 있기 때문에, 위의 (3) 이후 동작을 순서대로 연속해서 신속하게 한다. 또한 진동을 줄이기 위해 조심스럽게 실시한다. 배설을 쉽게 하기 위해 철제 침대를 사용하는 경우는 상체를 10도 전후로 세울 수 있어 좋다. 이때 삽입 부분의 길이에 따라 변기가 빠지거나 환자의 등 쪽에 통증이 생길 수 있으니 주의한다.(5)

·배변 중 특별한 경우를 제외하고는 환자의 수치심과 그에 따른 배설의 어려움을 고려하여 자리를 뜬다. 이때 손 씻을 준비한다.(6)

·스스로 닦을 수 없는 경우 간호사가 변기에 걸친 채 휴지로 닦아주고, 대변을 보았을 때는 변기를 치운 뒤 옆으로 누운 자세를 하게 하고 청결한지 확인한다. 이때 부족하면 다시 닦아낸다.(7)

(11) 스크린을 걷고 환기를 한다.

(12) 변기와 사용물품은 제자리에 치운다. 배설물의 형태·딱딱함·양·냄새·색깔·섞여 있는 물질·횟수
등을 관찰·기록하고, 변기를 소독하고 다른 사용물품을 처리한다(포인트 참조).

〈엉덩이를 세울 수 없는 환자가 누운 채 변을 보는 경우〉

간호사 2명이 환자의 양옆에서 엉덩이 부분에 손을 넣어 세우고 실시하는 경우 앞에서 설명한 방법에
따른다.

B : 소변용기를 사용할 때

■ 목적

‘A : 변기를 사용할 때’에 준한다.

■ 사용물품

• 소변용기, 소변용기 커버(각 1개)

• 방수천과 작은 시트(필요 시)[80]

• 휴지

• 타월켓(필요 시)[81]

• 세면기·따뜻한 물·수건(필요 시)[82]

• 고무장갑이나 일회용 장갑

■ 유의사항

‘A : 변기를 사용할 때’와 같다.

포인트 •변기의 소독은 변기 소독기로 한다. 변기의 배설물이 충분히 제거되지 않은 경우에는 소독액에 담근 변기용 브러시로 닦고 물로 씻은 후 다시 변기 소독기로 씻는다. 변기 소독기가 없는 경우는 오물을 화장실이나 오물 버리는 곳에 흘려버린 뒤 헹구고 나서 변기 브러시로 닦는다. 녹지 않아 수세 장치로 흘려보내지 못하는 티슈는 정해진 용기에 버린다.(12)

---

80) 방수포 대신 고무 시트 또는 나일론 천을 사용해도 좋다.

81) 수건 대신 솜틀 옷감을 사용해도 좋다.

82) 물수건도 좋다.

■ 실시방법

남성과 여성으로 나누어 설명하고 '변기를 사용할 때'와 중복되는 부분은 설명을 생략한다.

〈남자의 경우〉

(1) 소변용기를 준비한다(p333 참조).

(2) 소변용기를 덮개 침구 아래로 넣어 환자에게 전달한다.

　① 스스로 할 수 없는 경우는 간호사가 고무장갑이나 일회용 장갑을 착용하고 잠옷을 허리까지 걷
어 올리고 속옷을 내려 소변용기에 음경을 넣고 손잡이를 잡아 빠지지 않게 한다. 음경이 들어가
기 어려운 때는 손으로 한다(포인트 참조).

　② 직접 할 수 있는 환자의 경우는 벨을 바로 가까이에 두고 자리를 뜬다.

(3) 배변이 끝나면 소변용기를 받아 커버를 씌워 원래의 받침대 위에 놓고 장갑을 벗는다.

(4) 잠옷과 덮개를 정돈하고 손을 씻거나 물수건으로 닦는다.

(5) 스크린을 걷고 환기를 한다.

(6) 소변용기와 사용물품은 제자리에 갖다 놓는다.

(7) 소변의 성상(양·냄새·색깔·맑고 탁함·횟수 등)을 관찰·기록하고 소변용기를 소독하고, 사용물품을 처
리한다. 지시에 따라 소변 담는 병에 담아두거나 검체로서 용기에 넣어두는 경우가 있기 때문에 지
시가 있는지 주의한다.

〈여자의 경우〉

(1) 소변용기의 둘레 앞부분을 음부에 단단히 대고 소
변용기를 침대에 안정시켜 가랑이에 끼운다(포인트
참조).

(2) 변기의 경우와 같이 음부에 휴지를 대고 소변이 새
는 것을 방지한다(그림 2-F-10, 포인트 참조). 또한 안
락 소변용기를 이용하는 경우에는 전용으로 하고

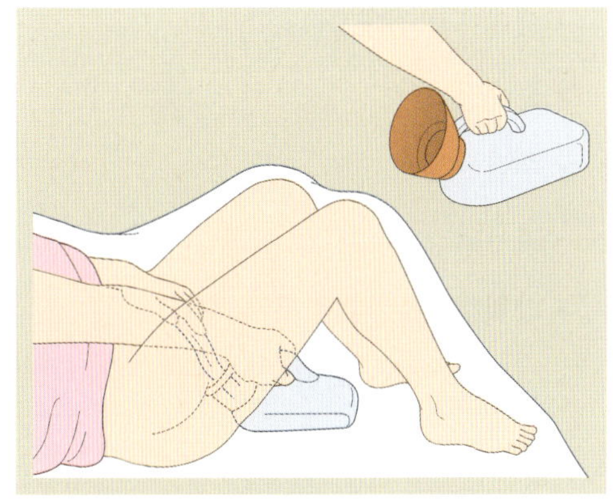

그림 2-F-10 여성 소변용기의 대는 방법

미리 체형에 맞는 높이로 조절하여 사용한다.

(3) 스스로 할 수 없는 환자나 소변용기를 대기 어려운 환자의 경우, 간호사가 고무장갑이나 일회용 장갑을 사용하여 소변용기를 유지하도록 지원한다.

(4) 소변량을 측정할 필요가 있는 경우, 휴지는 별도로 처리한다. 모두 마친 뒤 장갑을 벗는다.

C : 기저귀를 사용할 때

■목적

(1) 기저귀에 있는 배설물을 제거하고 생식기와 엉덩이, 복부 피부를 청결하게 한다.

(2) (1)에 의한 2차 감염을 방지하고 환자가 기분 좋게 요양생활을 할 수 있도록 한다.

(3) 배설물의 성상을 관찰한다.

■사용물품

- 기저귀(환자에게 적합한 종이 기저귀 또는 천 기저귀, p335 참조)
- 기저귀 커버(필요 시 1개)[83]
- 휴지
- 오물용 농반·비닐봉투(1개)[84]
- 세면기와 따뜻한 물
- 세면기 받침대(1개)
- 물수건(1장)
- 수건
- 파우더
- 타월켓 또는 대형 목욕 수건
- 고무장갑이나 일회용 장갑

■유의사항

(1) 환자의 인격을 존중하고 자존심이 상하게 하는 말이나 행동은 하지 않는다(p343 포인트 참조).

---

83) 천 기저귀와 장방형 기저귀를 찰 때 사용한다.
84) 사용한 기저귀를 넣는다.

(2) 환자가 수치심을 갖는다는 것을 항상 의식하면서 보조한다.

(3) 불필요한 동작을 피하고 환자에게 진동을 주지 않도록 하면서 신속하게 실시한다.

(4) 각 환자의 상태에 따라 실시방법을 고안하고 숙련된 기술로 처리할 수 있도록 노력한다.

(5) 기저귀의 사용은 어쩔 수 없는 기간으로 한정하고, 가능한 한 정상적인 생활에서 사용하는 속옷으로 이행한다(포인트 참조).

■ 실시방법

〈환자를 옆으로 누운 자세로 하여 교체하는 경우〉

환자의 상태나 기저귀의 종류에 따라 기저귀 교체 방법, 채우는 방법이 다르다. 여기에서는 종류에 관계 없이 응용할 수 있는 기초적이고 기본적인 방법을 보여준다.

(1) 사용물품을 준비하고 환자에게로 옮긴다.

(2) 스크린을 한다.

(3) 타월켓을 걸치고 덮개 침구는 발밑에 개켜놓는다.

(4) 간호사는 고무장갑이나 일회용 장갑을 끼고 잠옷 바지를 무릎까지 내린다.

(5) 종이기저귀의 테이프(천 기저귀의 경우 기저귀 커버와 기저귀의 앞 부분)를 뗀다(포인트 참조).

(6) 사용한 기저귀의 양옆을 안쪽으로 말아 환자의 몸 가까이에 둔다(그림 2-F-11-(1)). 이때 종이 기저

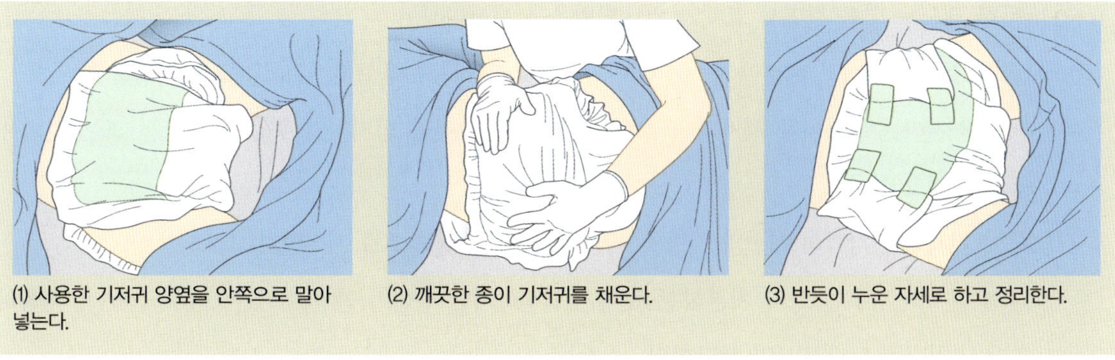

그림 2-F-11 종이 기저귀

포인트 •요실금 상태라도 환자의 의식이 있는 경우가 많으므로, 수치심과 사회인으로서의 자부심을 가지고 있다. 요실금 자체의 현상만을 보고 부주의하게 말과 행동을 하면 환자와 가족의 마음을 상하게 하여 투병 의욕을 해칠 수 있다.(1)

•환자의 인권을 존중하고 자립 의욕을 높이기 위해 기저귀의 사용은 최소 기간으로 하도록 노력한다.(5)
•(5)~(7)의 동작을 할 때 간호사는 반드시 한 손으로 환자의 몸을 받친다.(5)

귀에 소변 흡수 패드를 사용하여 소변만 본 경우는 그대로 둔다.

(7) 간호사 쪽에 있는 환자의 팔을 얼굴 쪽으로 세우고, 반대쪽에 있는 환자의 어깨 관절과 팔을 넓게 잡고 앞으로 당겨 옆으로 누운 자세를 하게 한다.

(8) 양 대퇴부를 벌리도록 하여 기저귀를 빼고(기저귀·소변 흡수 패드에서 소변만 본 경우 소변 흡수 패드만 뺀다), 항문과 그 주변에 묻어 있는 변을 티슈로 닦아내고 배설물을 싸서 둥글게 말아 오염용 용기 안의 비닐봉투에 넣는다.

(9) 물수건을 뜨거운 물로 헹구고 충분히 짜서 생식기·엉덩이·항문의 순으로 깨끗이 닦는다(포인트 참조).

(10) 수건로 피부를 닦아 건조시키고 간호사는 장갑을 벗는다.

(11) 깨끗한 종이 기저귀(또는 천 기저귀·기저귀 커버)를 채운다(그림 2-F-11-(2)).

(12) 체위를 반듯이 누운 자세로 되돌린다.

(13) 기저귀를 가랑이의 중앙에 잘 맞추면서 복부 쪽을 덮는다(포인트 참조).

(14) 기저귀 커버의 복부 쪽을 잘 맞추어 테이프(기저귀 커버는 호크나 끈)로 기저귀가 어긋나지 않게 잘 고정시킨다(그림 2-F-11-(3)).

(15) 파자마 바지를 올리고 옷을 정돈한 뒤 덮는 침구를 원래대로 덮는다. 옷이 더러워져 있으면 교환 한다.

(16) 스크린을 걷고 환기를 한다.

(17) 따뜻한 태도로 말을 걸면서 교체가 완료되었음을 전한다.

(18) 사용한 것을 정리하고 배설물의 성상(양·냄새·색깔·횟수 기준)을 관찰·기록하고 뒤처리를 한다.

　① 기저귀 처리는 오염이나 세제가 간호사의 손에 묻는 것을 방지하기 위해 고무장갑 또는 일회용 장갑을 끼고 한다.

　② 종이 기저귀는 각각의 시설과 지방자치단체에서 정한 방법으로 처리한다(포인트 참조).

　③ 감염 환자의 경우는 소각 처분하는 것이 바람직하지만 시설이 안 되어 있는 경우도 있다. 재택의 경우 자치단체 담당부서와 상담한다.

포인트 ·물수건 대신 물티슈를 2~3장 사용하면 보다 신속하고 깨끗하게 닦을 수 있다.(9)
·기저귀는 배설물이 새지 않도록 음부에 밀착시켜 감싸지만 다리 관절의 움직임을 방해하지 않도록 주의한다.(13)
·천 기저귀의 경우 변은 화장실에 흘려버리고 기저귀는 전용 오물 용기에 넣어둔다.(18)②

〈환자를 반듯이 누운 상태로 하고 교체하는 경우〉

움직이기 어려운 환자를 1명의 간호사가 교체할 때 옆으로 누운 자세를 하고 실시하면 동작의 순서, 부위 관찰, 효율성 면에서 효과적이다. 그러나 옆으로 누운 자세를 취할 수 없는 환자나 반듯이 누운 채로 허리만 올릴 수 있는 환자도 있다. 허리만 올리는 환자의 경우, 소변용기의 삽입방법에 따라 환자의 무릎을 세우고 간호사가 허리를 받쳐 기저귀를 빼고 깨끗한 기저귀를 채운다. 옆으로 누운 자세를 취할 수 없는 환자로, 움직일 수 없는 경우 2명의 간호사가 환자의 양옆에서 허리를 들어 올려 기저귀를 교체한다. 이때 욕창 등 천골을 중심으로 엉덩이 상태를 관찰하고, 피부의 청결과 건조에 신경 써서 주의하며 행동한다.

● **참고문헌**

1) 아사히 나카즈오: 수면, 몸의 과학 증간 2, 생리학 독본, 일본평론사, 1971

2) 아베 마사카즈: 간호생리학(제2판), 메디컬프렌드 사, 1985

3) 아라이 다카시: 치아 브러시와 칫솔질 방법의 차이에 의한 치아 플라크 제거에 대한 비교 일본치주질환학회지 18(1), 1976

4) 이구치 지에: 다리 클리닉—교과서에 쓸 수 없었던 진료 조언, 남강당, 2004

5) 이케다 고이치: 실내 공기 오염의 원인과 대책, 일간공업신문사, 1998

6) 이시카와 기히로시: 건강·체력을 위한 운동 생리학, 아사쿠라 서점, 2000

7) 이시즈카 다다오: 스포츠 운동화의 의학, 금원출판, 1996

8) 이시즈카 다다오: 당신의 다리 약해지고 있지 않습니까, 학양서점, 1995

9) 이시토 마사브로·나카네 간바시이치: 신주거학개론(제3판), 화학동인, 1995

10) 이토 겐지 외 편저: 인간공학 연구 핸드북, 아사쿠라 서점, 2003

11) 우에다 리히코: 목욕의 효용과 생리, 간호 MOOK 2, 금원출판, 1982

12) 우치가와 게이지 총편저: 강좌 감각·지각의 과학 4 미각·후각, 아사쿠라 서점, 2008

13) 우지이에 사치코: 간호기술학과 과학적 실증, 메디컬프렌드 사, 1977

14) 우지이에 사치코 감수: VTR 기초 간호 기술 시리즈(전32권) 사카모토 모델 1988~1996

15) 우지이에 사치코 기타: 욕창의 발생에 미치는 체온·혈류량에 관한 임상 간호학적 연구 1990년 과학연구비보조금(일반 연구회 B) 연구
　　성과 보고서, 1992

16) 우지이에 사치코: 병상 기후의 임상적 연구, 간호 연구 11(2), 1979

17) 우지이에 사치코: 간호의 지원에서 본 의류와 선택 간호 연구 9(2), 1976

18) 우지이에 사치코·요다 가즈미: 물수건으로 닦는 현상과 그 방법에 관한 고찰 2부 세정료의 검토, 간호 기술 20(4), 1974

19) 우지이에 사치코·아소 요코: 구강의 청결 MOOK 2, 금원출판, 1982

20) 우지이에 사치코 외: 욕창 예방·간호에 관한 연구(제1보) 침구의 생활습관과 매트리스 별 재질의 일대 비교법에 의한 검토, 오사카 대학
　　의료기술 단기대학부 논문집, 1991

21) 우지이에 사치코 감수, 오모리 다케코·센 키요코 편저: 성인 간호학 D, 재활 요법 환자의 간호(제3판), 히로카와 서점, 2010

22) 오바타 구니히코 외: 신생리학 제4판, 문광당, 2008

23) 가가와 요시코 감수: 5정 증가 보충식품 성분표 2011 여자영양대학 출판부, 2010

24) 가소이 슈우이치 편저: 장비학(제3판), 의치약출판, 2003

25) 가소이 슈우이치: 신편 보조기 치료 매뉴얼—질환별·증상별 적용, 의치약출판, 2000

26) 건강주택 추진협의회 편저: 알기 쉬운 공기 환경의 지식, 옴사, 1998

27) 후생통계협의위원회 편저: 국가 국민 위생의 동향 후생 지표 특집, 2010

28) 보건복지부 건강정책국 지도과 의료기관 관련 지원 서비스실 감수, 일본 메디컬 급식협회 편저: 환자 급식 관계법령 통지집(제12판), 행
　　정, 2008

29) 고토 마사요시·류시타 슈이치: 새로운 임상영양학(제4판), 남강당, 2005

30) 최미자 외, 우지이에 사치코 지도: 침상 환자의 구강 청결에 관한 실험적 연구, 간호 기술 26(3) 1980

31) 사이토 히로시: 새로운 자료 자세 및 동작, 메디컬프렌드 사, 2000

32) 사카이 다츠오·오카다 다카오: 계통 간호학 강좌 전문 기초 분야, 인체의 구조와 기능[1] (제8판), 의학서원, 2009

33) 사사이 사토시 편저: 의생활학, 아사쿠라 서점, 2000

34) 스즈키 야스시 외: 치아 브러시의 형태·경도와 구강 청소 효과에 관한, 구강위생학회 잡지 저널 20(3), 1978

35) 다카츠지 이사오이치: 몸을 이해하는 해부·생리학, 금방당, 1999

36) 다우에 순지 외: 우식학—의자 사이드의 예방 및 복구 프로그램, 에이바츠 서점, 2008

37) 다나카 히사시키: 요통·다리 통증을 위한 신발 선택 가이드—몸에 맞는 신발을 신고 있습니까? 일본 의사신보사, 2004

38) 다무라 데루코 편저: 의복 환경의 과학, 건백사, 2004

39) 츠치야 히로요시: 일상생활 활동(동작)(제3판)—평가와 훈련의 실제 의치약출판, 1992

40) 츠지 센: 신 세정과 세제, 지인서관, 1976

41) 나카하시 미치코·요시다 케이이치: 새로운 의복 위생(개정 2판), 남강당, 1996

42) 나카야마 아키오 편저: 온열 생리학, 이공학사, 1983

43) '일본인의 식사 섭취 기준' 책정 검토회: 일본인의 식사 섭취 기준 2010년판 '일본인의 식사 섭취기준' 책정 검토회 보고서, 후생노동성, 2009

44) 노무라 미도리 편저: 바리아 프리의 생활환경론(제3판), 의치약출판, 2004

45) 후카이 기요코 감수: 임상 간호 11 케어 기술의 증거, 건강출판, 2002

46) 후지이 쇼이치: 주거환경학 입문, 아키라쿠니사, 1984

47) 호리가 히로시: 화학 물질에 의한 실내 공기 오염, 환경관리 제33호, 1997

48) 모토사토 기쿠노리 외 편저: 표준 생리학(제6판), 의학서원, 2005

49) 마지마 나가노부: 생리학(개정 18판), 문광당, 1986

50) 마루모리 겐지 감수: 건강한 치아와 브러싱(전3권), 의치약출판, 1991

51) 미츠이 다케오 편저: 신화장품학(제2판), 남산당, 2001

52) 모리 데츠야·쿠리하라 겐조: 해설미각연구의 역사, 생체의 과학 56(2): 130-136, 2005

53) 야스다 기쿠아키: 미용의 피부과학(제8판), 남산당, 2002

54) 야마모토 다카시: 미각과 먹는 행동(1) 미각세포에서 맛 수용의 구조, 임상 영양 105(1), 2005

55) Anne Griffin & Patricia A. Potter: Clinical Nursing Skill & Techniques 6th Edition, Elsevier Mosby, 2006

56) Janice R. Ellis & Patricia M. Bentz : Modules for Basic Nursing Skills 7th Edition, Lippincott Williams & Wilkins, 2007

PART 3

진료 기술

1장 의료에 관한 공통 기초 기술

1 감염 예방

A : 감염 예방에 관한 간호의 의의

'PART 2 일상생활에 대한 지원 기술' 항목에서 환자의 안전을 위협하는 요소 중 하나인 질병이나 장애 (상처)에 대하여 설명했는데, 이것이 감염증일 경우는 병원성 미생물이 건강을 해치고 환자의 안전을 위협하는 원인이 된다. 많은 환자들은 저항력이 떨어진 상태이므로 요양 중에 감염의 위험성을 내포하고 있다. 또한 간호사 자신도 감염원이 되거나 감염될 수 있다.

감염(infection)은 병원성 미생물이 다양한 형태로 몸 안에 침입하여 조직 내에서 증식하고 기생하는 것을 말한다. 의료 시설에서는 외래 진료 환자나 입원 환자 가운데 감염원이 될 가능성이 있는 환자가 있으므로 감염 위험이 크다고 할 수 있다. 특히, 의료 시설에는 신생아와 미숙아 등 저항력이 없는 사람이나 면역 결핍 환자, 외상·화상·수술 후 환자 등 감염되기 쉬운 상태에 있는 사람이 대부분이므로 주의해야 한다.

감염되기 쉬운 상태의 환자에게 감염원이 되는 것은 다른 감염증 환자뿐만 아니라 가족이나 문병객 등 방문자가 외부에서 병원성 미생물을 가지고 들어오는 경우도 많다. 의료 관계자들이 감기에 걸려도 감염원이 될 수 있다. 이외에도 MRSA(methicillin-resistant staphylococcus aureus, 메티실린 내성 황색포도상구균)의 원내감염에서 볼 수 있듯, 의료 관계자 개인이 환자를 접하기 전에 화장실 미비나 환경·기구의 취급 미비 등도 감염의 원인이 된다.

감염 예방에 관해서는 주로 의료 시설에서의 감염에 대해 언급했지만, 복지 시설이나 일반 사회에서의 감염에 대해서도 간호사는 관심을 갖고 지도하거나 해결하기를 바란다. 의료 시설도 일종의 사회 기구이며, 방문자에 의한 감염병은 어린이 환자들이 잘 걸리는 홍역과 풍진 이외에도 MRSA, 에이즈 등 사회문제가 되는 질병도 많다는 것을 인식하고 전문직으로서 대응할 수 있어야 한다.

또한, 주삿바늘 등 의료 폐기물 취급업자를 통해 그 가족과 지역 사회에 감염될 위험도 예상되므로, 의료 폐기물의 적절한 처리 등은 간호사가 담당해야 할 사회적인 책임임을 스스로 깨닫고 대처하는 것이 바람직하다.

이상에서 설명한 바와 같이, 우리 주위에는 도처에 감염원이 있고 감염의 위험이 도사리고 있다. 감염을 예방하기 위해서는 감염 예방에 관한 지식과 기술을 갖는 것이 필수적이며, 일상의 간호 활동에서 철저한 감염 예방책과 간호 기술을 습득하는 것이 요구된다.

B : 감염 예방에 관한 기초지식

1. 감염 예방의 원칙

감염 예방의 원칙은 ① 병원체 제거 ② 병원체의 인체 침입 경로 차단 ③ 개체의 저항력 강화 등이다. 즉 감염을 예방하기 위해서는 살균·소독을 충분히 하고 병원균을 제거하며, 격리법이나 무균 작업에 관한 기술로 병원체의 침입 경로를 차단한다. 또한 면역성을 높이고 균형 잡힌 영양을 섭취하며, 휴식·수면, 운동과 행동, 정신적 스트레스에 유의하여 건강을 유지·증진하도록 노력하며 저항력을 강화하는 노력이 필요하다. 또한 이외에도 원내감염을 예방하기 위한 병원 측의 조직적인 관리체제와 대책이 필요하다.

2. 감염 예방에 대한 용어

감염 예방에 대한 용어는 미생물학과 약리학에서 학습하지만, 여기에서는 먼저 환자를 안전하게 지도하여 감염을 예방하기 위한 기초 기술로서 간호를 실시하는 데 필요한 용어와 감염 예방 방법에 대해 알아보고자 한다.

(1) **청결**(clean) 물체의 표면에 병원성 미생물이 없는 상태를 말한다. 여기서 물체는 인체를 포함한 모든 것이다.

(2) **오염**(contamination) 청결에 반대되는 말로, 인체를 포함한 모든 물체의 표면에 병원성 미생물이 있는 상태를 말한다.

(3) **살균**(sterilization) 물질의 모든 미생물을 사멸 또는 제거하는 것을 '살균'이라 하고, 살균된 상태를 '무균'이라 한다.

(4) **소독**(disinfection) 사람과 가축에 유해한 미생물 또는 목적인 대상 미생물만을 살균하는 것이다. 소독한 후에 비병원성 미생물이 잔존하고 있어도 소독은 인정된다. 오염된 물품이나 배설물을 지체없이 곧바로 소독하는 것을 '즉시소독(immediate disinfection)'이라 하는데 일반적으로 소독한다고 하면, 즉시소독을 의미한다. 한편, 환자의 치유·사망 등의 결과가 나왔을 때 환자가 사용한 물품을 소독하는 것을 '종말소독(terminal disinfection)'이라고 한다.

(5) **방부**(preservation) 미생물의 발육과 작용을 정지시켜 최종적으로는 사멸시키는 것이다.

(6) **정화**(purification) 물리적 수단으로, 주로 액체나 기체 속에 존재하는 미생물을 다른 미소 물질과 함께 없애는 것이다.

(7) **무균 작업**(sterilization technique) 사용물품과 적용 부위를 살균 상태로 유지하면서 순서대로 잘 처리하는 것으로서, 취급방법을 무균 작업(법) 또는 살균 작업(법)이라고 한다. 이것은 작업하는 사람의 손이나 집게·핀셋 등 기계 기구를 사용하여 실시하지만, 무균 상태로 유지하는 물품이나 부위에 닿을 때 당연히 손이나 기계 기구 등도 무균 상태여야 한다.

(8) **격리**(isolation) 일반적으로는 감염증 환자를 감염시킬 위험이 있는 기간에 다른 사람에게 감염되지 않도록 별도의 장소에 두는 것이다. 감염을 방지하기 위해 하는 격리 외에도, 백혈병과 장기 이식을 한 환자 등 감염되기 쉬운 상태에 있는 환자의 감염을 예방하기 위해 격리하는 것과 자상·가해 같은 공포가 있는 환자를 다른 환자에 대한 사고 방지를 위해 다른 장소로 옮기는 경우도 여기에 속한다.

치료와 간호를 위해 격리를 실시하는 것을 '격리법(isolation technique)'이라고 하고, 이때 사용되는 방을 '격리실(isolation room)', 구역으로 나눈 곳을 '격리구역(isolation district)'이라 한다(포인트 참조).

(9) **오염구역**(contamination district) 감염증에 의해 오염된 구역으로, 감염 환자가 거주하고 있는 격리실[1]도 포함된다.

(10) **무균실**(clean room) HEPA[2] 필터를 사용하여 무균 상태로 만든 방이다. 무균 관리가 필요한 장기 이식 수술실이나 환자를 격리하기 위해 만들어져 있다.

(11) **면역**(immunity) 구제역(감염)을 피한다는 데서 온 말로, 생체에는 항상성을 유지하기 위해 외부 인자나 내재 인자에 의한 장애를 방지하는 기관이 있는데, 그중 하나가 면역이다. 면역 기관은 '자기'와 '비자기'를 명확하게 식별하고 생체가 비자기라고 인식할 때, 비자기인 물질을 제거하는 기관이 작동한다. 생체가 비자기라고 인식한 물질(항원)에 대하여 생체 측의 림프계 세포를 중심으로 방어하는 메커니즘을 '세포성 면역'이라고 하고 체액성의 항체 생산을 수반하는 방어 메커니즘을 '액성 면역'이라 한다. 여기에는 '선천성 면역(자연면역)'과 '후천성 면역(획득면역)'이 있다. 면역 반응에는 자기면역 질환 등에서 볼 수 있는 부정적인 면도 있다.

(12) **스탠더드 프리코션**(standard precautions, 표준 예방책) 모든 환자에 대하여 적용되는 감염 예방 대책으로 혈액이나 체액·분비물·배설물·오염물질 등을 감염의 가능성이 있는 것으로 생각하고 취급하는 것을 말한다. 실제적으로는 장갑 등과 같은 보호 장비의 사용이나 항상 비누로 손 씻기, 사용 완료 기구 등의 처리, 바늘에 찔리지 않게 주의, 환자의 감염에 관한 관리 등 예방 대책으로 되어 있다.

포인트 • 격리 구역은 스크린이나 커튼으로 구별된 침대를 가리키는 경우도 있고 병동 전체를 가리키는 경우도 있다.

---

1) 감염증법에서는 '감영증병실'이라 한다.
2) high efficiency particulate air의 약자

(13) 유니버셜 프리코션(universal precautions, 보편적인 예방 조치)　주로 혈액 중의 바이러스에 의한 감염을 방지하기 위한 목적으로 하는 감염 예방 대책이며 특정 감염 원인균이 검출된 경우나 의심되는 경우에 적용된다. B형 간염 바이러스·HIV 등이 그 대상이다.

3. 원내감염과 예방

병원 내에서는 이른바 일반 사회에 비해 불현성을 포함하여 감염 상태인 사람이 많아, 의료 시설 내에서의 감염, 즉 원내감염(hospital-acquired infection, nosocomial infection) 문제가 발생한다. 기존의 감염과 더불어 최근에는 화학요법이나 바이러스학의 진보에 따라 상주균인 녹농균 등 그람음성간균이나 MRSA, 간염 바이러스에 의한 원내감염이 의료에서뿐 아니라 사회적으로도 중요한 문제가 되고 있다(포인트 참조).

원내감염 예방책으로는 ① 감염성 질환에 대한 것 ② 용이 감염자에 대한 것 ③ 의료 종사자의 직업 감염에 따른 바이러스 감염에 대한 것이 현재 가장 중요하게 다루어지고 있다. 병원 내에서 간호를 담당하고 직접 환자를 접하는 간호사는 이러한 대책방법을 숙지하고 감염 예방에 노력해야 한다.

a : 원내감염의 요인

의료 시설 내에서 환자·신생아·의료 종사자 등이 무언가의 경로나 기전에 의해 원 질환과는 별도로 새로 발병하는 감염이 원내감염이다. 즉 환자와의 직접적인 접촉뿐만 아니라 치료·검사·간호·물품 관리·환경 등이 요인이 되어 감염된다. 이것을 원내감염[3]이라 한다(표 3-A-1). 원내감염에 대응하는 말로, '시중감염(community-acquired infection)[4]'이 있다.

b : 예방 대책

감염원을 근절하고 원내감염을 점멸하는 것은 불가능하지만, 그렇다고 방치할 수는 없다. 이러한 요인

---

3) 의료 시설 내에서 감염된 것이면 발병이 퇴원 후라도 '원내감염'이라 한다.
4) 일반적으로 일상생활을 하는 사람에게 발병한 감염을 말한다.

감염의 경로	병원체
(1) 공기감염(5μm 이하의 비말핵이 공기 중을 장시간 부유하여 전파)	• 결핵균, 홍역 바이러스, 수두 바이러스
(2) 경구감염	• 이질균, 살모넬라균, 장염비브리오, 병원성 대장균, 포도상구균, 녹농균 • A형 간염, E형 간염, 전염성 설사, 소아마비 등 바이러스
(3) 비말감염(5μm를 넘는 비말에 의해 전파)	• 용혈성 연쇄상구균, 포도상구균, 녹농균 • 풍진·인플루엔자 등 바이러스
(4) 접촉감염(환자와의 직접 접촉이나 주변 물품 등을 경유한 간접 접촉에 의해 전파)	• MRSA(메티실린 내성 황색포도상 바이러스·VRE·구균), 장관 출혈성 대장균, 농가진 건선, 백선균, 로타 바이러스, 단순 헤르페스 바이러스, 급성(출혈) 결막염 바이러스, 출혈열(에볼라·라사·마르크르크) 바이러스
(5) 기타(주로 치료·검사 등의 과정에서 전파)	• 용혈성 연쇄상구균, 포도상구균, 녹농균, 그람음성간균 • 매독 트레포네마 • B형간염·C형간염 바이러스

표 3-A-1 원내감염의 주요 병원체

을 최대한 없애고 감염으로부터 환자를 지켜야 한다. 그러기 위해서는 다음과 같은 점에 유의한다.

(1) 의료 시설 내 감염 예방 대책을 위한 조직을 만든다: 시설장을 비롯한 의료·간호·사무 등 원내감염과 관계 있는 각 분야의 책임자로 구성된 조직인 ICC(Infection Control Committee, 감염대책위원회) 이외에 실제로 기획·지도·실시를 담당하는 ICT(Infection Control Team, 감염관리 대책 팀)를 설치하고 그 책임자로 ICO(Infection Contorol Officer, 감염관리자)와 ICN(Infection Control Nurse, 감염관리 간호사)을 두어, 이들을 중심으로 감염 예방 및 감염 시 대책을 세우는 것이 바람직하다.

(2) 감염 예방 대책 담당자의 역할

① 감염 환자의 조기 발견·격리·조기 치료로 다른 환자에의 감염을 예방한다.

② 병원의 건물 구조를 포함하여 살균·소독 등의 설비를 충실히 한다.

③ 의료 관계자들의 건강관리·감염 예방에 관한 교육, 감염 환자의 격리법 등 조직적인 대책을 세운다.

④ 원내감염 예방을 위한 조직으로서 의견을 제시하는 등 적극적으로 참가하고, 그 방침에 따라 결정된 것은 확실하게 실행한다.

[감염관리 간호사(ICN)의 역할과 업무]

① 감독의 계획·실시·평가

② 감염 예방을 위한 기준·설명서 작성 및 실시

③ 발생(Outbreak, 감염다발) 조사와 대책에 직접 참여

④ 의료 종사자 교육

⑤ 상담(컨설테이션, consultation)

⑥ 임상 실천 분야 연구

⑦ 각종 감염 문제에 관한 위원회의 관리

(3) 살균·소독은 각 물품에 대하여 가장 적절한 방법으로 실시하여 점검한다.

(4) 의료 관계자들은 개인 위생을 지키고 항상 건강의 유지·증진에 노력한다. 그러기 위해서는 다음과 같은 점에 유의한다.

① 원내감염과 예방에 필요한 지식·기술을 몸에 익힌다(표 3-A-2).

② 열심히 손을 씻어 교차 감염의 방지에 노력한다.

③ 감염증에 걸린 경우는 감염원이 되지 않도록 조기에 치료하고 휴식을 취한다. 어쩔 수 없이 근무하는 경우에는 마스크를 착용하고 양치질 등을 충실하게 한다.

(5) 간호사는 간호할 때 이상의 항목 이외에 다음 사항을 항상 체크하고 실행한다.

① 의료 기구를 살균·소독하는 경우 그 물품의 보관을 엄격히 하고 유효기간을 확실하게 지킨다.

② 치료·처치를 보조하는 경우에는 전후에 반드시 손을 씻고 무균 작업으로 수행하여 환자 사이의 감염을 예방한다.

세정 대상	기구	표준 예방책	감염경로별 예방책		
			공기감염	비말감염	접촉감염
크리티컬 기구(조직이나 혈관에 삽입하여 사용하는 기구류)	외과용 메스, 심장 페이스 메이커, 수술용 기기 등	살균	살균	살균	살균
세미크리티컬 기구(점막이나 손상 피부에 접촉하는 기구류로 치과용 제외)	내시경, 인공 호흡기 회로, 구강형 체온계 등	세정 후	세정 후	세정 후	세정 후
논크리티컬 기구(건강한 피부에 접촉하는 기구류)	청력 진단장치, 겨드랑이형 체온계 등	세정 또는 물수건으로 닦음	세정 또는 물수건으로 닦음	세정 또는 물수건으로 닦음	세정 또는 물수건으로 닦은 후에 소독(1일 1회 이상)
자주 손이 닿는 표면 주변의 물품, 환경	침상 받침대, 오버 침대 테이블 등	물수건으로 닦거나 청소	물수건으로 닦거나 청소	물수건으로 닦거나 청소	물수건으로 닦거나 청소 후에 소독
거의 손이 닿지 않는 표면, 바닥 등의 환경		청소	청소	청소	청소
손 위생		속건성 손 소독약*	속건성 손 소독약*	속건성 손 소독약*	속건성 손 소독약*

표 3-A-2 감염 예방책별로 본 세정 수준

* 오오구보 노리 감수: Y's Text 소독약품 텍스트(제3판) 표 1을 저자가 편집
* 항균성 비누와 물에 손을 씻어도 좋다. 눈에 보이는 더러움이 있는 경우 혈액·체액·단백성 물질로 오염된 경우, 클로스트리듐 디피실 (clostridium difficile), 엔베로프가 없는 바이러스(노로 바이러스 등) 등 병원성 미생물이 관여하는 경우에는 비항균성 비누 또는 항균성 비누와 물로 손을 씻는다.

③ 환자를 항상 관찰하고 조기에 이상을 발견하여 보고하고 이에 대처한다.

④ 환자가 사용하는 변기·소변용기와 세면기·세면도구는 전용으로 하고 부득이 공유하는 경우 소독 등의 배려가 필요하다. 감염 환자에게 사용하는 경우는 반드시 전용으로 사용한다.

⑤ 환경을 항상 정비하고 실내 환기를 실시하는 등 환자 주위를 청결하게 한다. 청소를 할 때는 먼지가 나지 않도록 조심스럽게 실시한다.

⑥ 면회자의 건강 상태에도 주의하고, 감염되기 쉬운 어린이나 감염이 의심되는 사람은 병실에 들어오지 않게 한다.

⑦ 환자와 그 가족에게 원내감염에 대한 지도를 실시한다(원내감염의 지식과 예방을 위한 손 씻기, 양치질의 필요성, 방법 등).

(6) 기타

① 외래·중앙재료실·검사실·사무부서 등과 항상 연락하고 정보를 교환하며 협력을 얻는다.

② 간호 보조자도 구체적인 지도를 한다.[5]

2 살균과 소독

A : 살균과 소독에 관한 간호의 의의

살균과 소독은 진료에 따른 감염 예방이라는 면에서 매우 중요하다. 진료에 사용하는 기계·기구류, 위생 재료는 체력이 저하된 환자에게 미생물에 의한 2차 감염을 예방하기 위해 살균 또는 소독을 하여 사용한다. 또한 감염 환자를 둘러싼 살균과 소독은 원내감염을 방지하게 해준다.

간호에서 살균이나 소독은 감염으로 환자의 안전과 안락을 해치지 않기 위한 기초 기술이다. 살균과 소독 방법, 소독 물품과 취급이 잘못된 경우에는 환자의 생명이 위협받기도 한다. 따라서, 살균과 소독에 관한 간호의 중요성을 이해하고 정확하게 실시하는 것이 중요하다.

스폴딩(Spaulding)이 만든 CDC(미국 질병통제예방센터) 지침에 따른 소독 수준 분류표가 〈표 3-A-3〉에 있으니 참고한다.

B : 살균과 소독에 관한 기초지식

살균과 소독은 미생물의 주성분인 세포질을 물리적 또는 화학적으로 변화시켜, 기능을 정지시키는 것

---

5) 조직의 지도는 간호부장이 하지만 구체적인 것에 대해서는 필요에 따라 그때그때 함께 일하는 사람이 한다.

을 목적으로 한다. 즉 세포질 안에 있는 단백질에 열이나 약물을 가하면 응고하므로 유동성을 잃게 되어 그 기능이 중지되어 죽게 된다. 이러한 단백질의 응고작용을 이용한 것이 살균·소독법이다.

살균·소독법에는 다음과 같이 물리적 방법·화학적 방법이 있다.

(1) 물리적 방법

　　① 건열: 소각법·화염법·건열(살균)법·고주파(살균)법

　　② 습열: 자비(소독)법·평압증기 소독법·고압 증기(살균)법·저온 소독법

　　③ 기타: 일광 소독법·자외선(살균)법·방사선(살균)법·여과법·기타(초음파·침강 세정·집진 등)

(2) 화학적 방법

　　① 약물 소독법

　　② 가스(살균)법

병원에서는 중앙재료부(우리나라의 경우 중앙공급실–편집자 주)가 살균·소독을 담당하며, 시설 전체의 소독·살균 물품을 일괄적으로 관리한다. 살균·소독 관리 물품의 흐름은 〈그림 3–A–1〉에 정리하였다.

중앙재료부에서는 병동에서 회수한 물품을 종류별로 분류하고 각 유형에 따른 방법으로 정화한다. 정화한 것은 보관되고 필요에 따라 세트로 조합하여 포장, 적절한 방법으로 살균한다. 살균한 물품은 자외선 조사가 설비된 방에서 보존하고 각 과의 수요에 따라 공급된다(포인트 참조).

수준별 소독 종류	소독 내용	해당 약제
살균 sterilization	어떠한 미생물도 완전하게 제거 또는 사멸시킨다.	
높은 수준 소독 high–level disinfection	포자가 여럿 존재하는 경우를 제외한 모든 미생물을 죽인다.	글루타르알데히드, 올소프트알데히드, 과초산
중간 수준 소독 intermediate–level disinfection	결핵균, 영양형 세균, 대부분의 바이러스, 대부분의 진균을 살균하지만 반드시 포자를 살균하지는 않는다.	차아염소산나트륨, 포비돈–요오드, 소독용 에탄올, 크레졸 비누
낮은 수준 소독 low–level disinfection	대부분의 영양형 세균, 몇 종류의 바이러스, 몇 종류의 진균을 죽인다.	염화벤잘코늄, 클로르헥시딘

표 3–A–3 스폴딩의 소독 수준 분류와 해당 약제(CDC* 가이드라인)

* 1) CDC: Centers for Disease Control and Prevention(미국 질병관리예방센터 조치)
　2) 오오구보 노리 감수: Y's Text 소독약품 텍스트(제3판), 표4부터 저자가 편집

포인트 •각 과에서는 살균 물품은 오염되지 않도록 일반 상품과 구별해서 보관하고 기한이 다가온 것부터 사용하도록 배치한다.
•각 과에서 살균 물품을 환자에게 사용한 후, 즉시 소독을 끝내고 개수를 점검한 뒤 중앙재료부에 돌려주는 경우와 사용 후 그대로 중앙재료부에서 회수하는 경우가 있다.
•중앙재료부가 있어도 긴급을 요하는 소독 물품에 대해서는 각 외래·병동 등에서 소독하는 경우도 있다.

1. 물리적 방법

물리적 방법은 가열에 의한 것과 기타로 구별한다. 가열에는 건열과 습열이 있고 습열이 건열보다 낮은 온도에서 효과를 높일 수 있다. 미생물의 세포질은 주로 단백질로 되어 있으며, 습열은 조직 속으로 수분을 침투시켜 가열함으로써 단백질을 응고하여 미생물의 기능을 정지시킨다. 열에 대한 저항은 일반적으로 영양형은 약하고 아포는 강하다.

■ 소각법

건열 소독법은 소각 화로 등에 태워버리는 방법을 말한다. 이 방법은 열을 사용하는 것으로 완벽한 살균법이지만, 물품 자체를 재사용할 수 없기 때문에 감염 위험성이 있는 포대·속옷이나 가연성의 저렴한 종이·천 등에 사용한다.

■ 화염(불꽃)법

건열에 의한 방법으로 분젠 버너와 알코올램프의 불꽃, 면화를 공업용 알코올에 담가 점화 불꽃을 물품에 대거나 물품이 금속제 용기인 경우 산업용 알코올을 유입시켜 몇 초 이상 태운다(포인트 참조).

■ 건열(살균)법

건열 살균기를 이용하여 건열 공기 중에서 가열에 견디는 유리나 금속제 물품을 살균한다(포인트 참조). 또

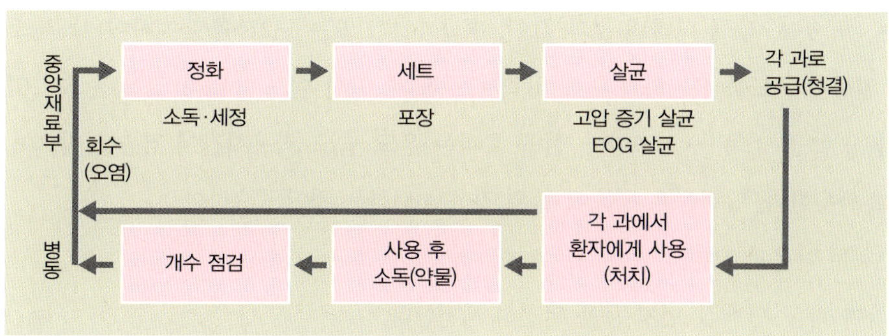

그림 3-A-1 중앙재료부(중재) 관리 물품의 흐름(재생 → 사용 → 재생)의 예

포인트 •열에 의해 변형·변질하지 않는 금속제의 물품 등으로 작은 것이나 다른 방법으로 소독할 수 없는 응급의 경우에 실시한다.
•건열(살균)법은 높은 온도가 필요하며, 습열 살균·소독보다 시간이 오래 걸리고, 물품이 파손이나 변질되기 때문에 주의하여 사용한다. 또한 팬이 붙어 있지 않은 살균기의 기내는 부분적으로 약 20~30℃의 온도 차이가 있는 경우가 많으므로 주의한다. 또한 살균의 조건은 일본 약국지침서에 나와 있다.

한 고압 증기 살균 장치가 없는 경우에는 그 응용방법으로 끓여서 소독한 후 건조하고 다시 건열 살균한다.

■ 자비(소독)법

물을 끓여 그 안에 소독 물품을 완전히 담가 끓이는 방법으로 간편해서 널리 사용된다. 가정에서는 냄비를 사용해도 되지만, 일반적으로 자비소독기를 이용한다.

끓이는 소독을 할 때는 소독하려는 물품을 세제와 물로 충분히 씻어 기름이나 먼지를 제거하고 파손되기 쉬운 유리류는 거즈 등의 천으로 싸서 미온수에 담가놓고, 온도차가 줄어들면 넣는다. 금속 제품은 다른 것과 함께 넣지 않도록 한다. 끓이는 물은 1~2%의 탄산수소나트륨(중조)을 넣으면, 금속의 방청 효과가 있고 살균 효과가 향상된다(포인트 참조).

■ 평압증기 소독법

물을 끓여 100℃의 유통 증기로 그릇에 물품을 소독하는 방법으로, '유통증기법'이라고도 한다. 찜통에서도 가능하지만 코흐(Koch)의 증기솥이나 증기 소독기가 사용된다(포인트 참조).

■ 고압 증기 살균법

현재 병원에서는 압력솥(autoclave, 고압 증기 살균 장치)을 사용하여 살균하는 방법을 가장 많이 사용하고 있다. 이 방법이 가장 효과적이기 때문이다. 진료소 등에서도 시판되는 탁상용 소형 압력솥을 활용하는데, 압력솥의 뚜껑을 밀폐하여 증기압을 높이고 온열에 의해 살균·소독하는 방법이다(포인트 참조).

압력과 온도의 관계는 〈표 3-A-4〉에 나타낸 것과 같이, 평균 121℃ 또는 132℃를 유지하여 살균·소독을 한다. 압력솥에는 일정한 온도를 유지하기 위해 압력계·온도계·안전 밸브가 달려 있어 온도나 압력을 설정하고 증기 도입 → 살균·소독 → 건조한다. 살균 효과는 온도·습도·작용시간에 영향을 받으며, 다음과 같은 점에 유의해 사용한다. 압력솥은 성능이 좋은 것을 선택하는 것이 중요하다.

고압 증기 살균법의 순서는 다음과 같다.

(1) 소독 물품을 세정하여 기름·단백질·먼지 등을 완전히 제거한다.

포인트 • 영양형의 미생물은 끓인 후 5분 이내에 원형질이 응고하여 죽지만, 아포는 긴 시간이 필요하다. 일본 약국지침서에 표시된 비등수 중 15분 이상은 영양형의 미생물(결핵균·진균·바이러스) 소독에는 유효하지만, 살균 효과의 지표가 되는 스티어로세모필러스(Stearothermophilus)균의 아포 104를 소독하는 데는 5시간 정도 걸리므로 완전히 기구를 살균하기 어렵고, 수술용 기계·기구 등의 살균에는 적합하지 않다.

• 소독 시간은 보통 1시간이지만, 아포 살균에는 기구의 뚜껑을 열지 않고 3일 동안 반복 소독하는 간헐법을 쓰는 경우도 있다. 소독 물품은 간격을 두고 놓아 증기가 잘 통하게 한다.

압력(kg/㎠)	온도(℃)
0.0	100.0
0.5	111.4
1.0	120.1
1.1	121.6
1.5	127.2
2.0	133.3
2.5	138.5
3.0	143.2
4.0	151.4
5.0	158.3

표 3-A-4 포화 증기의 게이지 압력과 온도의 관계

* 일본약국에 따른 일반적인 살균 조건은 115℃(약 0.7kg/㎠) 30분,
121℃(약 1.1kg/㎠) 15분, 126℃(약 1.4kg/㎠) 10분이다.

물품	시간
(1) 치료·수술용 기계 기구 세트(소독 용지·이중 천으로 포장)	15~20분 동안
(2) 수술용 고무장갑(천 또는 소독 용지 전용 봉투에 넣음)	15~20분 동안
(3) 유리 주사기(내관을 분리하여 종이봉투에 넣음)	30분 동안
(4) 저장용 기계 기구	30분 동안
(5) 수술복·덮개 천(이중 천으로 포장)	30~45분 동안
(6) 문 있는 소독 캔에 넣은 거즈, 보자기 천, 기타 섬유류	30~45분 동안

표 3-A-5 압력솥에 의한 살균 소요시간(121℃의 경우)

* 압력솥의 사용·설명서와 관련 연구 논문을 참고하고 물품의 성질과 살균 효과가 적절한지 항상 검토할 것

(2) 치료 종류별 세트나 물품의 1회 사용량을 30×45~50cm 이하의 크기로 하여 천이나 소독 전용 포장지로 감싼다. 쌀 때는 물품 사이에 증기가 통과하도록 느슨하게 감싼다. 포장하는 천은 이중직 무명이나 전용 종이 제품, 특수 섬유로 만들어진 천을 사용한다.

(3) 뚜껑 개폐형(거즈 통·켓텔·카스트라고도 불림)은 뚜껑을 열고 살짝 물품을 넣어 증기가 통하기 쉽게 한다. 또한 뚜껑의 위치로 봐서 증기가 통과하기 쉽도록 하기 위해서는 뚜껑과 바닥에 문이 없는 소독통은 옆으로 해서 압력솥에 넣는 것이 바람직하다.[6]

(4) 주사기는 내관을 외관에 넣은 채로 두면, 그 사이에 증기가 통하기 어렵기 때문에 분리하여 소독한다.

(5) 압력솥에 넣을 때는 살균 소요시간별로 물품을 소독한다(표 3-A-5).

(6) 압력솥 위에 물품은 잔뜩 쌓아놓지 않도록 하고 물품 사이의 좌우상하 모두 증기가 통하기 쉽고 스며들기 쉽도록 한다.

(7) 살균 후 충분히 건조한다(보통 40~60분 정도).

(8) 살균 상태를 알기 위해 OK카드나 타임카드 등의 화학 램프(chemical indicator)를 심부에 넣어 그 변화를 보는 방법도 있다. 살균이 충분하지 않을 때는 압력솥의 상태를 확인하고 소독한다.

> **포인트** • 문은 가압해도 열리지 않도록 하고 100℃의 포화 증기를 기구 안에 가득 차게 해서 공기를 빼내고 다시 증기를 일으키면 증기가 생겨 압력이 높아진다. 1기압을 초과하면 비점이 100℃ 이상 높은 온도가 되며, 이 습기열에 의해 살균·소독하고 건조하면 된다.

---

6) 소독관의 구석 등에 얼룩이 있기 때문에 최근에는 사용하지 않는 시설도 있다.

■ 저온소독법

100℃로 하면 변질되거나 비타민 등의 유효 성분이 변하는 것에 사용하며, 60~70℃의 낮은 온도에서 여러 번 반복하여 소독하는 방법으로 혈청이나 그 밖의 살균에 사용한다.

우유의 병원체를 소독하는 방법으로 잘 알려져 있으며, 62~65℃, 30분으로 우유의 성분을 변질시키지 않고 소독할 수 있다. 파스퇴르(Louis Pasteur)가 포도주의 부패를 방지하기 위해 저온 소독법을 응용한 방법과 동일하며 '파스테라이제이션(pasteurization)'이라고도 불린다(포인트 참조).

■ 일광소독법

햇빛의 자외선에 의한 살균 효과를 이용하는 것이다. 자외선은 태양광선에 약 1% 포함되어 있지만, 실제로는 날씨에 따라 강약이 있고 오전 10시~오후 2시가 가장 강하다. 미생물은 직사광선을 쬐면 몇 분에서 몇 시간 안에 죽는 것이 많아, 물품의 표면에 달라붙은 미생물에는 효과가 있지만, 내부까지는 도달하지 않는다. 이불 소독 등에 이용되는데, 이불이 흡수하는 태양열에 의한 건조의 효과를 겸하고 미생물의 활동을 감소, 약화시킨다. 빛에 노출하는 시간은 4~6시간이 필요하다.

■ 자외선(살균)법

자외선은 스펙트럼의 보라색 광선 밖에 있는 광선으로 파장은 10~40nm이다. 살균·소독에는 24~28nm가 유효하며, 특히 25.37nm이 가장 효과적이다.

자외선 조사 기구로는 매다는 형식과 벽 살균 램프가 있으며 인공적으로 25.37nm 전후의 자외선을 만든다(포인트 참조).

■ 방사선(살균)법

일회용 제품, 수술용 고무장갑, 봉합바늘 등 방사선(살균)법으로 살균되는 의료 기구에 이용하며, 코발트-60(^{60}Co)의 감마(γ)선이 주로 사용된다. 방사선(살균)법은 포장 후에도 살균할 수 있고, 잔류 독성물이

포인트 •최근 우유의 살균은 130℃, 2초 동안 하는 것이 많다.
•살균·소독은 직접 쬔 부분이나 천장, 벽에 반사되어 간접적으로 쬔 부분은 효과가 있지만, 자외선의 직사성으로 보아 음의 부분은 효과가 없다. 물과 공기에는 투과율이 좋기 때문에 살균·소독 효과가 있는데, 기구나 의류는 단지 표면만 살균·소독된다. 실제로는 살균·소독이 필요한 수술실이나 살균실의 소독, 소독한 물품의 보존에 이용되고 있다. 또한 살균 램프는 감염증 병동의 오염 구역과 청결 지역 사이의 가운이나 화장실 시설이 있는 방에 감염 예방과 소독을 겸해 설치되어 있다.
•가열 불가능한 혈청과 화학약제를 무균으로 하기 위해서 또는 바이러스의 연구에 활용되고 있다. 물을 정제하는 경우는 여과법뿐 아니라 다른 방법도 병용하는 것이 좋다.

없는 것, 특히 다량으로 처리할 수 있기 때문에 일회용 제품의 살균법으로 활용되고 있다. 그러나 대규모 장비를 필요로 하고 방사선에 의해 변질되는 것 등은 살균할 수 없다.

■ 여과법

세균 여과기를 이용하여 미생물을 제거하는 방법으로, 바이러스는 통과한다. 최근 자주 사용되는 멤브란 필터는 $0.2\mu m$ 전후 등 여러 가지 크기의 구멍 지름을 가진 미세한 구멍들이 각각 독립하여 여러 개가 있다(p362 포인트 참조).

■ 기타

이외에도 고주파 살균법이 있으나 일반적으로 사용되지 않기 때문에 여기서는 생략한다(표 3-A-6).

초음파(주파수 수 2만Hz)도 세정 살균에 이용하지만, 효과와 내이에 미치는 영향 등에 대해서는 현재 연구가 진행되고 있다. 또한 침강·세정·집진은 엄밀히 살균·소독 방법에 포함되지는 않지만, 전 처리과정으로 필요하다.

2. 화학적 방법

■ 약물 소독법

소독약이 균체 내에 침투하여 균체 성분과 화학반응을 일으켜 살균·소독을 하는 방법이다(p364 포인트 참조). 그 효과는 다음과 같은 조건들에 좌우된다.

(1) 소독약의 종류와 농도

살균법	온도	시간
(1) 건열(살균)법	160~170℃ 170~180℃ 180~190℃	120분간 60분간 30분간
(2) 자비 소독법	끓는 물	15분 이상
(3) 고압 증기 살균법(압력솥법)	115~118℃ 121~124℃ 126~129℃	30분간 15분간 10분간 3분+α
(4) 고주파(살균)법	2450±50MHz 고주파	
(5) 자외선(살균)법	254nm 부근의 파장을 가지는 자외선	
(6) 방사선(살균)법	^{60}Co, ^{137}Cs 등 방사선원	
(7) 여과법	살균용 필터의 구멍 지름 0.45μm 이하	

표 3-A-6 일본약국 지침에 따른 살균 조건

(2) 소독할 때 물의 온도

(3) 소독약과 미생물의 접촉 상태와 시간의 차이

(4) 영양형·아포·바이러스 등 미생물에 의한 차이

(5) 산성을 알칼리성 소독약으로 소독하거나 비누분을 충분히 떨어뜨리지 않은 채 역성 비누를 사용하
　　는 등 다른 물질에 의한 불활성화

현재 시판되고 있는 소독약 중 의료 시설에서 주로 사용하는 것을 들면, 〈표 3-A-7〉과 같다. 이것을
참고로 소독 물품에 가장 적합한 것을 선택하기 바란다.

■ 가스(살균)법

가스(살균)법은 에틸렌 옥사이드(ethylene oxide, EO, 산화에틸렌), 포름알데히드(formaldehyde), 메틸 브
로마이드(methyl bromide), 프로필렌 옥사이드(propylene oxide), 오존(ozone) 등의 가스를 이용하여 미생
물을 살균하는 방법이다.

현재 일본에서는 의료용 기구의 가스 살균에 에틸렌 옥사이드 가스(이하 EO 가스)를 사용하고 있다(포
인트 참조). 이것은 포름알데히드와 프로필렌 옥사이드에 비해 비점이 10.7℃(기타는 90℃, 34℃)로 낮고, 가
연성이 급격하며 침투성이 높고 자극이 있지만, 포름알데히드보다는 약하다는 등의 이유 때문이다. 또한
포름알데히드는 환자가 퇴원한 후 병실을 살균하는 데 사용하기도 한다.

EO 가스 살균은 평압과 상온으로 가스 봉입하는 살균법과 가압·가온·가습장치로 하는 방법이 있다.
전자는 플라스틱 필름 봉투에 멸균하는 기구를 넣어 봉투 속의 공기를 흡인기로 빼고, 거기에 EO 가스
봄베(gasbombe, 가스통)의 가스를 넣고 열 봉합하여 가온할 수 있는 용기에 넣어 멸균한 후 가스를 뺀다.

후자는 자동 가스 살균장치를 이용하여 살균하는 방법으로, 내부 용적은 10ℓ들이 소형에서 병원 중
앙재료실에 있는 수백ℓ들이 장치까지 있다. 살균은 배기→ 가습·가온·가스 도입에 의한 살균→ 배기가
스→ 공기 치환의 과정을 거친다.

포인트 •희석하여 소독에 이용하는 경우는 물이나 에탄올 등의 액을 넣어 전량이 되도록 한다. 예를 들어, 클로르헥시딘글루콘산염액제(5% 히비텐액)를 사용하여 손 소독용 0.1% 액을 2000㎖ 만드는 경우, 물을 적당량 넣고 그 안에 5% 히비텐액을 40㎖ 넣고 2000㎖가 될 때까지 물을 추가한다. 즉 5% 히비텐액 40㎖ 물 1960㎖를 추가한다. 물 대신 에탄올을 이용하면 히비텐 알코올이 된다.
•EO 가스는 고온이나 습도에 약한 기계의 살균에 사용되며, 물품의 침투성이 양호하지만 살균 효과는 가스 농도, 작용 시간, 온도, 습도와 관계가 있다. 독성 때문에 살균 후에 배기 가스로 장시간을 요하고, 또한 폭발 방지를 위한 조치나 물품에의 흡착 가스에 의해 조작자에게 독성이 영향을 끼친다는 단점이 있다. 따라서 살균 직후 물품의 사용은 피하고, 잔류 가스가 모두 떨어지고 나면 사용한다. 이외에 다른 방법보다 비용이 소요되기 때문에 가능한 한 고압 증기 살균을 하고, 그것이 불가능한 것으로 한정하여 가스 살균을 실시한다. 예전에는 일회용 주사기 소독을 이 방법으로 했지만, 잔류 가스 등의 문제가 있어 현재는 모두 방사선(살균)법으로 한다.

분류	소독약	시판명	용법·용량·적용	소독 효과	부작용·금기	주의사항·기타
염소화합물제제	차아염소산나트륨	밀턴퓨락스	0.5%액: 손소독 0.25%액: 식기류의 소독	•결핵균에는 효과 없음		
알코올·알데히드제제	소독용 에탄올	소독용 에탄올(액)	물수건(에탄올 830㎖ + 정제수 = 1000㎖): 손·피부의 소독	•그람 양·음성균, 결핵균(일부), 바이러스에 유효, 세균아포·사상균에는 무효	•독성은 없지만 조직 자극성이 있다.	•차광한 기밀 용기에 저장한다. •화기를 피한다. •15℃일 때 에탄올은 76.9~81.4vol%(비중)이므로 농도는 약 70%이다. •소독 효과는 50~80%대이다.
양성비누제제	염화벤잘코니움	오스반액 치아미톨	10vol%를 다음과 같이 희석한다. •100~200배로 5분: 손·수술대·기구의 소독 •200~500배: 질 세정 •500~2000배: 방광 세정	•그람 양성균에 유효 •그람 음성균에는 효력 저하 •세균아포·결핵균에는 무효	•객담·하수·소변과 대변·음료수·토사물에 불응 •프로테인 은·초산은·황산아연은 배합 금지 •비누와 유기물에 효력 저하	•위와 같음 •방광경·안과기구·카테터·합성고무 제품의 소독에는 반응이 없다. •피부 소독에 사용하는 면봉 가제는 사용 시에 희석액에 담근다. 미리 묻혀놓지 않는다. •MRSA 대책의 손 소독에는 0.2% 염화벤잘코니움에 83% 에탄올을 넣은 것(상품명 웰바스)을 소독에 이용한다.
	염화벤제토늄	하이아민 (액 10%)	위와 같음. 1000~1만 배: 수술 부위, 구강 점막, 양치질, 방광, 질	위와 같음	위와 같음	
기타소독약	클로로핵시진	히비텐 (액 5%) 히비텐글코네트(액 20vol%) 히비텐크림(1%) 히비텐글코네트 스프레이(0.07%)	5% 히비텐액 •0.05%액(100배): 피부의 상처 부위, 수술실·가구의 소독 •0.1%액(50배): 손·피부의 소독 30초 이상, 의료 용구의 소독 10~30분 •0.5%액(10배): 오염 시의 손·피부의 소독 30초 이상, 오염 시 의료 용구의 소독 30분 이상, 긴급 시의 의료 용구의 소독 2분 이상, 수술 부위의 피부 소독 20% 히비텐글코네트액 •0.05%액(400배) 0.1%액(200배) 0.5%액(40배): 5% 히비텐액과 같음 •0.02%액(1000배): 결막낭의 세정·소독, 산부인과·비뇨기과의 외음부와 외성기의 피부의 소독	•그람양·음성균에 유효 •결핵균·세균아포·바이러스에는 효력은 확정되지 않는다. 알코올 용액은 정균작용을 나타낸다.	•쇼크 •과민증상 •히비텐액은 질·방광·눈 등의 체강 내 및 점막에 사용하지 않는다. •히비텐글코네트는 귀·귀 주변부·뇌·척수 및 질·방광 등의 점막면에는 사용하지 않는다.	•안정된 소독 효과가 있고, 물·알코올에 용액이 된다. •대량의 비누가 존재하면 살균력이 약화된다. •MRSA의 소독에는 히비텐알코올을 이용한다.
	포비돈요오드	이소진 (액젤 10%, 에어졸 5%, 가글 7%)	•액젤도포: 수술 전의 피부 소독 •에어졸 분무: 열상·창상 •가글 양치: 구내염	•그람양·음성균, 바이러스에 유효 •결핵균·세균아포에는 효력 저하	•소양감이 나타날 수 있지만 피부 자극성이 없다.	•효력은 지속적으로 내성균이 되지 않는다.

표 3-A-7 소독약의 종류와 사용상의 주의

*본 표는 가와키타 유코우 〈병원에서 소독약의 이용〉(병원 Vol.33, 12, 37~40)의 양식을 토대로 하여 일본 약국의 자료를 참고하여 작성한 것이다.

C : 감염 예방을 위한 살균·소독 기법

간호사가 하는 간호 행위 속에서 감염 예방 및 살균·소독과 관련이 있는 것은 많지만, 그중 평소 실시하는 기법들에 대해 설명하겠다. 또한 최근에는 사용하는 빈도가 적은 집게의 취급에 대해서도 살균·소독 기법의 기본 개념을 배우기 위해 설명한다.

1. 손 소독 방법

손 씻는 방법은 일상적인 손 씻기(social hand-washing) 위생적인 손 씻기(hygienic hand-washing), 수술 시 손 씻기(surgical hand-washing)가 있다(포인트 참조). 의료 현장에서는 감염 예방의 관점에서 '위생적인 손 씻기'를 권장하고 있다.

위생적인 손 씻기에 관해서는 WHO가 〈의료에 관한 손 위생 가이드라인〉(2009년)에 근거한 방법으로 비누와 흐르는 물로 손을 씻는 방법[7], 속건성 소독약(알코올 기제 제품)의 손 마찰식[8]을 권장하고 있으며 수술 시 수지 준비를 위한 손 씻기 방법도 제시하고 있다.

WHO의 가이드라인에 기초한 위생적인 손 씻기 방법에 대해 설명한다.

■ 일상적인 손 씻기(위생적인 손 씻기)

간호사는 드레싱을 하거나 환자를 돌보고 난 뒤, 처치 전후, 식사 전, 용변 후 등에 손 씻기를 할 때 비누와 흐르는 물로 다음과 같이 실시한다.

(1) 손 표면의 더러움을 흐르는 물로 씻는다.

　　수도꼭지는 팔꿈치를 사용하는 것, 밟는 식, 다리를 사용하는 것 등이 있다(그림 3-A-2).

(2) 비누로 충분히 거품을 내어 손가락 사이를 포함하여 비벼 씻는다.

　　① 좌우의 손바닥으로 서로 문질러 씻는다.

　　② 한쪽 손바닥을 다시 한쪽 손등에 대고 한쪽 손가락 사이에 다른 손가락을 함께 서로 문질러 씻는다. 반대쪽 손에 대해서도 같은 방법으로 씻는다.

　　③ 좌우의 손가락을 깍지 껴서 비비고 손바닥을 서로 비벼 씻는다.

포인트　•'일상적인 손 씻기'는 일상생활에서의 손 씻기와 같은 방법으로, 상을 차리기 전이나 화장실을 사용한 후 등에 실시한다. 일반적으로 비누와 흐르는 물로 씻고, 물리적인 더러움 제거하기 위해서 한다.

---

7) 전 공정 소요시간: 40~60초
8) 전 공정 소요시간: 20~30초

④ 좌우의 손을 주먹 쥐어 서로 문질러 씻는다.

⑤ 한 손으로 다른 손의 엄지를 잡고 돌리면서 한쪽 엄지를 문질러 씻는다. 반대쪽 손도 같은 방법으로 씻는다.

⑥ 한쪽 손바닥에 손가락을 모은 다른 한 손을 올려놓고 위아래로 회전하며 문질러 씻는다. 반대쪽 손에 대해서도 같은 모양으로 문질러 씻는다.

(3) 흐르는 물에 비벼 씻어 비누를 완전히 제거한다.

(4) 필터를 통해 무균 열풍으로 건조시키거나 일회용 종이 타월로 닦아낸다.

① 손으로 수도꼭지를 잠글 때는 일회용 종이 타월로 꼭지를 감싸고 잠근다.

② 종이 타월이 없는 경우 (2), (3)과 동시에 수도꼭지를 씻어서 잠근다.

속건성 소독약에 의한 손 씻기는 (2)의 ①에서 ⑥의 순서로 실시한다.

■ 수술 시의 수지 준비를 위한 손 씻기

WHO의 가이드라인에서는 수술 시 손 씻기에 대해 몇 가지 권고하고 있다. 그중 손 씻기 기법에 관한 것은 ① 손 씻기에 브러시를 사용하는 것은 적당하지 않다 ② 손 씻기는 손가락에서 팔꿈치까지 소독제를 발라 거품을 잘 내서 문질러 씻는다. ③ 알코올을 사용한 손 마찰법을 사용하는 경우에는 건조한 손과 팔에 젖은 상태가 되도록 충분한 양을 사용한다. ④ 알코올을 사용한 손 마찰법을 사용한 후에는 손과 팔을 완전히 건조시킨 후 살균 장갑을 착용할 것을 권고하고 있다.

수술 시의 수지 준비를 위한 손 씻기 방법은 성인 간호대학의 주수술기 간호학으로 학습한다.

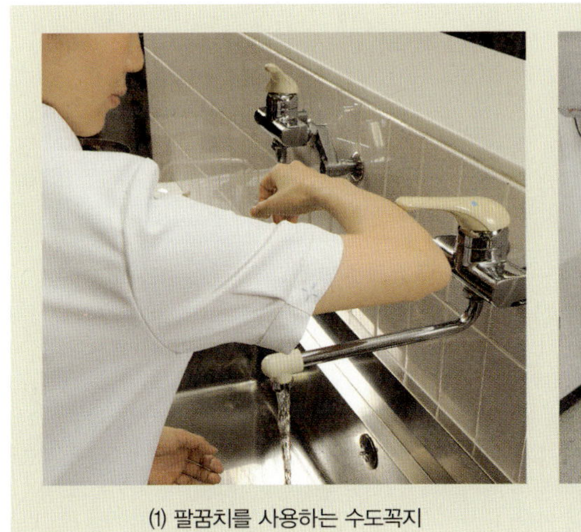
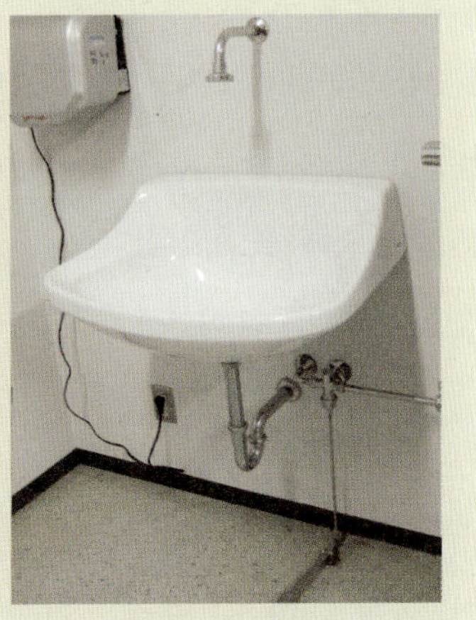

(1) 팔꿈치를 사용하는 수도꼭지　　　　(2) 밟는 식 수도꼭지

그림 3-A-2 화장실의 수도꼭지

2. 집게 사용법

집게는 살균·소독된 기계 기구나 포대 재료 등을 집는 기구이며, 사용방법은 감염 예방 기법 가운데 기초적인 방법 중 하나이다. 최근에는 살균 봉투에 들어 있는 집게와 핀셋을 사용하는 곳이 대부분이기 때문에, 집게와 핀셋의 소독과 관리에 대한 설명은 생략한다.

■ 집게 사용

집게를 꺼낼 때는 집게의 가장자리나 다른 집게에 손이 닿지 않도록 한다(포인트 참조). 집게 잡는 방법은 〈그림 3-A-3〉과 같이 끝부분이 손으로 잡는 부분보다 아래로 내려오도록 한다. 집게를 사용할 때는 주위의 더러운 것이 닿지 않도록 항상 집게의 끝에 주의해야 한다.

3. 소독포(살균 팩) 펼치는 방법

오토클레이브(압력솥)에 넣은 물품은 이중 무명 천이나 부직포·플라스틱 제품으로 포장되어 있으며, 사각형 보자기 모양(이하 소독포)과 부대(이하 살균 봉투) 모양이 있다. 오토클레이브를 이용해 살균 효과를 보고, 불결하게 하지 않게 사용하기 위해서는 여는 방법이 중요하다.

소독포를 펼치기 전에 다음 사항을 확인한다(포인트 참조).

(1) 확실하게 살균이 되어 있는지, 살균 종료 표시(소독포에 살균이 끝났을 때, 그것을 알 수 있는 표시가 떠오르거나 살균 후에 색이 변하는 등 처리가 되는 것)가 되어 있는 것을 확인한다.

(2) 살균 기한이 지나지 않았는지 날짜를 확인한다.

(3) 소독포가 깨끗한지 확인한다(포인트 참조).

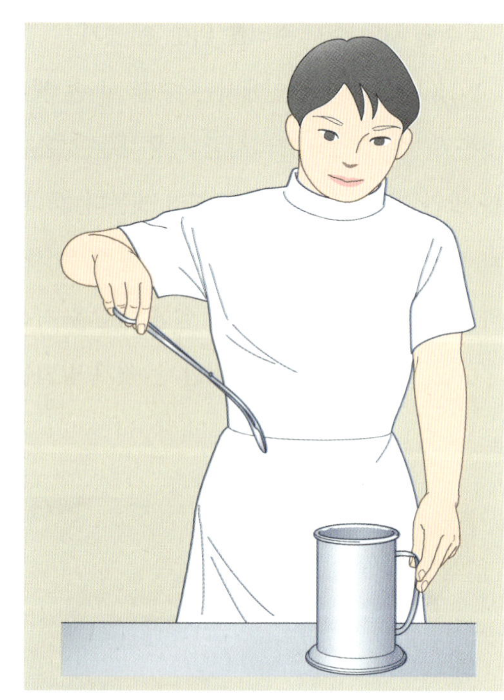

그림 3-A-3 집게 잡는 방법

포인트 ·소독약이 묻은 솜 등을 집어 건넬 경우, 끝을 높이면 솜에 묻은 소독약이 중요한 부분까지 역류하여 손잡이 쪽으로 흐르고 그 액체가 다시 돌아왔을 때 불결해진다. 이 경우 그 집게는 오염되었기 때문에 다시 살균·소독을 하고 나서 사용한다.

·각종 세트류나 포대 재료를 소독하는 데 종이 제품을 사용하면 증기가 통해서 살균 효과가 커지고, 내용을 명시하기 쉽기 때문에 편리하다. 그러나 일회용이기 때문에 폐기물의 양이 증가한다.

(4) 소독포가 찢어져 외기와 통하고 있지 않은지 확인한다.

(5) 소독포가 젖어 있지 않은지 확인한다.

위 항목 중 하나라도 해당하는 경우는 오염 물품으로 처리하고, 사용하지 않는다.

■ 소독포를 펼치는 방법

천(무명·화학섬유)의 경우는 파란색이나 녹색 등을 사용하거나 내용물을 인지할 수 있게 해두면 살균 물품임을 나타낼 수 있고, 내용물을 구별할 수 있어 편리하다. 열 때는 다음의 순서로 실시한다(그림 3-A-4).

(1) 사용자는 책상의 가장자리에 유니폼이 닿지 않을 정도로 조금 떨어져 서서 천에 끼워 넣은 부분의 바깥쪽을 집어서 푼다(포인트 참조).

(2) 집은 쪽을 그대로 반대쪽으로 펼친다. 양쪽 면도 같이 바깥쪽을 가볍게 집어 좌우로 펼친다.

(3) 앞쪽을 가볍게 집어서 바깥으로 펼친다.

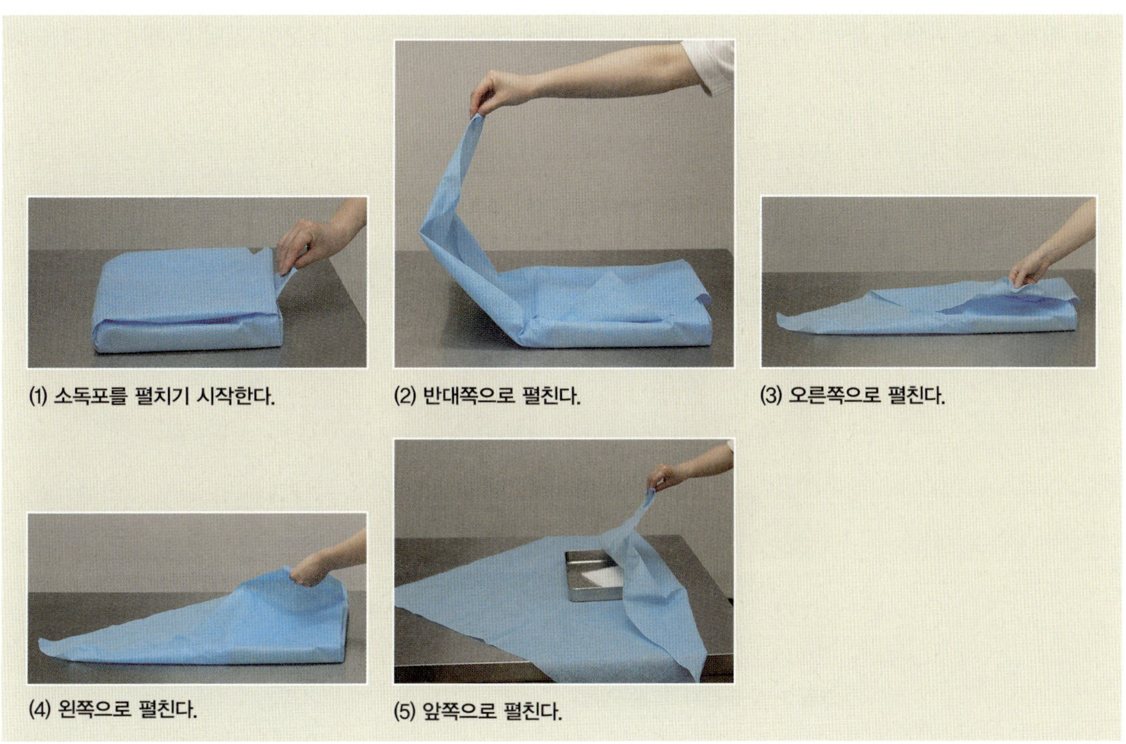

그림 3-A-4 소독포 펼치는 방법

포인트	•안쪽의 청결한 부분을 손으로 만지지 않도록 한다.	•유니폼이 소독포의 안쪽에 닿지 않도록 주의한다.

■ 살균 봉투를 여는 방법

살균 봉투는 천도 있지만 대부분은 전용 종이 또는 화학섬유이며, 주사기나 포대 재료의 사용량에 따라 소량씩 살균할 수 있기 때문에 편리하다. 종이 살균 봉투는 봉인한 부분 바로 안쪽을, 봉인한 부분에 따라 찢는다. 이 경우에도 봉투의 안쪽에 손가락이 닿지 않도록 한다. 살균된 집게는 자루를 꺼내어, 집게 자루를 잡고 부대에서 꺼낸다(그림 3-A-5). 거즈 등은 부대를 바깥쪽으로 열어 집게 또는 핀셋으로 집는다(그림 3-A-6).

또한 살균 봉투는 물(알코올·소독약 포함) 등으로 젖지 않게 하고 젖은 것은 오염물로 처리한다.

4. 살균·소독 물품의 전달방법

살균 또는 소독한 물품(이하 살균·소독 물품)은 사용자가 꺼내 직접 사용하는 경우도 있지만, 의사의 치료를 도울 때나, 수술실 등에서 살균·소독된 기계 기구·포대 재료 등을 집게 또는 핀셋을 사용하여 사용자에게 전하는 경우도 많다(그림 3-A-7, 포인트 참조).

이때 간호사는 항상 다음과 같은 점에 유의한다.

① 집게 또는 핀셋의 끝이 상대방의 집게 또는 핀셋에 닿으면 오염되기 때문에 전달할 때는 이것을 염

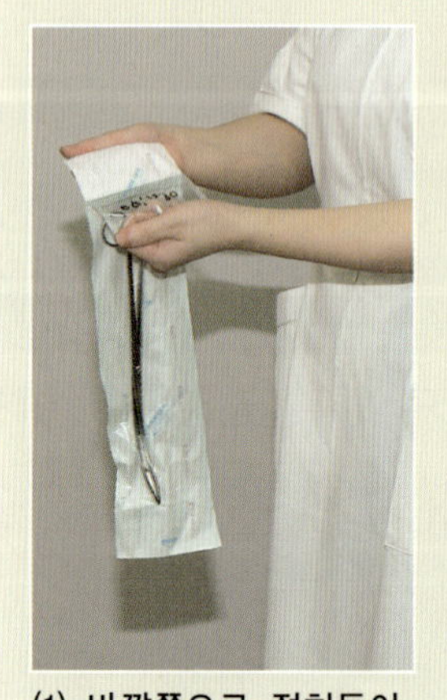 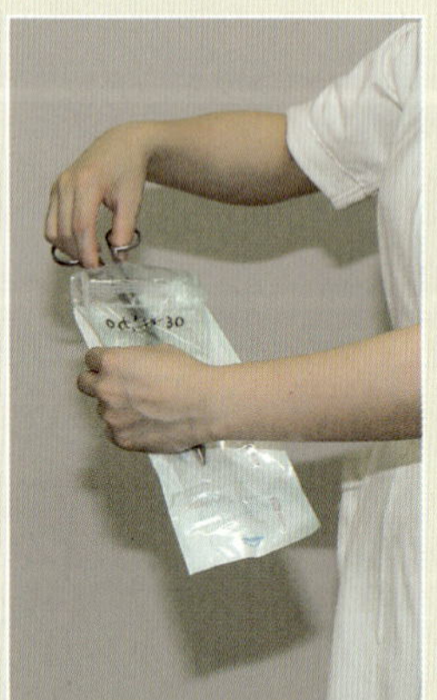 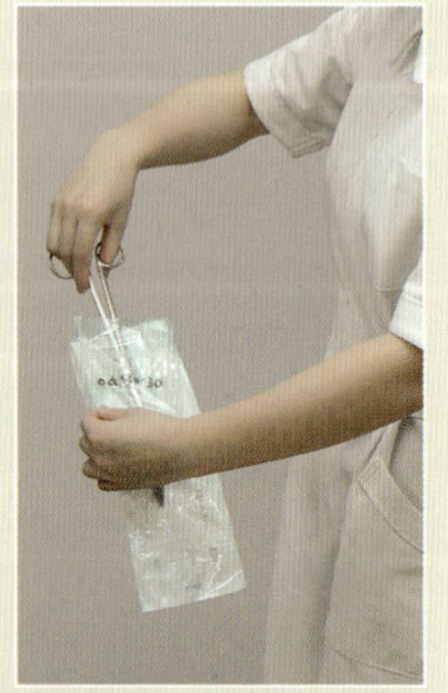

(1) 바깥쪽으로 젖히듯이 연다.

(2) 연 종이를 돌려 접어 살균한 겸자의 자루를 꺼내어 잡는다.

(3) 청결을 유지하며 겸자를 꺼낸다.

그림 3-A-5 겸자 꺼내는 방법

두에 두고 양끝이 닿지 않도록 주의한다. 솜 등 작은 물건을 전달할 때 특히 주의한다.

(2) 손을 씻은 상대의 손에 기구를 직접 전달하는 경우는 상대가 잡기 쉬운 방향으로 전달한다.

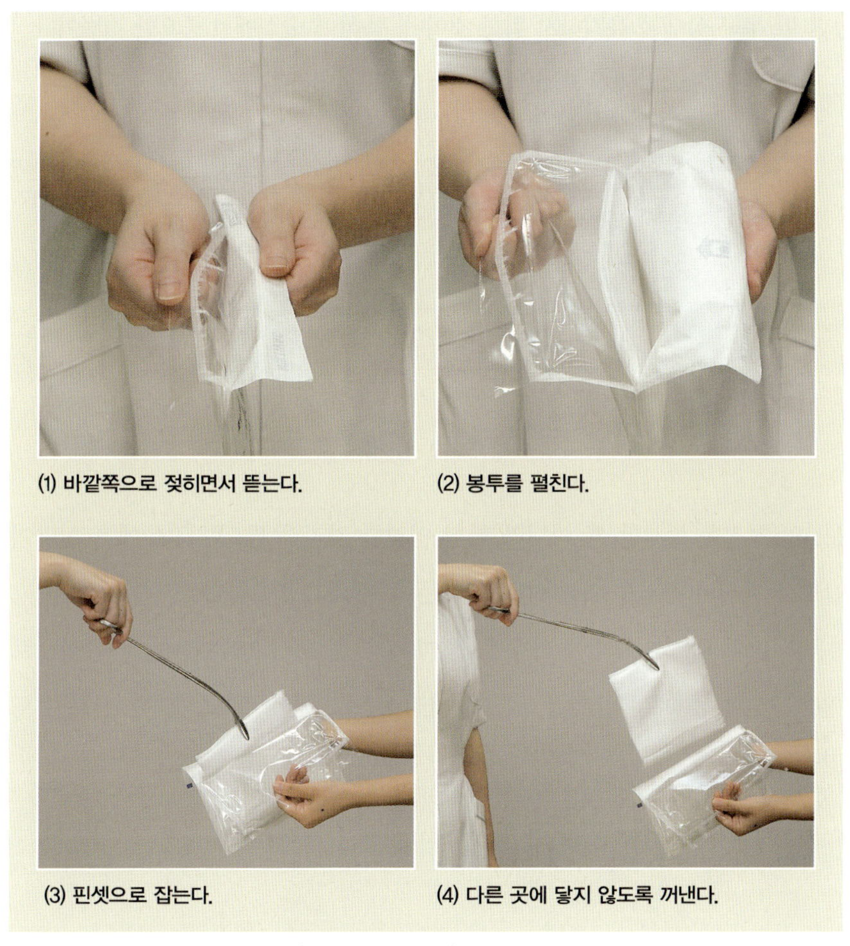

그림 3-A-6 살균 봉투 여는 방법(거즈 꺼내는 방법)

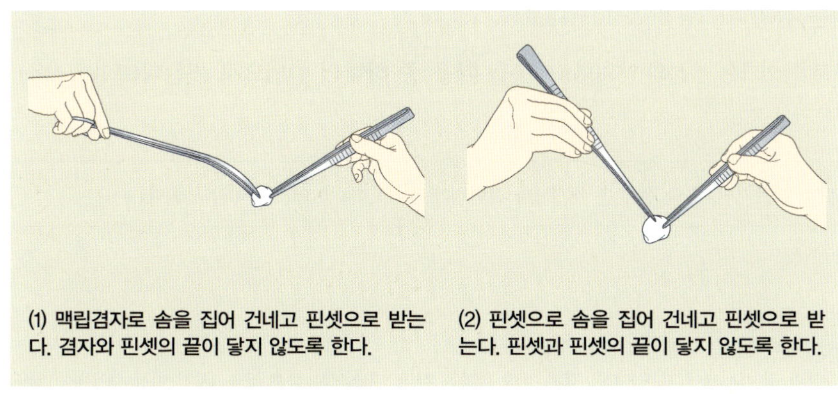

그림 3-A-7 살균·소독 물품이 전달방법

5. 가운 기술

감염을 예방하기 위한 방법의 하나로 가운 기술(gown technique), 즉 예방옷을 사용한다. 가운 기술은 감염 환자나 감염되기 쉬운 신생아·미숙아·신장 이식 환자 등을 접하는 경우 속옷 이외에는 살균한 의류와 가운을 착용하는 등 가능한 한 무균 상태를 유지하기 위한 것이며, 특히 수술실에서 중요한 기법이다.

여기에서는 병동에서 하는 방법을 중심으로 가운 기술의 원리에 대해 설명하겠다.

a : 사용물품

- 간호 모자(일회용 제품)[9]

- 가운(그림 3-A-8)[10]

- 마스크(일회용 제품, 그림 3-A-9)[11]

b : 유의사항

(1) 가운 기술은 가운(예방옷)의 청결을 중시할 뿐 아니라 특히 엄격한 격리가 필요한 경우에는 신발이나 양말을 갈아 신고 간호사 자신의 청결을 위해 샤워를 하는 등 배려가 필요하다.

(2) 격리를 필요로 하는 병동과 병실 내(오염 지역)에 가운을 둘 때는 가운 표시(오염 부분)를 바깥쪽으로 하고 병동·병실 이외(청결 구역)에 둘 때는 안(청결 부분)을 바깥쪽으로 해서 걸어, 환자와 간호사 또는 환자 간의 교차 감염을 예방한다.

c : 실시방법

〈착용방법〉

(1) 일상의 손 씻기를 한 후 마스크를 한다.

(2) 간호 모자를 쓰고 머리를 감싼다(그림 3-A-10-(1)).

(3) 손과 팔(가운의 소매 안으로 들어가는 부분의 약 10cm까지)을 다음 중 하나의 방법으로 씻는다(포인트 참조).

포인트 ・소독의 필요성에 따라 다소 다르지만, 수술 전에 손 씻기보다 간단하게 ①, ②, ③ 중 어느 것이라도 좋다.(3)

---

9) 간호사 모자는 두발을 충분히 감쌀 수 있는 것
10) 가운은 소매가 좁고 스커트의 치맛자락과 등면을 충분히 감쌀 수 있는 크기의 것
11) 실험 결과에 따르면 종이 마스크 1장과 천 마스크에 거즈 8장을 겹친 것과 효과는 같다. 마스크는 같은 것을 1시간 이상 사용하지 않도록 한다.

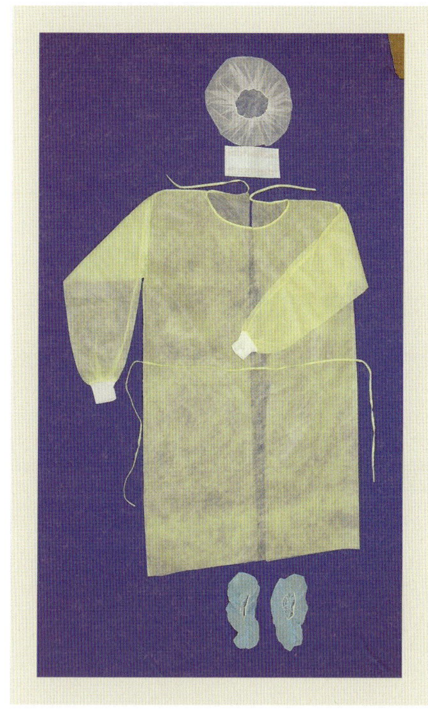

그림 3-A-8 일회용 가운

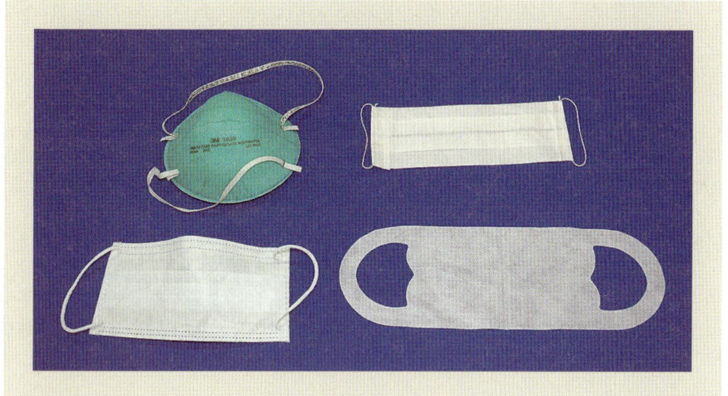

그림 3-A-9 마스크

방법 ① : 소독 브러시에 비누를 묻혀 충분히 거품이 일게 하여 손가락과 팔을 3분간 씻는다. 흐르는 물에 완전히 비눗기를 씻어내고 살균한 거즈 또는 수건으로 닦는다('손 씻기' 항목 참조).

방법 ② : 100~200배의 양성 비누액에 손과 팔을 비벼 씻는다. 살균한 거즈 또는 수건으로 닦아 낸다.

방법 ③ : 비교적 엄하게 할 필요가 있는 경우 '손 소독'의 '기타' 항목에 준하여 실시한다. 그러나 (2) 의 클로르헥시딘(하이아민)을 사용하여 브러시로 문지르는 것은 1회로 한다.

(4) 살균한 봉투에 들어 있는 가운을 꺼낸다.

(5) 두 손을 가운 안쪽으로만 만져지게 하여 한 번에 가운을 착용한다(그림 3-A-10-(2), 포인트 참조).

(6) 칼라에서 손을 뒤로 돌려 목 부분의 끈을 묶는다(그림 3-A-10-(3), 포인트 참조).

(7) 옷의 뒷부분을 겹쳐 허리끈을 뒤로 돌려 묶는다(그림 3-A-10-(4), (5), (6)).

포인트 • 팔목이 끈인 경우는 허리끈을 묶고 나서 팔목의 끈을 팔목에 감아 바깥쪽으로 끼워 넣는다. 바깥쪽으로 끼워 넣으면 더러워지거나 풀리지 않는다.(5)

• 칼라 부분이 간호사의 목과 아래턱에 접하기 때문에 약 15cm까지 청결 부위로 한다.(6)

〈탈의방법〉

(1) 허리끈을 풀어, 아래로 떨어지지 않도록 2개를 한 번에 가볍게 꼭 묶는다(왼쪽 끝을 넣어 묶는 방법). 손목이 끈으로 되어 있는 경우는 묶고 있던 끈을 풀어 한쪽씩 가볍게 꼭 묶는다.

(2) 소맷부리를 약간 위로 치켜올려 손을 씻는다.

(3) 씻은 손으로 목 언저리의 끈을 푼다.

(4) 한 손을 빼고 소매 속에서 다른 소매를 당겨 한 손으로 소매에서 뺀다. 팔목에 고무가 들어가 있는 경우는 먼저 벗는 쪽의 팔목에 다른 손의 손가락을 1~2개 소맷부리의 안쪽에 넣어 넓히고 손을 소매 속에 넣어 벗는다(포인트 참조).

(5) 벗은 가운은 의료용 폐기물이므로 정해진 장소에 버린다.

(6) 마스크를 벗고 종이로 된 것은 정해진 장소에 버린다.

(7) 간호 모자를 벗어 장해진 장소에 버린다.

(8) 다시 위의 방법에 준하여 손을 씻고 양치질(가글)을 한다(포인트 참조).

〈기타〉

가운 기술의 일반적인 방법에 대해 설명했지만, 가운 기술의 내용은 가운의 청결·불결에 관한 작업뿐만 아니라 엄하게 격리가 필요한 경우에는 신발이나 양말을 갈아 신거나 간호사의 신체 청결을 위한 샤워 시설이 필요하다.

간호사의 일상생활 태도로는 감염 예방의 차원에서 간호복이나 근무할 때 신던 신발을 신고 귀가하는 일은 피해야 한다. 또한 모자·마스크·예방복을 착용한 모습으로 환자를 접할 경우 환자에게 끼칠 정신적 영향을 생각해 감염을 예방하고, 소독하기 쉬우며, 부드러워 보이는 디자인의 예방옷을 착용하는 것은 특히 장기 입원 환자에게 바람직하다.

또한, 감염 예방에 관한 것으로 오염된 폐액과 소독액·배설물 등의 처리가 있다. 이러한 오염 물질은 오물과 함께 수세식 화장실에 버리지만, 이후 정화 과정에서 희석이나 다른 방법을 강구하여 환경 위생과 공해 방지에 노력하여야 한다. 각 병원에서는 처리방법에 대한 검토를 거듭해 의료와 환경 위생 등을 중심으로 사회 공통의 문제로 삼아 연구·실천하여야 한다.

| **포인트** •손은 가운의 바깥쪽에 닿지 않도록 항상 주의한다.(4) | •비누를 묻혀 흐르는 물에 씻는다. 특히 오염된 경우에는 가운을 벗고 나서 세심한 방법으로 손을 씻는다.(8) |

6. 오염 물품의 취급

환자에게 사용한 것은 오염 물품으로 취급한다. 오염 물품에는 거즈와 솜 등 위생 재료나 주사기, 주 삿바늘·유치 카테터 등 일회용 제품, 요도에 사용하는 네라톤 카테터 등 고무 제품, 집게류와 용기 같은 기구류 등 다양하다.

이것들을 사용한 후에는 폐기물처리법이 정한 의료 폐기물의 종류에 따라 적절히 처리해야 한다. 오염

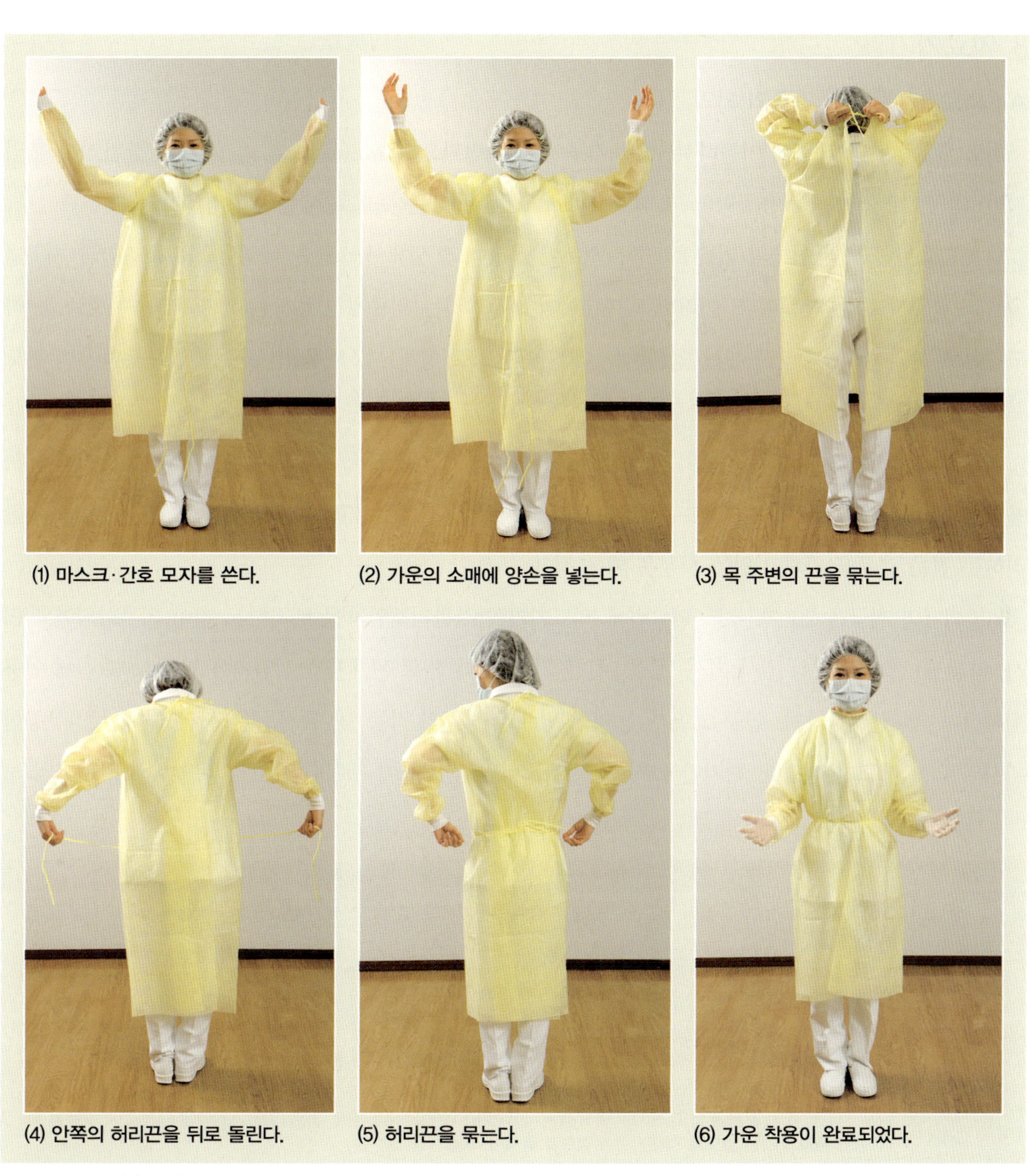

(1) 마스크·간호 모자를 쓴다.

(2) 가운의 소매에 양손을 넣는다.

(3) 목 주변의 끈을 묶는다.

(4) 안쪽의 허리끈을 뒤로 돌린다.

(5) 허리끈을 묶는다.

(6) 가운 착용이 완료되었다.

그림 3-A-10 가운 착용의 방법

물품을 적절하게 처리하는 것은 의료 종사자의 안전을 지키는 일인 동시에 원내감염을 예방하기 위한 것이다. 또한, 병원 안뿐만 아니라 폐기물을 취급하는 업자 등의 안전도 지키게 되고, 크게는 사회의 안전으로도 이어진다. 이와 같이 오염 물품의 적절한 처리는 감염 예방의 한 분야이다.

오염 물품의 취급은 〈표 3-A-8〉과 같다.

3 의료기기

A : 의료기기에 관한 간호의 의의

의료기기는 의학·의료에 이용하는 기계·기구이며, 일반적으로 'ME(medical electronics) 장비'라고 불리지만, 최근 ME 기기는 '의용공학(medical engineering) 장비'라는 뜻으로 사용되는 경우가 많다.

의용공학은 공학의 이론과 기술을 의학·의료에 응용하고 생체 시스템을 해명함으로써 진단과 치료법을 개발하고자 하는 학문이다. 이러한 의미에서의 ME 기기는 의료에 이용하는 기계·기구와 재료 등 하드웨어 부분과 그 기계·기구에서 얻은 데이터를 바탕으로 생체 시스템을 연구하는 소프트웨어 부분도 포함되어 있다.

의료 현장에서 ME 기기의 사용이 많아지고, 재택 요양 시에도 산소 흡입기와 흡인기 등 ME 기기를 사용하는 것이 드문 일은 아니다. ME 기기의 이 같은 사용에도 불구하고 병원 내에서 ME 기기를 보수·관리하는 전문 부문을 가지고 있는 시설은 매우 적다.

ME 기기의 취급은 2007년부터 의료법에 '의료기기 안전관리책임자'를 배치하는 것이 의무화되었고 의사·약제사·간호사·임상 검사 기사·진료방사선 기사, 기타 의료 관계자가 선임되어 있다. 1987년에 인공심폐장치, 혈액투석 장치, 인공 호흡기 등의 생명유지 장치의 작동 및 유지보수·점검을 하는 임상공학기사의 면허 제도가 생겼다. 하지만 아직까지 모든 병원·진료소에 배치되어 있지 않으며, ME 기기의 보

종류	취급
위생 재료	오물 전용 쓰레기봉투에 넣어 폐기한다. 감염 환자의 것은 별도로 정해진 쓰레기 상자 또는 비닐봉투에 넣어 내용을 적고 폐기한다.
일회용 제품	주사기 및 주삿바늘, 카테터 류는 의료용 폐기물 전용 쓰레기봉투에 넣어 폐기한다. 감염 환자의 것은 별도로 정해진 물품 용기에 넣어 폐기한다.
고무 제품	네라톤 카테터 등은 오물 전용의 수납 트레이에 넣어 중앙재료부가 회수해 가거나 고무장갑 또는 핀셋으로 잡고 카테터의 안쪽과 바깥쪽을 세척한 후, 소독액에 담가 즉시 소독을 실시한다. 감염 환자의 것은 별도로 정해진 소독액으로 즉시 소독을 실시한다.
유리 제품	기계·기구류 오염 전용 수납 트레이에 넣어 중앙재료부가 회수해가거나, 물로 씻은 다음 소독액에 담가 즉시 소독을 한다. 감염 환자의 것은 별도로 정해진 소독액으로 즉시 소독을 한다.

표 3-A-8 오염 물품의 종류별 취급방법

수·관리나 간호사에 맡기는 시설이 많다. 또한 간호사 자신이 환자의 관찰에 이용하고 있는 ME 기기도 많다. 따라서 ME 기기를 환자에게 적절하게 적용할 수 있는 능력이 간호사에게도 요구되고 있다.

B : 의료기기에 관한 기초지식

■ ME 기기의 종류와 원리

ME 기기는 신체검사 측정과 관찰 등을 위해 일상적으로 사용하거나, 흡인기나 인공 호흡기·CT 스캐너 등과 같이 치료나 검사를 위해 사용하는 것이 있다. 그리고 ME 기기는 간호사가 직접 취급 관리하는 것과 직접 취급하는 것은 아니지만 사용방법과 사용 시 주의사항 등은 알고 있어야 하는 것이 있다. 주요 ME 기기의 종류는 〈표 3-A-9〉와 〈그림 3-A-11〉를 참고한다.

측정을 위한 ME 기기의 원리는 생체에서 발생하는 진동이나 소리·압력·가슴·복부 등의 움직임, 건반사·대광반사 등과 같이 외부에서 가해진 자극을 대하는 반응의 물리적인 변화, 뇌파 등에서 볼 수 있는 전기적인 변화나 체액 등 생화학적인 변화를 수량 값으로 대체하여 데이터로 표시하는 것이다.

또한, 인공 호흡기와 같은 치료용 ME 기기는 제시된 조건을, 내장된 집적회로와 컴퓨터에 의해 미리 프로그램된 질적 변화로 바꾸어 생체에 적합한 자극으로 인체에 제공한다. 기타 생체 반응에 대하여 데이터 분석을 실시하여 그 결과에 따라 기기의 사양을 변경하고 인체에 다시 제공하는 고도의 기기도 있다.

C : 의료기기 사용 시의 지원

1. 의료기기의 사용에서 간호사의 역할

ME 기기를 사용하는 경우에는 사용물품의 살균이 불충분해서 일어나는 세균성 감염, 혈전·기포의 혼입에 의해 일어나는 혈액순환장애, 누전으로 인한 감전, 서모스텟(정온기)의 고장에 따른 이상고온이 원인이 된 화상, 방사선의 조사 오류에 따른 피폭, 의료용 가스의 취급 미비에 의한 폭발이나 화재, 정전이나 전자파에 의한 기기의 작동 중지 등 다양한 위험이 숨어 있다(표 3-A-10). 특히, 휴대전화의 보급으로 휴

일상적으로 사용하는 ME 기기 (간호사가 직접 취급하거나 관리하는 것)	기타 ME 기기 (직접 취급하지 않지만 관련이 있는 것)
1. 측정용 기기 　① 전자체온계　② 전기 산소 측정기　③ 자동혈압 측정기　④ 심전계　⑤ 심전도 모니터　⑥ 산소농도계　⑦ 베드 사이드 모니터　⑧ 스케일 베드 등 2. 치료용 기기 　① 주입 펌프　② 흡입요법용 장비　③ 흡인기　④ 저압지속 흡인기　⑤ 인공 호흡기　⑥ 가습기　⑦ 산소요법용 기기　⑧ 수술용 기기　⑨ 인공투석 장치 등	① 혈액가스 분석 장치　② 뇌파 측정기 ③ 내시경　④ 초음파 진단 장치 ⑤ CT 스캐너　⑥ MRI ⑦ 페이스 메이커　⑧ 인공 심폐 등

표 3-A-9 ME 기기의 종류(예)

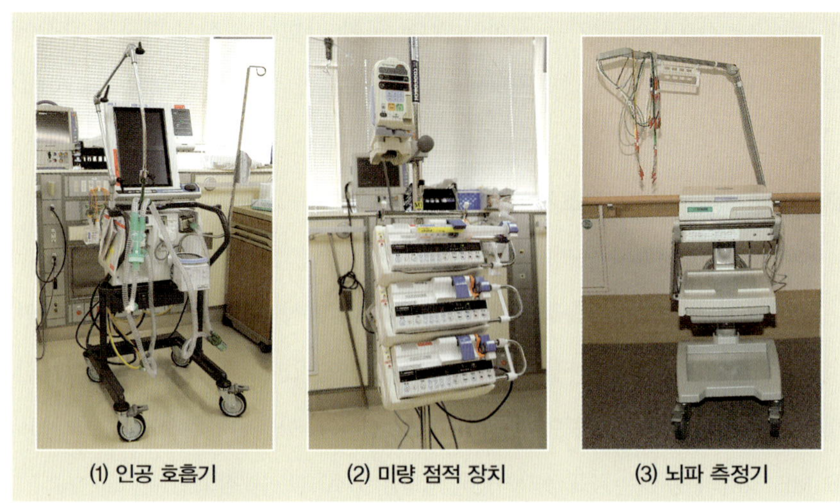

그림 3-A-11 ME 기기의 예

대전화가 발신하는 전자파가 심장 페이스 메이커 같은 미묘한 작동기기의 내장 프로그램에 간섭하여 오작동을 불러일으킬 위험성이 있다.[12] 따라서 방문자에게 휴대전화의 취급에 대해 설명할 필요가 있다.

또한 ME 기기를 사용하는 경우, 환자는 같은 체위를 유지해야 하며 ME 기기와 신체가 카테터나 튜브 등의 라인으로 연결되어 있기 때문에 움직임에 제한이 있는 등 구속을 받는 경우가 많다. 신체적 구속은 정신적인 압박감에도 연결되어 환자 심신의 안전을 저해한다.

따라서 간호사는 일상적으로 사용하는 ME 기기에 대해서는 취급과 관리방법을 정확히 알아두고, 사용할 때 발생하는 위험으로부터 환자를 보호하고 ME 기기를 사용하는 환자의 신체적·정신적 안전을 도모할 필요가 있다.

2. 의료기기 사용 시의 지원

신체 신호로서의 관찰이나 측정을 위해 사용할 때와 검사를 위해 사용할 때의 ME 기기의 지원에 대해서는 해당 항목에서 언급된 지원에 준하여 실시한다.

또한 각종 ME 기기 사용 시 지원은 각 기기의 사용설명서를 읽고 나서 다루는 것이 바람직하다. 여기에서는 환자의 치료를 위한 ME 기기의 사용에 대한 전반적인 지원에 대해 설명한다.

---

12) 총무성은 〈전파의 의료용 기기 등에 미치는 영향에 관한 조사〉를 2000년부터 매년 실시하고 있다. 그 결과를 〈휴대 전화 등의 사용에 관한 지침〉(2002년 불요전파 문제 대책협의회)에 반영하고 있다. 지침에는 '1. 페이스메이커(심박 조율기) 장치자는 휴대전화를 페이스 메이커 장치 부위에서 22cm 이상 떨어서 사용할 것', 또한 휴대전화의 사용자도 22cm 정도의 근접한 상태에서는 휴대전화의 전원을 끌 것을 제시하고 있다.

종류	내용 예	
생물학적 위험	• 살균·소독의 미비에 따른 세균 감염 • 특이한 생체 반응 • 혈전이나 기포의 혼입에 따른 순환장애 • 이상 고온과 방사선량 과다에 따른 화상 • 정전 등에 따른 기기의 작동 정지에서 발생한 호흡 정지, 심정지	• 방사선 누출, 과도한 조사에 따른 피폭 • 누전 등에 따른 감전 • 의료용 가스·약품의 오용에 따른 생명의 위협
기계적 위험	• 기기가 떨어지거나 압박 • 파이프의 균열이나 탈락 • 장비의 부식 방지 재질의 변질	• 오작동 • 약물이나 방사선 누출
전기적 위험	• 누전, 정전이나 통신장애로 인한 기기의 정지 • 전압의 변화에 따른 정보의 왜곡	• 다른 장비로 오작동
기타	• 폭발·화재 등	

표 3-A-10 ME 기기 사용에 따르는 위험성

a : 사용 전

(1) 필요한 기계·기구를 준비한다: 사용 ME 기기의 사용설명서를 잘 읽고, 부품을 설정하고 미리 작동시켜 기계의 고장이나 부족한 부품은 없는지 등을 사용 전에 체크한 후 준비한다.

(2) ME 기기의 사용에 대해 환자나 가족이 의사에게 설명을 듣고 이해하고 있는지 확인한다(포인트 참조).

(3) 환자와 가족의 불안감을 알고 없애기 위해 노력한다(포인트 참조).

b : 사용 시

(1) 환자의 신체적 안전을 도모하면서 ME 기기를 정확하게 장착할 수 있도록 지원한다.

　① ME 기기를 장착할 때 환자의 체위가 좋은 자세가 되도록 지원하며 동일한 체위를 유지해야 하는 경우에는 환자의 고통을 경감할 수 있도록 옆에서 돕는다.

　② 필요에 따라 물품을 전달하거나 작업을 지원한다.

(2) ME 기기를 사용하는 내내 같은 체위를 유지할 필요가 있을 때는 몸의 압력이 동일 부위에 눌려 순환장애를 일으켜 욕창이 되지 않도록 돕는다(PART 4 '3장 욕창 예방' 항목 참조).

(3) 정신적인 동요나 불안을 없애거나 줄여주도록 노력한다: 간호사는 다음과 같은 지원을 한다(p380

포인트 참조).

① 종종 들여다보고 따뜻한 태도로 말을 걸어 환자의 불안감 등을 귀 기울여 듣는다.

② 환자가 불필요한 노출을 하지 않도록 하고 안정된 요양 환경을 만든다.

③ 야간 수면이 부족한 경우, 관리시간을 조절해 하루 중 안정할 수 있는 시간을 만든다. 그러나 밤낮이 바뀌지 않도록 낮 동안의 수면시간에 주의한다.

(4) ME 기기 사용 중 환자의 일반적인 상태와 ME 기기를 사용과 연관된 질환의 상태를 관찰하고 이상이 있으면 즉시 의사에게 보고하고 대처한다.

(5) ME 기기의 장착에 따라 필요한 일상생활의 지원을 한다.

(6) 기타 임상공학 기사와 제휴하여 ME 장비가 안전하게 작동하고 있는지 점검·관리한다.

① 환자의 감전 방지를 위해 어스에 연결되어 있는지 점검한다(표 3-A-11, 포인트 참조).

② 사용 중에 ME 기기의 상태가 나쁠 경우에는 즉시 의사나 임상공학 기사에게 연락하고, 기계의 운전을 중지하고 의사의 지시에 따라 적절하게 처리한다.

c : 사용 후

(1) 환자가 ME 기기를 사용하는 데 따른 신체적 구속 부위의 안락이나 정신적 고통을 제거하기 위해 노력한다.

(2) ME 기기를 제거한 후 환자의 질병 상태를 관찰하고 이상이 있으면 즉시 의사에게 보고하고 대처한다. ME 기기의 제거 후에는 체액 균형 제거 전과 달리 일시적으로 불균형이 되어 신체 신호에 변화를 초래하는 경우가 있으므로, 충분히 관찰을 하는 동시에 의사와 연락을 취하고, 이상의 조기 발

전류 값(mA/초)		인체 반응
피부 위를 통전	1	전류를 '찌르르' 느끼는 정도(최소감지 전류)
	5	생리적으로 영향이 없는 최대전류(최대허용 전류)
	10~20	지속한 근육의 수축이 일어나고 잡은 전기줄을 놓게 된다(이탈한계 전류).
	50	통증·기절·인체 손상의 가능성이 있고 심장 박동 이상이 발생, 호흡기에 영향
	100	심실세동의 발생
체내를 통전	0.1	심실세동의 발생

표 3-A-11 전류에 의한 인체 반응(50Hz 또는 60Hz의 상용 교류에 대하여)

포인트 •ME 기기 자체에 익숙하지 않은 것과 신체 노출 등에 따른 수치심이나 야간에 ME 기기의 소리 때문에 잠을 못 자는 등 정신적으로 동요하거나 불안해진다.(3) •몇 종류의 ME 기기를 장착하는 경우에는 각자 어스를 연결하지 않고 한 번에 접속하는 것이 바람직하다.(6)①

견에 노력하며 신속한 처리를 한다.

(3) 사용물품의 뒷정리를 한다.

　① 감염 예방을 위해 환자가 사용한 물품의 살균·소독을 실시한다. 특히 감염 환자에게 사용한 물품의 취급방법과 살균·소독은 충분히 주의한다.

　② 사용 후 장비를 점검하고 조금이라도 상태가 나쁜 경우에는 반드시 수리하도록 한다. 사소한 고장도 사용설명서에 따라 대처한다.

　③ 장비는 조심스럽게 다루고 적절한 보관방법으로 수납한다.

4 진찰

A : 진찰에 관한 간호의 의의

환자가 진료를 받는 첫 번째 단계는 진찰이다. 그 진찰 현장에서 어떤 간호가 요구되는지 살펴본다.

간호사의 업무는 보건사조산사간호사법(보조간법)에 따르면, "환자 또는 산모에 대하여 요양상의 도움이나 진료 보조를 하는 것"으로 되어 있다. 그리고 요양상의 도움은 간호사 자신의 판단에서 업으로 할 수 있는 것도 있다고 되어 있다. 다시 말하면, 간호사만의 판단에서는 할 수 없는 것도 있다고 해석할 수 있어 '요양상의 도움'이란 무엇인가, 간호의 전문지식과 기술은 무엇인가 하는 고민이 요구된다. 간호에 관해서는 법적으로도 여러 가지의 견해가 있다. 또한, 보건사의 업무가 된 보건 지도 안에 환자의 요양상 지도가 포함되어 있지만, 이 지도를 실행하기 위해 주치의(치과의사 포함)가 있는 경우는 그 지시를 받아야 한다고 규정되어 있다(보조간법 35조).

이러한 것은 간호사가 하는 요양상의 도움이 모두에게, 간호사로의 전문적인 판단이 필요하며 동시에, 주로 주치의의 진료 방침과 동일한 방향일 필요성이 제시된 것이다. 그리고 주치의의 진료 방침에는 간호사의 관찰사항과 판단 내용도 정보로 들어 있으므로, 간호사는 정확한 관찰과 판단을 정보로서 의사에게 적극적으로 제공할 필요가 있는 것이다.

진료는 진찰하고 처치하는 것이며, 진료 시 간호는 진단·치료와 그에 따른 검사에 대해 이루어지는 것이다. 진료를 간호사가 보조할 때는 의사의 지시에 따라 진료 보조를 하는 동시에, 요양상의 도움을 포함한 환자의 관찰과 지원이 간호사의 역할이 요구된다. 다시 말하면, 의사가 진료를 쉽게 실시할 수 있도록 하는 것으로서 의사 측에서 본 진료 보조와 환자가 편안하고 안전하게 진료받을 수 있도록 환자 측에서 본 수료로서의 지원을 말한다.

B : 진찰에 관한 기초지식

1. 진찰에서 간호사의 역할

진찰(medical examination)은 의사가 진단을 위하여 하는 행위의 총칭으로, 환자와 가족에게 정보를 얻고 질병의 경과, 치료의 효과 등을 알기 위해 실시하는 문진·시진·촉진·타진·청진이다. 검사 데이터와 X선 촬영을 한 필름은 진찰 시 자료가 된다.

진찰 현장에서 간호사의 역할은 진찰 진료의 일부이기 때문에 진료 시 간호와 마찬가지로 의사의 진찰이 원활하게 이루어지도록 보조함과 동시에 환자 심신의 안락과 안전을 도모하면서 지원하는 것이다. 구체적으로 진찰할 때에는 환자의 정보를 충분히 들을 수 있는 진료 환경을 정돈하고, 느긋한 마음으로 환자의 요구를 파악하고, 진단에 대한 정보를 얻을 수 있도록 한다. 또한, 환자가 곤란하지 않도록 간호사가 곁에서 의사와 대화의 가교 역할을 하고, 진찰을 하는 데 가장 효율적이고 고통이 적은 체위를 취해달라고 하는 등 환자 중심으로 도움을 준다.

또한, 치료 방침의 결정에 있어서는 의사가 환자에게 치료의 종류와 장단점 등을 모두 말한 뒤에 환자의 생각을 반영하여 의료의 내용을 결정해나갈 수 있도록 간호사가 조절하는 역할을 한다. 이것은 '인폼드 콘센트(informed consent, 직역하면 '알려진 데 동의')'이며, 환자가 자신에 대한 내용을 알고 동의할 권리이자 의료자로서 환자의 인권을 존중하기 위한 것이다. 인폼드 콘센트는 치료뿐만 아니라 간호하는 현장에서도 당연히 필요하다. 인폼드 콘센트에 의해 의료자와 환자 사이의 의견 교류가 이루어지고, 치료 후 환자의 삶의 방식에 영향을 주는 경우도 많다.

진찰은 의료 시설뿐만 아니라 보건소·사업장·학교 그 외 지역 의료를 담당하는 모든 장소에서 실시되어 대상자의 건강 상태나 연령 등이 다종다양하다. 간호사는 기본적인 진찰 현장에서 간호를 충분히 이해하고 각각의 공간에서 활용할 수 있는 능력을 몸에 익히는 것이 요구된다.

2. 검사에 있어서의 역할

검사는 신체 계측과 함께 진단을 위한 데이터를 수집하고 치료 방침을 세우며, 병상의 경과 관찰을 위해 빠뜨릴 수 없는 과정이다. 또한, 진료뿐만 아니라 질병 예방과 건강관리에도 필요하다. 최근 의학·의료의 발달, 또는 ME 기기의 개발에 따라 검사의 종류도 많아지고, 복잡한 검사가 짧은 시간에 쉽게 이루어지고 있다. 또한 예전의 검사는 의사 또는 그 지시에 의해 간호사가 하는 것이 많았지만, 요즘은 진료 방사선 기사, 임상 검사 기사, 위생 검사 기사 등 전문 기술자들이 의사의 지시에 기초해 업무를 하기 때문에 간호사가 검사 자체를 하는 일은 거의 없어졌다. 그렇지만 간호사가 검사와 관계가 없다는 것이 아니라, 여전히 검사할 때 의사의 보조나 환자에 대한 설명을 포함하여 환자의 지원 또는 검사 재료(검체)

채취와 관련한 협력은 간호사의 역할이다.

일반적으로 시행되는 검사로는 소변·혈액·객담·조직편 등 환자로부터 채취한 검체를 검사하는 검체 검사와 생리 기능 검사·내시경 검사·X선 촬영 및 투시 검사 등과 같이 환자에게 직접 하는 검사가 있으며, 임상 검사만으로도 약 700종류에 영향을 미치고 있다. 따라서 여기에서는 간호사의 역할로서 필요한 검사의 보조를 할 때 환자에게 지원과 검체 채취에 대한 기초적이고 원칙적인 사항을 설명한다.

C : 진찰·검사의 보조와 지원

1 준비

■ 목적

진찰의 목적을 달성할 수 있도록 환경과 물품을 정돈한다.

■ 준비용품

- 진료용 트레이(일반 진료용)[13]
- 혈압계
- 측정 기구(필요 시)[14]
- 환자용 진찰복이나 목욕 수건, 소형 시트
- 기타[15]
- 기록용지(필요 시)
- 검사 성적·촬영 필름(필요 시)
- 진찰 침대용 패드, 시트
- 옷 바구니
- 의사·간호사용 손 씻는 시설과 종이 타월

■ 유의사항

(1) 시설 내 환경을 정비하고 물품의 정리정돈을 일상적으로 한다.

---

13) 청진기·반사경·회중전등·설압자(설압자 받침 또는 케이스, 소독한 것)·타건기·볼펜과 침·피부용 연필·줄자·노기스·악력계·각도계· 알코올 솜 등(또는 히비텐알코올 솜 등)과 알코올 솜 통·처치용 농반·기타 의사의 지시에 따른 것
14) 신장계, 앉은 키 재는 기구, 체중계, 기타 의사의 지시에 따른 것
15) 전기스탠드, 샤커스텐 등

(2) 준비하는 물품은 진찰이나 기록에 차질 없이 수행할 수 있도록 사용할 때 단계를 생각하고 배치한다
(포인트 참조).

(3) 감염 예방을 위해 사용하는 물품의 살균·소독 상황을 확인한다.

■ 실시방법

(1) 실내의 청소 상태를 확인하고 환기를 하고 나서 온도(24±2℃)와 습도(50~60%)를 조절한다.

(2) 진찰 시 사용하는 물품의 과부족을 점검하고 살균·소독 상황을 확인한다. 소독이 필요한 것이 있
으면 소독한다('2 살균과 소독' 항목 참조).

(3) 진찰용 트레이·혈압계 등을 진찰 단계를 생각하여 왜건 또는 책상 위에 늘어놓는다(그림 3-A-12, 13).

(4) 외래의 경우, 진찰용 침대 패드나 담요를 깔고 시트를 덮고 누운 자세에서 하는 진찰을 준비한다.

(5) 기타 사용하는 물품을 쉽게 사용할 수 있도록 배치한다.

2. 진찰할 때의 보조

■ 목적

의사의 진찰이 원활하게 이루어지고 환자가 안심하고 진료를 받을 수 있도록 지원한다.

■ 사용물품

앞 항목의 '준비용품'(p383)을 사용한다.

■ 유의사항

(1) 의사가 수행하는 진찰 과정을 미리 이해하고 확인해둔다.

(2) 환자가 신뢰하고 안심하고 진료할 수 있도록 따뜻한 태도로 대하고 말을 건다.

(3) 의사가 진찰하기 쉽고 환자에게 조금이라도 안락하고 안전한 체위를 연구한다.

(4) 환자에게 수치심을 주지 않도록 불필요한 노출을 피한다.

(5) 진찰에 관한 의사의 지침과 설명을 환자가 이해하고 있는지 확인하고, 필요에 따라 환자에게 이해

포인트 • 진찰 시 환자는 진찰 결과가 질병 자체뿐만 아니라 무엇을 하는 것인지, 자신이 어떻게 해야 하는지 궁금해 하며, 외래의 경우 자신의 진찰은 몇 번째인지 등을 불안한 마음으로 알고 싶어 한다. 또한, 의사나 간호사의 사소한 언행에 도 환자는 안정감과 신뢰감을 가지거나 반대로 불신과 불안 감을 가지게 된다. 따라서 간호사에게는 항상 환자의 입장에 서 생각하고 행동하는 습관이 요구된다.(2)

할 수 있는 언어로 설명하거나 실시하기 쉬운 구체적인 방법을 알려준다(포인트 참조).

(6) 진찰 시에는 환자 혼자서 하게 하지 않고 반드시 간호사가 옆에 붙어서 의사와 환자를 돕는다. 특히 여성 환자는 간호사의 지원이 필요하다(포인트 참조).

(7) 한 번의 진찰이 끝날 때마다 반드시 손을 씻는다.

■ 실시방법

(1) 환자가 진찰실에 들어오면 커튼 또는 스크린을 치고, 의사의 예진(문진 등)이 있으므로 진찰 내용에 따라 준비한다.

(2) 환자를 준비시킨다.

　① 진찰 부위의 옷을 벗고 환자를 위한 옷으로 갈아입게 하거나 목욕 수건, 소형 시트 등으로 덮는다. 스스로 할 수 있는 환자에게는 설명하고 직접 하게 한다.

　② 의사가 진찰하기 쉬운 체위를 취하게 한다(포인트 참조).

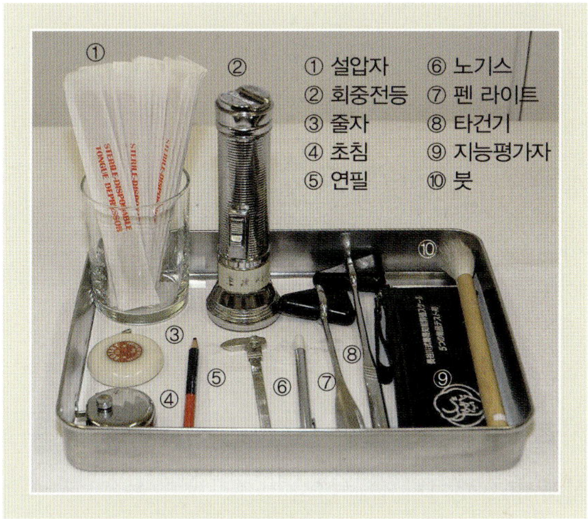

그림 3-A-12 진찰용 트레이의 예

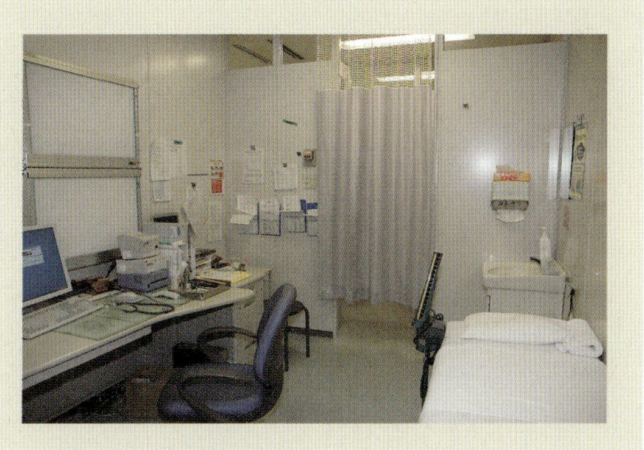

그림 3-A-13 외래 진찰실의 예

포인트 • 의사나 간호사의 경우, 자신이 주로 쓰는 말로 이야기하는 경우도 많다. 전문용어는 상대가 아는 단어, 경우에 따라서는 반드시 표준어가 아니라 방언으로 설명할 필요가 있다. 실시 내용도 상대방이 이해할 수 있는 구체적인 방법으로 설명하는 것이 필요하다(인폼드 콘센트).(5)

• 의사의 진찰에 보조를 하고 순서대로 진찰이 잘 끝나면 환자의 불안은 없어진다. 이것은 환자의 안락으로 이어진다.(6)

• 일반적으로 반듯이 누운 자세·옆으로 누운 자세·엎드린 자세·앉은 자세 정도에서 하지만 특별한 체위, 즉 심스 체위(반 엎드린 자세)·무릎을 가슴에 대고 앉는 자세·쇄석위·골반고위(앞 장과 통일) 등으로 진찰하는 수도 있다. 신체에 장애가 있고 필요한 체위를 취하기 어려운 경우에는 목욕 수건이나 베개 등 보조물품을 사용하여 신체를 지원하든지 대체 체위를 연구하여 지원한다.(2)②

(3) 진찰하기 쉽도록 조명의 위치를 바꾼다(포인트 참조).

(4) 의사의 진찰을 돕는다.

　① 진찰에 필요한 물품을 전달한다.

　② 필요에 따라 환자의 체위를 바꾸어 불필요한 노출 부분을 덮는다.

　③ 의사의 지시에 따라 신체 측정을 위한 지원을 하거나 치료를 보조한다.

(5) 진찰이 끝나면 환자의 의복을 정돈한다.

　진찰 시에는 옷은 입고 벗기 쉽고 움직임이 편리한 것이 바람직하므로, 적절하지 않은 옷을 착용하고 있는 경우에는 다음 진찰을 위해 지도한다.

(6) 스크린을 걷고 필요에 따라 환기를 한다.

(7) 진료 후 의사의 지시와 설명을 이해하고 있는지 확인하고 이해가 부족한 경우 설명한다.

3. 뒷정리

■ 목적

진찰에 사용하는 물품이나 기록의 뒤처리를 하고 다음 진료 준비한다.

■ 유의사항

(1) 감염 예방에 대한 배려를 하고 특히 감염 환자에게 사용한 물품은 살균·소독을 완전하게 한다.

(2) 다음의 진찰을 언제든지 할 수 있도록 물품을 정비해둔다.

■ 실시방법

(1) 사용한 물품은 준비실로 치우고 살균·소독을 실시한다.

　① 금속제 설압자는 소독액을 묻혀 즉시 소독을 실시하고 씻어서 살균한다.

　② 청진기·타건기·노기스 등은 알코올 솜 또는 히비텐 알코올 솜으로 닦는다.

　③ 일회용 제품과 주삿바늘·오염 물질은 종류별로 나누어 폐기·소각할 준비를 한다.

　④ 중앙재료실에서 소독할 물품은 소정의 절차로 이송한다.

(2) 사용한 리넨은 세탁으로 내놓는다.

(3) 트레이를 닦아 준비할 때와 동일한 상태로 트레이에 세트하여 선반에 수납한다.

포인트 •세심하게 보기 위해서는 충분한 밝기가 필요하지만, 부위에 따라서는 환자의 수치심을 배려할 필요가 있다.(3)

(4) 진료 기록·지시표 등을 정리하고 필요에 따라 기록한다.

(5) 환기를 하고 실내의 청소를 관계자에게 의뢰한다(포인트 참조).

4. 검사의 보조와 지원

■ 실시 전

(1) 검사에 필요한 기계·기구를 준비한다.

(2) 의사의 지시와 설명을 환자가 이해하고 있는지 확인하고 그 이해도에 따라 다시 설명하거나 보충한다(인폼드 콘센트, 포인트 참조).

(3) 환자의 불안을 이해하고 없애도록 노력한다.

환자는 검사 자체나 그 결과에 대한 불안감을 가지고 있다. 또한 검사 자체를 거부할 수도 있다. 이러한 것을 고려하여 환자의 언행을 관찰하고 불안의 원인 등을 파악하고 제거와 경감을 위해 노력한다. 그러기 위해서는 충분히 토론하고 필요에 따라 검사를 지시한 의사에게 보고·상담하는 등 배려한다.

■ 실시할 때

(1) 환자의 신체적 안락을 도모하면서 검사를 할 수 있도록 지원한다.

　① 검사에 필요한 체위 중에도 부자연스러운 체위가 있고, 같은 체위를 계속하고 있으면 피로와 고통이 발생하므로 옆에서 가능한 한 빨리 완료할 수 있도록 필요한 체위를 지원하고 고정한다.

　② 검체를 채취하는 경우에는 가장 쉬운 체위와 방법을 설명하고, 환자 자신이 채취하는 것은 올바른 방법을 구체적으로 지도한다.[16]

　③ 필요에 따라 검사용의 물품을 전달하거나 작업을 지원한다.

(2) 정신적인 동요와 불안감을 제거하거나 경감시킨다(포인트 참조).

포인트　•간호사는 전체적인 청소의 시작에 대한 배려와 점검을 실시해, 필요에 따라 담당자에게 의견을 제시하고 실시한다.(5)

•의사의 지시와 설명을 정확하게 전달해야 검체를 바르게 채취할 수 있다. 또한 검사의 조건을 준수함으로써 정확한 데이터를 얻을 수 있고, 환자 자신도 안락한 체위를 취할 수 있어 안전하고 빠른 검사를 받을 수 있다.(2)

•검사 시의 체위나 신체 노출에 따른 수치심, 검사 시의 통증 등에 의하여 정신적 동요와 불안을 느낄 수 있으므로, ① 불필요한 노출이 없도록 하고 조용히 안정된 검사 환경을 만들고 ② 간호사는 따뜻한 태도로 말을 걸어 격려하거나 설명한다.(2)

---

16) 예를 들면 객담(가래)은 양치질을 하고 손바닥으로 흉부를 눌러 고개를 숙이고 적당히 토해내게 한다.

(3) 기타, 옷 입고 벗기 등은 필요에 따라 지원한다.

■ 실시 후

(1) 검사 후의 증상을 관찰하고 이상이 있으면 즉시 의사에게 보고하고 대처한다(포인트 참조).[17]

(2) 사용물품의 뒷정리를 한다.

(3) 검사를 위해 식사 제한을 하는 경우는 의사의 허가와 지시를 받고 식사를 준비하여 환자에게 제공
한다. 필요에 따라 식사 지원을 한다.

(4) 검사 결과는 의사가 설명하지만, 이에 대한 환자의 태도와 반응을 관찰하고 필요에 따라 적절한 지
도를 한다(포인트 참조).

5. 검체의 채취와 지원

의사의 지시에 따라 간호사가 환자의 소변이나 대변 등 배설물이나 혈액을 검체로서 채취할 수 있다.
여기에서는 이러한 경우, 기초적인 실시사항에 대해 설명한다.

■ 실시 전

(1) 실시하는 검사의 목적, 검체의 필요조건과 성격을 충분히 이해한다.[18]

(2) 채취방법이나 양·시간 등 검사에 대한 문의사항은 주치의 또는 임상 검사 기사에게 질문하여 납득
한 다음 행동에 옮긴다(포인트 참조).

포인트 • 검사 후에는 피로나 불쾌감을 동반하거나 바이털 사인에 변화를 초래하는 경우가 있으므로, 충분히 관찰하고 의사에게 연락을 취하면 이상의 조기 발견에 노력하고 신속한 처리를 한다.(1)

• 의사가 지시한 검사의 결과이며, 그 결과의 판정은 진단의 하나이다. 따라서 설명은 의사가 하지만, 간호사의 부주의한 언행과 설명에 대한 이해 불충분에 따른 오해 등으로 환자의 정신적 동요를 초래하고 뜻밖의 사태를 일으키는 수도 있다. 간호사는 이런 일이 발생하지 않게 하기 위해서도 설명할 때는 가능한 한 동석하고, 환자를 관찰하여 불안과 이해 부족을 발견하도록 노력한다. 또한, 환자가 설명을 요구하는 경우에는 환자의 반응이나 정신적 상태·태도 등을 보면서 이해하기 쉬운 말로 설명한다. 그때 말하지 말아야 할 것과 말해야 하는 것의 구별은 의사의 지시를 미리 얻거나 상담해두는 것도 필요하며 의문을 갖게 하거나 불안의 원인이 되는 언행은 자제하도록 주의한다.(4)

• 검체는 신체의 일부이며 채취는 환자의 안전과 안락에 관계되기 때문에 필요 이상으로 채취하고 채취방법이 잘못된 것은 절대로 허용되지 않는다. 이것은 법에 반할 뿐 아니라 인도적 문제와 생명의 위협으로 이어질 수 있으므로, 세심한 주의와 충분한 이해를 기초로 하여야 한다.(2)

---

17) 예를 들면 채혈의 경우는 5㎖의 채혈도 채혈 직후 또는 몇 분 후에 정신적 영향을 받거나 빈혈 상태가 되는 경우도 있다.
18) 예를 들면 소변검사도 식사 전 아침 첫 소변을 받는 경우와 수시로 필요에 따라 채뇨하는 경우 그 검사의 목적과 결과가 달라진다.

(3) 검체의 채취에 필요한 기계와 기구의 준비한다.

(4) 검체의 채취에 적절한 용기를 준비한다.

(5) 검사 지시표·의뢰서·검체 첨부 설명서 등의 기재 상황을 점검해둔다(포인트 참조).

(6) 간호사가 관련된 검사 일체에 대해서 의사와 기타 관계자와 협의하여 각 시설에서 간호 과정을 작성하고 관계자 모두가 확실하게 똑같이 준비·실시·보조·뒤처리를 할 수 있도록 해둔다.

■ 실시

(1) 환자의 심신의 안전과 안락을 도모하면서 실시한다.

(2) 환자의 심신 상태를 관찰하고 이상이 있으면 즉시 의사에게 보고한다.

(3) 필요한 양을 채취하여 용기에 확실하게 넣는다(실시 전의 (2), (4) 참조).

(4) 간호사가 실시한 검체의 채취에 실패하거나 채취가 불가능한 경우에는 즉시 주치의에게 보고하고 필요에 따라 검사실에도 연락해둔다.

(5) 검체는 감염원이 되는 경우가 많으므로 취급할 때 충분히 주의한다.

■ 실시 후

(1) 환자의 증상을 관찰하고 이상이 있으면 즉시 의사에게 보고하고 대처한다.

(2) 사용물품을 정리하고 적절한 폐기 처리와 살균·소독을 한다.

(3) 검사 지시표·의뢰서·검체 첨부 설명서 등 정해진 용지에 필요사항을 기입하고 검체와 함께 검사실로 보낸다.[19]

(4) 검사 결과표의 기록을 보고 간호 계획에 참고한다.

> **포인트** • 채취에 관한 모든 행동을 할 때 검체는 직접 닿지 않도록 하고, 접촉되면 즉시 위생적인 손 씻기를 한다. 사용 물품은 소독하거나 일회용 제품이라면 의료 폐기물로 적절하게 폐기한다. 또한, 필요한 경우에는 가운 기술을 실시한다. 이것은 간호사뿐만 아니라 다른 환자의 감염 방지를 위해서도 중요하다.(5)

---

19) 검체는 정확한 검사 데이터를 얻기 위하여 채취 후 바로 보낼 필요가 있다.

5 붕대와 붕대 감는 법

A : 붕대와 붕대 감는 법에 관한 간호의 의의

'붕대(bandage)'는 상처나 질병의 치료를 위해 환자의 신체에 비교적 장시간 착용하는 위생 재료와 기구를 말하고, 붕대를 감는 방법은 '붕대법(bandaging)'이라고 한다.

붕대는 예로부터 찜질과 함께 치료를 위해 수술뿐 아니라 많은 경우에 사용해왔다. 그러나 최근 바이오 관련 연구와 기술의 급진적인 발전, 붕대 재료의 개발에 따라 사용방법이 변화했다. 따라서 기존의 롤 붕대와 삼각건에 의한 방법을 중심으로 한 '붕대법'의 내용이 아닌, 각종 붕대 재료를 사용하는 모든 기법을 포함해 설명한다. 또한, 이와 같은 방법은 치료뿐만 아니라 간호 기법에 실제로 이용되기 때문에 기초적인 사항을 정리하였다. 물론 재료가 변했다고 해도 붕대의 목적과 원칙을 이해하고 실시하는 자세는 한결같이 요구된다. 붕대를 이용한 대상자의 상태를 관찰하고, 문제를 조기에 발견하고 적절한 방법을 고안하여 실시하는 것이 기본이다.

B : 붕대에 관한 기초지식

1. 붕대 이용의 목적

(1) 피복 상처나 표재성의 병변을 붕대 재료로 감싸 그 부분을 보호한다.

(2) 지지(유지) 국소에 바른 약이나 찜질 재료가 어긋나는 것을 방지하고, 국소를 안정과 보호, 유지시킨다.

(3) 압박 부위를 압박하거나 지혈하고 부종이나 종창이 사라지도록 한다.

(4) 고정 뼈와 관절 질환부의 운동을 제한하고 안정을 유지하거나 수술 부위의 상처가 벌어지는 것을 방지한다.

(5) 견인 외상이나 질병에 따라 생긴 조직의 위치 이상을 잡아당겨 정상적인 위치로 돌아오게 한다.

(6) 교정 뼈·근육 질환의 변형을 교정한다.

2. 붕대 재질의 종류

(1) 연성 물질 ① 무명 천(표백무명·두꺼운 무명·옥양목) ② 화학섬유(폴리에스테르·나일론·아세테이트·레이온) ③ 거즈 ④ 솜(목화) ⑤ 메리야스 천 ⑥ 종이류(마스크·모자·정자형 붕대 등 일회용 제품) ⑦ 방수지(파라핀 종이·양피지) ⑧ 방수 가공 천 ⑨ 기타

(2) 경성 물질 ① 목재 ② 금속 ③ 경도 고무 ④ 폴리에틸렌 ⑤ 플라스틱 ⑥ 가죽 ⑦ 기타

(3) 경화 물질 ① 깁스 ② 파라핀 ③ 합성수지(따뜻한 물과 건조 열을 가하면 변형하고 차가워지면 경화하는

것) ④ 기타

(4) 탄성 물질 ① 고무 ② 엘라스틱 섬유 ③ 기타(탄성섬유로 만들어진 천에 탄성대를 만드는 데 사용)

(5) 교착 물질 ① 반창고 ② 콜로디온·아크릴 수지(액체 상태로 피부 표면에 플라스틱의 얇은 피막을 만드는 것)

(6) 기타

3. 붕대 재료의 종류

붕대 재료는 붕대로 사용되는 모든 물품을 말하며, 이것을 재료별로 나누면 다음의 9가지로 크게 구분할 수 있다.

(1) 롤 붕대 롤 붕대(roller bandage)는 '감는 붕대'라고도 하며(이하 '붕대'라 한다) 일반적으로 붕대라고 하는 것으로, 약 33cm의 표백무명의 양 귀를 잘라 몇 등분으로 나눈 것이다. 한 장 전체를 1호, 2등분한 것을 2호(2열)라고 하며, 3호(3열)·4호(4열)·5호(5열)·6호 (6열)·7호(7열)·8호(8열)까지 있다(포인트 참조).

(2) 띠 붕대 사각형 폭을 대각선으로 이등분한 삼각건, 복대·투석 붕대·정방형 붕대 등 비교적 폭이 넓은 헝겊을 붕대로 이용하는 종류이다 .

(3) 신축성 튜브 붕대 원통형 메리야스 직물의 망 조직으로 환부를 덮는 스피드 붕대 등을 말한다.

(4) 부목 붕대 딱딱한 나무·금속·플라스틱 등 부목(스프린트, splint)을 이용하여 고정 또는 안정을 유지하기 위한 붕대이다.

(5) 경화 붕대 석고 등 경화 물질을 재료로 한 붕대이다.

(6) 반창고 각종 반창고를 환부와 사용 목적에 적합한 크기로 사용하는 붕대이다.

(7) 신축 붕대·탄성 붕대 고무·엘라스틱 섬유 등 탄성 물질을 넣어 짠 붕대로 롤 붕대, 신축성 있는 튜브 붕대, 압박을 목적으로 한 탄성 의류로 슬립·스타킹 등이 있다. 신축 붕대는 롤 붕대를 사용하기 쉽도록 한 제품이며, 롤 붕대로 분류할 수 있다.

(8) 안치(안정) 붕대 베개·모래주머니·방석·작은 이불·목침·받침대 등 간접적으로 환부를 적당한 위치에 안정적으로 유지시키는 것을 '안치(안정) 붕대'라고 한다. 경화 붕대나 부목 붕대도 여기에 속한다.

(9) 약물 붕대, 기타 다음과 같은 것이 있다.

① 플라스틱계의 피부 피복제 등 약물 붕대

② 불활성 접착제를 도포한 발포 합성 패드로 피부를 보호하고 인공항문·분루·요루 등의 주위에 붙여 배설물을 넣는 테트라 팩 등

포인트 • 롤 붕대의 두 귀는 재단선(가름선)이 남아 있는 것도 있지만, 현재 시판되고 있는 것은 그 폭에 짜인 것도 있다. 붕대의 길이는 $\frac{1}{2}$이지만, 현재 시판되고 있는 것은 10m가 기본으로, 그의 $\frac{1}{2}$인 5m, 기타 등이 있다.(1)

C : 붕대 이용의 실제

1. 붕대의 이용에 공통되는 원칙

(1) 붕대의 목적 붕대의 기본 목적인 피부를 감싸고 지지·압박하는 기능과 더불어 개별 상처와 증상에 적합한 모양, 상태로 만드는 것이 중요하다.

(2) 감염을 예방한다. 부위가 불결한 경우 세정하거나 소독한 후 1차·2차 감염을 예방하기 위해 살균 거즈를 대고, 붕대 재료는 모두 청결한 것을 이용한다.

(3) 인접 피부의 두 면이 닿지 않도록 한다. 예를 들어 2개의 손가락에 상처가 난 경우, 두 손가락을 한 번에 붕대로 감으면, 두 손가락의 피부가 서로 닿아 마찰되므로 감염의 원인이 된다. 특히 화상의 경우 이렇게 하면 손가락의 피부가 달라붙어 그것을 분리하는 수술이 필요해지므로 환자에게 더 큰 고통을 주게 된다. 따라서 가슴과 팔, 양다리 등 피부의 두 면이 접하는 곳은 따로 붕대를 감고, 삼각건으로 전부 덮는 경우에도 안에 대는 살균 거즈는 1개씩 따로 한다.

(4) 순환장애를 방지한다. 붕대를 하여 압박이 된 상태에서는 동맥혈 말초의 흐름이나 중추로 정맥혈 흐름이 원활하지 않게 된다. 전체적인 압박뿐만 아니라 말초 부위를 꼭 조이게 감는 등의 압박이 지나치면 혈액순환장애가 생긴다(포인트 참조). 또한, 팔과 다리는 아침에 일어나서 시간이 지나면 말초 부위가 붓기 쉬워 처음과 달리 점차 압박이 심해지는 상태가 된다. 탄성 붕대, 신축 붕대는 이러한 현상이 더욱 커진다.

순환장애를 방지하기 위해서는 지나치게 압박하지 않도록 하고, 시간이 흘러도 동일한 압박이 되도록 붕대를 겹치는 방법이나 펴는 방법에 유의한다. 그리고 순환장애를 조기에 발견할 수 있도록 붕대를 감은 부분에서 말초 부위를 남겨 노출해두는 노력이 필요하다. 말초 부분까지 붕대를 감고 있을 때는 항상 붕대를 한 부위를 중심으로 전신을 세심하게 관찰한다. 만약 순환장애의 증상이 있거나 의심되는 경우 붕대를 다시 감는다.

(5) 운동장애를 예방한다. 관절 부분을 지속적으로 고정하면 근육이 위축되어 운동장애가 일어난다. 따라서 굽히고 펴는 기능이 가능한 관절의 붕대는 굽혔다 펼 수 있는 이용방법을 궁리한다. 또한 마비 상태이거나 운동 제한이 필요한 관절은 회복 후의 훈련이나 동작에 지장이 없도록 가능한 한 좋은 자세로 고정해둔다.

포인트 • 순환장애의 증상으로는 치아노제 때문에 피부가 자적색을 띠거나 창백하고 부종, 냉각, 따끔따끔하는 통증이 나 마비 등이 발생한다.

2. 붕대 사용의 실제

의료 분야의 발전으로 제품이 발달함에 따라 붕대의 종류와 사용 빈도가 늘어나고 변화하였다. 따라서 의료 현장뿐만 아니라 일반인들도 다양한 종류의 제품을 구입하여 사용하는 경우가 많아졌다. 아래에 가장 기초적인 붕대와 띠 붕대, 사용 빈도가 높은 롤 신축 붕대와 튜브 붕대 등에 대해 기본적인 사항을 간단히 설명하였다.

a : 롤 붕대

롤 붕대의 각 부분은 〈그림 3-A-14〉와 같은 이름으로 부른다. 롤 붕대는 긴 띠의 한쪽 끝에서 마는데, 말기 시작하는 첫 부분을 붕대 머리, 그 마지막이 되는 가장자리를 붕대 꼬리, 중간 부분을 붕대 몸통이라 한다. 붕대의 머리 수에 따라 단두 붕대·이두 붕대·다두 붕대(3두 이상의 것)라고 하며, 이것은 마는 부분에 따라 나눈 것이다.

그 밖에 신축 붕대 등 띠 모양 붕대에 공통되는 기본적인 내용을 아래에 설명한다.

(1) 환행 붕대 동일한 부분을 둥글게 마는 것으로, 붕대(롤 붕대)를 말기 시작한 부분과 끝나는 부분을 반드시 이중으로 감는다(포인트 참조).

감는 방법은 〈그림 3-A-15〉와 같이 처음에는 띠 꼬리를 조금 위쪽, 즉 중추 쪽으로 내어 한 번 감는다. 그런 다음에 위에 나온 부분을 돌려 접어 그 위를 한 번 더 겹쳐 감는다.

(2) 나선 붕대 나선형으로 같은 간격으로 말아나가는 붕대법으로, 먼저 만 위에 붕대의 폭 $\frac{1}{2}$ 또는 $\frac{2}{3}$ 를 겹치면서 감는다. $\frac{1}{2}$ 을 겹치면 같은 부위가 2중이 되고, $\frac{2}{3}$ 를 겹치면 3중이 된다(그림 3-A-16, 포인트 참조).

(3) 절전 붕대 팔뚝처럼 가는 부분과 두꺼운 부분이 함께 있는 경우 나선형으로 감아가면, 붕대의 사이가 벌어져 갈지자가 되고, 피부를 제대로 감싸지 못하는 부분이 생긴다(포인트 참조). 따라서 동일한 폭으로 감을 수 없으면 신체의 형태에 따라 돌려 접은 부분에 간호사의 왼손 엄지손가락을 넣어서 돌려 접는다(그림 3-A-17, 포인트 참조).

포인트 • 띠 꼬리를 그대로 감아 당기면 감았던 부분이 잡아당겨져 빠지거나 어긋나게 된다. 이를 방지하기 위해 띠 꼬리를 조금 남기고 돌려 접어 위에 고정한다. 중간에 감으면 끝 부분이 붕대의 끝이 되어 남은 실 끝이 삐져 나오기 쉽기 때문이다. 또, 중간 부분은 둥글게 끝날 때 이외에는 겹친 방향으로 감기기 때문에 완전히 고정되어 어긋나지 않는다.(1)

• 나선 붕대에서 겹치는 방법이 $\frac{1}{2}$ 또는 $\frac{2}{3}$ 가 안 되더라도 잘못된 것은 아니지만, 똑같이 겹치는 방식으로 하면 압박이 거의 동일하게 이루어진다.(2)

• 절전 붕대는 돌려 접는 부분이 되는 쪽이 겹치기 때문에 상처가 있을 때는 그 위가 되지 않도록 한다. 상처가 없으면 팔은 손등 쪽, 다리는 발등 쪽에 돌려 접은 부분이 오도록 해야 혈관과 신경을 압박하지 않고 체간부를 스치지 않기 때문에, 위치가 어긋나거나 느슨해지지 않는다.(3)

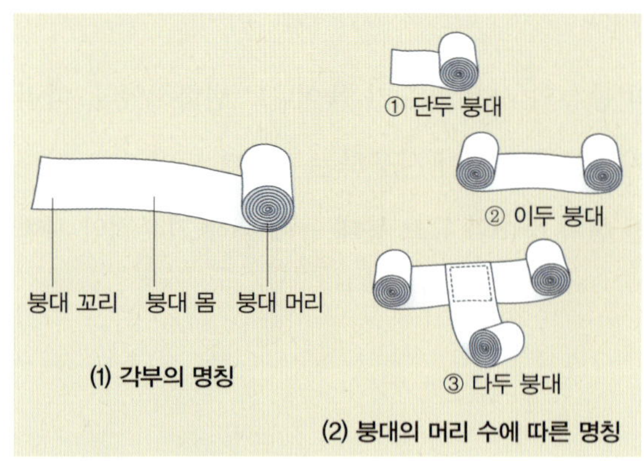

그림 3-A-14 롤 붕대의 명칭

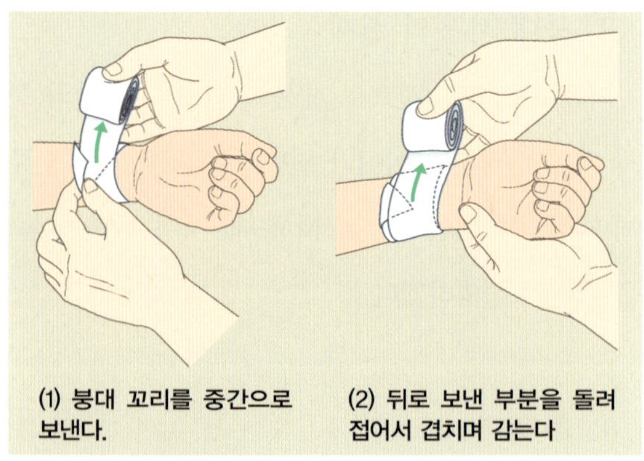

그림 3-A-15 환행 붕대

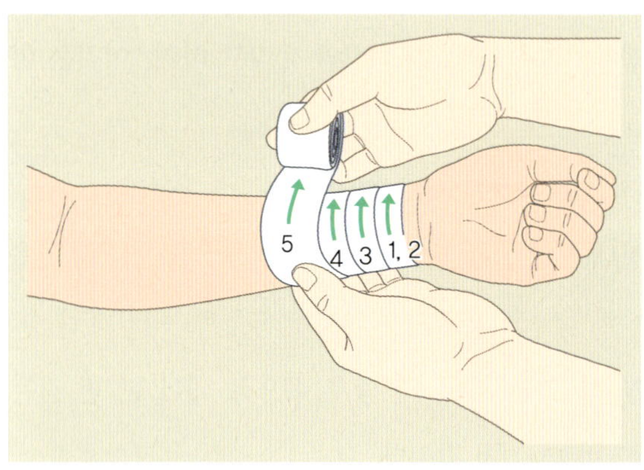

그림 3-A-16 나선 붕대

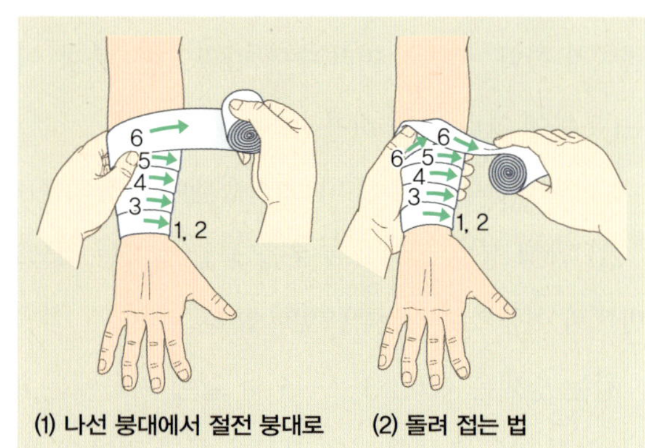

그림 3-A-17 절전 붕대

그 밖에 관절 부위를 감싸는 귀갑 붕대와 수면 안대, 둥근 머리 등에 사용하는 반복 붕대 등도 있지만, 요즘은 간단하고 신속하게 감을 수 있는 띠 붕대, 신축성 있는 붕대 등이 이용된다.

(4) 롤 붕대의 끝을 고정하는 방법

① 붕대를 잘라 끝에서 매듭짓는 법

1) 붕대를 다 감으면 필요한 길이의 붕대 중앙을 가위가 들어갈 만큼 옆으로 잘라 손으로 느슨해지지 않게 당기고, 중앙을 자른 다음 필요한 길이로 자른다. 이렇게 하면 중앙을 자를 때 느슨해지지 않기 때문에 작업이 쉬워진다(그림 3-A-18).

2) 붕대의 끝을 맺는 주위의 길이에 3~5cm 더한 길이로 자르고 뿌리 부분을 하나로 묶거나 비틀어 묶는다(그림 3-A-19-(1)). 풀기 쉽게 한쪽 매듭 또는 나비매듭으로 하며, 세로매듭은 사람에 따라 재수가 없다고 생각할 수 있으므로 하지 않는다(세로매듭은 사망했을 때 띠를 묶는 방법). 이때 매듭이 환부에 오면 압박이 되기 때문에 환부 위는 피한다.

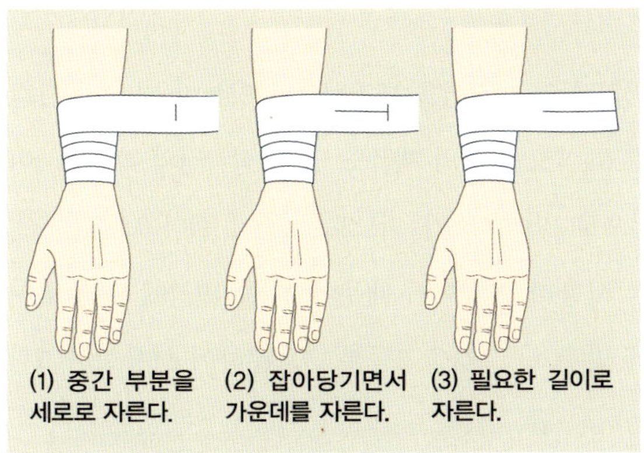

그림 3-A-18 롤 붕대 자르는 방법

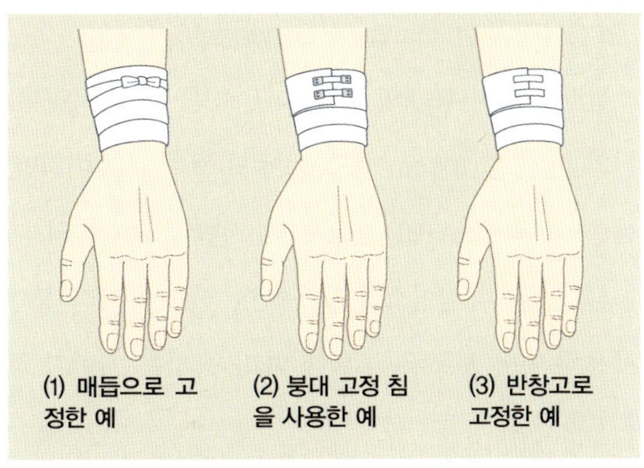

그림 3-A-19 롤 붕대의 고정방법

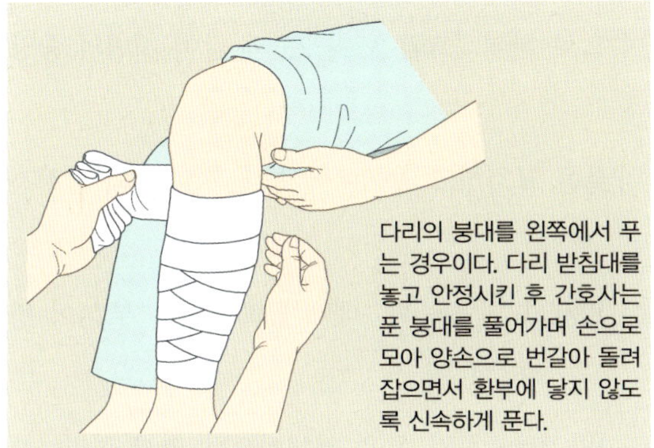

그림 3-A-20 롤 붕대 푸는 방법

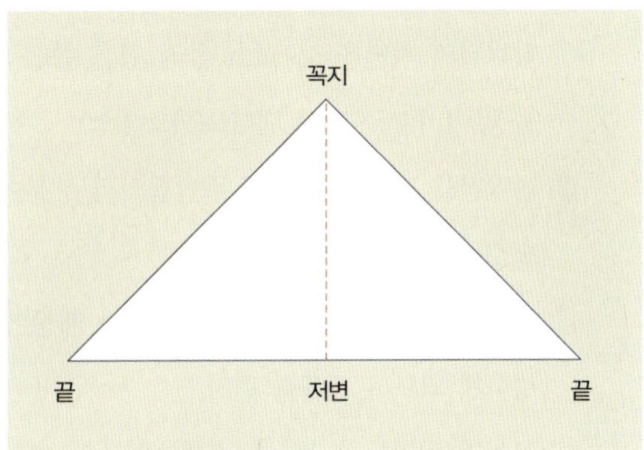

그림 3-A-21 삼각건의 명칭

② 붕대 고정 침으로 매듭: 끝에 실이 풀리지 않도록 약간 안쪽으로 꺾어 붕대 고정 침으로 매듭짓는다(그림 3-A-19-(2)).

③ 반창고로 고정: 붕대 고정 침과 같이 끝을 조금 안쪽으로 꺾어 반창고로 고정시킨다. 반창고는 10mm 전후의 폭을 길이 3~5cm로 잘라 2~3개 사용한다. 반창고의 폭·길이·매수는 붕대의 폭이나 부위에 따라 다르게 한다. 〈그림 3-A-19-(3)〉과 같이 6호로 하며 팔의 경우는 폭 9mm, 길이 3~4cm의 반창고를 2개 정도 사용하면 좋다.

(5) 롤 붕대 푸는 방법 붕대를 풀 때는 되돌려 풀든지 아니면 부득이한 경우는 의료 가위로 자른다. 환자의 체위를 안락하게 유지하고, 환부에 닿거나 움직이지 않도록 조심스럽게 푼다(그림 3-A-20).

혈액이나 분비물로 붕대가 환부에 달라붙어 있는 경우는 무리하게 풀지 말고, 옥사이드를 탈지면에 문혀 적시면 용해되어 거즈와 붕대가 떨어진다. 그래도 잘 안 되는 경우는 가위로 자르고 옥사이드로 댄 거즈를 적셔 시간을 두고 떼어낸다.

b : 삼각건(천, triangular bandage)

삼각건은 띠 붕대의 일종으로, 표백 무명·옥양목 등 정방형의 사각건을 대각선으로 양분한 것이다. 사각건의 한 변은 100cm·90cm(1야드) 등이 표준이지만, 110cm, 75cm 등의 제품도 있다. 삼각건의 각 부분 이름은 〈그림 3-A-21〉과 같으며 저변이 사각건의 대각선으로 바이어스가 되므로 늘리기 쉽다(포인트 참조).

삼각건은 바이어스를 활용하여 신체에 따라 붕대처럼 사용하는 것이기 때문에, 이용 면적에 따라 펼쳐 사용하지만, 보통은 부위에 따라 꼭지를 저변의 중앙에 맞추고, 그것을 2등분·3등분하여 사용한다(그림 3-A-22).

(1) 머리

① 삼각건의 저변을 3~5cm 돌려 접은 쪽을 바깥쪽으로 하여 〈그림 3-A-23〉과 같이 저변의 중앙을 앞이마 가운데에 댄다(포인트 참조).

② 삼각건을 머리에 맞춰 후두결절의 밑부분에서 양끝을 교차하고 앞이마에 묶어, 정수리와 삼각건으로 감싼 부분에 맞도록 한다.

③ 삼각건의 꼭지 쪽은 뒤통수에 있기 때문에 누운 자세가 되었을 때, 베개에 해당하는 부분이 평평하게 되도록 전체를 편다.

④ 꼭지의 처리는 〈그림 3-A-23〉의 (4-1)이나 (4-2)와 같이 꼭지 쪽을 전체적으로 펴서 평평하게

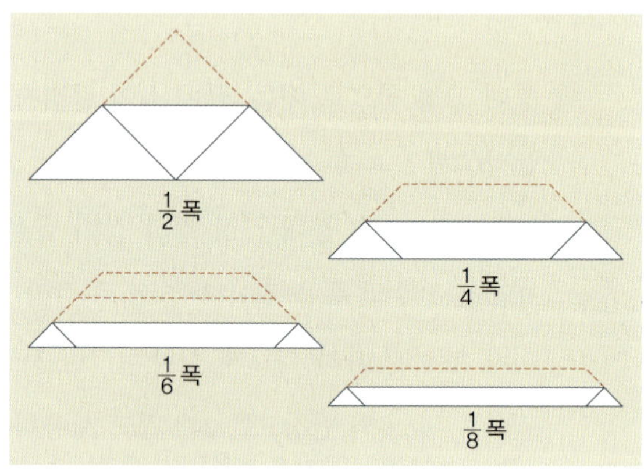

그림 3-A-22 삼각건 접는 방법

밀어 넣든지 앞으로 가지고 와서 끝을 묶고 남은 부분과 매듭짓는다.

(2) 팔의 지지

팔에 외상이나 염증이 있을 때 손을 팔꿈치 관절보다 세워두는 방법을 '제주삼각건'이라 한다.

〈방법 1〉

   (1) 〈그림 3-A-24(1)〉과 같이 삼각건의 저변이 되는 부분을 3~5cm 외부(또는 내부 쪽)에 접어 꼭지가 팔꿈치 쪽이 되게 하여 양 끝을 목에 걸어 뒤로 묶는다. 이때 팔꿈치 관절은 직각 또는 손 쪽을 세우는 위치로 한다.[20]

   (2) 손에 놓이는 저변 부분은 손 관절이 받쳐지도록 손의 $\frac{1}{2} \sim \frac{1}{3}$ 을 감싼다.

   (3) 꼭지 부분은 팔꿈치 관절을 받치도록 꼭지 부분에 남아 있는 천을 틀어 팔꿈치 관절 부분의 삼각건 안쪽에 넣어둔다. 여분을 안쪽 옆면에 접어 안전핀으로 고정한다.

〈방법 2〉

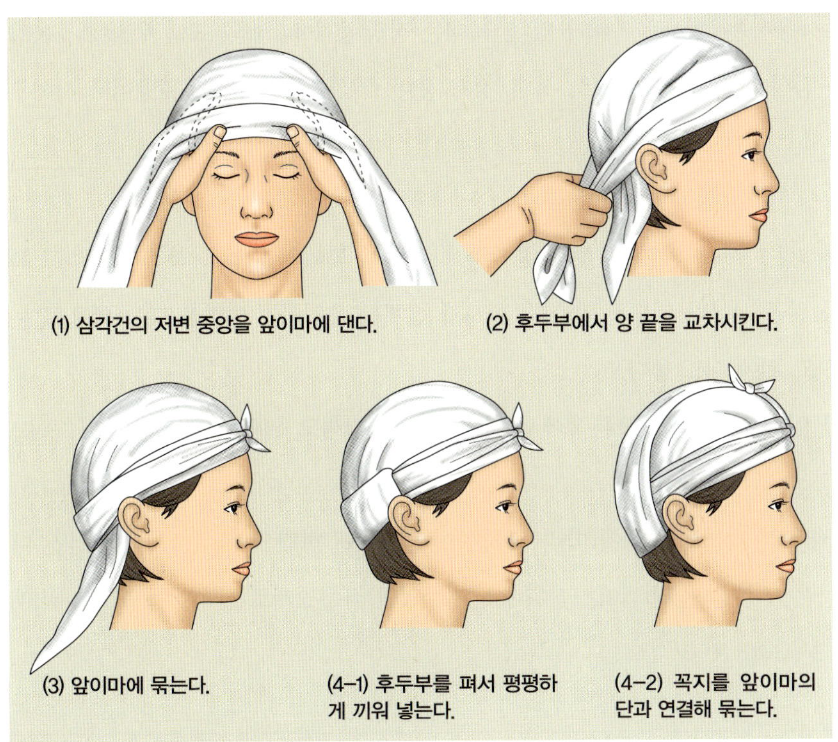

그림 3-A-23 삼각건을 이용한 머리 붕대

---

[20] 제주삼각건은 환부에 고정하기 위해 부목을 이용하는 경우에 많이 사용한다.

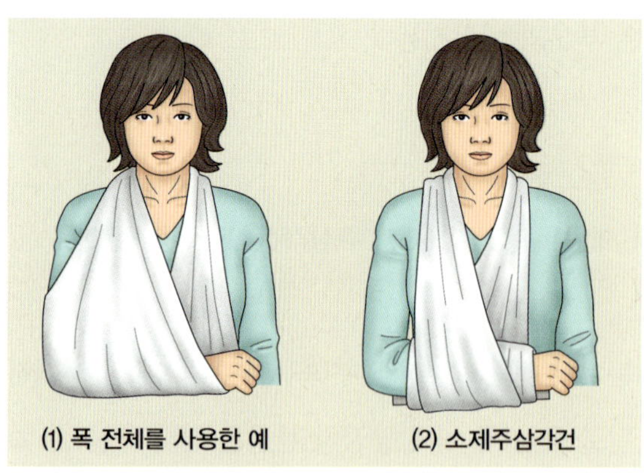

그림 3-A-24 제주삼각건

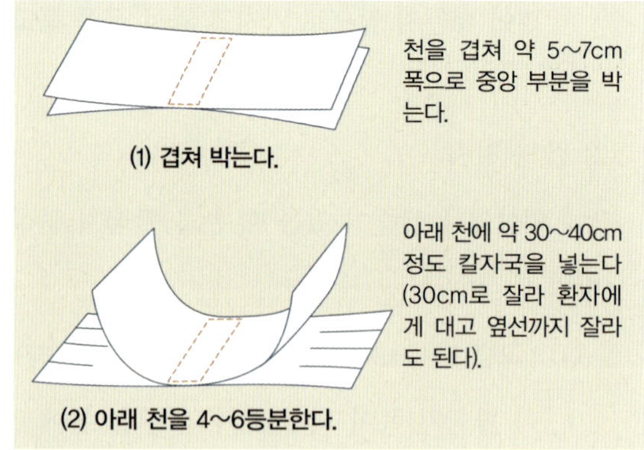

그림 3-A-25 복대

〈그림 3-A-24(2)〉와 같이 팔 전체를 덮을 필요가 없을 때나 부목으로 고정되어 있으면, 삼각건을 접어서 사용한다. 이것을 '소제주삼각건'이라 한다.

c : 복대

띠 붕대로 삼각건 이외에 사용하는 것으로 복대가 있다. 복대는 장방형(직사각형)의 표백 무명이나 옥양목에 칼자국을 넣고 표면을 감싸기 쉽게 한 것으로, 복대·정자 붕대·투석 붕대 외에도 유방이나 서혜부를 감싸는 붕대가 있다.

(1) 복대

① 이중으로 겹친 복대(그림 3-A-25)의 자른 쪽을 바깥쪽으로 하여 복대의 중앙과 척추를 맞추고 복대 아래 가장자리가 치골 상부가 되도록 맞춘다. 환자가 신체를 움직이기 어려울 때는 옆으로 누운 자세를 하도록 하고 뒤에 대도 좋다.

② 환자의 신체에 닿아 있는 안쪽 천을 오른쪽에서 신체를 따라 감싸고 왼쪽 천으로 덮는다(포인트 참조).

③ 자른 천을 위에서 좌우의 순으로 신체에 따라 교차하여 덮고, 맨 하단의 좌우 1개씩을 남긴 다음 안쪽 천의 삐져나온 부분을 돌려 접어, 그 위에 남겨두었던 좌우 2개로 한쪽매듭 또는 나비매듭으로 묶는다(그림 3-A-26, 포인트 참조).

포인트 • 오른쪽을 먼저 감싸고 왼쪽을 덮는다. 반대로 할 수도 있지만 사망 시 수의와 동일하게 보이는 것을 피하기 위해 이와 같은 순서로 실시한다.(1)②

• 교대로 덮으면 쉽게 어긋나지 않고 약간 복부가 팽만할 경우도 여유를 얻을 수 있다. 묶는 방법은 배뇨 시 더러워지기 쉬우므로 세로매듭은 하지 않는다. 매듭이 환부 위나 그 주변이 되는 경우는 조금 늦추어 묶는다.(1)③

(2) 기타

정자 붕대는 회음부와 항문 부위를 덮기 위해 사용하며, 턱을 감싸거나 받치는 방법으로는 투석 붕대가 있는데 일회용이나 기타 전용 제품이 나와 있다.

d : 롤계 신축 붕대

롤계 신축 붕대(신축성 롤 붕대)는 롤 붕대에서 설명한 것과 같은 모양으로 피복 부위에 감아서 사용한다. 원형은 롤 붕대와 동일하며 쉽게 감을 수 있고 모양도 좋고, 잘 풀리지 않기 때문에 사용하는 경우가 많다.

이것을 크게 나누면 다음과 같다.

(1) 스판덱스(spandex) 등의 신축성을 살린 것(스판덱스 신축 붕대)

(2) 면을 특수 가공하여 두껍고 신축성 있게 한 것(코튼 탄력 붕대)

(3) 고무 실로 짜서 신축성을 높이고 압박감이 강하게 한 것(고무 실로 짠 붕대)

(1) 스판덱스 신축 붕대 롤 붕대와 동일하게 사용되는 것이 스판덱스 신축 붕대이다. 이 붕대는 피부를 감싸는 것을 목적으로 사용하지만, 2.5~3배 늘어나므로, 롤 붕대와 같은 환행 붕대로 시작하여 나선 붕대로 감으면 절전 붕대·귀갑 붕대·허리띠 등을 하지 않아도 둘레에 다소 차이가 있는 부분과 관절 부분을 덮고, 움직여도 잘 풀리지 않는다.

나선 붕대로 감을 때는 관절 부위 이외에는 붕대를 조금 늘려 이중으로 겹치도록 $\frac{1}{2}$ 씩 붕대를 겹친다. 관절 부위는 굽히고 펴는 데 따라 약간의 차이가 생기기도 하므로 조금 넉넉하게 $\frac{1}{2} \sim \frac{2}{3}$ 겹치고, 환행 붕대로 끝나게 한다. 어깨 관절과 가랑이 관절 등 큰 관절의 경우 롤 붕대와 마찬가지로 허리띠 등을 해도 좋지만, 2호 붕대(폭 약 15cm) 같은 것을 사용하면 감는 방법이 간단하고 붕대의 길이도 짧아서 좋다.

아울러 스판덱스 신축 붕대는 다른 롤계 신축 붕대와 같은 압박감은 아니지만, 끝까지 편 상태에서 붕대를 감으면 시간의 경과에 따라 점차 줄어들어 감싼 부위를 압박하고, 순환장애를 일으키거나 압박감을 줄 수 있다. 따라서 조금 펴서 감는데 펴는 부분은 앞에서 설명한 대로 늘리는 비율을 $\frac{1}{3}$ 전후로 한다.[21] 그러나 붕대의 신축 비율이 다르기 때문에 순환장애가 발생하지 않는지 관찰하기 위해, 반드시 말초 부위는 가능한 한 노출해둔다.

---

21) 예를 들어, 길이 20cm의 붕대를 완전히 펴서 35cm가 되었다고 하면 15cm 늘어난 것이 되므로 $\frac{1}{3}$ 인 5cm를 더해 25cm의 상태에서 감는다.

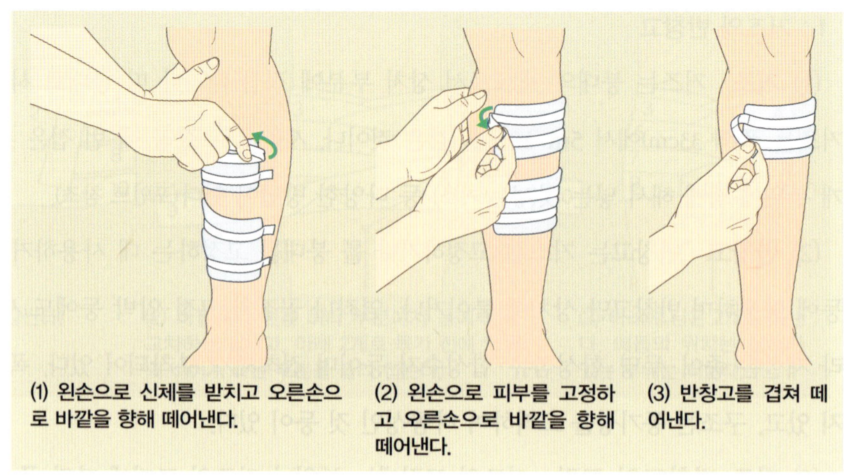

그림 3-A-27 반창고 떼어내는 방법

6 찜질

A : 찜질에 관한 간호의 의의

찜질(compress)은 신체의 일부에 온열 자극 또는 냉각 자극을 주어 순환기계·신경계·근육계에 작용시키는 치료법으로서, 환자의 안락을 도모하기 위한 간호 기법이다. 찜질은 가장 오래전부터 해온 치료 및 간호 기법으로, 간호와 의학의 역사에서 찾아볼 수 있다.

치료법으로 찜질은 온열이나 냉각으로 자극을 준 부분을 중심으로 병변의 치유 과정을 촉진하거나 통증의 완화하기 위한 것이다. 또한 환자를 안락하게 하기 위한 간호 기법으로서 찜질은 심신의 불안감을 예방·제거하며, 신경을 자극하여 기분 좋게 느끼도록 하고 수반하는 증상을 줄여주는 기능을 한다. 즉 간호 기술로서 찜질은 정신적 안정, 신체적 안락, 통증 완화 등을 중심으로 한다. 찜질은 환자를 안락하게 하는 동시에, 사용법에 따라 치료 자체가 되기도 한다. 이때 간호사는 자신의 판단에 의한 것과 의사의 치료 방침에 따라 보조하는 것을 구별할 수 있는 지식을 가지고 있어야 한다.

예를 들어, 열이 날 때 얼음베개나 얼음주머니를 뒤통수나 앞이마에 대는 것은 피부온도를 낮추고 냉각과 통각을 자극하여 기분이 좋아지게 하며 두통을 완화하여 신체적으로 안락하게 만들기 때문에 정신적인 안정을 줄 수 있다. 그러나 이런 방법으로는 체온이 내려가지 않는다. 체온을 내리기 위해서는 겨드랑이·서혜부·목 등 대동맥이 있는 부위에 얼음주머니를 직접 대면 좋은데, 순환장애의 위험이 따르는 특수한 치료법으로서 의사의 지시를 받아야 한다.

찜질을 할 때는 치료와 간호를 구분하기 어려운 부분도 많고, 온도 자극에 의한 치료뿐만 아니라 앞에서 설명한 파프(pap)도 약물 적용의 일부로 여겨진다. 치료로서 찜질은 내과·외과 등 의료 전반에 걸쳐,

특히 이학적 치료에서 차지하는 위치가 크다.

여기에서는 이러한 점을 근거로 하여 간호사가 일상적으로 하는 찜질의 기초적인 사항에 대한 기술을 중심으로 설명한다.

B : 찜질에 관한 기초지식

1. 찜질의 종류

찜질은 다음과 같이 온열 자극을 주는 '온찜질'과 냉한 자극을 주는 '냉찜질'로 구분한다. 또한 사용하는 부분이 젖은 상태인 습성과 젖지 않은 상태인 건성이 있다(포인트 참조).

보습 ……	첩포: 온습포·부분 온욕·부분 증기욕·온 파프·핫 팩·등	
	증기: 부분 증기욕·증기 흡입 등	
온찜질	건성 ……	국소: 탕파·회로(일회용 배터리 카이로 등)·전기 각로·열기욕·광선 조사·CMC 제품 등
		전신: 전기 담요·전기 시트 등
냉찜질	습성 ……	냉습포(프리스니트 찜질 포함)·냉 파프 등
	건성 ……	얼음베개(빙침)·얼음주머니·얼음 목받침·CMC 제품 등

a : 온찜질

(1) 습성 온찜질　대표적인 것으로 온습포가 있는데 따뜻한 물 또는 약제를 더한 온탕에 온포 재료를 담가 짜서 국소에 대는 것이다. 온열 효과를 지속하기 위해 그 위에 두꺼운 모직 천이나 담요 등으로 감싸거나 1회용 손난로 등을 올려놓을 수 있다. 핫 팩도 습성 온찜질에 속한다. 또한 파프(pap)는 따뜻하게 하여 이용하면 온찜질이 되고 차가운 상태로 사용하면 냉찜질을 할 수 있다.

(2) 증기 흡입　증기 흡입기를 사용하여 증기를 인두나 후두에 작용시켜 국소에 온도와 습도를 부여하여 습성 온찜질 효과가 가져온다. 감기 등으로 인한 인후염이나 발성에 따라 쉰 목소리가 나거나 인후두에 염증이 있을 때 국소를 완화하는 방법으로, 가정에서는 간단히 흡입기를 사용하여 실시한다.

(3) 건성 온찜질　국소나 신체의 비교적 넓은 부분에 사용하는 것으로는 금속제·고무·합성수지 탕포

<table>
<tr><td>포인트 •수욕이나 좌욕 등 신체의 일부를 따뜻하게 하여 효과를 기대하거나 부분적으로 증기를 대거나 하는 것도 습성</td><td>온찜질에 속한다.</td></tr>
</table>

에 뜨거운 물을 넣어 사용하는 것 또는 CMC 제품 등이 있다(그림 3-A-28). CMC 제품은 따뜻하게 온찜질로 사용하며, 온찜질 전용과 차게 해서 냉찜질에 사용하는 것도 있다. 복부팽만 시 배기가스 촉진이나 기타 치료를 위해 열기(그림 3-A-29)를 사용하여 열기욕을 한다. 광선 조사는 근적외선과 원적외선이 사용된다.

그 밖에 일회용 카이로도 많이 활용한다. 일회용 카이로는 철가루·물·활성탄·염류 등이 들어 있는 봉투를 개봉하여 철가루가 공기 중의 산소와 화학반응을 일으켜 산화철이 되면서 발열하는데, 제품에 따라 최고온도와 평균온도의 유지시간이 다르다. 사용시간이 길기 때문에 저온 화상을 입지 않도록 주의한다. 온습포 위에 사용하여 갑작스러운 온도 저하를 막는 등 활용할 수 있다.

또한, 전신에 사용하는 것으로 전기 담요나 전기 시트가 있다. 이 제품들은 일상생활 속에서도 난방기구로 취침 시에 사용하지만, 수술 후 침대의 보온과 체온 상승을 위해서도 사용한다. 침상의 온도가 지나치게 오르지 않도록 관찰하고 조절한다. 또한, 침상이 건조하면 그 영향으로 구강이나 비강 등 점막이 건조해지므로 병실 내 가습에 신경을 쓴다.

b : 냉찜질

(1) 습성 냉찜질　냉습포는 냉수 또는 이에 약제를 더한 것으로 습포 재료를 담갔다가 짜서 국소에 이용한다. 효과를 지속시키기 위해 그 위에 얼음주머니 등을 올려놓을 수 있다. 습포의 온도는 15~20℃에서 차츰 체온까지 상승하기 때문에, 처음에는 냉찜질 효과가 있고 점차 체온 정도의 온찜질 효과로 변하며 이것이 반복된다.

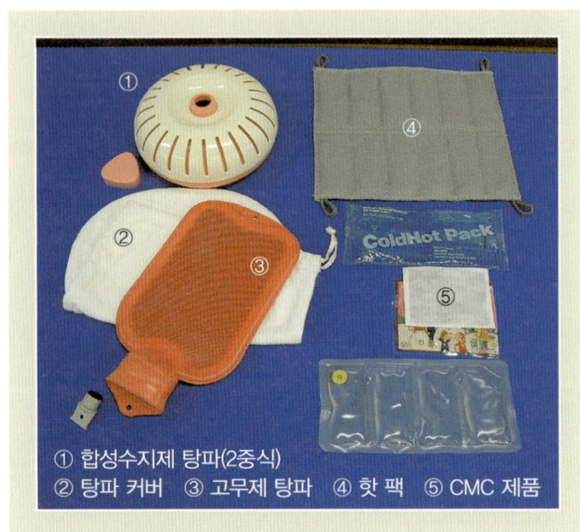

그림 3-A-28 탕파와 온찜질용 제품의 예

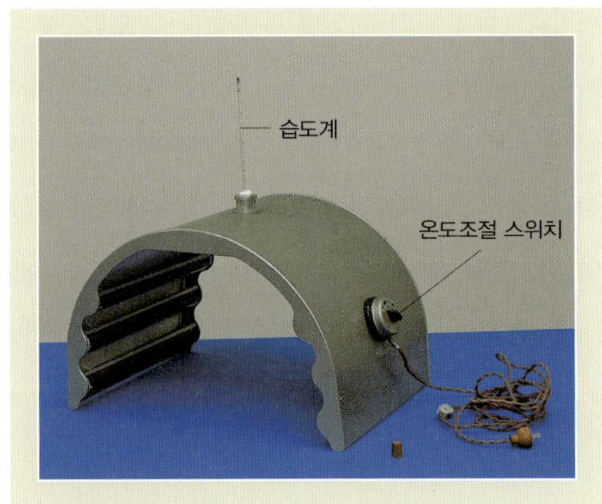

그림 3-A-29 열기

(2) 건성 냉찜질 얼음베개·얼음주머니를 종종 사용하며, 특히 얼음주머니를 활용하는 경우가 많다. CMC[22]제품은 차게 하여 사용한다.

2. 찜질에 사용하는 약제와 기구·재료

a : 붙이는 습성 찜질에 사용하는 약제

온·냉 습포 모두 따뜻한 물과 찬물에 약제를 더한 것이 있으며, 사용하는 약제로는 에탄올(40~50%로 사용)·아크리놀(1000~2000배 용액 사용)이 쓰인다. 모두 2차 감염의 예방과 소독을 겸한 효과를 기대하기 때문에 필요할 때 사용한다.

(1) 에탄올 피부나 점막에 자극을 주고, 피부에 도포하면 증발에 의해 기화열을 빼앗아 국소 냉각된다. 한편, 국소의 혈액순환을 양호하게 하여 말초의 혈액순환이 좋아지게 하는 작용도 한다. 점막에 대한 자극이 현저하고 농후 액은 염증을 일으킬 수 있으므로 주의한다.

(2) 아크리놀 자극이나 부작용 없이 살균작용이 지속되기 때문에 치료를 겸한 습포제로 사용하는 경우가 많다.

b : 건성 냉찜질에 사용하는 재료

건성 냉찜질의 재료는 비투과성 고무봉투와 비닐봉투 등에 ① 냉수 ② 얼음 ③ 냉수와 얼음 ④ 냉수와 한제 ⑤ CMC(제품명: 아이스논 등)를 넣어 사용한다.

(1) 냉수 냉찜질은 10~15℃에서 한다. 수돗물은 환경에 따라 온도 변화가 크기 때문에 수온을 측정하고 필요에 따라 얼음 조각을 넣어 온도를 낮춰 사용한다(포인트 참조).

(2) 얼음 천연 얼음과 제빙된 것이 있으며 일반적으로 제빙 제품을 사용한다.

얼음 관: 135kg 또는 180kg으로 시판되는 것은 2kg 또는 4kg으로 구분된다. 제빙방법은 얼음덩어리·눈송이 아이스(얼음 조각)·튜브 아이스(다이아몬드 아이스 등)가 있다. 얼음 덩어리나 튜브 아이스 등 큰 것은 필요한 크기로 깨서 사용한다. 환자에게 얼음을 이용할 때는 안전과 이용 부위의 안정을 고려하고, 자루에 넣어 물을 붓고 각을 없앤 뒤 사용한다. 집에서 만든 얼음 용기의 얼음은 튜브 아이스와 같이 사용

포인트 •대표적인 냉습포로는 프리스니트 찜질이 있다. 이것은 냉수(15~20℃)에 습포 재료를 담갔다가 짜서 국소에 이용하고, 이를 두꺼운 담요나 두꺼운 모직으로 덮어 2~3시간마다 바꾸는 것이다.

---

22) Carboxy Methyl Cellulose(카복시메틸셀불로스)의 약어

한다.

(3) 한제 용해에 의한 냉각을 이용하기 위한 혼합물로 일반적으로 사용되는 것은 물과 염류에 의한 것, 얼음과 염류에 의한 것, 고체 이산화탄소(드라이아이스, 포인트 참조)와 유기 액체의 혼합물로 구별한다.[23] 최근에는 비닐봉지에 물과 소금을 넣어 혼합한 한제가 구급용 냉찜질 기구로 시판되고 있다.

c : CMC

CMC는 '섬유소 글리콜산 나트륨'이라고 하며, 목재 펄프에 수산화나트륨(가성소다)을 첨가하여 가루로 만들고 여기에 모노크롤 초산나트륨을 반응시킨 후 황산으로 중화한다. 그런 다음 물을 더해 원심 분리하고 황산나트륨염을 더하면 CMC산이 되며, 수산화나트륨 또는 탄산나트륨으로 중화→건조한 것이다. 수용성이라 찬물에 잘 녹고 팽윤성이 크며, 열이나 광선에 대해서도 안정되어 있다. 아이스논 등의 내용물을 비닐봉투에 넣어 냉각 또는 가열하여 찜질에 사용한다(포인트 참조).[24]

d : 파프 제

파프 제(cataplasm)는 일본 의약품 약국 방침에 따르면, 의약품의 분말과 정유 성분을 포함하고 습포로 이용하는 진흙 모양의 외용제이다(포인트 참조).

파프 제는 국소의 가온·냉각·첨가 성분에 따라 체표면의 자극이나 염증을 완화하는 데 이용한다. 자극을 주는 첨가물에는 겨자·멘톨 유·살리실산메틸 등이 있다. 이것은 수분을 유지하기 위한 첨가제로, 카올린과 글리세린이 포함되어 있다.

파프 제는 따뜻하게 하여 온찜질로, 차갑게 하여 냉찜질로 사용하지만 요즘은 상온인 채로 피부온도보다 약간 낮은 상태에서 자주 이용한다. 취급방법은 두 경우 모두 같다.

포인트 •드라이아이스와 에틸알코올을 병용하면 -72℃, 클로로포름으로는 -77℃의 저온을 얻을 수 있다.(3)
•냉찜질에 사용하는 CMC 제품은 CMC가 온도 저하에 따라 점차 부드러움을 잃고 굳어진다. 굳어진 것은 머리와 피부에 닿는 촉감이 좋지 않을 뿐만 아니라 지속적으로 머리를 움직이지 않고 베고 있으면 딱딱하고 너무 차가워 마비가 오거나 머리의 무게에 의한 압박 때문에 욕창의 원인이 된다. 그러므로 표면온도 조절과 탄력을 주기 위해 얇은 스펀지를 머리 아래에 대거나, 말아서 사용하는 수건의 품질 선택에 주의한다. 또한, 굳을 경우 CMC를 넣은 비닐봉투의 가장자리에 피부를 손상시킬 수 있으므로 반드시 천으로 감싸서 사용한다.
•옛날에는 아마인 가루와 전분을 끓는 물에 반죽하여 만들었다. 일본의 민간요법을 보면 소맥분을 식초로 반죽하여 염좌의 파프 제로 사용하기도 했다. 현재는 편리하게 천에 파프 제를 붙인 제품이 시판되어 이것을 주로 사용한다.

---

23) 아이스크림을 만들 때는 얼음에 소금을 넣어 −8~−10℃에서 아이스크림 재료를 냉각하는데, 이것이 한제를 이용한 것이다.
24) CMC는 이 밖에도 점성을 이용하여 풀이나 아이스크림·잼 등 많은 제품에 사용되고 있다.

3. 찜질의 효과

찜질의 효과는 환자가 어떻게 느끼는가 하는 사용 부위의 피부 감각과 온열 또는 한랭에 따른 영향이
문제가 된다.

a : 피부 감각

피부와 이를 사용한 점막의 감각은 촉각·온각·냉각·통각으로 나눌 수 있다. 감각점의 분포는 부위에
따라 다르지만, 1㎠당 손등에서는 촉점 25, 온점 0~3, 냉점 6~23, 통점 100~200이다. 각각에 대해서
보면, 촉점은 엄지에 가장 많고 이어서 손등·발등·가슴에 많다. 팔·허벅지·종아리·몸통에는 적다. 통
점은 지각신경의 자유종말이 수용기로서 밀도가 가장 높고 각막·고막·손가락·손·얼굴 등의 통각이 특
히 민감하다. 가려움은 통각의 수용기가 장시간 약하게 자극되어 일어나는 것이다.

온각과 냉각을 맞춘 것이 온도감각으로, 냉점 쪽이 온점보다 밀도가 높다. 각막이나 음경 귀두에는 온
점이 없다. 16~40℃의 범위에서 오랫동안 같은 온도가 계속되면 감각의 순응이 일어나 온도 감각은 사
라진다. 이 범위를 '무감각'이라 하는데, 피부온도의 변화에 따른 것이다. 45℃ 이상이 되면 통각이라는
감각이 생긴다. 또한, 냉점이 온점보다도 피부 표면에 가까운 곳에 있기 때문에 45℃ 이상의 높은 온도
자극에는 먼저 냉점이 자극되어 일시적으로 냉감이 생기기도 한다(모순 냉감, 포인트 참조).

b : 온열에 의한 영향

온열을 피부에 접촉하면 피부온도나 그보다 약간 높은 정도의 자극은 처음부터 혈관을 점차로 확장시
킨다. 높은 온도(피부온도보다 높은 온도)에서는 혈관은 순간적으로는 수축하지만 바로 확장한다. 혈관의
확장에 의해 혈류량이 증가하고 이에 따라 대사 산물이 이동하며, 한편으로는 백혈구가 증가하여 염증
등을 없앤다. 이때 심부의 혈관이 짧은 경우는 피부에 가까운 혈관과 동일하지만, 장시간이 되면 혈압을
일정하게 유지하기 위해 내장 혈관이 수축하고 피부에 가까운 혈관을 확장하여 혈액순환이 좋아지게 한
다. 따라서 심부 혈관을 수축시키고 싶은 경우 온찜질을 사용하기도 한다(포인트 참조).

온열은 피부온도의 상승 효과는 있지만, 큰 동맥에 이용하지 않는 한 체온에 영향을 주지 않는다. 그

포인트 •피부의 온도 감각은 부위에 따라 다르고 피부온도와 관계가 있으며, 16~40℃에서는 순응하여 무감 온도가 된다. 또한 45℃ 이상 또는 10℃ 이하가 되면 통각이 작용하므로 찜질 사용 시 관찰해야 할 사항이다.
•건성의 온열 자극은 피부 표면의 수분 증발을 자극하여 건조한 상태가 되고 습성의 온열 자극은 피부 표면을 습윤 상태로 둔다. 따라서 열을 잘 전도시키지만, 장시간의 사용할 때는 표피의 피지를 없애 각질층이 분 상태가 되기 때문에 피부의 저항력을 약하게 할 수 있다.

외에도 단시간의 고온 자극은 작업 능률을 높이며, 체온 정도의 온도는 지각신경의 흥분을 진정시키고 진통 효과가 있다. 또한 위장관의 고온 자극은 연동을 항진시키고, 복부와 척추·엉덩이의 온찜질은 신경을 자극하여 위결장반사와 장의 연동을 항진하며 배변과 배기가스도 촉진한다. 이런 효과를 활용한 간호 기법으로 배변과 배기가스를 촉진하기 위해 허리에 온습포를 한다(포인트 참조).

c : 한랭에 의한 영향

한랭, 즉 저온을 피부에 접촉하면 순간적으로는 혈관이 수축하지만 천천히 확장한다. 혈관이 수축하면 그 부분의 세포 기능이 저하하는데, 이때 염증의 원인이 되는 병원성 미생물의 활동도 늦추어 화농을 억제하는 효과를 가져온다. 따라서 염증의 초기에는 이를 없애거나 진행을 억제하기 위해 냉찜질을 이용한다.[25]

한랭 자극은 일반적으로 기능을 억제하기 때문에 염증뿐만 아니라 기능이 항진하는 경우에도 이용하는데, 위경련 환자에게 국소에 냉찜질을 하면 편해진다. 또한 한랭 자극은 차가움으로 통각을 자극하여 아픔을 느끼게 되지만 곧 감각을 마비시키므로 진통을 완화하는 데 사용된다. 그러나 보통의 상태에서 급격하고 광범위의 냉각은 혈관 수축에 의한 혈압 상승을 가져오고, 장시간의 저온은 감각마비를 일으키거나 혈액순환이 나빠지기 때문에 피해야 한다.

C : 찜질의 지원

찜질은 이미 언급한 바와 같이 온찜질과 냉찜질로 구별되며, 각각을 건성과 습성으로 나눈다. 이는 대상자의 상태나 치료 목적에 따라 구분한 것으로, 여기에서는 대표적으로 온찜질의 경우 건성인 탕파와 습성인 온습포, 냉찜질은 얼음베개(빙침)에 대해 설명한다.

1. 탕파

■ 목적

(1) 침상온도의 일부 또는 전체를 상승시킴으로써 피부의 온도를 상승시키고 보온한다.

(2) 신체의 일부에 온열 자극을 준다.

포인트 • 뜨거운 물수건으로 닦는 것은 습성 온열 효과와 물수건 효과를 더한 것이라고 할 수 있다.

---

25) 건성보다 습성이 피부 표면의 전도 면적이 크고, 기화열을 많이 빼앗기기 때문에 차갑게 느낀다.

(1) 사용 전에 탕파에 파손 부위가 없는지 확인한다. 특히 마개 패킹이 마모되어 새는 곳은 없는지 확인한다. 탕파에 넣는 물은 60~70℃ 정도로 한다.

(2) 금속제 탕파인 경우에도 직접 불에 대고 끓여서는 안 된다.

(3) 탕파에는 반드시 커버를 씌우고 침상온도를 위해서는 표면온도가 45℃ 이상이 되지 않도록 하며 피부 표면에서 10cm 떨어뜨려 놓는다(포인트 참조).

(4) 통증 완화, 기타 치료를 위해 환부에 직접 장시간 사용할 때, 특히 지시가 없는 한 피부에 해당하는 표면온도가 42~43℃ 이상이 되지 않도록 한다(포인트 참조).

(5) 사용 부위를 관찰하여 이상이 있는지 예방하고 조기 발견하도록 노력한다.

■ 사용물품

- 피처(60~70℃의 온수가 들어 있는 것)[26]

- 탕파(필요한 개수만큼)[27]

- 탕파 커버[28]

- 온도계

- 깔때기(필요 시)[29]

■ 실시방법

(1) 피처에 물을 넣고 온도계로 측정하고 온수의 온도도 확인하고 조절한다. 보온을 목적으로 하는 경

포인트 • 환자의 신체 부분이 닿는 침상온도는 특히 체온의 상승을 도모할 필요가 있는 경우를 제외하고는 일반적으로 34℃ 전후로 한다. 온수의 온도나 피부 표면에서의 거리가 적정하지 않을 때는 침상온도를 측정한다.(3) • 장시간 지속하여 탕파를 발바닥이나 외측 복사뼈 부위에	이용하는 경우 마비가 있는 환자는 43℃에서 화상을 일으킬 수 있다. 따라서 유아나 고령자, 의식이 없는 환자, 마비 환자는 화상 예방을 위해 (4), (5)의 내용을 엄수할 필요가 있다.(4).

---

26) 화상을 예방하고 고무제 탕파를 사용하는 경우는 고무의 변질과 노화를 예방하기 위해 온수의 온도에 주의한다. 온도가 50℃ 이하인 경우는 곧바로 쉽게 식는다.

27) 탕파는 금속제와 고무, 플라스틱제가 있다. 플라스틱은 탕조 위에 1cm 정도 공간을 두고 플라스틱 커버를 씌우며, 주입구가 상단 중앙에 있으므로 넘쳐흐르지 않는다(그림 3-A-28 참조).

28) 탕파를 충분히 감쌀 수 있는 자루 모양 또는 전용의 형태로, 두꺼운 천이나 담요가 적당하다. 사용할 때는 온수의 온도를 온도계로 측정한 뒤 물을 넣고 나서의 표면온도도 측정하는 게 좋다.

29) 탕파와 피처의 주입구 크기를 고려하여 적합한 깔때기를 사용한다.

우 유아와 고령자, 의식이 없는 환자, 마비 환자는 60℃ 정도로 하고 기타 환자는 60~70℃로 한다.

(2) 탕파에 물을 $\frac{1}{3}$ 정도 넣고 따뜻하게 하여 새는지 여부를 확인한 뒤 버린다. 탕파에 온수를 넣어 따뜻하게 해두면 처음의 온도에서 거의 낮아지지 않는다(포인트 참조).

(3) 물을 탕파의 $\frac{2}{3}$ 정도 넣는다(포인트 참조).

(4) 탕파 마개 또는 뚜껑을 닫는다. 고무제 탕파의 경우는 탕파를 평평하게 놓고 물을 입구까지 보내 공기를 몰아 빼낸 위치에서 마개를 닫는다. 공기가 들어 있으면 열의 전도가 잘 안 되기 때문에, 열 전도를 양호하게 하기 위해 공기를 뺀다.

(5) 탕파를 거꾸로 하여 마개나 뚜껑 부분에서 새는 곳은 없는지 확인한다. 온수가 탕파 둘레에 묻어 있으면 수건으로 닦는다. 금속제 탕파는 직접 잡으면 뜨겁기 때문에 반드시 수건을 이용한다.

(6) 탕파를 커버로 씌운 다음 주둥이를 묶는다. 커버를 묶은 주둥이 쪽의 탕파가 노출되지 않도록 주의한다.

(7) 탕파를 환자에게로 가져와 탕파를 사용방법을 설명한다.

(8) 탕파를 사용한다.

① 발바닥 부분을 보온하는 경우는 발밑에서 약 10cm 거리를 두고 놓는다(그림 3–A–30).

② 키가 크고 침대 발치에 여유가 없는 경우 다리에서 떼어 발밑의 옆으로 놓는다.

③ 발 옆에 탕파를 두는 경우 온수 누수를 방지하기 위해 탕파의 마개 쪽은 높이 두는 것이 좋기 때

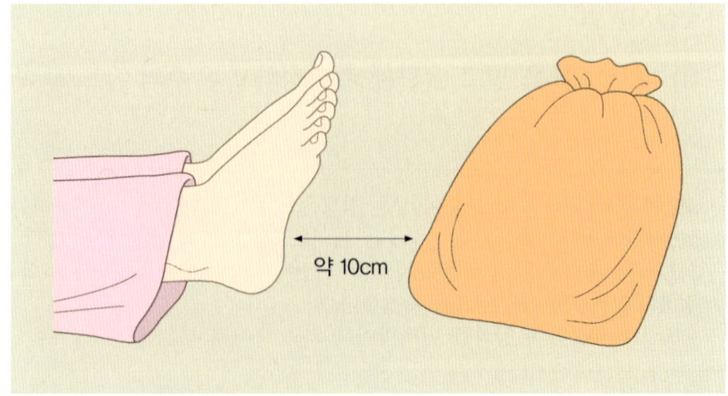

그림 3–A–30 발바닥 부위의 탕포 사용

포인트 • $\frac{2}{3}$ 정도 물을 넣는 경우 용기 온도의 영향으로 온도가 떨어질 수 있다는 점을 고려하여 온도를 정한다.(2)
• 금속제 또는 플라스틱 탕파의 경우 물이 가득 들어 있으면 이동할 때 새거나 안의 공기가 경미한 경우, 온도에 따른 공기의 팽창으로 물이 마개부터 흠뻑 젖을 수 있다. 따라서 물은 $\frac{2}{3}$ 정도에서 많아야 $\frac{4}{5}$ 정도로 한다. 고무 탕파의 경우는 물을 $\frac{2}{3}$쯤 넣으면 양이 적어 온수가 식기 쉽고, 가득 들어가면 둥근 모양이 되어 안정되지 않고 마개에서 물이 넘칠 염려가 있으니 적당히 조절한다.(3)

문에, 침대의 꺼짐이 적은 발치 쪽으로 마개를 향하게 둔다.

④ 신체의 일부에 온도 자극을 주기 위해 이용하는 경우는 의사가 지시한 부분에 고정한다(포인트 참조).

(9) 덮개의 위치를 정돈하고 뜨겁거나 물이 새는 등의 이상이 있으면 즉시 연락하도록 지도한다(포인트 참조).

[첨부] 필요에 따라 온수를 교환한다.

2. 온습포

■ 목적

온열을 신체의 일부에 적용해 온열 자극을 준다.

■ 유의사항

(1) 습포용 천은 부위에 적합한 크기로 부드럽고 보습력이 큰 것을 선택한다(포인트 참조).

(2) 습포용 천은 충분히 짜서 물방울이 떨어지지 않도록 한다. 피부에 사용할 때 습포용 천을 펼치면 물방울이 털어진다(포인트 참조).

(3) 화상을 예방하기 위해 사용 직전에 온도(45~50℃ 이내)를 확인한다(포인트 참조).

(4) 피부를 보호하기 위해 사용 부위에 윤활유(올리브 오일·바셀린 등)를 바른다.

(5) 습기가 다른 곳에 침투하지 않도록 한다(포인트 참조).

(6) 사용 시 또는 사용 후 충분히 관찰한다.

포인트 •고무제 탕파를 이용할 경우는 부위에 따라 물을 조금 넣고 공기는 반드시 빼둔다.(8)④

•화상을 예방하기 위해 특히 유아, 고령자, 의식이 없는 환자, 마비 환자는 종종 관찰할 필요가 있다.(9)

•교환은 온도 저하의 정도에 따라 실시하는 것으로 병실온도와 환자의 상태에 따라 다르기 때문에 침상온도(PART 2 2장 '생활 환경' 항목 참조)에 유의한다.(9)[첨부]

•보습용 천은 필요한 부위를 충분히 덮을 수 있는 크기가 필요하다. 이때 너무 크면 다른 곳까지 습기가 가거나 고정하기 어려워진다. 피부 손상 없이 밀착시키기려면 부드러워야 하며, 보습용 천은 함기량이 큰 것을 사용해야 보온력이 적당하다. 두꺼운 천인 플란넬 거즈를 겹친 것(약 20장 겹침)을 주로 사용한다.(1)

•수분이 너무 많으면 감싸는 천이 흡수할 뿐만 아니라 사용할 때 처음에는 뜨거워도 온도가 내려가면 차가움을 느끼게 되므로 수분이나 증기는 적게 한다.(2)

•피부가 고온에 견딜 수 있는 한계온도는 45~50℃이다. 온도에 대한 감각은 사람이나 부위에 따라 차이가 있지만, 50℃가 넘으면 단시간이라도 온각과 통각을 자극해 견딜 수 없게 된다. 탕파의 경우 장시간의 온열 자극에 의한 화상은 43℃에서도 일어나지만, 습포의 경우는 바로 온도가 감소하기 때문에 이 온도가 적당하다. 측정은 서미스터로 하는 것이 바람직하지만 팔뚝의 안에 대고 확인해도 좋다. 이를 위해서는 평소부터 온도에 대한 감각을 확인해둘 필요가 있다. 팔뚝의 안쪽은 외부의 영향을 적게 받고 작업 시에 옷소매에서 내놓고 있으므로 바로 측정할 수 있어 편하다.(3)

•습열은 피부 심부의 열전도 등이 건열보다 크지만, 피부 표면을 습윤하기 때문에 장시간 사용하면 피부 기능이 저하한다. 또한 윤활유는 피부 보호와 수분 공급을 방지하는 역할을 한다.(4)

•습포에 의한 습기로 옷이나 침구를 적시거나 습기가 차게 하면 의복기후와 침상 기후의 습도가 상승하여 불편하다. 따라서 투습성이나 투수성이 없는 물질로 습포 재료 위를 씌운다.(5)

■ 사용물품

- 습포 재료(습포용 천) 또는 얼굴 수건

- 보습천[30]

- 비닐천[31]

- 무명 장갑과 두꺼운 합성고무 장갑 또는 얼굴 수건[32]

- 피처(70℃ 이상 뜨거운 물이 든 것)[33]

- 뚜껑 있는 볼과 받침대[34]

- 복대(또는 삼각건 등)

- 윤활유와 솜[35]

- 작은 피처(필요 시)[36]

- 온도계[37]

- 멘톨 등(의사의 지시에 따라)

■ 실시방법

(1) 양손에 목장갑을 끼고 그 위에 합성 고무장갑을 낀다.

(2) 습포 재료를 볼에 넣는다.

(3) 습포 재료가 충분히 잠기도록 피처의 따뜻한 물을 볼에 넉넉히 넣는다. 의사의 지시가 있으면 멘톨 등 약제를 물속에 넣어 녹인다.

(4) 장갑을 낀 두 손으로 습포 재료를 꺼내어 강하게 짠다. 간호사는 화상에 주의하고 뜨거운 것 같으면 장갑을 더 두껍게 한다(p413 포인트 참조).

(5) 습포 재료는 짠 상태로 유지하며 볼의 물을 버리고, 데워진 볼 속에 넣고 뚜껑을 덮는다.

(6) 트레이에 볼, 작은 피처로 중탕해놓은 윤활유와 탈지면, 습포 덮개(천), 기름종이, 복대(또는 삼각건)

---

30) 보습천은 온도가 떨어지지 않도록 플란넬·담요·모직 등 함기량이 큰 두꺼운 천을 사용하며, 습포용 천보다 약간 큰 것이 좋다.

31) 습포의 습기 때문에 덮는 천·의복·침구 등 습기가 차지 않도록 방습·방수 기능을 한다.

32) 화상을 예방하기 위해 목장갑을 끼고 그 위에 두꺼운 합성고무 장갑을 낀다. 장갑이 없으면 수건을 사용한다.

33) 주전자에 끓인 물이나 수돗물의 온수를 직접 사용할 수도 있지만, 온수의 온도를 확인하여 실시하고 온수 유출에 주의한다.

34) 지름 32cm 정도의 제품으로, 준비실에서 환자에게로 옮길 때 보온을 위해서 뚜껑이 있는 것이 바람직하다. 받침대는 침상 받침대 위에 볼을 놓을 때 바닥을 보호하기 위해 필요하다.

35) 윤활유 외에 콜드크림 등을 사용한다. 글리세린은 붕산을 습포액으로 하는 경우 자극이 강해서 사용하지 않는다.

36) 윤활유를 중탕하여 따뜻하게 한 것으로, 면에 윤활유를 묻혀 습포와 함께 볼에 넣는 경우에는 필요하지 않다.

37) 막대 온도계 0~100℃ 또는 서미스터를 이용한다.

등을 넣어 환자에게로 가져온다(사용물품 참조).

(7) 환자에게 설명한 뒤 사용 부위 이외에는 덮고 스크린(또는 커튼)을 쳐서 다른 사람에게 보이지 않도록 배려한다.

(8) 옷을 풀어 습포할 부위를 확인하고 따뜻하게 한 윤활유를 탈지면에 묻혀 도포한다. 복부의 경우 복대를 몸 아래에 깔아둔다.

(9) 볼의 뚜껑을 열어 습포 재료를 꺼내 여분의 증기를 발산시키기 위해 양 끝을 당기듯이 펴고 간호사가 자신의 팔뚝 안쪽에 대보고 화상의 우려가 없는지 확인한다.

(10) 사용 부위에 (9)의 습포 재료를 놓고 피부에 맞춘 다음 그 위에 방수를 위한 비닐천을 대고, 다시 덮개 천으로 덮는다.

(11) (10)을 고정하기 위해 복대와 삼각건으로 붕대를 한다(붕대와 삼각천의 사용법은 p394~400 참조, 포인트 참조).

(12) 환자의 의복이나 침구를 원래대로 하고 상태를 관찰한다.

3. 얼음베개

■ 목적

열이 높거나 두통이 있을 때는 두피의 온도를 낮추고, 통증을 완화시키며 심신의 안정을 취하도록 한다.

■ 사용물품

- 얼음베개, 스토퍼
- 얼음베개 커버 또는 수건
- 얼음 채
- 호두알 크기 이하의 얼음(성인용: 약 600~800g)[38]
- 깔때기[39]

포인트 ·장갑을 사용하지 않을 경우, 얼굴 수건의 중앙에 습포 재료를 놓고 수건을 말아, 양 끝에서 10~15cm가량 젖지 않게 하여 그 부분을 잡고 짠다.(4)	·장시간에 걸쳐서 일정 온도 이상을 유지하려는 경우에는 1회용 손난로를 덮은 천 위에 놓는 등 연구를 한다. 습포의 온도 유지시간은 15분 정도로 한다.(11)

---

38) 일반적으로 제빙기의 얼음 또는 냉장고 얼음을 사용한다. 1~4kg인 얼음 덩어리의 경우 너무 크면 얼음 절단기로 잘라 사용한다.

39) 얼음을 얼음베개에 넣을 때 사용한다. 주입구 부분이 지름 5~6cm인 것이 석낭하나.

• 목장갑(필요 시)

■ 유의사항

(1) 사용 전에 얼음베개의 파손이나 스토퍼 효과를 확인해둔다(포인트 참조).

(2) 얼음을 넣은 후 공기를 완전히 빼낸다(포인트 참조).

(3) 얼음베개과 접하는 부분이 냉각에 의해 동상이나 감각마비를 일으키지 않도록 머리에 닿는 부분은
천으로 감싸 사용한다(포인트 참조).

(4) 사용 후에는 전신 또는 사용 부위를 자주 관찰하고 이상이 있으면 얼음베개를 뺀다.

(5) 지속해서 사용하면 온도에 감각이 순응하기 때문에 시간 간격을 두거나 얼음베개와 얼음주머니를
교대로 사용한다.

(6) 얼음베개가 어깨 부분에 닿으면 혈액순환이 나빠지고 어깨결림 증상이 나타나므로 머리 이외에는
닿지 않도록 한다.

■ 실시방법

(1) 조각 얼음은 물을 넣지 않고 그대로 사용하지만, 자르기만 한 얼음은 모서리의 각이 있어서 기구를
손상시킬 뿐만 아니라 사용 시의 느낌이 나쁘기 때문에 물을 넣어 모서리를 없앤다.

(2) 얼음베개에 (1)의 얼음을 $\frac{1}{2} \sim \frac{2}{3}$ (성인용 얼음베개 약 600~800g 정도) 넣고 물을 넣는다(잔 조각 얼음의
경우 물은 필요 없다).

베개 전체의 높이와 안정감을 고려하여 얼음의 양
을 조절한다. 물은 얼음과 얼음의 틈새를 메우고
공기에 의해 열전도가 낮아지는 것과 동글동글한
감촉이 주는 불편을 없애기 위해 넣는다. 자른 얼
음의 경우는 1컵(약 180~200㎖), 자르지 않은 큰 다
이아몬드 아이스는 2컵(약 350~400㎖)이 필요하다.
즉 얼음을 크게 자른 만큼 물의 양을 많이 한다.

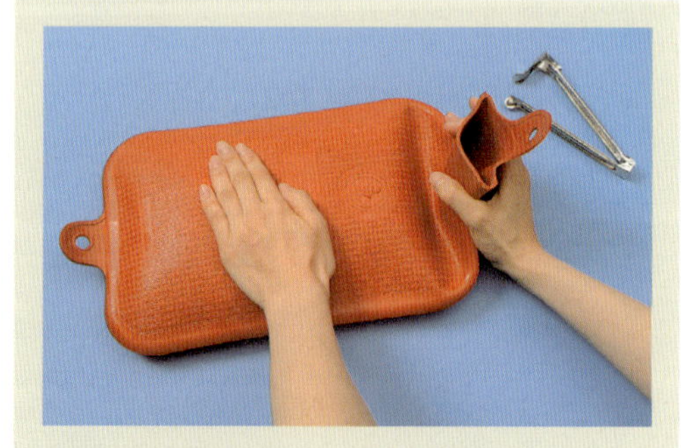

그림 3-A-31 얼음베개 속 공기 배출방법

포인트 • 스토퍼가 느슨한 경우는 한쪽에 거즈를 말아 사용
하면 누수를 일으키지 않고 확실하게 고정된다.(1)
  • 공기가 들어 있으면 열의 전도가 잘 안 되고 머리를 놓을
때 안정감이 없어진다.(2)

• 천으로 감싸 머리에 닿는 얼음베개의 표면온도는 보통 15℃
전후가 적당하지만, 머리카락의 양 등에 따라 약간의 개인차
가 있다.(3)

(3) 얼음베개 속에서 공기를 빼기 위해 입구 근처에 물이 보일 때까지 평평하게 얼음베개를 눌러 안의 공기를 빼내고 스토퍼로 고정한다(그림 3-A-31).

(4) 거꾸로 해봐서 물이 새지 않는 것을 확인하고 외부와 주입구 부분의 물방울을 마른 수건으로 닦아 커버를 씌운다. 커버 대신에 수건을 이용하는 경우에는 머리카락의 양이 보통일 때 머리에 사용하는 수건을 2~3중이 되도록 감싼다.

(5) 병실에 얼음베개를 가져가 환자에게 설명한다.

(6) 베개를 2개 사용하는 경우는 1개로 하고 그 위에 얼음베개를 놓는다. 스토퍼는 침상 받침대의 반대로 향하도록 놓는다(포인트 참조).

(7) 사용 상태를 관찰한다(포인트 참조).

4. 증기 흡입

■ 목적

수증기를 더한 증기를 인후두로 보내 들숨과 함께 흡입시켜 온도와 습도를 보충하여, 기도 환부의 소염 작용과 통증을 완화하고 가래의 배출이 쉽도록 하는 것이 목적이다. 온찜질의 하나로 사용한다.

■ 사용물품

• 증기 흡입기[40]

• 양치질용 농반[41]

• 나일론 천

• 수건

• 목욕 수건(필요 시)[42]

포인트 • 베개의 높이는 증상과 습관에 따라 개인차가 있으므로, 병태를 고려한 상태에서 환자의 희망에 따라 조절한다. 스토퍼는 환자가 자주 사용하는 침상 받침대 쪽을 피하고, 침상 받침대 반대쪽으로 향하도록 한다. 중지하는 부분은 침대의 머리 쪽 난간을 향해 놓고 위쪽으로 멈춘다. 〈그림 3-A-31〉의 경우는 왼쪽이 침상 받침대이다. 이렇게 하면 스토퍼로 얼굴을 손상시키거나 신경 쓰일 일이 적다. 또한 중지하는 부분을 위로 하면 그 방향으로 주입구가 올라가기 때문에, 주입구에서 물이 새어 나와도 쏟아지지 않는다.(6)

• 얼음 교환은 얼음이 녹았을 때 하는데, 반드시 환자의 상태나 감각, 특히 사용 부위의 마비 유무를 관찰한 후 지속할지 여부를 판단해서 실시한다.(7)

---

40) 가정용으로 현재 몇 종류가 시판되고 있다.

41) 흡입 시 구강 내에 고인 타액이나 증기에 의한 액체를 배출하기 위해 사용한다.

42) 옆으로 누운 자세에서 증기를 흡입할 때 환자의 잠옷이나 침구에 증기가 번져 젖는 것을 막기 위해 사용한다.

• 기타[43]

■ 유의사항(포인트 참조)

(1) 증기 흡입기를 설정하여 증기의 반응을 테스트한다.

(2) 증기의 온도는 실내 환경에 따라 달라지므로 이를 알고 실시한다.

(3) 증기는 구강 외로 방출이 많이 되기 때문에 입 이외에는 나일론 천으로 덮는다.

(4) 증기 흡입기는 환자의 것으로, 미세한 균질의 증기가 나오는 것을 확인한 후 시행한다.

(5) 환자의 체위는 기도에 분무된 입자가 들어가기 쉬운 안락한 자세로 한다.

(6) 흡입 시에는 가능한 한 깊이 들이마시게 한다.

■ 실시방법

(1) 증기 흡입기에 물을 넣고 전원을 넣어 끓인 후 증기의 압력과 출력이 강한지, 입자의 크기가 미세하
고 균일화되어 있는지 확인한다.

(2) 환자에게 사용물품을 전하고 설명한다.

(3) 증기가 바람에 날리지 않도록 창문을 닫고 필요에 따라 스크린을 친다.

(4) 환자에게 흡입방법을 설명하고 앉아서 또는 반좌위로 앞의 오버 침대 테이블을 놓는다(p417 포인
트 참조).

(5) 증기 흡입기를 침상 받침대 또는 오버 침대 테이블 위에 놓고, 증기 배출구를 사람이 없는 방향으로
한 다음 전원을 넣는다.

(6) 증기를 쐬는 부분(얼굴·잠옷)을 나일론 천으로 덮는다.

<table>
<tr><td>

포인트 • 세트의 방법이 적절하지 않으면 증기가 새어 화상을 일으키기 때문에 위험하다. 또한 증기가 나오기까지 시간이 걸린다. 수증기 입자의 크기는 증기의 압력에 따라 결정되고, 압력이 셀수록 미세해지므로 테스트 후에 사용한다.(1)
• 증기의 온도는 구강온도 또는 그보다 약간 높은 38±1℃ 일 때 가장 쾌적하다. 실내 온도가 21℃인 경우 증기 흡입기의 출구에서 입술까지의 거리를 25cm로 하고, 실내 온도가 낮으면 거리를 그보다 짧게, 높으면 거리를 멀게 한다. 또한 기류가 있으면 증기의 온도가 낮아져 확산하므로, 실내 온도와 기류에 주의하고 증기의 상태를 관찰하면서 실시한다.(2)

</td><td>

• 증기의 비산에 의해 잠옷이나 침구를 적시는 일이 없도록 증기의 비산 범위를 알아둔다. 또한 나일론 천은 환자의 입과 코를 완전히 덮도록 하지만 호흡곤란에 주의한다.(3).
• 증기의 압력과 출력이 약하면 큰 입자의 증기가 되므로 피부나 점막에 화상을 입힐 위험이 있다.(4)
• 체위는 앉아서 또는 반좌위 정도가 적절하지만, 어쩔 수 없는 경우에는 누워서 또는 옆으로 누운 자세를 하고 기도를 압박하지 않도록 턱을 조금 올린 상태에서 힘을 주지 않도록 지도한다.(5)

</td></tr>
</table>

---

43) 증기 흡입 종료 후 얼굴에 바르는 크림이나 유액, 입술에 바르는 립크림 등

(7) 환자의 입가에 양치질용 농반을 댄다.

(8) 미세하고 균일한 증기가 나오기 시작하면 간호사는 손을 증기 배출구에서 20~25cm(증기 흡입 종류
　　에 따라 거리는 조금씩 다름) 떨어진 곳에서 막고 입자의 크기와 온도를 확인한다(포인트 참조).

(9) 증기 흡입을 시작한다.

(10) 증기 흡입이 끝나면 나일론 천을 걷고, 얼굴 수건으로 얼굴을 닦는다(포인트 참조).

(11) 환자의 체위를 원래대로 하고 잠옷이나 침구를 정돈한 뒤, 창문을 열어 환기시킨다(포인트 참조).

(12) 사용한 물품의 뒤처리를 한다.

　　① 전열부에 남은 열이 없어지면 증기 흡입기에 남아 있는 물을 버린다.

　　② 필요한 사항을 기록한다.

[첨부] 얼음주머니

■ 목적

(1) 얼음베개와 같다.

(2) 의사의 치료에 도움을 주는 체온 하강을 위해 피부에 가까운 굵은 동맥 부위(서혜부·겨드랑이 부분
　　등)에 얼음주머니를 사용하거나 신체의 일부에 차가운 자극을 준다.

■ 사용물품

• 얼음주머니[44]

• 얼음주머니 커버

• 얼음주머니 고정하는 줄[45]

• 엄지손가락 첫째 마디 크기의 얼음

<table>
<tr><td>포인트 •앉거나 반좌위를 취할 수 없는 환자의 경우 옆으로 누운 자세를 하고 뒤를 베개 등으로 받쳐 안락한 체위가 유지되도록 한다.(4)
　•증기 배출구와 환자의 구강이 일직선이 되도록 증기 흡입기의 높이와 거리를 맞춘다. 환자에게는 들숨에 증기를 들이마시도록 호흡을 지도하고 흡입 상황을 관찰한다.(8)</td><td>•얼굴에는 크림이나 유액을 바르고 입술에 립크림을 발라 피부와 입술을 보호한다.(10)
　•장시간에 걸쳐서 일정 정도 이상의 온도를 유지하려는 경우에는 1회용 손난로를 덮은 천 위에 놓는 등 연구를 한다. 습포의 온도 유지시간은 15분 정도로 되어 있다.(11)</td></tr>
</table>

44) 가정에서 할 때 얼음주머니가 없는 경우는 얇은 비닐봉투를 이중으로 사용한다.
45) 침대에 달린 것 또는 얼음주머니 전용 줄이 있다.

- 얼음채

- 깔때기

- 목장갑(필요 시)

■ 유의사항

앞에서 설명한 '3. 얼음베개'의 (1)~(5)와 같다.

■ 실시방법

(1) 작은 조각 얼음을 빼고는 물을 넣어 모서리를 없앤다.

(2) 얼음주머니에 얼음을 약 $\frac{2}{3}$ 가량 넣고 엄지와 검지로 윗부분을 잡은 뒤 입구를 아래로 향해서 얼음 이 나오지 않도록 주의하면서 공기와 물을 빼낸다. 그런 다음 입구 부분을 비틀듯이 하여 공기가 들어가는 것을 막는다.

(3) 전용의 고정 고무끈으로 얼음주머니의 주둥이를 비튼 부분의 중앙까지 내려가, 그 부분에서 얼음 주머니의 주둥이를 겹치게 접어서 고정 고무를 끼운다. 끈으로 묶는 경우에는 꽃다발을 만들 때처럼 꼬아 묶는다. 고무줄을 활용해도 된다.

(4) 마른 수건으로 닦고 입구를 아래로 기울여 누수가 없는 것을 확인하고 커버를 씌운다(포인트 참조).

(5) 환자한테 가지고 가서 설명한다.

(6) 얼음주머니를 댄다(포인트 참조).

(7) 사용 상태를 관찰한다. 얼음의 교환은 '3. 얼음베개' 항목과 같이 한다(포인트 참조).

포인트 •피부에 직접 대는 부분의 온도는 15℃ 정도가 마비를 일으키지 않고 적당하지만, 개인차가 있기 때문에 거즈의 매수로 온도 조절을 한다.(4)
•머리에 사용하려면 얼음주머니 줄을 사용하여 무게를 환자의 머리가 모두 감당하지 않게 하고, 피부에 밀착하도록 조절한다.(6)
•얼음이 녹으면 얼음 교환을 실시하며 반드시 환자의 상태나 감각, 특히 사용 부위의 마비 유무를 관찰한 후 지속할지 여부를 판단한다.(7)

2장 약물요법

1 약물 치료에 관한 간호의 의의

환자에게 적합한 약물 치료

인간은 고대부터 건강에 커다란 관심을 가졌으며 질병을 치료하고 건강을 회복하기 위해 식물·동물·광물 등을 이용하여 경험적인 치료를 해왔다. 이것이 약물을 이용한 치료의 시작으로서 시대의 흐름에 따라 발달하여 오늘에 이르고 있다. 약물 치료는 전체 치료에서 큰 비중을 차지하며 질병의 예방, 건강의 유지와 증진을 위해서 이용되므로 이것 또한 넓은 의미의 치료라고 할 수 있다.

약물의 결정과 적용방법에 대한 지침을 만드는 것은 의사의 역할이지만, 약물 치료를 환자에게 가장 적합하게 할 수 있도록 환자의 요양생활에 관한 정보를 의사에게 제공하는 것은 간호사의 역할이다.

약물 치료와 팀 의료

약물의 효과와 부작용 등을 예측하면서 약물 치료 중인 환자를 관찰하고 증상의 악화를 예방하거나 부작용 증상에 대처하는 것은 환자의 안전과 안락을 도모하기 위해 아주 중요한 간호 행위이다. 그러나 약물의 효과와 부작용은 신체의 움직임이나 운동, 검사 등에 따른 식사의 중지나 시간·양의 변경에 영향을 받는다. 또한 새로운 약물과 치료에 관한 실험에 대해서는 예측하기 어렵고, 예측이 불가능한 것도 있다.

따라서 환자의 체질, 과거의 상태, 현재의 증상 등을 정확하게 파악하고, 예측할 수 있는 질병의 상태에 대해서는 상세히 관찰하며, 예방할 수 있는 것은 환자에게 설명해주어야 한다. 또한 약물이 요양생활에 미치는 영향을 의사에게 보고하고, 약사나 관련 부서와 연계하여 사용하는 약물의 약리작용에 대한 충분한 지식을 갖춘다. 더불어 예상치 못한 사태가 발생한 경우에도 당황하지 않고 대처할 수 있는 능력을 몸에 익히는 등 약물 치료를 받는 환자를 팀 의료의 관점에서 지원해나가는 것이 매우 중요하기 때문

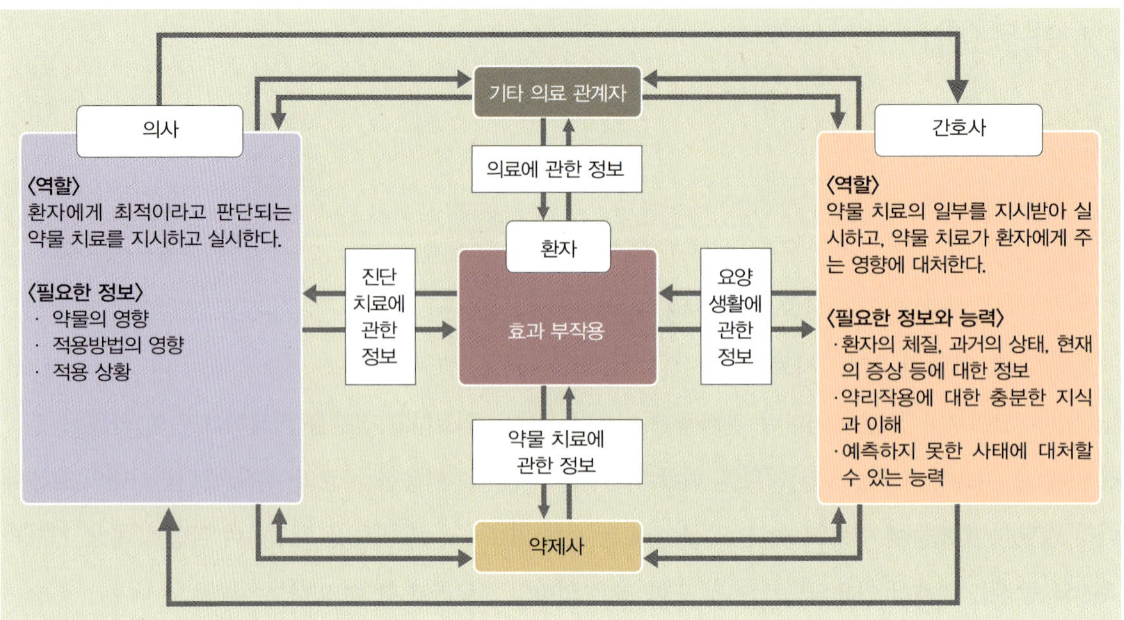

그림 3-B-1 약물 치료와 팀 의료

이다(그림 3-B-1).

약물 치료와 간호사의 업무

약물 치료에 관해 간호사가 책임지고 하는 행위는 의사의 처방전에 따라 약국에서 조제한 약물의 관리, 의사가 실시하는 약물 치료 준비와 보조 의사의 지시를 받아 실시하는[46] 약물 적용에 대한 지원을 들 수 있다.

치료로서 약물 치료에 관한 행위를 간호사가 어디까지 해야 하는가에 대한 자세한 내용은 현행법과 판례에 따라 논의되고 있지만, 뚜렷하지 않은 부분도 많고 앞으로도 검토해야 할 과제이다. 간호사는 대상자에게 필요한 약물 치료가 정확하게 시행되도록 준비·실시·사후 관찰 등을 하여 사고를 방지하기 위한

스텝 업 간호사 등에 의한 정맥주사의 실시에 대해서는 2002년에 후생노동성의정국장 알림(2002년 9월 30일자 의정발 제0930002호)에서 '의사 또는 치과 의료진의 지시 아래에 보건사, 조산사, 간호사 및 간호조무사가 하는 정맥주사는 보건사조산사간호사법 제5조에 규정하는 진료 보조 행위의 범주로 취급한다'고 제시하였다. 이에 따라 2003년 일본 간호협회는 '정맥주사의 실시에 관한 지침'을 내놓고 안전하게 정맥주사를 실시하기 위한 관리 및 교육에 대해 언급하였다.

---

46) 약물 치료에 한하지 않고 진료에 관한 모든 업무를 '지시받기' 위해서는 환자의 상태를 파악한 후 지시의 목적이나 내용을 이해하고, 그 행위를 제대로 실시할 수 있으며, 예상치 못한 사태에 대처할 수 있는 모든 능력을 갖고 있는 것이 전제가 된다. 따라서 지시를 받은 뒤의 책임은 당연히 지시받은 쪽에 있다는 것을 이해해야 한다.

세심한 주의를 기울여야 한다. 또한 적극적인 지식과 기술의 습득은 약물 치료에 따른 환자의 고통을 최소화하고 안락한 상태에서 치료받을 수 있도록 지원하기 위해서도 중요하다. 환자와의 신뢰관계는 안전하고 안락한 약물 치료를 위한 지원에서 빠뜨릴 수 없는 요소이다.

2 약물 치료에 관한 기초지식

A : 약물 관리와 법률

의료기관의 약물 보존과 관리는 약사가 하도록 되어 있다. 또한 약사가 입원 환자에게 약물의 적용방법에 대해 지도하고, 주사약을 준비(약의 혼합·용해 등)하는 병원도 있다. 그러나 대다수 병원에서는 입원 중인 환자에 대해 간호사가 적용하기 전의 약물을 확인·정리·보관하고, 필요에 따라 적용하도록 하고 있다. 따라서 간호사는 약물의 적정한 관리에 관한 법률과 규정을 알고 약사와 협력하면서 약물을 안전하게 적용하도록 지원해야 한다.

약사법은 의약품, 의약부외품, 화장품과 의료기기의 규제, 의약품과 의료기기의 연구 개발 촉진을 위해 필요한 조치를 정하고 있다. 이 법률에서 말하는 '의약품'은 일본의 약국방침에 수집되어 있는 것과 수집되지는 않았지만 질병의 진단, 치료 또는 예방에 사용되고, 신체의 구조 또는 기능에 영향을 미칠 수 있는 것을 목적으로 하는 것이다.

일본의 약국방침은 약사법 제41조 규정에 따라 의약품의 성상과 품질의 적정성을 도모하기 위해, 후생노동대신이 약사·식품위생 심의위원회의 의견을 들어 결정하고 공시하는 것이다.

치료상 마약이나 향정신성 약이 사용되기도 하는데, 이것이 약물 치료 이외의 현장에서 남용되는 일이 없도록 '마약 및 향정신약 단속법'에 규정되어 있는 사항을 지켜야 한다(표 3-B-1).

1. 약물의 일반적인 보관

일반 의약품의 보관에 주의해야 할 것은 약물의 안정성을 해치지 않는 것이며, 구체적으로는 온도·습도·빛의 영향을 피하고, 미생물 등에 의한 오염을 일으키지 않도록 한다. 그러기 위해서는 각 의약품마다

스텝 업 1 일본약국방침에서는 의약품의 저장온도를 구체적인 수치로 기재하는 것을 원칙으로 하고 있지만 표준온도는 20℃, 상온은 15~25℃ 실온은 1~30℃ 미온은 30~40℃로서 이렇게 기재한 것을 이용할 수 있다고 정하고 있다. 또한 냉소는 따로 규정이 없는 한 1~15℃의 장소로 정하고 있다.

스텝 업 2 일본 약국방침에 정해져 있는 제제의 종류 중 주사제, 점안제, 안연고제는 무균제제이다. 이러한 제제는 무균 상태를 유지하기 위한 보관과 취급방법이 요구된다.

정해져 있는 저장방법을 지키는 동시에 건조하고 청결한 손으로 취급하며, 유효기간이 지난 약은 즉시 약국에 반납하고 처분할 수 있도록 한다.

법령명 조항	조문(발췌)
약사법 제1조 목적	이 법률은 의약품, 의약부외품, 화장품 및 의료기기의 품질, 유효성 및 안정성 확보를 위해 필요한 규제를 실시하고, 지정 약물*의 규정에 관한 조치를 강구하는 것 이외에도 의료상 특히 그 필요성이 높은 의약품 및 의료기기 연구 개발의 촉진을 위해 필요한 조치를 강구함으로써 보건위생의 향상을 도모하는 것을 목적으로 한다.
마약 및 향정신성 의약품 관리법 제1조 목적	이 법률은 마약 및 향정신성 약의 수입, 수출, 제조, 제제, 양도 등에 관하여 필요한 단속을 실시하고, 마약 중독자에게 필요한 의료를 실시하는 등의 조치를 강구하는 등으로 마약 및 향정신성 의약품의 남용에 의한 보건위생상의 위해를 방지하고 공공의 복지 증진을 도모하는 것을 목적으로 한다.
약사법 제41조 일본약국방침	후생노동대신은 의약품의 성상 및 품질의 적정을 위해 약사, 식품위생심의회의 의견을 듣고 일본 약국방침을 정해 이것을 공시한다.

표 3-B-1 약물의 관리·사용에 관한 규정

* 지정 약물은 중추신경계의 흥분이나 억제 또는 환각 작용을 할 개연성이 높고, 동시에 사람의 신체에 사용된 경우에 보건위생상의 위해가 발생할 우려가 있는 것(대마단속법에서 규정하는 대마, 각성제단속법에서 규정하는 각성제, 마약 및 향정신약 단속법에 규정하는 마약 및 향정신성 의약품, 아편법에서 규정하는 아편, 양귀비 제외)으로서 후생노동대신이 약사·식품위생심의회의 의견을 들어 지정한 것을 말한다.

조항	조문(발췌)
제44조 표시	독약은 그 용기에 직접 또는 피포의 검은 종이에 하얀 테두리와 흰 글씨로 품명과 '독'이라는 글자가 기재되어 있어야 한다. 극약은 용기에 직접 또는 피포에 흰색 바탕에 빨간 테두리와 빨간 글씨로 품명과 '극'이라는 글자가 기재되어 있어야 한다.
제48조 저장 진열	독약 또는 극약은 판매나 수여의 목적으로 저장, 진열하면 안 되고 업무상 독약 또는 극약을 취급하는 자는 이를 다른 물건과 구별하여 저장하고 진열해야 한다. 전항의 경우에 독약을 저장하거나 진열하는 장소에는 잠금 장치를 해야 한다.

표 3-B-2 약사법에 규정된 독약과 극약의 취급

조항	조문(발췌)
제34조 마약의 보관	마약 취급자는 소유 또는 관리하는 마약을 해당 마약 사무소 내에 보관하여야 한다. 전항의 보관은 마약이 아닌 의약품(각성제를 제외)과 구분하고 잠금 장치를 한 견고한 시설 내에 저장해야 한다.
제48조 마약 관리자 신고	마약 관리자는 매년 11월 30일까지 다음에 기재한 사항을 도도부현지사에 신고해야 한다. 　1. 전년도 10월 1일에 해당 마약 진료 시설의 개설자가 소유한 마약의 품명 및 수량 　2. 전년도 10월 1일부터 그해 9월 30일 사이에 해당 마약 진료 시설의 개설자가 양도받은 마약 및 같은 기간 내에 해당하는 마약 진료 시설에서 사용하거나 또는 사용에 대해 교부한 마약의 품명 및 수량 　3. 그해 9월 30일에 해당 마약 진료 시설의 개설자가 소유한 마약의 품명 및 수량
제50조의 21 향정신성 의약품의 보관	향정신성 의약품의 취급자는 향정신 약물의 남용을 방지하기 위해 후생 노동성령에서 정하는 바에 따라 소유하는 향정신성 의약품을 보관 또는 폐기하거나 기타 필요한 조치를 강구하여야 한다.

표 3-B-3 마약 및 향정신약 단속법에 규정된 마약 및 향정신성 의약품의 취급

2. 독약·극약물의 관리

독약은 독성이 강한 것이고, 극약은 극성이 강한 것으로 각각 후생노동대신이 약사·식품위생심의위원회의 의견을 들어 지정하는 의약품이다. 독약과 극약의 표시 와 저장·진열에 대해서는 약사법에 따라 〈표 3-B-2〉와 같이 규정되어 있다.

3. 마약 및 향정신 약물의 관리

마약 취급자와 향정신성 약물을 취급하는 자는 마약 및 향정신 약물의 남용을 방지하기 위해 보관 등에 대해서, 마약 및 향정신약물의 단속법에 따라 〈표 3-B-3〉과 같이 규정되어 있다.

B : 약물의 적용방법과 특징

약물은 다양한 부위에 적용되고 흡수되어 혈액으로 들어가고, 목적으로 하는 기관에 분포한 후 간에

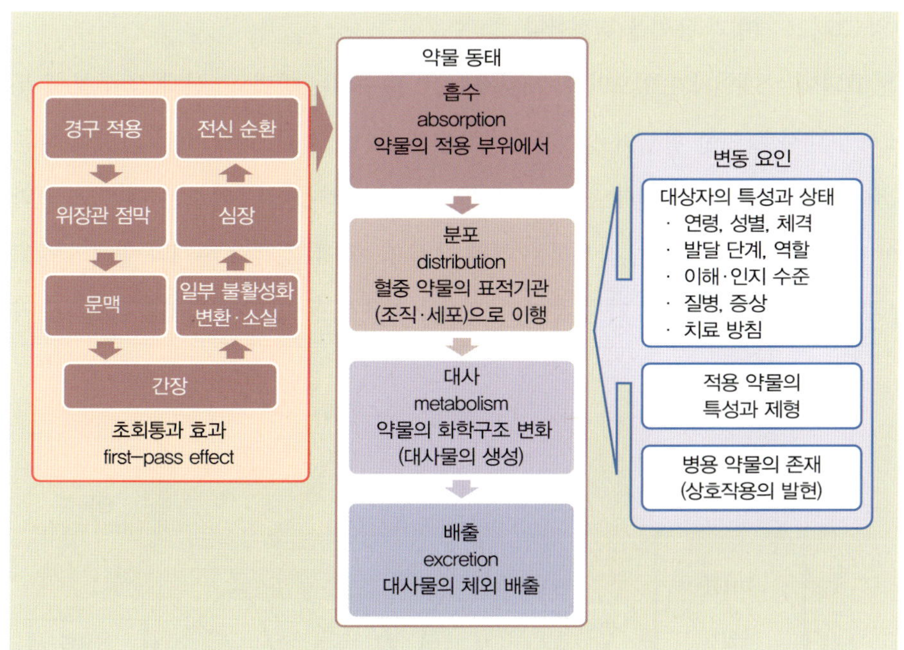

그림 3-B-2 약물의 적용과 약리작용

스텝 업 1 마약 취급자는 마약 수입업자, 마약 수출업자, 마약 생산업자, 마약 제제업자, 마약 가정 제조업자, 마약 원도매업자, 마약 도매업자, 마약 소매업자, 마약 중독자, 마약 관리자, 마약 연구자를 말한다.
스텝 업 2 향정신성 의약품 취급자는 향정신성 의약품 수입업자, 향정신성 의약품 수출업자, 향정신성 의약품 제조·제제업자, 향정신성 의약품 사용업자, 향정신성 의약품 도매업자, 향정신성 의약품 소매업자, 병원 등의 개설자와 향정신성 의약품 시험 연구 시설 책임자를 말한다.

서 대사가 일어나 주로 신장으로 배설된다. 약물을 정맥 내에 직접 적용하는 정맥 내 주사는 적절한 약물 혈중농도를 확실하게 유지할 수 있지만 환자에 대한 영향이 크고, 적용하는 쪽에 있어서도 매우 엄밀한 안전관리가 요구되는 방법이다. 따라서 경구 적용에 의해 위장관 점막에서 약물을 흡수하는 '내복약'이라는 방법을 이용하는 경우가 많다.

그러나 내복에 의한 적용은 체액에 흡수된 약물이 문맥을 통해 간으로 들어가, 일부 불활성화 또는 변환·소실된 후 심장을 거쳐 전신으로 순환한다. 전신 순환으로 이행하기 전의 간의 대사를 '초회통과 효과(first-pass effect)'라고 부르는데 초회통과 효과에 의해 대부분이 대사되는 약물은 내복약으로는 적합하지 않다. 적용 부위의 점막이나 피부에서 직접 흡수되도록 고안된 것으로 초회통과 효과가 없는 주사 이외의 적용방법도 있다(그림 3-B-2).

1. 약리작용과 개인의 요구사항을 고려한 약물의 적용방법에 대한 검토

약물 치료에 이용되는 제제는 기대하는 약리작용과 그것을 이용하는 대상의 상태에 따라, 다양한 요구사항과 함께 종류와 양 그리고 제형과 용법을 결정한다.

약물이 인체에 미치는 효과에는 개인차가 있으며 이 개인차는 ① 흡수되는 방법 ② 신체 각 부분에 분포되는 용량 ③ 간장에서의 대사로 인한 활성의 상실분 ④ 소변·담즙·땀·눈물·기타 배설 상황에 따른다. 또한 약물 흡수를 좌우하는 것은 ① 약제에 접하는 면적의 크기 ② 약물이 통과하는 여러 조직 막의 화학적 조성(이온화의 정도에 따름) ③ 약물이 작용하는 부분의 문맥·동맥·정맥의 존재와 혈액의 정도 ④ 약물이 흡수되는 부위와 접촉하는 시간 ⑤ 약물 분자의 크기와 지용성 등 물리적·화학적·성질 ⑥ 약

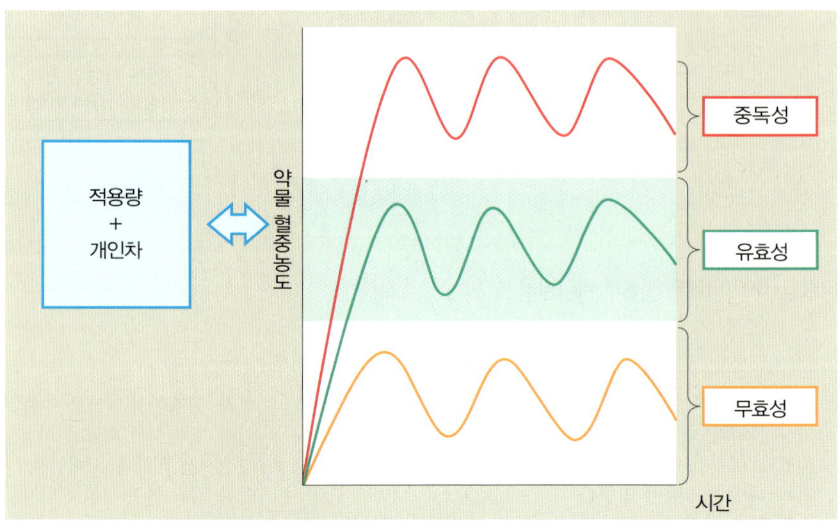

그림 3-B-3 약물의 혈중농도와 약리작용

물의 양 등이다.

2. 약물의 혈중농도와 약리작용

각각의 약물에는 유효성이 발휘되는 데 적합한 혈중농도의 범위(유효영역/ 지적치료 농도 범위)가 있다. 그런데 유효영역의 혈중농도의 범위가 좁은 약물이나 적용량보다는 약물의 흡수, 분포, 대사, 배설에 관계된 개인차가 혈중농도에 크게 영향을 주는 약물은 혈중농도를 측정하면서 적용량을 결정한다.

따라서 약리작용과 부작용에 관한 부정확하거나 잘못된 정보에 의해 지시된 적용량이 임의로 많거나 적어진 경우에는 약물 혈중농도가 상승하여 중독 증상이 나타나고, 반대로 약물 혈중농도가 유효영역에 미치지 않아 전혀 약리 효과를 기대할 수 없게 된다(그림 3-B-3).

3. 약물 적용시각과 시간

약물을 적용하는 시각이나 시간은 대상자의 요구사항과 약물의 특성뿐만 아니라, 생활 리듬을 고려하여 결정한다. 그중에서도 식사와의 관계가 중요하며 위장관에 음식이 있는지 여부가 약리효과와 부작용 증상에 영향을 줄 뿐만 아니라, 식사와 관련해 약물 치료가 일상생활의 일부가 되게 하고 확실한 적용으로 이어지게 하기 위해 매우 중요하다.

그러나 식사를 하지 않거나 식사 시간이 불규칙한 사람도 많다. 식사를 기준으로 적용할 경우에는 식습관에 대해서도 확인할 필요가 있다. 또한 적용기간이 장기간이거나 평생 계속되는 경우에는 약물 치료

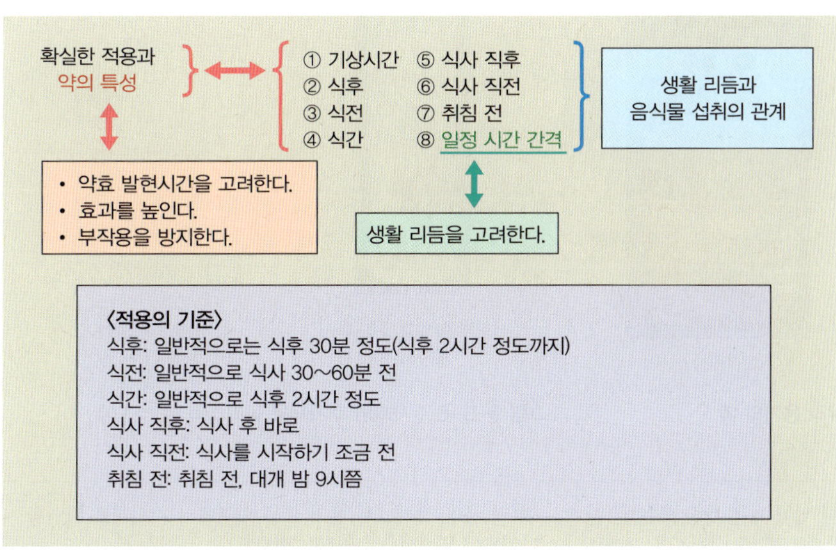

그림 3-B-4 약물 적용시각과 시간의 개념

가 적정하게 계속되도록 사회 활동을 포함한 생활 리듬을 고려해야 한다(그림 3-B-4).

C : 약물의 적용방법

약물의 적용방법은 약리작용과 대상의 요구사항을 고려하여 결정된다. 여기에서는 약물의 주요 적용 방법을 일본 의약품 약국방침으로 분류한 제제와 함께 설명한다.

1. 주사

주사기를 이용하여 피부에 또는 체내에 직접 약물을 적용하는 방법으로 약물의 용액, 현탁액, 유탁액 또는 사용할 때 특정 액제로 용해하거나 현탁액으로 이용하는 무균의 제제(주사제)를 사용한다.

주사제는 무균성을 유지하기 위해 주사제용의 유리 용기 또는 플라스틱 용기에 담겨 있다(포인트 참조). 유리 용기에는 입 부분을 녹여 붙여 밀봉한 앰풀(ampoule)과 고무마개 등 마개를 이용하여 밀봉한 것이 있다(그림 3-B-5). 앰풀은 유리관의 일부가 가늘게 되어 있는데 가는 부분(이하 '목')을 따서 사용한다. 플라스틱 용기는 단단한 정도와 모양에 따라 여러 가지가 있으며, 재료는 용도에 따라 폴리에틸렌, 폴리프로필렌, 폴리염화비닐이 사용된다(그림 3-B-6).

주사는 약물의 적용 부위에 따라 피내 주사, 피하 주사, 근육 내 주사, 정맥 내 주사 등으로 부른다(그림 3-B-7).

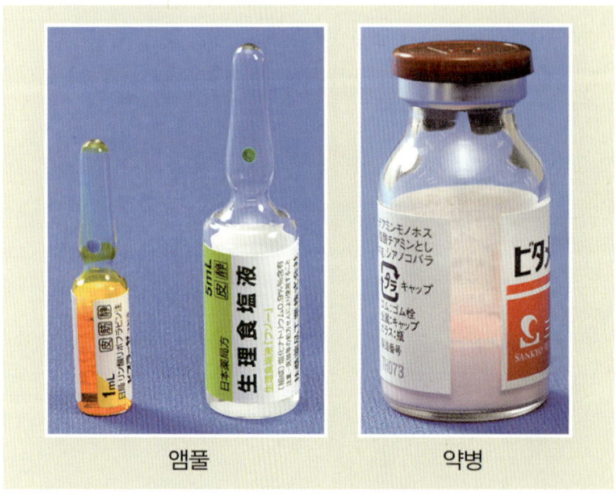

그림 3-B-5 주사제와 주사제용 유리 용기의 예

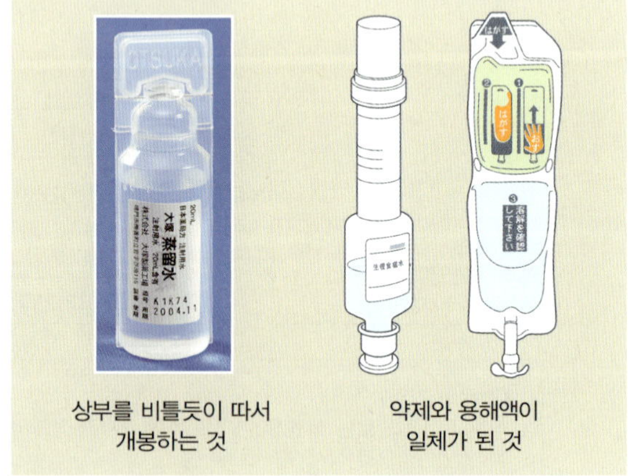

그림 3-B-6 주사제와 주사제용 플라스틱 용기의 예

포인트 • 약병(vial)은 유리병이나 입이 넓은 병을 쓰는데, 마개를 이용하여 밀봉한 유리제의 주사제 중 수액용을 그대로 사용하지 않는 것을 일반적으로 '약병'이라 부른다.

• 유리 용기, 플라스틱 용기 모두 외부에서 주사제를 확인할 수 있도록 투명성을 유지해야 한다.

(1) 피내 주사: 피부 진피에 약액을 주입하는 방법으로, 소량(0.1㎖ 정도까지)을 주입할 수 있다.

(2) 피하 주사: 약액을 피하 결합조직 내에 주입하는 방법으로, 다량의 약액을 주입할 수 있다.

(3) 근육 내 주사: 근육 내에 약액을 주입하는 방법으로, 근육 조직 내에서 많은 모세혈관에 의해 약물이 빠르게 혈액으로 들어간다. 근육 섬유 사이의 간격이 좁기 때문에 피하 주사처럼 다량의 약액을 주입할 수는 없다(포인트 참조).

(4) 정맥 내 주사: 약액을 정맥 내에 직접 주입하는 방법으로 효과가 빠르다. 소량씩 지속적으로 적용시켜야 하는 약물, 전해질, 영양소 등을 주입하는 경우에는 점적 정맥 내 주사를 이용하고, 약물을 정확한 양과 속도로 주입해야 할 경우에는 주입용의 ME 기기를 이용한다(포인트 참조).

■ 특징

피내·피하·근육 내에 주입된 약물은 모세혈관과 림프관을 거치거나 정맥 내에 주입된 약물이 직접 전신에 순환하여 작용한다. 전신에 작용하는 최대속도는 일반적으로 정맥 내 주사, 근육 내 주사, 피하 주사 그리고 피내 주사 순서이다(그림 3-B-8).

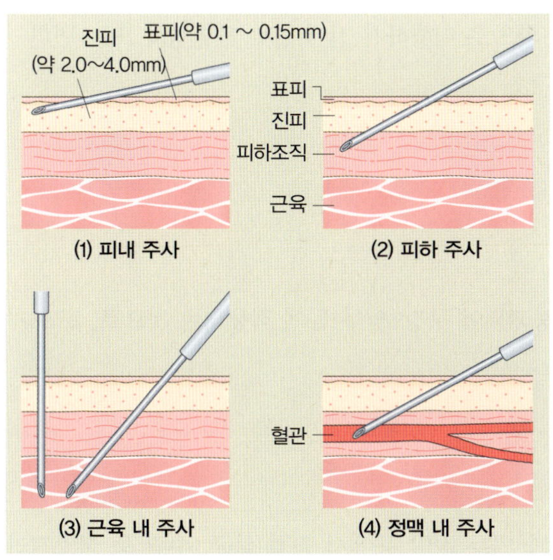

그림 3-B-7 약물의 적용 부위에 따른 주요 주사의 종류

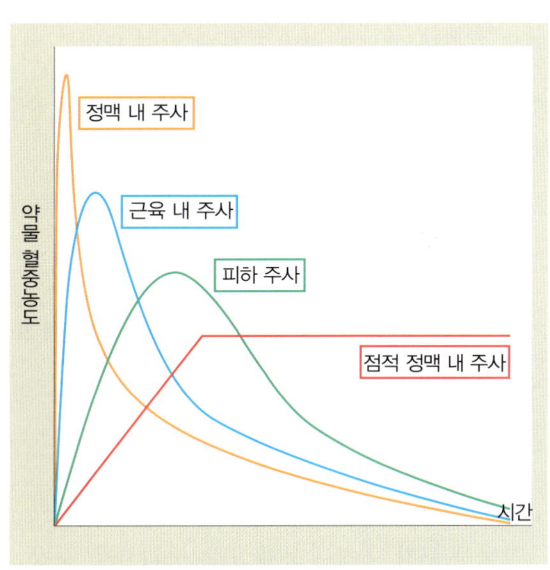

그림 3-B-8 주사 종류별 약물 혈중농도의 시간 변화

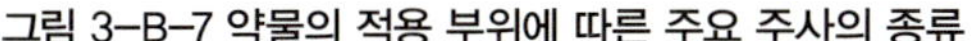

포인트 •근육 내 주사에 사용되는 약액이 수용성인 경우 효과는 빠르지만, 지속 가능성이 없기 때문에 지속성을 원하는 경우에는 유성 용액 또는 현탁액을 사용한다.(3)
 •정맥 내 주사를 사용하는 경우 약물의 혈중농도는 10~30분 경과 시 최고이며, 시간의 경과와 함께 서서히 낮아진다.(4)

•점적 정맥 내 주사에 사용되는 ME 기기는 일반적으로 '주입 펌프'라고 하고 조절 부분이 주입 세트에 달린 타입과 다르거나 미량의 조절이 필요한 경우에는 주사기를 사용하여 주입량을 조절하는 '주사기 펌프'를 사용한다.(4)

2. 경구 적용

약물을 입으로 먹는 것, 즉 복용하여 소화관을 통해 흡수하는 방법이다. 경구 제제는 유효 성분의 방출성을 특별히 조절하지 않은 '즉방성 제제'와 방출성을 조절한 '방출조정 제제'가 있다. 또한 방출조정 제제는 유효 성분을 위장 대신 소장 안에서 방출하도록 설계한 '장용성 제제'와 제제에서 유효 성분의 방출 속도와 시간, 부위 등을 조절한 '서방성 제제' 등이 포함된다.

캡슐제, 정제, 가루제, 과립제, 환제 등은 복용하기 쉽게 하거나 유효 성분의 분해를 방지하는 등의 목적으로 당류나 고분자 물질 등으로 적절하게 코팅되어 있다.

시럽제, 진액제, 에릭실제, 리모나데제 및 기타 액제는 약제의 빠른 효과를 기대하며 가루약과 알약을 먹기 어려워하는 유아 등에 이용되지만, 일반적으로 화학적 배합의 변화를 일으키기 쉽고 부패하기 쉬운 단점이 있다.

■특징

복용한 약물은 소화관 점막을 통해 흡수되지만, 달리 섭취한 음식이나 약물의 존재(상호작용)와 위장 내의 pH, 소화관의 움직임 등 소화관 자체의 기능에 따라 흡수되는 비율이 영향을 받는다. 또한 체액 중에 흡수된 약물은 문맥을 통해 간에 들어가 전신 순환으로 이행하기 전에 일부 불활성화 또는 변환·소실된 후(초회통과 효과) 심장을 거쳐 전신으로 순환한다.

3. 구강 내 적용

a : 국소 적용

국소 작용을 목적으로 구강 내에서 점차 용해 또는 붕괴되어 구강·인두 등에 적용되는 것으로, 트로치제(드롭스 모양의 정제)가 여기에 해당한다.

■특징

약물을 구강 내에서 용해 또는 붕괴시켜, 구강 점막과 인두 점막 등에서 직접 살균, 수렴 등 국소적인 작용을 하는 것을 목적으로 한다.

b : 전신 적용

혀 밑 또는 뺨의 내부에 약물을 적용하여 구강 점막에서 흡수시키는 것으로, 혀 밑에 넣는 설하정(혀 아래에 머금고 침으로 녹여 점막으로 혈액 속으로 흡수시키는 정제)과 분무제가 있고, 어금니의 잇몸과 뺨 사이에 넣는 구강정(혀 밑 또는 어금니 바깥쪽에 넣어 구강 점막에서 서서히 녹아 흡수되도록 만든 알약)이 있다. 정제의 경우는 타액에 용해되기 때문에 어느 제제든 물에 녹기 쉽고 점막에서 흡수되기 쉬운 유형으로 되어 있다.

■특징

구강 점막의 표면에서 흡수된 약물은 점막하 정맥에 의해 혈액 안으로 들어가기 때문에 간에서 대사되지 않고 전신으로 순환한다. 게다가 구강 내 약물 농도의 상승은 구강 내피에서 흡수를 촉진하기 위해 빠른 효과를 기대하고 사용하는 경우가 많다.

4. 흡입

과립 모양의 약물 또는 약물의 용액이나 현탁액을 가스나 분무 등으로 구강과 비강에서 들숨과 함께 들이마셔 기관지 점막에 흡수시키는 것이다. 기체 또는 휘발성 약물은 폐에서 흡수되어 전신에 작용하는 것을 목적으로 사용한다(포인트 참조).

■특징

흡입된 약물은 입자의 크기에 따라 기도로 침입되는 깊이가 결정된다. 기관지 점막의 적용을 목적으로 한 약물은 기관지 상피에 침착하고 기관지 평활근과 기관지 점막의 점조도에 영향을 준다. 일부는 점막에서 흡수되지만, 국소 작용을 목적으로 하는 경우는 소화관에서 흡수되기 어려운 약물이나 경구 적용을 했을 때 간에서 대부분 대사되는 약물을 적용한다.

5. 피부 적용

a : 국소 적용

국소 작용을 목적으로, 약물을 기제로 하여 용해 또는 혼합하여 피부에 도포하고 문지르거나 부착해 표면에 적용하는 것이다. 제제로는 약물을 기제로 혼합한 파프제, 천이나 플라스틱 필름 등에 도포 또는

포인트 •약물의 용액이나 현탁액 등을 같은 용기 또는 다른 용기에 충전한 액화 가스 또는 압축 가스의 압력으로 분출시	켜 사용하도록 조제한 것을 '에어졸제'라 한다.
스텝 업 입자의 지름이 100μm 이상이면 구강 인두에, 10~60μm 이면 기관지 상피에 침착하고 2μm 이하의 것은 폐에 도달하	지만 일부는 밖으로 나간다.

봉입한 첨부제, 액상 또는 진흙 모양으로 조제한 도포제, 수성 용액에 혼합하거나 용해시킨 로션제 등 외용제가 여기에 해당한다.

■ 특징

피부 표면에 적용한 약물은 직접 피부를 보호하거나 피부에 작용하기도 한다. 또한 피부를 통해 국소 부위에 유효 성분이 도달하여 작용한다.

b : 전신 적용

전신 작용을 목적으로 피부에 적용한 약물이 일정한 속도로 몇 시간에 걸쳐서 방출되도록 설계한 것으로, 제제로서는 경피흡수형 제제가 여기에 해당한다.

■ 특징

피부 표면에 적용된 약물은 표피와 피하 결합조직을 통과하여 모세혈관을 통해 온몸에 순환하여 작용한다.

6. 직장·질·요도 적용

a : 국소 적용

국소에 작용하는 것을 목적으로 직장·질·요도에 약물을 적용하는 것으로, 직장에는 원추형과 방추형의 좌약제가, 질에는 원형 또는 계란형의 좌약 또는 정제, 요도에는 젤리 모양을 사용한다.

■ 특징

직장에 항염증제와 배변 촉진작용, 질에 소독과 소염, 호르몬 작용 그리고 요도에 마취작용 등의 목적으로 적용한 약물은 체온에 따라 녹거나 연화하고 분비액에 서서히 녹아 국소 점막에 작용한다.

b : 전신 적용

진통·해열 등의 전신 작용을 목적으로, 항문에 약물을 삽입하거나 직장에 적용하는 것으로 제제로는

스텝 업 1 하·중치 정맥에 흡수된 것 이외에는 간 문맥계에도 순환하기 때문에 일부 초회통과 효과가 불가피하다. 따라서 직장 상부로 이동을 억제하는 시도가 이루어지고 있다.

스텝 업 2 일반적으로 주사나 처치에 관해서는 시설마다 지시전, 주사전, 주사처방전 등의 명칭으로 정해진 양식의 서류에 기재하도록 정해져 있다.

좌약제를 사용한다.

■ 특징

삽입된 좌약은 직장 내에서 융해되어 약물은 직장 점막에서 비교적 신속하게 흡수되고, 직장 부위의 정맥총에서 정맥혈류 안으로 들어가 간에서 대사를 하지 않고 전신에 순환하여 작용한다. 또한, 흡수 속도는 기본 제제와 약물의 물리적·화학적·성질에 따라 다르다.

7. 기타 적용

국소에 작용하는 것을 목적으로 결막낭에 적용되는 약물은 무균의 제제를 사용하며 눈 연고제, 점안제가 여기에 해당한다. 또한 같은 모양으로 국소 작용을 목적으로 외이 또는 중이에 액제를 적용한다.

기타 비강 내에 적용하는 약물로는 국소 작용을 목적으로 한 것과 전신 작용을 목적으로 한 것이 있고, 제제로는 에어졸제나 액제가 있다. 전신 작용을 목적으로 한 약물은 비강 내의 점막에서 비교적 신속하게 흡수되어 전신에 순환하여 작용한다.

D : 약물 치료의 안전관리

안전하고 안락한 약물 치료는 환자와 여러 명의 의료 관계자가 좋은 인간관계를 기반으로 원활한 커뮤니케이션을 하여, 각각의 역할에서 정해진 방법으로 연계하여 수행하는 것이 중요하다.

1. 지시·전달의 원칙

약물 치료에 관한 지시와 전달은 ① 반드시 서면(처방전·지시전 등)으로 실시하고, 응급 처치 등 긴급한 경우를 제외하고는 절대로 구두만으로 지시하거나 지시받지 않는다. ② 지시자는 반드시 지시받는 사람에게 지시 내용을 기재한 서면(처방전·지시전)을 주면서 내용을 구두로 설명하고, 지시받는 사람은 반드시

<table>
<tr><td>스텝 업 처방전에 대해서는 의사법시행규칙 제21조/ 치과의사법시행규칙 제20조에 "의사/ 치과의사는 환자에게 교부하는 처방전에 환자의 성명, 연령, 약명, 분량, 용법, 용량, 발행</td><td>연월일, 사용 기간 및 병원 또는 진료소의 명칭, 소재지 또는 의사의 주소를 기재하고 기명 날인 또는 서명하여야 한다"고 규정되어 있다.</td></tr>
</table>

<table>
<tr><td>포인트 • 긴급한 경우 지시·전달에 실수가 있으면 더 심각한 상태를 일으키는 약물이 잘못 사용되는 경우가 많다. 따라서 응급 처치에서도 지시받는 사람은 반드시 지시자의 지시 내</td><td>용을 복창하여 서로 확인하고 그 자리에서 메모하면서 지시받는다.</td></tr>
</table>

환자 이름을 포함하여 그 내용을 소리내어 읽는다(p431 포인트 참조). ③ 양자 간에 실수나 의문사항은 없는지 확인한 후, 지시자와 지시받는 사람이 반드시 서명한다(그림 3-B-9).

이러한 원칙을 지킴으로써 ① 읽을 수 있는 지시인지 ② 지시에 빠뜨린 것은 없는지 ③ 지시에 틀림이 없는지를 여러 사람이 확인할 수 있으며, 의문점이나 불명확한 점이 있으면 질문하고 환자에게 설명할 수 있는지 여부를 알 수 있다. 서면만으로 지시를 받거나 실시하지 않는 것이 원칙이다.

2. 적용방법에 관한 확인사항

약물 또는 적용방법마다 다음의 사항이 명확하고 오해가 생기지 않도록 기재되어 있는지 확인한다.

(1) 약물의 명칭(원칙적으로 약호는 사용하지 않고 정확한 정식 이름을 사용한다.)

(2) 약물 형태와 1제형에 포함된 약물의 양(mg) 또는 약액의 양(㎖)

(3) 적용시각 또는 적용시간 간격 또는 적용 시 요구사항

(4) 1회 분량이나 시간당 분량(1시간당 적용속도 ㎖/시)

(5) 1일 적용시간 횟수 또는 하루 최대 적용 횟수

(6) 기타 약물을 희석하여 사용하는 경우에는 약물 사용량과 희석용 약액 사용량이 명기되어 있다.

3. 환자에 관한 확인사항

반드시 진료기록에 기재된 정보를 바탕으로 금기·알레르기 등의 유무를 확인한다.

(1) 현재 적용하고 있는 약물(병용 금기의 유무)

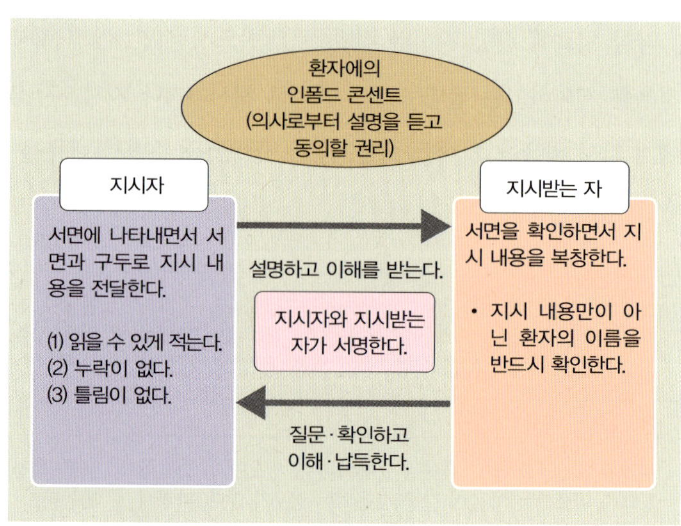

그림 3-B-9 약물 치료의 지시·전달의 원칙

(2) 약물 등에 대한 알레르기 증상의 기왕력

(3) 임신 여부

(4) 기타 기왕력·기왕증

4. 정보에 대한 환자의 동의

약물 치료의 시작 또는 변경에 대해서는 반드시 사전에 의사가 환자와 가족에게 설명하지만 부작용이 큰 약물을 이용하거나 정보가 범람하는 가운데 적용되는 약에 대하여, 환자·가족이 잘못된 정보를 가지고 있는 경우도 있다. 따라서 환자·가족이 설명을 어느 정도 이해하고 납득하고 있는지에 대해 실제로 이야기를 듣고 구체적으로 파악할 필요가 있다.

(1) 의사로부터 미리 설명을 들었다는 것을 확인한다.

(2) 의사에게 받은 설명 내용을 구체적으로 말하도록 요구한다.

(3) 필요에 따라 설명 내용을 보충하고 경우에 따라 다시 의사가 설명하도록 조정한다.

5. 준비의 원칙

잘못된 약을 예방하기 위해 약물을 준비하거나 환자에게 약물을 전달하기 전에 ① 실제 제제를 손에 들고 ② 복수(2명)로 ③ 목소리를 내어 ④ 기재사항을 손가락으로 선을 그으면서 확인(더블 체크)하는 것이 바람직하다. 그리고 약물이 환자에게 적용되기까지 적어도 세 번 처방전(메모), 오더지(order지), 약봉지나 약 명찰 등과 준비한 제제가 동일한지 여부를 확인할 필요가 있다(표 3-B-4).

조합의 타이밍	약봉지를 이용한 제제의 조합	약 명찰을 이용한 약액의 조합	오더지를 이용한 주사제의 조합
제1회	약봉지를 정해진 장소에서 꺼낼 때	용기를 정해진 장소에서 꺼낼 때	주사제의 용기를 개봉할 때
제2회	약봉지에서 제제를 꺼낼 때	용기에서 약액을 꺼낼 때	주사제를 주사기에 넣을 때
제3회	약봉지를 정해진 장소에 돌려놓을 때	용기를 정해진 장소에 돌려놓을 때	주사제의 용기를 용기 통에 놓을 때

표 3-B-4 준비 단계에서 약물 조합의 타이밍

스텝 업1 약봉지는 약이 들어 있는 봉투를, 약 명찰은 물약이나 시럽 등 용기에 부착된 용지를 가리킨다. "약의 용기 또는 표면에 처방전에 기재된 환자의 이름, 용법, 용량, 조제 연월일, 조제한 약사의 이름, 조제한 기관의 명칭과 소재지를 기재한다"고 명시한 약사법에 따라 약봉지나 약 명찰에 이와 같은 사항이 기재되어 있다.

스텝 업2 의료용 의약품에 바코드 표시의 실시요항의 통지(2006년 9월 15일 후생노동성 의약식품국 안전대책 과장 통지) 이후 팔찌와 지시전에 바코드를 포함시키므로 바코드 시스템을 이용한 데이터가 진행되어왔다. 또한 향후 전자 태그를 이용한 데이터 및 정보 추적 시스템의 개발이 검토되고 있다.

6. 환자의 협력

실수를 방지하기 위해 항상 환자가 손목에 이름 등 정보가 기재된 리스트 밴드 등을 착용하게 하는 병원이 많아지고 있다. 약물 치료를 실시할 때는 의료자 쪽에서만 환자의 이름과 적용 약물, 적용방법을 확인하는 것이 아니라 환자의 협조를 얻어 ① 네임밴드 등의 착용과 제시를 요청하고 ② 환자의 이름(풀 네임: 성과 이름을 갖춘 전체 이름)을 말하도록 하며 ③ 환자와 함께 약의 이름을 확인하는 등 환자와 협력하는 것이 중요하다.

7. 전 과정의 공통적인 확인사항

약물 치료에 공통되는 확인사항은 그것들이 올바른지 체크하는 것이기 때문에 각각의 확인사항에 'Right'를 붙여 확인하고 누락이 없도록 5R 또는 6R로 항상 의식하여, 실수를 막으려는 노력을 한다(그림 3-B-10).

E : 주사기의 종류와 구조

약물 치료 중 주사로 약물을 적용하는 경우가 많으며, 약물의 종류와 치료 목적에 따라 여러 종류의 주삿바늘, 주사기, 수액 세트 등의 주사기를 함께 사용한다. 현재 이러한 주사기는 대부분의 경우 한 번

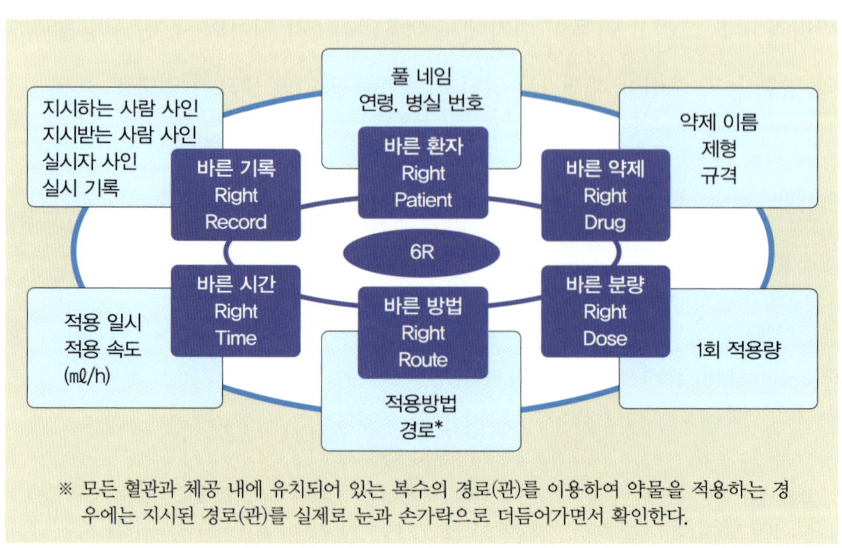

그림 3-B-10 약물 치료의 안전관리 6R

> **스텝 업** 무균성은 멸균검증 기준(1997년 7월 1일 후생성 의약안전국 감시지도 과장 통지)을 준수하는 것으로 보장된다.

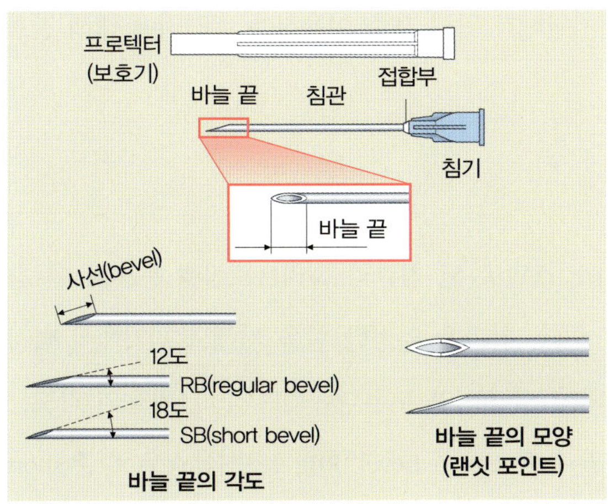

그림 3-B-11 멸균된 주삿바늘의 구조

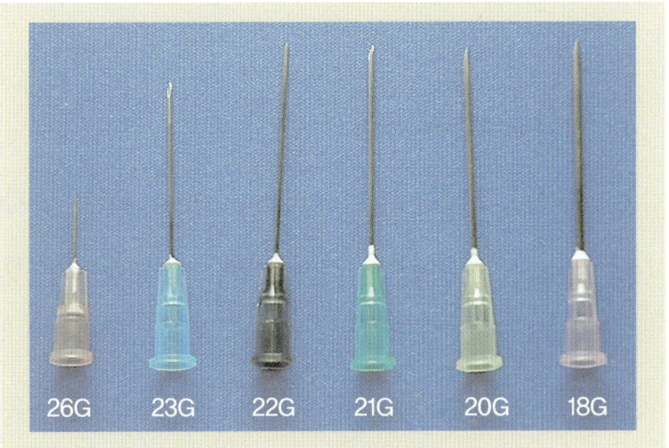

그림 3-B-12 멸균이 끝난 주삿바늘의 주요 유형

침관의 바깥지름*		색상 코드	바늘 끝 모양	바늘의 길이 인치(inch) (대응하는 mm 숫자)
밀리미터 (mm)	게이지 (G)			
1.20	18	pink	R·B, S·B	$1\frac{1}{2}$ (38mm)
1.10	19	cream	R·B, S·B	$1\frac{1}{2}$ (38mm)
0.90	20	yellow	R·B, S·B	$1\frac{1}{2}$ (38mm)
0.80	21	deep green	R·B	$\frac{5}{8}$ (16mm)
			R·B, S·B	$1\frac{1}{2}$ (38mm)
0.70	22	black	R·B	1 (25mm), $1\frac{1}{4}$ (32mm), $1\frac{1}{2}$ (38mm)
			S·B	$1\frac{1}{4}$ (32mm), $1\frac{1}{2}$ (38mm)
0.60	23	deep blue	R·B	1 (25mm), $1\frac{1}{4}$ (32mm)
			S·B	$1\frac{1}{4}$ (32mm)
0.55	24	medium purple	R·B	1 (25mm), $1\frac{1}{4}$ (32mm)
0.50	25	orange	R·B	$\frac{5}{8}$ (16mm), 1 (25mm), $1\frac{1}{2}$ (38mm)
0.45	26	brown	S·B	$\frac{1}{2}$ (13mm)
0.40	27	medium grey	R·B	1 (25mm), $1\frac{1}{2}$ (38mm)
			S·B	$\frac{3}{4}$ (19mm)

그림 3-B-13 ISO 표준 색상 코드에 따른 주요 주삿바늘

* 바깥지름의 허용 오차는 -3%에서 +8%로 되어 있다.

사용하고 버리는 멸균 제품을 사용한다. 약물 치료를 지원하기 위해 자주 이용하는 주사기에 대해 간호사는 그 기본 유형과 구조·규격[47]을 알고 있어야 한다.

1. 멸균된 주삿바늘

멸균된 주삿바늘(sterile injection needle)은 스테인리스 스틸로 된 침관과 폴리프로필렌 등으로 된 침기로 만들며, 침관은 침기에 끼워 보호기로 보호되어 있다. 침관은 일정한 힘을 가해도 침기에서 빠지지 않도록 설계되어 있으며, 바늘 끝은 예리하게 연마되어 '칼날'이라 부른다(포인트 참조). 바늘의 각도는 12도(12번)와 18도(18번) 두 종류가 있는데, 12번을 정규 수준(regular bevel, RB), 18번을 쇼트 수준(short bevel, SB)이라 한다. 일반적으로 피하 또는 근육 내 주사의 경우 바늘 끝이 예리한 정규 수준을, 정맥 내 주사의 경우 혈관의 내경을 고려하여 쇼트 수준이 사용되는 경우가 많다(그림 3-B-11).

주삿바늘은 바늘의 색으로 식별하는데 색을 나타내는 컬러 코드는 국제표준화기구 규격(이하 ISO 규격)의 규정(ISO 6009)으로 통일되어 있다(그림 3-B-12, 13).

2. 멸균된 주사기

멸균된 플라스틱 주사기(sterile injection syringe) 그대로 즉시 사용할 수 있으며, 한 번 사용한 뒤 쓰고 버리는 것을 말한다. 주사기는 외관(barrel)과 내관(plunger)으로 구성되며, 외관의 끝에 주삿바늘 등 다른 기구와 연결하여 사용한다(포인트 참조).

스텝 업 1 침관에는 기준에 적합한 실리콘 오일이 윤활제로 사용되는 경우가 있다. 보호기의 내부 면은 바늘 튜브를 건드리지 않도록 설계되어 있다.

스텝 업 2 침관의 경우 바깥지름이 1.0mm 이하인 것은 어느 정도 힘이 가해져도 도중에 꺾이는 일이 없도록 탄성이 있어야 한다.

스텝 업 3 주삿바늘 컬러 코드의 ISO 규격 통일은 2005년 3월 25일자 후생노동성 고시 제112호에 의해 규정된 주삿바늘, 날개 모양 바늘, 채혈용 바늘, 수액 세트, 수혈 세트, 혈액 투석용 유치침의 컬러 코드는 동일한 것, 말초혈관용 유치침의 컬러 코드는 이들과는 다른 것으로 되어 있다. 또한 기도 확보용 흡입 카테터도 동시에 색상 코드가 통일되었다.

스텝 업 4 유리 주사기는 '실린더'라는 명칭을 사용하기 때문에 플라스틱 주사기에서도 일반적으로 플런저가 아닌 실린더라는 단어로 표시하는 경우도 많다.

스텝 업 5 능숙하게 다루기 위해서 기준에 적합한 실리콘 오일과 지방산 아미드를 사용한다.

포인트 •바늘의 형태는 관통하는 저항을 줄이기 위해 각도를 2단으로 한 칼날(랜싯 포인트) 등이 있다.
•통 끝은 다른 기구와 제대로 접합할 만한 기준을 충족하는 것이어야 하며, 내공은 지름 1.0mm 이상으로 되어 있다.
•입이 옆으로 된 주사기의 통 끝은 주사기의 중심선과 평행하거나 중심 가까이에 약간 경사진 위치에 있다.

---

47) 이 항목에서 사용하는 명칭과 규격은 일본공업규격(Japanese Industrial Standards, JIS)에 따른다.

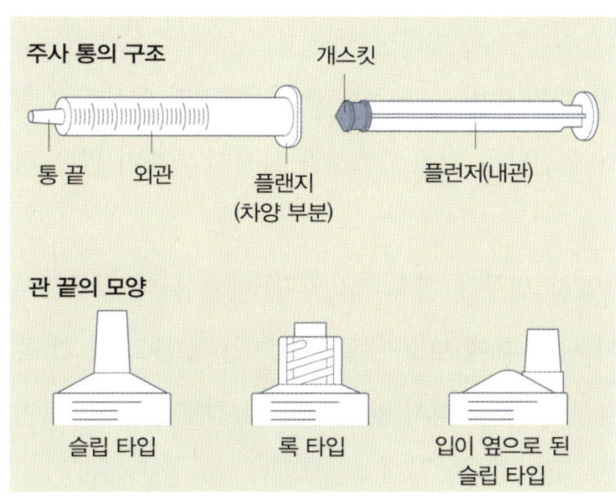

그림 3-B-14 멸균이 끝난 주사기의 구조

용량(㎖)	눈금 숫자의 용량(㎖)
2 미만(일반용)*	0.1, 0.2, 0.3 또는 0.5
2 미만(미량용)	0.1 또는 0.2
5 이상 10 미만	0.5 또는 1
10 이상 20 미만	1 또는 5
20 이상 30 미만	5 또는 10
30 이상 50 미만	5 또는 10
50 이상	10

표 3-B-5 주사기의 용량에 해당하는 눈금 숫자

* 2㎖ 미만(일반용)의 것은 0.1, 0.2, 0.3 또는 0.5의 눈금 숫자 간격을 조화시켜 붙일 수 있다.

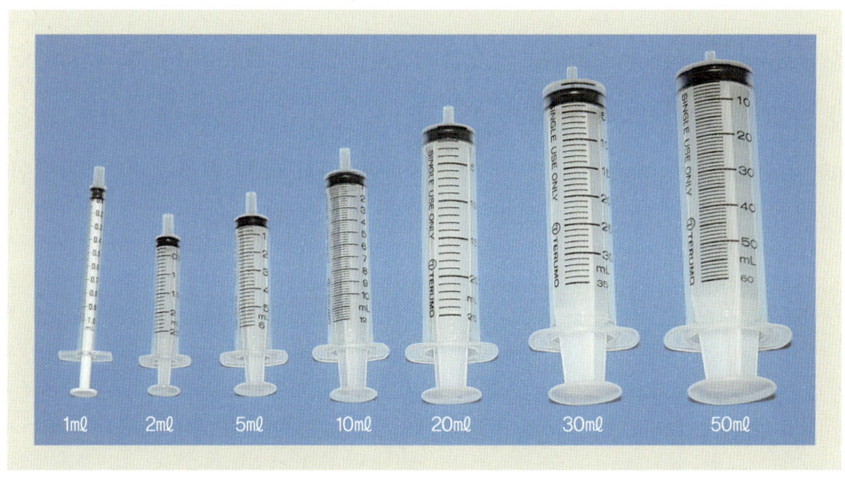

그림 3-B-15 멸균한 주사기의 종류

통 끝의 형태는 보통의 끼워 넣는 형식(슬립 타입)과 밀어 넣는 형식(잠금 유형)이 있고, 슬립 타입은 위치가 주사기의 중심선과 축을 같이하는 것과 한쪽으로 기울어 옆으로 된 것이 있다(그림 3-B-14, 포인트 참조).

눈금은 주사기의 용량에 따라 눈금 숫자가 붙어 있다(표 3-B-5).

내관 끝에는 검은 고무 모양의 것(개스킷, gasket)이 주사기의 기밀성을 높여 누출이나 공기의 혼입을 방지하기 위해 외관의 내부 쪽에 밀착되도록 설치되어 있다. 내관은 한 손으로 조작하기 쉽고, 외관에서 쉽게 당겨지지 않도록 설계되어 있어야 한다.

주사기 용량은 5㎖ 미만인 것은 ±5%, 5㎖ 이상은 ±4%의 허용차가 있다. 또한 외관에는 눈금선과 용량의 단위를 매겨야 하며, 용량에 따라 메모리 숫자를 매겨야 한다. 외관은 표시된 용량보다 10% 많은 용량을 허용하는 길이로 되어 있다(그림 3-B-15).

3. 기타 주사기

여기에서는 정맥 내 주사, 점적 정맥 내 주사를 지원할 때의 준비 등을 포함하여 간호사가 이용할 기회가 많은 주사기와 약물 치료 및 기타 치료 효과를 보거나 진단을 위해 간호사가 사용할 기회가 많은 정맥혈의 채취 기구의 기본적인 구조에 대해 소개한다.

이러한 기구들은 조작성과 안전성을 높이기 위해 다양한 연구가 계속되고 있다. 예를 들어 잘못해서 찌르는 것을 방지할 목적으로 신체에 꽂는 바늘 부분이 사용 후에 보호·수납되는 기능 등을 갖춘 것 등이다. 물론 기구의 조작은 같은 모양이 아니라 제품마다 다른 것도 적지 않다. 따라서 첨부 문서 등에 기재된 설명을 잘 이해하고 올바르게 사용해야 한다.

a : 날개 모양 멸균 바늘

날개 모양 멸균 바늘(sterile winged intravenous devices)은 멸균이 끝난 것으로 한 번 사용하는 날개 모양의 바늘이다. 수액 세트와 결합부에 접합하는데, 비교적 지속시간이 짧은 점적 정맥 내 주사를 놓을 때 사용하는 경우가 많다(그림 3-B-16, 17). 칼날(바늘 끝)을 위로 한 상태에서 날개 부분을 잡고 말초의

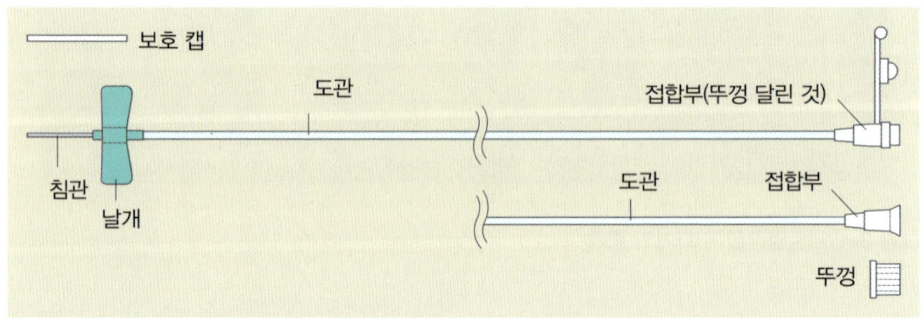

그림 3-B-16 일반적인 날개 모양 바늘의 구조

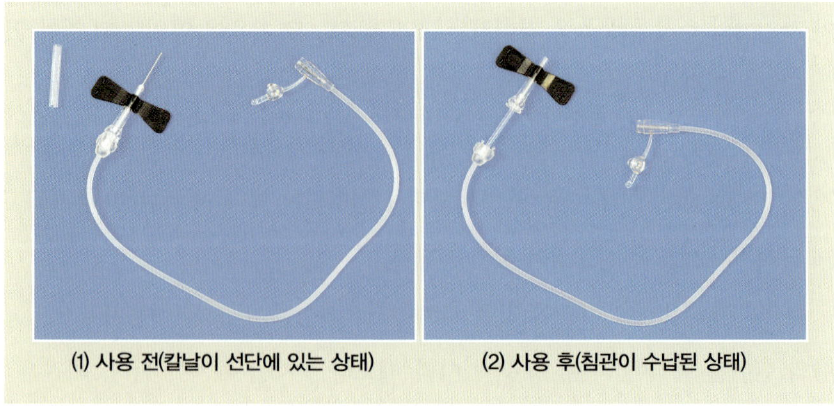

그림 3-B-17 잘못 꽂는 것을 방지하는 기구가 달린 날개 모양 바늘의 예

정맥에 주삿바늘을 꽂는다. 주사를 놓는 중에는 반창고 등을 이용해 날개 부분을 피부에 고정해놓는다.

b : 말초혈관용 멸균 유치침

말초혈관용 멸균 유치침(sterile single-use intravascular catheters over-needle peripheral catheters)은 말초혈관에 단 한 번 사용하는 멸균 유치침으로, 비교적 실시시간이 긴 점적 정맥 내 주사 등에 사용한다. 카테터 튜브와 카테터 허브, 내침과 내침 침기로 구성된 기구이다(그림 3-B-18). 천자는 카테터 내에서 내침이 설정된 상태로 내침의 날이 위를 향하도록 잡고 실시한다. 내침과 카테터가 혈관에 들어간 것을 확인한 후 카테터를 적절한 부분까지 진입시켜, 내침을 빼고 카테터 허브에 수액 세트 등을 접합한다.

c : 멸균된 수액 세트

멸균된 수액 세트(sterile infusion administration set)는 주사기를 사용하지 않고 다량의 약물이나 영양소를 용해 또는 혼합시켜 액체를 체내에 넣는다. 즉 수액을 주입하기 위해 사용하는 일회 사용 주사기로, 수액 병에서 주입 속도를 조절하면서 말초정맥과 중심정맥에 일정한 시간이나 기간에 걸쳐 지속적으로

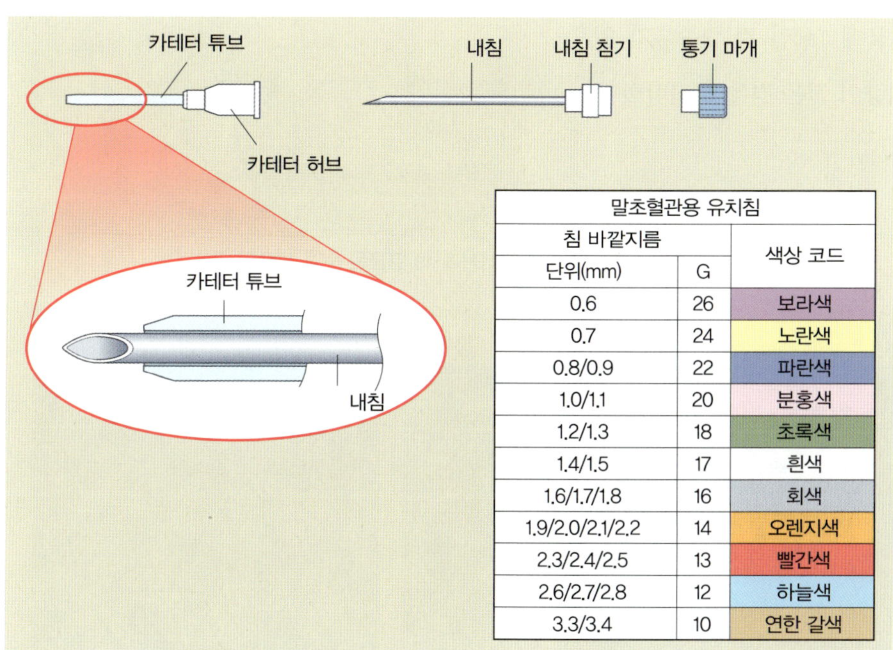

말초혈관용 유치침		
침 바깥지름		색상 코드
단위(mm)	G	
0.6	26	보라색
0.7	24	노란색
0.8/0.9	22	파란색
1.0/1.1	20	분홍색
1.2/1.3	18	초록색
1.4/1.5	17	흰색
1.6/1.7/1.8	16	회색
1.9/2.0/2.1/2.2	14	오렌지색
2.3/2.4/2.5	13	빨간색
2.6/2.7/2.8	12	하늘색
3.3/3.4	10	연한 갈색

그림 3-B-18 말초혈관용 멸균이 끝난 유치침의 구조(예)

스텝 업 점적구는 23±2℃의 증류수 20방울 또는 60방울이 50±10방울/분의 유량으로 흐를 때, 떨어지는 유량이 1±0.1㎖ (1±0.1g)인 것으로 되어 있다.

약물과 영양소를 적용하기 위해 사용한다.

　수액 세트는 다양한 부품을 부속으로 가진 제품들이 있으며, 사용 목적에 따라 적절한 종류를 선택한다. 수액 병에 연결하는 삽입침, 수액을 체내로 유도하는 도관, 점적을 관찰하는 점적통(수액이 떨어지는 통), 점적통 내에 수액을 떨어뜨리는 점적구, 수액 속도를 조절하는 유량 조절기, 기타 주사기와 접합하는 감합부는 필수 부품이며, 많은 종류가 준비되어 있다. 기타 부품으로는 수액을 일정량 계량·저장하는 정량통, 수액 중의 고형물을 포착하는 필터, 수액을 주입할 때 다른 약액을 주입하는 주입구 등이 있다(그림 3-B-19).

　이들 부품은 수액 세트 속에 포함되어 있는 것도 있고, 몇 가지를 조합하여 접합해 사용하는 경우도 있다. 그러나 접합 부분이 누출을 일으키거나 외부로부터 오염될 위험성이 높기 때문에 드물게 사용하고, 접합방법이 고안된 폐쇄식의 수액 세트를 사용하는 예가 많아졌다(그림 3-B-20).

　점적구에서 점적통으로 떨어지는 수액량은 20방울에 1㎖인 것과 60방울에 1㎖인 것, 2종류가 있으며 후자는 시간당 주입량이 적은 경우에 적합하다.

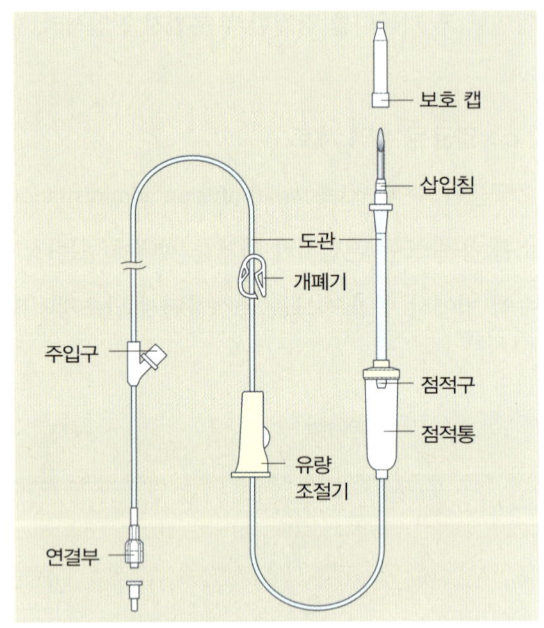

그림 3-B-19 멸균된 수액 세트의 구조

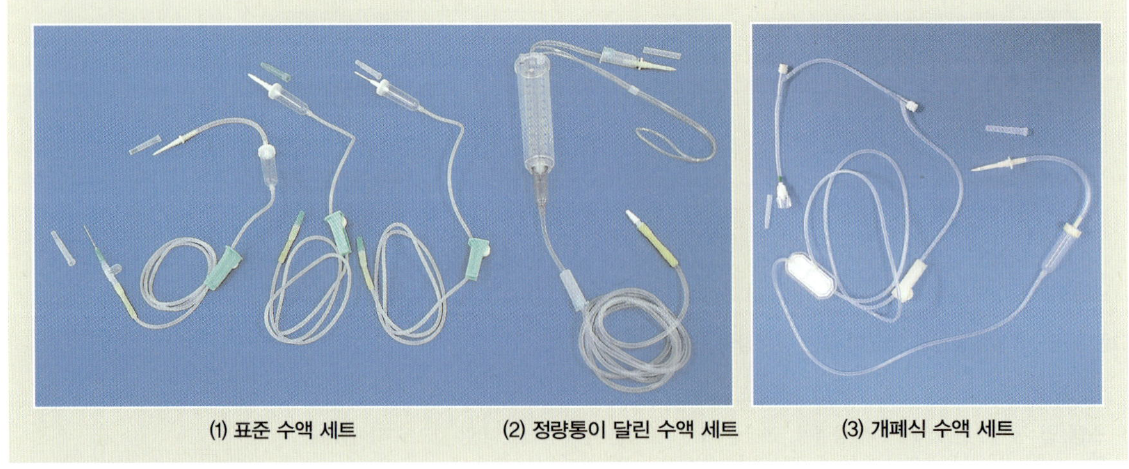

(1) 표준 수액 세트　　(2) 정량통이 달린 수액 세트　　(3) 개폐식 수액 세트

그림 3-B-20 수액 세트의 예

d : 정맥혈 채취에 사용되는 기구

검체로서 정맥혈을 채취하는 경우, 주사기에 주삿바늘을 접합한 장비를 이용한 후 채취한 혈액을 용기에 옮길 수도 있지만, 일반적으로 멸균된 채혈용 바늘(sterile blood collection needle)을 필요한 채혈량만큼 미리 감압·멸균된 진공 채혈관과 함께 사용하여 채취하는 경우가 많다(그림 3-B-21).

침관의 양쪽 끝에 칼날을 가진 양두침형 채혈용 바늘은 채혈용 홀더에 장착하거나 홀더 달린 제품을 사용하여 고무 슬리브로 덮인 전자통용 침관에 진공 채혈관을 붙여 사용한다.

채혈용 바늘은 날개가 달린 것과 주삿바늘 등 다른 기구와 연결하여 사용하는 것 2종류가 있다(그림 3-B-22).

F : 주사에 적합한 부위

약물을 주사로 적용하는 방법은 주사기를 이용하여 조직 내에 삽입하는 것으로, 안전한 적용을 위해서는 약물에 관한 지식뿐만 아니라 적절한 부위 선정과 관련된 해부학적 지식이 필수이다. 약물 치료를 도울 때는 전신의 피부와 근육 또는 전신에 분포한 정맥 속에서, 적용하는 약물의 종류나 양 등을 고려하여 환자에게 가장 안전하고 안락한 부위를 선택할 수 있어야 한다(포인트 참조).

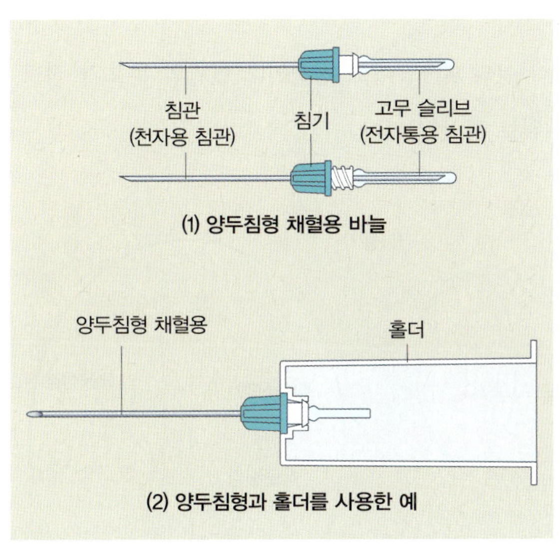

그림 3-B-21 멸균된 채혈용 바늘의 구조와 사용 예

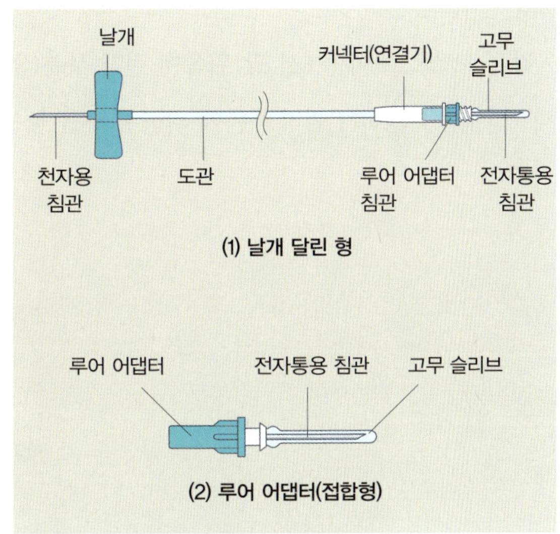

그림 3-B-22 멸균된 채혈용 바늘의 구조
(날개가 달린 형태의 접합형)

1. 피내 주사

피내 주사는 두께는 두껍지 않지만 취약하지 않은 표피가 있고 진피 또는 진피에 가까운 피하조직에 신경이나 맥관계가 적은 부위를 선정한다. 일반적으로는 피부가 부드럽고 신경과 혈관의 분포가 적은 팔꿈치 안쪽에서 $\frac{1}{3}$ 주변이나 상완 바깥쪽 겨드랑이보다 윗부분을 선택한다.

팔뚝의 안쪽은 의복에 의해 주사 부위가 덜 마찰되고, 다른 부위보다 피부의 색소가 적어 백색이기 때문에 항원항체 반응을 관찰하기 쉽다.

2. 피하 주사

피하 주사는 피하조직에서 어느 정도의 두께가 있고 신경이나 맥관계가 적은 부위를 선정한다. 팔 뒤쪽 약간 아래는 피부를 노출하기가 비교적 쉽고, 피하조직을 체표면에서 확인하기 쉬우며, 주사 시 부위를 안정시킬 수 있어 선택하는 경우가 많다.

팔 뒤쪽에 피하 주사 시 체표면에서 확인하는 해부학적인 부위는 어깨와 팔꿈치로서 두 부위의 돌출점을 연결하는 선을 팔꿈치 쪽에서 약 $\frac{1}{3}$ 지점을 기준으로 주사한다. 이 부위가 적당한 것은 팔뚝은 팔에서 가장 큰 신경인 요골신경이 상완골의 뒷면 중앙에서 약간 위쪽에 있는 요골신경총을 나선 모양으로 바깥 아래쪽을 향해 비스듬히 달리고 있고, 외측 상완근 사이 중격을 지나 상완골의 전면에 나와 있기 때문이다(그림 3-B-23).

같은 모양으로 어깨에서 팔 위쪽에 걸친 부분(삼각근 부분의 피하조직)도 신경이나 혈관의 분포가 적고, 체표면에서 특정하기 쉽기 때문에 피하 주사를 놓는 부위로 잘 선정한다.

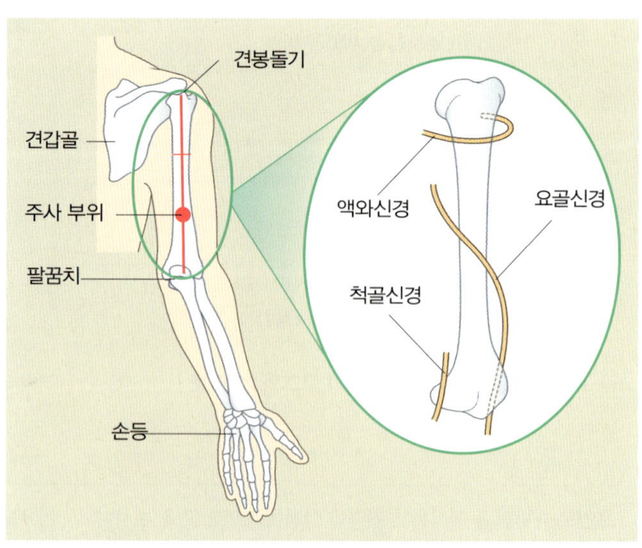

그림 3-B-23 팔 뒤쪽의 피하 주사에 적합한 부위

3. 근육 내 주사

근육 내 주사는 팔의 삼각근, 둔부의 중둔근, 대퇴부의 대퇴사두근 외측광근의 중심부 부근이 신경이나 맥관계의 분포 면에서 적절하다고 본다. 근육의 발달 정도와 피하조직의 두께는 개인차가 크기 때문에, 근육조직과 피하조직의 두께를 고려하여 부위를 선정한다.

a : 삼각근부

삼각근은 어깨관절을 감싸 둥글게 만드는 두껍고 큰 근육으로, 견갑골·견봉·쇄골의 바깥쪽서 $\frac{1}{3}$ 부분에서 시작되어 어깨관절을 감싸고 상완골 중앙의 바깥 면(삼각근조면)에 붙는다. 체표면에서도 만지기 쉽고 팔을 밖으로 회전하는 작용을 하기 때문에 팔을 몸 쪽으로 뻗은 상태에서 외부 회전을 시키면 모양을 확인할 수 있다.

삼각근을 지배하는 액와신경은 완신경총에서 시작되어 액와 후벽에 있는 외측 액와 틈을 지나 상완골 외측 목 부분을 감싸듯이 뒤쪽을 지나, 삼각근 뒤의 가장자리에서 피하로 나온 상완 상부의 바깥쪽 피부에 분포(상외측 상완피신경)한다(그림 3-B-24).

따라서 삼각근 부위의 주사는 가장 두꺼운 견봉이 체표면으로 돌출한 부분의 약간 아래(성인의 경우 두세 손가락 아래, 포인트 참조)에서 액와신경·상외측 상완피신경이 분포하지 않은 삼각근의 약간 앞쪽에 실시한다(그림 3-B-25).

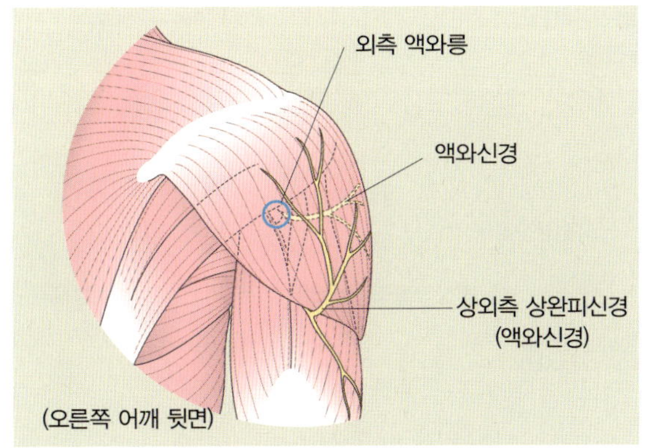

그림 3-B-24 삼각근·견봉과 액와신경의 주행과 분포

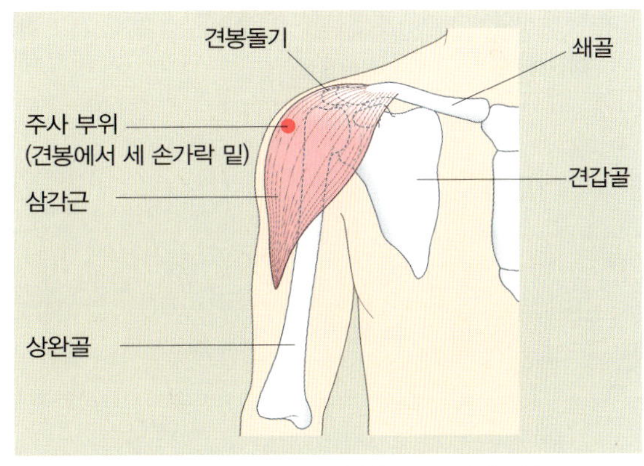

그림 3-B-25 근육 내 주사에 적합한 부위: 삼각근부

포인트 • 손가락 폭을 이용한 표현은 손가락의 굵기나 삼각근 크기의 개인차를 고려하면 타당하지 않다는 견해도 있다. 하지만 손가락을 이용한 주사 부위의 확인은 견봉을 촉지하면서 동시에 근육과 피하조직의 두께도 헤아릴 수 있는 방법이기 때문에 자주 이용한다.

• 대퇴근막장근은 장골의 전상장골극의 바로 뒤의 장골릉과 대퇴근막의 안쪽 면에서 시작돼 수직으로 하행하여 대둔근과 함께 장경인대에 붙어 기립·직립 시에 장경인대를 긴장시키고 무릎 관절을 고정한다.

b : 둔부

둔근군은 대둔근, 대퇴근막장근, 중둔근, 소둔근으로 이루어져 있고, 기립이나 직립, 보행에 매우 중요
하다. 대둔근은 매우 두껍고 큰 근육으로 천골, 미골, 장골릉, 장골익에서 시작되어 바깥쪽 아래 방향으
로 비스듬히 달려 있다. 장경인대와 대퇴골 후면(둔근조면)에 붙어 상둔신경의 지배를 받는다. 또한 대둔
근의 내측면 하층에는 좌골신경, 상둔동맥, 상둔정맥, 하둔동맥이 지나고 있다(그림 3-B-26, p443 포인트
참조).

중둔근은 장골날개의 외부에서 대둔근보다 전방에서 시작되어, 대퇴골의 대전자가 붙은 삼각형의 근

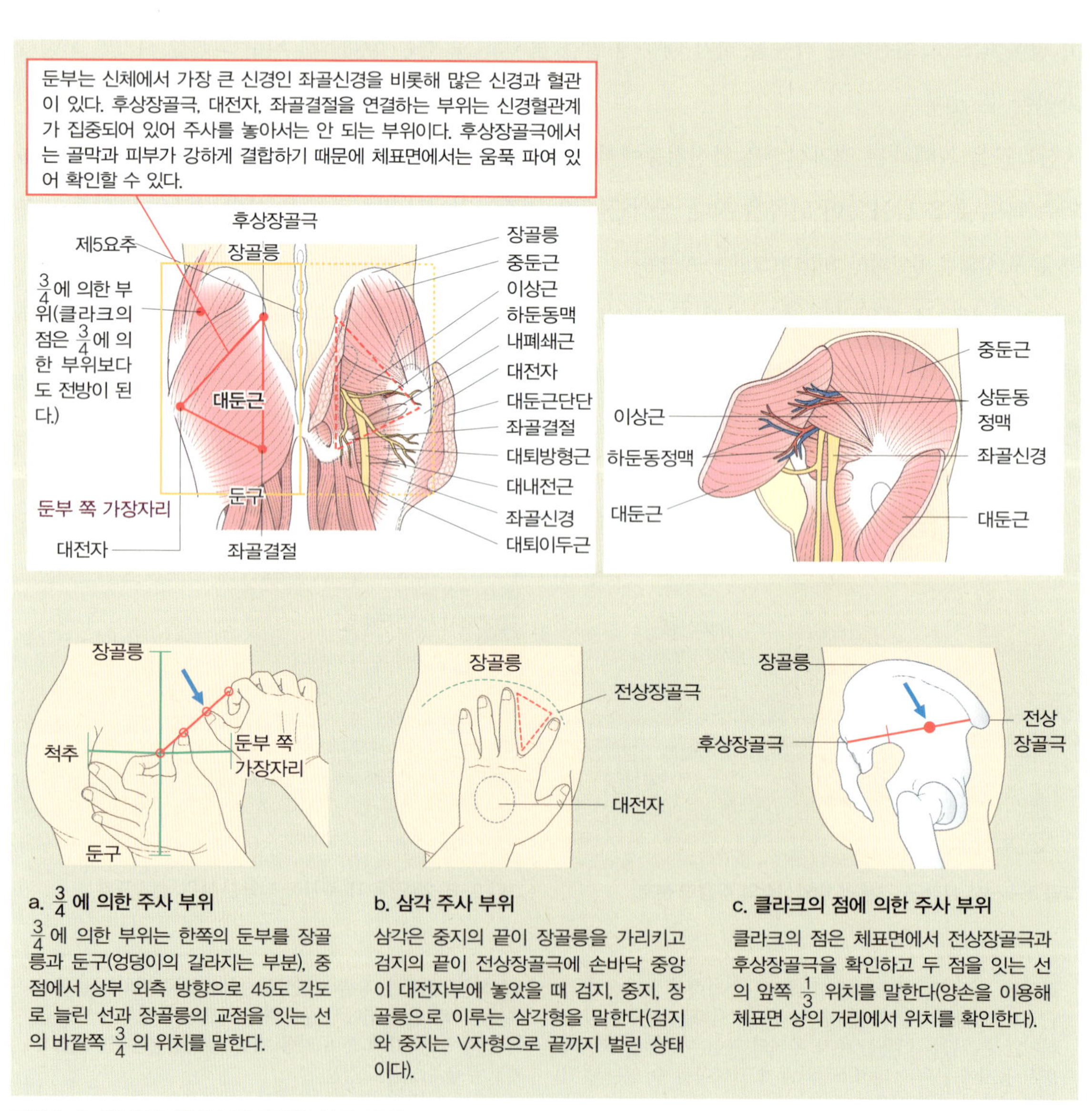

a. 3/4 에 의한 주사 부위

3/4 에 의한 부위는 한쪽의 둔부를 장골
릉과 둔구(엉덩이의 갈라지는 부분), 중
점에서 상부 외측 방향으로 45도 각도
로 늘린 선과 장골릉의 교점을 잇는 선
의 바깥쪽 3/4 의 위치를 말한다.

b. 삼각 주사 부위

삼각은 중지의 끝이 장골릉을 가리키고
검지의 끝이 전상장골극에 손바닥 중앙
이 대전자부에 놓았을 때 검지, 중지, 장
골릉으로 이루는 삼각형을 말한다(검지
와 중지는 V자형으로 끝까지 벌린 상태
이다).

c. 클라크의 점에 의한 주사 부위

클라크의 점은 체표면에서 전상장골극과
후상장골극을 확인하고 두 점을 잇는 선
의 앞쪽 1/3 위치를 말한다(양손을 이용해
체표면 상의 거리에서 위치를 확인한다).

그림 3-B-26 근육 내 주사에 적합한 부위: 둔부

육으로, 후방은 대둔근에 감싸여 그 심부에 위치해 있다. 소둔근은 장골날개의 외면 하부에서 시작되고 대전자가 붙은 편평한 삼각형의 근육으로 중둔근에 감싸여 있다.

중둔근과 소둔근은 상둔신경에 지배되고 대퇴를 외전하는 작용을 하기 때문에 옆으로 누워 무릎관절을 신전한 상태에서 위쪽 다리를 외전하면 중둔근과 소둔근을 몸 표면에서 확인할 수 있다.

중둔근과 소둔근을 지배하는 상둔신경은 이상근의 위쪽에서 둔부의 심부로 나와 중둔근, 소둔근, 대퇴근막장근과 그 위의 피부에 분포한다(그림 3-B-26). 따라서 둔부의 주사는 큰 신경이나 혈관을 손상시키지 않도록, 둔부를 네 부위로 구분한 후 상외측부 전측 부위에 있는 중둔근·소둔근으로 한다. 주사 부위를 결정하기 위하여 전상장골극, 후상장골극, 장골릉과 대전자를 몸 표면에서 확인할 수 있어야 한다.

c : 대퇴부

대퇴 전면에는 4개의 근두를 가진 대퇴사두근이 있어 무릎관절을 신전시키는 작용을 하는데, 무릎을 강하게 펴면 몸 표면에서 윤곽을 볼 수 있으며 대퇴 하부의 바깥쪽으로 융기하는 부분이 바깥쪽 넓은 근육이다. 대퇴사두근을 지배하는 대퇴신경은 대퇴전면을 지나고 있다. 따라서 대퇴부의 주사는 대퇴골의 대전자부와 슬개골 중앙을 연결하는 선의 중앙 부분에서 대퇴사두근 바깥쪽 넓은 근육의 볼록한 가운데 부분에 한다(그림 3-B-27).

4. 정맥 내 주사

정맥은 신체의 심부를 동맥을 따라 흐르고, 동맥과 같은 이름으로 불리는 '심부정맥'과 얕은 부위를 동맥과 관계없이 흐르는 많은 문합을 가진 '잠재성 피정맥'이 있다. 정맥 내 주사나 정맥혈의 채취는 주사를 놓는 곳이나 고정하기 쉬운 팔뚝 또는 팔의 전면의 피정맥이 적당하다.

그러나 피정맥 근처에는 피신경이 흐르고 있기 때문에, 천자 때 매우 강한 아픔을 동반하고 정맥판막이 있어 바늘이나 카테터를 혈관 안으로 넣을 수 없는 것도 있다. 피정맥의 굵기나 주행은 개인차가 크고, 혈관마다 탄력, 경도, 가동성이 다르다. 또한 일부 척골동맥이 근육의 표면을 흐르는 경우도 있다(그림 3-B-28).

또한, 팔뚝의 거의 중간을 달리는 정중신경은 상완의 중앙 근처에서 상완동맥의 앞을 교차하고 상완동맥의 안쪽을 주행하고 팔꿈치에 도달하므로 이것도 고려해야 한다(그림 3-B- 29). 따라서 정맥 내 주사를 할 때는 각각의 피정맥에 근접하는 피신경을 고려하면서 주사의 목적을 달성할 수 있는 혈관인지 여부에 대해 충분한 평가를 실시할 것이 요구된다.

3 약물 치료에 대한 지원

약물 치료는 환자 자신이 충분히 그 필요성을 이해·납득하고 주체적으로 대처해야 하지만, 주사나 기타 적용방법은 간호사가 필요에 따라 일부 또는 전부를 지원하는 경우도 많다. 그러므로 앞에서 설명한 약물 치료의 안전관리를 철저히 하고, 환자가 처방된 약물을 안전하게 적용하며 안심하고 요양할 수 있도록 도와주어야 한다.

A : 주사

주사는 인슐린의 자가주사 등 일부를 제외하고 환자 자신이 주사제의 무균성을 유지하면서 멸균된 주사기를 이용하여 안전하게 약물을 적용하기는 어렵기 때문에, 의사나 간호사가 하는 경우가 대부분이다.

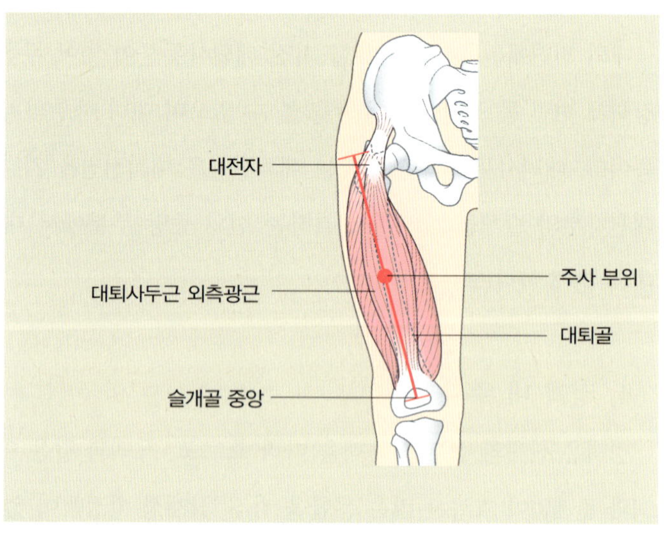

그림 3-B-27 근육 내 주사에 적합한 부위: 허벅지

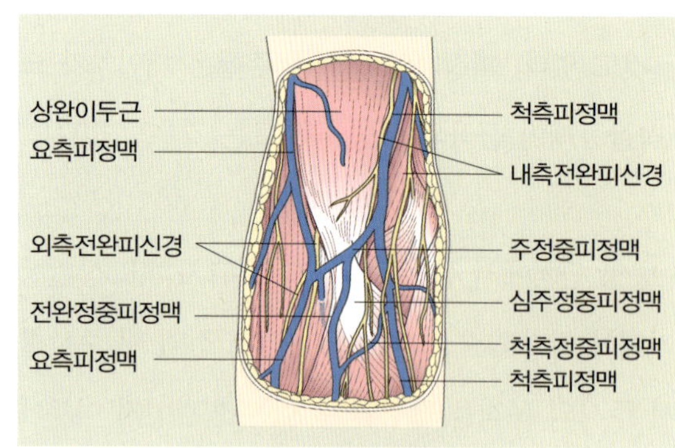

그림 3-B-28 팔꿈치 안쪽의 피정맥과 피신경

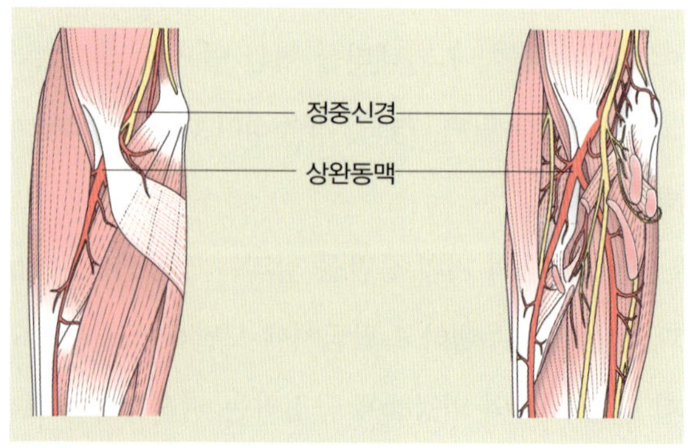

그림 3-B-29 정중신경과 상완동맥

1. 준비

준비는 청결이 확보된 준비실을 선택해 충분한 크기의 작업대에서 실시한다.

a : 주사제의 준비에서 세트까지

지시 내용을 확인하고 주사제와 사용물품을 준비하고 주사기를 사용할 수 있도록 세팅한다.

(1) 지시 내용을 확인하고 주사제를 준비한다.

　① 오더지의 기재 내용에 누락이나 의문점, 불명확한 사항은 없는지 확인한다.

　② 흐르는 물과 비누로 손을 씻거나 소독용 알코올 제제로 손을 소독한다.

　③ 지시된 주사제를 청결한 트레이에 준비한다.

　④ 준비한 주사제를 오더지와 비교하면서 각각의 기준에 맞추어 확인한다.

(2) 사용물품을 준비한다(포인트 참조).

　• 지시 내용에 적합한 주사기류

　• 소독용 에탄올의 솜(이하 알코올 솜)

　• 청결한 트레이

　• 농반

(3) 주사기를 세팅한다(그림 3-B-30).

　① 멸균된 주사기를 적절하게 개봉한다.

　② 사용할 주사기를 접합한다.

　③ 접합한 주사기를 청결한 상태로 트레이에 준비한다.

b : 주사기에 주사액을 넣는다.

이 단계에서는 주사제의 용기를 개봉하기 전, 주사기에 넣기 전, 주사제의 용기를 농반에 두기 전, 최소한 3회는 지시 내용과 주사제를 비교하는 것을 잊지 않는다.

■ 앰풀의 주사제(이하 약액)를 그대로 주사기에 넣는 경우

(1) 앰풀을 자른다(그림 3-B-31).

<table>
<tr><td>포인트 • 주삿바늘을 바로 사용할 때는 적용 부위에 적당한 크기를 선택하고, 주사기에 주사제를 넣는 용도로만 사용하</td><td>는 경우에는 지시된 양에 적합한 크기를 선택한다.(2)</td></tr>
</table>

① 약액의 혼탁이나 부유물 등 이상이 없는지 확인한다.

② 앰풀의 목을 알코올 솜으로 닦는다.

③ 앰풀의 목을 접듯이 하여 자른다.

④ 약액의 오염 등에 유의하면서 자른 앰풀은 트레이에 둔다.

(2) 약액을 주사기에 넣는다(그림 3-B-32).

① 주삿바늘의 보호대를 제거한다.

② 오른손으로 주사기를 잡는다.

③ 왼손으로 앰풀을 잡는다.

④ 주삿바늘을 오염시키지 않도록 바늘 끝을 앰풀 속에 넣는다.

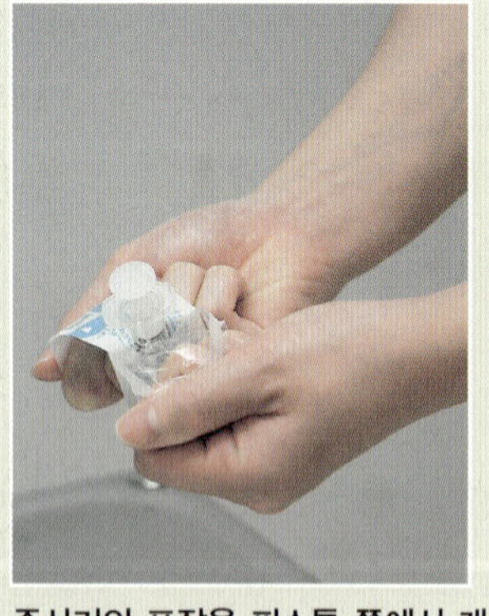

(1) 주사기의 포장을 피스톤 쪽에서 개봉한다.
개봉 전에 포장에 오염이나 파손된 곳은 없는지 확인한다. 가능하면 개봉 전에 피스톤의 가동성을 확인한다.

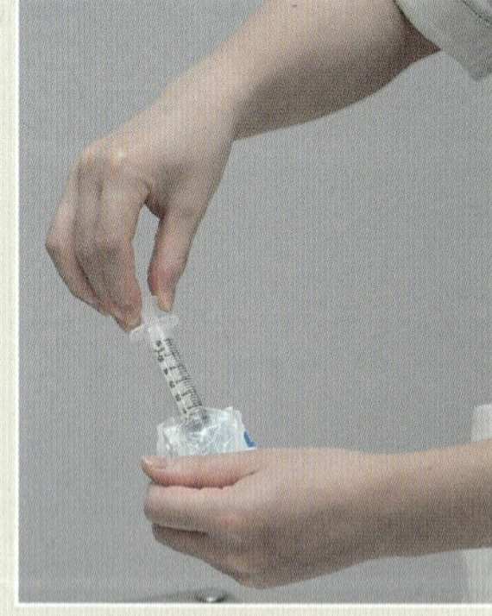

(2) 주사기를 포장에서 꺼낸다.
주사기 끝이 손이나 포장 재료에 오염되지 않도록 주의한다.

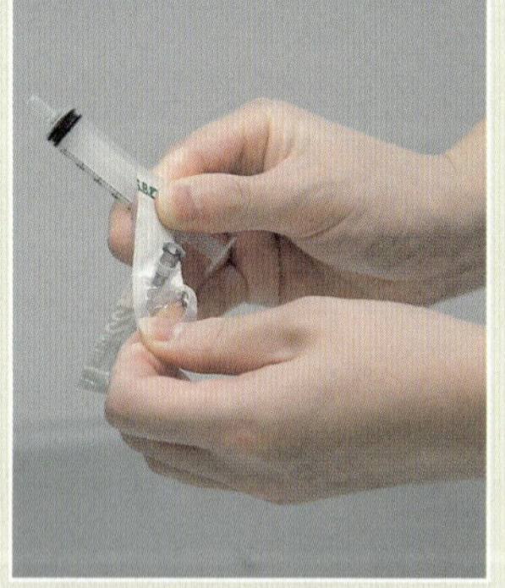

(3) 주사기를 잡은 상태에서 주삿바늘의 포장을 개봉한다.
주사관은 관 끝이 오염되지 않도록 위로 하고 약간 비스듬한 상태에서 위가 되도록 외관 부분을 잡는다.

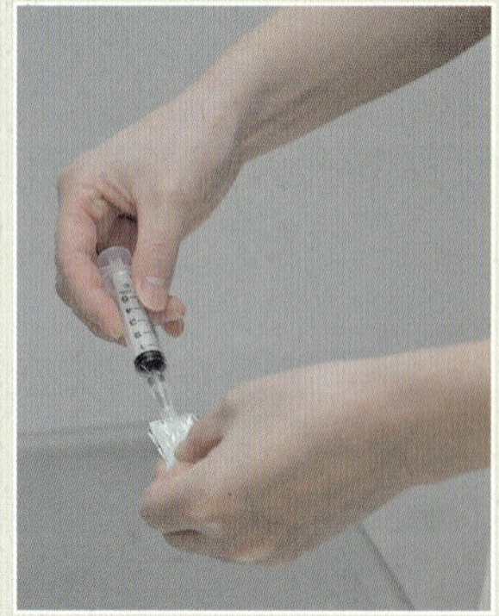

(4) 주사관의 관 끝과 주삿바늘을 연결하여 포장을 뺀다.

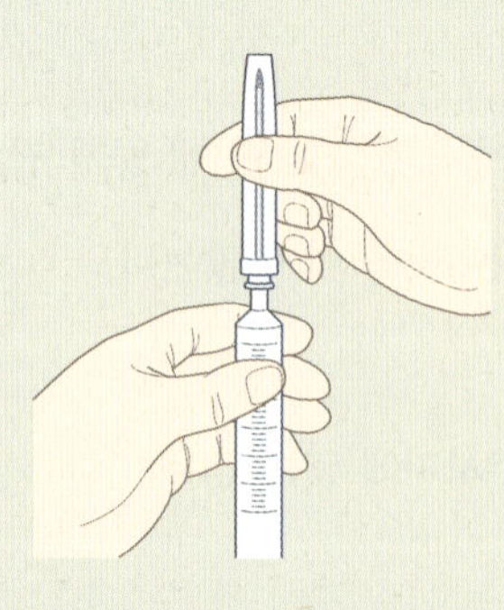

(5) 주사관의 눈금과 주삿바늘의 날 면을 직선상의 위치에 놓고 정확하게 연결한다.

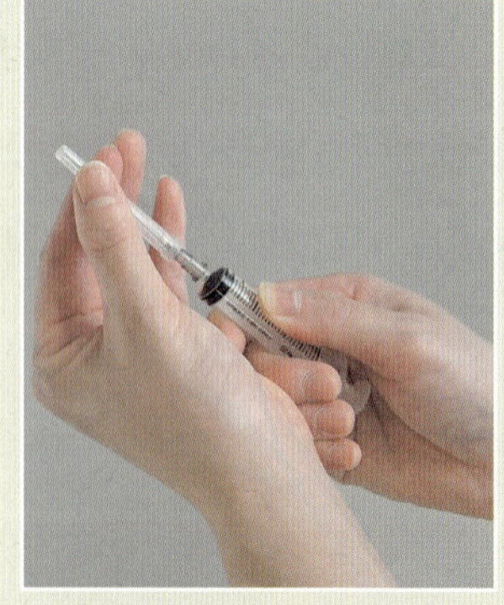

＊ 프로텍터를 뺄 때는 주삿바늘의 끝이 상하거나 손으로 오염시키지 않도록 주의한다.

그림 3-B-30 주사기구의 세트 방법

⑤ 주사기의 내관을 조작하여 약액을 주사기에 빨아올린다.

(3) 공기를 제거한다(그림 3-B-33).

① 주사기, 주삿바늘 속의 공기를 제거한다(p450 포인트 참조).

② 주삿바늘에 보호기를 달아 트레이에 둔다.

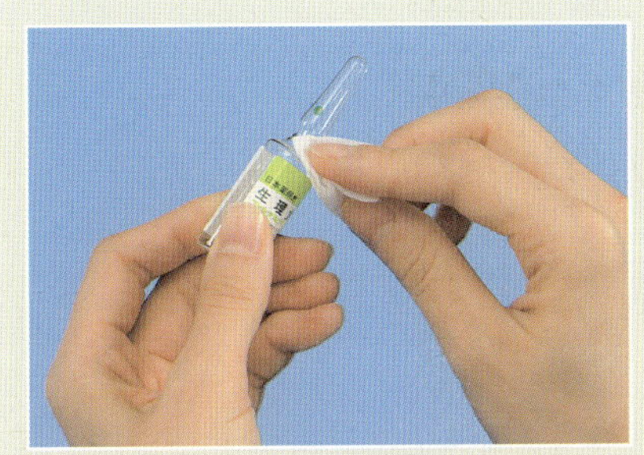

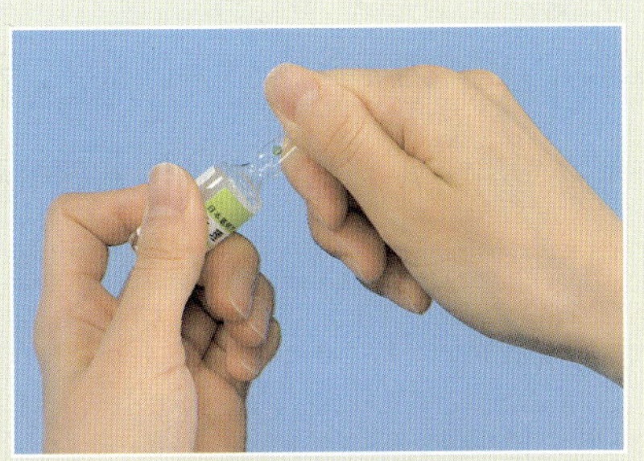

(1) 앰풀의 목 부분을 알코올 솜으로 닦는다.
목 부분의 둥근 마크 부분에는 자르기 쉽도록
미리 선이 그어져 있지만 용량이 큰 앰풀의 경
우는 목 주위에 금을 그으면 자르기 쉽다.

(2) 앰풀의 목을 꺾듯이 하여 자른다.
약액이 앰풀 목에서 상부에 들어가지 않았는지
확인하고 마크 부분에서 꺾어 자른다.

그림 3-B-31 앰풀 자르는 방법

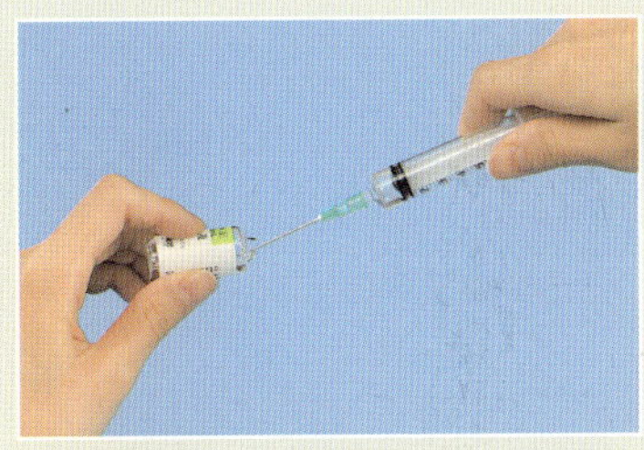

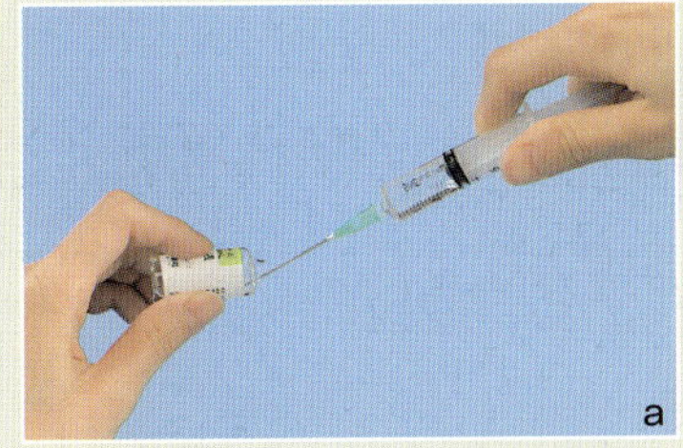

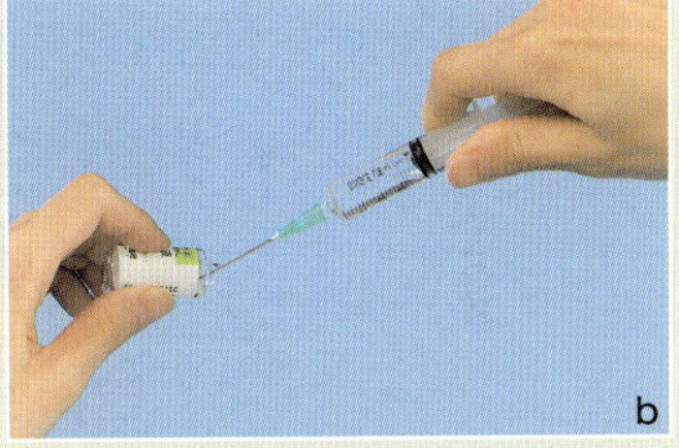

**(1) 주삿바늘을 오염시키지 않도록 바늘
끝을 앰풀 안에 넣는다.**
앰풀을 자른 면에 주삿바늘의 끝이 상하지
않도록 주의한다.

**(2) 주사기의 내관을 조작해서 약액을 주
사기 안에 넣는다.**
바늘을 앰풀 안에 깊게 넣지 않는다.

바늘 끝이 약액에서 밖으로 나오면 주사기
안에 공기가 들어가기 때문에 약액 안에
넣은 상태가 되도록 주의한다.

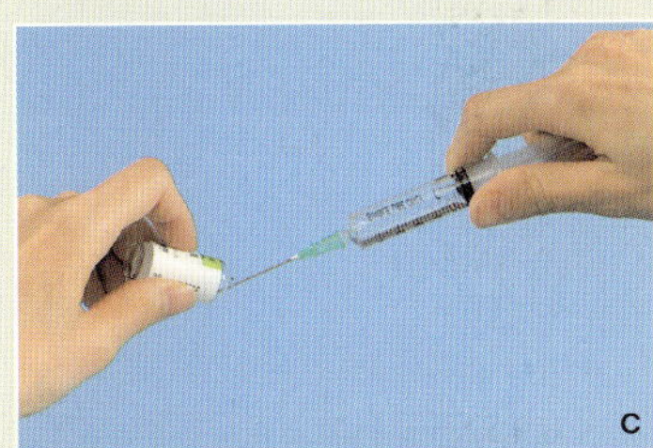

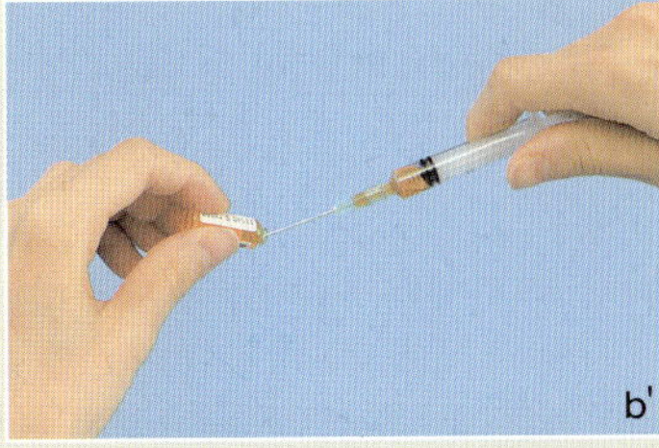

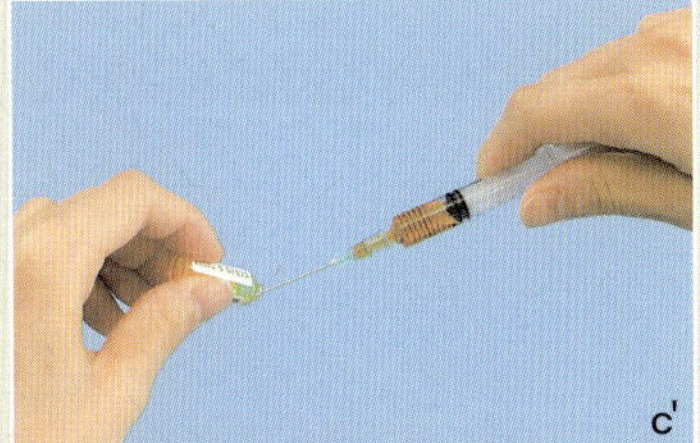

앰풀 안의 약액이 주사기에 들어가면 앰풀
의 목을 아래로 향하도록 한다.

작은 앰풀의 경우는 바늘 끝을 앰풀 안에
넣을 때 오염되기 쉬우므로 주의한다(목을
아래로 향해도 약액이 흘러나오지 않는다).

앰풀 안의 약액을 전부 넣을 경우에는 바
늘의 날이 아래쪽을 향하도록 주사기를 잡
고 앰풀의 목에 약액이 모아지도록 하여 남
김없이 빨아올린다.

그림 3-B-32 약액을 넣는 방법

③ 불필요한 포장류는 폐기하고 빈 앰플은 농반에 넣는다.

■ 유리병에서 다른 주사제(이하 용해액)로 주사기에 넣는 경우(플라스틱 용기에 들어 있는 용해액을 이용한 예)

(1) 용해액의 용기를 비운다(그림 3-B-34).

　　① 용기의 오염·손상이나 용해액의 혼탁·부유물 등 이상이 없는지 확인한다.

　　② 용기의 개봉 부분을 알코올 솜으로 닦는다.

　　③ 개봉 부분을 비틀듯이 하여 연다.

　　④ 용해액의 오염 등에 유의하면서 개봉한 용기를 트레이에 놓는다.

(2) 용해액을 주사기에 넣는다(그림 3-B-35).

　　① 주삿바늘의 보호대를 뺀다.

　　② 오른손으로 주사기를 잡는다.

　　③ 반대쪽 손으로 용기를 잡는다.

　　④ 주삿바늘이 오염되지 않도록 바늘 끝을 앰플에 넣는다.

　　⑤ 주사기의 내관을 조작하여 용해액을 주사기에 넣어 빨아올린다.

　　⑥ 주삿바늘에 보호기를 달아 트레이에 둔다.

(3) 병의 약제를 용해한다(그림 3-B-36, 37).

　　① 유리병의 고무마개를 보호하는 뚜껑을 연다(포인트 참조).

　　② 유리병의 고무마개를 알코올로 닦는다.

　　③ 유리병을 트레이에 놓는다.

　　④ 주삿바늘의 보호대를 빼고 오른손으로 주사기를 잡는다.

　　⑤ 반대쪽 손으로 병을 잡고 바늘 끝을 고무마개에 꽂아 바늘을 유리병에 넣는다.

　　⑥ 내관을 천천히 눌러 유리병에 용해액을 넣는다.

　　⑦ 용해액이 들어가는 데 따라 누르는 힘을 느슨하게 하여 유리병의 공기가 주사기 안으로 들어오

　　　도록 한다.

　　⑧ 유리병을 조심스럽게 움직이면서 주사제를 완전히 용해한다(포인트 참조).

포인트 ·주사기 내의 약액을 그대로 주입하지 않고 유리병이나 수액 병에 넣는 경우, 공기의 제거를 엄밀하게 하지 않아도 된다.(3)①	·용해에 시간이 걸리는 등의 경우는 일단 주삿바늘을 빼서 주사제를 용해한다.(3)⑧

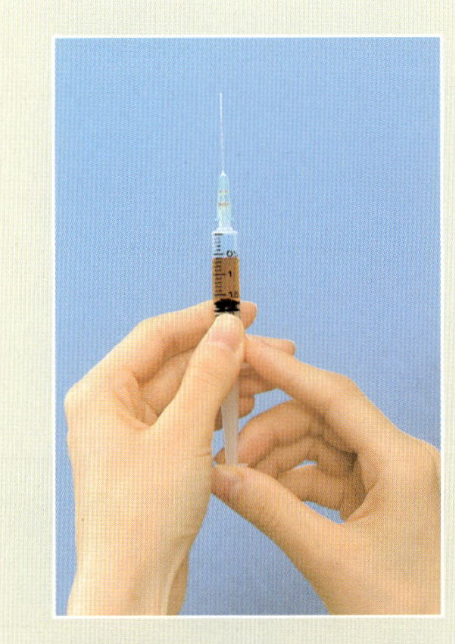

(1) 주사기를 지면에서 수직이 되도록 잡고 신중하게 공기를 뺀다.
처음에 내관을 당겨 주삿바늘의 침관과 침기, 주사기의 관 끝에 있는 약액을 주사기에 넣고 나서 외관의 플랜지(날개 부분)를 지지하여 내관을 천천히 조작한다.

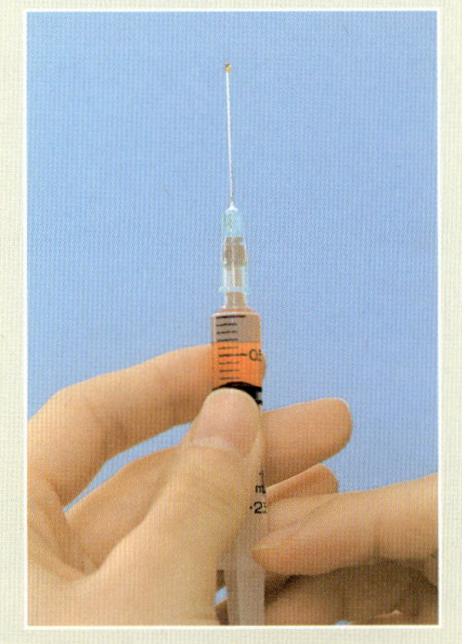

(2) 침관 안의 공기를 제거한다.
바늘의 칼날에서 약액이 보이는 것으로 침관 안에 약액이 가득 찬 것을 확인할 수 있다. 침기까지 약액이 가득 찬 뒤에는 주사기를 수직으로 잡은 상태로 조작하지 않아도 된다.

그림 3-B-33 약액 안 공기 제거하기

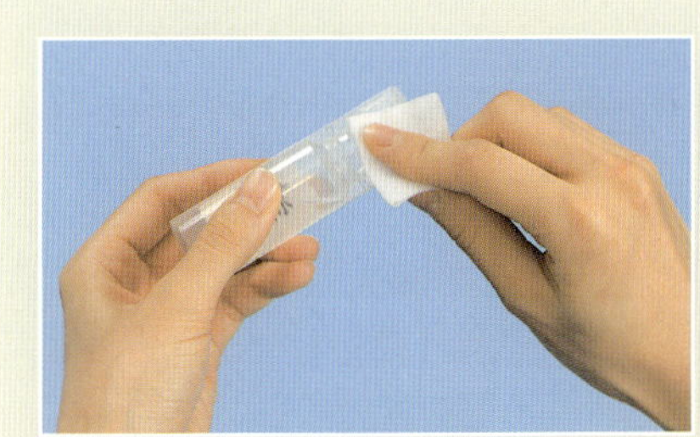

(1) 용기의 개봉 부분을 알코올 솜으로 닦는다.   (2) 개봉 부분을 비틀듯이 하여 연다.

그림 3-B-34 용해액의 개봉

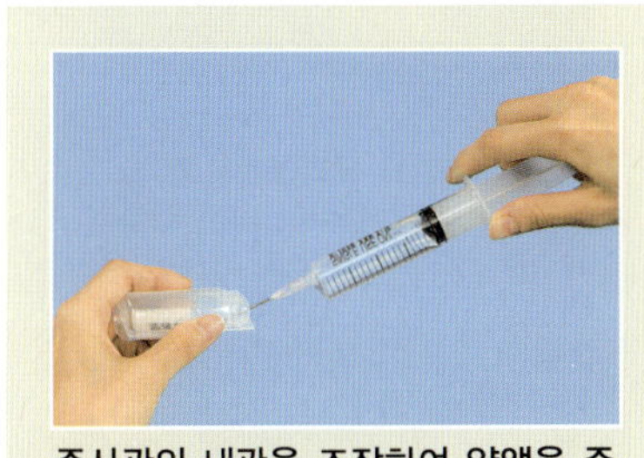

주사관의 내관을 조작하여 약액을 주사기에 넣는다.

그림 3 D 35 용해액 준비하기

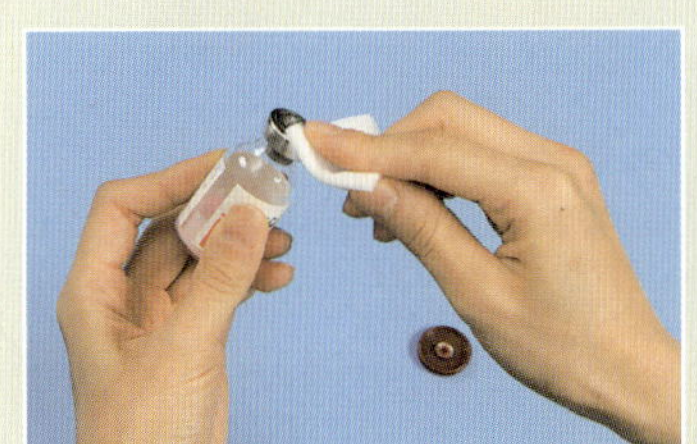

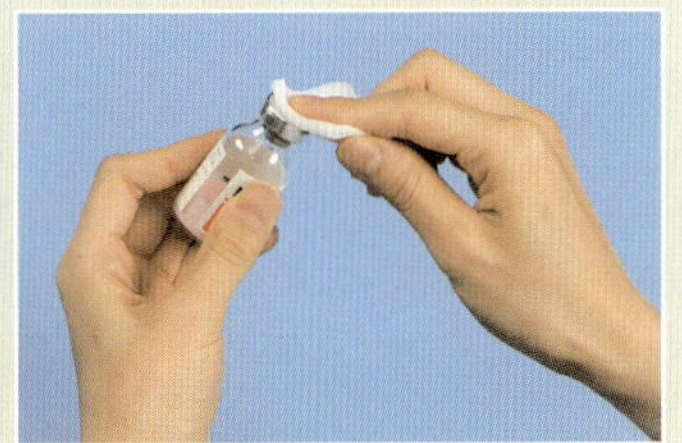

(1) 고무마개를 보호하고 있는 뚜껑을 연다.   (2) 고무마개를 알코올 솜으로 닦는다.

그림 3-B-36 병 준비하기

(4) 유리병의 주사제(약액)를 주사기에 넣는다(그림 3-B-38).

① 내관을 눌러 주사기의 공기를 유리병에 넣고 내부의 압력을 증가시켜 용해 주사제(약액)가 주사
기에 들어가도록 한다.

② 주삿바늘을 유리병에서 뺀다.

③ 주삿바늘에 보호기를 달아 트레이에 놓는다.

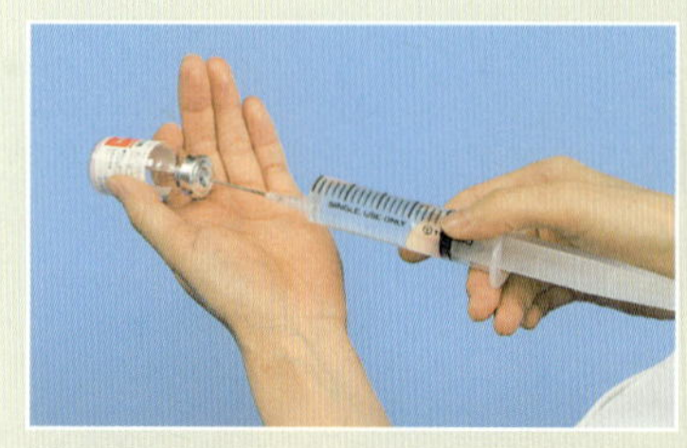
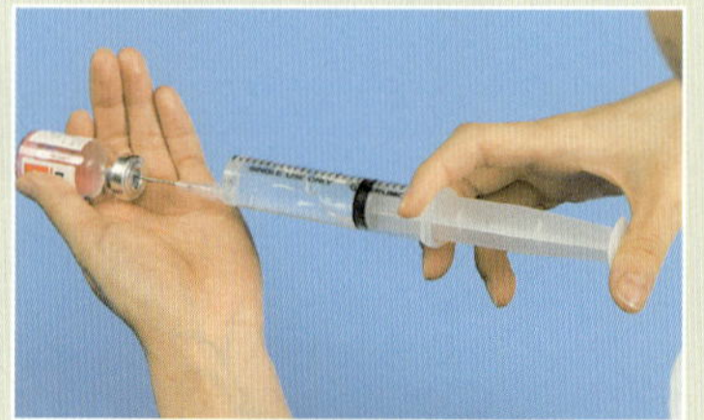
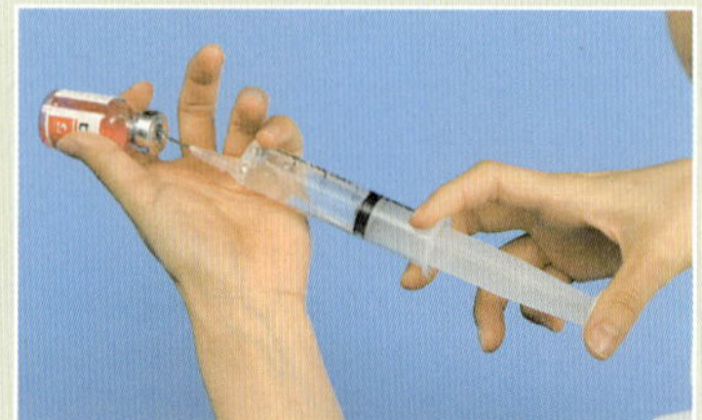

(1) 바늘의 끝을 고무마개에 찔러서 유리
병 안에 넣는다.

(2) 내관을 천천히 눌러 유리병 안으로 용
해액을 넣는다.
용해액을 강하게 주입하면 거품이 일기 때
문에 유리병의 내벽에 흐르도록 천천히 넣
는다.

(3) 유리병을 살며시 움직이면서 주사제를
완전히 용해시킨다.
용해액을 넣으면 유리병의 내부가 양압이 되
기 때문에 내관을 누르는 힘을 완화하여 유
리병 내의 공기를 주사기에 넣도록 한다.

그림 3-B-37 유리병에서 주사제 용해하기

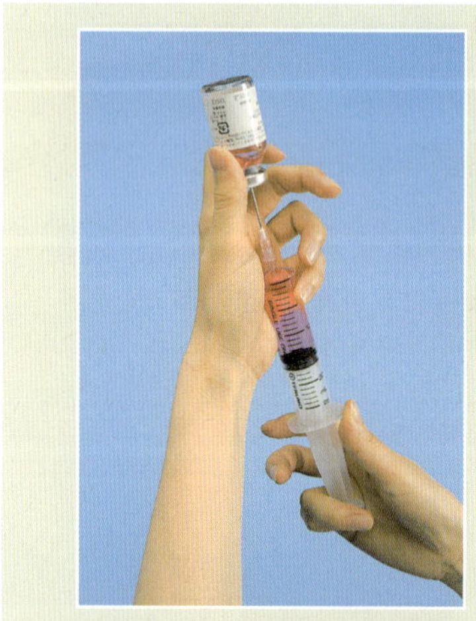
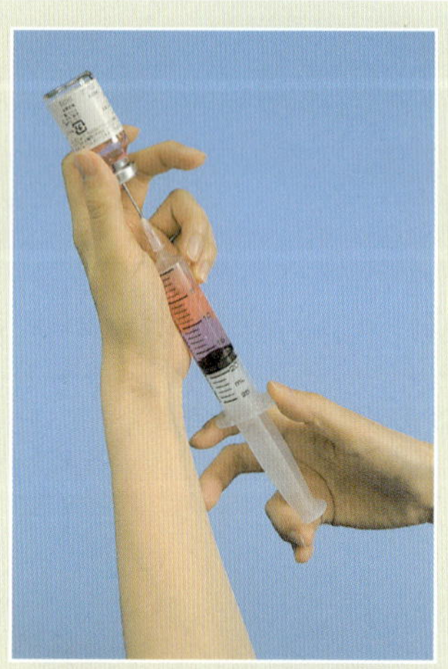

(1) 주사기 안의 공기를 유리병에
넣고, 내부의 압력을 높여 약액이
주사기 안에 들어가도록 한다.
바늘의 날 쪽이 약액에서 나오지 않
도록 위치를 조절하면서 조작한다.

(2) 주삿바늘을 유리병에서 뺀다.
유리병 내부가 음압이 되면 약액이
유리병 안으로 돌아가기 때문에, 약
액이 되돌아가지 않도록 플랜지를
이용해 내관을 고정하면서 고무마개
에서 바늘을 뺀다.

그림 3-B-38 유리병의 약액을 주사기에 넣기

■ **수액 용기 안의 주사제**(이하 약액)**를 수액 세트에 넣기**

(1) 수액 용기를 비운다.

　① 용기(또는 포장)의 오염이나 손상, 약액의 혼탁·부유물 등 이상이 없는지 확인한다.

　② (포장을 뜯고) 고무마개를 감싸고 있는 뚜껑이나 필름을 뗀다.

　③ 고무마개의 오염 등에 유의하면서 용기를 트레이에 놓는다.

(2) 수액 용기와 수액 세트를 연결한다.

　① 유량 조절기/ 개폐기를 조작하여 도관을 닫은 상태로 만든다.

　② 수액 세트에 있는 삽입침 보호 캡을 뗀다(포인트 참조).

　③ 삽입침을 수액 용기의 고무마개 각인 부분에 곧장 찔러 통과시킨다.

　④ 수액 용기를 (고무마개를 아래로 하여) 늘어뜨린다.

(3) 수액 세트에 약액을 넣는다.

　① 점적통에 $\frac{1}{2}$ 정도까지 약액을 넣는다(그림 3-B-39).

　② 점적통에 기포나 거품이 없는지 확인한다.

　③ 유량 조절기/ 개폐기를 조작하고 점적통보다 아래의 도관에 약액을 넣는다.

2. 실시

주사와 채혈은 담당하는 간호사로서는 여러 번 경험하는 것이지만, 환자에게는 처음인 경우도 많아 불안과 기대 등의 다양한 감정을 품게 된다. 환자의 입장이나 기분을 생각해 정중하게 설명하고 말을 거는 데 유의하면서 환자의 신뢰와 협력을 얻어 실시한다.

a : 설명과 실시 부위 확인

환자에게 실시 내용을 설명하고 협력을 얻어 부위를 확인한 뒤 피부를 소독한다.

(1) 실시 내용을 설명한다.

　① 환자에게 내용에 대한 설명을 들었는지 확인한다.

　② 간호사가 실시하는 경우에는 취지를 전하고 동의를 얻는다.

　③ 예정된 내용을 전하고 준비를 요청하거나 지원한다(p454 포인트 참조).

포인트 ・수액 용기가 유리 또는 경질 플라스틱으로 통기 장치(이하 에어 바늘)가 필요한 수액 세트를 사용하는 경우에는 삽입침을 찔러 통과하기 전에 에어 바늘을 고무마개에 꽂아 수액 용기 안을 평압으로 만든다.(2)②

(2) 지시 내용을 확인한다.

① 환자에게 이름을 물어 대답을 듣고 본인임을 확인한다.

② 오더지나 주사기 등을 이용하면서 실시의 목적과 방법, 주의사항 등을 설명한다(포인트 참조).

(3) 실시 부위를 확인한다(그림 3-B-40).

① 안정된 자세로 옷을 가다듬는다.

② 손가락을 이용하여 실시 가능한 부위를 예측한다(포인트 참조).

③ 주사를 놓는 점, 각도, 방향, 깊이, 주사기 잡는 방법이나 실시할 때 주사기 쥐는 법 등을 검토한다.

④ 과거의 경험에 따라 환자의 의견을 물으면서 가장 적합한 부위를 결정한다.

(4) 피부를 소독한다.

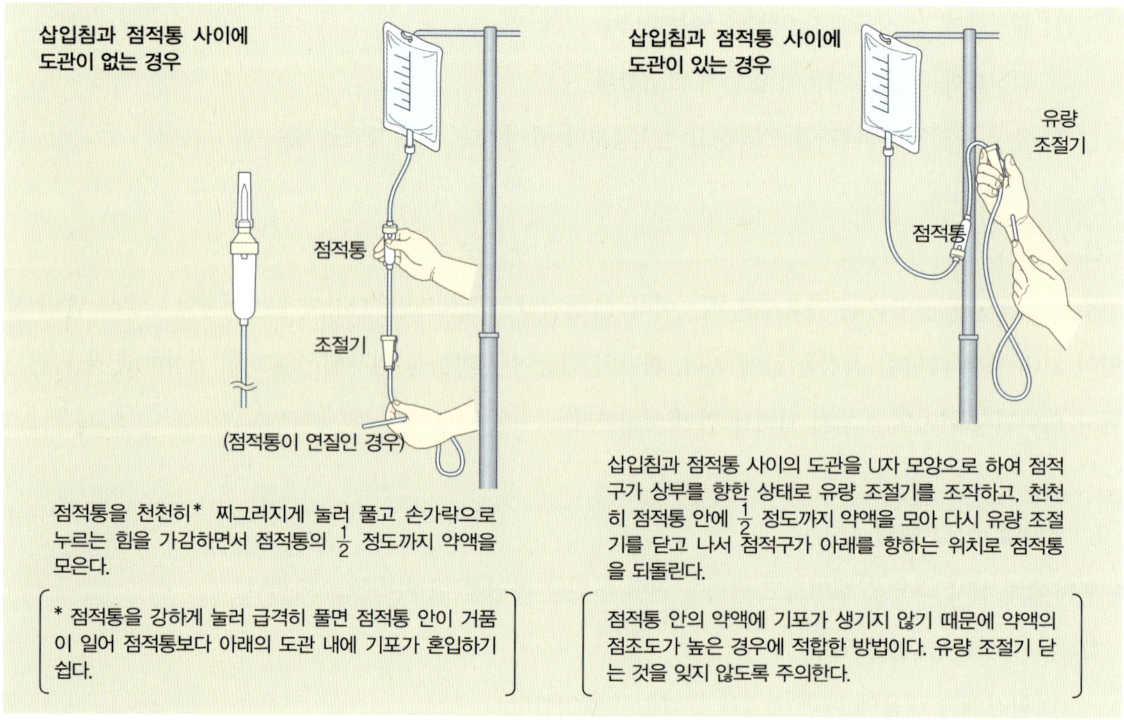

점적통을 천천히* 찌그러지게 눌러 풀고 손가락으로 누르는 힘을 가감하면서 점적통의 $\frac{1}{2}$ 정도까지 약액을 모은다.

* 점적통을 강하게 눌러 급격히 풀면 점적통 안이 거품이 일어 점적통보다 아래의 도관 내에 기포가 혼입하기 쉽다.

삽입침과 점적통 사이의 도관을 U자 모양으로 하여 점적구가 상부를 향한 상태로 유량 조절기를 조작하고, 천천히 점적통 안에 $\frac{1}{2}$ 정도까지 약액을 모아 다시 유량 조절기를 닫고 나서 점적구가 아래를 향하는 위치로 점적통을 되돌린다.

점적통 안의 약액에 기포가 생기지 않기 때문에 약액의 점조도가 높은 경우에 적합한 방법이다. 유량 조절기 닫는 것을 잊지 않도록 주의한다.

그림 3-B-39 점적통에 약액 넣기

포인트 • 점적 정맥 내 주사는 실시하는 데 어느 정도의 시간이 필요하기 때문에 수액량과 종료 예정시간을 알려 배설 등을 미리 끝내두도록 한다.(1)③

• 환자의 과거 경험이나 이해도를 고려하여 주사 맞을 때와 약액의 주입으로 예측되는 통증에 대해 설명하고, 심한 통증 등 이상을 느꼈을 때는 참지 말고 바로 이야기하도록 부탁한다.(2)②

• 정맥 내 주사나 정맥혈을 채취하는 경우 필요에 따라 토니켓을 이용한다.(3)②

① 처치용 장갑을 착용한다(포인트 참조).

② 실시 내용과 환자에 적합한 소독약을 묻힌 솜/ 면봉을 오른손에 잡는다(포인트 참조).

③ 주사 부위의 피부를 반대쪽 손가락으로 잡고 늘린다.

④ 주사를 놓는 점을 중심으로 소용돌이를 그리듯이 가볍게 누르면서 소독솜으로 닦는다(주사 놓을 부위가 오염된 경우는 새 솜을 사용하여 같은 방식으로 닦는다).

b : 안전한 실시와 실시 후 관찰

안전과 안락을 배려하면서 실시하고, 실시하는 내용에 따라 실시 후 관찰을 한다.

■ 피내 주사, 피하 주사, 근육 내 주사

(1) 주사를 놓는다(그림 3-B-41).

① 주삿바늘과 주사기와의 접합 상태, 바늘 면의 방향을 확인하고 주삿바늘의 보호대를 제거한다.

② 주사기 안에 기포가 없고 바늘 면까지 약액이 들어 있는지 확인한다.

③ 안정되게 주사를 놓을 수 있도록 오른손으로 주사기를 적절히 잡는다.

④ 부드럽게 바늘이 피부를 통과하도록, 반대쪽 손가락으로 주사 놓을 부위의 피부를 잡고 늘린다.

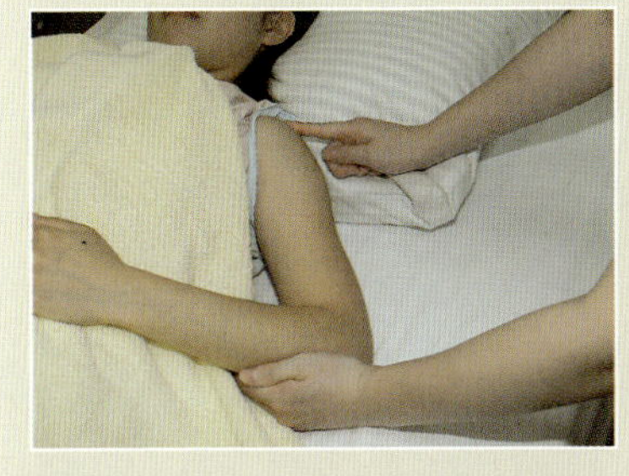
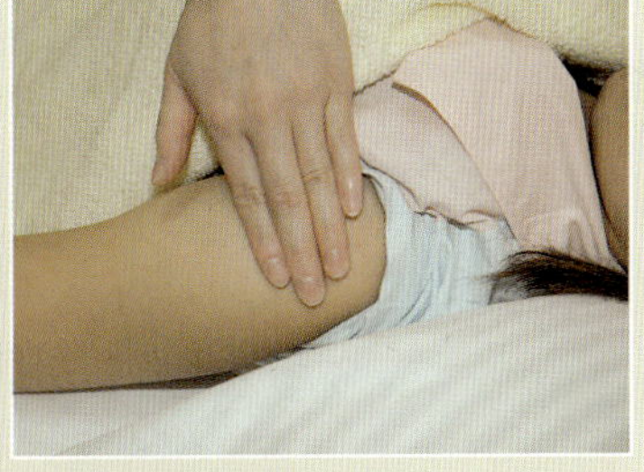

(1) 팔뚝 뒤쪽에 놓는 피하 주사의 경우

a 어깨와 팔꿈치를 확인한다.

b 어깨와 팔꿈치의 돌출점을 연결하는 선에서 팔꿈치로부터 약 $\frac{1}{3}$의 부위를 기준으로 한다.

(2) 삼각근 부위의 근육 내 주사의 경우

어깨 돌출 부위에서 약간 아래(성인의 경우 2~3손가락 밑)이고 삼각근 중앙 부위의 약간 앞쪽을 기준으로 한다.

그림 3-B-40 주사 부위 확인하기

포인트 • 장갑을 끼는 타이밍은 실시자의 작업이나 확인에 걸리는 시간에 따라 부위의 확인 이전 또는 피부 소독 전후에 한다. 사진에서는 손가락의 모양을 알기 쉽게 설명하기 위해 장갑을 착용하지 않았다.(4)①

• 일반적으로 소독용 에탄올을 사용하지만, 에탄올을 도포하면 피부가 빨개지거나 더 좋은 소독 효과를 기대하는 경우에는 다른 약액을 사용한다.(4)②

(1) 피내 주사의 경우

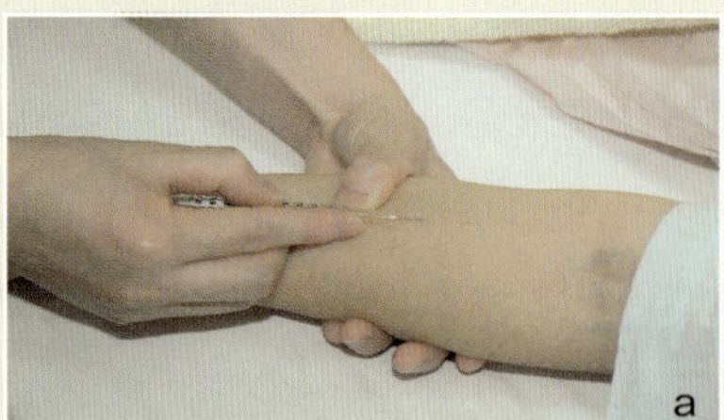

삽입부보다 말초 쪽의 피부를 가볍게 잡고 말초 방향으로 늘린다.*

[*피부를 늘렸던 손을 갑자기 떼면 반동 때문에 주삿바늘이 빠지므로 주의한다.]

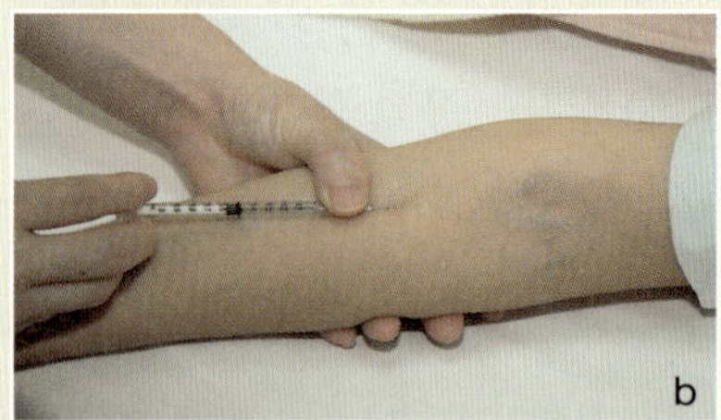

주사기를 안정적으로 쥐고 바늘의 날 쪽이 표피의 아래에 있는지 확인하면서 내관을 천천히 *누른다.

[*바늘의 날 면이 피내에 위치하면 약액을 주입할 때 저항이 생긴다.]

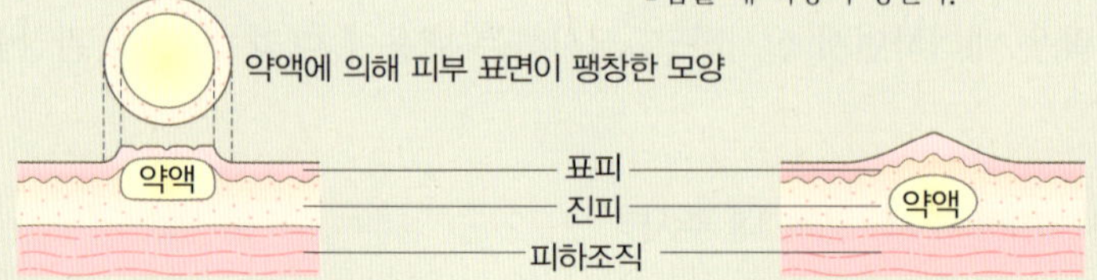

(2) 피하 주사의 경우

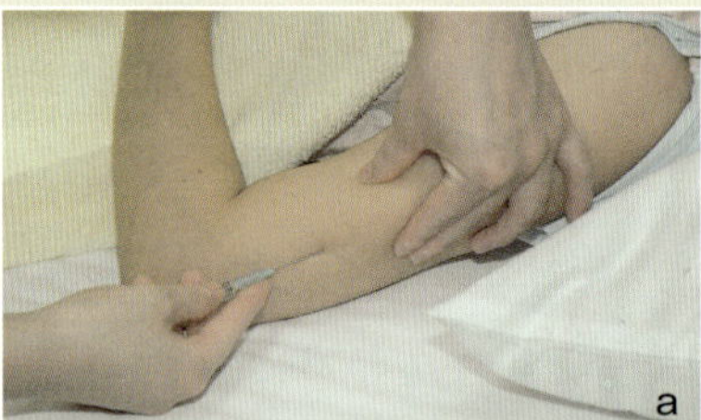

삽입부를 두껍게 잡고 피부를 늘린다.

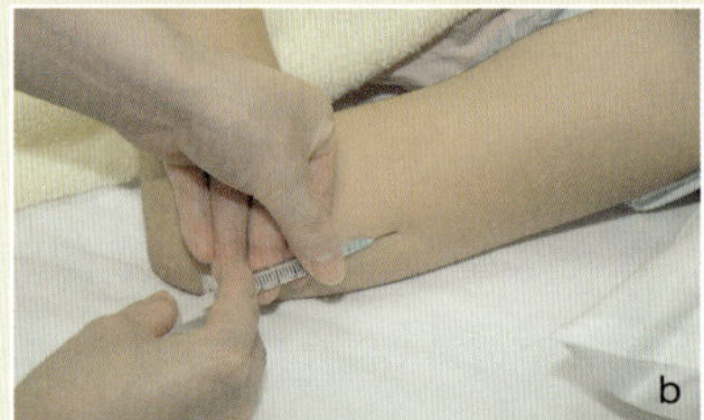

내관을 가볍게 당겨 혈액의 역류가 없는지 확인한 후 주사기의 플랜지를 지점으로 하여 내관을 작동하여 약액을 주입한다.

[주사기를 안정되게 잡기 위해 주삿바늘 삽입 후 피부를 늘리고 있던 손의 손등을 환자의 팔뚝에 대고 주사기를 유지한다.]

(3) 근육 내 주사의 경우

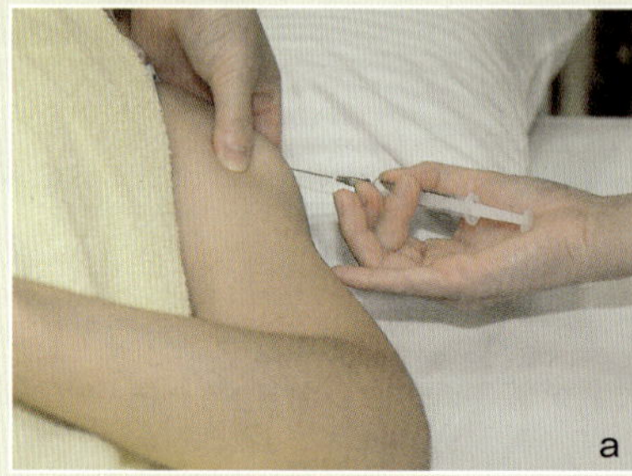

a 삼각근 부위의 경우

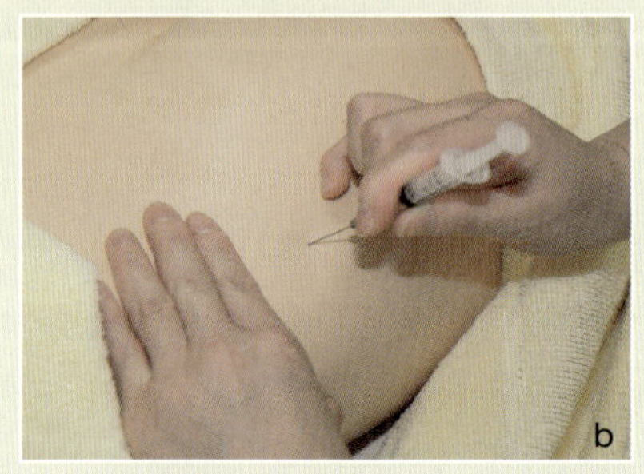

b 둔부의 경우

주사기 잡는 법, 주사 놓는 자리의 피부 쥐는 법, 주사기의 삽입각도*와 깊이는 주사 부위의 피하조직 두께*에 따라 다르다. 또한 불안감을 느껴 전신에 힘이 들어가거나 주사 부위의 근육이 수축한 상태에서 주사를 놓으면 보통보다 강한 아픔을 느낀다. 주사 부위가 긴장하지 않는 체위나 자세를 취하게 하는 것도 중요하다.

[*피하조직의 두께는 개인차가 크다. 체표면에서 피부와 함께 손가락으로 꽉 잡아 올리면 확인할 수 있는데, 손가락에 낀 폭의 약 $\frac{1}{2}$을 피하조직 두께라고 생각하면 된다. 일반적으로 삽입각도는 45도에서 90도 정도가 되는데, 피하조직이 두꺼운 부위에 작은 각도로 삽입하면 날의 면이 근육에 미치지 못하거나 체표면에서 예측했던 근육 부위와 다르기 쉬우므로 피하조직의 두께를 올바르게 파악해야 한다.]

그림 3-B-41 주사를 놓아 약액 주입하기

⑤ 바늘의 날 쪽을 위로 향하게 하여 적절한 각도, 방향, 깊이, 속도로 주사를 놓는다.

⑥ 주사 맞은 부위에 심한 통증이나 손가락 끝에 전해지는 저린 느낌이 없는지 확인한다.

⑦ 피하 주사, 근육 내 주사는 바늘의 날 쪽이 혈관 내에 들어가 있지 않은지, 주사기의 내관을 가볍게 당겨 혈액의 역류가 없는지 확인한다.

(2) 약액을 주입한다.

① 조직의 저항을 확인하면서 내관을 조작하여 약액을 적절한 속도로 주입한다.

② 주입 중 환자의 표정에 주의하면서 통증 등의 유무를 확인한다.

(3) 주삿바늘을 뺀다.

① 바늘의 삽입 각도, 방향을 유지하면서 안정된 상태로 부드럽게 뺀다.

② 바늘을 빼는 동시에 소독솜을 댄다(포인트 참조).

③ 지혈을 확인하고 불편한 증상이 없는지 확인한다.

④ 환자에게 수고했다고 말하고 의복과 체위를 정돈하게 한다.

■ 정맥 내 주사, 점적 정맥 내 주사, 정맥혈 채취의 경우

(1) 주삿바늘을 삽입한다.

① 토니켓을 적절하게 사용하여 주사 부위의 표피정맥을 부풀게 한다.

② 주삿바늘과 주사기의 접합 상태나 날 면의 방향을 확인하고 주삿바늘의 보호대를 제거한다.

③ 안정되게 주사를 놓을 수 있도록 오른손으로 주사기를 적절하게 잡는다.

④ 바늘이 피부를 부드럽게 통과하도록 반대쪽 손으로 주사 놓을 부위의 피부를 가볍게 늘린다.

⑤ 주사를 놓고자 하는 정맥 안에 날 면이 도달하도록 혈관의 흐름에 따라 천자 예정 부위보다 5~15mm 정도, 말초 쪽의 피부를 적절한 각도, 방향, 깊이에서 날 면을 위로 향하게 삽입한다.

⑥ 삽입 부위 주변에 심한 통증이나 손가락으로 전해지는 저린 느낌은 없는지 확인한다.

⑦ 목적하는 혈관에 주사를 놓고 정맥 안에 날 면이 도달했는지 주사기로 정맥혈의 역류를 보고 확인한다.

⑧ 주삿바늘이 삽입한 혈관에 평행이 되도록 주사기의 각도를 조정한다(포인트 참조).

<table>
<tr><td>포인트 • 피하 주사, 근육 내 주사는 필요에 따라 마사지를 한다.(3)②
• 정맥혈의 역류는 주사기를 사용하는 경우 내관을 당겨 확</td><td>인할 수 있으며, 바늘이 혈관에 들어가면 정맥압에 의해 주사기에 혈액이 역류하는 구조의 기구류가 많아지고 있다.(1)⑧</td></tr>
</table>

⑨ 지시된 약액을 안전하게 주입하고, 정맥혈을 안전하게 채취할 수 있도록 혈관의 적절한 위치까지 바늘을 삽입한다.

⑩ 다음 작업을 안정적으로 수행할 수 있도록 주사기를 잡는다.

〈정맥 주사, 점적 정맥 내 주사〉

(2) 약액을 주입한다.

① 토니켓을 사용하면 주사기를 안정적으로 잡고 주사 부위를 움직이지 않도록 토니켓을 푸는 동시에, 혈관이 강하게 부풀게 하기 위해 주먹을 쥐도록 한 경우에는 손가락을 천천히 펴서 근육의 긴장을 풀어주도록 한다.

[정맥 주사]

① 내관을 천천히 작동하여 약액을 정맥에 주입한다.

② 미량의 약액을 지시한 속도로 정확하게 주입하는 경우에는 주사기 펌프(그림 3-B-42)를 수액 세트에 연결하여 사용한다.

[점적 정맥 내 주사]

① 필요에 따라 수액 세트와 접합하고 유량 조절기를 조절하여 천천히 약액을 떨어뜨린다.

② 약액의 주입으로 주사한 부위의 통증이나 피하조직의 부종이 없는지 확인한다.

③ 주삿바늘을 반창고나 드레싱으로 고정한다(그림 3-B-43).

④ 환자의 상태, 바늘 삽입 부위의 피부와 혈관 주위에 이상이 없는지 확인한다(포인트 참조).

⑤ 지시된 주입 속도가 되도록 유량 조절기를 조절한다(그림 3-B-44). 수액 펌프를 적절히 사용한다(그림 3-B-45).

⑥ 실시 중에는 환자의 전신 상태와 삽입부의 상태를 관찰하면서 지시대로 약액이 주입되고 있는지 확인한다.

(3) 주삿바늘을 뺀다.

① 점적 정맥 내 주사는 수액 세트의 유량 조절기/개폐기를 조절하여 도관을 닫은 상태로 한다.

② 바늘의 삽입 각도, 방향을 유지하면서 안정된 상태로 부드럽게 뺀다.

포인트 •치명적인 급성 알레르기 반응(과민증)은 정맥 내 주사는 주입 직후, 점적 정맥 내 주사는 5~10분 후에 나타나는 경우가 많다. 정맥 내 주사는 천천히 주입하여 부작용의 증상을 조기에 발견하고 영향을 최소화해야 한다. 같은 이유로, 점적 정맥 내 주사는 환자의 상태가 안정되어 있는 것을 관찰·확인한 후 지시된 주입 속도가 되도록 조절한다. 주의해야 할 약물을 사용하거나 알레르기 경험이 있는 환자의 경우에는 특히 주의가 필요하다.④

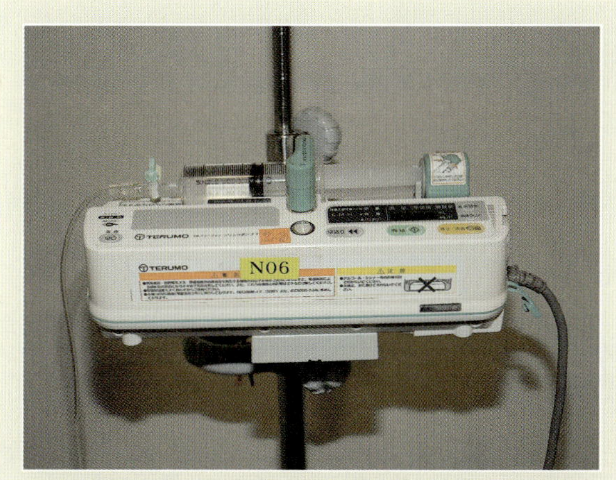

주사기 펌프(syringe pump)는 미량의 약액을 한 개 또는 여러 개의 주사기나 유사한 용기를 사용하여 주입량을 조절하기 위한 기기이다. 조절자가 설정한 유량이 단위시간당 체적으로 기기에 표시된다.

그림 3-B-42 주사기 펌프의 예

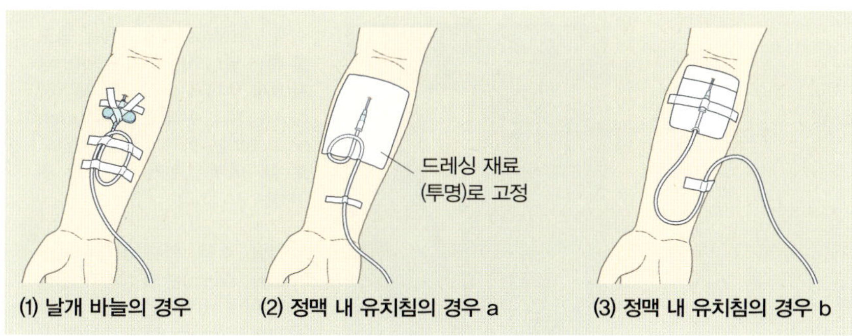

그림 3-B-43 점적 정맥 내 주사 시 주삿바늘의 반창고 고정(예)

③ 바늘을 빼는 동시에 소독솜 등을 댄다.

④ 주사를 놓은 자리를 깨끗한 지혈용 붕대 등으로 보호한다.

⑤ 환자의 협력을 얻는다. 필요에 따라 지혈대를 사용하여 바늘의 삽입부를 압박한다.

⑥ 불편한 증상이 없는지 확인한다.

⑦ 환자에게 수고했다고 말하고 의류와 체위를 정돈한다.

〈정맥혈의 채취의 경우〉

ⅰ 주사 바늘과 주사기를 사용하는 경우

(1) 정맥혈을 채취한다.

① 내관을 천천히 자동하여 필요량의 혈액을 채취한다.

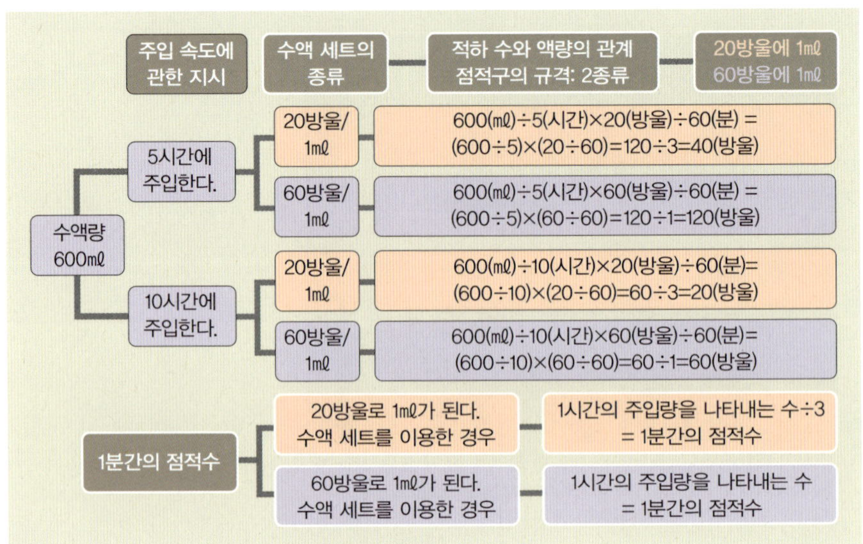

그림 3-B-44 유량 조절에 의한 주입 속도 조절

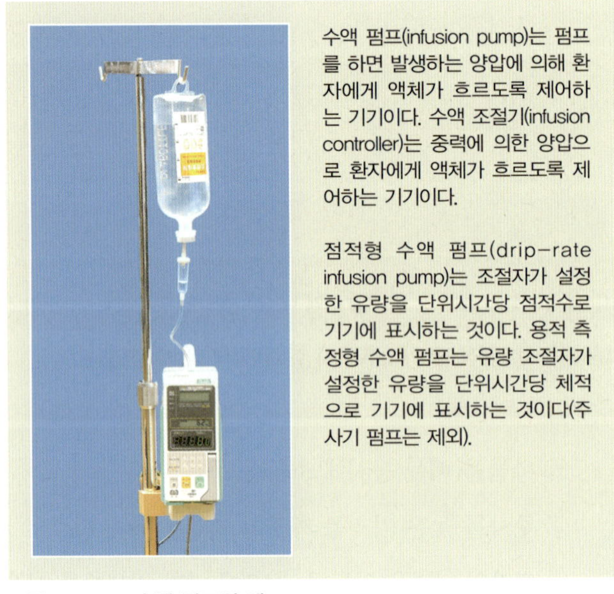

수액 펌프(infusion pump)는 펌프를 하면 발생하는 양압에 의해 환자에게 액체가 흐르도록 제어하는 기기이다. 수액 조절기(infusion controller)는 중력에 의한 양압으로 환자에게 액체가 흐르도록 제어하는 기기이다.

점적형 수액 펌프(drip-rate infusion pump)는 조절자가 설정한 유량을 단위시간당 점적수로 기기에 표시하는 것이다. 용적 측정형 수액 펌프는 유량 조절자가 설정한 유량을 단위시간당 체적으로 기기에 표시하는 것이다(주사기 펌프는 제외).

그림 3-B-45 수액 펌프의 예

(2) 토니켓을 푼다.

① 주먹을 쥔 경우에는 손가락을 천천히 펴면서 근육의 긴장을 풀도록 하고, 삽입 부위를 움직이지 않도록 주사기를 안정적으로 잡으면서 토니켓을 뗀다.

(3) 주삿바늘을 뺀다.

① 바늘의 삽입 각도와 방향을 유지하면서 안정된 상태로 부드럽게 빼고 혈액이 들어간 주사기를 농반에 둔다.

② 바늘을 빼는 동시에 소독솜 등을 대고 팔꿈치를 구부린 상태에서 바늘의 삽입부를 압박하고 있
　　도록 환자에게 협력을 구한다.

(4) 혈액을 용기(채혈관)에 담기

　① 여러 개의 채혈 용기에 혈액을 넣는 경우 채취한 혈액을 응고시키지 않도록 넣는 순서를 생각하
　　면서 실시한다.

(5) 삽입부를 보호한다.

　① 삽입 부위를 깨끗한 지혈용 붕대 재료 등으로 보호한다.

　② 환자의 협력을 얻거나 필요에 따라 토니켓 등을 사용하여 주사 놓은 자리를 압박한다.

　③ 불편한 증상이 없는지 확인한다.

　④ 환자에게 수고했다고 말하고 의복과 체위를 정돈한다.

ⅱ 채혈용 바늘과 홀더를 사용하는 경우

(1) 정맥혈을 채취한다.

　① 진공 채혈관을 홀더에 똑바로 넣고 틀을 안정적으로 잡으면서 고무 슬리브에 싸인 침관이 완전
　　히 채혈 튜브의 고무마개를 통과할 수 있도록 찔러 넣는다.

　② 채혈관 안으로 혈액 유입이 멈추면 즉시 채혈관을 바늘에서 빼고 홀더에서 꺼낸다.

　③ 여러 채혈관에 혈액을 채취하는 경우, 홀더를 안정적으로 잡은 상태를 유지하면서 채혈관을 바
　　꾼다.

(2) 토니켓 해제

　① 마지막 채혈관을 틀에서 꺼낸 후 주먹을 쥔 경우 손가락을 천천히 펴면서 근육의 긴장을 풀도록
　　하고, 삽입 부위를 움직이지 않도록 주사기를 안정적으로 잡으면서 토니켓을 뗀다.

(3) 채혈용 주삿바늘을 뺀다.

　① 바늘의 삽입 각도와 방향을 유지하면서 안정된 상태로 부드럽게 빼고, 바늘을 빼는 동시에 소독
　　솜 등을 대고 팔꿈치를 구부린 상태에서 삽입부를 누르도록 환자의 협력을 구한다.

(4) 주사를 놓은 자리를 보호한다.

　① 삽입부를 깨끗한 지혈용 붕대 재료 등으로 보호한다.

　② 환자의 협력을 얻으면서 필요에 따라 지혈대 등을 사용하여 바늘의 삽입 부위를 압박한다.

　③ 불편한 증상이 없는지 확인한다.

　④ 환자에게 수고했다고 말하고 의복과 체위를 정돈시킨다.

3. 정리와 기록

점적 정맥 내 주사의 경우 실시 직후와 종료 시 정리하고 기록한다.

(1) 오더지와 실시 내용을 비교한다.

　① 주사제의 빈 용기 또는 채혈관을 사용하여 지시대로 실시되고 있는지 확인한다.

(2) 폐기물을 처리한다(그림 3-B-46, 47).

　① 감염의 유무와 재질에 따라 폐기물을 정해진 방법으로 처리한다(포인트 참조).

　② 처치용 장갑을 벗는다(포인트 참조).

　③ 손을 씻는다.

(3) 사용물품을 정리한다.

　① 사용한 물품을 세척하고 건조한 후 수납장에 보관한다.

(4) 기록한다.

　① 실시 내용과 환자의 상태 등을 진료 기록·간호 기록에 기재한다.

B : 내복

　내복을 할 경우는 환자에게 지시된 제제를 개봉하여 입으로 먹는 인지·운동 기능과 제제를 삼키는 기능이 필요하다. 간호사는 복용에 포함된 기능을 평가하고 환자 스스로 약물을 적용할 수 있도록 적용 시

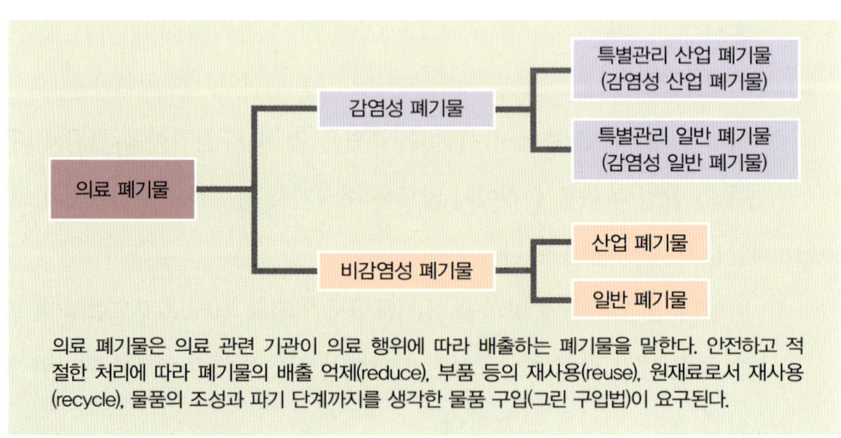

그림 3-B-46 의료 폐기물의 구분과 처리

포인트 ·감염성 폐기물의 처리는 국가가 '폐기물처리법'에 근거하여 폐기물 처리 지침서'에 구체적인 절차 등을 나타내고 있다(2009년 5월 대신관 방침 폐기물·재활용 대책부).(2)①

·처치용 장갑은 오염도, 실시 장소, 사용물품 등에 따라 먼저 벗을 수 있다.(2)②

간, 시간 간격 등에 대해 설명하고, 필요에 따라 일부 또는 모두를 지원한다. 복용 순서에 따라 유의해야 할 사항을 적어둔다.

(1) 용기 등을 준비한다.

① 흐르는 물과 비누로 손을 씻거나 소독용 알코올 제제로 손을 소독한다.

② 복용할 제제의 종류에 따라 물이나 용기 등을 준비한다.

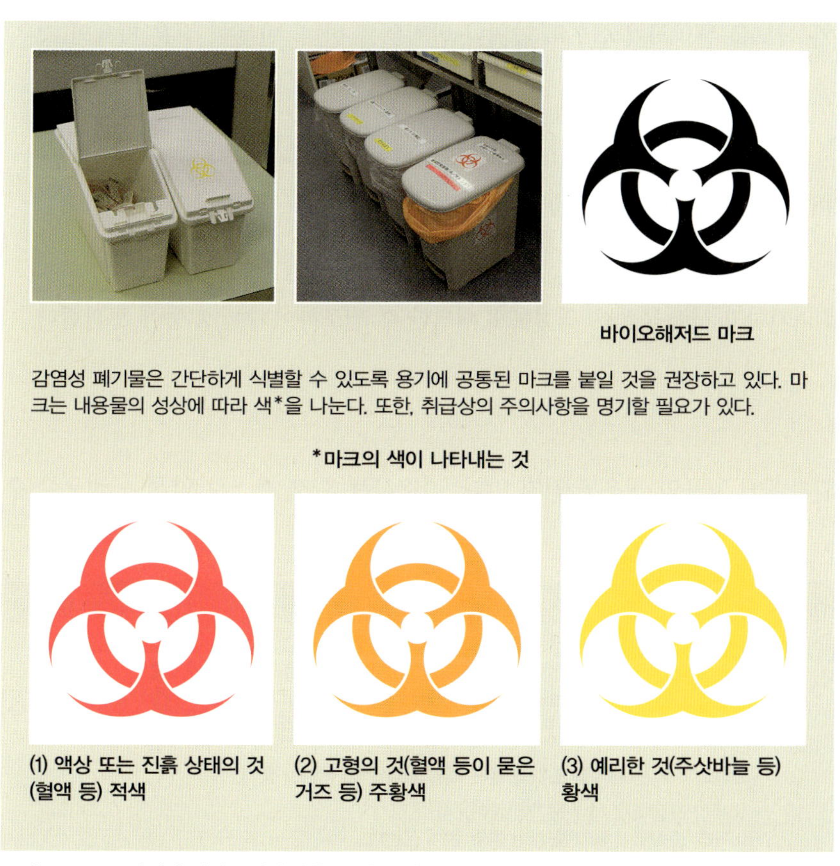

그림 3-B-47 감염성 폐기물의 수납용기 예와 바이오해저드 마크

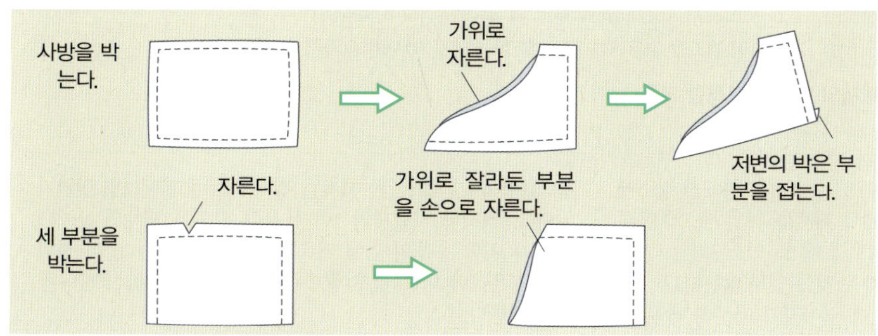

그림 3-B-48 석용 전 세세의 준비

(2) 제제를 준비한다(포인트 참조).

① 가루제, 과립제 등의 개봉은 제제가 흩어지는 일 없이 입안으로 들어가기 쉽게 가위 또는 손으로 자른다(그림 3-B-48).

② 캡슐, 환제, 정제 등은 봉투나 포장을 풀고 일단 용기 등에 둔다.

③ 액제, 시럽제는 적절하게 혼합한 후 1회 복용량을 정확히 용기에 넣는다.

(3) 체위를 정돈한다.

① 오연을 피하고 약제가 식도를 통과하기 쉽도록 앉거나 반좌위를 한다. 반듯이 누운 자세의 경우, 머리를 조금 세운다.

(4) 복용한다(포인트 참조).

① 제제의 특성을 고려하여 복용한다(표 3-B-6).

(5) 정리한다.

① 제제의 약 봉투류를 파기하고 사용물품은 적절하게 세척한 후 건조하여 수납장 등에 보관한다.

C : 기타

내복 이외의 적용방법은 환자에게 처음인 경우도 적지 않다. 간호사는 환자 스스로 약물을 적용할 수

제제의 종류	지원 포인트
가루제, 과립제	• 봉투를 복용하기 쉽게 개봉한다. • 구강 안을 적신 후, 제제를 흘리지 않도록 혀 중심부에 넣고 물과 함께 삼킨다. • 소량의 물을 입안에 머금은 상태로 제제를 구강 안에 넣고 물과 함께 삼켜도 좋다. • 오블라투(oblato)를 사용하는 경우에는 제제를 흘리지 않도록 오블라투에 싸서 물과 함께 삼킨다. • 오블라투에 싼 제제를 소량의 물에 띄워 물과 함께 삼켜도 좋다.
캡슐제, 환제, 정제	• 봉투나 포장에서 꺼내 용기에 넣어둔다. • 아래의 중심부에 제제를 얹어 물과 함께 삼킨다. • 입안이 건조한 경우에는 먼저 물 한 모금을 마시면 삼키기 쉽다.
액제, 시럽제	• 적절하게 혼합한 후 지시량을 정확하게 용기에 넣는다. • 적당한 빨대와 물컵을 준비한다. • 쓰고 단맛이 강한 제제는 복용 후 물을 마시면 완화된다. • 입안이 건조한 경우에는 먼저 물 한 모금을 마시면 삼키기 쉽다.

표 3-B-6 제제의 특성을 고려한 복용

포인트 •이 단계에서는 약 봉투 또는 용기를 정해진 장소에서 꺼낼 때, 약 봉투 또는 용기에서 제제를 꺼낼 때, 약 봉투 또는 용기를 정해진 장소로 돌려보낼 때 등 최소 3회는 약 봉투 또는 약 명찰과 제제를 비교하는 것을 잊지 않는다.(2)
•나이가 들면서 손끝의 정교함이 떨어지기 때문에 작은 제제는 개봉하기 어려워진다. 손바닥 위에 꺼내려고 하면 제제를 떨어뜨리기 쉽고, 흰 제제일 경우 시트에 떨어지면 찾기가 어렵다. 액제나 시럽제의 1회 복용량 확인은 제제의 용기나 복용을 위한 용기(약병)에 기록된 눈금을 이용한다. 더 정확하게 적용해야 하는 경우에는 주사기 등을 사용하여 복용량을 확인한다.(4)

있도록 적용방법을 구체적으로 설명하고, 필요에 따라 일부 또는 전부를 지원한다.

간호사가 준비 또는 적용할 때 옆에서 도울 부분이 많은 것으로 분무기를 이용한 흡입, 직장의 좌약 적용, 점안제 적용법의 유의점에 대해 살펴보겠다.

1. 분무기를 이용한 흡입

분무기(네블라이저, nebulizer)는 공기압이나 초음파에 의해 약액을 수증기 상태로 만든 것으로, 의료기

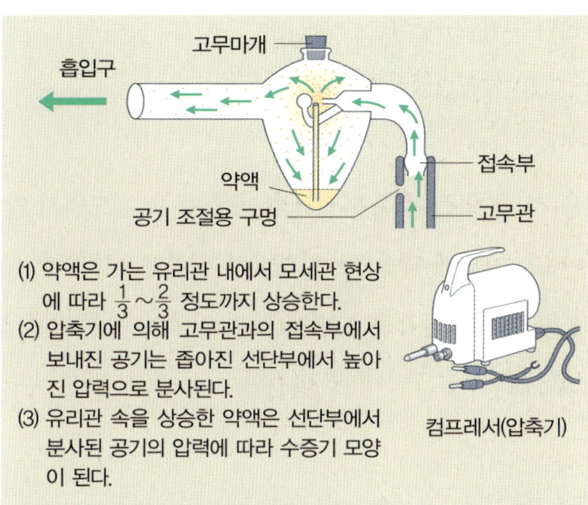

(1) 약액은 가는 유리관 내에서 모세관 현상에 따라 $\frac{1}{3} \sim \frac{2}{3}$ 정도까지 상승한다.
(2) 압축기에 의해 고무관과의 접속부에서 보내진 공기는 좁아진 선단부에서 높아진 압력으로 분사된다.
(3) 유리관 속을 상승한 약액은 선단부에서 분사된 공기의 압력에 따라 수증기 모양이 된다.

그림 3-B-49 분무기의 원리

그림 3-B-50 초음파 분무기의 예

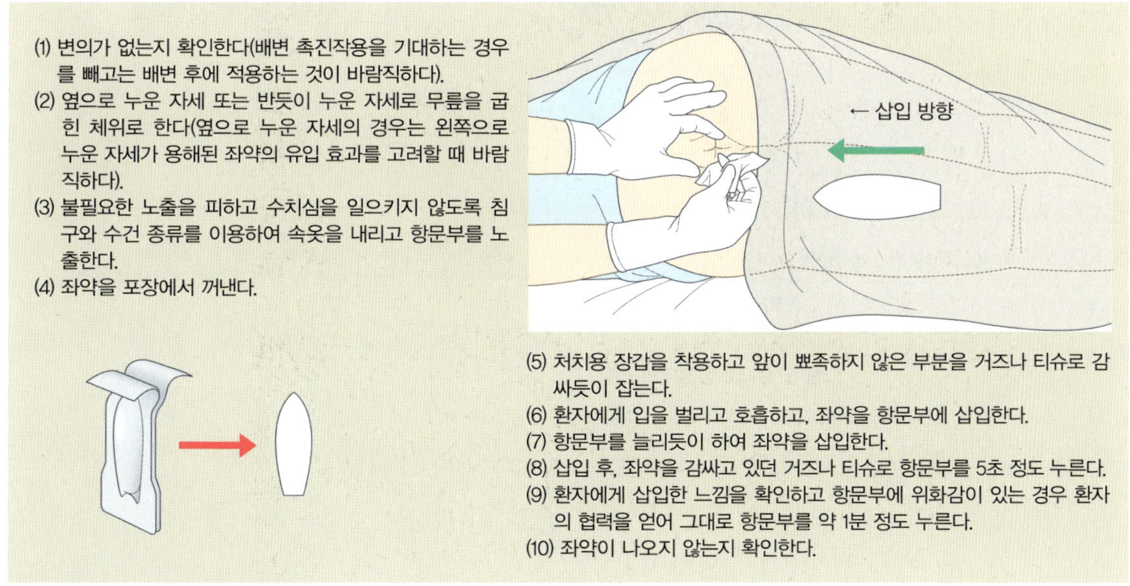

(1) 변의가 없는지 확인한다(배변 촉진작용을 기대하는 경우를 빼고는 배변 후에 적용하는 것이 바람직하다).
(2) 옆으로 누운 자세 또는 반듯이 누운 자세로 무릎을 굽힌 체위로 한다(옆으로 누운 자세의 경우는 왼쪽으로 누운 자세가 용해된 좌약의 유입 효과를 고려할 때 바람직하다).
(3) 불필요한 노출을 피하고 수치심을 일으키지 않도록 침구와 수건 종류를 이용하여 속옷을 내리고 항문부를 노출한다.
(4) 좌약을 포장에서 꺼낸다.

(5) 처치용 장갑을 착용하고 앞이 뾰족하지 않은 부분을 거즈나 티슈로 감싸듯이 잡는다.
(6) 환자에게 입을 벌리고 호흡하고, 좌약을 항문부에 삽입한다.
(7) 항문부를 늘리듯이 하여 좌약을 삽입한다.
(8) 삽입 후, 좌약을 감싸고 있던 거즈나 티슈로 항문부를 5초 정도 누른다.
(9) 환자에게 삽입한 느낌을 확인하고 항문부에 위화감이 있는 경우 환자의 협력을 얻어 그대로 항문부를 약 1분 정도 누른다.
(10) 좌약이 나오지 않는지 확인한다.

그림 3-B-51 좌약제의 직장 적봉

관에서는 많은 약액을 미세하게 할 수 있는 초음파 분무기가 사용되는 경우가 많다(그림 3-B-49, 50). 초음파 분무기는 마스크나 마우스피스와 연결하여 단독으로 사용하거나 다른 의료기기와 병용한다.

환자가 호흡에 맞추어 흡입하는 경우에는 약물이 효과적으로 적용되도록 분무량을 조절하고 연결관의 개폐구를 들숨에 맞추어 닫고 흡입한다.

2. 직장에의 좌약 적용

변의가 없는지 확인하고 환자의 프라이버시와 수치심을 배려하면서 체위나 의류를 정돈해주고, 고통과 불편함을 최소한으로 줄이면서 확실하게 직장에 적용한다(그림 3-B-51).

3. 점안제의 적용

점안제는 무균제이다. 제제를 오염시키지 않도록 적용 시 용기 끝이 속눈썹과 눈꺼풀 등을 건드리지 않도록 주의한다. 깨끗한 거즈나 솜을 눈꺼풀에 아래에 대고 가볍게 밑을 당기고 약간 위쪽을 보게 한 상태에서 약액을 1~2방울 떨어뜨린다. 적용한 후에는 눈을 감고 내안각을 가볍게 눌러 약액이 눈물샘에서 비루관으로 흐르지 않도록 한다(그림 3-B-52).

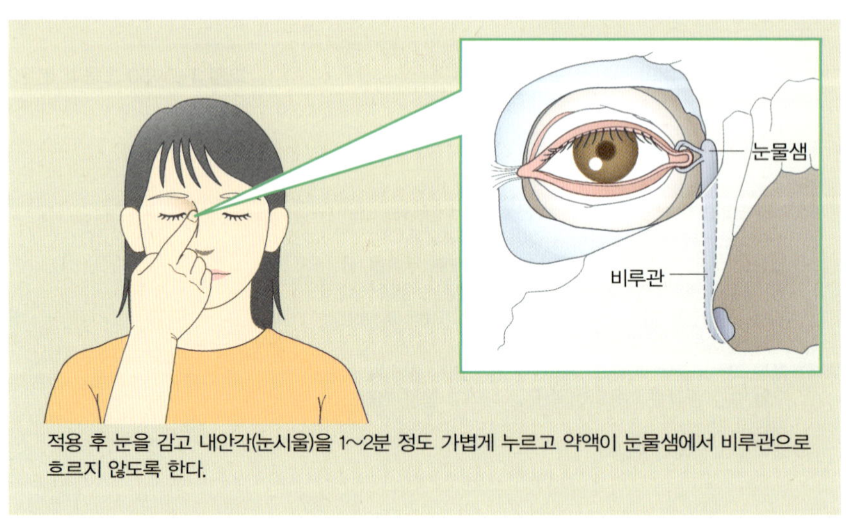

적용 후 눈을 감고 내안각(눈시울)을 1~2분 정도 가볍게 누르고 약액이 눈물샘에서 비루관으로 흐르지 않도록 한다.

그림 3-B-52 점안제의 적용

3장 산소 요법

1 산소 요법에 관한 간호의 의의

산소 요법은 '산소 흡입'이라고도 하며 예전에는 환자의 생명이 위험할 때 주로 실시했으며 증상이 심각한 경우 치료에 이용하였다. 현재는 만성 호흡부전 환자의 경우 질병 상태가 안정된 후 QOL의 관점으로 집에서 요양으로 전환하여 실시하는 재택 산소 요법(home oxygen therapy, HOT) 등 일상생활을 영위하는 가운데 사용하는 것을 포함해 광범위한 치료에 활용하고 있다.

흡입 중 산소 요법은 전신에 작용하도록 해서 효과를 기대하는 것으로, 생체의 산소 결핍 상태, 즉 저산소증(hypoxia)에 대하여 산소를 공급하는 치료방법이다. 산소 요법은 넓은 의미로 약물 치료의 하나이며, 약물과 함께 좋게도 나쁘게도 작용한다. 즉 산소 요법에 의한 효과는 크지만, 실수로 탄산가스(CO_2) 중독을 일으켜 죽음에 이르게 되기도 한다.

산소 요법 외에도 산소를 이용하여 전신에 작용하는 흡입 마취가 있는데, 마취 약물로는 세보플루란·이소플루란·아산화질소(소기) 등 여러 가지를 사용한다. 흡입방법은 흡송법이나 폐쇄식 마취법, 반폐쇄식 마취법 등이 있으며, 동시에 산소도 이용되지만 수술을 중심으로 한 특수 흡입법이기 때문에 여기에서는 설명을 생략한다.

산소 요법은 산소의 흡입방법에 따라 다음 3종류로 크게 나눈다.

(1) 기도로 산소를 공급하여 흡입시키는 것(캐뉼러·카테터·마스크를 이용하는 방법)

(2) 상반신 또는 머리를 텐트로 감싸고 그 안에서 산소를 공급하는 것

(3) 인공 호흡의 일종으로서, 간헐적으로 압력을 가하여 산소를 공급하는 것

이상과 같이 간호사는 산소의 성질과 호흡작용, 장비에 관한 지식을 충분히 갖고 있어야 한다.

최근에는 가정에서 산소 치료를 실시하는 환자도 많이 볼 수 있다(포인트 참조). HOT의 적응 대상과 적응 기준이 정해져 있어, 이의 도입에 따른 환자와 가족의 교육이 필요하며 의료기관, 방문간호, 산소용품

> **포인트** •재택 산소 요법의 건강보험 적용 조건: 대상 질환은 ① 고도만성 호흡부전 예 ② 폐고혈압증 ③ 만성심부전 대상 환자 ④ 치아노제형 선천성 심장 질환 등이 있다(우리나라에서는 의료보험이 적용되지 않는다-편집자 주).

업체와 제휴가 필요하다.

　　재택 산소 요법에 관한 간호사의 역할 등 자세한 내용은 '재택간호론'에서 학습하기 때문에 여기에서는
기초적인 산소 요법에 대해 설명한다.

2 산소 요법에 관한 기초지식

A : 산소 공급 설비와 용기

　　압축된(가스 상태) 산소는 봄베에 넣어져 있고, 액체 상태인 것(액화)은 탱크에 들어 있다. 또한 재택 산
소 요법은 공기 중의 산소를 농축하여 사용한다.

1. 산소 봄베

　　압축된 산소(가스 상태)는 봄베에 들어가 있으며 산소 봄베는 보통 500ℓ들이, 1500ℓ들이, 6000ℓ들
이 3종류가 의료 시설에서 사용된다. 충전된 산소 봄베의 내압은 150기압이다. 각 봄베의 내부 용적은
500ℓ들이는 500/150ℓ, 1500ℓ는 1500/150ℓ, 6000ℓ는 6000/150ℓ이다. 따라서 용기는 내압에 견딜 수
있는 튼튼한 강철 제품으로, 무게는 6000ℓ들이가 61.0kg이다. 1500ℓ들이와 6000ℓ들이 봄베는 쓰러질
때 마개 부분이 손상되는 것을 막기 위해 철제의 나사 달린 캡이 씌워져 있다(포인트 참조). 또한, 의료용
산소로 시판되고 있는 500ℓ, 1500ℓ들이는 높은 압력에 따른 위험을 피하기 위해 100기압 이상이면 라
벨에 '충만'이라고 표시한다.[48]

　　또한 봄베는 3년마다 검사를 받아야 하며 증명이 필요한데 〈그림 3-C-1〉과 같이 용기에 각인을 한다.
용기에 증명이 없으면 산소를 유입할 수 없다. 봄베는 무겁기 때문에 운반할 때 전용 운반차를 사용한다.
이 운반차는 봄베의 홀더로도 사용된다.

2. 중앙 배관 방식

　　중앙 배관 방식을 실시하는 의료 시설은 액화 산소 탱크 또는 산소 봄베 관리실이 있다. 액화 산소는
이동 가능한 용기 고정식 공급 장치(탱크)가 있다. 대형 병원(300병상 이상의 종합병원 등)은 산소 사용량이

포인트 • 내부 용적이 5ℓ를 넘는 것은 용기 밸브의 손상을 방지하기 위해 캡이 장착되어 있다.

---

48) 일반적으로 '충만'이라고 표시되어 있는 것은 100~200기압인 것이 많다.

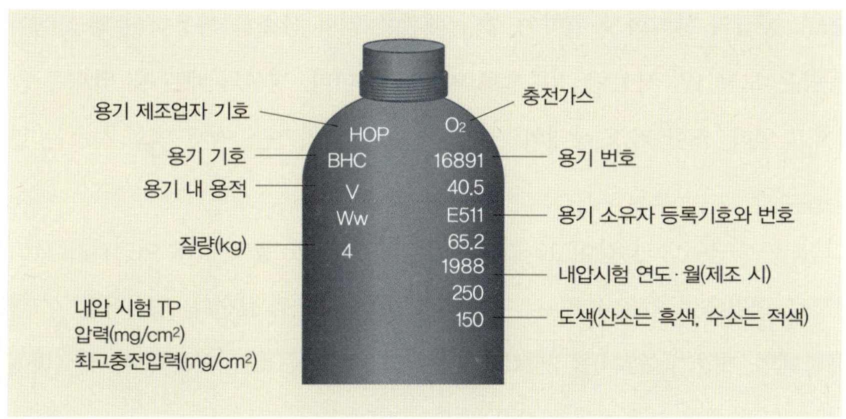

그림 3-C-1 용기 각인의 예

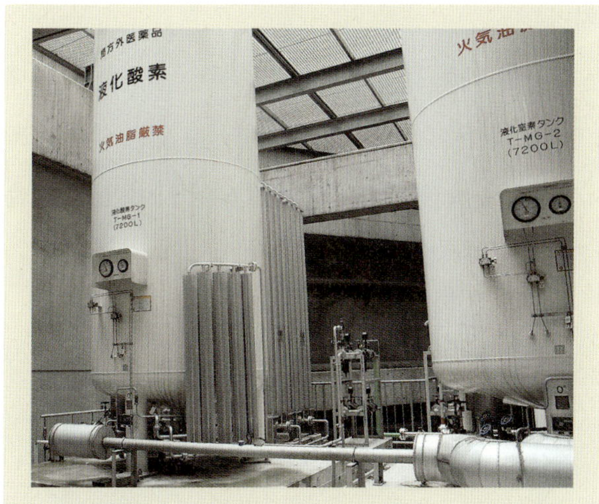

그림 3-C-2 액화 산소 탱크

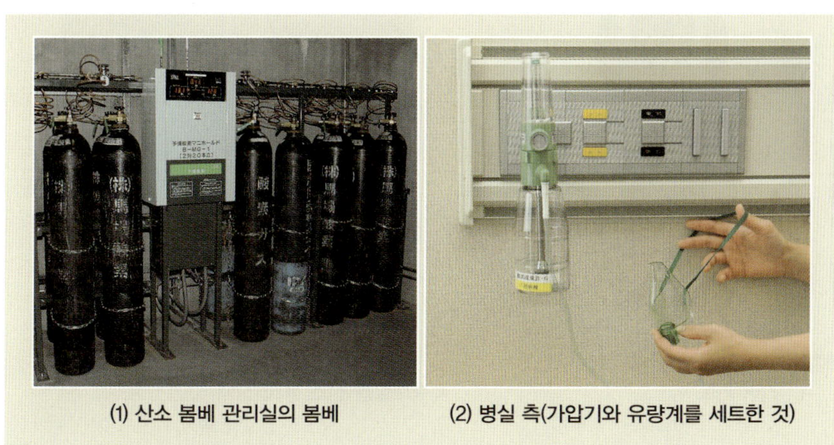

그림 3-C-3 중앙 배관 방식

많아, 설치 공간의 축소와 가스 공급의 합리화를 위하여 중앙 배관은 액화 산소를 사용하며 탱크 형이 많다(그림 3-C-2). 탱크의 용량은 보통 1일 사용량 기준으로 약 20일분이다. 병실의 배관 내 압력은 약 0.4MPa까지 감압하여 공급하고 있다. 또한 가스 상태의 기체 산소는 무색이지만, 액체·액화 산소는 옅은 파랑색이다.

산소 봄베 관리실에는 〈그림 3-C-3-(1)〉과 같이 10~20개 전후의 6000ℓ 탱크 마개 어댑터가 달려 있어 이것들을 금속제의 관으로 연결하여 약 0.4MPa로 감압하고 나서 병실로 보낸다. 병실에는 〈그림 3-C-3-(2)〉와 같이 벽에 유량계와 가압기(습윤기)를 세트해 사용한다. 수술실·ICU·외래 등에서는 벽에 달린 꼭지가 아니라 천장에서 코드를 내려 사용하는 방식을 사용하고 있다.

3. 재택 산소 요법에 이용하는 산소공급 장치

(1) **휴대용 산소 봄베** 재택 산소 요법을 실시하는 환자는 외출 등에 휴대용 산소통을 사용한다. 휴대용 소형 봄베는 알루미늄 합금 또는 고강도의 유리 섬유로 만든 것으로, 내압을 견딜 수 있는 다층 구조와 재질로 되어 있다. 105ℓ, 165ℓ, 355ℓ 등의 산소가 다른 산소 봄베와 같이 압축되어 들어 있다. 외출 시 편리하게 통을 넣어 다닐 수 있는 캐리어 카트와 가방도 있다(그림 3-C-4).

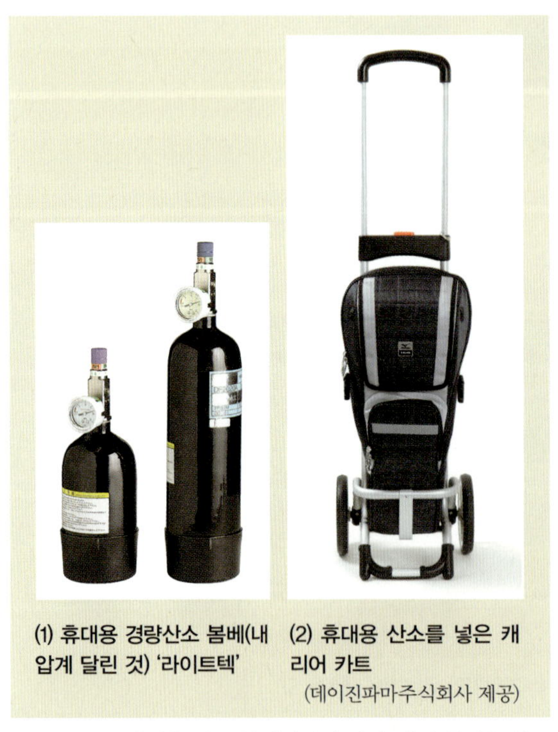

(1) 휴대용 경량산소 봄베(내압계 달린 것) '라이트텍' **(2) 휴대용 산소를 넣은 캐리어 카트**
(데이진파마주식회사 제공)

그림 3-C-4 휴대용 산소 봄베(압력계 달린 것)와 휴대용 산소 봄베(캐리어 카트)

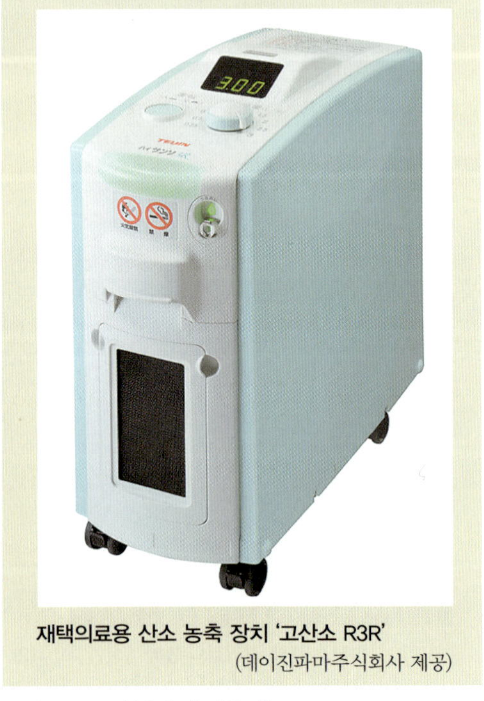

재택의료용 산소 농축 장치 '고산소 R3R'
(데이진파마주식회사 제공)

그림 3-C-5 산소 농축기의 예

(2) 액화 산소 장비 재택 산소 요법에도 휴대용 액화 산소가 사용된다.

(3) 산소 농축기 실내 공기에서 산소를 농축하여 매분 약 5~6ℓ 정도를 발생시키는 기기로, 막형(산소 농도 약 40%)과 흡착형(산소 농도 약 90%, 40%)이 있다. 이것은 만성 호흡부전 환자가 재택 산소 치료에 주로 이용하며, 어디서나 산소를 농축하여 사용할 수 있는 편리함이 있다(그림 3-C-5). 또한 재택 산소 요법을 위해서는 산소 농축기의 고장이나 정전 등 긴급 사태에 대비하여 산소 봄베나 액화 산소를 준비하고 언제든 사용할 수 있도록 점검해둔다.

산소 농축기에 의한 치료와 간호 기술은 현재 캐뉼러와 마스크에 의한 방법에 준하며, 기본 간호 기술보다 성인 간호 기술로 간주되기 때문에 이 책에서는 설명을 생략한다.

(4) 산소 발생기 염소산나트륨과 철 등의 혼합물로 형성된 고체 산소 발생제의 열분해에 의해 산소를 발생시키는 장치이다.

(5) 호흡 동조식 디맨드 밸브(호흡 동조식 조절기) 들숨을 센서가 감지하여 산소를 공급하는 장치이다.

B : 흡입 기구

환자가 산소를 흡입하는 기구로는 캐뉼러, 마스크(그림 3-C-6), 텐트(상반신용·머리용), 간헐적 양압 호흡기(IPPB) 등이 주로 사용되지만 각 제조회사에 따라 구조와 사용 조작법이 다르다.

캐뉼러: 일반 캐뉼러 이외에 캐뉼러의 일부에 산소를 저장(20㎖ 정도)할 수 있는 부분이 있다. 리저브(예약 기능)가 있는 캐뉼러와 리저브 펜던트가 있다.

산소 마스크: 폴리 마스크(poly mask), 플라스틱-일회용 마스크(plastic disposable mask) 등이 있다. 주로 사용되는 것은 폴리 마스크이다. 폴리에틸렌으로 만들어진 자루로 선단에 산소를 유입하는 튜브와 연결관이 있고, 양 끝의 고무 끈을 귀에 걸어 사용한다(그림 3-C-7). 날숨으로 CO_2를 배출하기 위해 많은 구멍이 뚫려 있다.

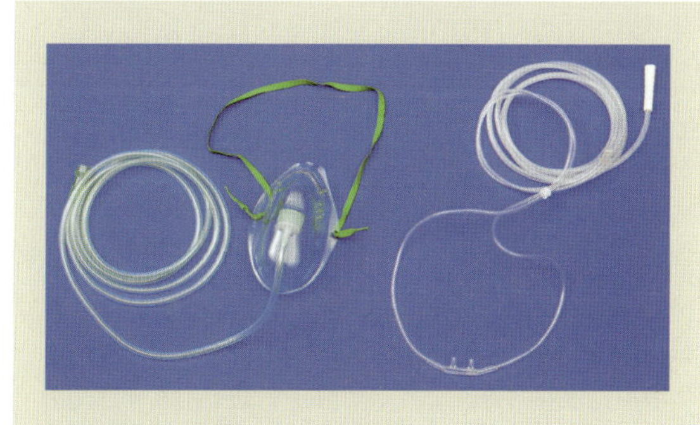

그림 3-C-6 산소 마스크와 캐뉼러

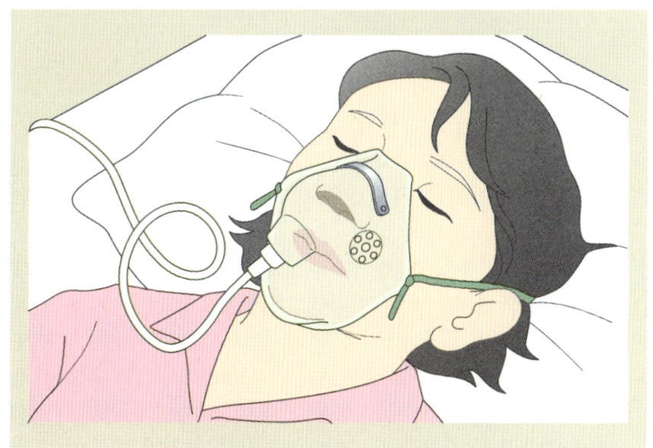

그림 3 C 7 폴리 마스크

3 산소 요법(산소)의 지원

1. 산소 요법에 공통되는 사항

■ 목적

산소 부족 상태, 즉 저산소증에 대하여 질병 상태를 개선하기 위해 산소를 공급한다.

■ 유의사항

(1) 산소의 성질을 충분히 이해하고, 봄베나 기구를 취급한다(포인트 참조).

(2) 산소 봄베를 취급할 때는 다음과 같은 점에 주의하여 신중하게 행동한다.

① 봄베는 세워서 사용한다(포인트 참조).

② 봄베는 운반이나 사용 중에 넘어지지 않도록 운반차량 적재 틀에 확실하게 고정하고, 운반은 조심해서 느리게 한다.

③ 봄베의 산소는 고압이기 때문에 압력 조절기를 붙여 사용한다.

④ 압력 조절기가 봄베의 연결구와 입구가 맞지 않는 경우에는 어댑터를 사용하여 산소 누출이나 무리한 삽입에 따른 나사 고장 등 위험을 피한다.

⑤ 화기에 주의하고 발화하기 쉬운 물건을 멀리한다. 밸브의 주유로 수소와 같은 가연성 가스의 저장을 피한다.

⑥ 밸브를 열 때 산소 분사에 의한 사고를 방지하기 위해 산소의 출구를 사람이 없는 방향으로 향해 조심스럽게 연다.

(3) 실시할 때는 다음 사항에 유의한다(포인트 참조).

① 의사가 하는 치료의 보조 작업으로 실시한다.

<table>
<tr><td>

포인트 • 치료의 하나로서 의사가 방법과 양을 결정하고, 간호사는 그것을 개조하거나 환자의 상태를 관찰한다. 그러나 의사의 지시에 따라 간호사가 실시하는 경우도 있으므로, 원리를 이해해둘 필요가 있다.

• 흡입하는 산소는 무색·무미·무취의 기체로 열에 의해 팽창하고 상온에서는 비중 1.105로 공기보다 무겁고, 산소 자체는 타지 않지만 다른 물건을 점화시키는 지연성 가스이다. 또한 가연성 가스와 혼합하면 연소·폭발하기 쉬운 혼합 가스가 된다. 봄베를 집에 설치하는 경우에는 야외에서 직사광선이나 비바람을 피하고 온도가 40℃ 이상이 되지 않으며 수평

</td><td>

으로 안정된 위치를 선정한다.(1)

• 산소는 공기보다 무겁기 때문에 바닥에 뉘어 사용하면 누출될 경우 위험하며, 조작하기 어렵다. 운반차를 이용하지 않고, 봄베 홀더가 없는 경우에는 넘어지지 않도록 침대의 다리에 롤 붕대처럼 미끄러지지 않는 끈이나 전용 쇠사슬로 2~3곳 고정한다.(2)①

• 환자와 가족은 산소 흡입을 하는 것이 심각한 상태라고 생각하여, 생명의 위협을 느껴 불안해하기 쉽다. 간호사는 실시하는 이유를 환자가 이해하고 안심할 수 있도록 설명하고, 불안을 예방하고 없애주기 위해 노력하는 태도가 필요하다.(3)②

</td></tr>
</table>

② 산소의 필요성에 대해 설명하고, 환자와 가족의 불안감을 없앤다.

③ 산소의 유출은 느리게 시작해서 점차 유량이 증가한다. 중지할 때도 서서히 감소시킨다.

④ 산소에 의한 점막의 자극·건조를 피하기 위해 산소를 습윤기에 통과시키는 등 습기를 포함시킨다.

⑤ 베개는 1개로 하고 기도 압박에 의한 폐색이나 기도가 좁아지는 것을 피하고 호흡하기 쉬운 상태로 한다.

(4) 사용하는 기계와 기구를 정비·점검한다(포인트 참조).

2. 캐뉼러에 의한 산소 요법

■ 목적

두 콧구멍에 캐뉼러의 비공 삽입 부분을 넣어 기도에 산소를 공급한다.

■ 사용물품

• 산소 봄베, 봄베 틀[49]

• 압력 조절기가 달린 유량계[50]

• 가습기[51]

• 비닐 관(1개)[52]

• 반창고와 가위

• 작은 농반(1개)

<table>
<tr><td>

포인트 •산소 흡입에 의한 환자의 생리적 변화를 관찰하면서 실시한다. 환경 적응을 도모하기 위해 서서히 유출을 중단한다.(3)③
•산소라는 기체는 물을 통과해도 습기를 포함하지 않지만, 기류는 물의 표면에서 증발하는 수분을 산소가 흐르는 방향으로 이동시켜 약간의 습기를 부여받는다. 습도 공급을 확실히 하기 위해서는 기기의 부속 네블라이저를 겸용하거나, 초음파 네블라이저를 병용, 또는 텐트의 증기 흡입기로 증기를 도입한다.(3)④

</td><td>

•아래턱을 당기면 설근부를 압박하고 아래턱을 올리고 머리를 뒤로 젖히면 기도가 열린다. 환자의 체위가 반좌위 등 상반신을 다소나마 세울 수 있는 경우는 뒤에 베개를 대고 머리를 뒤로 젖히듯이 한다.(3)⑤
•병원에서는 간호사가 실시하거나 임상공학 기술사가 실시하지만, 가정에서는 산소 치료를 받고 있는 사람이 매일 점검하는 것 외에 정기적으로 산소 공급업자에게 위탁하여 점검을 받는다.(4)

</td></tr>
</table>

---

49) 산소 중앙 배관장치가 있는 경우는 이것을 사용한다.
50) 중앙 배관장치의 경우 감압된 산소가 보내져 있으므로 압력 조절기는 필요없다. 산소용 압력 조절기는 약 3.5기압이 되도록 설계되어 있다.
51) 유량계에 부속된 것
52) 유량계에 습윤기기 붙어 있는 경우는 1개로 충분하다. 유량계와 캐뉼러를 잇기 위해 사용한다.

■ 유의사항(포인트 참조)

앞에서 설명(p472~473)한 유의사항 이외에 다음 사항에 유의한다.

(1) 가압기에는 깨끗한 물을 사용하고 산소 유입관의 끝이 물을 충분히 먹고 있는 상태(약 2cm 이상)가 되도록 한다.

(2) 산소의 유량은 의사의 지시에 의해 결정되지만, 실시자는 환자의 상태를 잘 관찰한다.

(3) 산소 유량은 매분 같은 양을 공급해도 환자가 입을 벌리고 있으면 산소가 낭비되고 폐포에 도달하는 농도는 얕아지므로 가능한 한 입으로 호흡하지 않는다.

(4) 캐뉼러를 제거할 때는 산소를 서서히 적게 하여 유량 눈금을 0으로 하고 실시한다.

(5) 가정에서는 복식 호흡과 입을 오므린 채 천천히 숨을 내쉬는 호흡을 연습해둔다.

■ 실시방법

(1) 준비실에서 흡입 장비·기구를 점검한다(포인트 참조).

　① 사람이 없는 방향으로 산소 봄베의 주둥이 밸브를 순간적으로 열고 닫는 작업을 실시한다.

　② 압력 조절기가 달린 산소 유량계를 봄베에 세트해 넣고, 밸브를 푼 다음 접속부의 누설 유무를 점검하고 봄베의 산소 압력과 양을 확인한다. 그런 다음 유량 손잡이를 돌려 플로트의 움직임이 순조로운지 여부를 본다(그림 3-C-8).

(2) 유량계가 달린 봄베와 기타 물품을 환자에게로 옮겨 탱크를 세워 고정한다.

(3) 환자와 가족에게 산소 흡입과 방법에 대해 설명하고, 안심하고 흡입할 수 있도록 노력한다.

(4) 유량계의 접속부와 캐뉼러에 붙어 있는 연결관을 연결한다(포인트 참조).

포인트 • 물이 너무 많으면 캐뉼러를 연결하는 관에 물이 들어갈 수 있으므로 테스트를 하여 이상이 없는지 확인한다.(1)
• 산소의 유량은 매분 2~3ℓ로 30~40%의 산소가 흡입된다. 4~6ℓ 이상이 되면 기류가 강해져 흡입이 곤란해지거나 5ℓ 이상에서는 콜벤 마개가 날아갈 수 있다.(2)
• 무리할 경우 마스크와 천막을 이용한 산소 치료를 한다.(3)
• 이 호흡법에 따라 폐의 공기 교환이 효율적으로 실시될 수 있다. 또한 이러한 호흡법을 생활 동작에 맞게 하면 괴롭지 않게 지낼 수 있다.(5)
• 산소가 들어 있는지 확인하고 분출구의 미세한 먼지를 제거한다. 이 작업은 준비실에서 실시한다. 병실에서 하면 분출하는 소리가 크기 때문에 환자를 놀라게 하거나 예상치 못한 분출 사고가 일어날 위험이 있다.(1)①
• 봄베의 입과 유량계의 연결기가 맞지 않는 경우는 접속 마개를 한다. 또한 파킹이 없거나 오래된 경우 산소 누출이 일어나므로 점검해둔다. 산소 누출은 소리로 알 수 있지만, 극히 소량의 경우 면화에 물을 적셔 연결 부분에 대고 누르면서 기포가 새지 않는지 본다.
봄베 내 산소의 잔량은 다음과 같이 계산한다. 1500ℓ의 탱크에서 50기압을 나타내는 경우는 1500(ℓ)×50/150=500ℓ, 즉 약 500ℓ가 남아 있는 셈이다. 또한 의사가 지시한 유량의 소비시간을 알아두는 것도 필요하다.(1)②
• 캐뉼러가 일회용인 경우 연결관이 붙어 있다. 유량계는 접속 습윤기가 설정되어 있는 경우 습윤기의 상단에 있는 접속구에 비닐관을 삽입하고, 그 앞의 카테터를 연결관에 장치한다. 또한 중앙 배관 방식의 경우는 압력 조절기와 압력 메타 대신 유량계를 꼭지에 직접 또는 어댑터(연결 기구)를 사용하여 연결한다.(4)

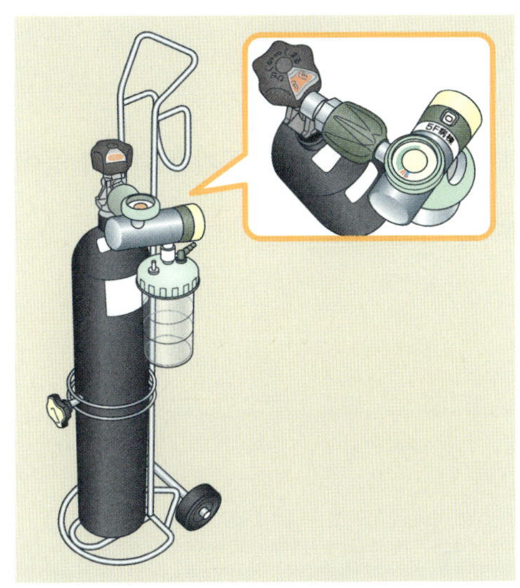
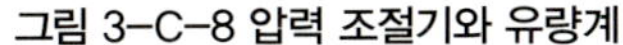

그림 3-C-8 압력 조절기와 유량계

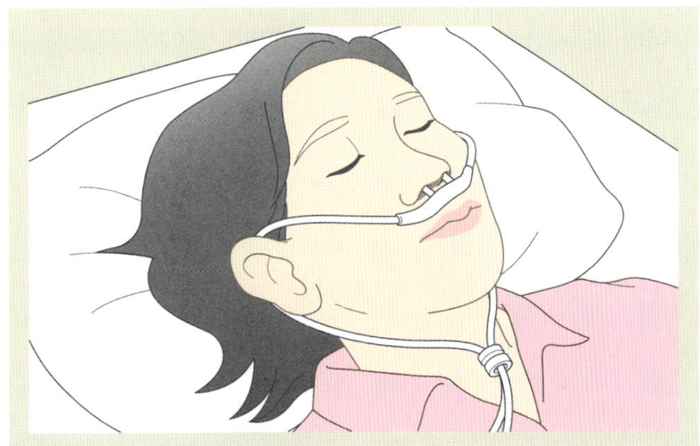

그림 3-C-9 캐뉼러

(5) 의사가 지시한 유량의 산소를 흘려, 습윤기의 카테터 관 쪽까지 올라가지 않도록 한다(포인트 참조).

(6) 베개를 1개로 하여 기도에 산소가 들어가기 쉬운 체위를 하게 한다.

(7) 캐뉼러를 두 비강에 삽입하고, 귀에 거는 것은 환자에게 맞게 안경을 쓰듯 건다(그림 3-C-9). 원을 이룬 머리 고정용은 귀에 걸어 턱에 고정한다.

(8) 비강 부분의 캐뉼러가 헐거워진 경우 반창고로 고정한다.

(9) 산소를 조금씩 지시된 양까지 유량계로 확인하면서 흐르게 한다(포인트 참조).

(10) 관찰하여 이상이 없는지 확인하고 벨을 환자 바로 가까이에 두고, 이상이 있으면 간호사를 언제든 부를 수 있는 상태로 하고 퇴실한다.

3. 마스크에 의한 산소 흡입

목적, 사용물품, 유의사항, 실시방법은 마스크를 사용하는 경우 이외에는 캐뉼러를 이용한 경우와 같다.

이 방법은 입과 코를 가린 상태로 하므로, 캐뉼러에 의한 방법보다 산소를 효과적으로 이용할 수 있다. 흡입되는 산소 농도는 분당 2ℓ 약 35%, 4ℓ 약 45%, 6ℓ 약 55%로 되어 있다. 그러나 식사나 구강·비강에서 흡인 등을 할 경우 마스크를 벗어야 하기 때문에, 그 사이는 흡입할 수 없다는 불편함이 있다.

포인트 •물이 너무 많으면 캐뉼러 방향으로 물이 들어가 기도에 유입하기 때문에 위험하다.(5)
•캐뉼러와 카테터에서 삽입 길이가 다르지만, 산소 유량이 같으면 기도에 들어가는 산소량도 거의 같고 효과가 변하지 않는다. 산소 농도 측정기로 측정해 확인해볼 수 있다. 산소를 흘리면 기류 때문에 비강에 시원함을 느끼게 된다.(9)

[첨부] 산소 텐트법

■ 목적

머리 또는 상체를 기구나 텐트로 감싸 그 안에 산소를 공급하여 산소 농도가 높은 공기를 환자가 들이마시게 한다. 캐뉼러나 카테터를 사용할 수 없는 환자나 유아 등에 사용한다.

■ 사용물품

• 산소 텐트, 부속 장비기구 세트

• 산소 중앙 배관 장비[53]

• 산소 농도계[54]

• 온습도계

• 작은 얼음(머리의 경우)[55]

■ 유의사항

(1) 환자가 텐트에 의해 단절된 느낌을 갖고 불안해하지 않도록 말을 거는 등 접촉한다.

(2) 산소 누출을 최소한으로 줄인다(포인트 참조).

(3) 천막 취급에 주의하고 파손 부분이 없는지 확인한다.

(4) 산소 농도는 의사의 지시에 따라 다르지만 일정하게 유지하기 위해 산소 농도계를 이용하여 일정 시간마다 측정하여 확인한다.

(5) 텐트 사용은 화기에 주의하고 텐트 내에서 전기 제품의 사용은 금지한다. 텐트 근처에서 전기 제품의 사용도 최소화한다.

(6) 환자의 상태를 항상 관찰하고 정확하게 상황 판단을 하여 대처할 수 있도록 한다.

> **포인트** •텐트가 덮인 부분의 매트리스 패드 위에 비닐 시트를 깔고 나서 깔개 시트를 깔거나 상반신용 텐트 자락을 매트리스 밑에 끼워 넣고, 머리의 것도 비닐 후드를 이용한다.(2)
> •체온과 호흡량·산소 공급량에 따라 텐트에서의 온도와 습도가 다르기 때문에 조절을 위해 텐트에서의 산소 농도·온도·습도를 측정한다. 조절장치가 달려 있는 경우에도 부속 계기와 텐트 내의 값이 일치한다고는 할 수 없으므로 온도는 서미스터, 습도는 자동 습도계로 환자의 머리 위치의 높이에서 측정한다.(7)

---

53) 산소 봄베나 봄베 홀더를 사용해도 좋다.
54) 산소 봄베의 경우 압력 조절기가 달린 유량계를 준비한다.
55) 양은 기구의 종류에 따라 결정한다.

(7) 텐트 내의 환경에 항상 유의한다(p476 포인트 참조).

■ 실시방법

(1) 사용물품을 병실로 옮겨 환자에게 산소 텐트의 실시에 대해 설명한다.

(2) 천막으로 덮은 부분의 매트리스 패드 위에 비닐 시트를 깔고 그 위에 깔개 시트를 덮는다(포인트 참조).

(3) 머리 쪽의 얼음통에 얼음을 넣어 환자의 머리를 덮고 그 위에 비닐 후드를 씌운다.[56]

(4) 중앙 배관장치의 산소용 어댑터에 텐트 쪽 어댑터를 세트한다.

(5) 산소를 서서히 의사의 지시 농도까지 증량하여 보낸다.

> **포인트** • 비닐 시트는 산소 누출을 막기 위한 것으로, 덮는 방법은 시트 교환에 준하고 환자의 신체를 한쪽씩 바싹 붙이고 한다. 머리용 산소 텐트는 까는 침구와 접하는 면적이 작기 때문에 산소 누락이 적고, 비닐 시트를 사용하지 않는 경우도 많다.(2)

---

56) 얼음은 텐트 내에서의 온도 조절과 가습을 위해 사용한다.

4장 영양 요법

1 영양 요법에 관한 간호의 의의

의료와 영양 관리

영양 관리는 건강 수준에 관계없이 보다 잘 살아가기 위한 행위이다. 영양 섭취는 음식을 먹어 소화관에서 체내로 흡수하는 것이 가장 바람직하지만, 입으로 섭취할 수 없는 경우나 치료 및 요양을 위해 소화관을 사용할 수 없는 경우에는 '장을 통한 영양'이나 '비경구적 영양'이라는 영양 요법을 적용한다. 또한 입을 통한 섭취가 가능하더라도 질병을 치료하는 직접적인 수단으로서 에너지와 영양소를 조절하는 식이요법도 넓은 의미의 영양 관리로 볼 수 있다(그림 3-D-1).

식이요법은 증상에 따라 에너지와 영양소를 제한하거나 조절한 식사를 하는 것으로 자체 치료가 되므로 환자 자신이 치료 목적과 음식 내용의 제한을 잘 이해하고, 주체적이고 계속적인 요양생활을 할 수 있도록 지원하는 것이 중요하다.

영양 요법을 하면 입을 거치지 않고 영양을 섭취하기 때문에 음식을 맛보고 맛을 즐기기 어렵다(포인트 참조). 따라서 환자와 가족의 식사에 대한 생각을 헤아리면서 생명과 생활을 유지하는 영양의 중요성을 이해한 지원이 요구된다.

영양 치료와 영양 지원팀

영양 관리에는 고도의 지식과 기술이 필요하며, 다양한 전문직이 팀으로 영양 관리를 하는 영양 지원팀(nutrition support team, NST)으로서 활동이 기대된다. NST는 의사, 영양 관리사, 간호사, 약제사, 임상

포인트 •입으로 하는 섭취만으로는 충분한 영양을 얻을 수 없기 때문에 보조적으로 영양 요법을 적용하는 경우도 있다.

스텝 업 영양사법(제1조): 영양사는 도도부현지사의 면허를 받고, 영양사의 명칭을 사용하여 영양의 지도에 종사하는 것을 업으로 하는 자를 말한다. 영양 관리사는 후생노동대신의 면허를 받아 영양 관리사의 명칭을 사용하며 환자의 요양을 위해 필요한 영양의 지도, 개인의 신체 상황, 영양 상태 등에 따라 고도의 전문 지식과 기술을 요하는, 건강의 유지 증진을 위한 영양의 지도와 특정 다수인에 대하여 지속적으로 식사를 공급하는 시설 이용자의 신체 상황, 영양 상태, 이용 상황 등에 따른 특별한 배려를 필요로 하는 급식 관리 및 이들 시설에 대한 영양 개선을 위해 필요한 지도 등을 실시하는 것을 업으로 하는 자를 말한다.

검사 기사들이 협동하면서 개별적인 영양 관리가 필요한 환자에게 지원한다(그림 3-D-2). NST 활동이 효과를 발휘하기 위해서는, 섭취 음식이나 저작·연하 기능의 회복과 영양 섭취와 관계된 호흡 기능과 운동 기능의 유지·향상을 지원하는 재활 요법 팀의 역할도 중요하다.

의료에서 영양 관리는 영양상의 문제가 의심되는 환자에 대한 영양 평가를 실시하여, 영양에 관한 치료 계획을 입안하고 효과를 관찰·평가하며 필요에 따라 계획을 수정하면서 환자가 가진 영양상 문제를 해결하려는 것이다. 따라서 환자의 삶에 기반이 되는 영양 관리는 NST의 일원인 간호사뿐만 아니라 환자의 생활을 지원하는 모든 간호사가 담당해야 할 역할이다.

영양 요법에 있어 간호사의 역할

영양 요법을 적용하는 데 있어 간호사는 환자·가족이 필요성과 중요성을 잘 이해하고 납득하며 요양할 수 있도록 지원한다. 계획된 영양 요법이 확실하고 안전하게 실시되도록 적용에 필요한 준비와 처치를 하고, 실시 중에는 영양을 적용하는 관과 루트, 주위의 피부를 관찰하고, 전신 상태의 관찰을 통해 합병증을 예방하며 환자의 안락을 증진시키는 역할을 한다(표 3-D-1).

영양 요법에 관한 효과와 부작용에 대한 정보를 구체적이고 정확하게 의사와 영양 지원팀에 전달하여,

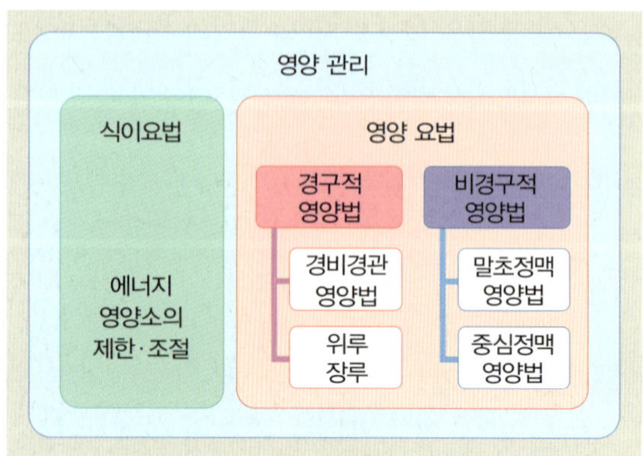

그림 3-D-1 영양 관리와 영양 요법

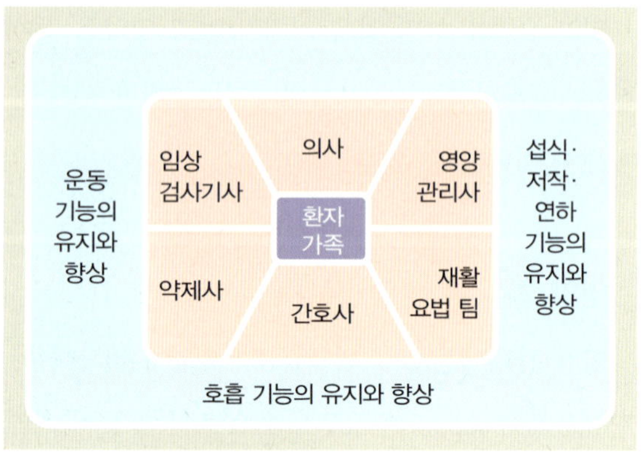

그림 3-D-2 팀으로서 영양 관리

요양생활의 질을 향상시키는 영양 요법
효과와 부작용에 대한 정보 제공
합병증을 예방하고 안락하게 하는 적용에 대한 지원 • 적용에 필요한 준비와 처리 • 관과 루트, 주위의 피부 등 관찰 • 전신 상태의 관찰
환자·가족의 이해와 납득을 위한 지원

표 3-D-1 영양 요법에 있어서 간호사의 역할

환자가 요양생활을 하는 데 질적인 관점에서 영양 요법이 평가되도록 지원한다.

2 영양 요법에 관한 기초지식

여기에서는 입으로 영양을 섭취할 수 없거나 경구 이외에 영양을 보충할 필요가 있는 경우의 영양 요법에 대한 설명을 추가한다.

A : 적용방법의 종류와 선택

적용방법은 경장 영양법(enteral nutrition, EN)과 정맥 영양법(parenteral nutrition, PN)으로 나눌 수 있다. 소화 흡수 기능이 정상이거나 소화관을 안전하게 사용할 수 있는 경우에는 경장 영양법을 적용하고, 소화관을 안전하게 사용할 수 없는 경우에는 정맥 영양법을 선택한다(그림 3-D-3).

적용기간에 따라 경장 영양법은 비경관 영양법이나 위루·장루를, 정맥 영양법은 말초정맥 영양법 또는 중심정맥 영양법을 검토한다.

1. 경장 영양법

경장 영양법은 생리적인 영양 섭취의 경로이기 때문에 장관 점막의 위축을 예방하고 소화액이나 소화관 점액으로 인해 장관 내에 상주하는 세균이나 독소의 침입을 방어하는 기구가 유지된다(p482 포인트 참조). 또한, 장관 관련 림프 조직이 면역학적으로 방어 메커니즘을 유지하도록 하며, 강력하게 침습할 때

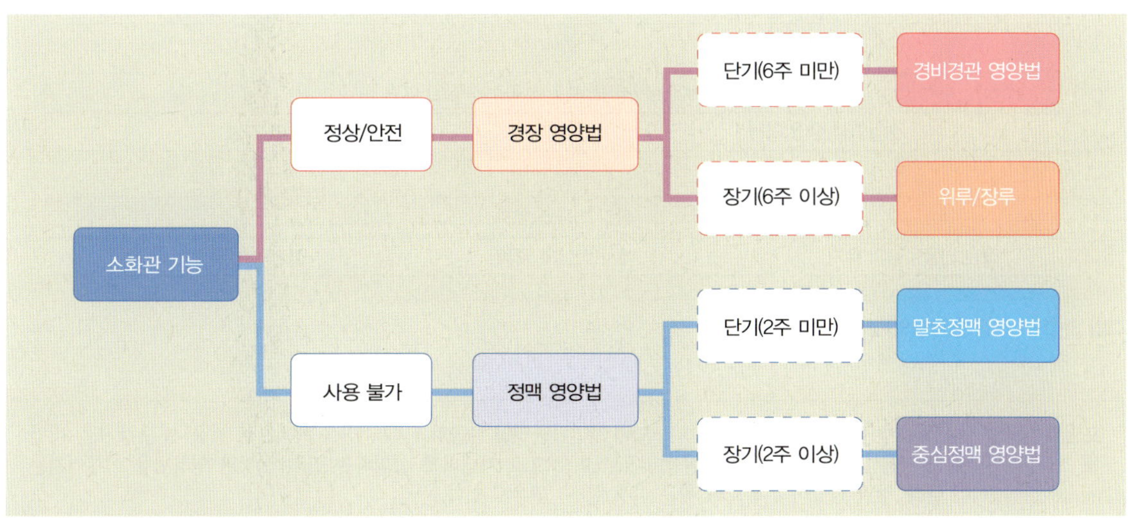

그림 3-D-3 영양 요법의 종류와 선택

장관을 이용한 영양법은 예후를 개선한다(그림 3-D-4).

a : 경비경관 영양법

경장 영양 카테터를 비강에서 위 또는 십이지장과 장에 삽입·유치하고 영양제가 들어 있는 경장 영양 투여 세트와 연결하여 영양을 공급하는 방법이다(포인트 참조). 카테터는 누공법에 비해 쉽지만, 비강·구강·인두의 불쾌감이나 삼킬 때의 위화감으로 인한 고통을 수반한다. 또한 유치기간이 장기화되면 위식도 역류에 의한 오연(잘못 삼킴), 카테터의 자극에 의한 피부·점막의 손상 등 문제가 생긴다. 따라서 유치기간이 단기(6주 미만)라고 판단되는 경우에 적용한다.

b : 위루·장루

몸 표면에 누공을 만들어, 목적으로 하는 소화관에 경구 영양 카테터를 유치하는 방법으로 카테터 선단의 유치 위치에 따라 위루(그림 3-D-5), 장루(공장루) 등이 있다. 누공 작업은 내시경을 이용하여 위의 내부를 확인하면서 피부 쪽에서 위장 내부로 하거나, 위장 내부에서 피부 쪽으로 천자 바늘을 이용해 위장과 피부 사이에 카테터를 유치하는 경피 내시경 위루조설술(percutaneous endoscope gastrostomy, PEG)

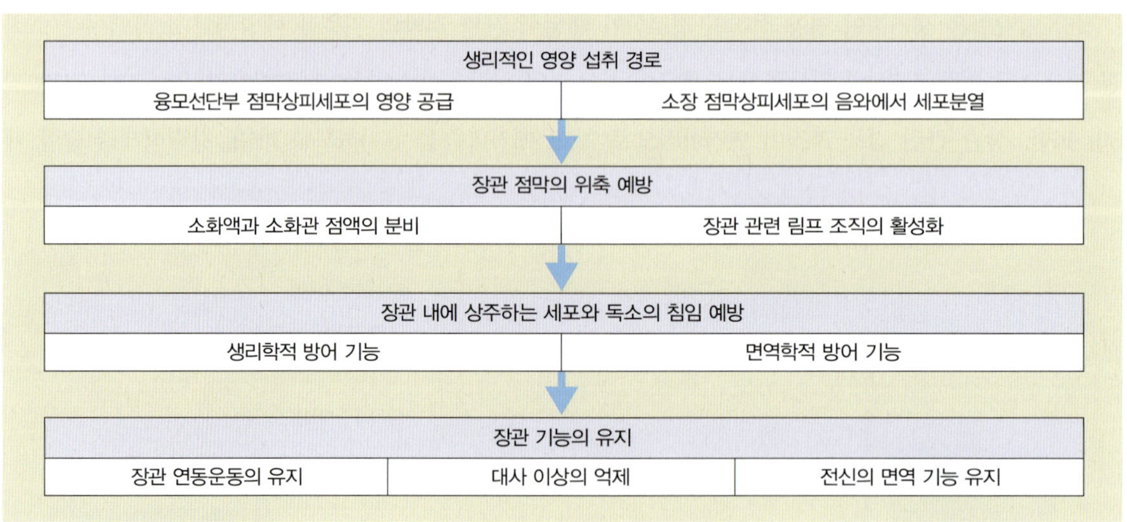

그림 3-D-4 경장 영양법의 장점

포인트 •세균이나 독소가 장관 내공에서 장관 벽을 넘어 생체 조직 내에 이행하는 현상을 '박테리아 이행 현상(bacterial translocation)'이라 한다. 장관 점막이 위축되어 세균 이행 현상이 일어나 전신성 염증 반응이 발생하는 것으로 생각된다.

•영양 보급과 연하 훈련을 목적으로 적용 시 구강 또는 비강으로 카테터를 삽입하는 간헐적 경관 영양법을 이루어지는 경우도 있다.

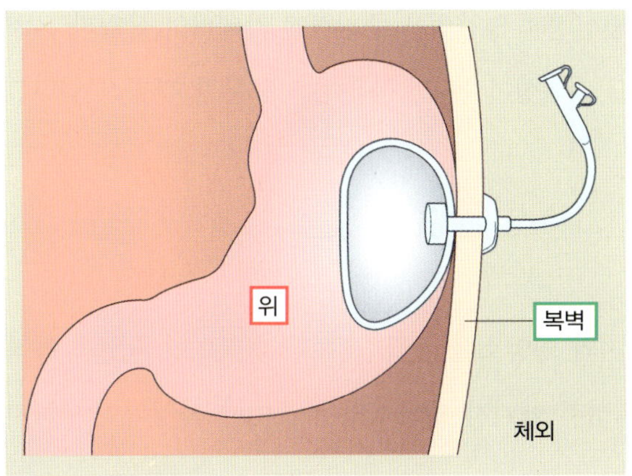

그림 3-D-5 위루

을 한다.

2. 정맥 영양법

정맥 영양법은 소화관 기능을 사용하지 않고 포도당, 아미노산, 지질, 비타민, 미량 원소, 미네랄을 확실하게 보급할 수 있다. 또한 수분의 출납을 명확하게 제어할 수 있다.

a : 말초정맥 영양법

말초정맥 영양법(peripheral parenteral nutrition, PPN)은 점적 정맥 내 주사로 약물을 적용하는 것과 같이 팔뚝의 피정맥에 말초혈관용 카테터(말초혈관용 살균 유치침)를 유치하고, 수액 세트를 이용하여 물, 전해질, 영양소를 공급하는 방법이다. 카테터를 유치하기 쉽고 유치하는 동안 합병증도 적기 때문에 적용기간이 단기(2주 미만)로 판단되는 경우 자주 적용한다.

주로 물과 전해질을 보급하는 경우와 적극적으로 에너지와 영양소를 공급하는 경우가 있고, 성인은 하루에 1000~1400kcal 정도까지 적용할 수 있다. 그러나 일반적으로 적용하는 에너지와 영양소가 증가함에 따라 제제의 침투압과 산성도가 높아지기 때문에, 정맥염이 발생할 위험성도 높아진다.

b : 중심정맥 영양법

중심정맥 영양법(total parenteral nutrition, TPN)은 주로 중심정맥 카테터(central venous catheter, CVC)를 쇄골하정맥의 천자 삽입으로, 끝을 상대정맥 내까지 진행하여 유치하고, 수액 세트를 사용하여 고에너지의 제제를 필요한 영양소와 함께 장기간 적용할 수 있는 방법이다(p484 포인트 참조). 따라서 장관의 완전 폐색이나 고도의 흡수장애가 일어난 경우, 장관의 안정이 절대적으로 필요하거나 엄격한 수분·전해질·

영양소의 관리가 필요한 경우 등에 적용한다. 그러나 중심정맥 영양법은 중심정맥 카테터의 삽입과 유치에 따른 합병증과 신진대사에 관련된 합병증을 일으킬 위험성이 높고, 적용에는 충분한 관찰과 엄밀한 관리가 요구된다.

B : 영양제의 종류와 특징

영양 요법은 각종의 영양제를 이용하여 필요한 에너지와 영양소를 공급한다. 따라서 영양 요법의 목적을 이해하고 적용되는 영양제의 종류와 특징을 알아, 섭취 에너지·영양소의 부족이나 과잉이 발생하지 않도록 해야 한다.

1. 경장 영양제

경장 영양제는 질소원의 형태와 소화의 필요성 정도에 따라 분류할 수 있고, 성분과 영양소를 처리·합성한 인공농후 유동식(성분 영양제, 반소화 상태 영양제, 소화 상태 영양제)과 천연식품을 소재로 조제한 천연농후 유동식이 있다(표 3-D-2).

형태	질소원	지방 함유량	소화 과정	맛과 향기	장관의 부담	적응 질환
성분 영양제(분말)	아미노산	아주 적음	불필요	불량	적음	크론병, 궤양성 대장염, 급성 췌장염
반소화 상태 영양제 (분말·액상)	아미노산 트리펩티드	적음	일부 불필요	불량	약간 적음	소화관 수술 후 장애, 방사선성 장염, 단백질 알레르기
소화 상태 영양제 (분말·액상)	단백질 폴리펩티드	비교적 많음	필요	비교적 양호	약간 큼	수술 전후, 중증 외상, 넓은 범위의 화상, 화학 요법, 방사선 요법
천연농후 유동식 (액체 상태)	단백질	많음	필요	양호	큼	경구 섭취 장애, 연하 기능 장애

표 3-D-2 경장 영양제의 특징

포인트 • 쇄골하정맥 이외에도 내경정맥을 천자하는 방법 등을 실시할 수 있다.

스텝 업 1 적용기간이 제한(1개월 이내)될 것으로 예상되는 경우에는 팔꿈치에서 몸통에 가까운 척측 또는 요측의 표피 정맥을 천자하여 끝 부분을 적용하는 제제로 적합한 혈관 속과 상대정맥 안에 유치하는 말초정맥 삽입식 중심정맥 주사용 카테터(peripherally inserted central catheter, PICC)를 이용한 비경구 영양법을 적용하는 경우도 있다.

스텝 업 2 증상과 치료의 중증도와 침습도가 클수록 에너지 소비량이 증가하기 때문에 요양 중의 에너지 필요량은 기초 대사량과 신체 활동 수준 외에 중증도와 침습도에 따른 침습 인자(stress factor, SF)를 넣어 얻을 필요가 있다.

스텝 업 3 영양제는 제제를 기준으로 한 법률을 보면 약사법이 규정하는 의약품으로 취급되는 것과 식품위생법에서 규정한 식품으로 취급되는 것으로 분류한다. 억제제는 증상에 적합한 것을 선택해야 하지만, 의약품의 경우는 건강보험이 적용되므로 영양제의 변경이 환자의 자기 부담액에 영향을 줄 수 있다. 또한 의약품으로 취급되는 제제는 승인심사에 따라 성분을 자유롭게 배합할 수 있지만, 식품으로 취급되는 제제는 식품위생법에서 규정된 식품 소재와 식품 첨가물 이외에는 배합할 수 없다.

분말의 제제는 미온수로 용해하여 사용하는데, 액체의 영양제는 위식도 역류에 의한 흡인성 폐렴의 위험이 있을 뿐만 아니라 위장 내에 고형물이 쌓여 일어나는 위벽 운동이 일어나지 않으므로 소화 흡수 기능을 충분히 발휘하지 못한다. 따라서 질병에 걸린 상태에서는 가능하면 액체 영양제에 겔화제와 증점제를 추가하고, 반고형 영양제를 이용하는 것으로 이러한 문제를 줄일 수 있다.

2. 정맥 영양제

정맥 영양제는 무균의 제제로서 수액 세트를 사용하여, 목적으로 하는 정맥 내에 유치된 정맥 카테터에 수액으로 적용한다. 말초정맥 영양법은 물과 전해질을 공급하는 수액과 고농도의 당질, 저농도의 아미노산을 공급하는 수액으로 나눌 수 있다. 중심정맥 영양법은 복수의 제제를 결합하여 당질, 아미노산, 비타민, 미네랄, 미량 원소 등 필요한 영양소를 공급한다.

지방은 장쇄 지방산으로 구성된 지방유제를 사용하지만, 유화제는 배합의 변화를 확인할 수 없기 때문에 단체로 적용한다. 지방유제의 입자 크기는 수액용 필터를 통과할 수 없기 때문에, 유치 중인 정맥 카테터로 적용하는 경우에는 주의할 필요가 있다.

C : 경장 영양법에 사용되는 경장 영양 카테터와 경장 영양 주입 세트

경장 영양법에 사용되는 물품 중 간호사가 취급할 기회가 있는 것에 대해서는 약물 치료 항목에서 추가로 설명하였다. 여기에서는 경장 영양법에서 간호사가 취급하게 되는 경장 영양 카테터와 경장 영양 주입 세트에 대해 설명한다.

1. 경장 영양 카테터

경장 영양 카테터(enteral feeding catheter)는 하나 이상의 작은 구멍을 가진 유연성 있는 튜브와 커넥터로 구성되며, 위 또는 장관 내에 영양제를 적용하기 위해 설계된 의료기기이다. 삽입이 용이하도록 카테터의 끝 또는 끝 가까이에 추와 올리브 공이 달린 것도 있다(표 3-D-3).

경장 영양 카테터는 경장 영양 투여 세트와 연결하여 코 또는 입을 삽입하여 사용하는 '경비·경장 위장용 카테터'와 위와 장에 누공을 만들어 경기구 등을 유치하여 사용하는 '경피 영양 카테터(경누공 위장용 카테터, 그림 3-D-6)'가 있다(표 3-D-4).

2. 경장 영양 주입 세트

경장 영양 주입 세트는 영양제 용기 일체형 세트와 영양제 용기 분리형 세트가 있고, 가가에 경장 영양용 펌프를 사용하는 타입과 경장 영양용 펌프를 사용하지 않는 자연 낙하식이 있다. 기본 구조는 튜브에 경장 영양 카테터와 연결하는 커넥터 부분, 영양제의 유량을 조절하는 조절기(롤 조절기), 점적통 및 영양제 용기 분리형 세트는 영양제 용기와 연결 부분이 구비되어 있다.

경장 영양 주입 세트의 영양제의 충전방법은 수액 세트에 약액을 넣는 방법에 준하여 실시한다.

종류	특징
경비·경구 위장용 카테터	• 끝 부분에 추와 올리브 공이 달린 종류도 있다. • 성인은 카테터 바깥지름이 1.7~4.0mm(5~12Fr) 굵기의 것을 사용한다. • 카테터가 가늘수록 환자의 고통은 적지만, 영양제의 농도와 식이섬유의 양에 따라 막히기 쉽다.
경피 영양 카테터 (경누공 위장용 카테터)	• 체내 고정구는 풍선형과 범퍼형이 있다. • 체외 부분은 버튼형과 튜브형이 있다. • 어느 타입이든 복벽에서 1cm 정도 사이를 두어 유치 위치를 고정하는 스토퍼를 설치한다.

표 3-D-3 경장 영양 카테터의 종류

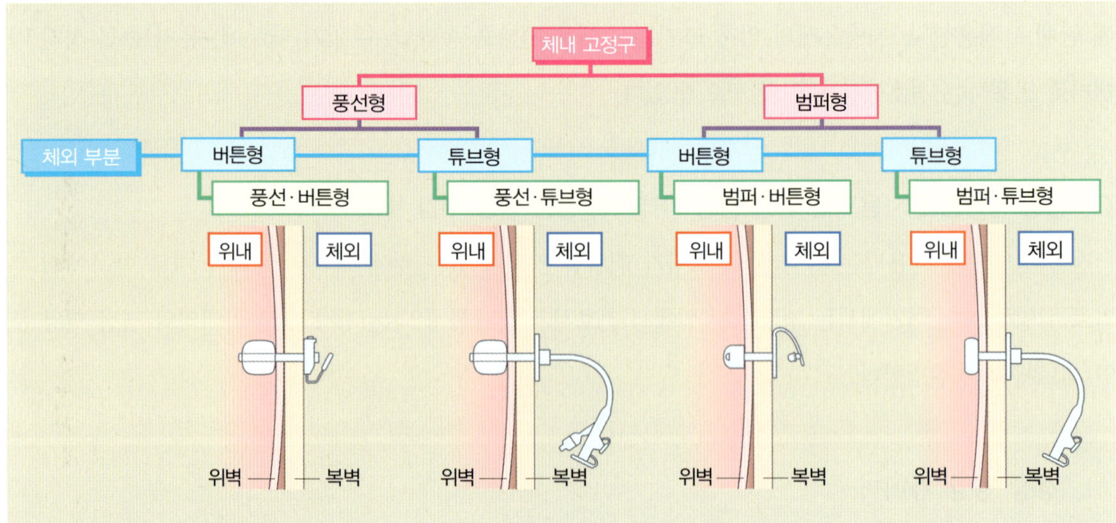

그림 3-D-6 경피 영양 카테터의 종류

종류		장점	단점	교환 시기
체내고정형	풍선형	풍선 내의 증류수를 빼고 삽입·제거하며 교환방법이 간단하다. 환자의 고통이 적다.	풍선 속의 증류수가 새어 수축하거나 파열하는 경우가 있고, 단기간에 교환이 필요한 경우도 있다.	1~2개월. 멸균 증류수는 1~2주
	범퍼형	카테터가 잘 빠지지 않고 교환까지 기간이 길다.	교환 시에 고통과 압박감이 있다.	4~6개월
체외 부분	버튼형	눈에 띄지 않고 동작하는 데 거추장스럽지 않다. 거의 스스로 뺄 수 없다. 유동물이 통과하는 거리가 짧기 때문에 카테터의 오염이 적다. 역류 방지 마개가 달려 있다. 그대로 입욕을 할 수 있다.	손가락으로 버튼을 개폐하기 어려울 때가 있다.	4~6개월
	튜브형	영양 튜브와 접속이 간단하다.	노출한 튜브가 거추장스럽고, 저절로 빠지기 쉽다. 튜브 내측이 오염되기 쉽다.	4~6개월

표 3-D-4 경피 영양 카테터의 특징

3 영양 요법에 대한 지원

여기에서는 영양 요법의 지원에 대해 경비경관 영양법을 중심으로 설명한다. 그러나 어떤 방법을 사용하든 정확한 영양제를 적용하고, 합병증의 예방과 영양 요법의 효과를 포함한 전신 상태를 관찰하는 것이 기본이 된다.

비경구 영양법은 약물 요법의 주사 지원방법을 같이 실시한다. 말초정맥 영양법은 적용되는 제제의 특성을 이해한 상태에서 정맥염의 발생을 예방하고, 중심정맥 영양법은 중심정맥 카테터 유치에 따른 감염과 카테터가 막히는 것을 예방하기 위한 관리가 요구된다.

A : 경비경관 영양법
1 경비·경구위장용 카테터의 삽입과 고정

간호사는 삽입방법을 잘 이해하여 원활하게 카테터가 삽입될 수 있도록 보조하고, 삽입 중 환자의 안전과 안락을 도모해야 한다. 경비경관 영양법을 받는 환자에게 구체적인 설명을 하여 카테터 삽입에 따른 불안감을 줄여준다.

■ **사용물품**
- 경구 영양 카테터(경비·경구 위장용 카테터)
- 윤활제와 거즈류
- 처치용 장갑
- 농반
- 양치질용 농반
- 카테터용 주사기(20~30㎖ 용량)
- 청진기
- 반창고와 가위

■ **유의사항**
(1) 앉아서 또는 반좌위 정도로 비강에서 상복부까지의 길이를 확인한다(그림 3-D-7).
(2) 카테터에 미리 붙여져 있는 유치 위치를 나타내는 마크를 확인하고 삽입의 기준으로 한다.
(3) 틀니는 빼둔다.

■ 실시방법(포인트 참조)

(1) 처치용 장갑을 착용한다.

(2) 카테터 끝 부분에 윤활제를 바른다.

(3) 비강으로 카테터를 삽입한다.

　　카테터의 끝에서 10cm 정도의 위치를 잡고, 아래턱을 조금 올려 비강으로 카테터를 넣는다.

(4) 카테터를 인두부까지 진행시킨다.

(5) 카테터를 식도에 넣는다.

(6) 삽입 전에 예정한 위치까지 삽입한다.

　　환자의 모습을 관찰하면서 예정 위치(약 45cm)까지 카테터를 삽입한다.

(7) 카테터 끝이 위장 안에 있는지 여러 가지 방법을 이용하여 확인한다(그림 3-D-8).

(8) 환자에게 위장으로 카테터가 들어간 것을 알리고 수고했다고 말한다.

(9) 커넥터 부분을 캡 등으로 덮는다.

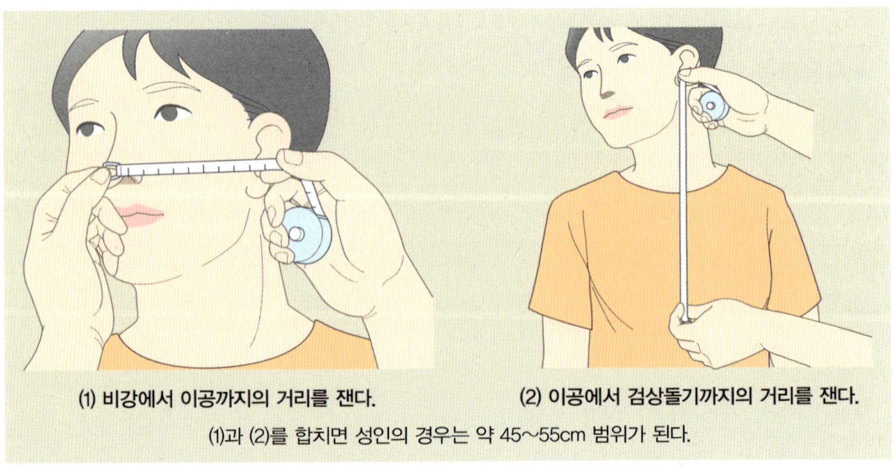

그림 3-D-7 비강에서 상복부까지의 길이를 확인한다.

포인트 • 윤활제를 거즈에 적당량 묻혀, 윤활제가 있는 부분에 카테터의 선단 부분을 올려놓고 카테터를 회전하듯이 하여 끝에서 몇 cm 근처까지 카테터 주위 전체에 윤활제를 묻힌다.(2)
• 좌우 어느 쪽의 비강으로 넣어도 좋지만, 카테터를 교환·재삽입하는 경우에는 반대쪽 비강으로 한다. 카테터가 원활하게 진입되지 않는 경우에는 반대쪽 비강으로 다시 삽입을 시도한다.(3)
• 비강에서 뺄 때 저항을 느꼈을 경우 환자에게 힘을 빼라고 말한다.(4)
• 카테터가 목에 닿으면 아래턱의 위치를 원래대로 하고 환자에게 침을 삼키듯이 하게 한 뒤 연하운동에 맞추어 카테터를 삽입한다. 삽입 시에 카테터를 손가락으로 가볍게 돌리면 통과하기 쉽다.
• 카테터가 느슨해서 진행되지 않는 경우나 기침과 구토 반사가 강한 경우에는 무리하게 삽입하지 말고 한 번 당겨 뺐다가 환자의 상태가 안정되고 나서 다시 삽입을 시도한다.(5)

(10) 카테터로 삽입 위치를 확인하는 표시를 한다.

(11) 반창고를 사용하여 카테터를 고정한다(그림 3-D-9).

2. 영양제의 적용

환자의 상태나 증상에 따라 적용방법이 다르다. 1일 주입 횟수, 1회 용량, 농도, 주입 속도 등 계획된 방법으로 적용한다.

■ 사용물품

• 경구 영양제

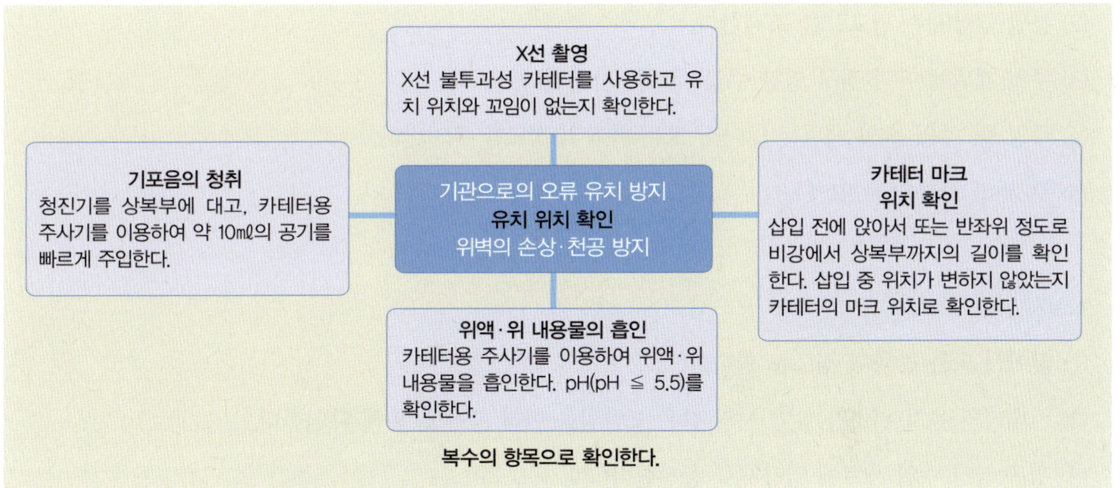

그림 3-D-8 경비·경구위장용 카테터의 유치 위치 확인

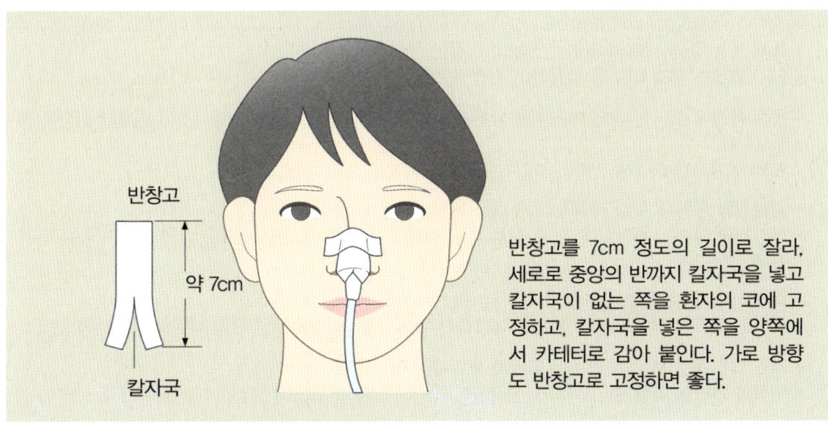

그림 3-D-9 경비·경구위장용 카테터의 고정

- 경구 영양 주입 세트

- 영양제 용기(경구 영양 주입 세트가 영양제 용기 분리형 세트인 경우)

- 링거 스탠드

- 미온수

- 카테터용 주사기(용량 30㎖)

- 청진기

- 경구 영양용 펌프(사용 시)

■ 유의사항(표 3-D-5)

(1) 영양제는 청결하게 취급한다.

(2) 분말 영양제는 필요량을 조제한다.

(3) 주입 계획에 따라 경구 영양 주입 세트를 사용한다.

(4) 주입 중, 주입 후의 체위는 앉아서 또는 반좌위 정도를 유지한다.

(5) 구강 내 청결을 유지한다.

■ 실시방법

(1) 앉아서 또는 반좌위 정도로 한다.

(2) 카테터의 유치 위치가 삽입 시와 같은 모양임을 여러 항목을 통해 확인한다.

(3) 경구 영양 주입 세트에 영양제를 충전한다(그림 3-D-10).

유의사항	구체적인 내용
영양제는 청결하게 취급한다.	• 조제 또는 주입 세트의 준비는 전용의 청결한 환경에서 실시한다. • 먼저 흐르는 물과 비누를 사용하여 위생적으로 손을 씻는다.
분말 영양제는 필요량을 조제한다.	• 용해 용기에 적당한 양의 미온수를 넣은 다음 영양제를 넣고 뚜껑을 닫은 뒤 잘 휘저어 완전히 용해시킨다. • 조제 후 8시간 이내에 전량이 주입되도록 필요한 양만큼 조제한다.
주입 계획에 따른 경구 영양 주입 세트를 사용한다.	• 영양제의 종류나 주입 계획에 따른 경구 영양 주입 세트를 사용한다. • 영양제를 용기에 옮겨 담지 않고 직접 주입 세트에 연결할 수 있는 제제도 나와 있으며 종류가 계속 증가한다.
주입 중·주입 후 체위는 앉아서/반좌위 정도를 유지한다.	• 주입 중과 주입 후 30~60분은 앉아서 또는 반좌위 정도를 유지한다. • 위식도 역류에 의한 흡인성 폐렴을 예방하기 위해 주입 후에도 주입 중의 체위를 유지해야 한다.
구강 내의 청결을 유지한다.	• 경구 섭취를 하지 않기 때문에 타액의 분비량이 적어진다. • 저작과 연하에 따른 구강 내의 자정작용이 작동하지 않기 때문에 구강관리는 필수이다.

표 3-D-5 경구 영양법을 실시할 때의 유의점

⑷ 경구 영양 커넥터 부위의 뚜껑을 벗기고 경구 영양 주입 세트를 연결한다.

⑸ 경구 영양 주입 세트의 조절기를 열고 적절한 속도로 주입을 시작한다.

⑹ 주입하는 동안 질식이나 기침 등 위식도 역류가 의심되는 증상이나 오심
과 구토, 복부팽만감이나 복통 등 복부 증상이 있는지 확인한다.

⑺ 주입이 완료되면 조절기를 닫고 경구 영양 주입 세트를 경구 영양 카테터
의 커넥터 부에서 떼어낸다.

⑻ 카테터용 주사기를 이용하여 미온수 30㎖ 정도를 경구 영양 카테터의
커넥터 부로 주입한다.

⑼ 경구 영양 카테터의 커넥터 부를 뚜껑으로 덮는다.

⑽ 주입하는 동안 체위를 1시간 정도 취할 수 있도록 자세로 정돈한다.

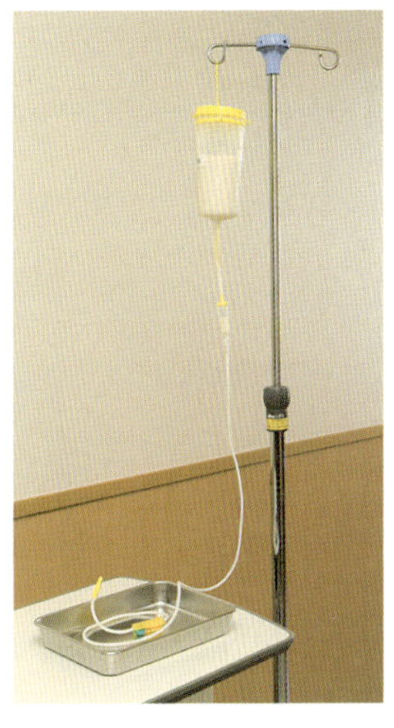

그림 3-D-10 경구 영양 주입
세트에 준비된 영양제

B : 위루·장루

영양제의 주입에 관해서는 경비경관 영양법에 준하여 실시한다. 누공의 관리는 누공을 만드는 수술 후
1주일이 지나면 누공 주위의 소독은 필요 없고, 미온수와 비누로 씻어 청결을 유지하도록 한다. 동시에
누공 주위를 하루에 한 번 잘 관찰하고 발적, 부종, 출혈, 통증, 열감 또는 감염이 의심되는 삼출액 등이
인정되는 경우에는 전신의 상태를 관찰하고, 의사나 피부 케어 전문가에 보고·상담한다.

관찰할 때는 경피 영양 카테터의 유치 위치에 주의하고, 카테터의 유치 위치를 고정하는 스토퍼가 동일
한 부분의 피부를 압박하지 않도록 매일 식사 때마다 조금씩 바꾸어 접촉하는 위치를 바꾸도록 한다. 또
한, 샤워는 누공을 만드는 수술 후 1주째부터, 목욕은 수술 후 2주 정도를 기준으로 한다. 목욕 시 누공
부위를 통해 물이 몸에 들어가는 것은 아니기 때문에, 필름 드레싱 등으로 보호할 필요는 없다. 누공 주
위의 피부를 비누로 정성스럽게 씻고 샤워기로 비눗기를 말끔히 씻어낸다. 목욕 후 누공 주위를 소독할
필요는 없고, 수건이나 거즈로 물기를 닦아내고 자연 건조시킨다.

5장 도뇨

1 도뇨에 관한 간호의 의의

소변은 보통 하루에 5~6회(밤에는 0~1회) 정도 보는 사람이 많지만, 소변이 생겨도 배출되지 않거나 소변 줄기가 너무 가늘거나, 소변의 방광 충만에 따른 통증이 발생하는 등 소변 배출이 어려워지면 불안과 초조를 느끼게 된다. 또한 음식물 섭취량과 배뇨량의 균형이 잡히지 않으면 생리 기능 장애를 초래하고, 비뇨기과뿐만 아니라 순환계와 기타 전신의 장애를 초래하고, 생명이 위험한 상태가 될 수 있다.

따라서 도뇨는 배뇨곤란에 대한 지원으로 실시된다. 또한 치료 전 처치로서 방광에서 소변을 모두 배출할 필요가 있고, 수술 시나 수술 후 요실금 예방, 수술 후 음부 오염 방지, 배뇨 상태의 관찰 등을 위해 도뇨가 이루어지고 있다.

도뇨(urethral catheterization)는 카테터를 요도에서 방광으로 삽입하여 인위적으로 배뇨시키는 방법이다. 도뇨는 의사가 할 수도 있지만, 의사의 지시에 따라 간호사가 하는 경우도 많다. 또한 무균 조작을 철저히 하기 위해 간호사는 의사의 보조를 하거나 간호사 2명이 실시하는 경우도 있다. 즉 간호사는 도뇨의 실시자이거나 보조자다.

도뇨는 무균 조작을 확실하게 하지 않으면 감염으로 이어지기 때문에 무균의 조작으로 실시해야 한다. 또한, 장애 등에 의한 배뇨곤란의 경우 비뇨기과 전문의의 진단에 따라 환자가 스스로 도뇨를 하고 간호사가 지원할 수 있다. 이것은 전문 영역의 간호 기술이지만, 현재는 일반적인 처리에 속하게 되었기 때문에, 이 항에서는 첨부로 설명한다.

2 도뇨에 관한 기초지식

도뇨는 목적과 방법에 따라 크게 두 종류로 나눈다.

1. 일시적 도뇨

일반적으로 '도뇨'라고 하는 방법으로 카테터를 삽입하여 방광에서 소변을 배출하면 카테터를 즉시 제거하는 방법이다. 시간 간격을 두고 여러 번 할 경우 '간헐적 도뇨'라고 한다.

2. 지속적 도뇨

카테터를 요도로 삽입하여 그대로 유지하고 지속적으로 방광에서 소변을 배출시키는 방법으로 '유치 카테터법'이라고도 한다. 카테터는 일시적 도뇨와 같은 것을 사용할 수도 있지만, 폴리(벌룬) 카테터를 사용하는 경우가 많다.

3 도뇨의 지원

A : 일시적 도뇨

1. 목적

도뇨는 다음과 같은 목적으로 실시하며 간호사는 이를 직접 원활하게 실시하거나 지원한다.

(1) 요폐에 대한 처치로 실시한다(포인트 참조).

(2) 잔뇨량의 측정을 위해 실시한다(포인트 참조).

(3) 무균뇨를 채취하기 위해 실시한다.

(4) 하복부 수술이나 내진하기 전의 준비로 실시한다. 주로 부인과, 비뇨기과 수술 전에 실시한다.

(5) 방광을 세척하기 전에 준비로 실시한다.

(6) 음부의 수술 상처에 소변으로 인한 오염 방지를 위해 실시한다.

2. 사용물품

- 카테터(멸균 봉지들이)[57]

- 핀셋(멸균 봉지들이)

- 소독용 솜이 든 용기[58]

- 멸균 고무장갑

포인트 •여러 가지 방법으로 자연 배뇨를 촉진해도 12시간 이상 소변이 나오지 않거나 그 시간 이내에도 방광 충만이 보일 경우 실시한다. 척수에 생긴 골수 손상 등으로 반사적으로 배뇨를 할 수 없게 되었을 때 방광에 소변이 고여 있는 시간을 가늠하고 간헐적으로 실시한다.(1)

•자연 배뇨 후에도 잔뇨감이 있고, 장애 등으로 잔뇨가 있는 사람에게 방광 내의 잔뇨를 배출하고 양을 측정한다.(2)

---

57) 도뇨에 사용하는 카테터는 넬라톤 카테터와 합성수지제의 일회용 카테터가 있다. 성인은 멸균 일회용 카테터(12~15Fr)를 사용한다. 넬라톤 카테터의 경우 6~9호를 사용하며 세정과 살균을 확실히 실시한다.

58) 소독용 솜은 0.02% 히비텐글루콘산 액 또는 0.1% 양성 비누액에 멸균한 솜을 적셔 38~39℃로 중탕하여 따뜻하게 해둔다. 중탕 용기에 물을 넣고 솜이 들어간 용기를 그 속에 넣어 따뜻하게 한다.

- 멸균 윤활제와 멸균 거즈(멸균 탈지면)[59]

- 회중전등(또는 전기 스탠드)

- 방수포(1장)[60]

- 수건이나 면 담요(1장)

- 소변 용기(1개)

- 농반(1개)

- 멸균 시험관(필요 시, 필요한 개수만큼)

3. 유의사항

(1) 환자에게 도뇨의 필요성을 설명한다.

(2) 불필요한 노출을 피하고 수치심을 배려하는 동시에 프라이버시 보호를 위해 노력한다.

(3) 적절한 실온과 국소의 채광을 얻을 수 있는 환경으로 한다.

(4) 배출하기 쉬운 체위로 한다(포인트 참조).

(5) 감염 예방을 위해 무균 작업을 한다(포인트 참조).

(6) 요도구에 적합한 두께의 카테터를 선택하여 바르게 조절한다.

4. 실시방법

a : 여자의 도뇨

(1) 환자에게 필요성과 방법을 설명하고 양해를 얻는다(포인트 참조).

수치심이 따르고 불안과 불쾌감을 초래하는 경우가 많으므로 가능한 한 물품을 지참하기 전에 미리 설명한다.

(2) 사용할 물품을 환자에게로 나른다.

(3) 스크린(또는 커튼)을 쳐서 다른 사람에게 보이지 않도록 한다.

포인트 ·요부(방광)의 위치를 카테터의 손잡이보다 조금 높게 하면 소변의 유출이 잘된다.(4)
·멸균한 기재를 이용하여 무균 조작을 한다. 요도구의 주위와 실시자의 손을 완벽하게 소독한다.(5)
·(1), (2)는 동시에 수행해도 되고 (1), (2)의 순서대로 해도 좋다.

---

59) 멸균 윤활제는 1회분씩 용기에 들어 있는 것이 무균 작업에 적합하다. 멸균 윤활제는 멸균제 수용성 윤활 젤이 시판되고 있다. 또한 멸균 올리브오일이 삽입하기 쉽고 환자의 고통도 적기 때문에 많이 사용하고 있다.

60) 방수포 대신 고무 시트에 커버 시트를 깔고 사용해도 좋다.

(4) 환자를 반듯이 누운 자세로 하고 수건을 덮으면서 침구는 발밑에 내려 개켜놓는다.

(5) 환자복을 허리까지 치켜 올리고 방수천을 둔부에서 대퇴부까지 깐다.

(6) 환자의 양 무릎을 세우고 사이를 넓게 벌려 외음부를 노출시키고 수건의 끝부분으로 대퇴부에서
  아래를 덮는다(그림 3-E-1, 포인트 참조).

(7) 사용물품을 놓은 침상 받침대를 작업하기 편한 위치까지 낮춘다.

(8) 외음부 가까운 곳에 소변기를 두고 회중전등(또는 전기 스탠드)으로 요도구를 중심으로 비춘다. 농반
  도 소변기와 가까운 위치에 놓는다.

<두 사람이 하는 경우>

의사와 간호사 또는 간호사 2명이 하면 무균 조작이 쉽다. 무균 조작으로 카테터를 삽입하는 의사 또
는 간호사를 간호사 A로 하고, 보조자를 간호사 B로 하여 설명한다.

(9) 간호사 B는 고무장갑이 들어간 멸균 봉투를 뜯고 간호사 A는 그 안의 포장장갑을 꺼내어 낀다. 고
  무장갑을 끼는 방법은 미리 3~4cm 접혀 있는 장갑의 입구를 잡고 무균 조작으로 실시한다(그림
  3-E-2, 포인트 참조).

(10) 카테터를 제거하고 멸균 윤활제를 바른다.

  ① 간호사 B는 카테터가 들어 있는 멸균 봉투를 열고(그림 3-E-3) 간호사 A는 카테터를 멸균 봉투
    에서 집는다.

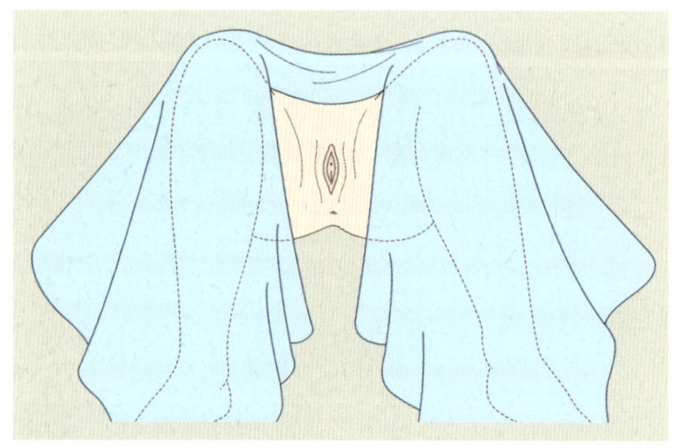

그림 3-E-1 도뇨 시 체위

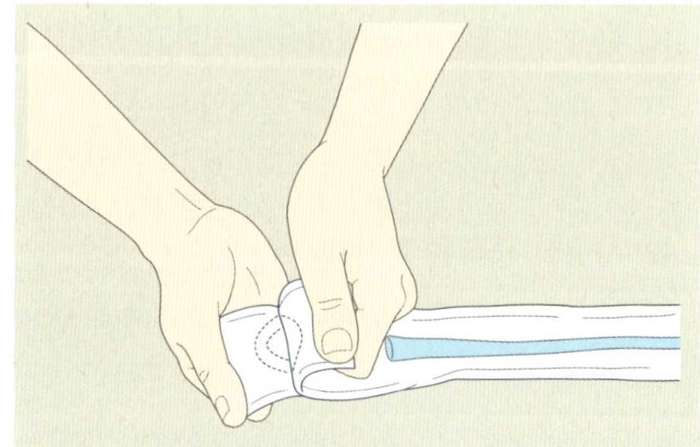

그림 3-E-3 멸균 봉투 여는 방법

포인트 • 타월켓으로 덮을 수 없을 때는 한쪽 다리를 타월켓, 다른 쪽 다리는 목욕 수건으로 덮어도 된다. 전용 다리 덮개를 사용해도 좋다.(6)
• 무균 조작으로 고무장갑을 끼는 데는 시간이 걸리므로 소독 후 환자를 기다리게 하지 않도록 먼저 끼고 준비한다.(9)
• 카테터가 불결해지지 않도록 간호사 A·B 모두 멸균 봉투 외부에 카테터가 닿지 않게 주의한다.(10)③

② 간호사 B는 핀셋으로 멸균 거즈를 1~2장 집어 간호사 A에게 건네준다.

③ 간호사 B는 멸균 윤활제의 뚜껑을 열어 간호사 A가 잡은 멸균 거즈 위로 내놓는다(p496 포인트 참조).

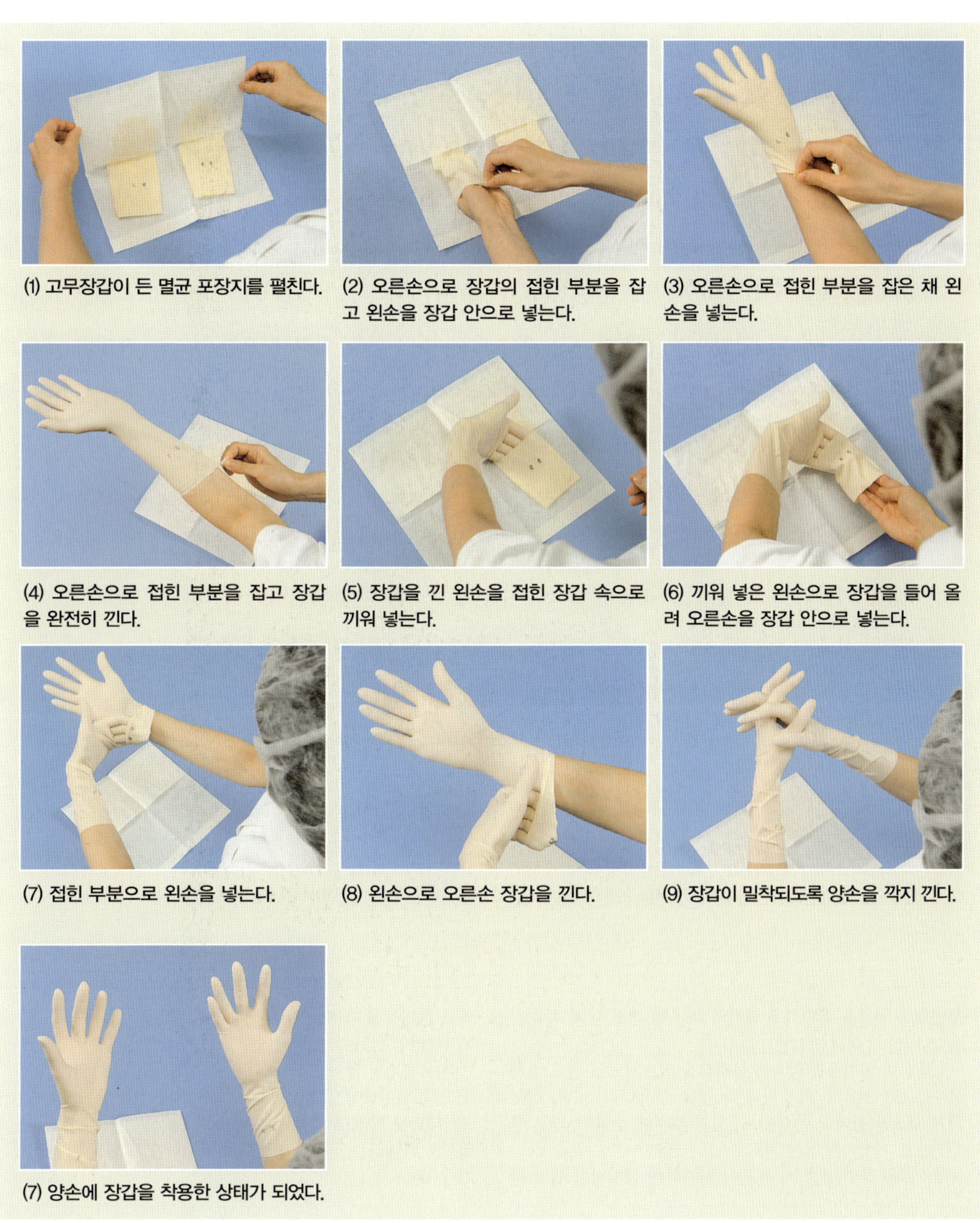

(1) 고무장갑이 든 멸균 포장지를 펼친다.

(2) 오른손으로 장갑의 접힌 부분을 잡고 왼손을 장갑 안으로 넣는다.

(3) 오른손으로 접힌 부분을 잡은 채 왼손을 넣는다.

(4) 오른손으로 접힌 부분을 잡고 장갑을 완전히 낀다.

(5) 장갑을 낀 왼손을 접힌 장갑 속으로 끼워 넣는다.

(6) 끼워 넣은 왼손으로 장갑을 들어 올려 오른손을 장갑 안으로 넣는다.

(7) 접힌 부분으로 왼손을 넣는다.

(8) 왼손으로 오른손 장갑을 낀다.

(9) 장갑이 밀착되도록 양손을 깍지 낀다.

(7) 양손에 장갑을 착용한 상태가 되었다.

그림 3-E-2 고무장갑 끼기

④ 간호사 A는 카테터 선단에서 약 4~5cm되는 부분을 돌리면서 멸균 거즈에 있는 멸균 윤활제를 전체적으로 바르고 나서 그대로 선단부를 거즈로 감싸서 잡는다. 간호사 B가 환자의 부위를 닦는 동안 불결해지지 않도록 카테터를 가슴 앞에서 조금 떨어져 잡는다.

(11) 요도구의 양 측면을 소독솜으로 닦아 소독한다.

① 간호사 B는 왼손으로 멸균한 고무장갑이나 일회용 멸균장갑을 낀다(포인트 참조).

② 간호사 B는 장갑을 낀 왼손의 엄지와 검지로 요도구가 잘 보이도록 소음순을 벌린다.

③ 간호사 B는 오른손으로 핀셋을 잡고 소독솜으로 요도구의 왼쪽·오른쪽·중앙을 앞에서 뒤로, 1회마다 소독솜을 바꾸면서 닦는다. 이때 핀셋이 불결해지지 않도록 주의한다(포인트 참조).

(12) 카테터를 요도구에 삽입한다. 만약 아파하면 치골결합 쪽으로 조금 각도를 바꾸지만, 무리하게 넣지는 않는다.

① 간호사 B가 다 닦았으면 간호사 A는 왼손으로 소음순을 벌리고 오른손으로 카테터 끝으로 6~7cm인 곳을 파악하여 카테터를 요도구로 조심스럽게 삽입한다. 이때 환자에게 심호흡을 하도록 한다(포인트 참조).

② 카테터 가장자리를 소변기 속에 집어넣는다.

③ 소변이 유출되어 나오면 카테터의 삽입을 중지한다(포인트 참조).

성인 여자의 요도 길이는 약 4cm이므로 이를 염두에 두고 삽입한다.

(13) 소변의 유출이 끝나면 간호사 A는 카테터를 조심스럽게 빼내어 농반에 넣는다.

(14) 간호사 A는 고무장갑을 뒤집어 벗는다(그림 3-E-4).

(15) 간호사 B는 핀셋을 농반에 넣고 왼손에 낀 일회용 장갑을 뒤집어 말아 벗어 농반에 넣는다.

(16) 간호사 B는 방수포를 벗고 환자의 옷을 원래대로 정돈한다. 수건을 걷으면서 침구로 덮고 창문을 열어 환기를 실시한다.

(17) 사용한 물품을 준비실의 제자리에 가져다놓고 정리한 다음 관찰사항을 기록한다(포인트 참조).

<table>
<tr><td>

포인트 •청결을 유지하고 환자의 피부에 직접 닿아 불쾌감을 주지 않기 위해서이다.(11)①

•소독솜이 차가우면 환자가 불쾌감을 일으키므로 반드시 체온 정도(38~39℃)로 따뜻하게 한 것을 사용한다. 또한, 너무 세게 닦으면 점막이 손상될 수 있기 때문에 소독이 되고 물수건으로 깨끗하게 닦는 정도로 한다.(11)③

•심호흡을 하면 날숨 시 복근이 이완하여 삽입하기 쉽고 환

</td><td>

자도 편해서 좋다.(12)①

•카테터의 선단이 방광 내에 들어가면 소변이 유출되지만 소변이 유출되지 않아도 10cm 이상을 진입하면 방광 벽에 상처를 입힐 위험성이 있다.(12)③

•카테터는 약액 소독을 실시하고 물로 씻은 다음 건조한다. 일회용 카테터는 정해진 방법으로 폐기한다. 장갑도 마찬가지이다.(17)

</td></tr>
</table>

〔혼자서 할 경우 ①〕

〈사용물품을 2명으로 하는 방법과 동일한 경우〉

(1)~(8) p495~496 참조

(9) 멸균 봉투를 열고 트레이에 세워 걸듯이 둔다. 만약 핀셋도 멸균 봉투에 들어 있는 경우는 잡은 쪽
   입구를 열어둔다(포인트 참조).

(10) 멸균 윤활제의 뚜껑을 열어 멸균 거즈에 사용할 분량만큼 던다(포인트 참조).

(11) 카테터를 빼내고 멸균 윤활제를 바른다.

   ① 멸균한 핀셋으로 카테터를 멸균 봉투에서 꺼낸다. 멸균 봉투의 외부와 입구 부근에 카테터가 절
      대로 닿지 않도록 한다.

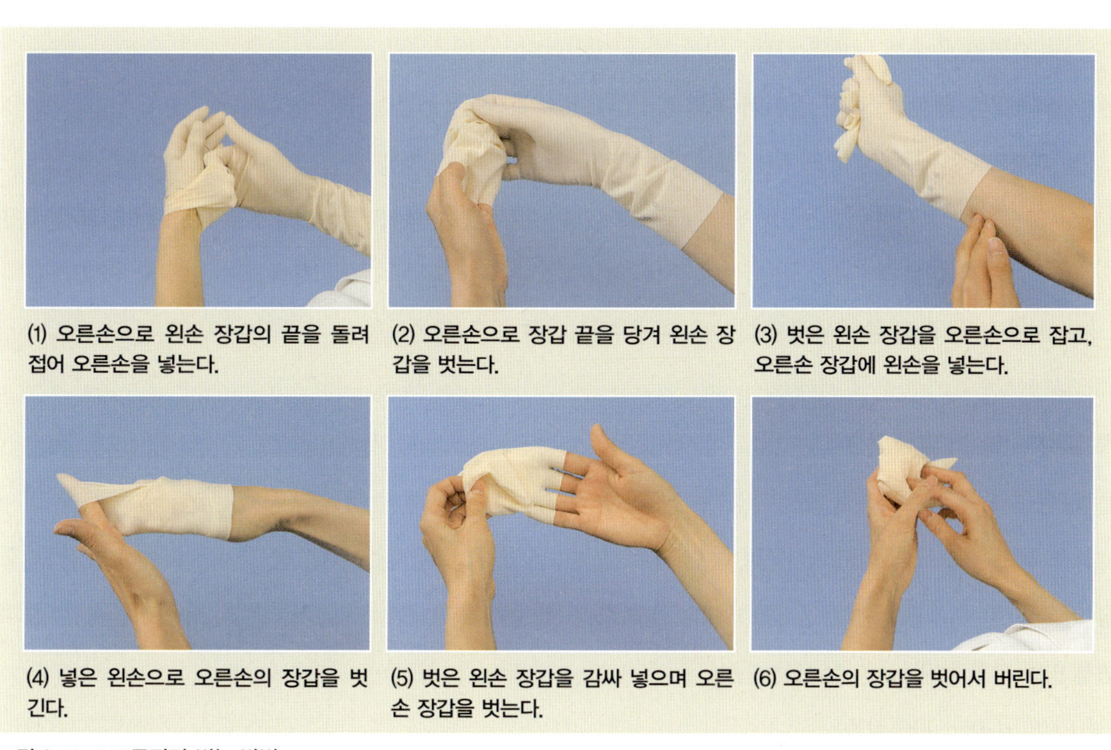

(1) 오른손으로 왼손 장갑의 끝을 돌려 접어 오른손을 넣는다.

(2) 오른손으로 장갑 끝을 당겨 왼손 장갑을 벗는다.

(3) 벗은 왼손 장갑을 오른손으로 잡고, 오른손 장갑에 왼손을 넣는다.

(4) 넣은 왼손으로 오른손의 장갑을 벗긴다.

(5) 벗은 왼손 장갑을 감싸 넣으며 오른손 장갑을 벗는다.

(6) 오른손의 장갑을 벗어서 버린다.

그림 3-E-4 고무장갑 벗는 방법

포인트 •(12)에서 소음순을 벌린 왼손은 카테터 삽입이 끝날 때까지 그대로 소음순을 벌리고 있기 때문에, 오른손만으로 조작할 수 있도록 미리 입구를 열어둔다. 불결해지지 않고, 다음 작업을 할 수 있도록 트레이의 가장자리를 이용하여 세워놓는다.(9)
•1회분씩 작은 용기나 알루미늄 호일에 들어 있는 경우 (9)의 멸균 봉투와 동시에 열어둔다.(10)

•멸균 윤활 첨가제는 작은 용기에 넣은 것을 사용한다. 가능한 한 1회분씩 작은 용기에 담아 멸균하거나 알루미늄 호일 용기에 들어 있는 것을 이용하는 것이 바람직하다. 원칙은 무균 조작이며 나머지는 각각 응용한다.
윤활 첨가제보다 윤활유 쪽이 삽입하기 쉽고 환자의 고통도 적다.(11)②

② 멸균 윤활제를 핀셋으로 잡은 카테터의 선단에서 4~5cm에 바른다(p499 포인트 참조).

(12) 요도구의 양 옆면을 솜으로 닦는다.

① 양손에 멸균 고무장갑을 낀다.

② 요도구가 잘 보이도록 왼손으로 소음순을 벌린다(포인트 참조).

③ 오른손으로 솜을 가지고 요도구의 왼쪽·오른쪽·중앙을 앞에서 뒤로, 1회마다 솜을 바꾸어 닦는다. 장갑이 환자의 피부와 솜으로 소독한 국부에 닿지 않도록 한다.

(13) 카테터를 요도구로 삽입한다.

① 왼손으로 요도구가 충분히 보이도록 소음순을 벌리고 오른손으로 카테터의 선단에서 6~7cm인 곳을 핀셋으로 잡고 요도구를 조심스럽게 삽입한다.

② 카테터의 가장자리는 소변기 속에 꽂는다.

③ 소변이 유출해 나오면 카테터의 삽입을 중지한다.

(14) 소변의 유출이 끝나면 카테터를 조심스럽게 빼내어 농반에 넣는다.

(15) 간호사는 고무장갑을 뒤집어 벗는다.

(16) 방수천을 걷고 환자의 옷을 원래대로 정돈한다. 타월켓을 벗기면서 덮개를 덮고 창문을 열어 환기를 실시한다.

(17) 사용한 물품을 준비실에 갖다놓은 다음 뒤처리를 하고 관찰사항을 기록한다(포인트 참조).

〔혼자서 할 경우 ②〕

〈사용물품으로 도뇨 세트를 이용하는 경우〉

도뇨 세트는 트레이 속에 ① 구멍 뚫린 덮개 천 ② 핀셋 ③ 멸균 윤활 첨가제 ④ 솜 ⑤ 농반을 넣고 포장 천으로 싸서 소독한다(①은 다른 방법의 경우에도 사용하면 좋다). (1), (3), (6)~(11)의 사용물품은 다음의 방법으로 사용한다.

(1)~(8) p495~496 참조

(9) 트레이 속에 손이 닿지 않도록 무균 조작으로 포장 천을 펼친다(p369, 그림 3-A-4 참조).

(10) 카테터가 들어 있는 멸균 봉투를 뜯는다(그림 3-E-3 참조). 도뇨 세트 속에 카테터를 떨어뜨리듯이 넣는다.

<table>
<tr><td>포인트 •이때 왼손은 불결해진다. 소음순의 소독 부위가 불결해지지 않도록 카테터 삽입이 끝날 때까지 그 위치를 유지한다.(12)②</td><td>•카테터는 약액 소독을 실시하고 세척한 후 건조시킨다. 일회용 카테터는 정해진 방법으로 폐기한다. 장갑도 마찬가지이다.(17)</td></tr>
</table>

(11) 고무장갑이 들어 있는 멸균 봉투를 열어 고무장갑을 낀다.

(12) 도뇨 세트 속 솜에 멸균 윤활제를 묻힌다. 떨어뜨린 카테터 끝 4~5cm 위치에 골고루 멸균 윤활제를 바른다. 끝을 멸균 윤활제 묻은 솜으로 감싸 세트의 중심에 둔다.

(13) 구멍 뚫린 덮개 천 구멍의 중심을 요도 입구에 맞추어 씌운다. 이때 손이 덮은 천 이외에는 닿지 않도록 한다.

(14) 도뇨 세트 속 농반을 사타구니 사이에 둔다. 이때 다른 손이 닿지 않도록 한다(포인트 참조).

(15) 요도구의 양 옆면을 솜으로 닦아 소독한다.

① 세트 속의 핀셋을 오른손으로 잡고 왼손의 새끼손가락으로 솜이 들어 있는 용기의 뚜껑을 열고 핀셋으로 안에 있는 솜을 집는다(포인트 참조).

② 장갑을 낀 왼손의 엄지와 검지로 요도구가 잘 보이도록 소음순을 벌리고 요도 입구 주위를 앞에서 뒤로, 왼쪽·오른쪽·중앙을 1회마다 솜을 교체하면서 소독한다. 이때 핀셋이 불결해지지 않도록 주의한다.

(16) 카테터를 요도구에 삽입한다.

① 왼손으로 음순을 열고 오른손으로 카테터 끝에서 6~7cm 위치를 파악하고 카테터를 요도구로 조심스럽게 삽입한다. 이때 환자는 심호흡을 하도록 한다(포인트 참조).

② 카테터 끝은 멸균 농반 위에 둔다.

③ 소변이 유출되어 나오면, 카테터의 삽입을 중지한다.

(17) 소변의 유출이 끝나면 카테터를 조심스럽게 빼내어 농반에 넣는다.

(18) 고무장갑을 뒤집어 말면서 벗는다.

(19) 방수천을 걷고 환자의 옷을 원래대로 정돈한다. 타월켓을 벗기면서 덮개로 덮고 창문을 열어 환기를 실시한다.

(20) 사용한 물품을 준비실에 갖다놓고 뒤처리를 한 다음 관찰사항을 기록한다(포인트 참조).

b : 남자의 도뇨

남자의 도뇨는 음경이 성기 그 자체이기 때문에 환자의 수치심이나 발기에 의해 삽입하기 어려운 점을

포인트 •멸균한 농반을 사용하면 카테터의 끝이 불결해지지 않는다.(14)
•소독솜의 양은 닦을 수 있을 만큼 충분히 준비한다.(15)①
•심호흡을 하면 날숨 시 복근이 이완하여 삽입하기 쉽고 환

자도 편안하다.(16)①
•카테터는 약액 소독을 실시하고 세척한 후 건조시킨다. 일회용의 카테터는 정해진 방법으로 폐기한다. 장갑도 마찬가지이다.(20)

해결하기 위해 남자 의사 또는 남자 간호사가 하고, 여자 간호사는 보조하는 경우가 많다. 그러나 간혹 여자 간호사가 실시하는 경우도 있다. 또한 남자의 도뇨 역시 목적은 여자의 경우와 같고, 해부학적으로 남녀의 차이에 따른 것을 제외하고는 사용물품, 유의사항, 실시방법은 원칙적으로 동일하다. 실시할 때 여자와 다른 점은 다음과 같다.

(1) 국부의 소독은 포피를 열고 귀두를 닦아 음경을 몸과 60도 각도가 되도록 들어 올려 요도가 일직선이 되도록 한다(그림 3-E-5).

(2) 성인 남자의 요도 길이는 약 16~20cm이기 때문에, 카테터를 약 20cm 삽입하여 배뇨의 유무를 확인한다.

(3) 요도는 방광의 앞쪽에서 약간 곡선으로 되어 있기 때문에, 카테터를 무리하게 삽입하지 않도록 조심스럽게 실시한다.

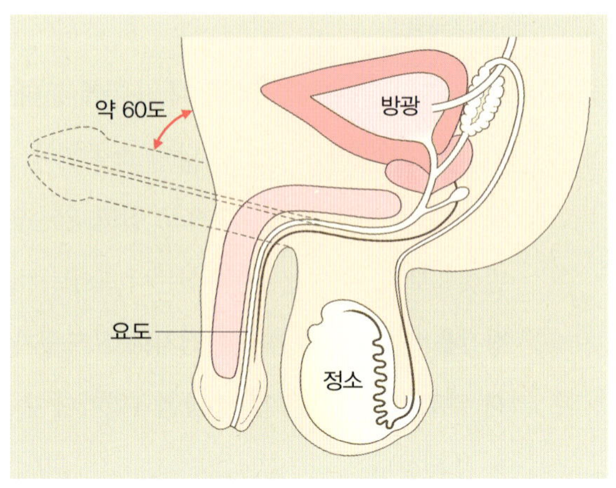

그림 3-E-5 남자의 도뇨법

[첨부] 무균뇨 채취법

검사를 위해 도뇨를 하고 무균뇨를 채취하는 경우에는 카테터 끝을 멸균 시험관 속에 불결해지지 않도록 하여 넣는다. 실시자가 2명인 경우는 1명이 환자를 돌보거나 멸균한 물, 소독 물품을 열어 핀셋으로 전달하고 다른 사람은 손을 씻고 멸균한 고무장갑을 낀 다음 카테터의 삽입 등을 실시하면 좋다.

B : 지속적인 도뇨(유치 카테터법, retention catheter)

1. 목적

배뇨곤란이나 요실금 등 배뇨장애로 인해 자주 도뇨를 실시하게 되어 환자의 안락과 안정을 해치거나 수술 후 수술 부위의 안정과 감염 예방이 필요한 경우 등에 실시한다. 삽입은 주로 의사가 하고 간호사는 준비와 보조, 이후 관찰과 방광 세정에 도움을 준다.

2. 사용물품
• 멸균 증류수 앰풀[61]

---

61) 카테터에 표시된 양

- 카테터(멸균 봉지들이, 1개)[62]
- 소변 넣는 용기

  일정 시간마다 쌓인 소변을 배수하는 경우 사용한다.

- 멸균 거즈
- 반창고
- 가위
- 기타[63]

3. 유의사항

'일시적 도뇨'와 동일하지만 특히 무균 조작에 유의하고, 음부의 청결과 감염 예방에도 주의한다.

4. 실시방법

(1) 카테터를 삽입한다('일시적 요도' 항목 참조).

(2) 폴리 카테터를 사용하는 경우는 소변의 배출, 즉 방광 내에 카테터가 들어 있는지 확인한 후 주사
    기와 바늘을 사용하여 멸균한 물을 부관에 넣어 부풀게 한다.

(3) 카테터의 삽입 길이가 변하지 않도록 반창고로 고정시킨다(그림 3-E-6).

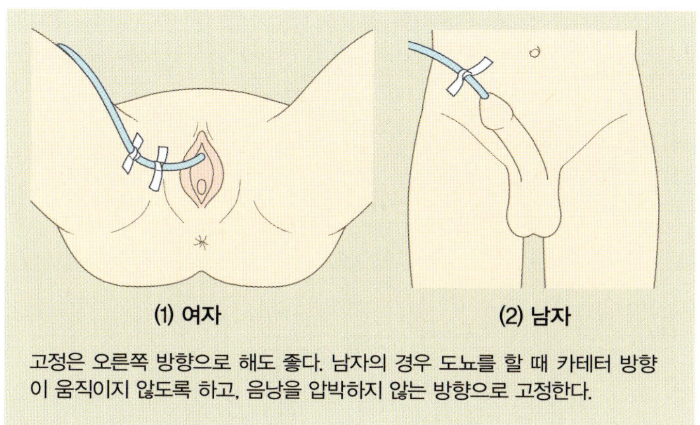

그림 3-E-6 유치 카테터 고정법

---

62) 넬라톤 카테터도 이용하지만, 일반적으로는 폴리카테터(16~22Fr)를 사용한다. 폴리카테터는 미국의 비뇨기과 의사 폴리(Foley)가 고
안한 것으로, '풍선 카테터'라고도 불린다. 벌룬(balloon)은 기구를 뜻하는데, 풍선 카테터의 부관으로 멸균 증류수를 주입하면 끝이 부풀
어 방광 내에 고정할 수 있다.
63) 도뇨 사용물품 중 카테터와 소변용기 이외의 것

⑷ 소변용 폐쇄식 멸균 가방에 연결한다.

⑸ 의복을 정돈하고 물품을 원래대로 갖다놓은 다음 뒷정리를 한다. 관찰사항들을 기록한다.

[첨부 1] 자가 도뇨

'자가 도뇨'(self-catheterization)는 여러 가지 원인으로 자연 배뇨가 어려운 환자의 경우, 환자 자신이 실시하는 배뇨법을 말한다. 자가 도뇨는 의사가 재택 요양에 필요하다고 인정하는 경우 실시하기 때문에 간호사는 퇴원 시 방법을 지도해야 한다.

■ 목적

뇌혈관 질환, 파킨슨병, 당뇨병, 척수에 생긴 골수 손상 등에 의한 신경성 방광, 전립선 비대·전립선암, 요도 협착 등 다양한 원인에 따른 자연배뇨장애 환자가 자가 도뇨를 하여 방광 내에 고여 있는 소변을 배설하는 것이 목적이다. 따라서 방광에 소변이 고여 있는 데 따라 방광의 지나친 신장을 예방할 수 있고 방광 내의 잔뇨 감소로 인해 요로 감염도 예방할 수 있다. 또한 ADL이 확대되고 QOL도 향상된다.

■ 사용물품

- 멸균 카테터[64]
- 멸균 윤활제와 소독솜
- 방수 시트
- 회중전등
- 거울(여성의 경우)
- 소변기
- 기타(수건, 비누)

■ 유의사항

⑴ 적절한 실온과 채광을 받을 수 있는 위치를 선정한다.

포인트 • 서양식 변기나 의자 등에 살짝 앉은 뒤 여성의 경우는 요도구가 보이도록 거울을 양 다리에 끼워 세트한다.⑵

---

64) 보통 12~15Fr를 사용한다.

(2) 배출하기 쉬운 체위를 취한다(p504 포인트 참조).

(3) 무균 조작으로 실시한다.

(4) 요도구에 적합한 두께의 카테터를 선택한다.

(5) 카테터의 삽입은 여성 5~6cm, 남성 15~20cm를 기준으로 소변이 나오기 시작하면 더 이상 삽입
하지 않는다.

(6) 배뇨 시 복부에 압력을 가하지 않도록 한다.

(7) 배설한 소변을 관찰하고 요로 감염 여부를 확인한다.

(8) 사용한 카테터는 일회용의 경우는 불연 쓰레기로 분류해 폐기한다. 다시 사용하려면 카테터 안까
지 세정하고 소독 약품에 담가둔다.

■ 실시방법

(1) 사용물품을 준비한다.

(2) 카테터를 청결하게 취급하기 위해 손을 비누로 잘 씻고 청결한 수건으로 닦는다.

(3) 멸균 카테터를 꺼내는 등 사용물품을 즉시 사용할 수 있는 상태로 준비한다.

(4) 속옷을 벗는다.

〈남자의 경우〉

(5) 다리 사이에 소변기를 놓고 소독솜으로 손을 소독한다.

(6) 자주 쓰는 손이 아닌 쪽 손으로 음경을 위로(60~90도)하고 엄지와 검지로 요도구를 열고, 앞에서
설명한 요도와 같이 요도구의 중심에서 바깥으로 원을 그리듯이 닦는다.

(7) 오른손으로 카테터의 끝에서 5cm 정도 위치를 잡고 멸균 윤활제를 바른다.

(8) 요도구를 확인하면서 카테터를 천천히 삽입하고(15~20cm) 소변이 나오기 시작하면 삽입을 중지한
뒤 카테터 끝을 소변기로 받는다.

(9) 소변이 멈춰도 카테터를 바로 빼지 않고 카테터를 앞뒤로 움직여 방광 내에 고여 있는 소변이 모두
나오게 한다. 소변이 나오지 않으면 카테터를 천천히 빼낸다.

(10) 사용한 카테터가 일회용인 경우 불연 쓰레기로 분류해 폐기한다. 다시 사용하려면 세정한 후 소독
액에 담근다.

(5) 요도구가 보이는 자세를 취한다. 서양식 화장실에 앉거나 무릎을 세운 자세, 책상다리를 하는 등의
  자세를 취하고 요도구가 잘 보이는 위치에 거울을 배치한다.

(6) 다리 사이에 소변기를 놓고 소독솜으로 손을 소독한다.

(7) 거울을 보면서 자주 쓰는 손이 아닌 쪽 손으로 소음순을 열고, 다른 손으로 솜을 가지고 요도의 경
  우처럼 음부를 세 부분으로 나누어 닦는다.

(8) 오른손으로 카테터 끝에서 5cm 정도 거리를 잡고 멸균 윤활제를 바른다.

(9) 거울로 요도구를 확인하면서 카테터를 천천히 삽입하고(5~6cm), 소변이 나오기 시작하면 삽입을
  중지하고 카테터 끝을 소변기로 받는다.

(10) 소변이 멈춰도 카테터를 바로 빼지 않고, 카테터를 앞뒤로 움직여 방광 내에 고여 있는 소변을 나
  오게 한다. 소변이 나오지 않게 되면 카테터를 천천히 빼낸다.

(11) 사용한 카테터가 일회용인 경우는 불연 쓰레기로 분류해 폐기한다. 다시 사용하려면 세정한 후 소
  독액에 담근다.

[첨부 2] 방광 세척

방광 세척(bladder irrigation)은 이전에는 비뇨기과 진료와 관계된 처치였다. 그런데 전신 마취에 의한
수술의 발달과 고령 사회에 접어들면서 유병과 노화에 따른 요실금 등에 의해 도뇨, 특히 지속적인 도뇨
가 이루어지는 경우가 많아졌다. 또한, 카테터를 이용하여 방광을 세척하는 방광 세척은 요로 감염 예방
을 위해 자주 하게 되었는데, 반대로 세정에 의한 요로 감염도 많아졌다. 한편으로, 채뇨기(하른 백)의 개
량이 계속되고, 가능한 한 수술 후 조기에 카테터를 제거하거나 요실금 환자의 안이한 지속적 도뇨가 사
라지고, 일반적으로 방광 세척은 하지 않게 됨에 따라 기본 간호 기술에서는 삭제하기로 하였다.

6장 관장

1 관장에 관한 간호의 의의

자연스럽게 배변할 수 없으면 생리적으로는 복부팽만감과 복통 등 불쾌감이 크지만 정신적으로도 고통스러우며, 특히 고령자의 경우 그날의 배변이 없는 것만으로도 질환이 있는 것은 아닐까 불안해지기도 한다. 또한, 다른 장기의 생리 기능에도 영향을 끼쳐 생명을 위협하는 원인이 될 수 있다. 따라서 자연스럽게 배변할 수 없는 환자에 대해서는 약의 복용 외에도, 기구나 약액을 이용하여 배출을 시도한다. 즉 배변을 촉진하기 위해 관장을 하고 관장을 해도 배출되지 않는 경우에는 적변을 한다.

관장(enema)은 배변을 촉진하는 것 외에, 검사나 치료 전 처치로 실시하고, 치료를 주목적으로도 이용되는데, 모두 항문으로 카테터를 삽입하여 약액을 주입하고 배변을 촉진하는 것이다.

관장은 의사가 할 수도 있지만, 배설장애에 대한 지원으로서 관장이나 적변은 의사의 지시 또는 간호사 스스로의 판단에 따라 의사의 허가를 받아 간호사가 실시하는 경우도 많다. 따라서 간호사는 'PART 2 6장 배설'에서 설명한 배설 기전 및 해부생리학적 지식을 숙지한 후 환자의 상태에 따라 적절한 처치와 지원을 할 수 있는 숙련된 기술을 습득해두어야 한다.

2 관장에 관한 기초지식

관장의 종류

관장은 앞서 배변을 촉진하는 것이라고 설명했지만, 그 이외에 특수한 것도 있으며 목적에 따라 다음과 같은 종류로 나눈다.

a : 배변 관장(최하 관장)

좁은 의미의 관장이며, 관장이라고 하면 보통 배변 관장을 말한다. 자연적으로 배변할 수 없는 경우 항문으로 약액을 주입하여 창자벽을 자극하고 장의 연동운동을 일으켜 배변을 촉진하는 처치를 말한다. 대표적인 것으로 글리세린 관장이 있다. 비누 관장(고압 관장 포함)은 이전에는 많이 했지만, 현재는 환자의 고통과 혈압의 변동을 고려하여 거의 실시하지 않기 때문에 설명에서 제외하였다.

b : 구풍 관장

가스에 의한 복부 팽만을 완화하기 위해 항문으로 직장관이나 카테터를 삽입하여 배기가스를 만드는 처치를 말한다.

c : 바륨 관장

X선 촬영을 위해 바륨을 주입하는 것이다.

이상의 것 외에 장내에서 흡수되기 쉬운 영양물을 보급하기 위한 자양 관장, 수분을 대장 벽으로 흡수시키는 보류 관장, 장 점막의 염증에 대해 소염과 통증 완화를 도모하는 완화 관장, 쇼크 상태의 환자를 약물에 의해 흥분·각성시키는 흥분 관장, 흥분 상태의 환자를 진정시키기 위한 진정 관장 등 약물 요법(수액을 포함) 외에 목적을 달성하고자 하는 종류가 많다.

여기에서는 이들 중 간호사가 실시하는 글리세린 관장과 응용할 수 있는 구풍 관장에 대하여 설명한다. 또한 적변, 좌약(제)에 의한 배변에 대해서도 설명을 추가하고, 장 세정을 부록으로 서술하겠다.

3 관장의 지원

1. 글리세린 관장

■ 목적

글리세린을 항문을 통해 주입하여 직장과 S상 결장 속 고형화한 변에 글리세린을 혼입시켜 부드럽고 매끈하게 만들어 배출하기 쉽게 한다. 창자 벽을 자극하여 연동운동을 일으켜 배변을 고무시킨다.

■ 사용물품

- 일회용 관장 용기(50% 글리세린 액이 든 것)[65]
- 의료용 가위(1개)
- 윤활유[66]

---

65) 일회용 글리세린 액들이 관장 용기는 가정용 글리세린이 10~30㎖ 들어간 것이 예전부터 사용되었지만, 병원 등 의료기관에는 60㎖, 120㎖ 등 일반적으로 쓰는 50㎖, 100㎖에 로스분을 더한 양의 글리세린이 들어 있으며 약 15cm의 카테터가 연결되어 있다. 현재는 일회용 글리세린들이 관장 용기가 편리하기 때문에 많이 사용하고 있다(그림 3-F-1).
66) 바셀린·글리세린·올리브 오일 등. 바셀린을 사용하는 경우 작은 연고 주걱도 준비한다. 항문의 점막을 카테터로 손상시키지 않기 위해서는 점성 바셀린이 적당하다. 바셀린은 삽입 시 통증이 없고, 점막 보호 및 변 배출 윤활 첨가제로도 적합하다.

- 휴지 또는 거즈[67]

- 농반

- 방수천[68]

- 수건이나 면 담요

- 변기와 휴지(필요 시)[69]

- 소변기(남성의 경우)[69]

- 일회용 장갑[70]

■ 유의사항

(1) 카테터 삽입의 길이는 개인차는 있지만, 성인의 경우는 앉은 자세에서 6~10cm로 한다(포인트 참조).

(2) 카테터를 끝에 바셀린 또는 올리브 오일 등 윤활유를 발라 삽입하기 쉽게 하고 점막을 유연하게 하

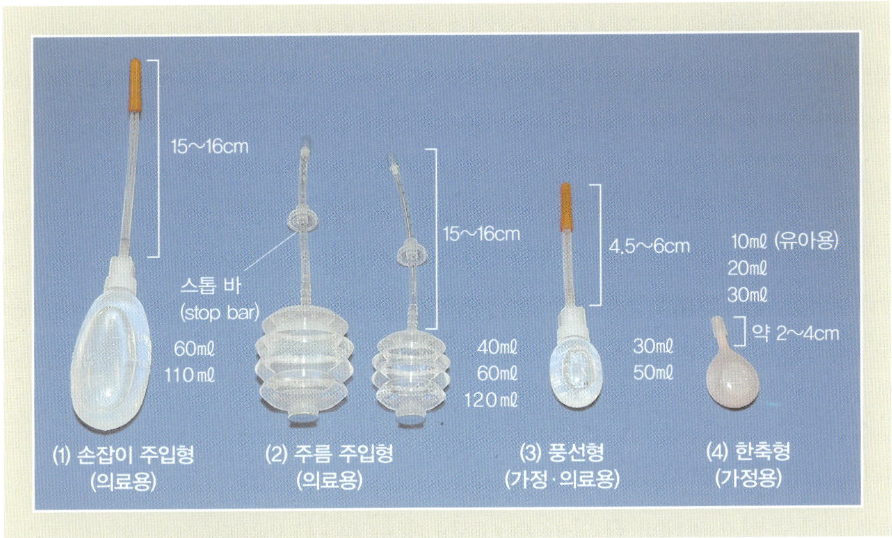

그림 3-F-1 일회용 글리세린 관장 제제의 예

포인트 • 카테터를 지나치게 깊게 넣으면 S상 결장을 손상하고 너무 얕으면 약액이 밖으로 쉽게 새어나오기 때문에, 직장 (성인 약 15cm) 길이의 약 $\frac{1}{2}$ ~ $\frac{2}{3}$ 정도 삽입(항문보다 약 6cm 위쪽을 통과한 길이)한다.(1)

---

67) 윤활유를 카테터에 바르거나 글리세린 주입 후 2~3분간 항문을 누른 뒤 뺀 다음 카테터에 묻은 변을 닦기 위해 이용한다.

68) 방수포 대신 고무 시트에 커버 시트를 씌워 사용해도 좋다.

69) 화장실에 갈 수 없는 환자의 경우 준비한다.

70) 감염을 예방하고 간호사의 손이 직접 둔부에 닿아 환자가 불편하게 되는 것을 피하기 위해 사용한다.

여 보호한다.

(3) 글리세린 액은 40~41℃로 준비하여 주입한다(포인트 참조).

(4) 주입액이 직장으로 흐르기 쉽고 왼쪽 복부에 있는 하행 결장에 도달하게 하기 위해 체위를 왼쪽 옆으로 누운 자세로 한다.

(5) 환자에게 관장의 필요성을 설명하고 협력을 얻는다. 또한 불필요한 노출은 피하고 수치심을 주지 않도록 노력한다.

■ 실시방법

(1) 사용물품을 트레이로 환자에게 가져간다. 일회용의 경우 용기를 뜨거운 물에 담근 채 준비한다.

(2) 환자에게 실시 내용을 설명하고 커튼(또는 스크린)을 친다.

(3) 환자를 준비시킨다.

　① 타월켓을 걸치면서 덮는 침구를 발밑에 넣는다. 그대로 실시해도 되지만 얼룩을 방지하고 냄새를 예방하기 위해 수건을 걸친다.

　② 수건을 걸친 채로 환자복을 허리 부분까지 걷어 올리고 방수천을 둔부에 깔고 속옷을 내린다(포인트 참조).

　③ 체위는 왼쪽 옆으로 누운 자세로 한다(포인트 참조).

(4) 카테터 끝의 뚜껑을 뗀다.

(5) 카테터 끝까지 글리세린을 조심스럽게 밀어내고 삽입 길이가 6~10cm가 되도록 카테터 아래쪽을 켈리(의료용 가위)로 막는다(그림 3-F-2). 켈리 대신 카테터를 위한 전용 스토퍼를 사용해도 좋다. 주입액이 쏟아질 수 있으므로 이러한 작업은 농반 위에서 실시한다. 최근에는 역류 방지 밸브가 있는 것이 출시되어 켈리를 사용하지 않아도 된다.

(6) 둔부 부분에 수건을 위로 올리고 카테터 끝 약 6~7cm 사이에 윤활유를 바른다(포인트 참조).

<table>
<tr><td>포인트 • 직장에 자극을 주기 위해서는 직장온도(37.5~38.0℃)보다 높거나 낮아도 되지만, 낮은 경우는 말초혈관의 수축에 의해 혈압이 상승하고 한기가 일어나는 경우가 있다. 따라서 약간 높은 온도 쪽이 기분도 좋고 적합하다. 그러나 45℃ 이상의 것은 정체하면 점막에 염증을 일으키게 되므로, 40~41℃를 적용 온도로 한다. 일회용 글리세린 관장 용기는 용기 그대로 뜨거운 물에 넣어 따뜻하게 한다. 온수 온도는 온수의 양과 글리세린 액의 온도에 따라 다르지만, 50℃ 전후로 한다.(3)</td><td>• 왼쪽 옆으로 누운 자세를 하고 환자복을 올리거나 속옷을 내리는 것은 옆으로 누운 자세의 환자에게 부자연스러운 체위이며, 간호사도 작업하기 어렵기 때문에 나중에 체위를 바꾼다. 그러나 파자마의 경우는 ②와 ③이 바뀌어도 큰 차이가 없다.(3)②③
• 윤활유는 거즈나 휴지에 묻혀 왼손으로 잡고 오른손에 잡은 카테터의 끝에서 약 6~7cm인 곳을 끼우듯이 하여 회전시키면서 끝 쪽으로 이동하여 골고루 바른다. 바셀린을 카테터 앞쪽에 많이 바르면 삽입하기 쉽고 환자의 통증이 적다.(6)</td></tr>
</table>

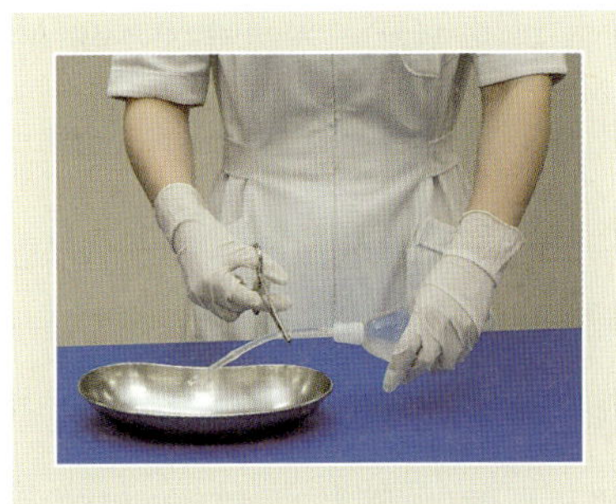

그림 3-F-2 카테터의 고정방법

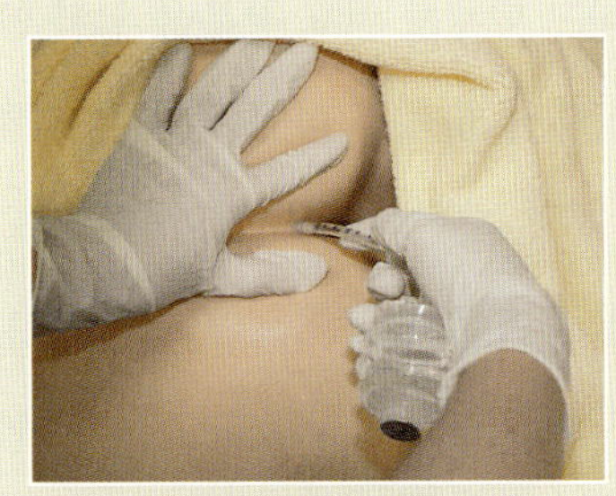
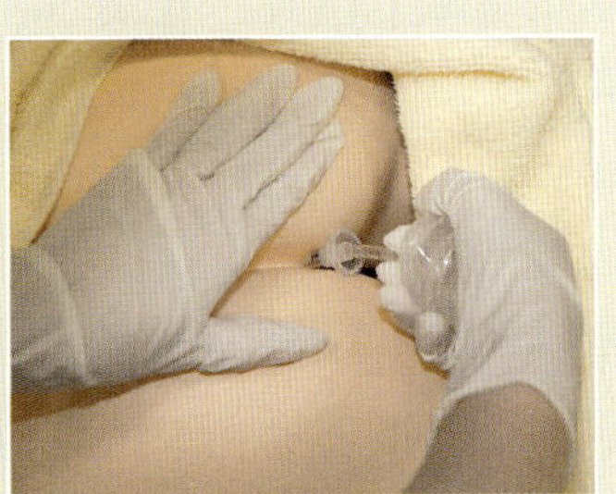

그림 3-F-3 카테터의 삽입과 주입

(7) 실시자는 한 손(왼손)의 엄지와 검지로 항문부보다 2~3cm 떨어진 둔부 근육을 가볍게 누르듯이 하면서 항문 부위를 조심스럽게 벌리거나, 오른쪽 둔부 부분을 가볍게 세워 항문부를 연다. 다른 손(오른손)으로 카테터를 6~10cm 삽입한다(그림 3-F-3-(1)).

카테터 삽입 방향은 직장 위치를 생각하여 항문에서 척추를 향한 방향으로 한다. 이때 환자가 입을 벌리고 크게 숨을 토하도록 하면 항문 괄약근의 긴장이 완화되어 삽입하기 쉽다. 또한 차가운 손으로 만지면 괄약근이 수축하여 삽입하기 어려워지기 때문에, 손을 따뜻하게 하고 나서 실시한다.

(8) 켈리(의료용 가위)를 조절하여 조심스럽게 글리세린 액을 주입한다(그림 3-F-3-(2), 포인트 참조).

(9) 주입이 끝나면 휴지 또는 거즈로 항문 부분을 누르면서 카테터를 빼내어 농반에 넣고, 환자에게 복부 압박을 가하지 않고 항문 부위를 닫아두도록 주의한다.

(10) 관장이 끝나면 그대로 또는 반듯이 누운 자세로 3~5분간 가만히 참고 있도록 설명한다.

(11) 환자가 변의를 참을 수 없게 되면 변기를 댄다(포인트 참조).

스스로 화장실에 갈 수 있는 환자는 도중에 변이나 글리세린 액이 배출되지 않도록 휴지 또는 거즈로 항문 부분을 누르고 빨리 화장실에 가서 최대한 인내하고 배변하도록 지도한다. 중증 환자나 심장 질환 환자는 증상이 달라질 수 있으므로 배변이 끝날 때까지 곁에서 지켜본다.

포인트 • 일회용 글리세린 관장 용기의 경우는 서서히 짜서 주입하지만, 마지막까지 손을 풀지 않도록 한다(그림 3-F-4). 잡은 손이 느슨해지면 흡인 상태가 되어, 변이 섞인 액체가 역류하는 동시에 환자의 불편이 커진다. 역류 방지 밸브가 달려 있는 경우에는 역류가 발생하지 않는다.(8)
• 관장액(50~100㎖)이 고형 변(하행 결장)까지 도는 시간과 장벽을 자극하여 연동운동이 일어날 때까지 약 3분이 필요하

다. 적어도 3분을 경과하지 않는 사이에 배변하면 관장액만 배출되기 때문에, 환자에게 설명하고 참도록 한다. 또한 관장 후에는 복통과 복부 불쾌감·변의가 복합되어 발생하므로 배변에 모든 신경이 집중된다. 이를 조금이라도 완화하고 신경을 덜 쓰기 위해 오락 잡지를 읽거나 말을 하는 등 시간의 경과를 기다리는 것도 하나의 방법이다.(11)

(12) 배변이 끝나면 의류를 정돈하고 덮개를 덮고 창문을 열어 환기하고, 사용한 물품을 정리한다.

배변 후 환자의 손 씻기 등은 '대변' 항목과 동일하게 한다. 일회용의 관장 용기는 정해진 장소에 버린다.

(13) 배설물을 관찰하고 기록한다.

2. 구풍 관장

가스에 의한 복부팽만을 완화하기 위해 다음과 같이 가스를 배출한다.

(1) 환자는 왼쪽 옆으로 누운 자세로 하고 직장관의 선단에 윤활유를 바른 다음, 항문으로 6~10cm 삽입한 뒤 직장관의 말단을 물을 채운 큰 농반에 넣는다(포인트 참조).

(2) 가스를 배출하기 어려운 경우는 대장의 주행에 따라 복부를 마사지하거나 체위를 조금 바꾸고 카

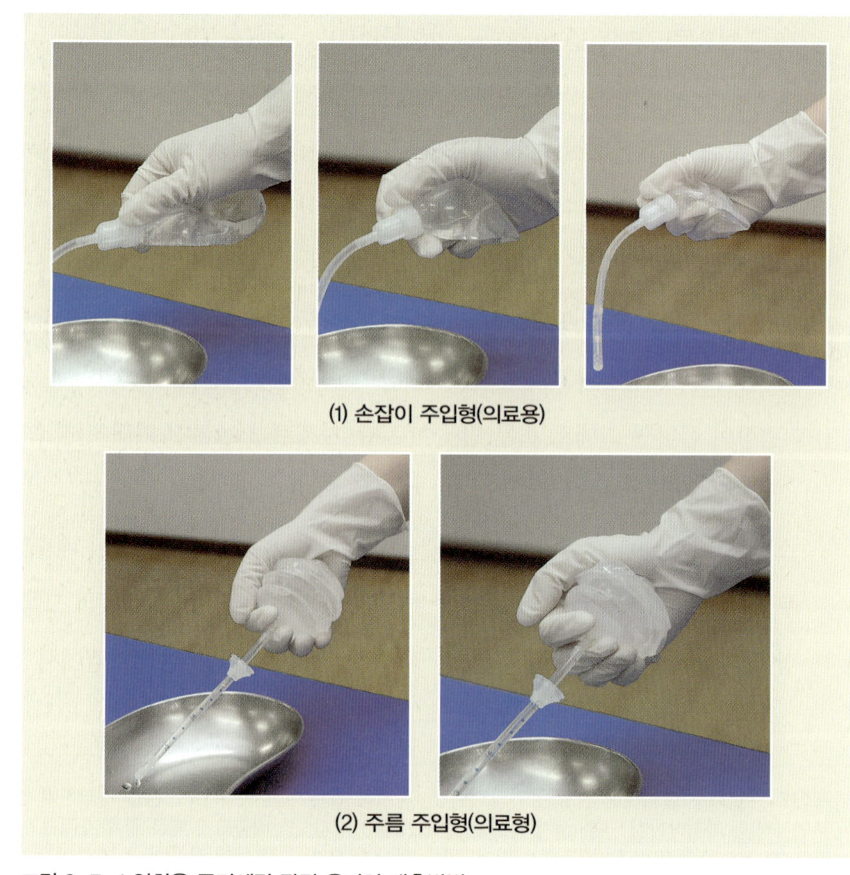

(1) 손잡이 주입형(의료용)

(2) 주름 주입형(의료형)

그림 3-F-4 일회용 글리세린 관장 용기의 배출방법

포인트 • 이렇게 하면 가스가 배출되어 공기가 항문에서 반대로 들어가지 않고 배출의 상태도 알 수 있다.(1)

테터를 조금 **빼내어** 배출을 촉진한다.

(3) 양은 수중(물을 채운 농반)에서 나오는 배출 횟수를 센다.

3. 적변

관장을 해도 직장 내의 변이 딱딱해서 배출되지 않으면 다음과 같이 하여 변을 꺼낸다.

(1) 환자를 반듯이 눕게 하고 일회용 시트를 둔부 아래에 깐 다음 큰 농반을 항문부 아래에 누르듯이 댄다(포인트 참조).

(2) 실시자는 일회용 장갑을 오른손에 끼고(또는 고무 손가락 주머니를 오른손 검지에 끼고) 윤활유를 넉넉하게 발라 항문부에 검지를 삽입하여 변을 앞에서부터 조금씩 꺼낸다(포인트 참조).

이상과 같이 적변을 해야 하는 상태는 발열 등에 의해서도 발생하지만, 일반적으로 장기간에 걸쳐 변비인 경우가 많다. 따라서 변비가 3일간 계속되는 경우는 의사와 상의하여 허가를 받아 관장을 실시하는 등 적변에 이르는 변의 경화를 일으키지 않도록 하는 것이 중요하다. 상습적으로 변비의 경향이 있는 환자의 경우 의사에게 보고하고, 완하제와 설사약의 복용 지시를 받아 변비를 예방한다. 또한 식사를 입으로 섭취할 수 있는 경우는 영양사 등과도 상담하여 증상이 허락되면 섬유질의 음식을 식단에 포함시키거나 수분 섭취량이 부족하지 않도록 배려하는 것도 필요하다.

4. 좌약에 의한 배변

배변 관장으로 바꾸어 배변을 촉진하기 위해 글리세린 좌약이나, 융해하여 장 내에서 분비액에 닿으면 탄산가스가 발생하는 좌약을 항문부로 삽입한다. 완하제와 병용하거나 관장의 전 단계로 배변을 촉진하기 위해 사용하는 경우가 많다. 좌약의 삽입은 다음과 같이 한다.

(1) 환자를 왼쪽 옆으로 누운 자세 또는 반듯이 누운 자세로 하여 항문부가 보일 정도로 속옷을 내린다.

(2) 좌약을 감싼 호일 등을 벗긴다.

(3) 관장처럼 왼손 엄지와 검지로 항문부를 열고 오른손 손가락으로 좌약을 끼우고, 앞의 둥근 쪽에서

조심스럽게 항문부에 삽입한다(p465, 그림 3-B-51 참조). 휴지 또는 거즈로 항문 부분을 눌러보아 완전히 직장으로 들어간 것을 확인한다(p513 포인트 참조).

⑷ 결장이 움직이고 변이 내려와 참을 수 없는 한계가 온 뒤에 대변을 본다. 시간은 관장보다 길고, 일반적으로 약 5~15분 정도이다. 좌약은 관장에 준하여 실시하지만, 환자가 스스로 할 수 있는 경우는 간호사가 설명을 충분히 하여 환자 자신의 침대 또는 화장실에서 삽입해도 된다.

[첨부] 장세척(colonic irrigation)

■ 목적

결장 내의 숙변·점막·가스 또는 중독 물질을 제거하거나 검사와 수술 전 처치, 냉자극이나 온자극을 주기 위하여, 항문을 통해 직장관에 액체를 주입하여 세척하는 의사의 행위를 보조한다.

■ 사용물품

- 관장통(1개)

- 관장통 스탠드(1개)

- 비커(세정액 용기, 1개)[71]

- 세정액(4000~1만㎖)[72]

- 직장관(10~12호, 1개)

- 고무관(50~60cm·100cm 각 1개)[73]

- Y자 관(1개)

- 켈리(2개)

- 윤활유(관장과 동일)

- 반창고

- 휴지·거즈

- 큰 농반(1개)

- 변기

---

71) 물통을 사용해도 좋지만 그럴 경우는 물통에서 관장통에 옮기기 위해 1000㎖ 정도는 들어가는 비커를 세정액 통으로 준비한다.
72) 세정액은 일반적으로 직장온도보다 조금 높은 39~40℃의 온수를 사용한다. 기타 약액 등 세정액의 경우는 목적에 따라 다르므로, 의사의 지시에 따른다. 또한 온도는 직장온도의 하강을 의도한 경우에는 지시된 온도에 따른다.
73) 짧은 쪽은 관장통과 Y자 관 연결에 사용하고 긴 쪽은 Y자 관의 한쪽에 연결하여 배액용으로 한다.

- 소변기(남성의 경우)

- 물통(오수용)

- 일회용 시트

- 수건

■ 유의사항

(1) 실시 2시간 전에 배변 관장을 하고 배변 후에 실시한다.

(2) 급격한 압의 변동을 피하기 위해 관장통의 높이는 항문의 위치에서 50cm 이하의 높이로 천천히 주입한다(포인트 참조).

(3) 한 번에 많은 양을 주입하지 말고 1회 용량을 약 300~500㎖ 정도로 한다. 한 번에 많은 양을 주입하면 압력이 증가하여 복부팽만감에 의한 고통이 따르고, 염증이 있는 경우에는 자극의 원인이 되므로, 하행 결장에서 시작해 옆 하행 결장에 주입할 수 있는 정도의 양을 1회 주입량으로 한다.

(4) 효과적으로 실시한다.

① 세정액이 깨끗해질 때까지 배출하고 직장관에 찌꺼기가 남으면 곧바로 직장관을 교환한다.

② 왼쪽 옆으로 누운 자세에서 직장관을 삽입하지만, 결장의 주행으로 보아 '왼쪽 옆으로 누운 자세 → 반듯이 누운 자세'로 체위를 바꾸어 세정액의 유입을 촉진하고 배출할 때는 그 반대로 하는 방법도 연구한다(포인트 참조).

(5) 환자에게 설명하고 협력을 얻는다.

(6) 장시간을 실시를 필요로 하기 때문에 안락한 체위를 취하도록 배려하면서 실시한다.

■ 실시방법

(1) 사용물품을 준비하고 환자에게 설명하고 스크린(또는 커튼)을 친다.

(2) 사용물품을 실제로 실시하기 쉬운 위치에 배치한다(포인트 참조).

(3) 수건을 걸치면서 덮개를 발밑에 접어놓는다.

포인트 •주입 속도는 결장 내용물의 저항에 따라 다르므로 관장통의 높이를 정할 수 없지만, 항문의 위치에서 50cm보다 위에 두지는 않는다.(2)
  •체위는 '왼쪽 옆으로 누운 자세 → 반듯이 누운 자세 → 오른쪽 옆으로 누운 자세'로 하는 것이 효과적인 경우도 있지만, 오른쪽 옆으로 누운 자세를 하면 소장부에 액체가 유입되기 어렵거나 배출하기 어려운 방향이 될 수 있다. 따라서 왼쪽 옆으로 누운 자세에서 반듯이 누운 자세로 하고, 체위를 바꿀 필요가 있는 경우는 원래 자세로 돌아간다.(4)②
  •사용물품을 놓았던 침상 받침대를 발 쪽으로 이동하고 관장통 스탠드를 둔부 쪽에 두는 방법 등을 연구한다.(2)

(4) 베개를 1개로 하고 환자복을 허리 위까지 올리고 속옷을 내려 둔부에 방수 시트를 깐다(포인트 참조).

(5) 관장통을 스탠드에 걸고 고무 튜브를 연결한 뒤 Y자 관을 앞에 붙인다. 고무 튜브가 관장통에서 빠질 염려가 있으면, 스토퍼 또는 실로 고정한다.

(6) 고무 튜브를 켈리로 막고 관장통에 세정액을 넣는다.

(7) 환자는 왼쪽 옆으로 누운 자세를 취하게 한다.

(8) 환자의 둔부 근처에 큰 농반을 둔다.

(9) Y자 관의 한쪽에 직장관을 연결하고 다른 한쪽에는 배출관으로 사용하는 고무관(배출관)을 연결한다. 배출관을 의료용 가위로 막고 하수 양동이에 늘어뜨린다.

(10) 직장관의 끝을 큰 농반 속에 넣고 고무 튜브 막은 것을 풀고 액을 나오게 하여 직장 관 내의 공기를 빼낸다(그림 3-F-5).

(11) 직장관의 끝에 윤활유를 바르고 항문으로 10~15cm 삽입한다(삽입방법은 '1 글리세린 관장' 항목 참조, 포인트 참조).

(12) 반창고로 직장관은 항문부에, 배출관은 매트리스의 옆면 모서리에 고정하고 아래에 오수용 물통을 놓는다(그림 3-F-6). 오수용 물통은 배출액이 튀는 것을 막기 위해 배출관이 물통 속에 들어가도록 받침대 위에 놓고 배출관 안쪽을 반창고로 고정한다.

(13) 고무 튜브는 막은 것을 풀어 세정액을 300㎖ 전후로 주입하고 다시 고무 튜브를 막는다(포인트 참조).

(14) 배출관을 막았던 것을 풀어 배출액을 하수 양동이에 흐르게 한다.

(15) 배출액이 깨끗해질 때까지 (13)과 (14)를 반복한다.

① 관장통의 세정액은 용기에서 보충하면서 실시한다.

② 체위는 필요에 따라 바꾼다('유의사항' 참조).

(16) 실시 중에 환자의 상태나 배출액의 상태를 관찰하고 이상이 있으면 신속하게 대처한다.

(17) 세정이 끝나면 조심스럽게 직장관을 제거하여 농반에 넣고 항문부를 닦는다.

포인트 •환자가 수치심을 갖지 않도록 수건 아래에서 빠르게 실행한다.(4)

•먼저 관장을 하고 직장 부분의 변을 배출하기 때문에 대장 안을 세척하기 위해 S상 결장을 손상시키지 않는 범위에서 관장 때보다 깊게 삽입하는 것이 효과적이다. 그러나 장 점막이 손상되지 않도록 무리하게 삽입하지는 않는다.(11)

•세정액을 주입하는 동안 항문으로 직장관이 빠지거나 액이 새어나오지 않도록 거즈로 항문 부분을 가볍게 눌러두는 것이 좋다.(13)

•변기는 세정액이 완전히 배출되지 않거나, 소변 등이 있는 경우를 고려하여 사용한다. 보행이 가능한 환자의 경우에는 화장실의 휴대용 변기를 이용해도 된다.(18)

(18) 환자를 침대의 중앙에 반듯이 눕게 하고 변기를 댄다(p516 포인트 참조).

(19) 환자가 변기를 사용하는 동안 환자의 주변에 있는 것부터 사용물품을 정리한다.

(20) 환자에게서 변기를 뗀 다음, 필요에 따라 둔부를 물수건으로 깨끗이 닦고 방수천 등을 제거한 뒤 옷을 정돈한다.

(21) 발밑의 덮개를 덮으면서 수건을 제거하고 베개를 원래대로 대어준다.

(22) 사용한 물품을 제자리에 정리하고 직장관은 소독액에 묻혀 소독한 후 세척하여 건조시킨다.

(23) 실시 및 관찰사항을 기록한다.

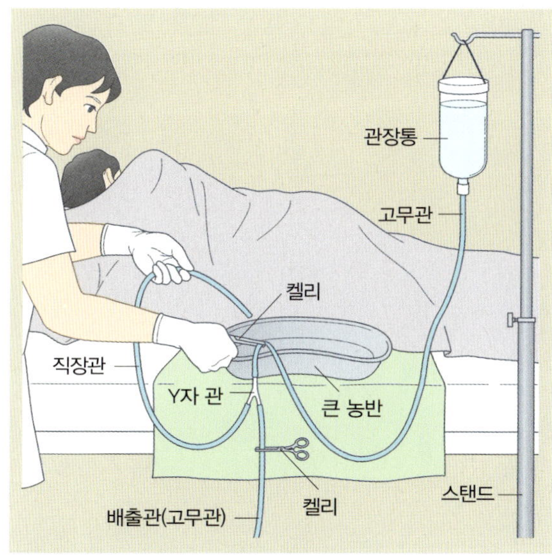

그림 3-F-5 직장관의 공기를 빼낸다.

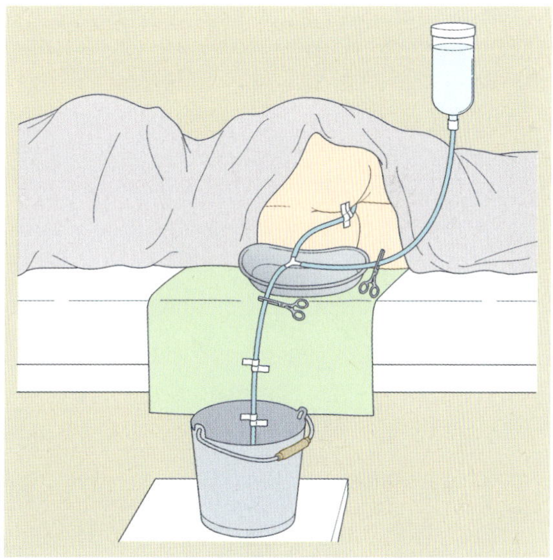

그림 3-F-6 반창고를 사용하여 항문부에 직장관을 고정한다.

7장 흡인

1 흡인에 관한 간호의 의의

안전하고 안락한 처치에 대한 지원

진단과 치료를 위해 체강 내, 관공 내, 장기 또는 결합 조직에 고여 있는 삼출액, 분비액, 혈액, 공기 등을 채취하거나 배출하는 방법으로는 주삿바늘을 이용한 천자, 음압으로 한 튜브를 이용한 흡인, 삽입한 튜브와 필름류에 작용하는 중력과 모세관 현상으로 배출시키는 배액법 등이 있다.

흡인(suction)에는 지속적인 흡인과 일시적인 흡인이 있다. 지속적인 흡인은 치료와 증상 완화를 목적으로 몸에 고여 있는 혈액이나 삼출액, 공기를 저압으로 장시간에 걸쳐 제거한다. 일시적인 흡인은 기도 폐색이나 연하성 폐렴의 예방을 목적으로 비강, 구강, 인두, 기관 내에 고여 있는 분비물 등을 필요에 따라 제거한다.

지속적인 흡인과 기타 저장물을 채취 또는 제거하는 처치는 의사가 실시하지만, 간호사는 처치 전후 환자의 관찰과 준비를 실시한다. 처치 중에는 일련의 행위가 원활하고 안전·안락하게 수행되도록 처치를 보조하고 환자를 관찰한다. 또한 치료가 계속될 경우 간호사는 환자의 안전과 안락을 유지하기 위해 환자의 상태를 정확하게 관찰하고 감염 등의 합병증을 예방하며, 신체 움직임의 제한 등에 따른 고통을 완화시키기 위한 지원을 실시한다(그림 3-G-1).

호흡 기능의 유지

흉강 내의 지속적인 흡인과 기도와 구강 내의 일시적인 흡인은 생명 활동에서 빠뜨릴 수 없는 호흡 기능을 유지하기 위해 일어난다. 흉강 내의 지속적인 흡인은 흉강 내에 고여 있는 기체와 액체를 지속적으로 제거하기 위해서 하고, 기도와 구강 내의 일시적인 흡인은 분비물 등에 따른 기도의 폐색을 예방하기 위해 호흡 상태에 따라 필요성이 인정되는 때에 이루어진다(그림 3-G-2).

호흡 기능을 유지하기 위해 흡인이 필요한 경우는 적절한 처치가 이루어지지 않으면 답답함을 느끼고 호흡곤란을 일으키며 생명의 위험에 노출된다. 흉강 내의 지속적인 흡인은 의사가 실시하지만, 그 후의 관찰과 관리는 간호사가 지시를 받아 실시한다. 일시적인 흡인은 관찰과 청진으로 기도와 구강 내에 분비물이 고여 있거나 천명으로 호흡곤란을 예측할 수 있는 경우, 기도를 확보하기 위해 간호사가 수시로

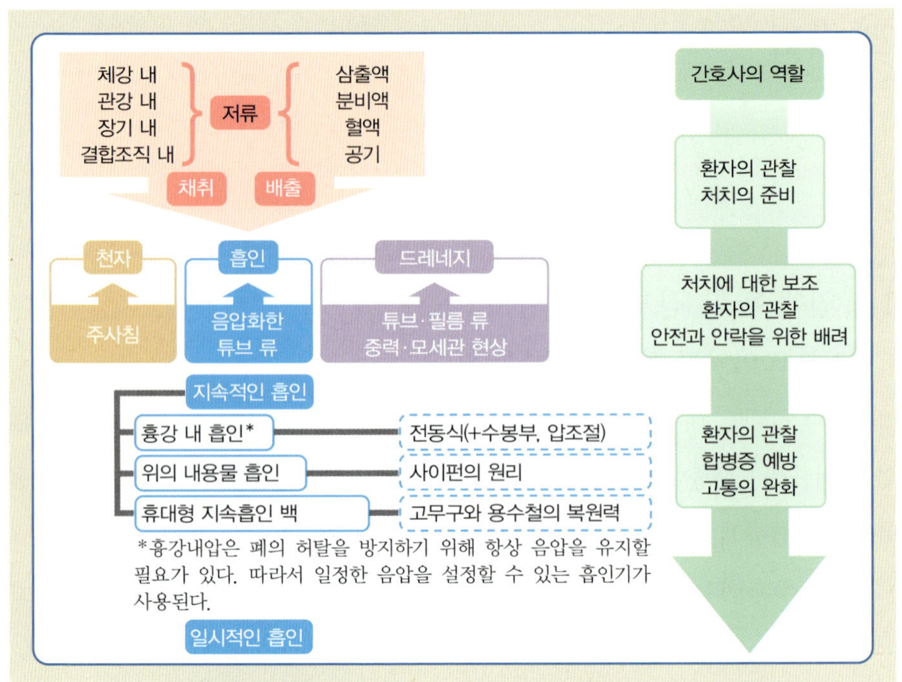

그림 3-G-1 안전하고 안락한 처치에 대한 지원

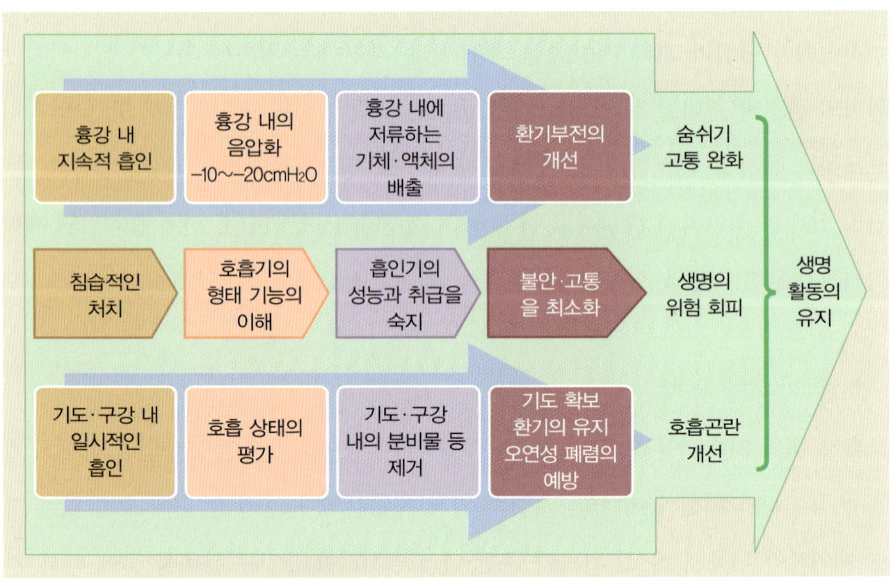

그림 3-G-2 호흡 기능을 유지하는 흡인

스텝 업 일시적인 흡인은 의사 또는 간호사가 하는 것이 원칙이지만 재택 요양, 특별 지원 학교, 특별 간호 노인 가정의 현상을 근거로 해서, 재택 요양은 구강 내·비강 내·기관 내 흡인을, 특별 지원 학교와 특별 간호 노인 가정에서는 구강 내 흡인을 일정한 조건하에 홈헬퍼, 교원, 간호 직원이 실시하도록 하고 있다. 또한 실시할 때는 ① 본인(또는 보호자와 가족 등)의 동의 ② 의학적인 관리체제의 정비 ③ 연수·지도·설명서 준비에 따른 기술 수준의 확보 ④ 긴급 연락·지원체제 정비 등이 요구된다.

실시한다.

흡인은 이와 같이 생명과 직결되어 있으므로 환자의 상태를 평가하는 것이 중요하다. 더불어 침습적인 처치인 흡인에 대한 불안과 고통을 최소화하기 위해 호흡기의 모양과 기능을 근거로 하여, 흡인기의 성능과 취급법을 숙지하여 안전하고 안락한 기술을 습득해야 한다.

팀 의료로서의 호흡 관리

호흡 기능을 유지하는 일시적인 흡인은 카테터 삽입 부위에 따라 구강 내 흡인, 비강 내 흡인, 기관 내의 흡인으로 나눈다. 저작과 오연 기능을 보조하는 구강 케어의 일환으로 이루어지는 것부터 인공 호흡기에 의한 호흡 관리를 필요로 하는 경우 기관·기관지 내의 흡인까지 대상이 된다. 따라서 기초 질환은 빈도와 방법, 감염과 합병증을 예방하는 방법이 각기 다르고, 실시하는 사람에게 요구되는 지식과 기술도 달라진다.

또한 가정에서 요양하는 사람이나 취학 중인 아동과 특별 간호 노인의 가정에서 이용자가 일시적 흡인을 필요로 하는 경우에는 헬퍼 등 간호 직원과 교원 등을 교육하는 지원이 필요하다.

간호사는 대상의 호흡을 돕기 위해 치료 내용과 요양 환경에 따라 독자적인 기능을 발휘할 것으로 기대된다. 여기에서는 호흡 기능의 유지에 필요한 흡인에 대해 설명한다.

2 흡인에 관한 기초지식

A : 흡인 장치

흡인 장치는 사용하는 환경이나 목적에 따라서 다르지만, 일시적인 흡인에는 중앙 배관 방식 실외 흡인 기구와 이동과 휴대가 가능한 의료용 전동식 흡인 기구를 사용하고, 흉강 내의 지속적인 흡인에는 저압 제어 기구와 수봉부를 갖춘 의사 의료용 흡인기를 사용한다.

1. 중앙 배관 방식에 따른 실외 흡인 기구(그림 3-G-3)

전신 마취를 실시한 수술이나 인공 호흡기로 호흡관리를 하는 사람에게 의료 행위를 하는 병원 등에서는 중앙 배관 방식에 따른 실외 흡인기의 흡기구가 병실의 벽 등 의료용 가스 공급구와 나란히 설치되어 있어야 한다(그림 3-G-3).

실외 흡인 기구는 흡인 펌프, 흡인 탱크, 제어 기구로 구성되며 기계실에 설치되고 배기도 여기에서 이루어지기 때문에 병실에 배기 시설이 없어 청결하고, 모터 소리가 나지 않아 조용하다.

2. 의료용 전동식 흡인 기구(그림 3-G-4)

전원에 의해 흡인 펌프를 구동시키면 본체의 흡기구에서 배기구로 공기가 흐르는 음압(흡인 압)이 생긴다. 사용 시에는 본체에 흡인 용기를 연결하고 진공계(음압을 표시하는 압력계)를 확인하면서 흡인압 조절계를 작동시킨다.

3. 저압 지속 흡인 기구(그림 3-G-5)

흡인기 또는 흡인원에 전용으로 사용하는 배액용 장비를 연결하여 사용한다. 배액용 장비는 멸균되어 있고 1회 사용한다. 배액용 장치는 압력 제어부와 수봉부, 배액 용기를 일체화한 구조로 되어 있으며, 흡인 물량과 성상에 관계없이 항상 일정한 음압을 유지하면서 공기와 배액의 역류를 방지한다.

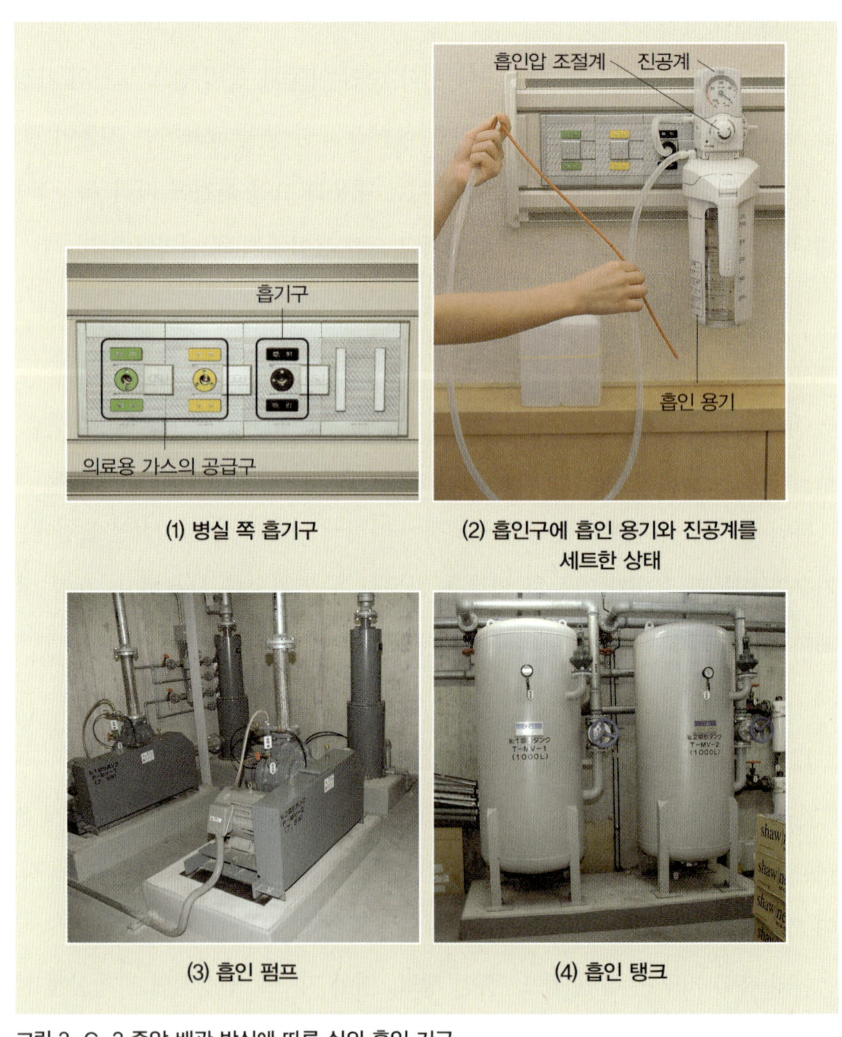

그림 3-G-3 중앙 배관 방식에 따른 실외 흡인 기구

B : 기도용 흡인 카테터

기도용 흡인 카테터(suction catheters for use in the respiratory tract)는 플라스틱 재료로 만들어져 기도 내의 흡인에 사용하는 관 모양의 의료 기구이며, 끝 부분에 하나 이상의 구멍이 있고, 멸균된 제품이 1개씩 개별 포장되어 있다(그림 3-G-6).

카테터의 크기는 본체 부분의 바깥지름으로 표시되고(mm 또는 cm로 표기), 프렌치 크기[Fr(굵기)]가 병기된다. 흡인원에 연결하는 부분(어댑터)에 색상을 사용하는 경우에는 각각 색상 코드가 규정되어 있다. 어댑터 부분에 흡인 조절구가 있는 것은 조절구를 열고 닫는 것으로, 흡인 압력을 조절할 수 있다.

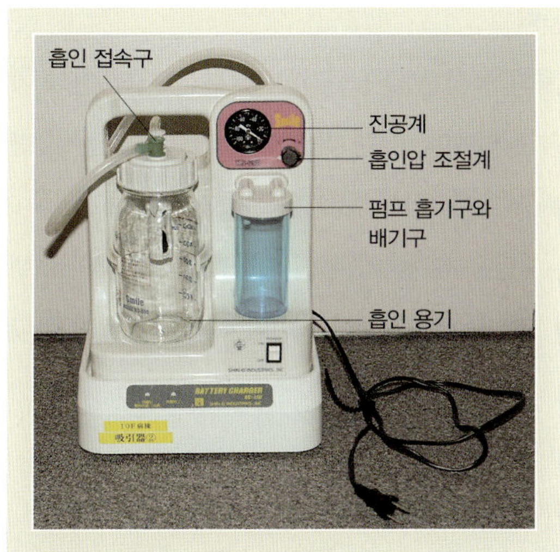

그림 3-G-4 의료용 전동식 흡인 기구

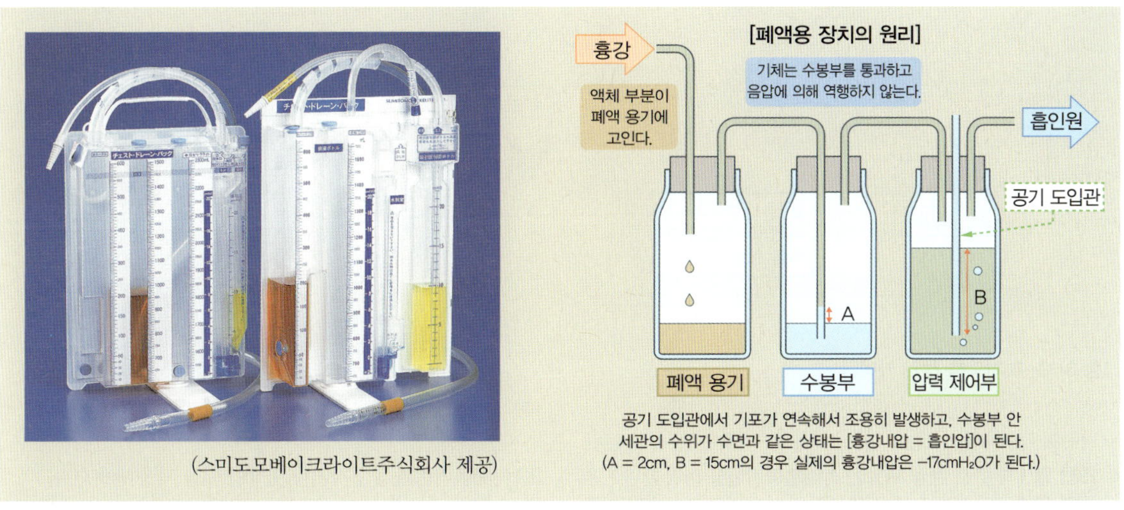

그림 3-G-5 저압 지속 흡인 기구

사용하는 카테터의 크기는 삽입 부위의 안지름과 흡인물의 점도 등 성상을 고려하여 결정하며, 삽입 부위 안지름의 $\frac{1}{2}$ 이하인 것으로 한다(포인트 참조). 또한, 카테터의 본체 부분이 얇은 폴리염화비닐로 커버된 인공 호흡기와 기관 튜브 등과 연결하여 사용하는 제품은 '폐쇄식이라 하고 분비물 등을 큰 부담 없이 흡인할 수 있고, 인공 호흡기를 사용하는 경우에는 흡인 시 발생할 수 있는 저산소와 내압의 저하에 따른 폐포 허탈 예방에 유효하다.

3 일시적 흡인에 따른 호흡 지원

1. 흡인의 종류와 특징 및 실시자에게 요구되는 능력

구강 내 또는 비강 내 흡인을 필요로 하는 사람들의 연령과 증상은 다양하지만, 대부분 저작·연하 기능 저하와 장애, 호흡운동장애에 따른 호흡 기능의 저하가 원인이다. 기관 내 흡인을 필요로 하는 사람은 환기를 유지하기 위해 기관 내에 튜브를 삽입하거나 기관 절개를 한 상태로 인공 기도를 가지고 있다.

기도를 확보하고 정상적인 호흡 기능을 유지하는 흡인은 생명을 유지하기 위해 빼놓을 수 없는 의료 행위지만, 불필요하거나 부적절한 흡인의 실시는 대상자에게 고통을 주고, 감염의 위험성을 높일 뿐만 아니라 치명적인 경우 합병증을 일으키는 요인이 된다.

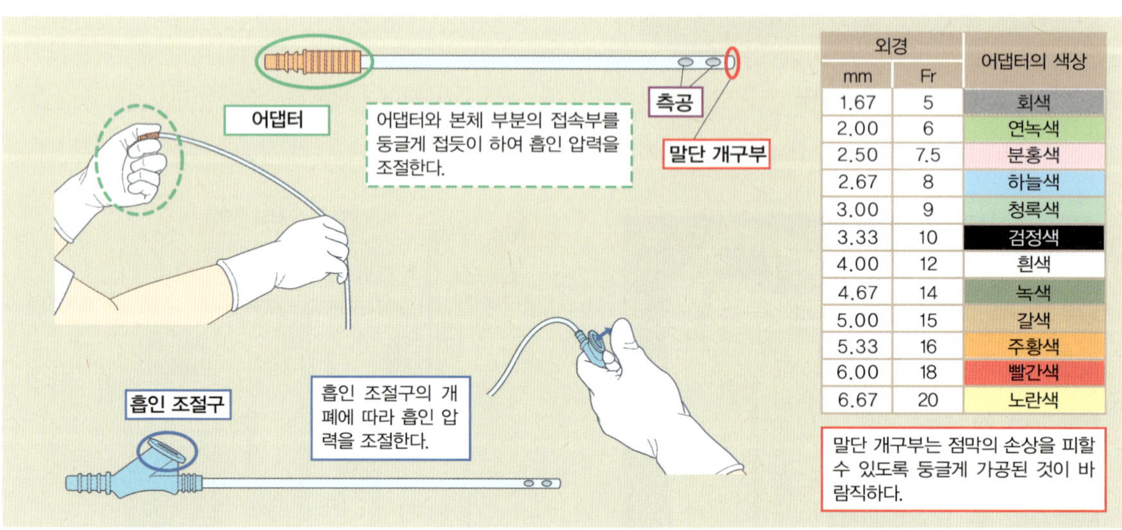

외경		어댑터의 색상
mm	Fr	
1.67	5	회색
2.00	6	연녹색
2.50	7.5	분홍색
2.67	8	하늘색
3.00	9	청록색
3.33	10	검정색
4.00	12	흰색
4.67	14	녹색
5.00	15	갈색
5.33	16	주황색
6.00	18	빨간색
6.67	20	노란색

그림 3-G-6 기도용 흡인 카테터

스텝 업 1 대부분 제품 원료는 폴리염화비닐을 사용한다.
스텝 업 2 무균성의 보증은 멸균(Validation) 프로그램의 기준 또는 해당 기준과 동등하거나 이상인 것을 사용해야 한다.

흡인을 실시하려면 호흡기에 관한 형태·기능적 지식과 대상자의 증상을 근거로 호흡 기능을 제대로 평가하고 필요성과 방법을 판단하며, 장치와 기구를 적절히 사용할 수 있는 능력이 필요하다. 기관 내 흡인을 실시할 때는 정상적으로 작동하는 경우에도 상태를 악화시키거나 심각한 경우 합병증이 발생할 수 있으므로, 이것을 근거로 심폐 소생술을 연습할 필요가 있다(포인트 참조).

2. 흡인 조작 시 지켜야 할 사항(표-3-G-1)

a : 압력

점막의 손상을 방지하기 위해 흡인 압(그늘 압력)은 흡인의 종류에 관계없이 −20kPa(−150 mmHg)를 상

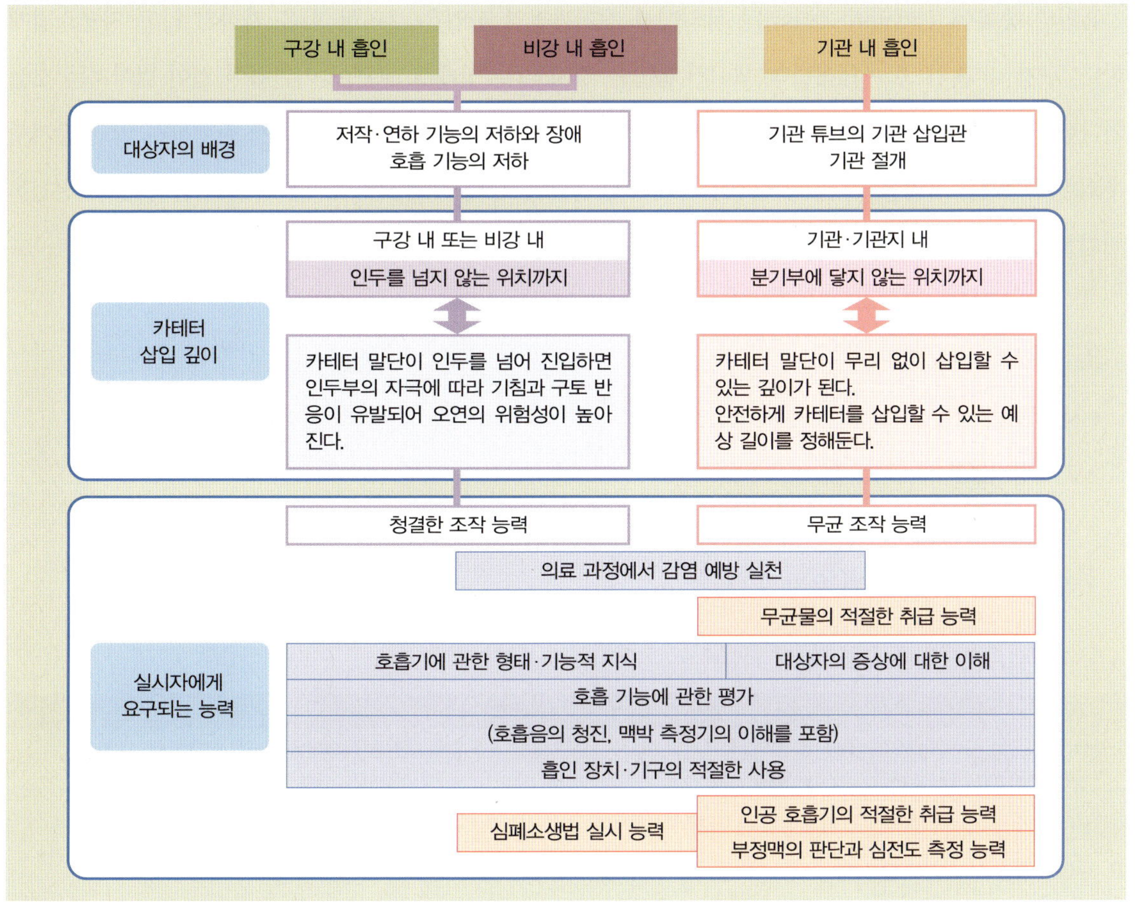

그림 3-G-7 일시적 흡입의 종류와 특징

포인트 •기관 내에 튜브가 삽입된 경우에는 안지름의 $\frac{1}{2}$ 이하 크기를 사용한다.　•인공 기도를 가지고 있어도 기도 내의 분비물을 효과적으로 객출할 수 있는 사람은 기관 내 흡인을 할 필요가 없다.

한으로 하고 대상자와 흡인물의 상태에 맞추어 적절하게 설정한다. 압력 설정은 카테터를 완전히 폐쇄시킨 상태에서 실시한다.

b : 시간

호흡에 필요한 산소와 공기를 과잉으로 흡입하지 않기 위하여, 1회 흡인시간은 흡인의 종류와 관계없이 10초 이내로 한다. 기관 내 흡인의 경우는 압을 주지 않는 상태로 들숨에서 카테터를 삽입하는데, 카테터의 1회 삽입과 흡인·제거까지의 시간은 20초 이내로 한다.

c : 카테터 조작

흡인의 종류에 관계없이 카테터의 삽입에서 제거까지의 작업은 무리한 힘을 가하지 않고 자연스럽게 한다. 구강 내 흡인 중 카테터를 폐쇄시킨 음압을 주지 않는 상태로 교근이 이완하여 입이 벌어지는 것을 기다린다. 비강 내 또는 기관 내로 카테터를 진입시킬 때 저항을 느끼면 무리하게 진행하지 말고 당겨서 우회한다. 또한, 음압을 가한 상태에서 카테터의 말단을 상하로 움직이며, 한 곳에 머물지 않고 천천히 위치를 늦추면서 당겨 우회하도록 한다.

3. 구체적인 방법

■ 사용물품

- 기도용 흡인 카테터[74]
- 흡인 장치[75]
- 카테터 내 세정용 물과 용기[76]

항목	구체적인 작업	
압력	• −20kPa를 상한으로 한다.	• 압력 설정은 카테터를 폐쇄한 상태에서 실시한다.
시간	• 1회 흡인시간은 10초 이내	• 1회 작업시간은 20초 이내
카테터 조작	• 무리하게 힘을 가하지 않고 자연스럽게 취급한다.	• 한 곳에 머물지 않고 천천히 작업한다.

표 3-G-1 흡인 시 지켜야 할 사항

---

74) 목적에 맞는 적절한 크기(바깥둘레 및 길이)를 선택한다.
75) 흡인 용기는 세척하기 쉽도록 물을 넣어도 좋다.
76) 기관 내 흡인의 경우에는 멸균된 정제수 또는 생리식염수와 멸균 컵을 1회 또는 흡인 작업마다 준비한다.

- 소독용 솜[77]

- 장갑, 마스크, 비닐 앞치마, 고글[78]

- 맥박 측정기, 청진기, 손 소독용 알코올 제제

■ 유의사항

(1) 호흡 상태의 평가에 따라 흡인의 필요성이 인정되는 경우에는 이유와 구체적 방법에 대해 대상자에게 설명하고 양해를 얻어 실시한다.

(2) 기도 분비물의 매개에 따른 감염을 예방하고, 대상자에게 흡인 작업으로 인한 호흡기 질환을 일으키지 않기 위해 적절한 손 씻기, 손 소독이 필요하며 장갑을 착용한다.

(3) 대상자의 상태에 따라 필요하다고 판단된 경우에는 산소, 심전도 모니터, 앰부 백 등을 준비하고 실시한다.

■ 실시방법

(1) 맥박 측정기를 사용하여 기능적인 산소 포화도를 측정한다. 필요한 경우, 맥박 측정기를 장착한 채로 측정을 계속한다.

(2) 체위와 자세는 카테터의 삽입에 적합하도록 한다.

(3) 장갑, 기타 보호 장비를 착용한다.

(4) 기도용 흡인 카테터를 꺼내 흡인원과 연결한다.

(5) 카테터를 폐쇄한 상태에서 흡인 압력을 확인한다.

(6) 말을 걸면서 음압을 주지 않는 상태에서 카테터를 조심스럽게 삽입한다.

(7) 음압을 주면서 카테터를 천천히 돌리면서 뺀다.

(8) 분비물 등이 있는 장소에서는 카테터를 돌리는 작업을 잠시 동안 멈춘다.

(9) 카테터의 외부에 묻은 분비물을 소독용 에탄올 솜을 이용하여 닦아낸다.

(10) 세정용 물을 흡인하여 카테터의 내공에 묻은 분비물을 최대한 제거한다.

(11) 맥박 측정기를 사용하여 기능적인 산소 포화도를 측정하고 호흡 상태를 관찰한다.

---

77) 1회의 흡인 조작으로 분비물을 제거하지 못하거나, 상태가 안정되는 것을 확인한 후 계속하여 흡인 작업을 할 때 카테터의 외부에 묻은 분비물을 닦아내기 위해 사용한다. 폐쇄식 카테터를 사용하는 경우에는 흡인 조작 후 카테터를 세척할 생리식염수 등 지정된 세정용 용액 등이 필요하다.
78) 기관 내 흡인에서는 필요에 따라 멸균된 장갑을 사용한다. 흡인 작업에 따른 기침 반응에 의해 분비물이 예상되는 경우에는 다른 보호 장비를 준비한다,

(12) 안전하고 안락한 체위로 정돈한다.

(13) 흡인 작업에 사용한 물품은 정해진 방식에 따라서 처리한다.

(14) 손 씻기 또는 손 소독을 하고 정해진 양식으로 기록한다.

● 참고문헌

1) 도모나가 분야·고바야시 데루아키: 간호사를 위한 임상약제학 , 히로카와 서점, 1996

2) 이시다 다카시 감수: 최신수액독본, 임상 간호 22 (6), 1996

3) 이토 다카시: 해부학 강의(개정 2판) 남산당, 2001

4) 이나마츠 고우시: 원내감염 방지 매뉴얼의 본연의 자세, 종합 임상 42, 1993

5) 이누카이 미치오 외: 반고형 영양제를 이용한 영양관리, 난치병과 재택 케어, 15 (5) 39-43, 2009

6) 이노우에 요시후미: 경구적 영양의 의의와 적용, 일본임상, 68(증간 3) 19-24, 2010

7) 우지이에 사치코 감역: 임상 간호 기술 아틀라스, 의학서원, 1986

8) 우지이에 사치코 감수: 그 자리에서 살릴 수 있는 약제간호 핸드북, 히로카와 서점, 1997

9) 우지이에 사치코: 간호 기술의 과학적인 실증, 메디컬프렌드 사, 1977

10) 우지이에 사치코 감수: VTR 기초 간호 기술 시리즈 Vol.5, 6, 요도, 사카모토 모델 1990

11) 우지이에 사치코 감수: VTR 기초 간호 기술 시리즈 Vol.7, 8, 관장, 사카모토 모델 1991

12) 우지이에 사치코 편저: 임상 간호 기술의 실제, 중앙 법규 출판, 1985

13) 우지이에 사치코 감수, 아소 요코·나카오 유키코 지도: VTR 기초 간호 기술 시리즈 Vol.28, 감염 예방의 기본적인 테크닉, 사카모토 모델 1996

14) 우지이에 사치코 감수, 아소 요코·나카오 유키코 지도: VTR 기초 간호 기술 시리즈 Vol.29, 의료장소의 감염 예방, 사카모토 모델 1996

15) 우치소노고우지 감수: 간호학 대사전(제5판), 메디컬프렌드 사, 2002

16) 에치젠 히로토시: 도해 약리학, 병태 생리에서 생각하는 약효의 메커니즘과 치료전략(제2판), 의학서원, 2008

17) 오하마 오사무: 경구적 영양제의 기초지식, 약국, 56(1), 43 - 52, 2005

18) 오카모토 미치오 역: Sobotta 도설 인체해부학 제1권(제5판), 의학서원, 2006

19) 오노 데츠아키·와다나베 사토시 편저: 간호사를 위한 ME기기 매뉴얼, JJN 스페셜 No.63, 의학서원, 1999

20) 가노 다카시 편저: 플로 차트로 보는 간호사를 위한 ME기기 문제 확인, 남강당, 2004

21) 가와이 치에코 외 편저: 간호 MOOK 38 주사와 간호, 금원출판, 1991

22) 가와지마 미도리 외: 개정판 실천적인 간호 매뉴얼, 공통 기술 편, 간호의 과학사, 2002

23) 기타하라 데츠오 외: 새로운 붕대법, 메디컬프렌드 사, 1972

24) 홍애자 외: 간호 관리를 살리는 감염 예방의 증거, 의학서원, 2004

25) 국립 병원기구 오사카 의료 센터 – 감염대책위원회 편저: EBM 기반 원내감염 예방대책 Q&A, 남강당, 2003

26) 국립 병원기구 오사카 의료 센터 – 감염대책위원회 편저: 새로운 원내감염 예방대책 핸드북, 남강당, 2006

27) 고바야시 히로시 편저: 개정 의료현장의 멸균, 건강출판, 2003

28) 곤도 요이치 외: 원내감염 예방을 위한 청결유지 보수, 의치약 출판, 2004

29) 사카이 다테오 외 역: 프로메테우스 해부학 아틀라스 해부학총론/운동기계, 의학서원, 2007

30) 사토 에키코 외: 간호사가 하는 정맥주사, 남광당, 2005

31) 시바타 기요시: 감염관리 및 쾌적한 환경, 병원 시설 35(5) 1992

32) 스기 하루오 편저: 인체기능 생리학(개정 제4판), 남강당, 2003

33) 제15개정 일본약국 방침 해설 설명서, 히로카와 서점, 2006

34) 다카히사 시마로: 치료약 설명서 2008, 의학서원, 2008

35) 나카하라 야스히로: 임상에 활용하고자 하는 약의 이야기(개정 제3판), 학습 연구사, 2004

36) 나카무라 도시후미: 눈으로 보는 기본 붕대법, 의치약출판, 1975

37) 나카야마 아키오 편저: 온열 생리학, 이공학사, 1983

38) 일본간호협회 편저: 일본간호협회 간호업무 기준집 2007 개정 일본간호협회 출판회, 2007

39) 하인즈 루만 외 지음, 사토 도시아키 역: 컬러 도해로 알 수 있는 약리학, 의료·과학·인터내셔널, 2006

40) 아즈마구 고우시: JJN 스페셜 '치료 힘'을 끌어내는 실천영양요법, 의학서원, 2010

41) 히로세 치야코 감수: 감염 관리 1 세정·소독·멸균 및 병원 환경의 정비, 나카야마 서점, 2006

42) 미이 기요코 감수: 케어 기술의 증거, 건강출판, 2006

43) 후지와라 후미오: 붕대 감는 방법, 남강당, 1975

44) 후루하시 마사요시: 원내감염과 시설, 병원 51 (12) 1992

45) 호시노 가즈마사: 임상에 도움이 되는 생체의 관찰, 체표해부와 국소해부(제2판) 의치약 출판, 1992

46) 마지마 히데노부: 생리학(제18판), 문광당, 1986

47) 마쓰시타 가즈코 외 편집기획: 간호 MOOK 12, 투약과 간호, 금원출판, 1984

48) 마루카와 가즈코 편집 기획: 간호 MOOK 28, 배설과 간호, 금원출판, 1988

49) 마루야마 미치오: 위루 영양 환자에게 사용하는 경구적 영양제의 선택 기준, 영양평가와 치료. 25(1) 40-42, 2008

50) 고바타 유우마사 편저: 아나필락시스 쇼크, 극성당 출판, 2008

51) 미야자키 가나메: 특수 영양법의 기계기구, 재료의 진보, 카테터, 간호 기술 34(6), 1988

52) 미야자키 가요코·가와타 도시코 편저: 재택 요양지도와 너싱 케어 퇴원에서 가정까지 2 재택 중심정맥 영양법·재택성분영양 경구영양법, 의치약출판, 2002

53) 미야자키 가요코·가와타 도시코 편저: 재택요양 지도와 너싱 케어 퇴원에서 가정까지 5, 재택자기주사·재택자가도뇨, 재택 와상 환자 처치, 의치약출판, 2003

54) 무라고시 사토시 외: TPN(total parenteral nutrition: 완전정맥영양)의 장관 면역에 미치는 영향, 영양평가와 치료. 25(1), 38 - 41, 2008

55) 야마오카 게이코: 앰풀 절단 시에 혼입되는 이물질에 대한 광학현미경 및 전자현미경의 소견, 병원 약학 1(4) 일본병원 약제사회, 1976

56) 요코야마 다카시 외 편저: 원내감염을 방지하기 위한 간호, 의약저널, 1997

57) Centers for Disease Control and Prevention(CDC), 이치카와 다카오 역: 의료시설의 소독과 멸균지침, http://www.muikamachi-hp.muika.niigata.jp/acad_cdc.html(2010. 12. 15)

58) World Health Organization(WHO), 이치카와 다카오 역: 손 위생 지침 2009 요약본, http://www.muikamachi-hp.muika.niigata.jp/acad_ cdc.html(2010. 12. 15)

PART 4

기본 간호 기술을 종합한 간호 행위

1장 간호 과정(너싱 프로세스)

1 간호 과정에 관한 간호의 의의

어떤 행위이든 하나의 결과가 갑자기 나타나는 것이 아니라 거기에 이르기까지의 과정이 있다. 즉 어떤 행위를 하기까지 사람마다 의식에 차이는 있어도 '왜 하는가' 하는 목적이 있고 그 목적을 달성하기 위해 구체적인 계획을 세워 준비하며 그것을 실행하는 과정이 있다. 그리고 실행한 결과를 알고 목적을 어느 정도 달성할 수 있었는지 검토하고 필요에 따라 계획을 수정하며 다음 행위를 계획, 실천한다.

특히 전문적으로 어떤 일을 하려고 하는 경우에는 그 과정이 과학적인 근거에 따라 체계적으로 이뤄져야 성과가 약속되는 것이다. 간호 행위는 간호직 종사자가 아닌 사람도 할 수 있으며, 그 내용과 수준이 매우 다양하다. 그러나 간호가 직업으로서 확립되고 전문직으로 자리 매김을 하기 위해서는 과학적이고 체계적인 것이 되어야 한다.

과학적이고 체계적으로 간호를 하기 위한 연구는 1950년 무렵 미국 간호계에서 시작되었다. 컬럼비아 대학 교육학부에서는 팀 너싱(team nursing)과 간호 계획(nursing care plan)을 연구 대상으로 삼았다. 또한 페플로(Hildegard E.Peplau), 헨더슨(Virginia Henderson), 홀(Lydia E. Hall) 등이 잇따라 간호에 대한 견해와 간호 이론을 발표하였으며, 로저스(Martha E. Rogers)와 로이(Sister Callista Roy), 오렘(Dorothea E. Orem)에 이르러 간호 이론과 실천을 융합시키면서 이론을 수정해오고 있다.

간호 과정으로 연구된 간호 계획의 내용은 당시 미국 컬럼비아 대학에 기술 교육의 한 방법으로 처음 도입된 '프로젝트 법(project method)'에 의한 문제 해결 방법과 과정이 커다란 영향을 주었다. 프로젝트 법의 과정을 살펴보면 '목표 설정 → 계획 → 전개 → 평가'이다. 간호 계획의 과정 역시 '정보 수집 → 목표 설정과 간호의 계획 수립 → 간호의 실시 → 평가와 수정'이 반복적으로 이루어져, 같은 계통의 사고 방식에 따른 것으로 볼 수 있다. 따라서 미국에서 연구되어 도입된 간호 계획은 정보 수집에서 계획·실시

스텝 업 1 팀 너싱과 간호 계획은 1955년을 전후로 일본에 소개되었는데, 특히 미국 컬럼비아 대학의 Learn-earn program 으로서 1960년 전후에 유학한 사람들의 노력을 통해 간호 현장에 보급되었다.

스텝 업 2 프로젝트 법은 '미국 법'이라고도 하는 교육방법으로 미국의 듀이(J. Dewey, 1859~1952)에 따르면 '문제 해결의 과정에서 사고가 작동하고 지식·기술이 습득된다'고 하는 교육 철학과 손다이크(Edward Lee Thorndike, 1874~1949)의 교육심리학을 킬패트릭(William Heard Kilpatrick, 1871~1952)이 교원법으로 공식화한 것이다. 20세기 초에 컬럼비아 대학에서 처음 이것을 교육 방법으로 활용하였다.

및 실시 후의 평가·수정까지 포함한 것이다.

또한, '간호 과정(Nursing Process)'이라는 고유명사가 일본에 소개된 것은 1970년 이후로, 1980년 전후부터 급속히 보급되었다. 그러나 넓은 의미의 정의로 간호 과정은 간호를 실시하기 위한 원리에 대하여 나타낸 것이며, 이에 관한 간호 이론은 미국의 간호 관련 교육자들과 연구자를 비롯해 여러 사람들에 의해 발표되고 있다. 또한 현재 이에 대한 논의가 간호 진단과 함께 활발하게 이루어지고 있다.

간호 이론에 대한 자세한 내용은 다른 문서를 참조하기 바라며 이러한 간호 이론에서 나타난 간호 과정의 두 가지 흐름을 살펴보겠다. 즉 문제 해결의 과정으로서 간호 과정과 인간관계의 전개 프로세스로서의 간호 과정이다. 전자는 'Nursing Process'라는 고유명사로 사용하며, 일반적으로 간호 과정이라고 하는 경우 이를 말한다.

여기에서는 고유명사로서 '간호 과정'을 다른 전문 분야와 공통의 개념을 바탕으로 체계적으로 간호를 실시하는 방법이라고 말한다. 또한 일반적으로 이용되는 것은 1972년에 미국간호사협회(ANA)의 규정에 따라 명확히 한 것으로 '평가(사정, assessment)−계획(planning)−실천(implementation)−평가(evaluation)'라는 4단계를 말한다. 그리고 이 평가를 '정보 수집 → 판단' '평가 → 간호 진단'의 2단계로 나누어 간호 과정에 이용하고 있다.

이 4단계는 앞서 언급한 바와 같이, 표현은 조금씩 다르지만 다른 전문 분야에서도 이용되는 과학적인 과정으로서 간호만의 독자적인 것은 아니다. 그리고 간호에 독자적으로 간호 과정을 도입하려고 할 때는개인의 간호에 대한 관점과 여러 간호 이론의 활용, 실제로 간호를 하는 가운데 반영되는 것 등이 요구된다.

2 간호 과정에 관한 기초지식

A : 정보와 평가

1. 평가란 무엇인가

간호 과정으로 우선되는 평가(사정, assessment)는 정보를 수집하고 이를 분석하여 환자가 어떤 문제(problem)를 가지고 있는지 알기 위한 것이다. 사정은 평가(assessment)를 번역한 것으로, 의료의 현장에서는 문제 지향 시스템(problem oriented system, POS)과 기록 용어로 사용되고 있다. assessment의 뜻을 사전에서 찾아보면, '사정(과세를 위한 자산의) 평가, 해당' 등으로 나와 있고, 영어사전의 설명도 '재산의 평가, 가치, 과세의 목적을 위한 평가'라고 되어 있다. 또한 평가에 대해 '있는 사항을 잘 살펴 결정하는 것'이라고 설명해놓은 사전도 있다. 따라서 평가란 상태를 점검하는 방침을 결정하는 것으로 해석하고, 이 책에서는 원어 그대로 '평가'라고 쓴다.

이처럼 평가라는 말 속에는 정보의 수집과 그것을 통해 얻은 데이터를 분석하고 판단한다는 뜻이 포함되어 있다. 이때 판단이란 간호를 하는 데 문제가 되는 것을 명확하게 하기 위한 전제가 된다. 간호상의 문제를 명확하게 하는 것을 '간호 진단(nursing diagnosis)'이라 한다. 그래서 평가를 '정보 수집 → 판단' 또는 '정보의 수집 → 정보 분석, 통합, 간호 진단'으로 양분하여 간호 과정을 정보 수집·간호 진단·계획의 입안·실시·평가의 5단계 흐름으로 실시하는 곳도 많다.

간호 진단에 대한 개념은 1950년경부터 논의되어 왔다. 간호 진단의 정의로 고든(M. Gordon)은 "간호 진단은 환자의 잠재적 또는 실제적 상태를 나타내는 용어이다[1]"라고 하였고, 칼슨(Judith H. Carlson)은 "간호 진단은 1명의 의뢰인(또는 여러 명의 의뢰인)이 잠재적으로 또는 실제로 변화하고 있는 건강 상태에 대한 설명으로서, 간호 평가에서 도출하거나 간호 영역에서 개입(intervention)을 필요로 하는 것이다[2]"라고 하였다. 이외에도 여러 가지로 정의되어 있지만, 북미 간호진단협회(North American Nursing Diagnosis Assoiation International, NANDA-I)는 "간호 진단은 실재 또는 잠재하는 건강 문제/ 생활 과정에 대한 개인·가족·지역 사회의 반응에 대한 임상적 판단이다. 간호 진단은 간호사에게 책임 있는 목표를 달성하기 위한 결정적인 치료의 근거를 제공한다(1990년 NANDA 제9회 대회에서 채택[3])"고 하여 활용되고 있다.

간호 진단에 대한 자세한 설명은 여러 가지로 정의되어 있고, 그 배경이 되는 연구와 이론들이 많은 문헌에 정리되어 있으니 참조하기 바란다. 여기서는 평가를 정보 수집 → 간호 진단이 아니라 '① 정보의 수집'과 '② 얻은 정보가 무엇을 의미하는지 판단하고, 그것으로부터 환자가 가진 간호상의 문제를 명확하게 한다'라고 전제한 가운데 설명한다.

2. 정보와 분석·문제의 명확화

관찰이나 기타 정보 수집에 대한 내용은 'PART 1 2장 정보 수집과 관찰, 기록·보고' 항목에서 설명하였다. 정보의 분석은 정보로 얻은 것이 무엇을 의미하는지 판단하는 것이다. 그래서 먼저 얻은 정보를 일반적 사항과 중점적 사항으로 분류하거나 같은 종류에 속하는 것으로 분류하고, 경과에 따라 정리한다. 이러한 경우 정보가 체계적으로 수집·기록되어 있으면 알기 쉽다. 그러나 정보가 언제나 판단하기에 충분하다고는 할 수 없고, 긴급 입원 시나 자료 부족의 경우 증상 등에 관한 관찰사항 외에는 극히 부분적

1) 매저리 고든(Marjory Gordon) 저, 요다 가미·가노 마츠 역(간호 진단의 개념, 간호 기술 29(12): 137, 1983
2) 주디스 칼슨(Judith H. Carlson) 외 저, 히노하라 시게아키 감역: 간호 진단, p6, 의학서원 사운더스, 1983
3) 헤더 허드먼(T. Heather Herdman) 편 일본간호진단학회 감역: NANDA-I 간호 진단의 정의와 분류 2009~2011, p491, 의학서원, 2010

이다. 따라서 평가는 각각의 시점에서 얻을 수 있는 정보에 따라 판단하게 된다.

간호상의 문제는 여러 사람의 간호 이론을 바탕으로 하면 정리하기 쉽다. 예를 들면, 핸더슨이 주장한 간호의 기본에 명시된 14개 항목 중 각 항목에 어떤 문제가 있는지 보는 것이다.

B : 간호 진단

간호상의 문제점이 밝혀졌다면, 그것을 바탕으로 간호 진단명(간호 진단표)을 붙인다. 간호 진단표는 간호를 필요로 하는 상태와 그 상태를 나타내는 용어의 조합으로 되어 있다. 간호 진단표는 ① 정의 ② 진단 지표 ③ 관련 인자가 정해져 있다. 이것을 '간호 진단의 카테고리'라고 한다.

① 정의: 간호 진단표의 상태를 간결하게 설명한 것

② 진단 지표: 간호 진단표의 상태에서 관찰되는 증상과 징후를 말한다.

③ 관련 인자: 간호 진단표에 나온 상태를 발생시키거나 악화시킬 수 있는 요인을 말한다.

C : 계획의 수립

간호 관리의 계획(간호 계획, nursing care plan)을 세우는 것은 간호 과정 중에서도 중요한 단계이며, 평가에 의해 명확해진 간호 문제(간호 진단)를 해결하기 위해 목표를 세우고, 간호 행위를 구체적으로 계획하는 것이다.

계획을 세울 때는 다음과 같은 점에 유의한다.

(1) 개별성이 있을 것: 일반적인 간호의 기준이 아니라 대상으로 하는 개개인의 환자에 대하여 계획해야 한다.

(2) 환자와 협의할 것: 계획은 환자에게 공개하고 그 방향을 협의하여야 한다.

(3) 환자의 상태 변화에 따라 변경할 것: 환자의 신체적·정신적·사회적인(생활습관을 포함) 상태의 변화를 관찰하고 가장 적합한 계획을 세우는 것이 바람직하다.

(4) 구체적이고 실현 가능한 목표를 세우고 실행할 것: 간호를 과학적이고 체계적으로 수행하기 위한 것이므로 과정이 논리적이고 목표에 따라 결과를 평가할 수 있는 것이어야 한다.

(5) 실시방법으로 표시된 대책(솔루션)이 구체적일 것: 대상이 되는 환자에게 모든 간호사가 동일한 방향

으로 간호할 수 있도록 구체적인 대책을 제시하여야 한다(포인트 참조).

(6) 포괄적인 간호 관리를 위한 내용일 것: 증상이 중심이 아니라 신체적·정신적·사회적인 모든 측면에서 이루어져야 한다.

(7) 우선순위를 정하고 실시할 것: 환자에게 필요한 간호를 모두 실시해야 하지만, 그 시점에서 가장 필요한 것과 하지 않으면 다른 곳에 영향이 미치는 것을 우선 실시하는 배려가 필요하다. 특히 긴급 시에는 주의하여야 한다.

(8) 지속적으로 실천되는 계획일 것: 계획을 세웠을 때만 실시되는 계획이 아니라, 필요 없어질 때까지 계속해서 실천되고 필요에 따라 변경하여 지속할 수 있는 계획이어야 한다(포인트 참조).

(9) 실시한 간호 계획을 평가하고 앞으로의 계획에 적용할 수 있을 것: 문제를 발견하고 대책을 세워 실천한 것에 대한 환자의 신체적·정신적 상황에 대한 반응을 확인한다. 또한 그들에 대해 평가하고 해결되지 않은 것에 대해서는 다음 대책을 세우고 간호를 실시한다. 이때 지금까지 실시한 간호에 대한 평가를 적용하는 것이 중요하다(포인트 참조).

1. 목표(간호 목표)

평가에서 발견한 환자의 문제 중 환자 개인의 문제로서 해결해야 한다고 확인한 것을 일정 기간 동안 어느 정도까지 해결할지 정해 보여주는 것이 목표(goal)이다. 문제들에는 환자의 기분을 상하게 하거나 기분을 상하게 할 것으로 예상되는 바람직하지 않은 내용 등이 포함되어 있다.

이미 언급했듯이 간호 계획은 어디까지나 계획이며, 처음부터 충분한 정보를 얻을 수 있는 것은 아니다. 비교적 충분한 정보를 가지고 계획을 세워도 분석하다 보면 부족하거나 변하는 요소가 종종 있다. 따라서 계획을 현실에 맞추려고 하면 목표도 어느 정도의 기간을 예측해야 하고, 환자 개개인의 상황에 따라 달라진다(포인트 참조). 만성 질환으로 안정된 상태의 환자라면 일정 기간은 동일한 목표를 세울 수 있지만, 수술 환자라면 수술 전과 수술 후에 목표의 일부 또는 전부가 변할 수도 있다.

목표는 담당 간호사가 결정하는 것이 좋지만, 혼자서 결정하기 어려운 경우나 팀 너싱에서는 담당 간호

<table>
<tr><td>

포인트 •간호는 1명의 간호사가 계속하여 실시할 수도 있지만, 대부분의 경우 팀 너싱·담당 제도 간호 방식(기본 간호 포함) 등 몇몇의 간호사에 의해 이루어진다. 따라서 누구나 이해하고 실행할 수 있는 구체적인 대책이 제시되어야 한다. 또한 이것은 다음 단계의 간호방법을 변경하거나 평가하기 위해 **빼놓을 수 없다.**(5)
•계획을 지속하는 경우 앞에서 설명한 (4), (5), (6)은 빼놓을 수 없다. 또한 간호사끼리 서로 확인하는 태도가 필요하다.(8)

</td><td>

•계획은 어디까지나 그 당시의 추론에 따라 세우는 것이기 때문에, 경과 중에 정보의 충실이나 환자의 상태 변화를 통해 문제가 해결되고, 대책이 무효가 될 수 있으므로 계획의 적합성 여부를 판단한다.(9)
•같은 질병이라도 증상과 합병증의 유무·종류·정도에 따라 치료방법이나 일상생활의 제한, 사회 복귀 시기 등 환자 개개인에 따라 다르며 간호의 도달점도 다르다.

</td></tr>
</table>

사들이 모여 컨퍼런스를 실시해, 환자 개개인의 상황을 파악하여 판단하고, 환자 측의 간절한 표현에 따라 결정한다. 이때 막연히 목표를 세우면 되는 것이 아니라 원하는 성과를 예측하여 결정하는데, 문제의 긴급성을 포함하여 판단하고 우선순위도 고려해야 한다(포인트 참조).

2. 간호 문제와 해결책

간호 목표가 세워지면 그에 대한 구체적인 해결책(간호 방법)을 결정한다. 해결책은 하나의 목표로 한정되지 않고 둘 이상인 경우도 있다. 또한 둘 이상의 목표에 대한 해결책이 1개일 수 있고 상호 연관된 것일 수도 있다. 따라서 적절한 해결책을 얻기 위해서는 문제를 발견하는 방법이 정확해야 하며, 문제를 정확하고 객관적으로 분석하고 목표에 대해 최적의 해결책을 세워야 한다. 또한 그 해결책은 구체적이어서 그대로 실행하면 누구라도 따라 할 수 있고, 해당 환자 개인에게 맞춰진 것이어야 한다.

해결책으로는 ① 관찰 계획(observation plan, O-plan, 포인트 참조) ② 직접적인 케어 계획(treatment plan, T-plan) ③ 지도 계획(educational plan, E-plan)으로 나누어 나타낸다.

간호는 건강상의 문제를 파악하여 실천하는 일이지만 그 범주가 넓고, 배경에 인간의 신체적·정신적·사회적인 모든 상태가 있다는 것을 알고 계획을 세우는 것이 필수적이다. 가깝게는 입원에 따른 급격한 생활 변화에서 일어나는 행동상의 문제가 있다. 예를 들면, 식사·취침·기상·소등 시간이나 이른 아침의 체온검사 등 입원으로 인해 발생하는 생활의 변화 때문에 수면 부족을 호소하기도 한다. 이것은 환자 측의 문제만으로도 말할 수 없는 것이다. 환자는 대부분 비교적 조기에 병원 생활에 순응하지만, 좀처럼 적응하지 못하고 요양상의 문제가 생기고 다른 환자에게 방해가 되는 경우도 있다. 이러한 경우에는 이를 해결하기 위한 대책을 세우고, 차츰 적응할 수 있도록 구체적인 해결책을 고안해야 한다.

3. 간호 계획의 기록

간호 계획을 세우면 그것을 기록으로 남겨둘 필요가 있다. 각 시설에서 정해놓은 일반적인 간호 기록도 좋지만, 간호사 몇몇이 같은 방향으로 간호를 용이하게 하기 위해 기록 용지와 사용법을 고안하기도 한다. 여기에서는 간호 계획의 기록 방법을 설명하고, 간호 기록 전체에 대해서는 'PART 1 2장 정보 수집과 관찰, 기록·보고'를 참조하기 바란다.

포인트 •환자와 가족에게 목표를 설명하고 동의를 얻어 간호사와 환자가 같은 의지로 치료에 임할 필요가 있다.
•O-plan은 간호에 중요한 관찰사항을 기입하고 T-plan은 환자에게 직접 실시하는 신체적·정신적 치료, 일상생활의 지원, 의료상의 계획, 다른 직종과의 연계 등 넓은 범위의 내용을 기입한다. 또한 E-plan은 환자에 대한 설명과 지도, 교육 등 환자에 따라 자기관리를 목표로 한 내용에 대해 기술한다.

D : 실시(실천)

계획은 행동으로 간호 행동과 행위가 된다. 환자에게 실시하는 간호 관리에는 개별 환자에게 계획된 케어 외에도 일정한 상태의 환자에게 공통으로 수행하는 간호 업무와 의사의 진료 보조가 있다. 또한 환자의 상태에 따라서 가족에게 설명하고 간호사의 판단에 따라 실시하는 것도 있지만, 일반적으로 간호사가 설명하고 환자를 이해·납득시켜 서로 협력한다. 다시 말해, 간호사는 환자를 지도하거나 리더십을 발휘하여 지원하지만, 실제 행동은 환자 자신의 의지에 따라 할 수 있도록 한다. 그러므로 간호사에게는 실천에 필요한 지식을 갖추고 적절한 기술을 선택할 수 있는 판단력과 능숙하게 실시할 수 있는 기술, 그리고 인간애에 바탕을 둔 태도가 중요하다.

E : 평가

평가는 영어로 evaluation[4]이라 하며, 일본어로는 '물품 가격의 평정, 선악미추의 가치를 일정한 기준에 비추어 판단한다'는 뜻에서 공통점을 찾을 수 있다(포인트 참조). 간호 과정의 마지막 단계로 이루어지는 평가는 앞서 실시한 간호 케어의 결과에 대해 관리 불량이나 적합성 여부를 판단하기 위한 것이다. 특히 문제가 된 사항에 어떤 간호 목표를 세우고 그것이 어떻게 해결되었으며, 무엇이 해결되지 못했는지 판단하기 위한 것이다. 또한 이러한 목표와 문제점 및 해결책으로 수립된 간호의 실천 과정에 대한 평가는 어센스먼트(정보 수집·분석·판단)의 평가(사전 평가)로도 이어진다. 평가는 간호 과정의 모든 단계에서 이루어져야 하며 뒤에서 다시 설명하겠다.

1. 목적

간호에 대한 평가의 목적은 이미 언급한 바와 같이, 결과만을 평가하는 것이 아니라 다음의 간호 과정에 도움이 되는 자료를 찾아내고 그것을 활용하기 위한 것이다. 주요 내용을 보면 다음과 같다.

(1) 간호의 효과를 안다.

(2) 향후 간호 계획의 자료가 된다.

포인트 • 매리너(Ann Marriner)는 간호 과정의 평가를 evaluation이라든지 appraisal(가치·평가·감정·사정 등의 뜻을 가짐)이라는 용어로 표현했다.[5] 이는 간호 과정의 결과를 평가할 뿐 아니라 다음 간호 과정에 활용하기 위한 평가라는 의미도 포함되어 있음을 뜻한다.

---

4) evaluation = valuation: 평가·가격·사정·가치 등의 뜻으로 쓰인다.

5) A. Marriner: The Nursing Process(2nd. ed.), p3, Mosby, 1979

(3) 다른 환자를 포함하여 간호의 개선, 즉 간호의 질 향상을 도모하기 위한 자료로 사용한다.

(4) 간호의 연구 자료로 활용한다.

(5) 간호의 수준을 향상시킨다.

이와 같이 평가는 대상자 개개인에게 간호를 충실히 하고 보다 나은 간호를 실천하며, 대상자의 건강 수준을 향상시키고 건강의 유지와 증진을 돕는다. 또한 다른 환자의 자료가 정확한 데이터, 정확한 목표·계획의 수립, 적절한 실시의 중요성을 깨닫게 하고, 자료의 축적이 간호의 연구에도 도움이 되며, 더 나아가 간호학의 발전을 촉진하는 중요한 자료가 된다.

2. 내용과 방법

간호 과정의 평가는 계획·실시 등 모든 것에 걸쳐 이루어진다. 간호 과정의 최종 단계인 평가는 우선 실시한 간호의 목표에 따라 효과를 객관적으로 정확하게 관찰하고, 그것이 대상자(환자)에게 효과가 나타났는지 여부를 판단한다. 그리고 그것이 효과적으로 수행되었으면 문제가 없지만, 만약 목표로 한 환자의 건강 상태가 최고 수준에 도달하지 않은 경우, 그 과정으로 돌아가 재검토를 하여 각각의 과정에 대해 평가한다.

평가를 할 때는 다음과 같은 점에 유의한다.

(1) 환자의 경과와 건강 상태가 조금이라도 상위의 건강 수준을 향해 있는지 본다.

(2) 간호의 질을 표준과 비교한다.

(3) 간호사의 자기 평가를 통해 질에 대한 평가를 한다.

(4) 각 단계마다 평가를 실시하고, 환자와 간호 전반에 걸쳐 판단한다.

이를 실행하기 위해 각각의 평가 기준이 필요하며, 주된 것으로 점검표를 이용하는 방법이 있다. 그러나 이것은 간호 기준에 따라 일반적인 간호 내용은 활용할 수 있지만, 개별성이 강한 간호 목표에 대한 평가에 대해서는 대상자의 개별성이나 간호사의 실시 내용을 완전히 객관화할 수 없는 부분도 있다. 이러한 경우, 객관적인 평가를 위해 간호 과정 전반에 걸친 평가가 필요하다.

평가는 간호 과정의 마지막 단계로 이루어지지만, 그렇다고 간호가 끝나는 것은 아니다. 평가에 따라 추가 검토를 하여 계속되는 간호에 인계하여 필요에 따라 수정하고 보다 적절한 간호를 위해 활용한다. 간호 과정은 평가를 통해 하나의 사이클을 형성해 필요 없어질 때까지 계속되어야 한다.

3 간호 과정의 실제(계획의 수립까지)

〈그림 4-A-1〉은 C형 간염으로 진단된 58세 주부의 입원 시 기록이다.

A : 정보와 평가(문제의 명확화)

이 기록에 대해 분석하면 다음과 같이 판단할 수 있다.

a. 복부 둘레가 증가하여 신체의 움직임이 어려워진다.

b. 복수가 고여 횡격막이 세워지고, 폐 용량의 저하가 일어난다.

c. 복수가 고여 위장관을 압박하고 식욕저하와 장폐색이 일어난다.

__1025호실__   __○ ○ ○ 님__   __58세__

날짜	문제	비고	사인
7/21	#1 복수 축적에 따른	O:　BP94/60mmHg, P90/min 정맥, 복부둘레 80(배꼽 위),	
	복부팽만, 신체	복부를 누르면 액상의 움직임이 있음.	
	움직임 부자유,	S:　(복부에 따뜻한 수건을 대었을 때) '기분 좋음'.	
	호흡촉박	A:　복수 축적에 의해 폐·심장에 압박의 영향이 있음.	
		신체의 움직임이 부자유한 데 따른 복통 있음.	
		O-1 복부둘레의 변화, 복부의 상태(복벽의 긴장, 배꼽 부위의 상태)	
		2 취할 수 있는 체위의 상태, ASL의 상태	
		3 호흡의 상태(횟수, 깊이, 호흡 소리)	
		T-1 복부의 압박을 피한다(옷은 복부에 여유가 있는 것을 선택한다).	
		2 복부둘레의 측정(매일 오전 10시, 배꼽 주위 측정)	
		3 복강 천자 시의 보조	
		4 체위의 연구(반좌위, 기좌호흡위, 측와위)	
		5 호흡의 측정(매일 오전 10시, 오후 2시, 오후 9시)	
		E-1 침대에서 내려올 때는 간호사를 부른다.	
		2 호흡법에 대한 지도를 한다.	
	#2 복수 축적에 따른	O:	
	식욕의 저하와	S:	
	영양 상태의 악화	A:	
		P:	
	#3 복수 축적에 따른		
	위장관의 압박과		
	장폐색의 발생		
	#4 순환장애와 신체		
	움직임의 불가능에 따른		
	욕창 발생의 위험성		
	#5 빈뇨와 신체 움직임의		
	불가능에 따른 요도 감염		
	가능성		다무라

간호 기록(II)

그림 4-A-1 입원 시 간호기록(예, 2호지의 예)

d. 복수의 축적으로 심장에 부담이 간다.

e. 복수의 축적으로 빈뇨가 되어, 요로 감염을 일으킬 수 있다.

평가로서 다음 단계는 분석한 것을 토대로 간호를 하는 데 있어 문제(problem)를 발견한다. 이는 의문점이나 문제점을 포함한 것으로, 간호 행위를 실시하고 해결해야 할 것들이다. 위의 예에 따라 분석한 내용에서 문제를 살펴보면,

① a에서 ADL(activities of daily living, 일상생활 동작) 능력 저하가 일어날 가능성이 있다.

② b에서 호흡이 속박되고 호흡곤란을 일으킬 가능성이 있다.

③ c에서 영양 상태가 저하되고 저단백질이 되며 장폐색을 일으킬 가능성이 있다.

④ d에서 전신에 순환장애가 일어날 가능성이 있다. 또한 신체 움직임이 제한될 수 있다.

⑤ a, c, d에서 욕창 발생의 위험성이 있다.

⑥ a, e에서 배뇨의 처리가 충분하지 않음으로써 요로 감염을 일으킬 위험성이 있다.

B : 간호 진단

NANDA-I 간호 진단표를 사용하면 문제 ①은 '영역 4 활동/ 휴식, 종류 4 순환-활동 내성 저하'이며, 문제 ②는 '영역 4 활동/ 휴식, 종류 4 순환/ 호흡 반응-비효과적 호흡 패턴' 문제 ③은 '영역 2 영양, 종류 1 섭취-영양 섭취 소비 균형 이상: 필요량 이하'와 '영역 3 배설과 교환, 종류 2 소화기계 기능-변비' 문제 ④는 '영역 2 영양, 종류 5 수화-체액량 과잉' 문제 ⑤는 '영역 4 활동/ 휴식, 종류 2 활동/ 운동-비사용성 증후군 위험 상태' 문제 ⑥은 '영역 3 배설과 교환, 종류 1 비뇨기계 기능-배뇨장애'와 '영역 11 안전/ 방어, 종류 1 감염-감염 위험 상태'로 설명된다.

C : 계획의 수립

1. 목표(간호 목표)

앞에서 설명한 문제를 간호의 입장에서 판단해보면, 다음과 같은 상태가 일어나는 것을 예측할 수 있다.

(1) 영양 상태의 악화로 저단백질 상태는 진행되고 간세포의 재생에 영향을 미치기 때문에 원질환의 악화를 예측할 수 있다. 원질환의 악화로 복수의 축적이 더욱 심해져 악순환에 빠지게 되는 것을 예측할 수 있다.

(2) 전신 부종, ADL의 저하, 순환장애로 장시간 동일한 자세를 하는 것은 쉽게 욕창을 발생시킨다.

(3) 복수의 증강은 호흡할 수 있는 폐를 점점 감소시켜 호흡곤란이 강화될 것으로 예측할 수 있다. 호

흡곤란의 강화는 ADL의 저하를 초래한다. 또한 불면증 상태가 계속된다.

⑷ 빈뇨와 소변의 불충분으로 요로 감염을 일으키기 쉽고, 신체 움직임이 어려워지기 때문에 2차 감염을 예측할 수 있다.

따라서 간호상의 문제인 '# 1 복수 축적에 따른 복부 팽만, 신체 움직임의 부자유, 호흡 촉박'의 경우 간호 목표는 아래와 같다.

1) 복수의 축적이 현재보다 감소하고 복부 팽만감이 줄어든다.

2) 침대에서의 체위 변경과 움직임이 현재보다 더 순조로워진다.

3) 복수의 축적이 감소하고 호흡이 편해진다.

이상이 목표에 대한 결정방법의 예이다. 마찬가지로 다른 간호상의 문제에 대해서도 간호 목표를 결정한다.

2. 간호상의 문제와 해결책

해결책을 〈그림 4-A-1〉 '#1 복수 축적에 따른 복부 팽만, 신체 움직임 부자유, 호흡촉박'의 예에 대해 나타내면 다음과 같다.

O-1 복부둘레의 변화, 복부의 상태(복벽의 긴장, 배꼽 부위의 상태)

  2 취할 수 있는 체위의 상태, ADL의 상태

  3 호흡의 상태(횟수, 깊이, 호흡 소리)

T-1 복부의 압박을 피한다(옷은 복부에 여유가 있는 것을 선택한다).

  2 복부둘레 측정(매일 오전 10시, 배꼽 주위 측정)

  3 복강 천자 시 보조

  4 체위의 연구(반좌위, 기좌호흡위, 측와위)

  5 호흡 측정(매일 오전 10시, 오후 2시, 오후 9시)

E-1 침대에서 내려올 때는 간호사를 부른다.

  2 호흡법에 대한 지도를 한다.

문제가 되는 것이나 간호 계획은 환자 개개인의 문제를 포괄적으로 파악하고 욕구를 충족시키는 방향으로 대책을 세울 수 있어야 한다.

2장 상담·지도 기능

1 상담·지도 기능에 관한 간호의 의의

간호는 간호사가 일방적으로 실시하는 것이 아니라 환자가 치료의 목적이나 내용을 이해하고 납득한 후 실시해야 더욱 효과를 기대할 수 있다. 환자(가족이나 친구 등 포함)가 자신의 질병을 이해하고 납득하여 치료를 받고 주체적인 요양생활을 할 수 있게 하기 위해서 간호사는 사실을 전달할 뿐만 아니라 간호의 목적과 목표를 달성하기 위해 노력해야 한다. 이를 위해서는 간호의 목적을 설명하는 것 외에 상담과 지도를 하고 환자에게 적절한 간호가 실시될 수 있도록 사고방식이나 행동을 지원하는 것이 필요하다.

여기에서는 간호 기술이라는 관점에서 실시하는 간호에 대한 설명과 간호 기술의 습득을 위한 간호사의 상담·지도 기능에 대한 기초적인 사항을 설명하겠다. 간호의 대상자는 병을 가진 환자뿐만 아니라 건강의 모든 수준에 있는 사람들이지만, 특히 건강문제 때문에 관리가 필요한 사람(환자)과 가족에게 초점을 맞추어 설명하고자 한다.

최근 질병 구조의 다양화와 의료 기술의 급속한 진보에 따라 검사나 약물 요법·수술방법 등 의학의 진보가 현저히 일어나고 있다. 이러한 급속한 변화에 대해 환자는 기대와 함께 불안감도 느낀다. 따라서 치료를 할 때는 인권을 존중한 설명과 상담 그리고 환자와 가족의 자기 결정이 요구되는 데 대비한 상담·지도 기능이 필요하다. 또한, 일반적인 간호 현장에서의 상담·지도 이외에 정보의 동의에 대하여도 설명하겠다.

현재 고령 사회로 인해 고령에 따른 유병률이 높고 성인병 환자 증가, 난치병 등 기타 질환 때문에 재택의료 간호를 장기간 필요로 하는 사람이 많다. 이는 질환을 가진 상태에서 장기간 생활을 지속하는 것을 의미하며, 각자의 생활 리듬과 요양의 균형을 어떻게 고려하고 QOL을 높여갈지가 간호 분야의 과제가 되었다. 가정 방문에 의한 상담·지도에 대해서는 일반적인 사항과 중복되는 점도 일부 있기 때문에 부록에서 다시 언급하기로 한다.

환자가 조금이라도 더 쾌적한 일상생활을 영위할 수 있도록 필요한 지식과 방법을 간호사가 제공하고, 환자와 함께 생각하고 실행하기 위해 상담·지도 기능을 발휘하는 것이 중요하다.

2 상담·지도 기능에 관한 기초지식

A : 간호 현장에서의 상담·지도 기능

간호사가 환자에게 상담·지도를 하는 장소는 병동이나 외래뿐만 아니라 지역(직장·가정 등)을 포함한 모든 곳이다. 즉 간호사와 환자가 있는 곳은 어디에서든 이루어진다고 할 수 있다. 상담·지도는 간호사가 어떤 의도를 가지고 환자에게 하는 것뿐만 아니라 환자가 설명이나 지식을 요구하는 데 따라 이루어지기도 한다. 방법으로는 개인을 대상으로 하는 것과 집단을 대상으로 하는 것이 있다.

간호사가 당뇨병 교실 등에서 집단을 대상으로 상담·지도 활동을 할 때도 환자의 배경이나 증상에 개별성의 크다는 것을 생각하여 집단 지도에 개별 상담과 지도를 추가하는 것은 필수이다.

1. 개인을 대상으로 하는 상담·지도 기능

개인을 대상으로 하는 상담과 지도는 개별성이 크며 타인에게 알리고 싶지 않은 내용도 많다. 환자는 증상과 치료방법이 개인에 따라 다를 뿐만 아니라 생활의 차이도 크므로, 개별적으로 설명과 상담·지도가 이루어지는 경우가 많다. 이것은 환자 측의 개별성과 비밀 유지 등을 위해서뿐만 아니라 간호사 측에도 매우 필요하다. 예를 들어 병동의 간호사와 보건소의 보건사가 담당 환자의 개별적인 정보를 파악할 때 상호 신뢰 관계는 빠뜨릴 수 없는 요소다. 그런데 신뢰 관계를 만들거나 더 확실하게 하기 위해서는 개인을 대상으로 한 설명과 상담·지도가 효과적이다.

a : 간호사가 제안하는 방법과 내용

개인을 대상으로 하는 상담·지도의 작용방법과 내용으로는 다음과 같은 것이 있다.

(1) 환자가 알아두어야 할 사항에 대한 설명: 입원 시 실시하며 담당의사와 담당간호사의 이름, 병동의 구조와 사용법, 일과 등의 오리엔테이션, 의료와 간호가 어떻게 이루어지는지 등

(2) 지시하는 설명: 단지 설명하는 것이 아니라 간호사가 일방적으로 지시하는 내용이다. 예를 들어, 다음 날 아침에 하는 것이 어떤 검사인지를 설명하고, 전날 20시 이후에는 식사도 수분도 섭취해서는 안 된다는 것을 지시하는 내용이다. 이때는 설명과 동시에 환자의 이해 정도를 확인할 것이 요구된다.

(3) 상담: 환자의 상태에서 문제나 과제가 되는 것을 간호사가 환자·가족과 함께 논의하고 구체적인 방향을 결정하기 위한 것이다. 결정은 환자가 하지만 간호사는 자료 제공이나 조언, 사회복지 사업 관계자를 소개하는 등 참여하는 경우도 많다.

(4) 지도: 간호사가 목표를 가지고 환자의 행동 변화를 가져오려는 것으로, 예를 들어 생활 리듬을 규

칙적으로 하고 음식의 염분을 줄이기 위한 조리법과 먹는 방법을 구체적으로 설명하는 것 등이다.

b : 환자가 제안하는 방법과 내용

환자가 제안하며 간호사가 하는 지도 활동은 주로 환자의 생활·요양·간호상의 의문과 불안에 관한 상담이나 질문이다.

(1) 상담: 환자 자신이 문제와 과제를 제공하고 간호사가 그에 대해 함께 생각하고, 다른 관계자에게 연락하여 해결하려고 하는 것이다.

(2) 질문: 간호사의 설명을 충분히 이해하지 못했거나 문의사항, 요양상의 불안감 등에 대한 설명을 요구한다.

2. 집단을 대상으로 하는 상담·지도 기능

집단을 대상으로 하는 활동은 문제에 공통성이 있고, 그 집단의 다른 사람에게 알려져도 무방하거나 다른 사람과 함께인 편이 서로 영향을 주어 더욱 효과가 있다고 생각되는 경우에 실행한다. 예를 들어 임산부를 대상으로 임신 중의 생활 지도나 성인병 환자의 식사나 생활 지도 등을 하는 것이 여기에 속한다. 특히 최근 핵가족화와 더불어 타인과의 교류에 문제가 있거나 보통 수준으로 육아를 실시할 수 없는 어머니, 육아 불안감이 있는 어머니가 증가하고 병원이나 지역에서 커뮤니케이션을 위한 집단 지도가 필요하게 되었다.

집단을 대상으로 할 때는 간호사 입장에서 하는 일이 많으며, 환자와 지역 단체 등의 요구에 의한 것도 포함된다. 방법과 내용은 다음과 같다.

a : 제의방법과 내용

(1) 강의: 강사가 이야기를 하고 환자들이 듣는 것으로, 대상이 다수일 경우 단시간에 어느 정도의 지식을 체계적으로 전달할 수 있다. 그러나 나중에 질의응답을 한다고 해도 시간이 제한되므로 일방적인 지식의 전달이 되고, 각각의 환자에게 동일한 수준으로 전달할 수 있는 것은 아니다. 내용은 주로 일반적인 사항이다.

(2) 토의·기타: 그룹 토의, 원탁식 토의, 패널 토론, 심포지엄, 각종 포럼이 이에 해당한다.

　① 그룹 토의(group discussion): 강의를 들은 후 또는 처음부터 여러 그룹으로 나누어, 테마에 대해

스텝 업 강의는 강사가 체계적으로 이야기를 진행하는 것이다.

토의하고 내용과 결론을 모아 전체 토의에 올리는 방법이다. 이 가운데는 참석자 전원이 그룹으로 나누어 토의하는 '버즈-세션(buzz session)'과 참가자 속에서 미리 선정된 몇 명이 토론하고 그 내용을 전체 회의에 올리는 '워크숍(work shop)'이 있다.

② 원탁식 토의: 참석자가 한 개의 테이블을 둘러싸고 토의하는 방법이다.

③ 패널 토론(panel discussion): 논의할 테마에 대해 찬성이나 반대 등 의견이 다른 사람 중 대표가 앞에서 논의하고 청중인 사람들은 어느 정도 논의가 진행되고 나서 토의에 참가하는 방법이다.

④ 심포지엄(symposium): 테마에 대해 선택된 몇 명의 대표자가 각각 자신의 의견이나 연구 내용 등을 일정 시간 강연하고 청중과의 사이에 질의 응답하는 것이다. 보통 1명의 강연시간은 20~30분, 강사 수는 4~5명인 경우가 많다.

⑤ 포럼(forum discussion): 고대 로마 시대의 대중 토론 모임에서 출발하였다. 현재는 공개식 토의법이나 강연식 토론법 등으로 15~30분 정도의 강의와 발언을 한 뒤 청중과 강사가 토론하고 마지막에 강사가 결론을 정리하는 것과 TV나 영화·DVD 등 매체를 보고 나서 내용에 대해 토의하고 정리하는 것이 있다.

토의에서는 각자의 의견을 교환할 수 있다. 그러나 서로 바람직한 방향으로 영향을 주거나 다른 사람의 말이나 태도를 존중할 수 있으면 좋지만, 경우에 따라 효과를 보기 어렵거나 후퇴하는 방향으로 움직일 수 있다. 따라서 사회자는 바람직한 방법을 연구해야 한다.

b : 지도 활동에 사용하는 교재와 매체

지도 활동의 대상이 개인이든 집단이든 이야기를 할 뿐만 아니라, 교재와 매체를 유효하게 사용해 시각과 청각에 호소하고 이해하기 쉽도록 고안한다. 또한 실제로 절차와 기법을 보여주는 시연 프로그램을 실시하거나 환자가 실습할 기회를 만든다.

교재와 매체를 구분하지 않을 수도 있지만, 여기에서는 교재와 지도 내용을 구성하는 것으로 한다. 교재로는 ① 인쇄 교재(텍스트·팸플릿·리플릿·포스터 등) ② 영사·영상 교재(사진·슬라이드·영화·텔레비전 영상·실물투영기·PC 등) ③ 음향 교재(CD·녹음 테이프) ④ 기타(화이트보드)가 있다. 매체는 교재의 내용이 되는 정보를 전달하는 수단이나 재료·장비이다.

또한, 간호사 자신도 가장 효과적인 교재이자 매체의 하나이다. 환자는 간호사의 이야기나 시연 내용만을 보고 듣는 것이 아니라 간호사의 태도, 복장과 옷 입는 방법, 표정, 머리형이나 화장 그리고 소리의 질이나 음색·음량 등 모든 것이 환자의 교육 효과에 영향을 미친다. 예를 들어, 앞머리가 눈을 가리는 헤어스타일은 피하고 눈과 눈썹이 밖으로 나오는 스타일을 연구하는 등 상대가 간호사의 표정을 알기 쉽고, 항상 청결하고 친근한 표정과 태도를 갖도록 하는 것이 중요하다.

효과적인 활동을 하기 위해서 간호사는 항상 환자의 입장을 생각하고 지도하도록 자신의 모든 능력을 발휘해야 한다. 즉 자신의 삶의 방식을 간호 행위에 표현하는 것이다. 따라서 간호사는 사회생활 전반에 관심을 갖고, 자신이 타인에게 주는 영향을 알고, 복장·태도·표정·말투 등을 배려하는 것이 바람직하다.

B : 간호와 정보에 대한 동의

상담·지도 기능에 관한 기초지식으로 여기에서는 앞에서 언급한 간호에서의 일반적인 기능 외에도 정보에 대한 동의를 환자의 알 권리와 자기 결정에 관련된 간호 상담·지도 기능으로 설명한다. 또한 정보에 대한 동의와 상담·지도 기능의 실제는 개인을 대상으로 하는 것과 면접 기술에 준한다.

1. 정보에 대한 동의의 의미

정보에 대한 동의(informed consent)는 직접 번역하면 '알려진 데 대한 동의'이지만, 문헌에 따라 설명은 다소 차이가 있다. 그러나 공통적인 것은 '환자의 알 권리와 환자의 자기 결정' 과정(process)을 가리키는 말이다. 예를 들어 환자가 자신의 질병 상태를 알고 치료방법을 선택하고 결정하기 위해서는, 의사를 비롯한 의료 관계자로부터 이해할 수 있도록 충분한 설명이 이루어져야 한다. 의료 관계자들의 설명과 환자의 이해·자기 결정 과정에서는 커뮤니케이션의 역할이 크다.

정보에 대한 동의는 1946년 나치 의사들이 했던 인체 실험에 관한 뉘른베르크 재판의 판결문 중 1조에서 시작되었다. 1947년에는 뉘른베르크 윤리 강령이 제정되어 사람을 대상으로 하는 실험적인 의료에서는 피험자의 동의가 필수적인 것으로 되었다. 현재 사용되는 환자의 권리에 대한 의미로, 법률 용어 속에서 탄생한 것은 1957년 10월 미국 캘리포니아 주 항소재판소의 의료 과실 판결문에서다. 그 후, 1964년 세계의사회의 임상 연구에 대한 헬싱키 선언과 이를 개정한 1975년 세계의사회(도쿄)의 '사람을 대상으로 하는 바이오 메디컬 연구에 종사하는 의사를 위한 권고'에서 정보에 대한 동의가 사용되었다. 이후에도 헬싱키 선언은 1996년(남아프리카공화국), 2000년(영국) 세계의사회에서 개정되었다. 헬싱키 선언은 인간을 대상으로 하는 연구에서 피험자에게 설명이나 합의를 하는 것에 관한 내용으로, 의사의 의료 연구에 관한 규정한 것이다.

또한 정보에 대한 동의는 의료 과실로부터 환자의 권리를 지키는 재판의 판결에서 시작됐지만, 그 후 1960년대에 들어 환자의 권리를 지키는 활동이 환자의 요청으로 전개되었다. 환자의 권리에 대해 의사 측이 사회에 호소한 것은 1972년 보스턴의 베스 이스라엘 병원에서 라프킨 원장이 'Your Rights as a patient at Beth Israel(베스 이스라엘 환자로서 귀하의 권리-저자 번역)'로 환자에게 전달한 것이다. 여기에는 같은 병원 환자의 인권을 존중한 의료와 간호에 대한 생각이 들어 있다. 한편, 환자의 책임으로서 약속을 지킬 것과 건강상의 자료를 지참할 것, 이해할 수 없는 것은 물을 것 등이 적혀 있다.

환자의 권리에 대한 요청이 점차 증가하고 의사의 치료 방침에 환자가 따르는 패터널리즘(paternalism, 가부장주의) 의료는 점차 통용되지 않게 되었다. 또한 의료의 발달과 다양화 그리고 일반인들의 고학력화, 정보 과학의 발달로 지식이 풍부해짐으로써 의사가 환자·가족에게 진단과 치료에 대해 자세히 설명을 하는 것이 불가피해지고 있다.

따라서 일본에서는 1993년 후생성(현 후생노동과학성)에 '정보에 대한 동의 본연의 자세에 관한 검토회'가 설치된 지 2년 후인 1995년에 보고서가 발표되었다. 이에 따르면 정보에 대한 동의의 기본 개념은 ① 의료 종사자로부터 충분한 설명 ② 환자 측의 이해·납득·동의·선택이라는 두 가지 측면으로 되어 있다.

정보에 대한 동의는 의사가 하는 임상 연구(실험)의 피험자 권리로서, 내용의 충분한 설명을 환자가 듣고 합의 여부를 결정하는 과정을 나타내는 단어로 사용되었으며, 의료 과실과도 관계가 있는 말이었다. 현재는 임상 연구뿐만 아니라 모든 의료에 관해 이용되고 있다. 또한 의사 이외의 의료 종사자가 실시하는 의료 행위에서도 실시하는 사람이 환자가 이해하기 충분하도록 설명하고 환자가 자기 결정을 하는 과정이라고 표현되어 있다. 이 설명에 대해서는 1997년 의료 치료 개정에 의해 법적으로도 정해져 있다.[6]

2. 간호 행위와 정보에 대한 동의

정보에 대한 동의의 개념은 의사가 하는 의료 행위뿐만 아니라, 의료 종사자가 하는 의료 행위도 포함한다. 간호사가 하는 의료 행위 역시 이 범주에 속한다. 또한 기본적 욕구와 관련된 생활에 대한 지원으로서 하는 간호 행위에 대해서도 환자의 증상과 검사·치료 등 의료 행위와 관계가 있으며, 큰 의미의 의료 행위로 간주된다. 따라서 간호사가 실시·지도하는 간호 행위에 정보에 대한 동의를 받는다는 것을 설명하고, 환자가 스스로 선택할 수도 있다.

3. 의사가 수행하는 정보에 대한 동의의 협조

a : 간호사가 얻은 환자의 정보 제공

정보에 동의하기 위해서는 우선 설명하는 내용이 환자에게 이해되어야 한다. 그러나 환자는 질병의 상태뿐 아니라 연령·성별, 현재의 생활, 건강에 대한 지식이나 생각 등 다양한 배경을 갖고 있다. 그리고 이

---

6) 의료법 제1조 4-2: 의사, 치과의사, 약제사, 간호사 기타 의료의 담당자는 의료를 제공하려면 적절한 설명을 하고, 의료를 받는 사람의 이해를 얻도록 노력하여야 한다.

러한 배경은 의사의 설명에 대한 자기 결정에 큰 영향을 미친다. 의사의 치료 방침과 설명에는 이러한 배경을 배려한 말씨와 태도가 바람직하다. 그래서 진단명과 치료 방침을 중심으로 한 설명이 되지 않도록 사전에 간호사가 얻은 환자의 정보를 의사에게 제공한다.

b : 의사의 정보에 동의할 경우

(1) 진찰받을 때나 의사와 상의할 때에는 환자에게 메모하도록 권한다. 의사의 진료를 받을 때에는 경과, 질문·상담 사항을 메모하여 지참하면 빠짐없이 들을 수 있다. 상의할 때도 의사의 설명에 대한 의문점, 결정사항을 순차적으로 기록해두기를 권한다. 환자가 할 수 없을 때는 가족이 대신 한다.

(2) 정보에 대한 동의 내용을 의사에게 듣는다. 의사와 간호사는 협의하여 치료를 담당하기 때문에, 어떻게 설명하고 환자가 결정했는지 의사에게 듣고 반드시 간호 행동에 활용한다.

(3) 환자의 이해 정도를 알고 필요에 따라 지원한다. 환자는 의사의 설명을 이해할 수 없어도 반문하기 어렵거나, 왠지 알 것 같았지만 나중에 다시 확인하고 싶은 경우도 많다. 간호사는 의사의 정보에 동의한 후 간호 케어를 할 때 환자의 이해도를 확인한다. 이때 설명한 사람(의사)에게 실례가 되지 않도록 말을 하고 이해 정도를 확인한다. 이해가 불충분하면 의사에게 다시 설명이 필요하다는 것을 알린다. 다시 설명하는 데 의사의 양해를 얻어 함께 하며 환자가 설명을 이해하고 행동할 수 있도록 협력한다. 다시 설명하지 않고 간호사가 그 자리에서 설명할 경우 의사의 방침과 다른 설명이 될 수 있고, 환자의 의사에 대한 신뢰도에 영향을 줄 수 있다. 이것은 인간관계를 좋지 않게 할 뿐만 아니라 치료 효과에 영향을 주기도 하기 때문에 주의하여 행동해야 한다.

c : 의사의 정보에 동의하는 데 동석하는 경우

(1) 환자의 표정이나 질문 상황을 관찰하고 지원한다. 의사가 검사·치료 등에 대해 환자에게 정보에 대한 동의를 실시할 때는 의사의 동의를 얻어 담당 간호사가 동석하는 것이 바람직하다. 의사의 설명에 대한 환자의 표정 변화, 질문의 유무나 내용을 관찰하고 이해 상황과 불안 등의 반응을 어느 정도 짐작하고 지원할 수 있기 때문이다. 지원 내용은 의사의 전문 용어를 알기 쉽게 해설하고, 환자가 이해하지 못하거나 가족 및 생활 환경 등에 따라 자체적으로 결정할 수 없는 사정을 환자가 이야기하기 쉽게 하는 것 등이다.

(2) 의사의 설명과 환자의 자기 결정에 대한 경과를 메모한다. 의사는 정보에 대해 동의하고 환자가 이해했다고 생각하더라도, 사실과 다르거나 서로 오해하는 경우도 있다. 따라서 간호사가 동석할 때는 의사·환자가 신경이 쓰이지 않는 장소에 위치하여 끄덕이면서 자연스럽게 메모를 한다.

4. 정보에 대해 동의하고 실시할 때의 포인트

(1) 치료 행위에 대한 의사의 지시는 구두로 하지 말고 반드시 사인이 있는 문서로 받아 확인해둔다. 간호사가 환자 치료 행위에 대한 정보에 동의할 경우, 사전에 의사의 지시를 사인이 있는 문서로 받고 나서 실시한다. 구두로 된 지시는 기억의 차이나 착각에 따른 문제가 발생할 수 있다. 또한 약의 분량이나 적용방법 등은 지시가 있어도 환자의 알레르기 등 기타 상황에 대한 의문이 있는 경우는 반드시 확인해둔다. 이는 의료 사고 예방 및 책임과 관련이 있다.

(2) 프라이버시를 지킬 수 있는 장소에서 실시한다. 외래 또는 여러 환자가 있는 병실에서는 직원이나 다른 환자에게 말소리가 들려 프라이버시를 지킬 수 없거나, 환자 역시 자신의 의사나 질문을 쉽게 말할 수 없다. 환자의 개인 정보를 보호하고 신경 쓰지 않고 서로 이야기할 수 있는 방이나 위치('E 면접 기술' 참조)에서 정보에 동의한다.

(3) 커뮤니케이션의 본질과 필요 조건에 따른 말이나 태도로 대한다.

(4) 상대가 잘 받아들일 수 있는 말투로 설명하고 잘 경청한다. (3), (4)에 대해서는 앞에서 설명했으므로 여기에서는 간단하게 설명한다. 간호사가 설명하는 내용을 환자가 이해한 뒤 판단하고 자기 결정을 하기 위해서는 전제가 되는 조건이 있다. 환자가 간호사를 신뢰하고 있는지 여부와 간호사가 전하고 싶은 것을 표현할 수 있는지 여부다. 따라서 (3), (4)의 내용을 자신의 것으로 활용하길 바란다.

(5) 이해할 수 없는 경우 책임자에게 문의하여 사람을 바꾸어 실시한다. 여러 가지 방법을 궁리하여 설명해도 이해가 되지 않을 수도 있다. 또한 환자 스스로 과거에 간호사에게 한 말에 대해 고집하거나, 간호사에 대한 신뢰나 평가 등이 영향을 주는 경우도 있다. 이럴 때 사람을 바꾸면 간호사가 접하는 방법에 변화가 생기는 경우가 많다. 따라서 간호사는 환자와 가족에게 이해를 얻을 수 없는 경우 구애받지 말고 책임자와 상담하여 다른 사람이 대신하도록 하는 방법도 생각한다.

(6) 간호 기술의 전문가로 인정받는다. 환자가 요구하고 신뢰할 수 있는 간호 기술을 간호사가 실시할 수 있는 경우는 간호 기술에 관계된 정보에 대한 동의를 환자가 이해·승낙하고 자기 결정을 하도록 한다. 여기에는 그동안 환자가 간호사에게 받은 간호 기술의 경험이나 간호사에 대한 평소의 관찰에 따른 평가, 신뢰 등이 관련된다.

(7) 환자의 상황 변화를 관찰하면서 설명을 진행한다. 환자의 상황 변화는 설명에 대한 이해뿐만 아니라 설명 내용에 대한 불안감 등 부정적인 표현으로도 나타난다. 이를 간과하지 말고 설명방법을 강구하거나 중단하고 어떻게 해석했는지 확인하는 등의 대처를 한다.

(8) 환자의 자기 결정이나 납득이 안전을 해치지 않는 한 간호사의 생각이 환자의 판단에 영향을 주지 않도록 주의한다. 환자 중에는 의사나 간호사가 호감을 갖게 하려고 생각하는 사람도 많다. 간호

사가 일정한 방향으로 유도하거나 자신의 생각을 강요하는 듯한 말을 하여 환자의 자기 결정을 저해하고 충분히 납득하지 않은 채 결정하는 일이 없도록 언행에 주의한다.

(9) 정보에 대한 동의를 책임 회피에 이용해서는 안 된다. 환자의 자기 결정과 설득에 의해 실시한 결과가 바람직하지 않게 되었을 때, '환자가 결정한 일이니까 나의 책임이 아니다'라며 책임을 회피하기 위해 이용해서는 안 된다. 정보에 대한 동의는 환자의 권리이고 권리에는 책임이 따르지만, 간호사는 전문 직업인임을 인식하고 책임 회피를 하는 언행을 해서는 안 된다.

(10) 수정이 필요할 경우 정보에 대한 동의를 다시 받는다. 한 번 결정했더라도 다음에 상황이 변할 수 있다. 그런 경우 다시 수정을 위한 정보에 동의하도록 한다.

3 상담·지도 기능의 실제

A : 간호 현장에서의 상담·지도 기능

1. 개인을 대상으로 하는 상담·지도 기능

여기에서는 입원 중인 환자를 대상으로 간호사가 개별적으로 하는 지도 활동의 실제(개별지도 기술)를 중심으로 설명한다. 기초적인 것에 대해 설명하기 때문에 각각의 사례에 적용하길 바란다.

a : 계획

환자에 대한 정보를 파악하고 이를 바탕으로 계획을 세운다. 먼저 지도 활동의 목적이 무엇이고, 그 목표를 어디에 둘 것인지 결정한다. 높은 수준의 목표를 세워도 환자나 가족이 실시할 수 없는 것이면 곤란하다. 정보를 분석하고 실시 가능하다고 예측할 수 있는 목표를 세운다. 다음 방법을 구체적으로 정한다.

■ 누구에게(Who)

환자 본인에게 할 것인지, 가족에게 할 것인지 결정한다. 이것은 환자의 이해 능력과 의식 수준, 문제의 내용에 따라 다르다. 환자에게 이해 또는 실시 능력이 없거나 의식 수준이 낮은 경우에는 가족과 상담하거나 지도를 위한 계획을 세운다. 그러나 이러한 능력과 수준에 대한 것은 간호사의 판단일 뿐 환자 자신이 의사 표시를 하지 않을 때는 다소 부족해도 이해하는 것이 많을 수 있으므로, 반응이 없더라도 환자에게도 정중히 설명한다. 이를 통해 이해와 의식 수준을 향상시킬 수 있으며, 이는 인권에 관계되는 일이기 때문이다.

■ 언제(When)

지도 활동 역시 간호 행위의 하나이다. 퇴원 시에 하도록 되어 있는 퇴원 후 요양 생활 지도는 입원 중에 하는 것이 좋다. 또한 다양하게 이루어지는 지도와 상담은 환자나 간호사 모두 시간적·정신적 여유가 있을 때 하는 미리 해둔다. 이에 대해 서로 날짜를 정해두는 것이 바람직하다.

■ 어디에서(Where)

어디에서나 할 수 있지만, 병실이 독실이 아닌 경우, 특히 개별성이 있는 지도와 상담은 면접 회의실에서 실시한다. 타인의 돌아다니거나 의료 기기 등 장치가 있는 장소에서는 불안정한 기분이 되기 쉬우므로, 이런 것들이 직접 보이지 않는 방향으로 환자나 가족이 앉게 하는 것이 좋다.

움직이지 못하고 누워 있는 환자가 다인실에 있는 경우는 커튼을 치거나 스크린을 하고 작은 목소리로 이야기하지만, 다른 사람이 귀 기울이고 있는 것이 우려되는 경우에는 라디오나 텔레비전을 켜두는 등 방법을 연구한다.

■ 무엇을(What)

내용을 어떻게 할지 생각한다. 자세한 유의점은 실시 항목에서 설명한다. 또한 구체적인 내용은 개개인에 따라 다르므로 생략한다.

■ 어떻게(How)

어떤 재료를 이용해 누가 어떻게 실시할 것인지 계획한다. 교재는 필요에 따라 이용하고, 가장 효과적으로 전달할 수 있는 간호사가 실시하도록 결정하는 것도 중요하다. 원칙적으로 담당 간호사가 하지만, 내용에 따라 다른 사람이 더 적합한 경우도 있다. 간호사와 환자의 인간관계와 신뢰 관계, 간호사의 연령과 경험, 입장 등이 지도 활동에 주는 영향 또한 크다.

b : 실시

계획한 것을 실시하는 데 있어 간호사의 태도와 표현방법이 지도 활동의 효과를 좌우하는 경우도 많다. 이때 유의해야 할 것을 태도·말투·내용으로 나누어 설명한다.

■ 태도
(1) 간호사와 환자 모두 앉아 있을 때는 대각선으로 앉는다.

(2) 환자가 침대에 움직이지 않고 누워 있을 경우 원칙적으로 간호사는 의자에 앉아 설명이나 지도·상담을 한다. 만약 선 채로 할 때는 환자의 얼굴 바로 앞에 서는 것이 아니라, 환자가 누워서 보기에 자연스러운 시선의 위치에 선다(그림 4-B-1).

자리에 앉는 것은 침착하게 이야기를 하거나 들으려는 태도를 나타내는 것이며, 환자도 느긋해져 이야기를 나누기 쉬워진다. 누워 있는 환자가 큰 소리를 내는 것은 노력이 필요하며 편안한 발성은 알아듣기 어려울 수 있다. 간호사가 앉아 있으면 환자가 편하고 명확하게 말할 수 있지만, 간호사가 환자의 얼굴 위치에 서면 환자가 턱을 올리고 시선을 간호사 쪽으로 돌려야 하므로 힘이 들어 쉽게 피곤해진다.

(3) 어린이와 이야기를 할 때는 아이의 눈높이와 간호사의 눈이 같은 높이가 되도록 한다.

대등한 입장에서 말하기 위해서, 특히 어린이의 경우 시선을 같은 높이로 유지하여 친밀감을 느끼게 한다. 간호사는 쭈그리고 앉거나 의자의 높이를 고려한다.

(4) 가르친다는 태도를 피하고 상대의 인격을 존중하며 대등한 입장이라는 태도를 갖는다.

환자가 이해하고 납득하여 실시할 수 있도록 하기 위한 방법을 함께 생각하고 환자가 할 수 있는 실제적인 방법을 찾아내야 한다. 즉 대등한 입장에서 수행하는 것이다.

(5) 항상 좋은 인간관계를 유지하고 신뢰할 수 있도록 한다.

단, 좋은 인간관계뿐만 아니라 전문직으로서 신뢰할 수 있어야 지도 내용을 실천하는 데 효과가 있다.

(6) 잘 경청한다.

환자와 가족의 이야기에 바로 가치판단을 내리는 말을 하지 말고, 좋은 경청자가 되도록 유의한다.

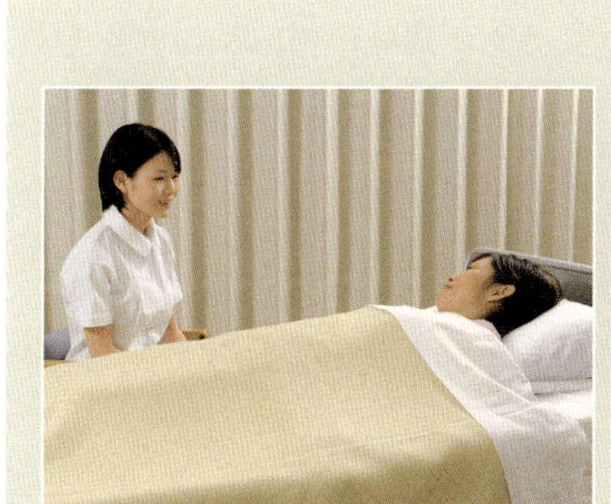

(1) 의자에 앉아서 이야기한다.

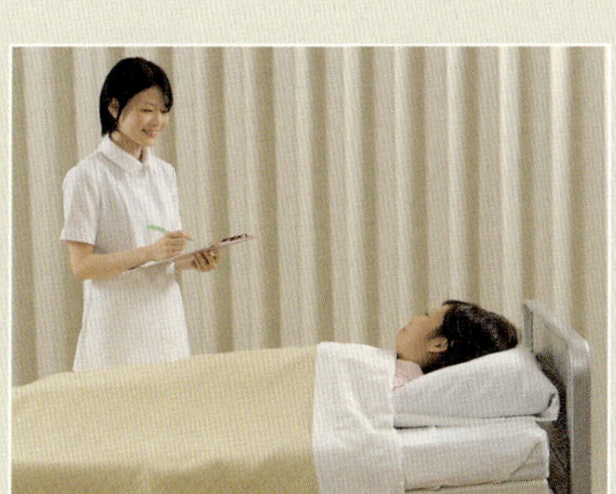

(2) 환자의 시선이 자연스럽게 닿는 위치에 선다.

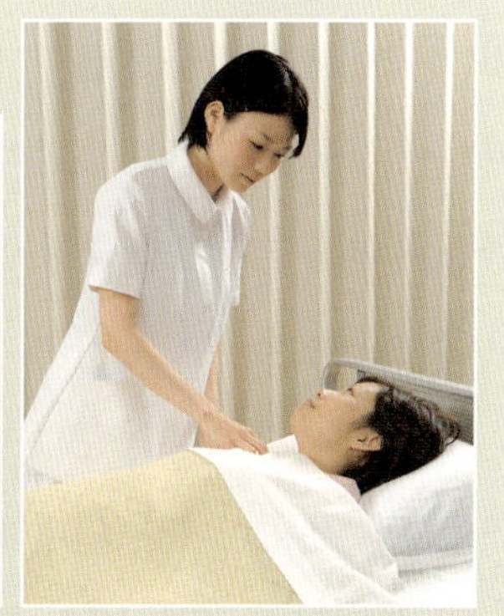

(3) 환자의 머리 위에서 이야기하면 눈과 목이 금방 피곤해지고 목소리를 내기 어렵다(나쁜 예).

그림 4-B-1 간호사의 위치

특히 환자가 상담을 신청했을 때는 상대가 하고 싶은 말이나 호소하고 싶은 내용을 이해하기 위해 경청한다. 환자는 간호사가 이야기를 듣고 있는 사이에 스스로 해결방법을 찾는 경우도 많다. 신뢰하고 다시 상담하거나 의도하는 것을 지도하기 위해서도 좋은 경청자가 되어야 한다. 바쁜 업무 속에서 잘 경청하기는 생각보다 어렵지만 노력한다.

■ 말하는 태도

'PART 1 1장 커뮤니케이션'의 항목에서 설명한 '말투를 적절히 한다'의 내용을 참조하기 바란다. 최근에는 유행어가 자주 달라지므로 청년과 장년, 노인들 사이에 말의 의미에 대한 이해도가 다른 경우도 많다. 상대가 알아듣게 하기 위해 단지 전문 용어를 사용하지 않고 알기 쉽게 말하는 것뿐만 아니라, 그 사람이 생활습관 속에서 실행할 수 있는 방법을 나타내는 말로 설명하는 것이 필요하다.

■ 내용

(1) 불안을 해소시키도록 한다 환자는 질병이나 건강 상태에 약간의 이상이 있어도 크게 불안해할 수 있으며 정도는 사람에 따라 다르다. 환자의 불안에 대해 공감하고 같은 것을 설명하더라도 적절한 말을 선택해 불안을 증가시키지 않도록 내용을 전달한다.

(2) 개별성에 따라 실제로 실시 가능하도록 지도한다 예를 들어, 동일한 신체 청결방법으로 목욕을 한다 해도 각 가정이나 병원에 따라 시설의 규모가 다르고, 환자 개개인의 상태도 다르다. 또한 가정에서는 가족 구성이나 경제적인 문제에 따라 입욕 횟수와 방법을 고려해야 한다. 간호상 적절하고 각자 가능한 방법으로 상담하면서 지도한다.

(3) 가족 상황과 직업·경제 상태 등 환자의 배경을 이해한다 단지 질병에 대한 치료와 간호만 하는 것이 아니라, 환자가 지금까지의 생활 속에서 질병을 갖게 되었다는 것을 이해하고 지도와 상담을 한다. 따라서 간호사 자신이 일반적인 사회생활을 영위하는 것은 필수적이며, 신문이나 소설 등을 통해 세상 물정을 알고자 하는 노력이 필요하다. 물론 타인의 생활과 기분을 어느 정도 이해할 수 있다고 아는 체하는 것은 곤란하지만, 환자와 조금이라도 가까워지려는 노력을 해야 한다.

(4) 이해하기 어려운 것은 단계별로 거듭해서 지도한다 한 번이나 두 번으로 태도의 변화와 수용을 기대하는 것이 아니라, 인내하며 사람에 따라 내용을 단계별로 진행하는 것도 필요하다.

(5) 불명확한 것은 다시 확인하고 설명한다 설명하는 도중에 의문점에 대해 질문을 받고 답변을 잘 이해하지 못하는 경우 확인하고 다시 설명하는 등 책임감을 갖고 지도해야 사고를 예방하고 환자의 신뢰를 얻을 수 있다.

2. 집단을 대상으로 하는 상담·지도 기능

집단을 대상으로 하는 지도 활동은 주로 공중위생 활동에 속한 위생 교육으로 실시된다. 간호 현장에서 집단을 대상으로 하는 지도 활동(집단지도 기술)은 지역 간호(공중위생 간호 포함) 방법으로 적극적으로 이루어진다. 임상에서는 외래나 환자 모임의 활동으로 이루어지고 있다. 예를 들어 임산부 교실, 당뇨병 교실, 유방암 수술 후 환자 모임 등이다. 여기에서는 일반적인 위생 교육이 아니라 건강에 장애를 가진 사람(환자)을 대상으로 한 기초적인 집단에 대한 지도 활동에 대하여 설명한다.

a : 계획

집단을 대상으로 하는 경우에는 대상이 되는 사람들의 일반적인 문제와 과제에 대하여 제한하는 것이 된다. 따라서 교육 활동의 목적과 목표 역시 공통성을 배려하고, 간호사가 알고 실행하고자 하는 것을 목표로 구체적인 실현방법을 계획한다.

구체적인 방법은 다음과 같다.

■ 누구에게(Who)

환자 본인이나 가족 또는 둘 다에게 무엇을 가르칠 것인지 여부에 따라 결정한다. 식사 지도는 본인이 납득하지 않으면 실행할 수 없고, 가족이 요리하는 경우는 가족도 알고 있어야 실행할 수 있다. 또한 사람 수는 적은 편이 설명과 시연을 이해하기 쉽고, 대상자들 사이에 커뮤니케이션이 이루어져 서로 영향을 주고받게 되므로 간호사의 지도에 플러스 알파 효과가 있다. 이때 인원은 20명 이내가 지도하기 적합하다고 할 수 있다. 다수의 경우, 구체적인 지도는 어려운 경우가 많다.

■ 언제(When)

환자가 참석하기 쉽고 간호사의 업무에 지장이 적은 시간이 가장 적당하다. 일반적으로 오후 1시부터 3시까지가 적당하다. 특히 외래 환자의 경우는 통근 러시 등을 고려하여 조금이라도 덜 지치는 방법으로 모임에 참석할 수 있도록 배려하는 것이 바람직하다.

■ 어디에서(Where)

참석자가 앉을 수 있고 지도하는 쪽이 교재와 매체를 사용할 수 있는 곳이면 좋다. 의자는 편안한 것으로 선택하는 것이 바람직하다. 다수가 들어가는 회의실에서는 음향 전달 수준이 달라 듣는 사람의 피로도에 영향을 주므로, 특히 소리가 울리는 것에 신경 쓴다. 또한 가능하다면 부드러운 분위기의 방을 선택하는 것이 마음에 안정을 주므로 바람직하다.

■ 무엇을(What)

내용은 체계적으로 생각하며 지도방법에 따라 다르다.

■ 어떻게(How)

집단을 대상으로 하는 경우는 강의와 질문 외에 토의를 하는 경우도 많다. 이러한 논의는 사회자가 모임의 운영을 맡는다.

b : 실시

집단을 대상으로 한 지도 활동으로는 강의 외에도 종종 토의방법이 사용되지만, 실제로 간호사가 하는 지도 활동으로는 강의가 많기 때문에, 이를 중심으로 태도·말투·내용으로 나누어 유의할 점을 설명한다.

■ 태도

(1) 한 사람 한 사람의 얼굴을 보면서 이야기한다. 강사가 자신을 보고 이야기한다고 느끼면, 듣는 사람의 관심이 강해진다. 이른바 시선을 각 사람에게 맞추도록 하고 전체로 분산하는 것이 필요하다.

(2) 여유 있는 태도 듣는 사람이 안심하고 들을 수 있도록 여유 있는 태도를 가져야 한다. 들뜨거나 듣는 사람을 걱정스럽게 하는 태도는 바람직하지 않다.

(3) 친숙하고 부드러운 태도 말의 내용과 함께 강사의 음색이나 표정·태도에 따라, 듣는 사람이 친근감을 느끼거나 공감을 하고 받아들이는 경우가 있다. 이야기를 할 때는 교재와 매체에 유의하고 친근하고 부드러운 태도로 말한다.

■ 말하는 태도

개인을 대상으로 하는 경우와 같이 'PART 1 1장 커뮤니케이션' 항목을 참조하기 바라며, 사람 수가 많으므로 특히 다음 사항에 주의한다.

(1) 강의 노트를 그대로 읽지 말고 메모에 항목을 써서 시간을 배분하고 그것에 따라 진행한다.

(2) 전원이 알아들을 수 있는 목소리로 이야기한다.

(3) 마이크를 사용할 때는 소리의 크기를 생각해 입과의 거리를 조절하여 듣기 편한 음량으로 이야기한다. 듣기 어려운 경우에는 강의를 듣는 다른 간호사가 필요에 따라 종이에 써서 전달하여 조절한다.

(4) 큰 모임 장소일수록 벽에 울리기 때문에 천천히 말한다.

200명 안팎의 모임 공간이면 분당 300자 정도의 속도가 좋지만, 500명 이상 모임 공간에서는 250자 정도로 하는 등 그때그때 유의하여 말한다.

(5) 어미를 명료하게 발음한다.

(6) 경어를 바르게 사용한다.

경어는 개인의 경우에도 필요하지만, 다수를 대상으로 할 경우 특히 말하는 사람의 품위와 신뢰도에 영향을 주고 듣는 태도가 달라진다. 경어는 존댓말·겸양어·정중어가 있으므로 각각을 구분하는 것이 중요하다.

■ 내용

(1) 강의의 서두에는 듣는 사람이 주목할 수 있도록 즐겁게 웃음을 유발하는 내용을 넣는다.

강의 내용이 적절한 것이라도 지나치게 단조로우면 졸리게 되고 귀에 잘 들어오지 않는다. 일반적인 사람들에게 이야기할 때는 먼저 강사에 대한 관심을 갖게 하고, 강사의 이야기에 끌어들이는 것이 중요하다. 웃음은 자연스럽게 이어지는 웃음이 되도록 연구하는 태도가 필요하다. 강사가 먼저 웃지 않고 듣는 사람을 웃기는 것은 어렵지만 노력하기 바란다.

(2) 듣다가 지칠 즈음 웃음을 유발하는 내용을 넣는다.

(3) 중요한 사항은 실력 있는 사람으로 바꾸어 반복 강조한다.

(4) 틀리기 쉬운 단어나 어려운 단어는 칠판에 적고, 예를 들어 설명한다.

(5) 이야기의 내용을 알기 쉽게 하기 위해 친근하고 관심 있을 만한 내용을 예로 들어 설명하거나 비교하며 설명한다. 친근한 내용이나 사례는 관심을 갖고 듣게 된다. 또한 숫자나 사례의 비교는 주체적으로 실천하게 하는 효과가 있다.

(6) 숫자는 천천히 읽고 가능하면 뒤쪽 좌석의 사람도 읽을 수 있도록 큰 글씨로 적어 알기 쉽게 한다.

(7) 듣는 사람의 반응을 보면서 대상을 배려하고, 반응에 따라 내용을 변경하는 데 대해서도 연구한다.

(8) 시청각 교재를 활용하여 이야기를 입체적으로 한다.

B : 면접 기술

개별성 있는 일정한 목적을 가진 상담·지도적 기능으로서 면접이 이루어지는데 그 방법을 면접 기술이라고 한다. 개별적으로 일정한 목적을 가진 상담·지도적 기능으로 면접 기술에 대해 설명한다.

1. 면접과 상담

면접(interview)은 사람과 사람이 대면하여 일정한 목적을 가지고 토론하고 상담과 정보 교환을 하거나 의사를 전달하는 방법이다. 전문 분야의 면접방법으로 상담(counseling)이나 사회복지 상담원(social case work)이 실시한다. 간호사는 상담원이나 사회복지 상담원같이 면접을 전문 직업으로 하지는 않지만, 환자의 문제를 해결하기 위한 지원자로서 상담의 원칙적인 기술을 간호 행위의 하나로 활용한다.

상담은 상담하러 온 사람(의뢰인, client)의 심리적·성격적 문제를 면접을 통해 밝히고 그 사람 나름대로 해결할 수 있도록 지원하는 것으로, 구체적인 서비스는 하지 않는다. 그러나 간호사는 직접적인 간호 행위를 하고 환자에게 자기 결정을 촉진하는 설명을 하거나 의료 사회복지 상담원(medical social worker, MSW)을 비롯해 기타 전문직에게 협력하는 등 구체적인 지원 행위를 요구받는 경우가 많다.

2. 면접 환경

간호의 면접 장소는 환자의 상태나 조건에 따라 다르지만, 의료기관에서는 면접 회의실 또는 병실, 진찰실 등에서 이루어진다. 또한 지역에서는 복지 시설, 사무실 등에서도 이루어진다.

면접 장소는 개인의 정보가 다른 사람에게 알려지지 않는 방이나 장소로서 느긋하게 이야기하기 쉬운 따뜻한 분위기인 곳이 바람직하다. 외래의 진료실이나 병동의 간호사실을 이용할 때는 다른 사람의 움직임이나 의료기기가 보이지 않는 쪽에 환자와 가족들을 앉게 하는 등 배려한다. 또한 2인 이상의 병실에서 면접할 때는 커튼이나 스크린을 하고, 낮고 작은 목소리로 말하는 등 대상이 되는 환자의 비밀을 지켜주고 타인을 의식하지 않고 이야기할 수 있는 분위기가 필요하다. 개인 정보 보호를 지킬 수 없는 병실의 경우는 환자를 적절한 방에 이동시킨다.

한편, 같은 병실 환자를 지나치게 의식한 나머지 극단적인 분위기를 만들면 다른 환자가 불필요한 관심을 갖게 되거나 불신의 원인이 되기도 한다. 그러므로 특별한 사정이 없는 한 물수건으로 닦는 등 간호 행위를 하면서 이야기하고 라디오의 음악을 조용히 흘러나오게 하면서 말하는 등 연구가 필요하다.

면접할 때 간호사와 환자 또는 가족과의 위치는 마주보고 접근하는 것이 아니라, 사무실 책상의 정면과 옆쪽에 앉게 하는 것이 좋다(그림 4-B-2). 이렇게 하면 간호사는 상대의 말 이외에 전신의 표현을 관찰하기 쉽고, 환자도 상대가 응시하는 것 같은 느낌이 적어 긴장감이 누그러진다.

침대에 누운 상태에서 환자와 면접할 때는 정면의 위에서 내려다보지 않도록 하고 의자에 앉아 환자가 편안한 자세로 이야기를 할 수 있도록 한다. 또한 감염 예방 등을 위해 이야기할 때 침이 상대방에게 튀지 않도록 유의한다. 눈의 위치는 상대의 눈을 바라보아 무섭다는 느낌이 들지 않도록 배려하고, 넥타이 매듭 위치나 가슴의 브로치 정도의 위치를 보는 것이 적당하다고 한다.

면접시간은 환자의 심신 상태와 면접의 내용·목적을 생각하고 적당한 시간을 설정한다. 긴급을 요하는 때에는 예외로 한다.

3. 면접 과정

간호에 활용하는 면접 과정과 각각에 대해 유의해야 할 것은 다음과 같다.

(1) **만남** 면접의 시작은 만남이다. 면접을 목적으로 한 만남으로서 이를 통해 상대가 생각하고 있는 것이나 요구하는 것을 알게 된다. 첫 번째 면접에서 라포(rapport)[7], 즉 서로 마음이 통하고 공감대를 얻어 따뜻한 감정의 교류를 할 수 있게 되고, 이것이 성립하면 정보도 얻기 쉽고 다음 면접도 원활히 이루어지게 된다.

(2) **정보의 수집** 면접을 하여 상대의 기분에 대해 듣기 시작하고 면접 중의 태도와 표정을 관찰하고, 상대의 성격이나 배경을 추측한다. 무표정한 사람, 불안한 사람, 상대의 얼굴을 직접 보지 않고 가끔 몰래 보는 사람, 항상 웃고 있는 사람 등 인간에게는 여러 가지 타입이 있지만, 각각의 유형에 따라 받아들이는 태도가 필요하다. 이렇게 하여 얻어진 관찰사항들을 기록·연락하는 것에 의해 더 새로운 정보를 얻을 수 있다.

(3) **문제의 핵심 파악** 상대가 이야기한 것을 중심으로 내용을 확인하고 상대와의 라포 형성을 한층 강화한다. 상대가 요구하고 있는 것이나 문제에 관한 객관적·주관적인 사실 또는 그것에 대한 관계자의 태도 등을 충분히 이해하여 문제의 핵심을 안다. 또한 상대 스스로 자기 문제를 찾을 수 있도록 대처하는 것도 필요하다.

(4) **현실의 통찰과 행동의 선택** 자신과 현실을 올바르게 바라보는 것을 '통찰'이라고 하는데 면접에서

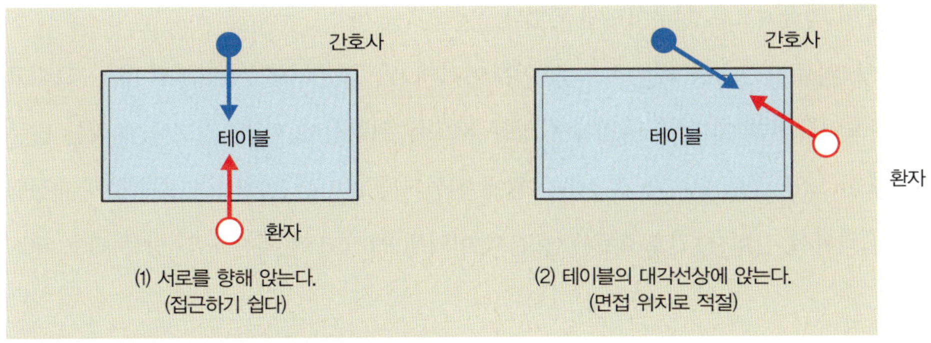

그림 4-B-2 간호사가 환자와 면접할 때의 위치

---

7) 본래의 의미는 일치, 관계, 친밀 등의 뜻이다.

도 중요하다. 면접에 임해서는 상대에게 자신이나 현실을 통찰하고 문제 해결의 구체적인 행동을 스스로 선택하도록, 즉 자기 결정의 방향으로 지원을 한다. 그러나 본인이나 가족이 구체적인 행동을 선택하는 것이 불가능한 경우에는 이를 지원한다. 지원은 환자를 위해서(for) 환자에 대하여(to)가 아니라 환자와 함께(with) 이루어져야 환자와 가족에게 받아들여진다.

(5) 선택한 행동 결과의 관찰과 평가·수정 상대가 스스로 행동을 선택할 수 있다면 인터뷰 과정을 종료하지만, 그것뿐 아니라 행동의 경과와 결과를 관찰하고 평가·수정하는 것은 간호 과정에서 빼놓을 수 없는 중요한 것이다.

[첨부] 가정 방문에 의한 지도 활동

■ 간호사와 가정 방문에 의한 활동

가정 방문(home visit)은 광의로는 다른 사람의 집을 방문하여 자신의 목적을 수행하는 것이며, 내용은 사교, 놀이, 가사도우미, 포교, 상품 판매 등 다양하다.

간호사의 가정 방문에 대해 살펴보면, 조산사는 가정 분만과 그에 따르는 신생아 케어를 위해 예전부터 가정 방문 케어를 실시했다. 그러나 최근에는 대부분 시설 분만을 하기 때문에, 모자보건법에 따라 임산부와 신생아를 대상으로 보건소에서 방문 위탁을 받아 가정 방문을 하는 것 이외에는 거의 하지 않는다. 보건사에게는 활동의 중요한 부분으로 가정 방문이 실시되어왔다. 또한 일본에서는 육아 지원을 목적으로 2008년 아동복지법이 일부 개정됨에 따라 2009년 4월부터 생후 4개월까지의 유아가 있는 모든 가정을 보건사·조산사·보육사 등이 방문하는 가정 방문 사업이 이루어지고 있다.

한편, 가정 방문에 의한 간호는 인구의 고령화에 따른 재택 간호 노인의 증가와 의료 기술의 진보에 따른 재택 의료 치료와 관련된 니즈, 의료와 복지의 협력체제 강화 등으로, 보건사의 활동뿐만 아니라 간호사의 간호 활동(방문 기술)이 적극적으로 이루어지게 되었다.

간호사의 가정 방문이 의료기관에서 적극적으로 이루어지게 된 것은 1970년경부터이다. 그리고 1983년 2월부터 시행된 노인보건법[8]에 의해 구청에서 방문 지도를 위탁함에 따라, 간호사에 의한 방문 지도가 제도화되었다. 또한 노인 진료 보수가 같은 해 4월에 신설되어 1991년 10월 노인보건법이 개정됨에 따라 담당의사와의 협력하에 간호사·간호조무사·보건사 이외에 PT·OT에 의한 노인 방문 간호 제도가 만들어졌다.

---

8) 노인보건법은 2008년 4월부터 고령자의 의료 회복에 관한 법률의 신설됨에 따라 폐지되고, 노인보건법에 의한 보건 사업은 고령자의 의료 확보에 관한 법률과 건강증진법 등에 포함되었다.

진료 보수의 신설과 변화는 앞서 언급했듯이 인구의 고령화, 의료 기술 진보에 의해 재택 요양 가능성의 증가, 질병 구조의 변화에 따른 만성 질환의 증가 이외에도 가족 구성과 가족 기능의 변화에 대응할 수 있는 간호 활동을 공개적으로 인정한 것으로 보인다. 즉 예전에는 병원 소속 간호사의 가정 방문에 의한 간호 활동은 병원의 서비스와 자원 봉사 차원에서 이루어졌다. 하지만 간호가 자원 봉사 차원이 아니라 독립된 전문 업무로 사회보험 진료의 하나로 인정된 것은 의의가 크다고 할 수 있다.

의료기관이 수행하는 방문 간호의 대상은 해당 의료기관에서 진료받는 환자이기 때문에 다른 의료기관의 환자와 먼 지역에 사는 환자는 방문 간호를 받을 수 없었다. 따라서 일본에서는 1992년 9월 방문 간호회가 개설되었다. 설치의 주체는 자치 단체·의료법인·지역 의사회·간호협회·NPO 법인·영리법인이 개설자가 될 수 있으며, 간호직이 독립 자영할 수 있는 간호직장이 되었다.

방문 목적은 간호사가 소속된 기관과 조직의 간호 대상이 되는 사람에게 개별성 있는 적절한 간호 행위를 실시하고 지도하는 것이다. 간호 행위는 간호 기술을 이용하여 간호를 수행하는 것은 물론, 간호의 대상이 되는 사람과 가족의 간호 기술 등을 시행·상담받고 함께 생각하고 조언하는 것, 욕구를 알기 위한 조사 등 폭넓은 내용이 포함된다.

■ 간호 과정과 재택 환자 정보 수집의 특징

가정 방문에 의한 간호 활동의 실시에 대해서도 평가를 하고 그것을 바탕으로 계획을 세우는 것은 입원 환자의 경우와 같다.

방문 시의 정보 수집은 보건소나 구청 등 공공기관 보건사가 방문 대상자에 관하여 개별적인 내용뿐만 아니라 지역 보건 의료 전체를 파악하는 것이 필요하다. 예를 들어, 고혈압 환자에게 생활 지도가 필요한 경우의 정보는 해당 환자의 식생활 속에서의 염분 섭취량과 식사 내용이 문제로 떠오르겠지만, 개인뿐만 아니라 지역 전체의 식습관에서 온 것이라면 지역 보건 의료 전체의 문제로 다룰 필요가 있다. 또한 개호 보험에 관계되는 판정 등에 대한 고려도 빼놓을 수 없다.

그러나 가정 방문은 개인과 그 가족을 중심으로 한 대상자의 집에서 하는 간호 활동이기 때문에, 정보로 수집하는 내용은 'PART1 2장 정보 수집과 관찰, 기록·보고'의 항목에서 언급한 것 이외에 특히 아래와 같은 것이 있다.

(1) 대상자 자신이 재택 간호를 희망하고 있는가?

(2) 대상자의 가족이나 가까운 사람들이 집에서 돌보는 것을 어떻게 생각하고 있는가?

(3) 가족이 적절한 간호를 하고 있는가?(간호 능력의 양과 질)

(4) 가족이나 간호하는 사람의 건강 상태의 불량이나 피로의 정도는 어떠한가?

(5) 이웃이나 지인의 지원을 대상자와 가족이 받을 수 있는가?

(6) 가정에서의 치료 간호가 필요한지 여부와 이때 필요한 기구와 장비를 구비하고 있는가?

(7) 의료의 지원을 적절하게 받고 있는가?

(8) 비상사태에 대응하기 위해 의료기관과 연계를 취할 수 있는가?

(9) 주거 환경(주거 구조와 시설, 병실·거실의 채광과 통풍)

(10) 사회 자원에 대한 생각과 이용 상황은 어떠한가?

가정 방문을 할 때는 처음 방문하기 이전에 모든 정보를 얻기는 어렵고, 방문해서도 처음부터 모든 것을 듣고 관찰할 수 있는 것은 아니다. 대상자와 가족에게 받아들여지는 것이 정보 수집의 첫걸음임을 알고, 간호에 실제로 활용할 수 있는 정보 수집을 위해 노력하고 판단하기 바란다.

계획

가정 방문은 대상자의 생활 터전(집 또는 이와 유사한 시설)을 방문하여 상담·지도를 실시하는 것으로, 가족과 관계자를 면접하여 지도하거나 간호를 실시하기 때문에, 원칙적인 사항은 '2장 면접 기술(p559)' 및 '1. 개인을 대상으로 하는 상담·지도 기능(p553)'에 준하는 부분이 많다.

■ 누구(Who)

(1) 제1단계: 방문 대상자가 될 사람을 선택한다.

가정 방문의 대상자는 간호사가 소속된 기관에 따라 다르지만, 사회보험 등 법적 대상자와 각 기관의 방침에 의해 선정된다. 예를 들어, 보건소나 구청에 속한 보건사의 방문 대상은 병원에서 퇴원 후의 지도·간호를 의뢰한 환자와 미숙아 또는 검진에서 이상이 발견된 아이들과 부모가 대상이 된다. 그 밖에 담당지역 전체의 주민 가운데 건강에 문제가 있는 사람이다.

병원이나 방문간호협회의 간호 방문 대상자는 움직이지 못하고 누워만 있는 상태에서 퇴원한 환자와 의료기관에서 진료를 받고 있는 중이지만 집에 누워만 있는 환자, 기타 각 의료기관에서 진료를 받고 있는 자로 누워만 있는 재택 환자로서 회진 의사가 의뢰한 환자이다.

(2) 제2단계: 방문할 대상자 가운데 해당 날짜에 방문 대상자가 될 사람을 결정한다.

제1단계에서 선택한 방문 대상자 가운데 오늘 누구를 방문할 것인지 선택하는 것이 제2단계이다. 제1단계에서 선택한 대상자가 1명이고 오늘 방문 가능한 사람 수라면 선택할 필요가 없다. 그러나 보건소와 구청의 보건사 방문 대상은 유아, 임산부 등 건강 상태가 좋은 사람부터 관찰을 요하는 사람, 누워만 있는 노인이나 환자, 말기 환자 등 다양한 건강 상태에 있는 다수의 사람이다. 또한 병원·진료소 등의 경우도 1일 또는 1회 방문 대상자의 종류와 증상이 다양하고, 1회 방문으로 끝나는 사람은 없다.

그러므로 방문 대상자들 속에서 오늘 방문 대상자가 되는 사람은 다음과 같이 선택한다.

(1) 간호사의 방문 가능한 1일(또는 1주일, 1개월 등) 시간 수를 안다.

(2) 대상자의 방문 긴급도·필요도를 안다.

　　방문 긴급도는 대상자의 신체적인 질병 상태나 정신적인 상태에 의해 판단한다. 또한 필요도는 일주일에 1회 정기적으로 미숙아의 체중 측정을 하고 지도하거나 퇴원 직후 재택 산소 요양 중인 환자에게 주 2회 정도 관찰과 지도가 필요하므로 이를 기준으로 각 시설과 간호사의 판단에 따라 정한다.

(3) (2)에서 방문을 하는 대상의 순서를 정한다.

(4) (3)의 대상자 개개인에 대해 간호 기술과 교육시간, 이동시간을 예측한다.

　　또한, 가정 방문에 걸리는 시간은 일반적으로 간호 기술을 중심으로 한 경우 1건당 1시간 30분~2시간, 관찰과 설명을 중심으로 한 지도의 경우 1건당 1시간 전후지만, 연락이나 부분적인 지도 등은 30분 전후의 것도 있다. 이것은 실시 내용과 대상자의 상태, 가족의 협력 정도에 따라 다르기 때문에 간호사 자신의 능력에 따라 종합적으로 소요시간을 예측한다.

(5) (1)의 간호사 방문 가능시간에 (4)의 시간을 대입시켜 그날의 방문 대상자를 정한다. 만약 간호사가 방문 가능한 시간을 1주일 또는 1개월로 계산하여 행동 계획을 세우는 것이 적당한 경우에도 이에 따른다.

■ 언제(When)

(1) 방문 시기 방문 시기는 방문의 목적과 무엇을 실시하는지에 따라 다르다. 예를 들어, 유아 진단 결과 정밀검사라든지 치료를 요할 경우는 진단한 후 가능한 한 빠른 시기에 방문하여 검사와 치료가 이루어지도록 지도하고 실행을 확인한다.

또한 병원에서 퇴원한 재택 환자 방문의 경우에는 퇴원 시까지 지도된 것이나 가정에서의 생활이 어느 정도 궤도에 올라서는 것을 고려하여 일반적으로 퇴원 후 가능한 초기(1주 이내)에 처음 방문하는 것이 적당하다고 본다. 그 후의 방문 시기는 환자의 상태에 따라 일정하지 않다.

(2) 방문시간 가정 방문을 하는 시간대는 몇 시쯤이 적당할까? 이것은 간호사의 업무 전체에서 본 가능한 시간대도 있지만 대상자를 우선으로 생각하면 각 사람의 질병 상태, 생활 리듬, 생활 환경, 가족의 생활, 간호사와 대상자·가족과의 인간관계 등에 의해 결정된다.

즉 질병 상태가 긴급을 요하는 경우에는 가능한 한 언제라도 방문한다. 긴급한 경우는 자주 일어나지는 않는다. 생활 리듬은 대상자·가족 모두에게 따로 있고 간호사의 근무가 9시부터라고 해도 대상자와 가족 중에는 일어나는 시간이 늦어, 9시경에 아침 식사를 하는 사람도 있다. 또, 어린아이와 고령자는 낮잠을 자기 때문에 경우에 따라 방문해도 지장이 없는 시간대를 알아두는 것이 좋다.

또한, 간호사와 대상자가 첫 대면을 할 경우나 인간관계가 어느 정도인지에 따라 방문시간에 대한 배려는 달라진다. 방문은 전화로 미리 약속하면 상대의 사정에 맞는 시간에 갈 수 있고, 인간관계가 좋아지며 방문과 지도 내용을 수용하는 데도 좋다.

이상을 고려하여 방문시간을 계획한다.

■ 어디에서(Where)

가정 방문 시 집 안의 어디에서 면접을 하여 지도와 간호 기술을 실시할 것인지에 대해서는 방문 목적과 대상자의 상태, 수용방법에 따라 다르므로 계획 단계에서 미리 예측해둔다.

(1) 현관 연락만 했을 때나 낮잠 등의 경우는 현관에서 면접할 수 있다. 또한 보건소 보건사가 감염 환자의 조사를 위해 방문했을 때 등 수용하기 어려우면 현관 앞에서 최소한 필요한 것을 들을 수 있다. 즉 현관이 적당하다고 미리 예정하는 경우와 예정하지는 않았지만, 어쩔 수 없이 현관에서 용건을 처리하는 경우가 있다.

(2) 병실 간호 기술을 실제로 적용하거나 움직이지 못하고 누워만 있는 환자의 상태를 관찰하고 지도할 때는 병실에서 실시한다.

(3) 거실 지도를 중심으로 하거나 의논하는 공간으로 거실이 병실보다 적당한 환경인 경우는 거실에서 실시한다. 특히 가족과의 상담 및 지도, 환자의 상태가 좋지 않은 때 등 병실에서 수행하지 않는 것이 적절한 경우도 있다.

(4) 기타 목욕이나 샤워를 지원할 때는 욕실을 사용한다. 또 세정기가 달린 변기가 있는 경우 생식기 세정은 화장실에서 실시한다. 간이 욕조나 머리 감는 받침대를 가장자리나 복도에 두고 사용할 수도 있다. 집 안 어디든 활용하여 간호하는 장소로 계획하고 상대방의 승낙을 얻어둔다.

■ 무엇을(What)

대상자의 가족을 왜 방문하는지 목표를 세우고 기대하는 효과와 정도, 즉 방문의 목표를 예측하고, 방문해서 무엇을 할 것인지 구체적으로 계획해둔다.

■ 어떻게(How)

방문해서 실시하는 내용은 미리 어떻게 실시할 것인지 방법을 정해둔다. 예를 들어 목욕을 전면 지원하기로 한다고 하자. 이때 환자가 앉은 자세를 취할 수 있으면 등받이 나무 의자와 벨트를 이용하여 가족의 협력을 얻어, 가정용 욕조에서 A의 방법으로 한다. 욕조나 욕실이 좁으면 욕실 앞 복도에서 바람이 들어가지 않도록 문을 닫고, 간호사가 휴대용 욕조를 지참하여 B의 방법으로 하는 것도 계획한다. 대상자의 생활 실태와 심신의 상태를 정확하게 평가하고 가능한 방법을 생각한다.

■ 실시

계획한 것을 대상자의 집에 가서 실제로 실시한다. 간호사의 태도와 말투에 대해서는 면접과 지도 항목에서 이미 언급한 것을 참조하기 바란다. 또한 중복되는 부분도 있지만 방문 시 유의해야 하는 태도와 말투, 실시 내용, 방법에 대한 일반적인 사항을 기술한다.

a : 실시 과정

방문의 실시 과정은 목적이나 환자와의 인간관계에 따라서 다르지만, 일반적인 실시 과정을 단계별로 설명한다.

(1) 평가를 하고 간호의 계획을 세운다.

(2) 방문시간 약속을 한다. 퇴원 시나 병원에 왔을 때, 진료소를 방문했을 때 약속하거나 전화로 연락한다.

(3) 방문 시에 지참하는 물품을 준비하고 점검한다.

(4) 방문한다.

〈첫 방문〉

① 간호사는 자기 소속과 이름을 말한다.

자신을 증명하는 신분증을 지참하고 상대의 요구에 따라 제시한다. 개인의 비밀을 지키는 데도 필요하다.

② 상대를 확인한다.

동명이인 등의 실수를 저지를 수도 있으므로 반드시 이름을 확인한다.

③ 방문 목적을 설명한다.

④ 환자의 상태를 듣고 함께 관찰한다.

환자의 상태를 들을 때, 처음 만난 경우에는 상대가 긴장하지 않고 간호사를 받아들일 수 있도록 상대의 이야기를 경청한다. 일상적인 이야기를 하고 라포를 형성하는 것을 첫 번째 목표로 한다.

⑤ 환자와 가족에게 설명하고 양해를 얻어, 간호 기술을 적용하고 지도한다.

⑥ 다음 약속을 하고 비상 연락방법을 알려준다.

〈계속 방문〉

첫 방문에서 얻은 정보를 추가하여 판단하고, 계획을 세우고 날짜를 약속하고 방문한다. 첫 방문의 ④~⑥과 내용은 달라도 순서는 같다.

⑦ 간호사는 소속 부서에 돌아가 지참한 물품의 뒷정리를 하고 기록한다.

⑧ 주치의와 간호부장 등 필요한 사람에게 방문 결과를 보고하고 상담하거나 지시를 받는다.

⑨ 연락이 필요한 관계기관에 연락한다.

다른 기관에 연락할 때는 앞서 언급한 바와 같이 환자와 가족의 양해를 얻어둔다. 연락이 필요한지 여부가 판단되지 않거나 의문이 들 때는 주치의나 간호부장과 상담하거나 회의를 하고 다른 간호사의 의견을 듣는다.

b : 태도

(1) 대상자와 가족은 주인이며 간호사는 방문자, 즉 고객임을 인식하고 예의바르게 행동한다.

입원 중인 환자는 환자 중심의 간호를 실시하고 병원의 관리체계가 있으며 환자는 치료를 위해 입원한 것이다. 하지만 집에서는 자신의 생활습관 속에서 요양하고 있기 때문에 입원 시와 전혀 다른 태도를 취해 간호사가 놀라는 일도 많다. 간호사는 가정 방문 시 항상 손님으로서 예의를 지켜야 한다.

(2) 상대에게 호감과 신뢰를 얻을 수 있는 몸가짐을 하고 방문한다.

사람은 외모에 의해 호감을 가지거나 불쾌감을 가지기 쉽다. 머리형, 화장법, 옷(양말, 신발 포함)의 청결 등은 특히 주의한다. 따라서 간호사는 사생활에서는 자신의 취향을 발휘해도 되지만, 환자는 연령과 성별·취향이 다른 사람들이다. 간호사에게 기대하는 것이 무엇인지 생각한다. 또한, 호감을 갖게 되더라도 아이돌적 호감으로는 신뢰라고 할 수 없다. 환자가 신뢰할 수 있는 몸가짐에 대한 배려가 필요하다. 어떤 몸가짐이 적당한지 여부는 유행도 생각하면서 품위와 기능을 생각해 검토하는 것이 좋다.

(3) 가능한 한 방문시간을 약속하고 약속한 시간은 반드시 지킨다.

방문 목적에 따라 시간 약속을 하면 자연스럽게 만들어진 상태가 되고 실태를 모르기 때문에, 근처까지 왔기 때문에 방문하겠다고 설정할 수도 있다. 그러나 일반적으로 손님으로 방문하는 이상, 주인에게 폐가 되지 않는 시간에 약속하고 방문하는 것이 바람직하다. 또한 환자와 가족의 생활 스케줄이 있기 때문에 약속한 시간은 반드시 지켜 너무 일찍 또는 늦게 가지 않도록 주의한다.

(4) 방에 들어갔을 때는 선 채로 이야기를 하지 않고, 반드시 상대방과 이야기하기 쉽고 시선을 자연스럽게 맞출 수 있는 곳에 앉아서 대화한다.

너무 가까우면 압박감이 있고 너무 멀면 알아듣기 어렵기 때문에, 책상에 마주 앉은 정도의 거리가 바람직하다. 또한 누워 있는 환자는 누워서 자연스러운 시선의 위치에 앉는다.

(5) 느긋한 태도로 잘 경청한다.

바쁜 스케줄 속에 있으면 무심코 자신이 말하고 싶은 것을 먼저 서둘러 말해, 상대가 말할 겨를이 없게 되는 경우가 있다. 먼저 환자와 가족의 곤란한 점을 경청하여 문제를 확인하고, 해결하는 것부터 시작해야 신뢰 관계로 연결된다.

(6) 환자와 가족의 인권을 존중한다.

가정 방문으로 프라이버시를 침해하지 않도록 한다. 그리고 항상 상대의 인격을 존중하는 태도를 취한다.

(7) 항상 좋은 인간관계를 유지하고 간호사라는 전문직으로서 신뢰를 받는다.

간호사로서 방문하고 간호 기술을 실시하거나 지도하기 때문에 친절한 이웃에 머무르지 않고, 전문가로서의 판단과 실행에 의해 신뢰할 수 있도록 한다. 신뢰는 좋은 인간관계를 유지하기 위해 중요하다.

(8) 코디네이터의 역할을 명심한다.

간호사는 환자의 간호를 하는 데 있어 가족 중에서 중심이 되는 사람이 누구인지 알고 간호상 필요한 것을 상담한다. 또한, 가족뿐만 아니라 의료·복지 관계자와의 연락 조정 등 코디네이터로서의 역할에 항상 배려한다.

(9) 간호사는 항상 관찰되고 있다는 것을 알고, 환자와 가족들이 불안감이나 불쾌감을 갖기 쉬운 언행은 하지 않도록 한다.

(10) 간호사에 대해 환자와 가족들이 신경 쓰지 않도록 배려한다.

가정 방문을 하면 일부러 힘들게 와주었다며 차를 권할 수도 있다. 그러나 가족은 환자를 돌보는 사람으로 간호사와 함께 간호를 하거나 의논하고 싶은 사람이다. 환자나 가족이 간호사에 대해 신경 쓰지 않도록 설명해두는 등 배려를 한다.

c : 말하는 방법

(1) 상대가 알기 쉬운 말로 이야기한다. 해마다 새로운 유행어나 약어가 생겨나 다른 연령대의 사람이
나 직업을 가진 사람이 아니면 이해할 수 없는 말도 많아지고 있다. 가정 방문의 대상자는 유행어에
익숙한 젊은 사람보다는 중년 이상의 사람이나 장애가 있어 타인과의 교류가 적은 사람이 많다. 또
한, 사람마다 받은 교육 정도와 내용도 다양하기 때문에, 상대방이 아는 말로 말해야 한다. 간호사
스스로도 다양한 단어를 이해하기 위해 평소에 소설 등 다양한 서적을 읽어둘 필요가 있다. 또한
상대가 하는 말을 모르면 반문하여 제대로 이해하는 것이 필요하지만, 반문하는 방법에 따라 상대
가 열등감을 가질 수도 있으므로 하는 태도에 특히 주의한다.

(2) 말씨를 적절하게 한다. 'PART 1 1장 커뮤니케이션' 항목을 참조하기 바란다.

이상 가정 방문 기술에 대한 기본적인 사항을 설명하였다. 가정 방문을 실시하는 간호사에게는 자
신이 실시한 내용과 방법에 대해 책임감 있는 행동이 요구된다.

d : 실시 내용

가정 방문에서 실시하는 내용은 간호 행위에 속한 것 모두이다. 각각의 소속 기관에 따라 중점사항은
다르지만, 종합적으로 실시 내용을 설명하면 다음과 같다.

(1) 간호 기술을 실시한다. 내용으로는 일상생활의 지원 기술, 치료에 따른 지원 기술 이외에 관찰을 위
한 신체검사 등을 한다.

(2) 간호 기술을 시연하여 환자와 가족이 실시할 수 있도록 지도한다.

(3) 환자와 가족이 퇴원 시나 집단 지도 모임 등에서 지도를 받아 취득한 것이 제대로 실행되고 있는지
알고, 필요에 따라 구체적으로 다시 지도한다. 올바르게 되어 있으면, 그것을 말하고 격려하거나 다
음 방법을 지도한다.

(4) 환자와 가족에게 상담받은 것을 함께 생각하거나 지도한다.

(5) 환자와 가족의 이야기를 듣는다. 푸념도 있고 이야기를 하는 동안 말하는 사람이 스스로 해결하는
것도 많지만 우선 듣는 역할을 한다.

(6) 코디네이터의 역할을 한다. 환자·가족·지인·자원 봉사자 등과 보건 의료 팀의 코디네이터로서 역
할을 한다.

(7) 보건 의료 팀 사람들, 복지 관계자들, 기타 전문가들에게 필요에 따라 연락한다. 그러나 환자와 가
족에게는 말하고 싶지 않은 것도 있으므로 다른 사람에게 연락할 때는 반드시 환자와 가족에게 설

명하고 허가를 받는 등의 배려가 필요하다. 간호사는 환자(대상자)의 권리를 존중하는 데 부족함이 있어서는 안 된다.

(8) 보건 의료 및 간호에 관한 조사를 위한 방문이 행정기관 보건사에 의해 수행될 수 있다. 또한, 학습과 연구를 위한 조사가 가정 방문을 통해 실시된다. 이러한 경우는 사전에 연락하여 허가를 받아둔다.

3장 욕창의 예방

1 욕창에 관한 간호의 의의

욕창에 대한 간호는 오래된 동시에 새로운 과제이다. 간호를 전문으로 하는 간호사에게 '환자에게 욕창이 있는 것은 부끄러운 일이다'라는 말은 오래전부터 언급돼왔다. 이 말 속에는 정상적으로 간호를 유지하고 있으면 욕창은 있을 수 없다는 뜻이 들어 있다. 그러나 환자의 상태·치료방법, 간호의 질적·양적인 문제 등으로 욕창을 방지할 수 없어 악화되는 환자도 있다.

욕창(pressure ulcer)에 대해 일본욕창학회는 "신체에 더해진 외력은 뼈와 피부 표면 사이의 연부 조직의 혈류를 감소 또는 중지시킨다. 이런 상황이 일정 시간 계속되면 조직은 돌이킬 수 없는 조혈성 장애에 빠져 욕창이 된다"고 정의하고 있다(2005년)[9].

최근의 급속한 의료 기술의 발달은 많은 인명을 구하고 치료 효과를 높이고 있다. 한편, '의원 병'이라고도 인정되는 욕창이나 꼼짝없이 누워만 있는 노인 등 고령자에게 여러 원인에 따른 욕창이 발생하여 환자에게 고통을 가져다주고 있다. 이러한 현재 상태를 인식하고 욕창 예방의 필요성을 고려하여 간호의 문제만이 아니라 의료 전체의 문제로 인식하기를 바란다.

특히, 간호사는 환자의 24시간을 관찰하고 관리하는 입장에 있으므로, 환자의 상태를 예측하고 알게 된 정보를 판단하여 욕창 예방을 위한 간호를 실시한다. 이것은 불행하게 욕창이 된 경우에도 치료의 전제로서 필요한 것이다. 그리고 욕창 예방을 위한 간호는 기본 간호 기술 원칙에 따라 환자에게 제공하는 것이다. 즉 욕창 예방을 위한 간호는 커뮤니케이션을 포함한 기본 간호 기술의 모든 것을 숙련된 기술로 환자에게 실시하는 것이다.

욕창은 악화되면 치유하기 어렵지만 예방 가능한 것이기 때문에, 욕창에 관한 간호는 첫째가 예방이고 둘째는 조기 발견에 있으며 이에 대한 노력을 애정을 가지고 실시해야 한다. 또한, 최근의 욕창은 재택 요양 환자에게도 많아, 지역에서의 간호와 가족에 대한 지도가 강조되고 있다.

---

9) 일본 욕창학회 편저: 욕창 예방·관리 지침 p18, 조림사, 2009

2 욕창에 관한 기초지식

A : 욕창의 요인

욕창의 발생 및 악화와 관계된 인자로는 ① 압박과 피부 조직의 차이 ② 신체 기능의 저하(영양장애, 순환장애, 지각·운동장애, 피부 및 근육의 퇴화 등의 이상) ③ 마찰 ④ 신체의 불결 ⑤ 습윤 등을 들 수 있다.

먼저 압박은 욕창의 직접적인 원인이며, 모세혈관의 내압 이상에 외부에서 압력이 가해지면 그 부분에 순환장애가 일어난다. 외부로부터의 압력으로 먼저 체중이 국소에 압박을 준다. 그래서 가장 압박되는 것은 뼈의 돌출부와 바닥 사이의 피부와 근육이다. 피부와 근육의 압박에는 압축응력(compressive stress: 외력에 의해 압축되는 방향으로 작동하는 응력), 전단응력[10](shear stress: 외력에 의해 임의의 단면 방향으로 작동하는 응력), 인장응력(tensile stress: 외력에 의해 당겨지는 방향으로 작동하는 응력)이 관여돼 있으며, 그 압박에 의해 피부의 모세혈관이 눌려 찌그러져 혈액순환이 차단된다(조혈 상태).

압박은 장기 임상 환자뿐만 아니라 딱딱한 수술대에서 동일한 체위로 수술이 장시간에 이르는 경우도 일어난다. 피부와 뼈의 돌출부에 있는 피하지방과 근육은 압박에 완충작용을 하므로, 사람의 피하조직의 상태에 따라 동일한 압력을 가해도 압박의 정도가 다르다. 또한 지각·운동장애가 있으면 압박에 의한 불쾌감이 없거나 줄어들기 때문에 몸을 움직이거나 체위를 변경해서 불편에서 벗어나려고 하는 동작을 하지 않는다. 따라서 동일한 체위를 계속하게 되고 점점 압박이 더해진다. 또한 앉은 자세의 경우 상체의 무게가 둔부에 가해져 옷의 마찰에 의해 피부 조직에 차이가 생긴다. 이 차이와 상체의 무게로 인한 피부 조직에 압박이 욕창을 발생시킨다.

욕창 발생과 악화를 촉진하는 것으로 신체 기능의 저하를 들었는데, 영양 상태의 저하도 욕창 발생이나 악화의 큰 원인이 된다. 저사의 실험[11]에서도 〈표 4-C-1〉과 같은 결과를 얻었다. 영양 상태의 저하 중에서도 혈액검사치의 알부민과 헤모글로빈의 저하를 아는 것으로, 압박 상태의 관찰과 함께 욕창 발생을 예측할 수 있으므로, 욕창 예방에 적극적인 간호가 전개될 수 있다.

또한, 피부를 문지르는 것은 피부를 손상시키는데, 특히 나이가 들어감에 따라 피부의 노화 현상, 전신의 순환장애로 인한 부종이나 위축이 일어난 경우에는 약간의 마찰로도 상처가 생기고 감염되기 쉬워진다. 감염에는 신체의 불결이나 습윤도 포함된다. 즉 불결한 상태에는 피부 표면에 병원성 미생물이 부착되어 있으며, 약간의 피부 상처로도 감염이 된다. 습윤은 습도와 온도가 더해진 것으로, 불결한 상태를

---

10) 일본욕창학회 용어집 검토위원회: 일본욕창학회에서 사용하는 용어의 정의·해설－용어집 검토위원회 보고 2－일본욕창학회지, 10(2) 162~163, 2008

11) 우지이에 사치코·아소 요코 외: 욕창의 발생에 미치는 체온·혈류에 관한 임상 간호학적 연구, 1990년 과학연구비보조금(일반 연구B) 연구 성과 보고서, p10~12, 1992

만들게 된다.

  이러한 요인에서 보면 발생하기 좋은 부위는 뼈의 돌출된 부위나 불결하고 습윤하기 쉬운 부위이다. 즉 반듯이 누운 자세는 후두부·견갑골부·천골·종부·팔꿈치 부위이며, 옆으로 누운 자세에서 대전자부와 외과부, 엎드린 자세에서는 상전자골극부·무릎 관절부이다(그림 4-C-1). 또한 환자의 체형이나 누운 위치에 따라 등뼈부·좌골결절부·대퇴골 하단내부·내과부 등도 주요 발생 부위라고 할 수 있다. 압박 부분은 체압 그림(p166 참조)을 비교하면 알기 쉽다.

종별	대상자	평균치(SD)	t 검정		
혈청 총 단백 (표준치 6.5~8.0g/dℓ)	욕창 고령자	6.25 (1.0)	1.52	2.70**	
	역욕창 고령자	6.7 (0.8)			
	건강 고령자	7.2 (0.4)	1.67		
알부민 (표준치 3.8~5.1g/dℓ)	욕창 고령자	3.0 (0.79)	3.75****	3.42***	
	역욕창 고령자	3.9 (0.6)			
	건강 고령자	4.0 (0.2)	0.49		
알부민/글로불린 비율 (표준치 1.1~2.0g/dℓ)	욕창 고령자	1.01 (0.4)	3.48***	2.14*	
	역욕창 고령자	1.4 (0.3)			
	건강 고령자	1.3 (0.1)	0.96		
헤모글로빈 (표준치 남 13~17g/dℓ 여 12~15g/dℓ)	욕창 고령자	11.0 (2.08)	1.10	2.86***	
	역욕창 고령자	11.7 (1.68)			
	건강 고령자	13.2 (1.05)	2.29*		

표 4-C-1 대상자별 혈액검사치의 비교

* P < 0.05, ** P < 0.02, *** P < 0.01 **** P < 0.001
[주] 욕창 고령자(n=25, 남자 11·여자 14), 역욕창 고령자(n=15, 남자 5·여자 10), 건강 고령자 (n=8, 남자 4·여자 4)

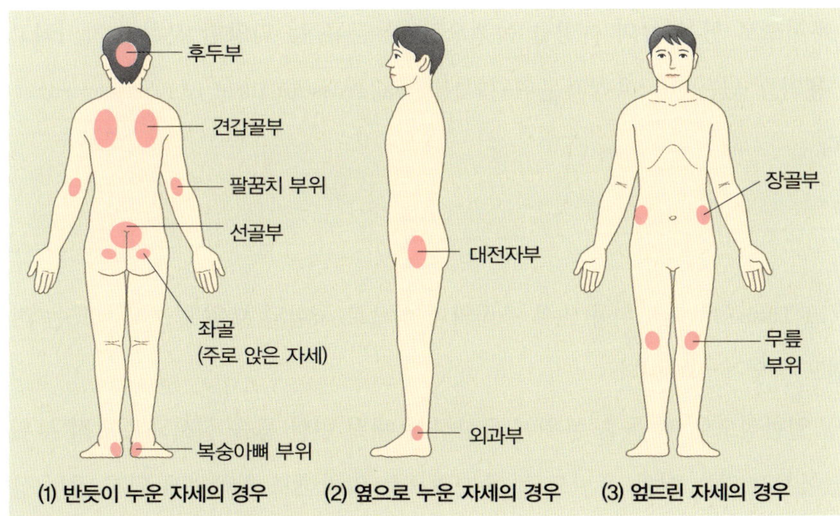

그림 4-C-1 욕창이 생기기 쉬운 부위

B : 증상

증상의 경과는 초기 증상으로서 ① 압박에 의한 발적(홍조 → 진한 빨간색)이 일어난다. 이 상태를 일반적으로 '욕창이 되고 있다'라고 표현하며, 다음에 말하는 예방으로 즉시 간호를 충분히 하면 증상은 사라진다. 그러나 한 번 없어져도 예방적인 간호를 계속하지 않고 방치하면 다시 발생한다.

발적에서 한 걸음 진행된 상태는 진한 빨간색으로 발적한 부분이 ② 팽창하고 그 위에 ③ 장액과 혈성 액체를 내용으로 하는 작은 물집이나 경결이 생긴다. 이 물집은 거의 눈에 띄지 않는 것도 많아, 주의 깊게 관찰하지 않으면 이 증상을 모른 채 다음의 증상을 보게 된다. 영양 상태가 매우 부족한 경우는 ②, ③의 상태가 일어나지 않고, 진한 빨간색에서 다음 상태로 이동한다.

따라서 국소의 혈액순환장애가 발생하면 그 부분의 피부와 피하조직 기능이 극도로 저하 또는 중지됨으로써 ④ 표피의 괴사를 일으켜 표피가 벗겨지고 진피가 노출되며, 분비물이 있는 부식(미란) 상태가 되고 따끔한 것 같은 통증이 생긴다. 이 괴사는 점차 깊은 조직에까지 이른다. 괴사가 표피의 단계에서는 간호와 소독, 국소 약물 도포에 의해 조기에 치료한다.

괴사의 부분에 감염을 일으키면 ⑤ 궤양을 일으켜 치료하기 어려운 상태가 된다. 마비가 된 경우에는 통증의 호소가 없어 관찰이 충분히 이루어지지 않으면 궤양을 일으키기 쉽다. 궤양이 근육과 뼈에 달하면 치유에 시간이 걸린다.

이러한 증상의 관찰과 기록에는 여러 가지 방법이 있지만, 최소한의 내용으로 ① 넓이와 깊이(긴 지름×짧은 지름, 표피만 → 뼈 파괴) ② 욕창 상처 표면의 색조 ③ 주위의 피부와 욕창 부분 표면의 상태(발적·물집·경결·부식·괴사와 궤양의 상태) ④ 지각의 상태(통증의 유무와 종류, 마비의 유무, 정도) ⑤ 기타를 알아두는 것이 좋다.

욕창의 분류로는 치료를 목적으로 한 분류와 예방을 목적으로 한 분류 등 다양한 분류가 제기되고 있지만, 여기에서는 많이 이용되고 있는 미국욕창자문위원회(National Pressure Ulcer of Advisory Panel, NPUAP)의 분류법을 소개한다.

a : 욕창의 분류

(1) 의심 DTI(Suspected Deep Tissue Injury): 피하 연부 조직의 손상으로 국한된 부위가 보라색 또는 적갈색 피부 변색 또는 혈포가 있는 상태이다.

(2) 스테이지 I(Stage One): 일반적으로 뼈 돌출 부위에 국한하는 체위 변환 등을 실시하고 발적 부위의 압박을 제거해도 없어지지 않는 발적·홍반으로, 손가락으로 압박해도 창백하게 되지 않는 상태이다.

(3) 스테이지 Ⅱ(Stage Two): 피하지방 조직에 못 미치는 표피 부식과 진피에 남아 있는 얇은 궤양이 있는 상태이다. 물집을 형성하는 경우도 있다.

(4) 스테이지 Ⅲ(Stage Three): 피부 전 층에 궤양이 미쳐 피하지방 조직에 도달해 깊이가 있는 상태이다.

(5) 스테이지 Ⅳ(Stage Four): 근육·힘줄·관절포·뼈까지 도달한 손상이다.

(6) 판정 불능(Unstageable): 욕창 궤양부의 바닥이 황색·황갈색·회색·갈색이고 전 층이 황갈색·갈색·검정색으로 덮여 조직 결손 또는 궤양부의 바닥이 황색·황갈색·회색·갈색 또는 전 층이 황갈색·갈색·검정색으로 덮여 있는 조직 결손의 상태이다.

b : 욕창 상태의 평가

욕창의 치료와 간호를 실시하기 위해서는 욕창의 상태를 평가할 필요가 있다. 일본욕창학회는 욕창 평가의 지침으로 '욕창의 상태의 평가' DESIGN[12]을 개발하여 일반인에게 공개하고 있다. 병원에서는 이를 이용하여 욕창이 치유를 향하고 있는지, 악화하고 있는지 경과를 쫓아 평가하고 평가에 따라 병원의 욕창대책위원회 등에서 치료 및 간호의 적절성에 대해 검토를 실시한다.

진료기록 카드 번호( ) 환자 성명( )		일시	/	/	/	/	/	/
깊이(Depth, 상처의 가장 깊은 곳으로 평가한다.)								
d 진피까지의 손상	D 피하조직에서 심부							
삼출액(Exudate, 드레싱 교환의 횟수)								
e 1일 1회 이하	E 1일 2회 이상							
크기(Size, 장경(cm)×단경(cm))								
s 100 미만	S 100 이상							
염증/감염(Inflammation/infection)								
i 국소의 감염 징후 없음	I 국소의 감염 징후 있음							
육아조직(Granulation tissue, 양성 육아의 비율)								
g 50% 이상(진피까지의 손상 시도 포함)	G 50% 미만							
괴사조직(Necrotic tissue, 괴사조직의 유무)								
n 있음	N 있음							
우묵한 곳(Pocket, 우묵한 곳의 유무)	−P 있음							
부위(선골부, 좌골부, 대전자부, 종부, 기타( ))						©일본욕창학회/ 2002		

그림 4-C-2 '욕창의 상태의 평가' DESIGN: 욕창 중증도 분류용

---

12) 일본욕창학회 편저: 욕창 대책의 방침 일본욕창학회, p20~21, 2002

'욕창의 상태의 평가' DESIGN-R은 평가 항목 D(깊이, Depth), E(삼출액, Exudate), S(크기, Size), I(염증/감염, Inflammation/Infection), G(육아조직, Granulation tissue), N(괴사조직, Necrotic tissue)의 머리글자를 딴 것이다.[13] 이 밖에 평가 항목에는 P(포켓, Pocket)가 포함된다. 평가액 품목은 욕창의 상태

DESIGN-R 욕창 경과 평가용				진료기록 카드 번호( ) / 환자 성명( )		월일	/	/	/	/	/	/
Depth 깊이 상처 부위의 가장 깊은 부분으로 평가하고, 개선에 따라 상처가 얇아진 경우, 그것과 상응하는 깊이로 평가한다.												
d	0	피부 손상·발적 없음	D	3	피하조직까지 손상							
	1	지속되는 발적		4	피하조직을 넘는 손상							
				5	관절공, 체공에 이르는 손상							
	2	진피까지 손상		U	깊이 판정 불능인 경우							
Exudate 삼출액												
e	0	없음	E	6	다량: 1일 2회 이상의 드레싱 교환을 요함							
	1	소량의 드레싱 교환을 필요로 하지 않음										
	3	중등량: 1일 1회 드레싱 교환을 요함										
Size 크기 피부 손상 범위 측정: [장경(cm)×장경과 직각을 이루어 교차하는 최대경(cm)]												
s	0	피부 손상 없음	S	15	100 이상							
	3	4 미만										
	6	4 이상 16 미만										
	8	16 이상 36 미만										
	9	36 이상 64 미만										
	12	64 이상 100 미만										
Inflammation/Infection 염증/감염												
i	0	국부의 염증 징후 없음	I	3	국소의 명확한 감염 징후 있음(염증 징후, 농, 악취 등)							
	1	국소의 염증 징후 없음(창 주위의 발적, 종창, 발열, 통증)		9	전신적 영향 있음(발열 등)							
Granulation tissue 육아조직												
g	0	치료 또는 상처가 얇기 때문에 육아 형성을 평가할 수 없음	G	4	양성육아가 창면의 10% 이상 50% 미만 차지							
	1	양성육아가 창면의 90% 이상 차지		5	양성육아가 창면의 10% 미만 차지							
	3	양성육아가 창면의 50% 이상 90% 미만 차지		6	양성육아가 전혀 형성되지 않음							
Necrotic tissue 괴사조직 혼재하는 경우에는 전체적으로 많은 증상을 가지고 평가한다.												
n	0	괴사조직 없음	N	3	부드러운 괴사조직 있음							
				6	딱딱하고 두꺼운 밀착된 괴사조직 있음							
Pocket 포켓 움푹 파인 곳, 매번 같은 체위로 포켓 전주(농창 면도 포함)[장경(cm)×단경(cm)]에서 궤양의 크기를 뺀 것												
p	0	포켓 없음	P	6	4 미만							
				9	4 이상 16 미만							
				12	16 이상 36 미만							
				24	36 이상							
부위[선골부, 좌골부, 대전자부, 종골부, 기타( )]						합계						

ⓒ일본욕창학회/2008

그림 4-C-3 '욕창 상태의 평가' DESIGN-R: 욕창 경과 평가용

---

13) 일본욕창학회 편저: 'DESIGN' 중증도 분류와 경과 평가의 도구(DESIGN-R 포함), 일본욕창학회 http://www.jspu.org/, 2008-12-15

를 나타내는 대문자와 소문자로 구별된다(그림 4-C-2). 문자로 구별하지만 각각에 대해 숫자에 의한 단계 평가에서 자세한 평가가 이루어지고 있다(그림 4-C-3). 문자의 구별로 보면 대문자는 소문자보다 심각한 것임을 나타내고 있다.

c : 욕창 치료

욕창의 치료는 의사의 치료 방침 아래 이루어지며, '전신 치료'와 '국소 치료'로 나뉜다. 전신 치료는 영양 보급을 중심으로 진행된다. 그것은 욕창 면에서 삼출액이 배출되고 통증이나 불쾌감 때문에 식욕부진이 일어나, 음식 섭취가 부진해지거나 원래 섭취할 수 없는 상태의 사람이 욕창이 되기 쉽기 때문에 저단백혈증이나 빈혈이 되기 쉽다. 이 상태를 개선하기 위해 전신 치료가 이루어진다.

국소 치료에는 비관혈적인 방법과 관혈적인 방법이 실시되고 있다. 비관혈적 방법으로는 화농창이면 국소에 발적·열감·통증·종창을 볼 수 있으므로, 전신에 항생제를 사용한다. 그리고 NPUAP 분류 스테이지 I이면 옵사이트®, 테가담® 등의 폴리우레탄 필름 드레싱을 사용한다. 스테이지 II 이상인 경우는 하이드로콜로이드 드레싱을 사용하여 육아 형성을 위해 습윤 환경을 만든다. 이외에도 증상에 따라 사용되는 것으로 ① 외용 약물의 도포(괴사조직 제거제·육아 형성 촉진제·육아 조정제·항균제·표피 형성 촉진제 등) ② 침투 압력 이용에 의한 고름·삼출액 배출(이서진슈가® 등) ③ 창상 피복재의 점용 ④ 기타 등이 있다.

관혈적 방법으로는 ① 괴사조직의 제거(데브리도만)·배농술 ② 형성적 욕창 수술(봉합 폐쇄법·유개피변법·근피변법·부분층 피부 이식) 등이 있다.

C : 욕창에 걸리기 쉬운 환자와 예방 원칙

욕창 예방을 위한 간호는 특별한 것이 아니라 일상의 간호 자체이다. 그러나 욕창에 걸리기 쉬운 환자의 경우 특히 주의하여 전신의 관찰을 하면서 일상의 간호를 실시한다.

욕창을 일으키기 쉬운 환자는 다음과 같은 환자이다.

(1) 동일한 체위를 장시간 계속하고 있는 환자

(2) 깁스 등에 의해 동일 부위가 계속 압박된 환자

(3) 마비가 있는 환자

(4) 요실금·다한·부종이 있는 환자

(5) 영양 상태가 저하된 환자

(6) 마르거나 또는 비만인 환자

지각의 인식 압박에 의한 불쾌감에 대하여 적절하게 반응할 수 있는 능력	1. 전혀 지각이 없다 고통에 대한 반응(신음, 피함, 움켜쥠 등)이 없다. 이 반응은 의식 수준의 저하와 진정에 따른다. 몸의 전체에 걸쳐 통각의 장애가 있다.	2. 중증장애 통증에만 반응한다. 불쾌감을 전할 때에는 신음하거나 몸동작으로 움직이는 것밖에 할 수 없다. 또는 지각장애가 있어 몸의 $\frac{1}{2}$ 이상에 통증이나 불쾌감을 느끼는 사고가 완전하지 않다.	3. 경도장애 말을 하면 반응한다. 불쾌감과 체위 변경의 욕구를 전하는 것이 언제나 가능하다고 할 수 없다. 어느 정도의 지각장애가 있고, 사지에 1, 2개에서 통증이나 불쾌감을 느끼는 것 완전하지 않은 부위가 있다.	4. 장애가 없다 말을 하면 반응한다. 지각장애는 없고 통증이나 불쾌감을 호소할 수 있다.
습윤 피부가 습윤에 노출되는 정도	1. 항상 습하다 피부가 땀이나 소변 때문에 거의 항상 습하다. 환자를 이동하거나 체위 변경할 때마다 습기를 알 수 있다.	2. 대부분 습하다 피부가 항상은 아니지만 종종 습하다. 근무시간 중 적어도 1회는 환자복이나 침구를 교체해야 한다.	3. 때때로 습하다 피부가 때때로 습하다. 정기적인 교환 이외에 하루에 1회 정도 환자복과 침구를 추가하여 교체할 필요가 있다.	4. 전혀 습하지 않다 피부가 일반적으로 건조하다. 정기적으로 환자복과 침구를 교체하면 된다.
활동성 행동의 범위	1. 누워만 있다 움직이지 못하고 누워만 있는 상태이다.	2. 앉은 자세 가능 거의 또는 전혀 걸을 수 없다. 자력으로 체중을 지탱하지 못하며, 의자나 휠체어에 앉을 때 지원이 필요하다.	3. 가끔 걸을 수 있다 시중의 유무에 관계없이 하루 중 때때로 걷지만 매우 짧은 거리로 제한된다. 각 근무 시간 중 대부분의 시간을 침대에서 보낸다.	4. 보행 가능 깨어 있는 동안 적어도 하루에 두 번 방 밖을 걷는다. 적어도 2시간에 한 번은 실내를 걷는다.
가동성 체위를 변경하거나 정리 정돈할 수 있는 능력	1. 신체 움직임이 전혀 없다 도움 없이 몸 또는 사지를 조금도 움직이지 못한다.	2. 매우 제한 때때로 몸 또는 사지를 조금 이동한다. 자력으로 매번 움직이거나 유효한(압박을 제거하는 것 등) 신체 움직임은 하지 않는다.	3. 다소 제한 조금의 움직임이지만 여러 차례 자력으로 몸이나 사지를 움직인다.	4. 자유롭게 몸을 움직인다 도움 없이 매번 적절한(욕창을 예방하는 것 같은) 신체 움직임을 보인다.
영양 상태 평상시의 식사 섭취 상황	1. 불량 결코 전량을 섭취하지 않는다. 나온 식사의 $\frac{1}{3}$ 이상을 먹지 않는다. 단백질·유제품은 1일 2접시(컵)분 이상 섭취한다. 수분 섭취가 부족하다. 소화태 영양제(반소화 상태, 경구 영양제)의 보충은 하지 않는다. 또는 단식이거나 투명한 유동식(차·주스 등)의 섭취하기도 한다. 또는 말초 정맥 주사를 5일 이상 계속하고 있다.	2. 약간 불량 거의 전량 섭취하지 않는다. 평소에는 나온 식사의 $\frac{1}{2}$ 밖에 먹지 않는다. 단백질·유제품은 1일 3접시(컵)분을 섭취한다. 때때로 소화태 영양제(반소화 상태·경구 영양제)를 섭취할 수 있다. 또는 유동식이나 경구 영양을 받고 있지만 양이 일일 필요 섭취량 이하이다.	3. 양호 대략 매번 식사의 절반 이상 먹는다. 단백질·유제품을 1일 4접시(컵)분을 섭취한다. 때때로 식사를 거부할 수도 있지만 권하면 일반적으로 포식한다. 또는 영양적으로 갖추어진 경구 영양과 고칼로리 수액을 받고 있다.	4. 매우 양호 매일 대체로 잘 먹는다. 일반적으로 단백질·유제품을 1일 4접시(컵) 이상 섭취한다. 때때로 간식을 먹는다. 보양식이 필요없다.
마찰과 차이	1. 문제 이동하기 위해서는 중증도이기 때문에 최대한 지원을 요한다. 시트에 의지하지 않고 몸을 움직이는 것은 불가능하다. 종종 바닥이나 의자에 흘러내린다. 전체 시중으로 몇 번이나 원래 위치로 되돌아가는 것이 필요하다. 경련, 구축, 신전은 계속적인 마찰을 일으킨다.	2. 잠재적 문제 약하게 움직이거나 최소한의 도움이 필요하다. 이동 시 피부는 어느 정도 시트와 의자, 안전띠, 보조기구 등에 스쳐 있을 수 있다. 대개의 시간은 의자나 침상에서 비교적 좋은 체위를 유지할 수 있다.	3. 문제 없음 자력으로 의자나 침상을 움직이고 이동하는 동안 충분히 몸을 지탱할 근력을 갖추고 있다. 언제든지 의자나 침상에서 좋은 체위를 유지할 수 있다.	

표 4-C-2 브레진 스케일

● Copyright: Barbara Braden and Nancy Bergstrom 1988
(마타 히로미·오오카 미치코: 욕창 예방, 욕창의 예방·치료 가이드라인(감수: 보건복지부 노인보건복지국 노인보건과) 부록 p11, 조림사, 1999)

(7) 순환장애, 지각·운동장애가 있는 환자

(8) 피부 및 근육의 퇴화가 있는 환자(예: 고령자)

(9) 기타(당뇨병 등)

욕창의 발생을 예상할 수 있는 환자의 예방 원칙은 욕창 요인을 해소하거나 감소하는 것으로 다음과 같다.

(1) 압박을 피한다.

(2) 마찰을 피한다.

(3) 침상 기후를 적절하게 한다(병상에서의 온도·습도·기류).

(4) 신체를 청결하게 한다.

(5) 피부의 습윤을 피한다.

(6) 혈액순환을 좋아지게 한다.

(7) 영양 상태의 개선을 도모한다.

욕창의 발생 예측에 관해서는 1988년 미국의 브레진 스케일이 개발하여 공표했다. 마타 히로미 등이 번역한 일본어판 브레진 스케일을 소개한다(표 4-C-2).

3 욕창 예방 지원

욕창 예방을 위한 간호는 전술한 예방의 원칙을 바탕으로 실제로 어떻게 할지에 대해서는 〈그림 4-C-4〉에 나타냈다. 욕창 예방을 위한 간호는 전술한 바와 같이 일상적인 간호 자체이다. 기초적인 부분은 PART 1, PART 2에서 언급했기 때문에 여기서는 간단히 보충한다.

1. 체위 변경

(1) 신체에서 아래가 된 부분의 피부와 근육에 자신의 체중이 실려 압박되고 순환장애를 일으킨다. 동일 부위에 압박을 피하고 침상 기후를 조절하기 위해 1시간 30분~2시간마다는 체위를 바꾸어주는

스텝 업 압박은 동일한 체위를 취하고 있으면 단위 면적당 중량으로 봐도 뼈의 돌출부에서 피부에 가까운 부위가 강해진다. 또한 병상 내의 온도는 1시간~1시간 30분에 최고가 된다. 이 시간은 일반적인 것으로, 상태에 따라서는 1시간마다 할 수도 있다. 또한 체위 변경은 침구와의 접촉면이 바뀜에 따라 습기를 발산시키고, 덮개를 움직여 병상 내의 환기를 자극하며 온도와 습도를 내려준다.

것이 필요하다.[14]

(2) 반듯이 누운 자세에서 옆으로 누운 자세로 체위 변경을 할 때는 몸을 30도 기울여 옆으로 누운 자세를 한다. 또한 순환계 장애로 체위 변경이 무리한 경우는 어깨나 둔부에 수건 등을 조금 끼워 넣고 반배와위(30도 옆으로 누운 자세)를 하고, 신체의 아래에 간호사의 손을 넣어 압박 부위의 압박을 없애고 침구의 제습을 돕는 연구를 시도한다.

몸이 침대에 수직이 되는 90도 옆으로 누운 자세는 대전자나 장골을 압박하여, 욕창 부위를 만들게 된다. 30도의 경우에는 90도에 비해 둔부 근육에 의해 누운 면과의 접촉 면적을 넓힐 수 있으며, 그 결과 대전자나 장골에 대한 체압도 감소한다.

2. 침구의 선택 및 관리

(1) 침구는 깔개·덮개에 상관없이 재질이나 구조가 침상 내에서의 온도와 습도에 영향을 준다. 깔개는 재료의 탄력성과 구조가 체압에 미치는 영향이 크고, 덮개는 무게가 압박의 원인이 된다.

(2) 침구는 건조하여 사용하면 피부 표면의 습기가 없어지고 욕창의 예방에 도움이 된다.

- 습도가 높은 계절에는 2일마다 침구를 까는 위치를 바꾸고 깔개의 경우는 2개 이상 준비해 건조 후 사용하도록 한다.

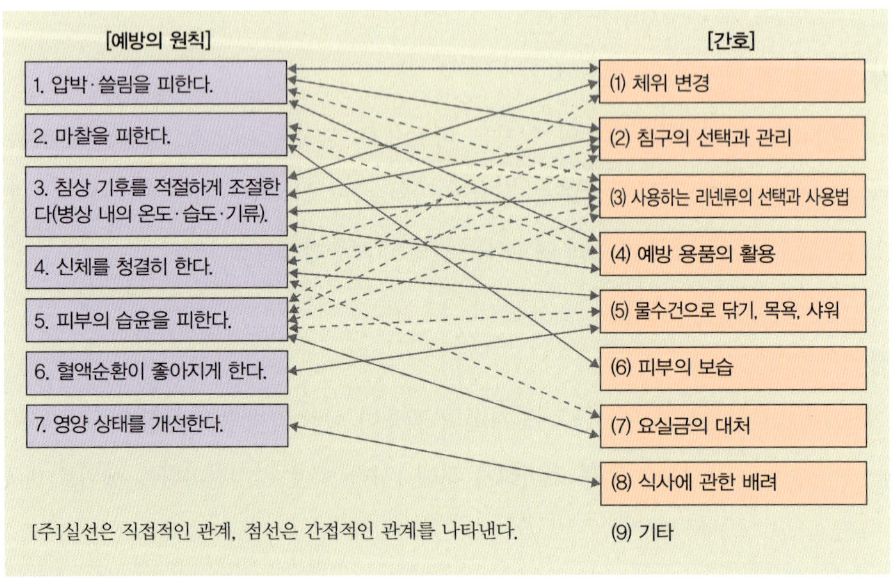

그림 4-C-4 욕창 예방의 원칙과 간호

14) 아소 요코 외: 누운 자세 안정 후 등 온도의 변화-욕창 예방 및 체위 변경 시간, Biomedical Thermology 8(1) : 58-60, 1988

- 크레이터 모양으로 잘라 넣은 우레탄 폼 매트리스는 신체의 압력을 분산하고 잘린 형태에 따라 공간이 만들어져 침상 기후 면에서도 욕창 예방에 효과적이다.

  침대의 경우 매트를 까는 부분이 목재이면 부식할 수 있고, 금속판에는 물방울이 묻기 때문에 매트 아래의 통기에 주의한다.

- 다습한 상태나 발한 환자의 경우 병상에서 환기를 하여 습도를 낮추기 때문에 에어 매트는 공기 순환식이 효과적이다.

  에어 매트를 사용할 때는 공기량에 따라 매트의 경도·연도·두께에 의해 생기는 바닥감을 조절하고, 겨울에 난방 시설이 불충분한 경우 담요를 위에 깔고 실온에 가까운 공기가 직접 환자의 몸에 영향을 주지 않도록 한다. 또한 에어 매트 셀의 폭에도 주의를 기울이고, 발뒤꿈치와 같이 매트와의 접촉이 작은 부위는 셀과 셀 사이에 발뒤꿈치가 파묻히지 않도록 한다. 항상 기계·기구는 사용하지 말고 필요할 때 적절하게 사용하도록 하는 것이 간호사가 해야 할 역할이다.

3. 리넨의 선택과 사용법

(1) 시트는 주름이나 접착제를 사용한 것은 쓰지 않는다(포인트 참조).

(2) 목욕 수건은 구겨지기 쉬워 불편하고 땀이 났을 때 수분을 금방 흡수하지만 바로 교환할 수 없는 경우에는 사용하지 않는다(포인트 참조).

  가로 시트 대신 면 보풀이 있는 형태의 극세사 수건을 사용한다. 이것은 ICU 등과 같이 환자가 옷을 입는 일도 적고, 간호사의 보호가 철저하게 이루어져 더러워지면 즉시 교환할 수 있으며 땀이나, 분비물·배설물로 리넨이 더러워지기 쉬운 경우에는 적합하다. 단, 환자가 옷을 많이 입고 더러워지거나 습기가 찼을 때 즉시 교체할 수 없는 경우 목욕 수건을 깔면, 습윤에 의한 욕창의 원인이 되므로 주의하기 바란다. 침대에서 누워만 있는 경우는 신체가 밑으로 밀려 내려가는 경향이 있어, 깔고 있는 목욕 수건이 밀려 주름이 생기면 압박의 원인이 된다.

(3) 환자복은 요실금이 있는 경우 기저귀를 자주 갈아야 하기 때문에 이를 고려해 투피스 식으로 하는 등 연구한다. 기저귀의 사용방법은 조금이라도 배설했으면 바로 갈아준다. 이것이 욕창 예방의 원칙이며, 시간을 정해 교체하는 것은 좋지 않다.

<table>
<tr><td>포인트 • 침대의 시트와 환자복의 주름, 접착제를 사용한 시트는 접힌 부분이 피부를 압박하고 신체를 움직일 때 마찰을</td><td>일으켜 피부를 손상시키는 원인이 되기도 한다.(1)</td></tr>
</table>

4. 예방 공구

(1) 예방 공구 사용의 주요 목적은 압박을 없애고 몸의 압력을 분산시키는 것이다(압력 재분포)[15]. 예방 공구는 전신에 사용하는 것과 국소에 이용하는 것이 있다.

예방 공구로는 에어 매트나 우레탄 폼 매트리스, 비즈 매트, 스펀지, 베개 등이 있으며 침대 매트리스로 사용하는 로 에어로스 침대 등이 있다.

(2) 사용 시 주의할 것은 각 공구의 사용 한계를 아는 것이다.

에어 매트도 공기 순환식은 기류를 만들기 때문에 피부 표면의 기화열을 빼앗고 습기를 잡아주어 고온다습할 때 사용하기 적합하다. 그러나 실온이 낮은 방에서 사용하면 방 안의 공기가 그대로 병상에 들어가므로 좋지 않다. 온도가 낮으면 말초혈관이 수축하기 때문에 순환이 나빠지고 습도가 낮으면 피부가 건조해진다. 비닐로만 된 것은 습기를 흡수하지 않기 때문에 고온다습할 때에는 땀띠의 원인이 될 수도 있다(포인트 참조).

(3) 각 공구의 기능을 알아두며 새 공구는 간호사가 먼저 확인하고 환자에게 사용한다.

5. 물수건·목욕

(1) 따뜻한 물수건으로 닦는 것은 신체를 청결하게 하고 온열 효과에 의해 혈액순환이 좋아지게 하는 방법이므로 바람직하다. 특히 등은 체중의 부담을 가장 많이 받는 곳이기 때문에 물수건으로 닦거나 온습포로 온열 효과를 준다.

(2) 목욕은 청결과 온열 효과를 기대할 수 있으며 특히 움직이지 못하고 누워만 있는 노인이나 장애인은 목욕이 욕창을 예방하고 가장 유효한 치료방법의 하나이다(포인트 참조).

(3) 가정에서는 휴대용 욕조를 사용하거나 일반 욕조 옆에 의자를 놓고, 의자에 앉은 자세로 몸을 돌리거나 욕조의 가장자리에 회전판을 설치하고, 그 위에 앉아 몸을 회전시키는 등 방법을 연구한다.

포인트 •압력 전환식 매트의 경우 공기가 너무 많으면 사람에 따라 뱃멀미 현상과 비슷한 상태가 일어날 수 있으므로, 관찰을 세심하게 하여 각 환자에게 적합한 상품을 선택하는 것이 중요하다.(2)
•목욕은 욕창 예방 효과가 크지만, 심장 질환 등 질병이 악화될 수 있는 경우는 피한다. 일반 욕조에서 목욕하기 어려운 경우 병원에서는 엘리베이터 버스 등 특수 욕조를 이용하여 환자가 부담 없이 목욕할 수 있도록 한다.(2)
•구청에서 복지기구에 휴대용 욕조를 임대하는 경우도 많아지고 있으며 방문 목욕 서비스도 이용할 수 있다.(3)

---

15) NPUAP의 새로운 제창(2007년)

6. 피부의 보습

피부가 건조하면 가려움증이 생기므로 긁어서 피부의 각질이 벗겨지고 상처가 난다(포인트 참조). 또한 피부와 옷이 마찰하여 표피가 떨어져 나가고 염증이나 화농이 생기므로 피부의 건조를 막고 보습을 한다. 바셀린이나 올리브 오일, 스킨 크림을 바르면 피부가 덜 건조해져 보습에 효과적이다. 또한 히알루론산과 효소제를 도포하여 피부 표면에 붙은 대기 중의 수분을 흡수하고, 각질에 수분을 공급하는 것도 하나의 방법이다.

7. 요실금에 대응

요실금 또는 변실금이 자주 생길 경우 대소변에 노출되는 피부에 장애나 욕창이 잘 생긴다(포인트 참조). 게다가 피부가 압박되어 혈류량도 줄어들고 염증의 치료에 필요한 산소와 단백질의 보충이 어려워 악순환에 빠지게 된다.

욕창 예방하기 위해서는 요실금 시 ① 스킨케어 ② 사용 제품의 선택이 중요하다.

(1) 요실금 시 스킨케어: 요실금 발견되면 배설물을 제거하고 피부를 청결하게 하며 새 기저귀나 청결한 속옷으로 교환한다. 피부 청결에는 미온수 또는 피부에 자극이 적은 비누나 세정제를 사용하여 피부를 문지르지 말고 누르면서 닦는다. 또한 생식기는 청결한 수건으로 닦거나 세정한다. 요실금 상태가 계속되면 외음부와 항문·천골 부위의 피부에 염증이 생겨 욕창을 일으키므로, 피부를 청결하게 하는지 관찰한다. 발적이나 부기·물집 등이 발견되면 즉시 욕창 치료를 시작한다.

(2) 요실금에 사용하는 제품의 선택: 요실금에는 기저귀를 사용하는 경우가 많은데, 천과 종이로 된 것이 있다(포인트 참조).

기저귀 외에 피부에 배설물이 묻지 않도록 방어하는 액체 상태의 발수제와 피부에 수분이 흡수되지 않게 보호층을 형성하는 것(피부 피막 방지제), 남성의 음경에 밀착시켜 장착하는 남성용 요실금

포인트 •특히 고령이 되면 생리적으로 피지 분비 기능이 저하하기 때문에 피부 건조가 일어나 주의가 필요하다.

•피부는 일반적으로 약산성으로 알칼리성에 대하여 중화하는 능력(중화 능력)을 가지고 있어 각질의 케라틴은 산·약알칼리·수분·유기 용매에 저항력을 가지고 있다. 또한 피부는 약산성과 각질 기능으로 발육을 저지한다. 그러나 요실금에 의해 소변이나 대변이 피부에 묻으면 피부가 알칼리성이 되고 이에 노출되는 시간이 길어지기 때문에 중화 능력이 따라잡지 못하고, 세균이 발육하여 체내에 침입하기 쉬워진다. 그래서 피부에 염증이나 세균 감염이 일어나고, 욕창이 발생하기 쉬워진다.

•천 기저귀는 흡습성이 좋고, 몸에 친숙하고 경제적이지만, 배설물의 처치에 시간이 걸리거나 요실금인 경우 교체할 때까지 피부의 접촉면이 젖어 있기 때문에 교체 시간에 주의해야 한다. 종이 기저귀는 종이와 비닐로 만든 것, 소변을 흡수한 후 젤라틴화하여 뭉치고 둔부와의 접촉면에 수분을 남기지 않는 물질(고흡수성 폴리머)과 종이로 만든 것이 있다. 종이 기저귀는 사용하기 간편하지만 비경제적이고 폐기물 처리 문제가 따른다.

장구와 패드, 여성의 회음부에 대는 여성용 요실금 장구와 패드, 항문부에 대는 변실금 장구 등이 있다.

8. 식사

욕창의 발생은 저단백, 빈혈에 의한 헤모글로빈 감소, 비타민A·B_6·B_{12}·C·엽산 부족, 미량 원소(철·아연·구리 등) 부족과 관련이 있다. 따라서 식욕부진 환자의 경우 즐겁게 식사를 할 수 있도록 배려하여 영양 상태를 개선하는 것이 욕창을 예방하는 방법 중 하나가 된다(포인트 참조).

9. 기타

(1) 욕창 예방을 위한 간호는 가능한 한 몸을 움직이도록 하는 것이 중요하다. 식사 등의 기회를 이용하여 침대에 앉게 하고, 커뮤니케이션을 하기 위해 의도적으로 체위를 바꾸는 등 일상생활 속에서 방법을 찾는다.

(2) 욕창을 예방하는 방법을 환자와 가족에게 지도한다.

4 치료 시 지원

욕창은 대부분 예방 가능하지만, 여러 가지 사정에 의해 욕창이 생기거나 욕창이 생겨 입원하는 환자도 있다. 기초지식에서 설명했듯이 욕창의 치료와 간호를 실시하기 위해서는 상태를 평가해야 한다.

간호는 앞의 예방 간호에서 설명한 내용을 원칙으로 한다. 환자는 전신 상태의 악화로 인해 불안해하거나 통증에 대한 불안이 크기 때문에, 따뜻한 태도로 상태를 설명하고 격려하는 것을 빠뜨리지 않는다.

치료와 함께 이루어지는 간호는 다음과 같은 것을 들 수 있다.

(1) 예방 간호(p581~586 참조)

(2) 피부 관리: 치료 시 피부 관리에 대해서는 일본욕창학회를 비롯하여 많은 곳에서 발행한 서적이 있으므로 참조하기 바라며, 여기에서는 개념만 설명한다.

　① 피부의 세정: 욕창 부위의 피부는 삼출액이나 땀, 배설물 등에 의해 오염되는 경우가 많다. 세균

포인트 •영양 개선을 위해서는 몸 단백질에 영향을 주는 음식을 먹는 것이 바람직하다. 입을 통하여 식사를 섭취할 수 없는 환자의 경구 영양과 TPN(중심정맥 영양법)을 실시 중인 환자는 주입액 등의 종류에 대해 의사와 상담한다.

•피부가 약한 경우는 약산성의 세정액을 이용하고, 피부가 건조한 경우 피부 각질층의 보호막 기능을 유지하기 위해 세라마이드가 든 세정액을 사용한다.

의 번식이 진행되는 수도 있기 때문에 세정을 한 뒤 피부를 청결하게 유지한다. 세정은 상처 부위가 오염된 경우 외에도 하루에 한 번은 하는 것이 바람직하다. 세정액은 일반적으로 38℃ 정도의 온수가 좋지만, 피부의 상태에 따라 약산성이나 세라마이드가 들어간 것을 사용한다. 드레싱재를 붙이고 있는 경우 상처 부위에 남아 있는 약이나 접착제, 괴사조직 등을 제거하기 위해 드레싱 교체 때마다 세정을 실시한다. 세정액은 생리식염수와 멸균 증류수, 수돗물을 사용한다. 세정액의 온도는 38℃ 정도가 좋다(포인트 참조).

② 드레싱 재료의 부착과 교환: 상처 부위를 습윤한 환경에 두고, 피부의 재생을 촉진하기 위해 드레싱을 부착한다. 드레싱재의 적용에는 〈욕창 국소치료 지침〉(일본 욕창학회 편, 조림사, 2005)에 따라 외용약과 드레싱재의 종류를 선정한다. 드레싱재는 욕창의 주위에서 삼출액이 새기 전에 교환한다. 교환할 때에는 드레싱재를 붙인 주위의 피부를 보호하기 위해 벗기는 방법에 주의한다.

(3) 압력을 재분포시키기 위한 기구 사용: 예방 공구 이외에 욕창 면이 까는 침구에 직접 닿지 않도록 우레탄 스펀지 블록을 간격을 두고 사용하나 접착 폼 패드를 욕창 부위만을 잘라내고 사용한다. 이런 경우 접착 물질에 과민한 사람이 있기 때문에 사용 후 관찰한다.

(4) 목욕: 예방 간호 항목에서도 목욕에 대해 설명했지만, 목욕은 가장 효과 있는 치료법이자, 간호방법이기 때문에 수술 직후나 심장 질환, 전신 상태가 현저하게 나쁜 경우를 제외하고는 적극적으로 실시한다. 특히 발적·물집·부식 등에는 적극적으로 목욕을 실시하여 전신과 국소의 혈액순환이 좋아지도록 한다. 궤양이나 감염이 있는 경우에는 정도와 규모를 관찰하고 의사와 충분히 상담하여 실시한다. 피부가 부패했거나 궤양이 있는 경우, 그대로 두어도 되지만 환자의 불안감을 줄이거나 다른 부위와의 접촉을 피하기 위해 욕창 면에 거즈를 대고 위에 비닐천으로 덮은 뒤 둘레를 굵은 반창고로 고정하거나 테가덤 등 접착 방수 코팅 시트로 덮어도 된다.

목욕 후에는 욕창 부위를 씻고 약물 도포, 거즈 교환을 한다. 욕조는 일반 욕조와 엘리베이터 버스 외에도 재활 요법으로 사용하는 하버드 탱크를 정형외과 환자의 재활 요법과 겸해서 사용할 수 있다. 이때 소독 약품을 넣는 경우도 있지만, 부작용이나 목욕 중 물을 먹을 수도 있으므로 환자에 따라 의사와 상담하고 소독 약품을 사용한다.

4장 위독·임종 시의 간호

1 위독·임종 시 간호의 의의

임종이 임박하여 곧 생명 활동이 정지하는 기간의 간호는 의료 요양·간호 그리고 말기 의료 본연의 자세와 깊은 관계가 있다. 이는 간호의 연장선상에서 말기 의료 간호이며, 위독·임종 시의 간호가 포함된다.

광의의 임종기는 증상이나 사태의 진행 속도에 따라 크게 다르지만, 협의의 말기는 임사 상태를 가리키며, 여기에서 다루는 위독·임종 시에 해당한다. 이 시기의 간호는 환자의 상태 변화를 정확하게 관찰하고 의사와 협력하여 환자의 안락을 지향하는 동시에 곧 유족이 될 가족에 대한 배려가 중요하다. 그리고 사망이 확인된 후 필요에 따라 신체와 외모를 정돈하는 행위는 환자의 인권을 존중하는 것으로서의 중요한 간호의 실천으로 여겨진다.

■ **생명과 인간의 존엄성에 대하여 생각하는 기회가 된다.**

인간은 생물로서 생명이 있는 이상, 죽음은 확실히 찾아온다. 또한, 죽음은 누구나 두려워한다. 인간뿐만 아니라 의식이라 할 수 있는 지적 활동을 하지 못하는 생물도 죽음을 두려워하므로, 불가사의한 본능이라고 볼 수 있다. 인간은 죽음으로 이어질 것 같은 질병에 걸렸다는 것을 알거나, 이를 의심하거나 재해 등으로 죽음이 예상되는 상태에 놓이면 불안·공포·비애·포기 등의 감정이 생겨나 혼란스러워진다. 그런데 병이 심각해지고 생명이 위험에 노출되었을 때 본인이 품는 생각과 감정은 주위의 사람으로서는 상상할 수 있을 뿐 동일하게 느끼기 어렵다.

죽음을 생각한다는 것은 삶을 아는 것이고 생명에 대하여 생각하는 것이기도 하다. 따라서 삶과 죽음은 생물학과 의학뿐만 아니라 심리학·사회학·법률·종교 등에서 문제가 제기되고 연구되고 있다. 그러나 생명을 존중해야 한다는 것과 인간으로서 존엄성 있는 죽음을 바란다는 것 이외의 결론은 각자에게 맡겨져 있다.

■ **간호 자체를 생각하는 기회가 된다.**

1981년 이후 일본의 사망 순위 1위인 악성 신생물이 진행하는 암에 걸린 사람을 대상으로, 말기 의료에 대해 '터미널 케어(terminal care)'라는 용어로 토론이 진행되었다. 터미널 케어는 그 병을 근본적으로 치료하는 것이 현대 의료 수준에서 불가능하며, 임종이 거의 명료해지는 시기 이후를 말기, 즉 터미널이라고 간주하여 [16]이 기간에 이루어지는 케어를 말한다. 이 기간에는 치료 행위도 하지만, 포괄적인 케어가 중심이 된다. 터미널 케어에 요구되는 기본적인 것은 ① 잘 먹는 것 ② 잘 자는 것 ③ 잘 배설(대변·소변·객담 등)하는 것 ④ 심리적으로 안정되는 것, 즉 일상생활을 원활하게 할 수 있도록 지원하는 것이다. 따라서 터미널 케어는 간호 그 자체라고 할 수 있으며, 간호하는 사람의 지식·기술·태도가 복합적으로 요구되는 분야이기도 하다.

간호는 인간의 건강 상태에 따른 모든 과정에서 일상생활의 니즈를 만족시키기 위한 지원을 하고, 환자의 안락과 안전을 기본으로 하는 행동이다. 환자의 안락과 안전을 방해하는 요인이 많은 터미널 시기, 특히 위독한 상태를 맞이한 환자와 죽음으로 향하고 있는 종말기의 환자를 대하는 간호사의 역할은 무척 크다.

■ 종말기 의료 본연의 자세를 생각하는 기회가 된다.

과거에 터미널 케어는 진행되는 암 환자의 치료로 논의되는 경우가 많았으며, 이 경우 죽음이 예측되는 시기까지의 기간(생명 예후, 여명)에 대해서 6개월 이내, 또는 1년 이내라고 획을 그었다. 이 기간의 치료를 터미널 케어로 보고 치료보다는 심신의 고통을 완화하는 데 주안점을 둔 케어로 파악하는 경우가 많았다.

그러나 암 전문 요양이 발전함에 따라 오늘날에는 다양한 치료법과 대처방법이 연구되어 암 치료를 실시하는 동시에 증상 완화를 목표로 한 치료도 중시하고 있다. 또한 터미널 케어에 대해서는 주로 암과 에이즈라는 질병을 모델로 생각되어왔지만, 응급 의료, 고령이나 신경계 난치병 등과 같은 만성 진행성 질환, 소아 난치병은 말기 의료에 큰 과제를 부여하고 있다.

최근에는 인생의 말기를 집이 아닌 병원이나 복지 시설에서 맞이하는 사람이 많지만, 가능한 한 정든 집에서 임종을 맞이하고자 하는 사람도 있다. 재택 의료에 따른 재택 간호의 증가로 의료 시설, 가정을 불문하고 말기에 있는 환자의 간호를 하는 기회가 많아졌다.

말기 환자를 돌보는 간호사는 생명의 존엄에 입각하여 애정 있는 태도로 환자를 접해야 하며, 정확한 관찰과 적절한 처치 능력을 갖춘 간호의 실천이 요구된다. 또한 환자·가족과 함께 삶에 대한 희망을 끝까지 가질 수 있도록 최선의 노력을 다해야 할 것이다.

16) 이케미 유지로·나가타 가츠다로 편저: 일본의 터미널 케어, p62, 성신서점, 1984

2 위독·임종 시의 기초지식

A : 임종 시 사망의 판단

1. 말기에 대한 생각

'말기(end-of-life)'라는 개념은 현재 말기 의료에서 언급되는 경우가 많다(표 4-D-1). 일본 의사회의 2006년 보고서 '다시 말기 의료에 대하여'를 보면 치료 방침을 결정하는 데 있어 환자가 죽음에 이르기까지의 시간이 한정된 상황을 '임종기'라고 한다.

후생노동성은 2007년 5월에 '종말기 의료의 결정 프로세스에 관한 지침'을 내놓고 말기 환자의 상태를 근거로 의료·케어 팀이 판단하는 것으로 정했다. 일본의사회는 '그랜드 디자인 2007-각론'의 말기 의료의 가이드라인에서 광의와 협의의 말기를 규정하고, '말기 의료의 지침 2009' 역시 광의의 말기에 대한 정의를 내놓았다.

또한 전일본병원협회도 2007년 11월 '종말기 의료의 지침'을 설명하며, 말기에 대해 '치료 효과를 기대할 수 없고 예측되는 죽음의 대응이 필요하게 된 기간'이라고 하는 견해를 밝혔다.

일본학술회의는 2008년 2월, 암 등 어느 정도 속도를 가지고 진행하는 질환에 대한 말기 의료 본연의 자세에 대한 보고에서, 말기는 질병이나 환자의 상태에 따라 급성형(구급 의료 등), 아급성형(암 등), 만성형(고령자·식물인간·치매 등) 3가지로 구별할 수 있다고 했다. 따라서 사람마다 말기 의료의 내용 차이는 크다고 본다.

입장	생각
일본의사회 '다시 말기 의료에 대하여' (제9차 생명윤리 간담회, 2006년 2월)	어떤 치료를 할 것인지 아닌지 검토하고 치료(또는 비치료)가 환자에 미치는 이익을 평가할 때 '죽을 때까지의 시간이 한정되어 있다'고 할 수 있는 상황이라면 말해도 좋다.
전일본병원협회 〈말기 의료의 지침서〉 (2007년 11월)	말기는 치료 효과를 기대할 수 없고 예측되는 죽음에 대한 대응이 요구되는 기간을 말한다.
일본의사회 '그랜드 디자인 2009- 말기 의료 지침 2009'(2009년 2월)	광의의 말기(단순히 '종말기'라고 표현하는 경우에 가리키는 것)는 담당의를 포함한 복수의 의료 관계자가 최선의 의료를 다해도 병이 진행성으로 악화하는 것을 막을 수 없어 임종을 맞이한다고 판단하고, 환자 또는 환자가 의사 결정할 수 없는 경우에는 환자의 의사를 추정할 수 있는 가족 등이 '종말기'라는 것을 충분히 이해하고 담당의사가 판단한 시점에서 사망까지. 협의의 말기는 임사 상태로 임종이 임박한 시기
일본학술회의: 임상의학위원회 말기 의료분과회 '종말기 의료의 본연의 자세에 대하여'(2008년 2월)	말기에는 사태의 진행 속도에 따라 급성형(구급 의료 등), 아급성형(암 등), 만성형(고령자·식물인간·치매 등)이 있다.
일본구급의학회 '응급 의료의 말기 의료에 관한 제언'(2007년 11월)	응급 의료의 말기는 갑자기 발생한 심각한 질병이나 불의의 사고 등에 대하여 적절한 의료의 지속에도 불구하고 죽음이 가까이 임박해 있는 상태
일본노년의학회 '입장 표명' (2001년 6월)	고령자의 말기는 병상이 돌이킬 수 없고 그 시대에 가능한 최선의 치료를 통해 병의 호전 및 진행의 억제를 기대할 수 없게 되어 가까운 미래의 죽음이 불가피하게 된 상태

표 4-D-1 사람의 생명 활동 말기에 대한 생각

말기 의료는 모든 지침서에서 의료 관계자로부터의 적절한 정보의 제공과 설명 아래, 환자·가족과 충분히 협의한 후 환자의 개별적인 상황을 고려하여 의료·케어 팀이 종합적인 지원을 하는 것이 필요하다고 명시하고 있다. 또한 적극적으로 임종을 앞당겨 생명을 단축시키는 행위는 하지 않을 것을 밝혀두고 있다.

2. 죽음의 판정과 기준

삶과 죽음의 경계는 이론적·법률적으로는 시간축의 한 지점일 수도 있지만, 임상적으로는 심각·위독·임종·죽음이라는 과정이 있다. 그리고 한 인간의 죽음에 대한 판정은 의학적·객관적인 사실에서 의사의 판단과 법적 책임으로 진행된다.

일반적으로 죽음의 판정은 산동, 동공이 축소된 상태(뇌 기능 정지), 심장 정지, 호흡 정지 등 사망 진단 기준의 세 가지 징후를 바탕으로 의사가 죽음을 선고하여 확정한다. 이러한 징후는 반드시 동시에 일어나는 것이 아니고 순서도 다양하지만, 죽음의 직접적인 원인은 심장과 뇌 기능 정지이며, 이에 따라 호흡이 중지된다(그림 4-D-1).

그러나 죽음은 세포 수준에서 서서히 진행되는 것이므로 세포의 죽음, 조직·장기의 죽음, 개체의 죽음이라고 하는 사고도 가능하다. 그리고 조직·장기마다 산소 부족에 대한 저항이 다르기 때문에 장기의 죽음과 개체로서의 죽음 사이에는 시간 차이가 생긴다. 또한, 인공적으로 조직에 산소를 공급하는 방법과 시체의 장기를 생체에 이식하는 방법이 탄생함에 따라, 장기 이식의 경우 사망을 확인하는 방법에 대한 검토가 시작되었다.

전 세계에서 가장 처음 심장 이식을 한 것은 1967년이지만 세계의사협회는 1968년에 "죽음의 결정은

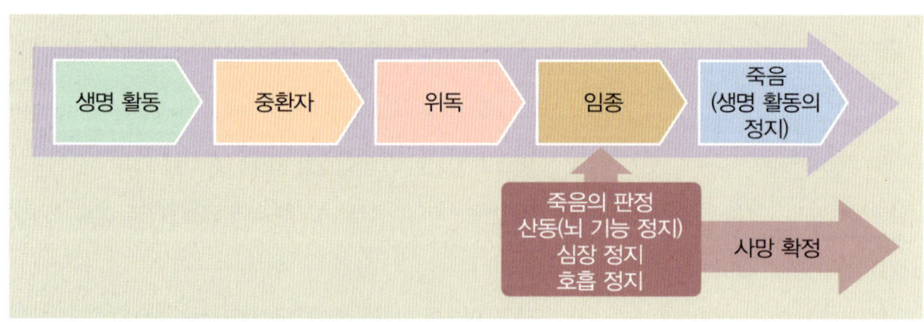

그림 4-D-1 사망의 확인: 삶에서 죽음으로의 불가역성

스텝 업 제22회 세계의사회 총회(1968년)에서 시드니 선언으로 채택된 제35회 세계의사회 총회(1983년), 제57회 세계의사회 총회(2006년)에서 수정되었다.

의사가 하는 것이며 그 판단은 모든 소생 방법을 사용해도 죽음이 불가피한 것에 의한다"라는 성명을 발표했다. 하지만 장기 이식의 경우 사망 확인은 이식에 직접 관계하지 않은 2명 이상의 의사에 따른다고 했다.

또한 같은 해 하버드 대학교 의학부 애드혹 위원회는 ① 깊은 혼수 ② 운동의 결여(자발 호흡 없음) ③ 반사의 결여(가끔 일어나는 척수의 골수 반사 제외) ④ 최저 24시간 위 ①②③의 조건 존재 ⑤평저로 전위가 없는 뇌파(보조적인 증거가 되지만, 죽음의 진단에 본질적인 것은 아니다)라는 죽음의 진단 기준을 제시했다.

3. 법적 뇌사의 개념과 판정

뇌사는 뇌 기능이 소실하는 것으로, 전뇌사와 뇌간사가 있다. 이른바 식물인간 상태라는 것은 뇌사가 아니라 지연성 의식장애가 몇 달에서 몇 년 동안 계속되는 것으로, 뇌간의 기능은 유지되고 있어 적지만 회복되는 예도 있다. 뇌 기능의 손실에 의해 호흡은 멈추었지만 심장의 박동은 계속되기 때문에 인공 호흡기를 사용하여 조직에 산소를 공급할 수 있고, 뇌 이외의 조직과 장기의 기능이 유지된다.

뇌사의 판정에는 여러 사람들의 견해가 있는데, 의학 지식의 보급에 따라 그 내용이나 방법에 대해서도 검토가 필요하다. 게다가 뇌사를 죽음으로 판정하는지 여부에 대해서는 법적 견해 외에 윤리적인 문제와 사회적인 견해 등 의견이 많다.

일본에서는 이식 의료의 적정한 실시를 목적으로 하는 '장기 이식에 관한 법률'을 1997년 7월 16일에 공포하여, 같은 해 10월 16일부터 시행하였고, 뇌사한 사람의 몸에서 장기 적출이 가능해졌다. '뇌사한 사람의 신체'는 뇌간을 포함한 모든 뇌의 기능이 비가역적으로 중지에 이르렀다고 판정된 신체를 말하며, 이것이 법적 뇌사라는 생각에서 뇌사 판정의 방법과 기준이 명시되었다.

법에 규정된 뇌사의 판정은 장기 제공 희망자의 서면에 의한 의사 표시 등이 있는 경우에 판정을 적확하게 실시할 수 있는 지식과 경험을 가진 2명 이상의 의사에 의해 의학 지식을 토대로 시행 규칙에서 정하는 기준에 따라 실시하는 것으로 되어 있다.[17]

또한, 대상이 되는 전제 조건은 뇌의 기질적인 장애로 깊은 혼수[18], 자발 호흡을 소실한 상태라고 밝히며 원인 질환이 확실히 진단되어 있으며, 질환에 대하여 가능한 적절한 치료를 한 경우에도 회복 가능성이 없다고 인정되는 경우라고 명시되어 있다.[19]

또한, ① 깊은 혼수 상태 ② 동공이 고정되고 동공 지름이 좌우 모두 4mm 이상 ③ 뇌간 반사(대광반

---

17) 장기 이식에 관한 법률 제6조 제4항
18) 재팬 코마 스케일 300에 해당하는 상태에 있고, 글래스고 코마 스케일 3에 해당하는 상태에 있는 것을 말한다.
19) 장기 이식에 관한 법률 시행 규칙 제2조

사·각막반사·모양척수반사·안구두반사·전정반사·인두반사·기침 반사)의 소실 ④ 평면 뇌파 ⑤ 자발호흡 소실 이 확인되고, 적어도 6시간을 경과한 다음에 다시 확인될 것으로 나와 있다. 또한 각 사람들의 검사 결과에 대해서는 '법적 뇌사 판정 매뉴얼'에 준거하여 실시하는 것으로 나와 있다.[20]

B : 환자의 상태

1. 신체적 상태

말기의 신체적 상태는 질병이나 증상의 진행 속도에 따라 다양한 병태를 나타내지만, 죽음이 임박하면, 생체 신호의 악화와 그에 따른 여러 질환의 발현, 신체 각부의 기능이 정지 상태 또는 기능 정지에 가까운 상태가 인정된다.

a : 체온

전신 상태의 기능이 점차 악화하고, 영양 상태가 나쁜 경우는 점차 몸의 온도가 저하하여 35℃ 이하가 되고 정상적인 체온기로는 측정할 수 없게 된다. 그러나 체온이 반드시 감소하는 것은 아니며, 건강한 사람이 갑자기 죽음을 맞이하면 체온의 변화는 없고, 염증 증상이 있는 질병과 사용 약물의 작용에 의해 체온이 상승할 수 있다.

b : 맥박·혈압

죽음의 판정은 심장 기능의 정지를 하나의 판단 기준으로 하고 있지만, 임상적으로는 맥박이 미약하여 불규칙이 인정되며 요골동맥에서는 촉지할 수 없고 경동맥이나 얕은 측두동맥에서도 점차로 촉지되지 않으며, 심장박동도 청진기로는 듣기 어려워진다.

스텝 업 1 의사 표시 등에 대해서는 (1) 사망한 사람이 생존하는 동안 해당 장기를 이식 수술에 사용하기 위하여 제공할 의사를 서면으로 표시한 경우이며, 그 취지를 고지받은 유족이 해당 장기의 적출을 거부하지 않을 때 또는 유족이 없을 때(장기 이식에 관한 법률 제6조 제1항) (2) 사망한 사람이 생존하는 동안 해당 장기를 이식 수술에 사용하기 위하여 제공할 의사를 서면으로 표시한 경우 및 해당 의사가 없음을 표시하는 경우 이외의 경우이며, 유족이 해당 장기의 적출에 대하여 서면으로 수락하는 경우(동법 제6조 제2항)에 해당하고 (3) 서면에 의한 의사 표시를 할 수 있는 연령 등에 관해서는 민법상 유언 가능 연령 등을 참고로 15세 이상인 사람의 의사 표시를 유효한 것으로 취급하는 것('장기 이식에 관한 법률의 운용에 관한 지침서 중 제1)

스텝 업 2 법적 뇌사 판정 설명서(후생과학연구비 특별 추진 사업 '뇌사 판정 절차에 관한 연구반' 1999년도 보고서)는 후생성 후생과학연구비 특별 연구회 사업 '뇌사에 관한 연구반 1985년도 보고서', 1991년 2월 공표된 후생성 '뇌사에 관한 연구반'에 의한 뇌사 판정 기준의 부록 장기 이식법 시행 규칙, 동법의 운용 지침 등을 기초로 나타내고 있다.

---

20) '장기 이식에 관한 법률' 운용에 관한 지침서 8항

혈압은 낮아지고 청진법으로는 측정하기 어려우며, 요골동맥이나 상완동맥에서 맥박이 만져지는 경우는 촉진법으로 수축기 혈압만 측정 가능하다.

c : 호흡

불규칙하고 점차 얕아지며 리듬이 흩어져 일어난다. 호흡곤란에 의한 비익호흡과 하악 호흡, 호흡 중추의 기능 저하에 따른 체인 스토크스 호흡 등을 볼 수 있다. 기도의 분비물을 삼키거나 객출 등에 의해 제거할 수 없으며, 호흡 시 '쌕쌕'거리는 소리가 들리거나 빈호흡의 상태가 보일 수도 있다.

d : 의식

의식은 뇌의 기능을 나타내고 심장과 함께 죽음의 판정 기준이 되지만, 끝까지 명료한 경우도 있다. 청력이 감퇴하고 발음이 불명료하며, 사람을 알아보지 못하고 환상·환청 등이 나타날 수 있다.

자극에 대하여 반사와 반응이 없는 혼수상태도 보이지만, 혼수상태는 단시간일 수도 있고 며칠 동안 계속되는 경우도 있으며 증상은 여러 가지이다.

e : 피부·몸 표면

생체 신호의 악화에 수반해 일어나는 혈액순환장애로 피부 색깔은 일반적으로 창백하거나 흑색이 되고, 손톱과 입술은 붉은빛을 잃어 치아노제(cyanosis)에 의한 암자색 또는 얇은 백색에 가까워진다. 정맥혈이 울혈하여 붉은 반점이 사지를 중심으로 나타나는 일도 있다.

체표면의 온도는 발열이 없으면 사지의 말단·콧날·중이(외이)에 닿을 때 차갑고, 차츰 몸도 차가워진다. 혈액·림프액의 순환장애 이외에 체액의 조절 기능 장애가 일어나, 말초부에서 부종이 나타난다. 다리 뒤에 부종이 보이는 경우가 많다.

탈수 증상, 영양실조 상태, 근육의 이완, 동공반사를 비롯한 반사의 감퇴와 손실로 얼굴 모양은 콧날이 날카롭고, 안구가 꺼지고 하악 부분이 가늘어지며 무기력한 표정이 될 수 있다.

2. 정신 상태

정신 상태는 개인에 따라 다르며 신체적인 고통의 정도에 따라 차이가 있다. 환자가 가지고 있는 인생관과 삶, 종교·사상·신조 등에 따른 삶과 죽음에 대한 견해, 또는 국민성과 사회적 지위, 가족관계, 생활 경험, 연령 등이 그 배경이 된다.

환자의 정신 상태는 죽음에 대한 관점에 따라 다르므로, 간호사의 지원방법도 달라야 한다. 위독 또는 임종 시 환자를 간호할 때는 환자의 삶을 충분히 이해하고 그에 맞는 지원을 할 필요가 있다.

죽음을 예감하거나 알고 있는 환자는 슬퍼하는 주위의 가족과 관련자를 힘들게 하거나 반대로 평온하게 죽음을 맞이하는 사람도 있다. 퀴블러-로스에 의하면 일반적으로 다음과 같은 단계를 거친다고 알려져 있다.[21]

(1) 제1단계(부정): 죽음에 이르는 질병과 상태를 진실이 아니라고 믿고, 자신을 다른 사람들로부터 격리하려고 하는 시기로서, 예기치 않은 충격적인 뉴스에 대한 완충장치로 대응한다.

(2) 제2단계(분노): 부정이라는 1단계를 유지할 수 없게 되면 '내가 왜?'라는 화·분노·질투·원한 등 여러 감정이 하나의 방향으로 향하게 된다. 가족이나 주변 사람의 입장에서 보았을 때 대처하기 어려운 시기이다.

(3) 제3단계(타협): 많이 알려져 있지 않으며 기간이 짧다. 환자는 과거의 경험을 토대로 좋은 행동을 하면 그만큼의 보상의 기회, 즉 연명이나 고통이 적어지길 희망한다.

(4) 제4단계(우울증): 질병 때문에 비롯된 신체적·경제적·사회적 생활상의 상실감에서 오는 우울증 상태와 일부러 현세와의 결별을 각오하기 위해 경험하게 되는 비탄에 의해 우울증 상태가 나타난다.

(5) 제5단계(수용): 자신을 삶에서 기억에 남는 사람들이나 장소 등을 잃어야 한다는 탄식과 슬픔을 통과하여, 어느 정도 안정된 마음으로 가까워진 자신의 죽음을 바라볼 수 있게 된다.

그러나 불안과 두려움으로 가득차서 수용의 단계에 도달할 수 없는 환자가 있다는 것도 지적하며, 위와 같은 단계를 토대로 환자의 일반적인 정신 상태의 경과를 아는 단서가 찾을 수 있다. 또한, 이 견해는 미국인을 대상으로 한 것이며, 사람마다 종교·신념에 따라 차이가 있고 죽음을 눈앞에 둔 일본인의 경우는 대체로 '수용' 또는 '포기' 중 하나의 태도를 취한다고도 한다.

3. 사후의 신체 변화

사후의 신체 변화는 실내 환경과 의류와 침구의 상태, 사인이나 체격 등 조건들에 의해 좌우되지만 비교적 조기에 관찰되는 신체적 변화로 시체의 냉각, 시반, 경직, 건조가 있다.

a : 시체의 냉각

심장이나 대뇌의 기능 정지와 호흡 정지에 따라 다른 조직과 장기의 기능이 점차 정지하고 체열 생산이 멈추므로 신체 온도가 하강하여 냉각된다.

---

21) E. 퀴블러-로스 저, 가와구치 마사요시 역: 죽는 순간, p65~190, 요미우리 신문사, 1971

시체의 냉각 시간은 연령·사인·의복 착용·외계 온도 등에 따라 다르다. 예를 들어, 청년이 급사한 경우, 열 생산이 죽음 직전까지 활발하게 이루어지므로 장기 요양 환자나 쇠약한 고령자보다 냉각이 늦다. 마른 사람이나 소아는 뚱뚱한 사람보다 신체의 용적이 작기 때문에 냉각이 빠르다. 따라서 시체의 냉각 시간에는 개인차가 있는데, 보통 1~2시간 손·발·얼굴 등 직접 외부에 닿는 부분은 차갑게 느껴지고 기온이 높은 계절에도 약 7~8시간 사이에 냉각한다.

b : 시반

심장 기능이 멈추고 혈액순환이 정지하면 혈액은 중량에 의해 신체의 아래쪽 혈관으로 내려간다(혈액 침하). 혈액 침하에 의해 피부에 적자색의 경계가 불명확한 얼룩무늬가 생기는데, 이것을 '시반'이라고 한다.

시반은 조건에 따라 다르지만, 대부분은 사후 20~30분 안에 시체의 아래쪽 압박 부위, 즉 반듯이 누운 자세일 경우 견갑부·등 뒤·둔부 등에 나타나기 시작해 약 2시간이 지나면 확실하게 인정된다. 처음에는 작은 반점으로 시작하여 점차 큰 얼룩무늬가 되고, 얼룩무늬끼리 융합하여 더욱 커진다. 시반의 출현, 색의 선명도 등은 죽음 직후의 혈류량과 관계가 있다. 청년이 급사한 경우는 출현도 빠르고 색도 진하지만 외상실혈 후 사망의 경우 출현도 늦고 색상도 옅다. 또한 환경 온도가 높을 때는 빨리 나타난다.

c : 시체 경직

사망 직후 전신의 근육은 이완되지만, 사후 2시간 정도 경과하면 점차 근육이 딱딱하게 굳어진다. 근육의 수축은 관절의 구축을 이끌어 온몸이 경직된다. 이러한 상태를 '시체 경직' 또는 '사후 경직'이라고 하고 턱관절과 고관절·무릎관절 근육에서 나타나기 시작하여 사후 12~18시간 전후로 전신이 강직된다. 그런 다음 발현한 차례로 이완되어 여름철에는 약 48시간, 겨울철에는 72시간이 지나면 경직이 풀린다.

시체 경직은 근육의 수축에 의한 유산의 발생과 관계가 있으며, 개인차는 있지만 죽음 직전까지 근육 운동이 활발한 사람은 유산의 발생이 커서 경직이 확실히 일어난다. 또한 청장년의 급사한 시체는 고령자나 소아보다 경직의 정도나 유지시간이 길다.

d : 시체의 건조

생체 기능이 정지하면 피부 표면에서 수분이 증발하여 피부가 건조해지고 어두운 갈색이 된다. 점막·입술·각막 등이 특히 건조하며 각막은 혼탁해서 48시간 후에는 불투명해진다.

e : 기타

계절이나 시체의 상태에 따라 다르지만 사후 일정한 시간을 경과하면 부패가 일어난다. 부패는 가장 먼저 뼈 골수에서 일어나 사후 몇 시간 후부터 시작되지만, 피부는 상온에서 2일 후부터 부패가 시작되어 1~2개월에 피하지방과 피하조직의 밀랍화가 진행된다. 또한 장기간 방치하면 미라·백골화가 일어난다.

3 위독·임종 시의 지원

위독할 때에는 환자의 신체적·정신적 안락을 위해 노력하고 가족에 대한 위로와 조언이 필요하다. 신체적인 안락은 고통을 없애주며, 정신적인 불안감을 조금이라도 줄여주며 평화를 가져다준다. 또한, 영적인 평화는 신체적인 고통을 경감해주기도 한다.

1. 고통의 경감과 안락의 유지

신체적으로 고통을 느끼게 되는 것으로는 ① 호흡곤란 ② 환부의 통증 ③ 동일한 체위에 의한 신체의 압박 ④ 말초부에서 전신에 이르는 냉감 또는 열감 ⑤ 식은땀과 발한·분비물·배설물 등으로 인한 신체의 오염 ⑥ 침실 환경 또는 침대의 불결 등이 있다.

정신적인 안락을 저해하는 것으로는 신체적 고통과 죽음에 대한 불안·공포 외에 가족이나 주위 사람과의 관계, 개개인이 가지는 고뇌, 욕망 또는 초조·분노 등이며 간호사나 주변 사람이 헤아릴 수 없는 것도 많다. 따라서 이들에 대한 지원을 위하여 여러 각도에서 관찰하고 적절한 처치가 요구된다. 이를 위해서는 다음과 같은 지원이 필요하다.

(1) 증상을 정확하게 파악하고 의사나 다른 간호사에 보고하여 팀 단위로 간호에 대처한다.

(2) 호흡곤란과 통증, 긴급한 상태를 예측하고 의사의 지시를 받아둔다.

(3) 기도의 확보를 위해 반듯이 누운 자세의 경우 아래턱이 앞으로 나오는 위치에 베개를 댄다. 질식을 피하고 기도를 확보하기 위해 적절하게 기도의 분비물을 흡인한다.

(4) 순환장애로 인한 욕창 예방과 압박통을 피하기 위해 체위를 변경한다. 체위 변경을 할 수 없는 경우는 에어매트 등을 적절히 사용한다. 환자가 원하는 체위가 있으면, 호흡곤란의 원인이 되지 않는 한 존중한다. 신체의 일부, 예를 들어 한쪽 어깨 아래에 수건을 대는 등 몸을 약간 움직여 편하게 할 수 있는 연구를 한다.

(5) 체온 변화에 주의하고 필요에 따라 탕파 등의 온찜질을 한다. 발열 상태이면 안락을 위해 아이스백을 이용한다.

(6) 몸을 청결하게 한다. 물수건으로 깨끗이 닦아주는데 환자의 피로를 최소화하기 위해 가능한 여러 명이 같이 하고, 상태에 따라 부분적으로 물수건으로 닦고, 옷은 청결한 것으로 교환한다. 구강 점 액이 묻어 있기 때문에 스펀지 브러시 등으로 더러움을 제거하고 입술이나 구강이 건조할 때는 크 림류를 바르고, 물을 소량 주거나 물을 적신 솜 등으로 입술을 적시게 한다.

(7) 실내 환경(온도·습도·환기, 침대와 주위의 청결·정돈)을 정비하고, 환자나 가족이 조용한 환경에서 지낼 수 있게 한다. 처치 등으로 직원의 출입이 많고, 다른 환자에게 영향을 주는 경우는 독실로 이동하 는 것을 고려한다.

(8) 간호사가 반드시 동석해 증상을 관찰하는 동시에, 환자와 가족의 불안을 조금이라도 완화시켜주기 위해 따뜻한 태도로 대한다. 손을 잡거나 어깨에 가끔 손을 대는 등 스킨십을 하고 안락을 위한 행 동을 하여 위로한다.

가족이 희망하면 체위 변경이나 신체 청결 등의 관리를 간호사와 함께 할 수 있도록 배려하고 환자 와 가족의 호소와 말은 부정하지 말고 공감하는 태도로 듣는다.

2. 임종 시의 간호

임종 시의 간호는 의사에 의해 죽음의 판정이 이루어질 때까지 위독 시의 연장으로 신체적·정신적 안 락을 목표로 행동한다. 증상의 변화, 특히 바이털 사인을 정확하게 관찰하여 의사에게 보고하고 끝까지 삶에 대한 희망을 가지는 태도가 필요하다.

임종에 직면한 환자는 인간으로서 존엄한 죽음을 맞이할 수 있도록 간호사로서 마음의 준비와 태도로 대하고 평화로운 죽음을 맞을 수 있도록 최선의 지원을 한다. 그러기 위해서는 환자에게 하는 말·태도· 표정·안락의 기술, 개인 정보 보호를 지키기 위한 환경 조성 등에 유의하고, 가족과 협력하여 최선을 다 해야 한다. 환자나 가족이 특별한 믿음과 신조를 가지고 있다면, 그것을 이해하고 다른 환자에게 폐가 없 는 한 최우선으로 하는 태도도 필요하다.

임종 시 간호를 실행하기 위해 일상에서 환자와 가족, 의료 관계자와의 신뢰관계를 유지하는 것이 중요 하다. 또한 간호사나 의사가 혼자서 하는 지원에는 한계가 있고, 환자에게 적절한 지원이 이루어지지 않 을 수도 있다. 죽음에 직면한 환자를 지원하는 입장에서 독선적이 되지 않기 위해, 팀을 이루어 지원하 는 방법을 검토하는 것도 필요하다. 단순히 합리적인 지원뿐만 아니라 인간의 존엄에 따른 행동이 요구된 다. 따라서 간호사와 의사는 '의료·간호란 무엇인가' 또는 '죽음이란 무엇인가'에 대하여 의료와 생명에 관 한 철학을 가질 것이 요구된다.

3. 가족에 대한 지원

위독·임종 시에는 환자의 가족[22]에 대한 지원을 빼놓을 수 없다. 가족에게 적절한 지원이 이루어지면 환자에 대한 가족의 태도와 행동에도 좋은 영향을 주어 환자가 평화롭고 안정감을 느끼게 된다.

또한, 응급 의료의 경우 소위 급성 형식의 말기에 있는 환자의 가족에 대해서는 보다 적극적인 지원이 필요한 경우가 많다. 그러기 위해서 가족에 대한 지원에 영향을 주는 요인을 알고 더 나은 지원으로 연결해야 한다(표 4-D-2).

가족에 대한 지원을 할 때 가장 먼저 생각할 것은 가족 한 사람 한 사람에게 환자는 어떤 사람이며, 환자 자신이 현재의 상태에서 무엇을 생각하고 원하는가이다. 사람에게는 저마다 살아온 역사가 있고, 그 속에서 인간관계와 삶과 죽음에 대한 생각이 형성된다. 또한, 발병에서 현재까지의 증상과 요양 상태도 개개인의 차이가 있다. 이것은 환자 개인의 위독·임종 시의 상황 차이로 나타나기 때문에, 가족에 대한 지원방법은 일반적인 원조뿐 아니라 개별성이 요구된다.

환자가 가족의 중심이었던 경우는 환자 자신이 끝까지 가족을 격려하기도 하고, 가족의 슬픔과 불안,

요인	구체적인 내용
환자가 가지는 요인	(1) 연령·성별·현재와 과거의 직업과 입장 (2) 질병과 치료·요양 기간 (3) 질병에 대한 지식과 상태의 인식 (4) 인생관·신앙·종교와 믿음의 정도 (5) 가족 상황(가족 구성·동거 상황·인간관계), 가족 안에서의 입장 (6) 증상과 상태 (7) 성격, 사물에 대한 사고방식, 습관 등 (8) 의료 관계자에 대한 신뢰의 종류와 정도
가족이 가지는 요인	(1) 환자와의 혈연관계, 신뢰와 애정 (2) 가족간의 역할(모든 것을 총괄하는 키 맨, 직접적인 도움, 문안만 등) (3) 가족간의 인간관계(교류 상황, 협력 상황, 친밀감, 신뢰 등) (4) 경제 상태 (5) 환자의 질병과 치료에 대한 지식과 인식 (6) 환자에게 도움이 되는 내용과 환자에 대한 생각(애정·친밀감·불안·공포·슬픔 등) (7) 의료 관계자에 대한 신뢰의 종류와 정도 (8) 생활습관과 인생관
간호사가 가지는 요인	(1) 환자에 대한 간호의 실시 상황 (2) 환자나 가족이 갖고 있는 요인에 대한 이해 (3) 환자·가족과의 인간관계(상대에게 어떻게 보여지고 있는지 포함) (4) 생활인으로서의 관점과 인생관 (5) 간호 경험과 숙련도(지식·기술·태도의 총합) (6) 커뮤니케이션 기술(태도, 대화의 내용과 기술, 상대의 말에 대한 내용 이해 등 포함) (7) 간호 전문직으로서의 인식(가능성에 대한 노력과 한계 인식, 간호·의료팀으로서의 지원 등)

표 4-D-2 가족에 대한 지원에 영향을 주는 인자

---

22) 여기서 말하는 가족은 환자가 신뢰를 갖고 있고, 말기 환자를 지원하는 존재를 의미하는 것이기 때문에 법적인 의미에서의 친족 관계만을 의미하지 않고, 가족 외에 가까운 사람을 포함한 넓은 범위의 개념으로 사용한다.

생각 등이 다양하다. 또한 갑자기 위독·임종했을 때와 장기간 요양생활을 한 경우, 가족의 마음의 준비 또한 다르다.

일반적으로 가족이 의료 관계자에게 바라는 것은 적절한 치료를 끝까지 열심히 하는 것과 부드러운 태도와 말로 환자를 대하는 것 그리고 정성스러운 대응 등이다. 그리고 이에 대한 평가는 환자나 가족이 간호와 치료에 대하여 품은 만족감, 신뢰감과 관련이 크다.

또한, 위독·임종 시의 환자에게는 가족의 애정 있는 태도와 말이 평안함을 느끼게 하고, 마음이 따뜻해지는 교류도 많이 볼 수 있다. 한편, 최근 가족 상황을 배경으로 한 인간관계와 경제적인 문제도 존재하고, 환자가 의식이 없다고 생각한 상태에서 가족·친척 간의 대화 등 간호사가 배려해야 할 상황이 생길 수도 있다.

가족에 대한 지원에 영향을 주는 간호사의 요인으로는 적절한 간호와 가족에 대한 배려, 환자를 간호하고 가족을 지원하는 사람으로서 센스 있는 행동도 필요하다.

(1) 환자의 간호를 적절히 실시한다.

말기에도 바이털 사인 등을 관찰하고, 안락감을 제공하는 것은 빠뜨릴 수 없다. 먼저 환자의 간호를 중심으로 하는 것이 가족의 안심과 만족으로 이어지게 된다.

(2) 가족이 할 수 있는 환자의 케어를 함께 한다.

환자의 손을 닦거나 손이나 발 마사지를 하는 등 가족이 환자를 돌보는 것은 환자와 가족 서로에게 친근감을 주고, 환자를 위해 무언가를 하고 싶다는 가족의 희망을 충족시키는 일이 된다. 이러한 행위는 가족에게만 맡기지 말고 간호사도 함께 실시하면서 지켜보게 한다.

(3) 환자가 혼자 있지 않도록 한다.

환자의 증상 변화에 즉시 대응할 수 있도록 간호사는 가능한 한 환자의 곁에 있어야, 가족에게도 안심과 간호받고 있다는 만족감을 줄 수 있다. 그러나 야간 등에는 다른 환자의 간호 및 기타 업무로 줄곧 환자 옆에 있기 어렵다.

간호사가 병실에서 떠날 때는 가족이 곁에 있도록 하고 관찰 포인트와 간호사에게 문의하는 방법 등을 설명한다. 가정에서는 가족의 지도와 연락이 지원의 포인트가 된다.

(4) 가족의 말에 공감하며 경청한다.

가족은 환자에 대해 여러 가지 생각을 하게 되고, 이별의 슬픔이 크며 그 상태는 가족 개개인이 같다고 할 수 없다. 가족의 말은 비탄 끝에 하는 표현인 경우도 많으며, 생명을 위협하는 것을 제외하고는 공감하며 귀 기울여 듣는 태도가 요구된다.

의료 관계자에게 하는 말은 슬픔을 나타내는 것이거나 감사의 말도 있지만, 때로는 심한 비난이나 간호사가 받아들이기에 어려움을 느끼게 하는 경우도 있다. 그럴 때는 가족에 대한 지원을 더 잘하기 위해서, 간호사로서 비밀 보장 의무를 지키면서 의사나 상사에게 보고하고, 팀 전체가 대처해나가는 것이 필요하다.

(5) 환자에게 실시하는 간호 행위는 특히 긴급을 요하는 것이 아닌 한 가족에게 설명하고 양해를 얻어 실시한다.

위독·임종 시의 간호는 의사가 하는 치료 처치와 마찬가지로 정보에 대한 동의를 얻어 실시하고 만약 긴급하게 실행한 경우에는 나중에라도 설명하고 이해를 얻도록 한다.

(6) 가족과의 연락은 총괄적인 보호자나 환자 관리를 중심으로 하는 사람과 연락을 조정하여 수행한다.

가족에 대한 지원을 원활하게 하기 위해 가족 속에서 리더십을 발휘할 수 있는 사람을 중심으로 연락을 취하면서 수행하면 일관된 방향으로 환자를 간호하고 가족에게 적절한 지원을 할 수 있다.

(7) 가족에 대한 지원은 팀 단위로 수행한다.

가족에 대한 지원은 환자의 간호를 담당하는 간호사가 중심이 되지만, 근무시간이나 다른 담당 환자의 간호 때문에 자리에 없을 때는 다른 간호사가 한다. 또한, 담당 간호사가 지원할 수 없는 문제는 상사나 의사 등 전문가에게 문의하거나 다른 간호사의 협력과 조언을 얻는 등 간호·의료 팀으로서 가족을 지원하는 체제를 갖는 것도 중요하다.

(8) 간호사로서 할 수 있는 것과 할 수 없는 것을 인식한다. 필요할 때에는 가족이 알 수 있도록 설명한다.

가족에게 있어 간호사는 친절하게 이야기를 들어줄 의료 관계자이기도 하므로, 의견이나 도움을 요청받기도 한다. 특히, 가족이 자리를 떴을 경우 간호사도 자신의 일처럼 걱정하는 경우가 있다. 간호사로서 할 수 없는 것은 이유를 설명하고, 다른 전문가에 인계하는 것은 상대를 위한 일이기도 하다. 그럴 때는 가족과 상의하고 가족이 스스로 할 수 있으면 맡기고, 할 수 없는 경우는 양해를 얻어 사회복지 관계가에 연락하거나 담당자에게 문의하여 구청 등의 관계자에게 연락을 취하여 확실하게 인계한다.

(9) 코디네이터로서의 역할을 다한다.

다른 사람이나 기관과 연락하는 것도 코디네이터의 역할이지만, 임종 시 가족에 대한 지원으로 다른 간호사의 협력, 의사와의 연락 및 협력, 사무실과의 연락 등 조정할 것이 많다. 또한 가족과도 연락해야 하고 기타 관련자와의 조정, 즉 코디네이터의 역할을 수행하는 것이 중요하다. 특히 방문 간호 등은 간호사가 독립하여 실시하는 경우도 많다.

(10) 가족에게 실시한 지원에 대해서는 책임을 진다.

간호사의 지원은 전문직으로 실시한 행위로서 책임감을 가져야 한다. 특히 위독할 때는 생명과 직결되어 있으므로, 늘 하는 일이라는 생각으로 임해서는 안 된다. 사소한 말로도 가족이 공황에 빠지는 등 영향이 크기 때문이다. 임종 시에는 환자의 존엄을 지키는 간호를 하며, 가족에게 배려하는 말이나 태도를 갖는 책임도 빼놓을 수 없다. 환자의 간호는 물론, 가족에 대해서도 책임감을 갖고 사후에 자기 평가뿐만 아니라 다른 관계자로부터 평가를 받아 능력을 향상시키기 위해 노력하는 것이 바람직하다.

4. 사망 시의 행위

의사가 환자의 사망 선고를 하고 죽음이 결정되어도, 간호사는 환자의 인간적 존엄성을 존중하고 가족에 대한 위로와 지원을 중심으로 다음과 같이 실시한다.

(1) 외관상 애처로운 느낌을 주는 산소 요법 기구나 흡인 기구 등 치료 처치에 이용한 기구, 환자에게 장착되어 있는 아이스백·탕파 등을 조심스럽게 치운다.

(2) 외모를 갖추기 위해서 옷을 정돈하고 눈과 입을 감긴다. 틀니를 뺀 환자에게는 틀니를 바르게 끼워준다.

(3) 침대 머리를 조금 높이거나(약 10도 전후) 베개를 높게 한다. 머리를 높게 하여 혈액 침하에 의한 외관의 변화가 적어지게 하고 입을 다물기 쉽게 한다.

(4) 위의 행위를 신속하게 하고 환자에게 예의를 갖춘 다음, 가족에게 목례를 하고 잠시 가족이나 친한 사람이 이별의 시간을 보낼 수 있게 한다. 만약 가족만으로는 불안한 상태라면 병실의 한쪽에서 조용히 지켜본다.

(5) 상황을 체크한 뒤 외부 연락, 사망 환자의 의복, 종교 및 지방 풍습 등에 대해 가족에게 듣고 필요에 따라 신체와 외모를 정돈하는 시간 등을 전달한다.

(6) 사후 준비와 퇴원 수속·사망 진단서의 교부 등 제반 수속을 한다. 담당 간호사가 지원을 하는 경우 다른 간호사가 한다.

5. 사망 후의 행위

이후의 의식 등으로 환자의 존엄이 유지되도록 시체 경직이 시작되기 전에 몸을 깨끗이 하고 드레싱 등을 실시해 환자의 외관을 갖추고 아름답게 한다. 암 등 아급성형의 말기를 거쳐 사망한 경우에는 매일 케어로 실시하여 복장 등을 갖추는 것만으로 정돈할 수 있지만, 갑작스럽게 사망한 경우에는 체강 내에 고인 물을 적절히 처리해두어야 한다.

■ 유의사항

(1) 사망 후에도 환자의 인권을 존중하며 생전과 같이 정중하게 대하고 주의 깊게 관찰하면서 경건한
태도로 실시한다.

(2) 환자의 소유물, 특히 귀금속류는 먼저 정리하여 가족에게 건네준다.

(3) 환자의 종교나 지역의 관습을 존중하고 가족과 사전에 협의하여 의류와 착용방법 등이 틀리지 않
도록 한다. 가족이 원하는 경우에는 함께 옷을 입힌다.

(4) 시체 경직이 나타나기 전 사후 1시간 30분~2시간 이내에 완료한다.

(5) 여러 명의 간호사가 함께 하여 가능한 빨리 완료한다.

(6) 예기치 않은 변수는 정확하게 관찰하고 기록·보고한다.

■ 사용물품

• 전신을 물수건으로 닦는 데 사용하는 물품

• 체강 내에 고인 물을 처리하는 도구[23](필요 시)

• 머리 묶는 것, 미용 용품

• 의복(수의·속옷 또는 종이 기저귀)

• 마스크, 가운, 처치용 장갑

• 기타, 쓰레기봉투 등

■ 실시방법

(1) 간호사는 마스크, 가운, 처치용 장갑을 착용한다.

(2) 필요한 경우 체강 내에 고인 물을 배출시키는 처치를 한다.

(3) 전신을 물수건으로 깨끗이 닦는다.

(4) 필요한 경우 체강 내에 고인 물이 체외로 유출되지 않도록 처치한다.

(5) 속옷 또는 종이기저귀를 댄다.

(6) 필요에 따라 붕대 재료를 교환한다.

(7) 옷을 입힌다.

---

23) 체강 내에 고인 물이 잔존하는 경우, 과거에는 솜을 체강 내에 넣는 방법을 취했지만, 현재는 고인 물의 누출을 방지하는 주입 기구가
판매되고 있다.

(8) 머리를 단정히 해주고 화장을 하여 얼굴을 정돈한다(포인트 참조).

(9) 의복을 정돈하고 종교에 따라 손을 모은다.

(10) 얼굴에 사방 30~33cm의 천 등을 씌우고 새로운 시트를 몸에 덮는다.

(11) 정돈이 끝난 것을 가족에게 알린다.

(12) 퇴원이나 영안실로의 이송은 사망자와 가족을 위해서, 또한 다른 환자에게 정신적인 동요를 일으 키지 않기 위해 가능한 한 관계자 이외에는 만나지 않도록 유의한다.

위독·임종은 인간 누구나 맞이하지만 그 상태는 사람마다 디르고 가족의 상태도 다르다. 간호사와 의사는 이러한 사람들과 접할 기회가 다른 사람보다 많지만, 항상 처음 경험했을 때의 경건한 마음과 슬픔을 잊지 않으면서 감정에 휩쓸리지 않는 행동과 지원을 하여 신뢰받는 간호사가 되어야 한다. 이를 위해 지식과 기술을 향상하도록 노력하고 다른 사람과 공감하는 생활을 하며 교양을 쌓는다. 또한 환자와 가족, 이웃 사람들이 조금이라도 편안해지고 치유될 수 있도록 적절한 태도로 간호·지원을 해야 한다.

[첨부] 사망 후 수속

간호사가 직접 참여하는 것은 아니지만, 인생의 마지막을 돌보는 직종으로서 사망 후 수속에 대해 개요를 알아두는 것이 도움이 되므로 간단하게 설명한다.

사망 후에는 의사가 사망 진단서를 작성하고 가족에게 건넨다. 사망 진단서는 직장과 연금 등 제반 수속에 따라 필요한 매수를 발행하지만, 부족하면 다시 발행할 수 있다는 것을 가족에게 알린다.

가족은 사망 신고에 사망 진단서를 첨부해 동사무소에 제출하고 화장 허가증을 받는다. 화장은 사망 진단서에 적힌 시간에서 24시간이 경과해야 할 수 있다. 죽음의 판정은 의사가 실시하지만, 다시 살아나는 경우도 있고 유족의 바람을 고려한 것이기도 하다. 화장한 후에는 화장터에서 매장 허가증을 발행하며 납골에 필요하다. 사망 신고서는 유족이 기입하고 장례업자가 대행하는 경우가 많다.

또한, 외국이나 멀리 거주하여 바로 장례에 오지 못하는 유족을 위해 시신을 보존하기도 한다. 유럽에서는 이전부터 실시되어왔지만, 일본은 1988년부터 엠버밍(embalming, 시신 위생 보전)으로 전문가에 의해

포인트 • 머리를 빗고 여성이나 소아는 얇게 화장을 하고 남자는 수염을 깎는다. 간호사의 손으로 가볍게 쓰다듬어 눈꺼풀을 닫는다.(8)
• 얼굴의 화장(죽음 화장)과 머리를 정돈하는 것은 가족의 환자에 대한 애정의 표현이고 환자와 가족이 좋아하는 화장도 있으므로, 간호사는 가족에게 실시 여부를 듣는다. 이것

은 생전의 표정에 가깝도록 환자의 존엄을 지키는 것으로 연결된다. 눈꺼풀이 닫혀 있지 않을 때는 눈꺼풀을 몇 번이라도 가볍게 쓰다듬어 내리고 면봉을 적셔 눈꺼풀 위에 둔다. 또한 입을 다물고 있지 않을 때는 입술의 상하를 가볍게 쓰다듬어 닫고 그것을 고정하도록 머리에서 턱까지 붕대 또는 전용의 밴드를 사용해 아래턱을 올려 고정한다.(8)

실시되고 있다. 이것은 소절개한 동맥으로 위생 보전액을 주입하여 정맥에서 혈액을 배출하는 방법으로, 건강했던 생전의 외모가 조금이라도 자연적인 상태로 유지되도록 하는 방부 처리이다. 장례 및 매장방법도 비행기나 배에서 뿌리는 등 점차 다양해지고 있다.

● **참고문헌**

1) 알폰스 = 데이켄, 우메하라 유우키 편저: 죽음의 준비 교육을 위한 120권 아즈마 서점, 1993

2) 이케미 유지로: 터미널·케어의 개념, 공중 보건 49(8) 1985

3) 이케미 유지로·나가타 가츠타로우 편저: 일본의 터미널·케어, 성신 서점, 1984

4) 이시모리 기코 감수, M. 캬라난·P. 케리 저, 나카무라 미치에: 죽는 순간의 말, 후타미 서점, 1993

5) 우지이에 사치코 외: 욕창의 발생에 미치는 체온·혈류에 관한 임상 간호학적인 연구 1990년 과학연구비보조금(일반 연구 B) 연구 성과 보고서, 1992

6) 우지이에 사치코: 병상 기후에 관한 기초적 검토 그 1, 오사카 대학의료기술 단기대학부 연구 논문집, 자연과학·의료과학 편 중 5집 1977

7) 우지이에 사치코: 병상 기후에 관한 기초적 검토 그 2, 오사카 대학의료기술 단기대학부 연구회 논문집, 자연과학·의료과학 편 중 6집 1978.

8) 우지이에 사치코 외: 욕창의 치료·간호·개호의 실태에 관한 조사, 기술 연구회 조합 의료 복지 기구 연구소, 1988

9) 우지이에 사치코 감수, 도이 요코·고마쓰 히로코 편저: 성인 간호학 C 만성 질환 환자의 간호(제3판), 히로카와 서점, 2005

10) 우지이에 사치코 감수, 도이 요코·고마쓰 히로코 편저: 성인 간호학 F, 말기 환자 간호(제3판), 히로카와 서점, 2006

11) 우스이 사다히토: 수액 요법의 기본적 기법, 임상 간호 22(6), 건강 출판, 1996

12) 에치젠 히로도시: 도해 약리학, 병태 생리에서 생각하는 약물의 효과 메커니즘과 치료전략(제2판), 의학서원, 2008

13) 오우라 다케히코: 욕창 예방·치료 가이드, 조림사, 2001

14) 가시와기 데츠오: 죽어가는 사람들의 관리, 의학서원, 1978

15) 가시와기 데츠오: 죽음을 배운다. 유비각, 1996

16) 가시와기 데츠오: 터미널 케어와 호스피스, 오사카 대학 간행 위원회, 2001

17) 가시와기 데츠오: 임사 환자 치료의 이론과 실제 – 죽어가는 환자의 간호 일본총연 출판, 1980

18) 가메야마 미치코: 죽어가는 사람들에게 배운다, 인문서원, 1988

19) 후생성 노인보건 복지국 노인보건과 감수: 욕창의 예방·치료 지침, 조림사, 1999

20) 후생 통계협회 편저: 국민 위생의 동향, 2010

21) 후생 통계협회 편저: 국민의 복지의 동향, 2010

22) 곤도 치에 감수: 간호 교류학 강좌, 조림사, 2001

23) 사사모토 히로시: 죽음의 판정 몸의 과학, No.55 일본 평론사, 1974

24) 사토 에키코 편저: 욕창 케어(예방·치료·재택 케어) HBJ 출판, 1995

25) 동경 노인 종합연구소·동경 양육원 부속병원: 욕창 병태와 치료, 동경 노인종합연구소, 1977

26) 나카키 다카오 감역: 간호 진단의 역사, 간호사 플러스원 간호 진단 실천 강좌, 소학관, 1993

27) 나카무라 모토노부·다케다 가즈히로: 욕창 발생 기전에서 본 제압공구의 선택, 욕창 예방·관리 가이드 68 – 85, 조림사, 1995

28) 나미히라 에미코: 질병과 죽음의 문화, 아사히신문사, 1990

29) 일본 욕창학회 편저: 과학적 근거를 기반으로 욕창 국소 치료 지침 조림사, 2005

30) 일본 욕창학회 편저: 욕창 예방·관리 지침 조림사, 2009

31) 노다 하루히코: 삶과 죽음, 몸의 과학 일본 평론사, 1974

32) 호시노 가즈마: 말기·죽음을 둘러싼 세계 의사회의 선언집, 시의 법령, 1602, 50 – 59, 1999

아소 요코

1970년 오사카 대학 의료기술 단기대학부 졸업

1971년 효고 현립 후생전문학원 보건학과 졸업

1971~78년 히가시나다 보건소, 효고 보건소 등 근무

1978~84년 오사카 대학 의료기술 단기대학부 조수(간호학과)

1980년 불교대학 사회학부 복지학과 졸업

1984년 고베 시립 간호 단기대학 강사

1987~92년 고베 시립 간호 단기대학 조교수

1992년 오사카 대학 의료기술 단기대학부 조교수(간호학과)

1993년 오사카 대학 조교수 의학부(보건학과 간호학 전공, 기초 간호학 강좌)

1996년 의학박사 학위 취득

1997년 오사카 대학 교수 의학부(보건학과 간호학 전공, 기초 간호학 강좌)

2004년~현재 오사카 대학 대학원 교수(보건학 전공 통합보건 간호과학 분야 종합 헬스 프로모션 강좌, 기초 간호학)

■ 주요 논문

1) 고령자의 욕창관리에 관한 둔부피부의 온도변화(공저), BIOMEDICAL THERMOLOGY 12(2), 1992

2) 세발용 의자 사용 시 안락한 체위에 관한 연구(공동), 고베 시립 간호 단기대학 논문집 제13호, 1994

3) 인간관계 기술·지도·교육 기술에 관한 신입 간호사 및 병원 지도자의 평가 추이에서 본 간호 기초 교육의 검토(공저), 간호전망 23(5) 1998

4) 기초 간호 기술 교육의 실제−간호 행위에 관한 생활 원호 기술 영역의 지도, 교육방법 검토(공저), 오사카 대학 간호학 잡지 4(1) 1998

5) 병원의 스테이지 Ⅲ·Ⅳ 욕창 환자에 대한 치료·케어 실태로 본 간호 과제(공저), 일본욕창학회 잡지 6(2), 2004

6) 화학요법에 따른 지체성구기에 대한 족욕 후 마사지에 따른 릴랙션 효과(공저), 간호연구 37 (6), 2004

7) 뇌파 측정을 기초로 한 반듯이 누운 자세에서 앉은 자세로의 변화가 가져오는 뇌 활성 연구, 일본 생체의공학회, 47(1) 15−27, 2009

8) 산후 변비 여성의 발바닥 마사지에 의한 장음(직장 소리) 분석에서 본 배변촉진 통과효과의 검증, 모성위생, 50(2) 352−359, 2009

9) 욕창발생 예측지표 개발의 기초 연구−피부조직 온도 전도율과 피부 표재혈류의 관계− 일본욕창학회 논문집, 11(4), 510−519, 2009

10) 피부 혈액순환 평가장치의 개발과 임상 응용, 바이오 메커니즘학회 논문집, 34(2) 132−141, 2010

11) 침대 높이의 차이에서 본 이동할 때 지원하는 경유, 환자의 목 근육 부담 및 간호사의 작업 효율에 미치는 영향, 인간 공학 연구, 46(1) 10−15, 2010

■ 주요 저서

1) 임상 간호 기술의 실제(공저), 중앙 법규 출판, 1985

2) 임상 간호 기술 아틀라스(공동 번역), 의학서원, 1986

3) 노인 케어 핸드북(공저), 메디컬프렌드 사, 1989

4) 임상 간호 기술 시리즈(제6권), 노인 간호 기술(공저), 중앙 법규 출판, 1990

5) 시각적 노인 간호 백과 'SALUS'(제2권), 임상 노인 간호의 전개(공저), 계수나무 사, 1993

6) VTR 기초 간호 기술 시리즈(지도) 33권 중 10권, 사카모토 모델, 1989~1996

7) 간호학 개론(공저), 히로카와 서점, 1995

8) 간호·개호를 위한 재택 케어의 지원기술−평가에서 케어 매니지먼트까지−(편저), 히로카와 서점, 1999

9) 욕창 평가 가이드(공저), 나카야마 서점, 2004

이노우에 도모코

1981년 오사카 대학 의료기술 단기대학부 졸업
1983년 세이루카 간호대학 간호학부 졸업
1983~86년 도라노몬 병원 분원 간호사 근무
1986~91년 오사카 대학 의료기술 단기대학부 조수(간호학과)
1994년 관서대학 대학원 사회학연구과(전기 과정) 수료
1994년 오사카 시립 간호대학 간호학부 강사
1998년 오사카 시립 간호대학 조교수
1999년 의학박사 학위 취득
2001년 오사카 시립 간호대학 간호학 부교수
2007년~현재 오사카 대학 대학원 교수(의학계 연구과 보건학 전공)

■ 주요 논문
1) 고령자의 욕창 관리에 관한 둔부피부의 온도변화(공저), BIOMEDICAL THERMOLOGY 12(2), 1992
2) 욕창 발생에 미치는 체온·혈류에 관한 임상 간호학적 연구(공동) 1990년도 과학연구비 보조금(일반 B)에 관한 연구 성과보고, 1993
3) 고령자의 욕창 예방·간호에 관한 연구(공동), 후생성 과학연구비 보조금 장수과학 종합연구 1992년도 연구보고 제4권, 1994
4) 침구별 반듯이 누운 자세의 안락성 조건에 관한 연구(공동), 일본간호과학학회 15(3), 1995
5) 입원 진료소의 미래 모습(공동), 후생의 지표 45(7), 1998
6) 지역 의료를 지원하는 외래 간호사의 업무에 관한 연구, 1997~99년도 과학연구비 보조금(기반 연구(C) (2)) 연구성과보고, 2000
7) 유방암 온존수술 환자의 치료선택에 관한 연구(공동), 세미나-의료와 사회 17, 2000
8) 일상생활에 활용할 수 있는 호흡에 대한 지원-실베스터법의 효과(공저), 방문 간호와 개호 11(8), 2006
9) 특정 기능병원에서 재택요양에 대한 지원(공저), 병원 66(3), 2007
10) 간호사에 의한 정맥 주사 부위의 혈관 평가 및 천자 혈관에 영향을 주는 요인과 문제 발생률의 관계(공동), 일본간호학회 논문집: 간호관리 40, 2010

■ 주요 저서
1) 임상 간호 기술 시리즈(제6권), 노인 간호 기술(공저), 중앙 법규 출판, 1990
2) 시각적 노인 간호 백과 'SALUS'(제2권), 임상 노인 간호의 전개(공저), 계수나무 사, 1993
3) VTR 기초 간호 기술 시리즈(지도) 33권 중 7권, 사카모토 모델, 1990~1995

우지이에 사치코

1954년 세이루카 여자 전문학교 졸업
1954년 긴키 보건사 전문학교 졸업
1955~67년 오사카 시 보건사로 도요 보건소, 스이타·이바라키 보건소 근무
1967년 오사카 대학 의료기술 단기대학부 조교수(간호학과)
1985년 오사카 대학 의료기술 단기대학부 교수
1993년 오사카 대학교 교수 의학부(보건학과 간호학 전공, 기초 간호학 강좌)
1994년 오사카 대학 명예교수
1994년 오사카 시립 간호대학 교수, 학부장
1998년 오사카 시립 간호대학 정년퇴직
1998~2005년 오사카 시립 간호대학 대학원 강사
2001~04년 시즈오카 시립대학 대학원 강사
2003~06년 오카야마 시립대학 대학원 강사

■ 주요 논문
1) 지역 사회의 간호 활동에 관한 고찰, 오사카 대학교 의료기술 단기대학부 연구회 논문집, 1973
2) 기초 간호 기술에 관한 시론−1. 간호 기술의 위상, 오사카 대학교 의료기술 단기대학부 연구회 논문집, 1974
3) 기초 간호 기술에 관한 시론−2. 교육 전개에 관한 생각, 오사카 대학교 의료기술 단기 대학부 연구회 논문집, 1975
4) '기초 간호 기술' 교육에 관한 시론 간호 교육 18(10), (11), 의학서원, 1977
5) 병상 기후에 관한 임상적 연구, 간호 연구 12(2), 의학서원, 1979
6) 욕창의 치료·간호·개호의 실태에 관한 조사(공동), 기술연구조합 의료복지기기연구소, 1988
7) 과학 및 간호관리 기술의 접점, 간호 기술 35(8), 메디컬프렌드 사, 1989
8) 간호 기술의 구조와 연구방법의 고찰, 일본 간호과학 학회 잡지 10(1), 1990
9) 입원·퇴원·재택 요양의 간호 지속 가능성에 관한 연구 1, 2, 3(공저), 재단법인 기무라 간호교육 진흥재단(사회복지·의
   료사업단 위탁 보고서), 1993~95
10) 케어 기술이란 무엇인가−환자와의 상호관계에 의해서 성립하는 간호의 기술−임상 간호 21(13), 건강출판, 1995
11) 간호 기술·교재의 역사적 고찰−〈기초 간호 기술〉 편찬 후 간호교육 47(11), 의학서원, 2006

■ 주요 저서
1) 간호 기술의 과학적인 실증, 메디컬프렌드 사, 1977
2) 노인 간호의 기본(공저), 의학서원, 1980
3) 임상 간호 기술의 실제(편저), 중앙 법규 출판, 1985
4) 임상 간호 기술 아틀라스(감수), 의학서원, 1986
5) 도설·임상 간호 의학, 제18권, 간호의 전개(공저), 동명사 출판, 1987
6) 임상 간호 기술 시리즈, 전6권(감수·편저), 중앙 법규 출판, 1988~90
7) 간호 MOOK37 간호 교육(편저), 금원출판, 1991
8) 계통 간호학 강좌 〈노인 간호 연구〉 제2~4판(공저), 의학서원, 1997
9) 검증−전쟁 후 간호 50년, 12. 간호 교육 교과과정 1967년 개정(일본 간호역사학회 편, 공저), 메디컬프렌드 사, 1998
10) 성인 간호학 전13권(제1~3판, 감수), 히로카와 서점, 1997~2005
11) 모자 간호학 전5권(감수), 히로카와 서점, 2002~03
12) 간호 기초론, 의학서원, 2004
13) 일본 간호 120년(공동 감수) 4, 간호 교육의 변천(편저), 일본간호협회 간행위원회, 2008
14) VTR 기초 간호 기술 시리즈(감수·지도) 전33권, 사카모토 모델, 1989~96

기본 간호 기술

펴 냄 2014년 4월 25일 1판 1쇄 박음 / 2014년 5월 1일 1판 1쇄 펴냄
지은이 아소 요코·이노우에 도모코·우지이에 사치코
감 수 김규순
옮긴이 이민자
펴낸이 김철종
펴낸곳 (주)한언
        등록번호 제1-128호/등록일자 1983. 9. 30
주 소 서울시 종로구 삼일대로 453(경운동) KAFFE빌딩 2층
        02)723-3114   팩스번호 02)701-4449
편집이사 이선애
책임편집 이영혜
마케팅 오영일 유은정 정윤정
이메일 haneon@haneon.com   홈페이지 www.haneon.com

ISBN 978-89-5596-685-5   13510